药学监护
典型案例分析

第2版

主　编　郭代红　朱　曼　陈孟莉

副主编　王东晓　陈　超　王天琳

编　委 （按姓氏笔画排序）

马　亮	王　波	王　威	王天琳	王心慧	王东晓
王先利	王伟兰	王明媚	邓　杰	西　娜	朱　红
朱　曼	任文静	刘　浩	汤智慧	孙章皓	杜春辉
李　树	李　斐	李金斌	张　琰	张筱璇	陈　玥
陈　哲	陈　敏	陈　超	陈　勤	陈孟莉	赵　氚
侯文婧	侯继秋	姜　楠	宫雯雯	莫昕莹	徐元杰
郭代红	黄　亮	黄翠丽	梅洪梁	梁锦湄	董利森
谢　英	谢婷婷	蔡　乐			

人民卫生出版社
·北京·

图书在版编目（CIP）数据

药学监护典型案例分析/郭代红，朱曼，陈孟莉主编. —2版. —北京：人民卫生出版社，2023.7
ISBN 978-7-117-34713-6

Ⅰ.①药…　Ⅱ.①郭…②朱…③陈…　Ⅲ.①临床药学—案例　Ⅳ.①R97

中国国家版本馆 CIP 数据核字（2023）第 057682 号

| 人卫智网 | www.ipmph.com | 医学教育、学术、考试、健康，购书智慧智能综合服务平台 |
| 人卫官网 | www.pmph.com | 人卫官方资讯发布平台 |

药学监护典型案例分析
Yaoxue Jianhu Dianxing Anli Fenxi
第 2 版

主　　编：郭代红　朱　曼　陈孟莉
出版发行：人民卫生出版社（中继线 010-59780011）
地　　址：北京市朝阳区潘家园南里 19 号
邮　　编：100021
E - mail：pmph @ pmph.com
购书热线：010-59787592　010-59787584　010-65264830
印　　刷：三河市宏达印刷有限公司
经　　销：新华书店
开　　本：710×1000　1/16　　印张：50
字　　数：952 千字
版　　次：2014 年 4 月第 1 版　　2023 年 7 月第 2 版
印　　次：2023 年 8 月第 1 次印刷
标准书号：ISBN 978-7-117-34713-6
定　　价：139.00 元

打击盗版举报电话：010-59787491　E-mail：WQ @ pmph.com
质量问题联系电话：010-59787234　E-mail：zhiliang @ pmph.com
数字融合服务电话：4001118166　E-mail：zengzhi @ pmph.com

编者的话

随着医院药学工作模式的转变,临床药学工作呈现出良好的发展趋势,临床药师加入临床治疗团队,深入开展"以患者为中心"的药物治疗管理,与医生、护士携手解决或防控临床治疗中的用药问题,促进了临床合理用药,保障了患者用药安全,提高了医疗机构的医疗质量和服务水平。

中国人民解放军总医院自 2007 年开始推行专科临床药师工作制,并逐步构建完善了临床药师的各项工作制度、业务标准和工作流程,并在临床药学服务实践中积累了大量的优质案例,于 2014 年出版了《药学监护典型案例分析》,受到广大读者的欢迎。为此,我们再次梳理、分析、汇总了近年来陆续收集的相关案例,同时考虑到中国人民解放军总医院各专科临床药师分布并不均衡,作为国家卫生健康委员会临床药师学员培训基地和临床药师师资培训基地,日常也与其他单位的临床药师多有交流,因此,邀请了部分兄弟医院的专科临床药师,结合各自的专业特点,选择多年临床实践积累的真实案例进行分享,旨在与读者分享临床药师如何以独特的专业视角、职业的敏感性在临床药学服务的实践中及时发现、处理和解决潜在或实际存在的用药问题。

与第一版《药学监护典型案例分析》相比,本书选录的案例涵盖了 14 个临床药学专业方向,并根据专业相关性合并为 10 章,每个专业均提供临床药学监护的完整案例,共 14 例;其他则为不同专业共计 134 个精华案例的系统解析。在案例撰写结构方面,延续了第一版的体例,完整案例从治疗原则与治疗方案分析、药物治疗监护计划、药物治疗过程、药物治疗总结等方面对案例进行系统剖析,以期给予读者系统、清晰的药学服务思维方法。精华案例从药品不良反应、药物相互作用、特殊人群、治疗方案优化等角度,在真实案例的基础上,节选患者治疗过程中的典型事件,进行深入分析。

由于案例多样且复杂，加之时限性、文献更新等诸多因素，尽管我们在编写过程中做了大量核实审查工作，但由于水平有限，疏漏和错误在所难免，对本书可能存在的不妥之处，恳请读者指正。此外，编写本书时曾参考引用了国内外的相关文献和书刊，限于篇幅未能一一列出，谨向原作者和出版社致谢。

编 者
2023 年 5 月

目　　录

第八章　肾内科及免疫系统药物专业临床药师药学监护案例·············573

第一节　药学监护完整案例系统解析··································573

第二节　药学监护精华案例解析····································585

第一章
抗感染药物专业临床药师药学监护案例

第一节 药学监护完整案例系统解析

案例1 一例社区获得性耐甲氧西林金黄色葡萄球菌 肺部感染患者的药学监护

一、案例背景知识简介

耐甲氧西林金黄色葡萄球菌（methicillin resistant *Staphylococcus aureus*，MRSA）通常与高死亡率、长住院时间相关。根据感染途径，通常分为社区获得性（community acquired，CA）MRSA 和医院获得性（hospital acquired，HA）MRSA。CA-MRSA 是指在没有医疗机构暴露的情况下发生的 MRSA 感染，最常在年轻且无其他健康问题的个体中引起皮肤和软组织感染。HA-MRSA 常与医疗机构暴露相关，可引起肺炎、血流感染等重度侵袭性疾病。但是目前 CA-MRSA 与 HA-MRSA 的分类界限已变得不再清晰，患者可能在一个场所发生 MRSA 定植，然后在另一个场所出现感染表现。CA-MRSA 比 HA-MRSA 对更多的抗生素敏感，但其毒力似乎也更强。CA-MRSA 也可导致严重的侵袭性疾病，例如坏死性肺炎、骨髓炎、尿路感染、感染性心内膜炎和脓毒症。

临床药师面对重症肺炎尤其是坏死性或空洞性肺炎及存在脓胸的社区患者，在经验性治疗无效时，需要考虑 MRSA 感染的可能性，尤其不能忽略无危险因素的社区患者。进行抗感染治疗前，临床药师须对临床抗菌药物应用的合理性进行评价并给出建议，结合临床症状与相关检查和检验结果及时调整治疗方案，并给予个体化的药学监护。

二、病例基本情况

患者，男性，67 岁。身高 170cm，体重 68kg，身体质量指数（body mass index，BMI）23.5kg/m²。入院时间为 2019 年 4 月 3 日，转科时间为 2019 年 5 月 3 日。

1

现病史: 2019 年 3 月 31 日患者无明显诱因出现畏寒、寒战、发热,体温最高 39.6℃,咳嗽,咳黄痰,痰液黏稠,不易咳出,右侧胸痛,吸气和咳嗽时加重,夜间为著。自服"氨酚伪麻美芬片Ⅱ/氨麻苯美片",汗出热退,12 小时后再次发热。2019 年 4 月 2 日就诊于当地医院,血常规示白细胞(white blood cell,WBC)9.94×10^9/L,中性粒细胞百分率(percentage of neutrophil,N%)84.6%,C 反应蛋白(C-reactive protein,CRP)726mg/L,甲型流感病毒抗原、乙型流感病毒抗原均为阴性,支原体抗体阴性。胸片示右肺中上可见大片及团片状密度增高影。给予注射用氨曲南静脉滴注,地塞米松 10mg 静脉壶入,汗出热退,12 小时后再次发热,体温最高达 38.9℃,且右侧胸痛加重。为进一步诊治,门诊以"重症肺炎"收入呼吸内科。

入院查体: 体温 38.0℃,脉搏 93 次/min,呼吸 20 次/min,血压 61/49mmHg。双肺叩诊清音,双肺呼吸音粗,右肺及左肺下叶可闻及明显的湿啰音。

辅助检查: 血常规(2019 年 4 月 3 日)示 WBC 2.93×10^9/L;N% 81.9%;血生化(2019 年 4 月 3 日)示血清总胆红素(serum total bilirubin,STB)19.34μmol/L,结合胆红素(conjugated bilirubin,CB)8.72μmol/L,清蛋白(albumin,ALB)28.0g/L,血尿素氮(blood urea nitrogen,BUN)10.97mmol/L,肌酐(creatinine,Cr)191.0μmol/L;余正常。动脉血气分析(未吸氧)示酸碱度(pH value,pH)7.40,动脉血氧分压(PaO_2)72mmHg,动脉血二氧化碳分压($PaCO_2$)32mmHg,乳酸(lactic acid,LAC)4.2mmol/L,碳酸氢盐浓度($[HCO_3^-]$)27.2mmol/L。尿常规(2019 年 4 月 3 日)示尿比重 1.013,尿 pH 6.00,尿蛋白 0.25g/L,尿红细胞 25.0/μl,尿白细胞 18.7/μl。β-D-葡聚糖试验(β-D-glucan test,G 试验)、半乳甘露聚糖抗原试验(galactomannan antigen test,GM 试验)阴性,结核抗体阴性。便常规、肿瘤标志物未见异常。

胸部计算机断层扫描(computed tomography,CT)示右肺大片斑片状密实影,空洞形成,考虑感染性病变;左肺下叶少许感染,右侧少量胸腔积液。心电图、心脏超声未见异常。

既往史: 肾病综合征病史 2 年,未规律诊治。

个人史: 职业为环卫工人。

家族史: 父母、兄弟姐妹均体健,无家族遗传病史。

不良嗜好: 吸烟史 10 余年,每日 3～5 支;否认饮酒史及药物依赖。

药物、食物过敏史: 否认药物、食物过敏史。

药品不良反应及处置史: 否认。

入院诊断: ①重症肺炎、双侧胸腔积液;②肾病综合征。

三、主要治疗药物

主要治疗药物见表 1-1。

表 1-1　主要治疗药物

起止时间	医嘱内容	给药方法
2019 年 4 月 3—12 日	注射用亚胺培南西司他丁钠	0.5g i.v. q.8h.
2019 年 4 月 3—8 日	盐酸莫西沙星注射液	400mg i.v. q.d.
2019 年 4 月 3 日—5 月 3 日	注射用氨溴索	30mg i.v. b.i.d.
2019 年 4 月 8—12 日	注射用盐酸万古霉素	500mg i.v. q.8h.
2019 年 4 月 12—26 日	利奈唑胺注射液	600mg i.v. q.12h.
2019 年 4 月 26 日—5 月 3 日	盐酸米诺环素片	0.1g p.o. q.12h.（首剂 0.2g）

注：i.v. 为静脉注射；p.o. 为口服；q.d. 为每日 1 次；b.i.d. 为每日 2 次；q.8h. 为每 8 小时 1 次；q.12h. 为每 12 小时 1 次。

四、治疗原则与治疗方案分析

根据《中国成人社区获得性肺炎诊断和治疗指南》(2016 年版)，患者社区发病，胸部影像学检查提示有新出现的团状密度增高影，有咳嗽、发热等症状，可判定为社区获得性肺炎（community acquired pneumonia, CAP）。患者符合重症肺炎的 3 项次要标准：尿素氮 10.97mmol/L；收缩压 61mmHg，需要积极的容量复苏；入院后 CT 结果提示右肺大片斑片状密实影，空洞形成，左肺下叶少许感染，右侧少量胸腔积液，与前 1 日的 CT 描述比较，提示病情进展迅速。

重症 CAP 最常见的致病微生物包括肺炎链球菌、金黄色葡萄球菌、军团菌、肠杆菌科细菌、厌氧菌、呼吸道病毒、支原体、衣原体。入院前检查甲型流感病毒抗原、乙型流感病毒抗原阴性，支原体抗体阴性。经验性治疗给予盐酸莫西沙星联合亚胺培南西司他丁钠。莫西沙星符合指南推荐，可以覆盖军团菌、支原体、衣原体、厌氧菌、肺炎链球菌、敏感的肠杆菌科细菌及金黄色葡萄球菌。亚胺培南西司他丁钠主要用于耐药革兰氏阴性菌引起的重症感染，患者感染耐药肺炎克雷伯菌的风险较低，该品种的使用级别过高，根据《碳青霉烯类抗菌临床应用药物专家共识》，建议给予哌拉西林钠他唑巴坦钠 4.5g q.8h. 经验性治疗。

五、药物治疗监护计划

（一）抗感染治疗的有效性评价

重症肺部感染病情危重、进展迅速，如未得到及时有效的治疗，常危及生命，故应 48～72 小时内监测患者的体温、血常规、G 试验和 GM 试验及肺部 CT 等相关指标的变化，评价抗感染治疗的有效性，及时调整抗感染治疗方案。

（二）抗感染治疗的安全性评价

患者有肾病综合征合并肾功能不全。肾损伤可能与肾血流量减少及重症感染有关，经补液及抗感染治疗，肾功能也可能逐渐恢复，应重点关注肾功能指标的变化，及时处置，确保抗感染等综合治疗方案的有效性。莫西沙星在患者肾功能受损时无须调整剂量；亚胺培南西司他丁钠在治疗重症感染时首剂应给予足剂量，维持剂量需要根据患者的肾功能调整给药剂量或延长给药间隔。

六、药物治疗过程

2019 年 4 月 6 日

患者反复发热，临时给予洛索洛芬钠 30mg 口服，汗出热退，12 小时后体温再次升高，最高 38.6℃。仍有咳嗽、咳痰，痰为暗褐色，口周出现疱疹，听诊右肺可闻及湿啰音，双下肢水肿。血压 105/76mmHg。血常规：WBC 10.12×10^9/L，N% 88.1%，血红蛋白（hemoglobin, Hb）114.0g/L，CRP 103mg/L；血生化：谷丙转氨酶（glutamic-pyruvic transaminase, GPT）63U/L，谷草转氨酶（glutamic-oxaloacetic transaminase, GOT）68U/L，ALB 24.5g/L，BUN 7.13mmol/L，Cr 111.0μmol/L，钾 3.84mmol/L。红细胞沉降率（erythrocyte sedimentation rate, ESR）91mm/h。降钙素原（procalcitonin, PCT）15.99μg/L。嗜肺军团菌 1 型尿抗原（ICT 法）检测结果阴性。

行电子支气管镜检查：鼻腔通畅，气管黏膜光滑、隆突锐利，左、右支气管及各级支气管开口通畅，黏膜光滑、充血。于右肺下叶外基段无菌毛刷刷检，刷检物送培养。

治疗方案调整与药学监护点：继续目前的治疗。患者的血常规及 CRP 等指标较前好转，但体温仍无明显改善，嗜肺军团菌 1 型尿抗原（ICT 法）检测结果阴性，提示军团菌可能不是致病菌。再次问询患者的接触史，不排除其他可能的病原菌。建议送检血培养。

2019 年 4 月 8 日

患者反复发热，体温最高 39℃，每日需服用 2 次洛索洛芬钠；咳嗽，咳铁锈色痰，口周出现疱疹，右肺可闻及湿啰音，右下肺似闻及爆裂音，双下肢水肿，未吸氧状态经皮动脉血氧饱和度（percutaneous arterial oxygen saturation，SpO_2）91%～93%，低流量吸氧 30 分钟后 SpO_2 波动在 95% 左右。

血生化：GPT 56U/L，GOT 54U/L，ALB 24.3g/L，BUN 6.78mmol/L，Cr 115.0μmol/L，钾 3.14mmol/L。CRP 168.0mg/L。ESR 91mm/h。肺炎支原体抗体、衣原体抗体、腺病毒、呼吸道合胞病毒抗体、甲型流感病毒、乙型流感病毒、副流感病毒抗原检测阴性。胸部 CT 结果与 2019 年 4 月 3 日比较，右肺密实影增多。

支气管镜刷检物培养结果：金黄色葡萄球菌，β-内酰胺酶检测阳性（positive，Pos+），头孢西丁筛选结果为阳性 Pos+，克林霉素诱导试验 Pos+，克林霉素≤0.5 敏感（susceptible，S）、环丙沙星≥16 耐药（resistant，R）、红霉素≥8R、呋喃妥因≤16S、庆大霉素≤0.5S、左氧氟沙星≥16R、利奈唑胺≤1S、莫西沙星≥16R、苯唑西林≥4R、青霉素≥0.25R、利福平≤0.5S、复方磺胺甲噁唑≤10S、替加环素≤0.25S、万古霉素≤0.5S、米诺环素≤0.25S。

治疗方案调整：停用盐酸莫西沙星，加用盐酸万古霉素 500mg，静脉滴注，q.8h.。气管刷检物做培养，结果为金黄色葡萄球菌，头孢西丁筛选 Pos+，提示可能的致病菌为 MRSA。再次询问患者的接触史，虽未找到明确的原因，但是因为患者职业的特殊性、肾病综合征的病史、吸烟史，以及前期抗感染治疗无效，判断 MRSA 感染的可能性大。万古霉素和利奈唑胺均为 MRSA 重症肺炎的一线治疗药物。患者的万古霉素的最低抑菌浓度（minimum inhibitory concentration，MIC）<0.5mg/L，选择万古霉素治疗合理。

药学监护点：患者的肌酐清除率为 52.8ml/min，建议万古霉素的负荷剂量按照 25～30mg/kg 计算，可以给予 2g；维持剂量按照 15～20mg/kg 计算，建议 1g q.12h.。建议进行万古霉素的血药浓度监测（therapeutic drug monitoring，TDM），对肾功能不全患者，首次给药 72 小时后开展万古霉素的 TDM，谷浓度的目标值应为 15～20mg/L。患者有肾病综合征病史，使用万古霉素须关注其肾毒性，应用期间密切监测患者的尿素氮、肌酐、尿常规、血压、每日尿量。

2019 年 4 月 12 日

患者仍间断发热，体温最高 38.9℃，食欲减退，腹胀。仍咳嗽、咳黄痰，口周疱疹，听诊右肺可闻及湿啰音，心率 72 次/min，血压 101/74mmHg，双足、左手肿胀。

血常规：WBC 10.11×10^9/L，N% 84.6%，红细胞（red blood cell，RBC）3.3×10^{12}/L，Hb 110.0g/L，血小板（platelet，PLT）229×10^9/L，CRP 112mg/L。血生化：GPT 49U/L，ALB 21.3g/L，BUN 7.75mmol/L，Cr 130.4μmol/L，钾 4.13mmol/L。胸部超声：双侧胸腔少量积液。万古霉素的血药浓度：8.93mg/L。血培养结果：阴性。

治疗方案调整：患者病情未缓解，血药浓度结果提示万古霉素未达到治疗目标。停用亚胺培南西司他丁钠及万古霉素，改用利奈唑胺葡萄糖注射液 600mg i.v.gtt. q.12h.。

药学监护点：利奈唑胺可引起骨髓抑制，特别是长疗程使用时，使用中至少每周监测患者的血常规，特别要关注血小板的变化，一旦出现血小板减少需立即调整给药方案。

2019 年 4 月 15 日

患者的体温最高 37.8℃，仍有咳嗽、咳黄痰，血压 120/66mmHg，心率 84 次/min，听诊双肺可闻及湿啰音。患者腹膨隆，无压痛，食欲减退，反酸，双足、双手肿胀。血常规：WBC $7.26×10^9$/L，N% 79.7%，RBC $2.6×10^{12}$/L，Hb 87.0g/L，PLT $280×10^9$/L，CRP 88mg/L。PCT 0.38μg/L。ESR 29mm/h。血生化：ALB 21.0g/L，BUN 8.42mmol/L，Cr 90.9μmol/L，钾 4.54mmol/L。肝功能未见异常。

药学监护点：患者的体温较前下降，WBC、CRP、PCT 等检验值恢复正常，提示抗感染治疗有效。万古霉素停药后血 Cr 下降，提示患者的肾功能有所好转。继续关注利奈唑胺治疗期间患者的三系变化。

2019 年 4 月 26 日

患者的体温正常，最高 36.8℃。患者头晕、周身乏力，双手、双下肢低垂部位肿胀。血常规：WBC $3.42×10^9$/L，N% 60%，RBC $1.9×10^{12}$/L，Hb 61.0g/L，PLT $60×10^9$/L，CRP 26.5mg/L。血生化：BUN 4.09mmol/L，Cr 86.6μmol/L，钾 4.06mmol/L。24 小时尿蛋白定量：6 585mg/24h。胸部 CT 平扫：右肺斑片状密实影，空洞形成；左肺下叶感染；较入院时左肺下叶斑片影减少，右肺斑片状实影减少。

治疗方案调整：今日输注 B 型悬浮红细胞 2U、B 型新鲜冰冻血浆 200ml，输血前予以地塞米松 3mg 静脉入壶，输血过程顺利。将利奈唑胺换为盐酸米诺环素片。患者病情好转、体温下降，感染指标恢复正常，达到临床稳定，根据 CAP 指南对于可以接受口服剂型的患者可给予序贯治疗。考虑患者的基础疾病，序贯治疗优先选择米诺环素单药或联合利福平治疗。米诺环素的推荐剂量为首剂 0.2g，维持 0.1g p.o. b.i.d.。

药学监护点：骨髓抑制是利奈唑胺已知的不良反应，尤其是疗程＞2 周者。患者接受利奈唑胺治疗 2 周出现三系减少，具有时间关联性，停用利奈唑胺，同时补充成分血，继续关注血常规变化。

2019 年 5 月 3 日

患者的体力较前好转、食欲较前增加，体温 36.8℃，右肺可闻及湿啰音。血常规：WBC $4.58×10^9$/L，N% 48.2%，RBC $2.7×10^{12}$/L，Hb 84.0g/L，PLT $264×10^9$/L。患者抗感染治疗已 30 日，呼吸道症状减轻，肺部感染较前好转。查 24 小时尿蛋白定量：9 696mg/24h。患者目前蛋白尿、持续水肿、低蛋白血症，经肾内科会诊，建议转入肾内科专科治疗。

用药教育：本例患者 CT 提示有空洞形成，参考肺脓肿的治疗疗程通常需要 6～10 周或更长时间，以影像学检查病灶消失或残留稳定的小病灶为停药依据。患者利奈唑胺治疗 2 周，米诺环素序贯治疗 1 周，目前治疗有效，按照肺脓肿的疗程预计还需要治疗 3～7 周或更长时间。本例患者转科治疗，但需继续抗感染治疗，临床药师嘱患者不可擅自停药。

七、药物治疗总结

患者社区发病,间断发热 3 日入院。入院时病情较重且进展迅速,肺部 CT 表现为右肺大片斑片状密实影、空洞形成。结合患者的病史和个人史,在未明确病原体前给予经验性广谱抗生素治疗,覆盖可能的病原体。初始经验性治疗 5 日,患者持续发热,病情未缓解,经积极的病原体追踪,排除军团菌等感染,重点关注 MRSA 感染,给予一线治疗药物万古霉素治疗,临床缓解不明显,血药浓度提示万古霉素的治疗剂量不足。由于患者肾脏综合征的基础疾病,不适宜增加万古霉素的剂量,因此改用利奈唑胺。利奈唑胺治疗期间患者病情好转,体温恢复正常,各项感染指标下降,提示抗感染治疗有效。用药 2 周后患者出现骨髓抑制,考虑患者的一般状况良好,停用利奈唑胺,给予米诺环素序贯治疗,病情未出现反复。患者住院后期出现蛋白尿、持续水肿、低蛋白血症,2019 年 5 月 3 日转入肾内科治疗。总结该患者住院期间的抗感染药物治疗要点包括以下 3 个方面。

(一)重症 CAP 需要考虑的病原体

重症 CAP 最常见的致病微生物包括肺炎链球菌、金黄色葡萄球菌、军团菌、肠杆菌科细菌、厌氧菌、呼吸道病毒、支原体、衣原体。

该患者的发病时间不是流行性感冒高发季节,入院检查甲型流感病毒、乙型流感病毒抗原均为阴性,支原体抗体阴性。患者意识清楚,无昏迷、醉酒及插胃管等危险因素,误吸的风险不高,厌氧菌感染的可能性小。患者为环卫工人,有接触污染水源或土壤的危险因素,经验性治疗考虑覆盖军团菌。同时,不能排除患者的皮肤或鼻孔有金黄色葡萄球菌定植的危险因素,经验性治疗应考虑覆盖金黄色葡萄球菌。由于近年来高毒力肺炎克雷伯菌(hypervirulent *Klebsiella pneumoniae*,hvKP)引起的社区获得性脓肿性疾病越来越多见,可引起全身各个部位的脓肿,并导致重症感染。该菌可感染健康人群,因此健康人群也应高度警惕 hvKP 感染的可能性。因患者近 2 年内无住院史,致病菌以敏感菌为主。当病情进展或未缓解时,需要考虑未覆盖的病原体及耐药菌的可能性。

(二)CA-MRSA 的危险因素

CA-MRSA 肺炎病情严重,病死率高达 41.1%,易感人群包括与 MRSA 患者或携带者密切接触者、流感病毒感染者、监狱服刑人员、体育运动员、近期服兵役人员、男性有同性性行为者、经静脉吸毒的人员、蒸汽浴使用者及在感染前使用过抗菌药物的人群。社区居民也可能通过接触感染个体使用过的污染病媒而获得 CA-MRSA。本例患者无 MRSA 接触的证据,但是其职业的特殊性及肾病综合征的基础疾病可能是感染 MRSA 的危险因素。

(三)CA-MRSA 感染的临床特点与抗感染治疗药物的选择

CA-MRSA 肺炎病情进展迅速,其临床症状包括类流感症状,发热、咳嗽、胸痛、胃肠道症状、皮疹,严重者可出现咳血、意识模糊、急性呼吸窘迫综合征、多器官功能衰竭、休克等重症肺炎的表现;也可并发酸中毒、弥散性血管内凝血、深静脉血栓、气胸或脓胸、肺气囊、肺脓肿及急性坏死性肺炎。CA-MRSA的影像学特征为双侧广泛的肺实变及多发空洞,流感后或既往健康的年轻患者出现空洞、坏死性肺炎,伴胸腔积液快速增加、大咳血、中性粒细胞减少、红斑性皮疹时需疑诊 CA-MRSA 肺炎。糖肽类和利奈唑胺是 CA-MRSA 肺炎的首选治疗药物。

万古霉素的组织渗透能力差异大,与利奈唑胺相比,其表观分布容积较小、肺部组织分布低(血药浓度的 5%~50%)。对于合并低蛋白血症的重症感染患者,给药时应给予负荷剂量,并监测血药浓度以确保达到 15~20mg/L 的目标谷浓度。本例患者受限于肾病综合征病史、血肌酐高,万古霉素未给予负荷剂量且维持剂量偏低,血药浓度未达到治疗目标值,使治疗效果不佳。关于万古霉素的一个问题是近年来出现 MRSA 的 MIC 增加,这可能减弱万古霉素治疗肺部感染的效果。如果 MRSA 分离株的万古霉素 MIC 增加(>2mg/L),建议优先选择利奈唑胺。

与万古霉素相比,利奈唑胺在肺组织中的分布浓度更高,利奈唑胺的肺泡上皮衬液浓度/血药浓度≥100%。利奈唑胺 50%~70% 在肝脏代谢,肾功能受损时无须调整剂量,肝功能异常的发生率为 1.6%。利奈唑胺有口服剂型,可序贯治疗。该患者选择利奈唑胺治疗更为适宜。

利奈唑胺的使用主要受限于安全性问题,其药品不良反应包括血小板减少、贫血、乳酸酸中毒、周围神经病变、5-羟色胺中毒和眼毒性。此外,利奈唑胺能够可逆性地抑制单胺氧化酶,与 5-羟色胺能药物(尤其是 5-羟色胺选择性重摄取抑制剂)联用可能诱发 5-羟色胺综合征。治疗时间较长及存在终末期肾病时,血小板减少的发生率更高,通常在停药后消退。长期使用利奈唑胺时,周围神经病变和乳酸酸中毒的发生率更高,而且停药后可能不会消退。

患者使用利奈唑胺 2 周出现血小板等三系减少,根据药敏试验结果,可选择序贯治疗的药物有米诺环素、利福平、复方磺胺甲噁唑。米诺环素的脂溶性高,易渗透入组织和体液,肺部组织浓度高,主要经粪便排泄。利福平单药易产生耐药性,不宜单独使用。复方磺胺甲噁唑高剂量可引起结晶尿,对肾脏有损伤。考虑患者的基础疾病,给予米诺环素单药序贯治疗(首剂加倍)。米诺环素治疗 1 周后患者转科,继续该抗感染治疗方案 3~7 周或更长时间。

参 考 文 献

[1] 万古霉素临床应用剂量专家组. 万古霉素临床应用剂量中国专家共识. 中华传染病杂志,2012,30(11):641-646.

[2] 中华医学会呼吸病学分会. 中国成人社区获得性肺炎诊断和治疗指南（2016 年版）. 中华结核和呼吸杂志, 2016, 39（4）: 253-279.

[3] 中华医药教育协会感染疾病专业委员会. 抗菌药物药代动力学 / 药效学理论临床应用专家共识. 中华结核和呼吸杂志, 2018, 41（6）: 409-446.

[4] KLEVENS R M, MORRISON M A, NADLE J, et al. Invasive methicillin-resistant aureus Staphylococcus infections in the United States. JAMA, 2007, 298（15）: 1763-1771.

[5] FRIDKIN S K, HAGEMAN J C, MORRISON M, et al. Methicillin-resistant Staphylococcus aureus disease in three communities. The New England journal of medicine, 2005, 352（14）: 1436-1444.

[6] MILLER L G, PERDREAU-REMINGTON F, BAYER A S, et al. Clinical and epidemiologic characteristics cannot distinguish community-associated methicillin-resistant Staphylococcus aureus infection from methicillin-susceptible S. aureus infection: a prospective investigation. Clinical infectious diseases, 2007, 44（4）: 471-482.

[7] GUO Y J, WANG S S, ZHAN L L, et al. Microbiological and clinical characteristics of hypermucoviscous *Klebsiella pneumoniae* isolates associated with invasive infections in China. Frontiers in cellular & infection microbiology, 2017, 7: 24.

[8] ZHAO Y, ZHANG S, FANG R, et al. Dynamic epidemiology and virulence characteristics of carbapenem-resistant Klebsiella pneumoniae in Wenzhou, China from 2003 to 2016. Infection and drug resistance, 2020, 13: 931-940.

[9] WU V C, WANG Y T, WANG C Y, et al. High frequency of linezolid-associated thrombocytopenia and anemia among patients with end-stage renal disease. Clinical infectious diseases, 2006, 42（1）: 66-72.

[10] SENNEVILLE E, LEGOUT L, VALETTE M, et al. Effectiveness and tolerability of prolonged linezolid treatment for chronic osteomyelitis: a retrospective study. Clinical therapeutics, 2006, 28（8）: 1155-1163.

[11] PALENZUELA L, HAHN N M, NELSON R P, et al. Does linezolid cause lactic acidosis by inhibiting mitochondrial protein synthesis? Clinical infectious diseases, 2005, 40（12）: e113-e116.

[12] LAWRENCE K R, ADRA M, GILLMAN P K, et al. Serotonin toxicity associated with the use of linezolid: a review of postmarketing data. Clinical infectious diseases, 2006, 42（11）: 1578-1583.

[13] TAYLOR J J, WILSON J W, ESTES L L, et al. Linezolid and serotonergic drug interactions: a retrospective survey. Clinical infectious diseases, 2006, 43（2）: 180-187.

（姜　楠）

第二节　药学监护精华案例解析

案例2　一例艰难梭菌相关性腹泻患者的药学监护

一、案例背景知识简介

艰难梭菌（*Clostridium difficile*，CD）是一种能形成芽孢、产毒素的革兰氏阳性厌氧菌，通过粪-口途径传播，可在人体正常肠道菌群遭到破坏（通常与抗生素治疗及肠道手术有关）后定植于肠道。艰难梭菌感染（*Clostridium difficile infection*，CDI）是最常见的医疗相关感染之一，尤其是老年住院患者出现并发症和死亡的重要原因。CD可导致抗生素相关性结肠炎，严重感染可导致假膜性结肠炎、中毒性巨结肠、肠坏死，甚至危及生命。

本文通过对一例肠梗阻导管置管术后合并艰难梭菌相关性腹泻患者使用万古霉素抗感染治疗的药学监护，深入分析艰难梭菌感染的危险因素、药物治疗方案及药学监护切入点，以期为临床治疗提供参考。

二、病例基本情况

患者，男性，71岁。主诉"间断发热半月余，伴稀便"。2019年10月10日患者因"左侧腹股沟疝、肠梗阻"就诊于当地医院，体温最高38℃，给予肠梗阻导管置管术，治疗期间给予抗感染（亚胺南西司他丁）、抗凝、抑酸及肠外营养等治疗。血培养、便培养未见异常，经治疗患者的肠梗阻症状好转，10月19日结肠镜检查示结肠炎。为进一步诊治，2019年10月25日来院就诊。

既往史： 陈旧性心肌梗死30余年，病情稳定，无口服药；否认糖尿病、高血压病史；否认肝炎、结核等传染病病史。20余年前因"阑尾炎"行阑尾切除术，半年后发生切口疝，行切口疝修补术，因术后"肠粘连"先后4次住院。否认外伤、输血史，否认药物及食物过敏史。

入院查体： 体温37.4℃，脉搏86次/min，呼吸21次/min，血压147/66mmHg，身高170cm，体重55kg（体重下降5kg）。神志清醒，查体合作。双肺呼吸正常，两肺可闻及非响亮湿啰音。心音有力、律齐，心率86次/min，各瓣膜听诊未闻及病理性杂音。舟状腹，无压痛及反跳痛。其余查体未见明显异常。

辅助检查： 血常规示WBC 7.50×10^9/L，RBC 3.02×10^9/L，N% 86%，Hb 100g/L。CRP 18.4mg/L。PCT 0.09μg/L。血生化示GPT 26.4U/L，GOT 15.6U/L，ALB 32.3g/L，BUN 4.96mmol/L，Cr 59μmol/L，钾 3.313mmol/L，钙 1.99mmol/L，

磷 0.81mmol/L。普通细菌培养（便）未检出沙门菌及志贺菌。结核抗体阴性。磁共振胰胆管成像未见异常。

　　入院诊断：①感染性发热；②结肠炎；③陈旧性心肌梗死；④阑尾炎术后；⑤切口疝术后；⑥左侧腹股沟疝术后。

三、主要治疗经过及典型事件

　　患者入院后，精神差，饮食、睡眠差，自觉燥热，稀水样便，间断腹泻、发热，体温波动于 37.2～37.8℃，伴咳嗽、咳白痰，无胸闷憋气，无尿频、尿急、尿痛等伴随症状。完善各项检查，10 月 30 日艰难梭菌 A/B 毒素鉴定回报阳性。11 月 1 日给予盐酸万古霉素 125mg p.o.，每 6 小时 1 次（q.6h.）；双歧杆菌乳杆菌三联活菌片 1g p.o.，每日 3 次（t.i.d.）。11 月 3 日患者的体温 37.3℃，腹泻 3 次，稀糊状。11 月 5 日患者的体温 37.2℃，腹泻明显好转，糊状大便 1 次。11 月 15 日停药，患者出院。

四、讨论

（一）艰难梭菌感染的危险因素

　　艰难梭菌感染的危险因素包括长期暴露于广谱抗菌药物，尤其是克林霉素、氟喹诺酮类和第三代头孢菌素，具有严重的基础疾病，老年人，使用免疫抑制剂或免疫功能低下、糖尿病、肾衰竭、胃肠手术、管饲、肠道准备、营养不良、炎性肠病（尤其是溃疡性结肠炎），以及长期使用质子泵抑制剂和抗组胺药（如 H_2 受体拮抗剂）等。具有危险因素的患者容易发生 CD，其中以手术合并使用广谱抗菌药物的患者发生 CDI 的风险最高。本例患者高龄、有肠道受损病史，本次入院前半个月行肠道手术合并使用广谱抗菌药物，患者具有多个发生 CDI 的危险因素。

（二）艰难梭菌感染的致病机制和诊断

　　艰难梭菌是一种革兰氏阳性厌氧芽孢杆菌，主要在人与人之间通过粪 - 口途径传播并定植于肠道。正常肠道菌群可有效抑制定植艰难梭菌的繁殖。抗生素、免疫抑制剂、化疗等因素破坏肠道菌群平衡，正常菌群对机会致病菌的抑制减弱，艰难梭菌大量生长繁殖，分泌 A 毒素和 B 毒素 2 种强力外毒素，在某些细胞因子的作用下与毒素受体结合，致细胞死亡、肠壁坏死，出现水样腹泻等。当患者出现中至重度腹泻或肠梗阻，并满足以下任一条件即可诊断为 CDI：①粪便检测 CD 毒素或产毒素 CD 结果阳性；②内镜下或组织病理检查显示假膜性结肠炎。

　　本例患者结肠镜检查示结肠炎，艰难梭菌 A/B 毒素鉴定阳性，可诊断为 CDI。患者发病与肠道损伤后胃肠黏膜供血不足、黏膜萎缩、蠕动功能减弱及肠道微环境改变等危险因素相关；与使用广谱抗生素扰乱正常的肠道微生态环境，使肠道菌群比例失调，机会致病菌过度增殖导致发热、腹痛及腹泻相关。

（三）艰难梭菌感染的药物治疗和监护

CDI 治疗的首要原则是尽可能停用正在使用的抗菌药物，其次是口服有效的治疗药物。CDI 的复发率为 10%～20%，治疗方案取决于疾病的严重程度。2020 年美国传染病学会（Infectious Diseases Society of America, IDSA）的指南表示，甲硝唑已不再推荐用于非重症 CDI 的一线治疗。白细胞 $< 15 \times 10^9/L$、肌酐值正常的患者首选万古霉素 125mg p.o. q.i.d.×10 日（备选方案为甲硝唑片 500mg p.o. t.i.d.×10 日）。本例患者首选万古霉素口服治疗，国内无万古霉素口服制剂，药师建议将注射用盐酸万古霉素 500mg 溶入生理盐水或葡萄糖溶液中，分为 4 份，患者每 6 小时（5:00、11:00、17:00 和 23:00）口服 1 份。

CDI 的治疗中益生菌可作为免疫功能正常的首次 CDI 发作患者的抗生素辅助治疗，引入正常菌群，调整肠道菌群失调，抑制肠杆菌科细菌显著过度生长，减少肠源性毒素的产生，改善肠道的屏障功能。患者接受口服双歧杆菌乳杆菌三联活菌片每日 3 次治疗，药师对服药时间进行优化，建议万古霉素给药 2 小时后再口服双歧杆菌乳杆菌三联活菌片（7:00、13:00 和 19:00），以防止抗菌药物提前杀灭活菌制剂。

CDI 的治疗应尽可能避免使用止泻药，因为细菌分泌的毒素是主要致病因子，服用止泻药会使毒素滞留于肠内，不利于肠道功能恢复。临床药师将此建议提供临床医生，医生表示接受。

本例患者共治疗 14 日。根据 CDI 的治疗原则，应尽可能缩短疗程，若调整药物后 CDI 有所缓解，应给予 CDI 标准疗程 10～14 日；若诱发 CDI 的抗菌药物无法替代或停药，则抗 CDI 药需要延长到抗菌药物疗程结束 1 周。

五、小结

艰难梭菌感染的治疗应结合患者的年龄、住院时间、疾病严重程度、既往 CDI 病史等制订治疗方案。万古霉素是治疗严重或复杂 CDI 的首选药，甲硝唑已不再推荐作为一线治疗药物；非达米星是治疗复发性或复发风险高的 CDI 的药物，也可辅助其他治疗。优化抗菌药物的合理使用、保持环境卫生及维持肠道内的微生物稳态是降低艰难梭菌感染发病率的主要措施。

参 考 文 献

[1] 徐英春,张曼. 中国成人艰难梭菌感染诊断和治疗专家共识. 协和医学杂志,2017,8(2-3): 131-138.

[2] PARSONS A S, BURGER A, PAHWA A K. Clinical guideline highlights for the hospitalist:

diagnosis and management of Clostridium difficile in adults. Journal of hospital medicine，2020，15（2）：95-97.

[3] MCDONALD L C，GERDING D N，JOHNSON S，et al. Clinical practice guidelines for clostridium difficile infection in adults and children：2017 update by the Infectious Diseases Society of America（IDSA）and Society for Healthcare Epidemiology of America（SHEA）. Clinical infectious diseases，2018，66（7）：e1-e48.

[4] BASSETTI M，VILLA G，PECORI D，et al. Epidemiology, diagnosis and treatment of Clostridium difficile infection. Expert review of anti-infective therapy，2012，10（12）：1405-1423.

[5] DIAL S，DELANEY J A，BARKUN A N，et al. Use of gastric acid-suppressive agents and the risk of community-acquired Clostridium difficile-associated disease. JAMA，2005，294（23）：2989-2995.

[6] TENG C，REVELES K P，OBODOZIE-OFOEGBU O O，et al. Clostridium difficile infection risk with important antibiotic classes：an analysis of the FDA adverse event reporting system. International journal of medical sciences，2019，16（5）：630-635.

[7] ANTONELLI M，MARTIN-LOECHES I，DIMOPOULOS G，et al. Clostridioides difficile（formerly Clostridium difficile）infection in the critically ill：an expert statement. Intensive care medicine，2020，46（2）：215-224.

[8] SARTELLI M，BELLA S D，MCFARLAND L V，et al. 2019 update of the WSES guidelines for management of Clostridioides（Clostridium）difficile infection in surgical patients. World journal of emergency surgery，2019，14（1）：8-36.

（姜　楠）

案例3　一例耐碳青霉烯类肺炎克雷伯菌血流感染的尿毒症患者的抗感染治疗

一、案例背景知识简介

2012 年美国疾病预防控制中心耐碳青霉烯类肠杆菌控制指南中将耐碳青霉烯类肺炎克雷伯菌（carbapenems-resistant *Klebsiella pneumoniae*，CRKP）定义为药敏试验至少对厄他培南、美罗培南或亚胺培南其中之一耐药，且对头孢曲松、头孢噻肟及头孢他啶耐药的肺炎克雷伯菌（*Klebsiella pneumoniae*，KP）。目前临床上对于 CRKP 感染主要采用联合用药的方案，如果感染菌株对氨基糖苷类抗生素敏感并且感染灶部位的药物能够达到有效浓度，那么推荐在药物方案中加入氨基糖苷类抗生素。长期规律血液透析（hemodialysis，HD）治疗的尿毒症患者发生 CRKP 血流感染（bloodstream infection，BSI）时，因 HD 对药物清除的复杂性,更增加了治疗难度。临床药师需要根据 HD 患者代谢和排出的实际情况,结合药动学 / 药效学(pharmacokinetics/pharmacodynamics,PK/PD)理论对药物选择、剂量计算及给药时间进行优化。本文以一例 HD 尿毒症患者为例,探讨阿米卡星在透析患者合并 CRKP 血流感染治疗时的药学监护切入点。

二、病例基本情况

患者,男性,64 岁。主诉"间断发热 2 日",于 2019 年 10 月 21 日入院。2019 年 1 月至 9 月患者因"多囊肝伴感染"先后多次入院治疗,血培养多次报告超广谱 β- 内酰胺酶(ESBL)阳性的肺炎克雷伯菌,曾先后多次接受哌拉西林他唑巴坦、替加环素、米诺环素、美罗培南、法罗培南等治疗。入院前 2 日,患者再次无明显诱因出现发热,体温最高 37.5℃,伴畏寒、寒战、腰痛及呃逆,无明显咳嗽、咳痰,服用"法罗培南"无明显改善,为进一步诊治再次入院。

既往史: 高血压病史 20 余年,多囊肾、多囊肝病史 30 余年,癫痫病史 1 年余,尿毒症病史 4 年,无尿状态,规律血液透析 4 年(每周一、三、五,2 次血液透析 +1 次血液透析滤过),右侧颈静脉留置导管。否认药物、食物过敏史。

入院查体: 体温 38.6℃,脉搏 112 次 /min,呼吸 22 次 /min,血压 117/97mmHg,身高 176cm,体重 65kg。患者呈慢病面容,被动体位,查体欠合作,双肺呼吸音清,未闻及干、湿啰音,腹部膨隆,无压痛及反跳痛,移动性浊音阳性,肝、肾区无叩击痛。其余查体未见明显异常。

辅助检查: 血常规示 WBC 10.74×10^9/L,N% 85.8%。血生化示 Hb 109g/L,BUN 30.8mmol/L,Cr 912μmol/L。CRP 254mg/L。PCT 17.35μg/L。ESR 95mm/h。腹部磁共振成像(magnetic resonance imaging,MRI)示肝右叶多发片状弥散加权成像(diffusion weighted imaging,DWI)异常信号影,多囊肝,双侧多囊肾。胸部 CT 未见异常。

入院诊断: ①肝囊肿合并感染;②尿毒症,血液透析状态;③慢性左心功能不全(NYHA Ⅲ级)、心律失常、阵发性心房颤动。

三、主要治疗经过及典型事件

入院经验性给予美罗培南 0.5g q.d.。治疗期间,患者仍间断发热,体温在37～38℃波动。10 月 26 日化验结果显示 WBC 5.35×10^9/L,N% 71.2%,BUN 18.41mmol/L,Cr 631μmol/L,CRP 179mg/L,PCT 16.97μg/L,ESR 96mm/h。10 月 26 日细菌血培养为产丝氨酸碳青霉烯酶的 CRKP(药敏试验结果见表 1-2),导管内血培养阴性。临床药师对导管相关性感染进行评估:患者导管处的皮肤干燥,无渗液,导管内血培养阴性,结合以往患者多次入院治疗的病史,考虑

CRKP 血流感染的来源与多囊肝伴感染相关的可能性更大，暂不考虑导管相关血流感染，可暂时保留导管，若治疗效果不佳，再考虑是否去除或更换导管。药敏试验结果显示病原菌对氨基糖苷类药物敏感，患者本人及家族成员无氨基糖苷类药物过敏史与不良反应史，临床药师建议选择美罗培南联合敏感药物阿米卡星抗感染治疗。美罗培南的剂量增加至 0.5g q.12h.，延长滴注时间至 2 小时。阿米卡星首次剂量给予 0.8g，维持剂量为 0.2g q.d.，透析日于透析后给药，滴注时间不少于 30 分钟。

　　10 月 27 日患者的体温恢复正常，病情缓解。查体：体温 35.9℃，心率 60 次 /min，呼吸频率 16 次 /min，血压 148/93mmHg。10 月 29 日 WBC 5.7×10^9/L，N% 59%，CRP 30.25mg/L，PCT 3.92μg/L，ESR 67mm/h。10 月 30 日患者的血培养结果为阴性，病情平稳，未诉不适。11 月 4 日患者的体温、感染指标均正常，在院期间患者未出现头晕、耳鸣等不良反应。11 月 8 日患者遵医嘱出院。2 周后电话随访，患者未再出现发热。

表 1-2　患者的肺炎克雷伯菌血培养和药敏试验结果

抗生素	敏感度 /（mg/L）	抗生素	敏感度 /（mg/L）
复方磺胺甲噁唑	≤20 敏感	美罗培南	≥16 耐药
黏菌素	≤0.5 敏感	亚胺培南	≥16 耐药
替加环素	≥8 耐药	氨曲南	≥64 耐药
米诺环素	≥16 耐药	头孢泊肟酯	≥32 耐药
多西环素	≥16 耐药	头孢哌酮舒巴坦	≥64 耐药
左氧氟沙星	≥8 耐药	头孢他啶	≥32 耐药
环丙沙星	≥4 耐药	哌拉西林他唑巴坦	≥128 耐药
妥布霉素	≤1 敏感	替卡西林克拉维酸钾	≥128 耐药
阿米卡星	≤2 敏感		

四、讨论

（一）美罗培南联合氨基糖苷类药物在 CRKP-BSI 中的治疗地位

　　CRKP 是一类具有较厚的荚膜且大多数存在菌毛的革兰氏阴性菌，较厚的荚膜与高耐药性相关。近 5 年来，CRKP 的抗菌治疗一般局限于头孢他啶阿维巴坦、美罗培南维博巴坦、多黏菌素、替加环素、磷霉素、碳青霉烯类及氨基糖苷类等。氨基糖苷类药物因存在神经毒性和肾毒性而很少用于一线治疗，因此对许多耐药菌仍有一定的敏感性，常常作为联合用药用于广泛耐药革兰氏阴性菌感染的治疗。多项研究表明，氨基糖苷类与 β- 内酰胺类药物联合治疗革兰氏阴性菌感染的休克患者时，比氨基糖苷类药物单药治疗的早期死亡率低，尤其是联合碳青霉烯类。Qureshi 等在一项 CRKP 患者的队列研究中发现，美罗培南联合治疗可改善 28 日病死率。尽管本例患者美罗培南的 MIC≥16mg/L，但是考虑到针对 CRKP 血流感染的治疗，以碳青霉烯类药物为基础的联合方案与任何一种单药治疗方案相比均可显著降低患者病死率。根据药敏试验结果，该患者感染的产丝氨酸碳青霉烯酶的 CRKP 仅对多黏菌素、妥布霉素、阿米卡星、复方磺胺甲噁唑敏感。由于多黏菌素的价格较昂贵，患者无力承担，因此药师建议美罗培南联合药敏敏感且价格低廉的阿米卡星抗感染治疗作为治疗方案。阿米卡星可破坏 KP 细胞膜的完整性，通过抑制致病菌蛋白质的合成发挥抑菌作用，对 KP 的敏感率为 85.7%。

　　美罗培南为时间依赖性抗菌药物，其 PK/PD 指标为 %T>MIC，即药物浓度高于 MIC（最小抑菌浓度）的时间（T>MIC）占给药间隔时间的比例，当 %T>MIC 超过 40% 时，才能达到良好的细菌清除率。对于多重耐药菌或重症感染，通过延长滴注时间、增加给药次数可提高 %T>MIC。Valerio DelBono 等发现通过延长输注时间与增加给药次数联合，可使 68%（13/19）的 MIC≥16mg/L 的 CRKP-BSI 患者达到 %T>MIC 超过 40%。因此，药师建议增加给药频次、延长滴注时间作为优化美罗培南药效的主要方法。

（二）规律血液透析患者的阿米卡星剂量调整

1. 氨基糖苷类药物的 PK/PD 特点及给药方式　氨基糖苷类药物是浓度依赖性静止期杀菌剂，有 3 个 PK/PD 特点：①预测疗效的 PK/PD 指标主要为血药峰浓度 / 最低抑菌浓度（C_{max}/MIC），比值为 8～10 预示着最大效果或 0～24 小时血药浓度 – 时间曲线下面积 / 最低抑菌浓度（$AUC_{0\sim24}$/MIC）≥100；②抗生素后效应（post-antibiotic effect，PAE）较长，阿米卡星对 KP 的 PAE>12 小时；③有耐药适应性，即药物暴露后细菌杀灭率降低，可能是细菌对药物的摄取下调导致的。氨基糖苷类药物最理想的体内过程是获得高的 C_{max} 和一段时间的无药期，以减少适应耐药性。这是氨基糖苷类药物提高给药剂量、延长给药间隔的理论基础。对于肾脏功能正常的人群，氨基糖苷类药物推荐的给药方式多为每日剂量 1 次给予，在获得抗菌作用所需的较高 C_{max} 及 $AUC_{0\sim24}$ 的同时，又可减少耐药适应性及耳、肾毒性。

2. 氨基糖苷类药物在 HD 患者中的给药时机选择　氨基糖苷类药物是中等分子量（465～600）的药物，血浆蛋白结合率低，分布体积较小。HD 可以有效清除氨基糖苷类药物。HD 患者传统的给药方式是首剂给予肾功能正常患者的推荐剂量，每次 HD 后补充正常剂量的一半。有新的观点提倡，每次 HD 之前给予正常剂量，或在 HD 过程中给药，获得体内较高的 C_{max}，随后由透析过程将体内的药物浓度降低。Gregory 等发现 HD 前给予较高剂量（2 倍）与 HD 后给予较低剂量（1 倍）可产生相似的 AUC，但 C_{max}（HD 前）$>C_{max}$（HD 后）。HD 之前使用高剂量的策略可有效提高 C_{max}，似乎更符合氨基糖苷类药物的 PK/PD 特点。但是这种给药方式也有局限性：① HD 之前使用高剂量的策略使体内产生较高的血药浓度，必须依赖准确的 HD 疗程将药物浓度降低，否则持续的高浓度可能导致药物蓄积而加重神经和肌肉毒性反应。对于重症监护病房（intensive care unit, ICU）患者、重症患者、可能多发意外情况而中断 HD 的患者及不能进行血药浓度监测的医疗机构有一定的风险和不确定性。②目前阿米卡星在 HD 之前给药的方案尚无明确的临床试验证据。③ HD 患者无法完全排出体内的氨基糖苷类药物，不存在无药期，不能减少细菌获得性耐药的产生，因此 2 种给药时机对细菌获得性耐药的影响均无明确的意义。临床药师结合本例患者的癫痫病史，且所入医院尚未开展阿米卡星血药浓度监测的实际情况，HD 之前使用的方式并不适用于本患者，因此仍建议选择传统的 HD 后补充低剂量的策略，医生采纳。

3. 阿米卡星在 HD 患者中的给药剂量计算　患者为尿毒症、无尿状态，可不考虑阿米卡星的肾毒性，按照肾功能正常患者的给药剂量于 HD 前给予首剂量。根据《热病：桑德福抗微生物治疗指南》（第 48 版）（以下简称《热病》）推荐，尿毒症患者行血液透析治疗的阿米卡星给药方案为：① 2 次 /d 的给药方案，7.5mg/kg，间隔 48 小时再次给药，HD 后额外增加 3.75mg/kg；② 1 次 /d 的给药方案，首剂（推荐剂量为 15mg/kg），间隔 72 小时 +HD 后额外补充 3mg/kg。根据 PK/PD 理论，本例患者选择 1 次 /d 的给药方案。

负荷剂量确定：阿米卡星对革兰氏阴性肠杆菌科细菌的折点为 16mg/L，MIC≤16mg/L 为敏感。Hideo 等对阿米卡星的 PK/PD 分析发现，MIC≤2mg/L 时，10mg/kg 可获得 >90% 的治疗目标；MIC≤4mg/L 时，15mg/kg 可获得 >90% 的治疗目标。本例患者的药敏试验结果为对阿米卡星 MIC≤2mg/L 敏感，所以可按照 10mg/kg 给药。患者的体重 65kg，校正体重 68.8kg，计算给药剂量为 0.69g。根据制剂规格 0.2g/ 支，给予 0.8g（11.6mg/kg），每日 1 次。维持剂量为每周一、三、五规律血液透析，血液透析间隔时间 <72 小时，即未达到间隔 72 小时就开始一次透析，故每次透析后给药 3mg/kg，经校正体重计算为 0.2g。

患者最终阿米卡星的给药方案为首剂 0.8g，每次透析后补 0.2g。患者用药后，第 2 日体温下降至正常，CRP、PCT 等指标陆续恢复正常，至患者出院。

（三）尿毒症患者使用阿米卡星的安全性及相关监护指标

氨基糖苷类药物可导致听觉和前庭毒性、肾毒性及神经肌肉阻滞。在使用氨基糖苷类药物前，药师要询问患者氨基糖苷类药物的用药史，以及家族成员有无氨基糖苷类药物的不良反应。氨基糖苷类的耳毒性发生率为 15%～20%，通常表现为听力下降或损失，以及前庭损伤如平衡失调、眩晕、恶心、呕吐，尤其有大剂量、长疗程、高龄、肾损伤、耳毒性家族史、同时使用其他肾毒性药物等高危因素存在时,治疗时须关注耳毒性反应。《热病》示氨基糖苷类 1 次 /d 给药,疗程在 2 周以内有很好的安全性。本例患者给予 1 次 /d 的给药方案,根据药敏试验结果优化剂量,透析后给药的方式都可降低药物的毒性反应。本例患者用药未超过 2 周,住院期间未发现听力损伤。

使用氨基糖苷类药物的患者存在肾损伤、神经肌肉病、食物中毒、低钙血症、同时使用肌肉松弛药等高危因素时,需关注可能出现呼吸衰竭等严重不良反应。神经肌肉阻滞的发生与滴速有关,氨基糖苷类说明书中规定必须慢滴,至少 30 分钟以上。临床药师应对患者的用药滴速进行监护,确保患者使用阿米卡星的滴液时间符合说明书要求,本例患者未出现神经肌肉阻滞的不良反应。

五、小结

本例患者既往有多次住院史及反复广谱抗菌药物治疗史,本次 CRKP 血流感染诊断明确,药敏试验结果提示氨基糖苷类药物敏感。临床药师选择美罗培南联合阿米卡星抗感染治疗。在暂无条件直接监测血药浓度的前提下,临床药师根据阿米卡星的药动学特性,结合药物对病原菌的敏感性及 PK/PD 指标,通过追踪国内外文献进展获得特殊情况下的药动学参数、达标评价和剂量方案来协助临床对阿米卡星的给药方式进行优化,也是一种相对可行的方法。目前,一些抗菌药物尤其是新型抗菌药物在血液透析时的给药剂量上仍缺乏权威指南和依据,药品说明书也少有提供。在此类情况下,如有条件,应监测血药浓度,在血药浓度指导下调整给药方案,是更安全可靠的做法。

对于 CRKP 引起的血流感染,在经济条件允许的情况下,还可以考虑:①选择新型的含 β- 内酰胺酶抑制剂复合制剂,如头孢他啶阿维巴坦、美罗培南法硼巴坦;②含厄他培南的二联碳青霉烯类药物治疗方案,因为厄他培南与碳青霉烯酶有较高的亲和力,可以起到类似于酶抑制剂的作用,使另一种碳青霉烯类抗菌药物保留活性以达到治疗效果。另外,应对患者及家属进行手卫生、消毒隔离等预防措施的教育与宣传。同时,期待基础科研人员加强对于耐药机制的研究和新药物的研发。

参 考 文 献

[1] 王硕. 氨基糖苷类抗生素治疗重度革兰氏阴性菌感染方案的优化. 国外医药(抗生素分册),2013,34(1):16-20.
[2] 胡付品,郭燕,朱德妹,等. 2017 年 CHINET 中国细菌耐药性监测. 中国感染与化疗杂志,2018,18(3):241-251.

[3] 中国医药教育协会感染疾病专业委员会. 抗菌药物药代动力学/药效学理论临床应用专家共识. 中华结核和呼吸杂志, 2018, 41(6): 409-446.

[4] SHIELDS R K, CLANCY C J, PRESS E G, et al. Aminoglycosides for treatment of bacteremia due to carbapenem-resistant klebsiella pneumoniae. Antimicrobial agents and chemotherapy, 2016, 60(5): 3187-3192.

[5] CANI E, MOUSSAVI F, OCHERETYANER E, et al. Carbapenem resistant Klebsiella pneumoniae vertebral osteomyelitis in a renal transplant recipient treated with ceftazidime-avibactam. Transplant infectious disease, 2018, 20(2): e12837.

[6] HANRETTY A M, ISHMINDER K, ALAN T, et al. Pharmacokinetics of the meropenem component of meropenem-vaborbactam in the treatment of KPC-producing Klebsiella pneumoniae blood stream infection in a pediatric patient. Pharmacotherapy, 2018, 38(12): e87-e91.

[7] CANTÓN R, CANUT A, MOROSINI M I. Breakpoints for carbapenemase-producing Enterobacteriaceae: is the problem solved? Enfermedades infecciosas y microbiología clínica, 2014, 32(Suppl 4): 33-40.

[8] DEL BONO V, GIACOBBE D R, MARCHESE A, et al. Meropenem for treating KPC-producing Klebsiella pneumoniae bloodstream infections: should we get to the PK/PD root of the paradox? Virulence, 2017, 8(1): 66-73.

[9] MCGARITY G J, ARIANO R E. Once-daily aminoglycosides. American journal of health-system pharmacy, 2016, 73(8): 529.

[10] MATSUO H, HAYASHI J, ONO K, et al. Administration of aminoglycosides to hemodialysis patients immediately before dialysis: a new dosing modality. Antimicrobial agents and chemotherapy, 1997, 41(12): 2597-2601.

[11] ESCHENAUER G A, LAM S W, MUELLER B A. Dose timing of aminoglycosides in hemodialysis patients: a pharmacology view. Seminars in dialysis, 2016, 29(3): 204-213.

[12] KATO H, HAGIHARA M, HIRAI J, et al. Evaluation of amikacin pharmacokinetics and pharmacodynamics for optimal initial dosing regimen. Drugs in R & D, 2017, 17(7): 177-187.

[13] JIANG M, KARASAWA T, STEYGER P S. Aminoglycoside-induced cochleotoxicity: a review. Frontiers in cellular neuroscience, 2017, 11: 308.

[14] PRAGASAM A K, VEERARAGHAVAN B, SHANKAR B A, et al. Will ceftazidime/avibactam plus aztreonam be effective for NDM and OXA-48-Like producing organisms: lessons learnt from in vitro study. Indian journal of medical microbiology, 2019, 37(1): 34-41.

[15] LEE Y, KIM J, TRINH S. Meropenem-vaborbactam(vabomere™): another option for carbapenem-resistant enterobacteriaceae. PT, 2019, 44(3): 110-113.

（姜　楠）

案例4　一例支气管曲霉病患者个体化治疗的药学监护

一、案例背景知识简介

曲霉菌为机会致病菌，在肺部真菌感染病例中其感染比例位列第1位。伏立康唑是治疗侵袭性肺曲霉病的首选药。伏立康唑在人体内呈现非线性动力学特征，个体间差异较大，其体内的血药浓度受*CYP2C19*基因多态性、药物相互作用等多个因素影响。研究发现，血药浓度充分的患者治疗效果良好，而治疗失败的患者可能与伏立康唑的血药浓度低相关，提示口服标准剂量的伏立康唑对部分患者可能存在剂量不足。本文拟从一例支气管曲霉病患者接受伏立康唑标准剂量治疗失败的病例着手，总结常规剂量治疗失败的原因及可行的经验对策。

二、病例基本情况

患者，女性，61岁。主诉"咳嗽、咳痰40日"，于2018年5月4日收入呼吸科。2018年4月12日患者于门诊行胸部增强CT示右主支气管内稍低密度影伴强化，右肺上叶支气管闭塞、膨胀不全；右肺中叶斑片索条影；两肺门及纵隔见密度增高淋巴结影。2018年4月17日行气管镜示气管中上段结节样病变；右肺上叶支气管新生物；右肺上叶支气管活检病理：少许支气管黏膜慢性炎症改变，另见大量霉菌菌落（曲霉菌）。患者在行支气管镜后1小时咯血，咯2口，后自行缓解。2018年4月24日患者再次出现咯血，咯1口，未予处理。2018年4月26日烟曲霉菌IgG抗体<31.25AU/ml。曲霉菌半乳甘露聚糖0.383μg/L。2018年5月4日患者为进一步检查入院。

既往史：2012年因"宫颈癌"行"子宫＋附件全切术"。否认药物、食物过敏史。

入院查体：体温37.2℃，脉搏80次/min，呼吸19次/min，血压112/69mmHg，身高160cm，体重53kg。神志清醒，查体合作。叩诊清音，呼吸规整，右肺呼吸音弱，双肺未闻及干、湿啰音及胸膜摩擦音。心律齐，未闻及杂音。下腹正中遗留长约15cm的术后瘢痕（宫颈癌术后）。

辅助检查：血常规示WBC 8.14×10^9/L，N% 75%，Hb 111g/L，白细胞介素（interleukin，IL）6 63.8ng/L。CRP 7.19mg/L。血生化示血糖，肝、肾功能正常。尿常规、大便常规未见明显异常。

入院诊断：①支气管肺曲霉病；②宫颈癌术后。

三、主要治疗经过及典型事件

患者入院后完善相关检查，2018年5月4日给予注射用伏立康唑400mg静脉滴注（i.v.gtt.）q.d.。药师提醒医生伏立康唑为时间依赖性抗真菌药物，5月6日剂量调整为200mg i.v.gtt. q.12h.。2018年5月6日患者出现咯血，约20ml，咳嗽、咳痰，痰为白色、带血丝。给予蛇毒血凝酶注射液、氨甲苯酸注射液、垂体后叶注射液等止血治疗，患者5月9日停止咯血，5月15日停用止血药，未再咯血。5月7—22日抗感染治疗给予注射用哌拉西林钠他唑巴坦钠（4.5mg i.v.gtt. q.8h.）。5月19日伏立康唑静脉滴注改为口服序贯治疗。5月21日肺CT示右肺上叶软组织肿块伴肺不张较前缩小，支气管扩张管壁增厚较前好转；新见双肺下叶后基底段炎症改变。5月22日患者出院，出院医嘱为伏立康唑片200mg p.o. q.12h.。

出院后，患者于2018年6月10日和25日出现2次咯血，为鲜红色血中带凝块，量少，每次2～3口。2018年6月26日复查CT示较5月21日，右肺上叶软组织肿块伴肺不张较前增大，支气管扩张管壁增厚较前明显；双肺下叶后基底段炎症改变较前好转。2018年7月17日检测伏立康唑的血药浓度为0.9mg/L。2018年7月21日再次入院，入院后完善伏立康唑的血药浓度监测及药物代谢相关基因检测，7月27日药物代谢酶基因检测结果回报，*CYP2C19* 基因检测为*1/*1，*CYP2C9* 基因检测为 *1/*1。8月3日该患者的治疗药物调整为伏立康唑片（300mg p.o. q.12h.），8月7日复查血药浓度为2.95mg/L，8月10—16日伏立康唑的血药浓度维持在2.42～2.58mg/L。患者病情平稳，于8月29日出院，出院带药伏立康唑片（300mg p.o. q.12h.）。

四、讨论

（一）初始抗感染方案的合理性评估

基于患者目前的症状与体征、检查与检验结果，参照相关诊断标准，符合确诊级别，明确诊断为支气管肺曲霉病。侵袭性肺曲霉病推荐伏立康唑为首选治疗药物。医嘱给予伏立康唑负荷剂量（400mg i.v.gtt. q.d.）连用2日，用法用量不合理。临床药师提出伏立康唑为时间依赖性抗真菌药物，该患者的肝、肾功能正常，第1日应给予负荷剂量6mg/kg（318mg）i.v.gtt. q.12h.，使其血药浓度接近稳态浓度；第2日维持剂量应调整为4mg/kg（212mg）i.v.gtt. q.12h.。

患者有咳嗽、咳黄白痰、咯血症状，5月7日痰涂片提示大量革兰氏阳性球菌、大量革兰氏阳性杆菌、大量革兰氏阴性杆菌，胸部影像学提示右肺中叶斑片索条影。哌拉西林钠他唑巴坦钠对该人群常见的致病病原体具有良好的抗菌活性，因此在药敏试验结果尚未报出时加用注射用哌拉西林钠他唑巴坦钠（4.5mg i.v.gtt. q.8h.）用于混合感染的经验性治疗。

（二）抗真菌治疗后病情进展的原因分析

1. 药物相关因素　伏立康唑片的PK/PD特性：脂溶性大，需空腹服用，高脂餐可减少药物吸收,药物相关因素包括药物的用法用量、药物相互作用、PK/PD 特性、血药浓度等。询问患者得知其院外严格按照医嘱剂量、频率用药,药品厂家未曾更换,无并用药物。患者表述饮食习惯较清淡。临床药师初步排除以上影响因素,重点关注伏立康唑的血药浓度。

目前研究通过逻辑回归分析发现,伏立康唑的谷浓度是预测成人患者感染治疗有效率的一个显著因子,强烈推荐对于肝功能不全患者、联合使用影响伏立康唑药动学药物的患者、CYP2C19 基因突变患者、发生伏立康唑药品不良事件或疗效欠佳的患者、重症真菌感染危及生命的患者进行伏立康唑的血药浓度监测(TDM)。尽管目前由于不同的研究纳入的人群、样本量、疾病、采血时间等有差异,对于有效性、安全性的评价标准有差异,导致伏立康唑的最佳血药谷浓度值尚未统一,但多数指南支持和建议对伏立康唑进行 TDM。2018 年中国《伏立康唑个体化用药指南》建议伏立康唑的血药谷浓度下限是 0.5mg/L,上限是 5mg/L。2013 年英国医学真菌学学会发布的指南推荐伏立康唑的谷浓度>1mg/L 为治疗的最低目标浓度,谷浓度 4～6mg/L 与伏立康唑的不同药物毒性相关。2017 年 ESCMID/ECMM/ERS 曲霉病的诊断和管理指南推荐伏立康唑谷浓度 1～5.5mg/L 为大多数患者预防和治疗的适合谷浓度。一项回顾性分析研究提示,伏立康唑的谷浓度选择 1.5～4mg/L 为高于 81.1% 的有效治疗和低于 19.3% 的肝毒性的最佳区间。该患者的前期治疗并未进行伏立康唑的血药浓度监测,7 月 17 日检测伏立康唑的血药浓度为 0.9mg/L,根据患者的病情进展,判断血药浓度未达到有效治疗浓度是导致患者再次入院的重要原因。

2. 宿主相关因素　伏立康唑主要经肝药酶 CYP2C19 代谢,少部分经 CYP3A4、CYP2C9 代谢。目前 CYP2C19 的代表性突变等位基因型有 *17/*17 型为超速代谢型(占人群的 2%～5%);*1/*17 型为快速代谢型(占 2%～30%);*1/*1 型为正常代谢型(占 35%～50%);*1/*2、*1/*3 型为中间代谢型(占 18%～45%);*2/*2、*2/*3、*3/*3 型为弱代谢型(占 2%～15%)。伏立康唑经肝药酶 CYP2C19 代谢越快,血药浓度越低,该患者在前期治疗期间未进行过药物代谢酶基因检测。

3. 菌株耐药性因素　建议在三唑类药物治疗无效的患者中分离出临床相关曲霉菌株,鉴定到种 - 复合群水平,利于识别出天然耐药的分离株。如果需要,通过唑类琼脂进行筛选,继以 MIC 检测。便于根据分离株的鉴定和药敏试验结果进行抗真菌药物的选择。临床药师建议为该患者完善相关检查。

4. 抗真菌感染方案的调整　临床药师建议对该患者于 2018 年 7 月 17 日监测伏立康唑的血药浓度,结果为 0.9mg/L,证实血药浓度未达到有效治疗的最低值,进而考虑到基因多态性的影响。7 月 27 日完善药物代谢酶基因检测,CYP2C9 基因检测为 *1/*1 型,CYP2C19 基因检测为 *1/*1 型,为正常代谢型。基于中国人群的群体药动学模型,当稳态血药谷浓度低于目标浓度下限或疗效不佳时，在维持剂量的基础上加量 50%，然后根据依血药浓度进行调整的原则，药师建议调整伏立康唑的给药剂量为 300mg p.o. b.i.d.。必要时可将伏立康唑替换为泊沙康唑口服，该药不易受肝药酶影响。另建议完善患者样本菌株及药敏试验，可根据 PK/PD 优化患者的给药方案，建议 AUC/MIC 为 20～25，临床效果较为理想。2018 年 8 月 3 日该患者的抗感染方案调整为伏立康唑片 300mg p.o. q.12h.。8 月 7 日 TDM 示伏立康唑的血药浓度为 2.95mg/L，达到治疗的目标浓度。8 月 10—16 日 TDM 示伏立康唑的血药浓度维持在 2.42～2.58mg/L，满足药物有效性和安全性的浓度要求，患者病情平稳出院。

五、小结

本例患者诊断明确，按常规方案用药治疗失败后，临床药师积极排查药物相关因素、宿主相关因素、菌株耐药性因素，建议当血药浓度异常时应及时进行 TDM，积极完善药物代谢酶基因检测、样本菌株及药敏试验，根据这些较为客观的指标进行个体化用药调整，以保证抗感染治疗的有效性，降低患者发生不良反应的风险。最终患者的血药浓度达到安全有效的治疗浓度，病情平稳出院。伏立康唑的药动学受多种因素影响，其个体化给药需要考虑各个方面的因素，是一项十分复杂而有意义的工作，其中关键的治疗药物监测值得在各医院广泛推广，以保障患者接受更安全、有效的治疗。

参 考 文 献

[1] 中华内科杂志编辑委员会. 侵袭性肺部真菌感染的诊断标准与治疗原则（草案）. 中华内科杂志，2006，45（8）：697-700.

[2] 梅和坤，王瑾，柴栋，等. 伏立康唑治疗药物监测的分析. 中国临床药理学杂志，2018，34（17）：2121-2124.

[3] 张金杰，吕文文，魏传梅. 伏立康唑临床应用个体差异影响因素的文献分析. 中国医院药学杂志，2016，36（14）：1220-1224.

[4] 王陶陶，胡萨萨，尤海生，等. 恶性血液病患者中伏立康唑血药浓度监测及其影响因素的探讨. 中国医院药学杂志，2018，38（7）：693-696，707.

[5] PASCUAL A，CSAJKA C，BUCLIN T，et al. Challenging recommended oral and intravenous voriconazole doses for improved efficacy and safety: population pharmacokinetics-based analysis of adult patients with invasive fungal infections. Clinical infectious diseases，2012，55（3）：381-390.

[6] PATTERSON T F，THOMPSON G R，DENNING D W，et al. Practice guidelines for the diagnosis and management of Aspergillosis: 2016 update by the infectious diseases society of America. Clinical infectious diseases，2016，63（4）：433-442.

[7] CHEN K, ZHANG X L, KE X Y, et al. Individualized medication of voriconazole: a practice guideline of the division of therapeutic drug monitoring, Chinese pharmacological society. Therapeutic drug monitoring, 2018, 40(6): 663-674.

[8] ASHBEE H R, BARNES R A, JOHNSON E M, et al. Therapeutic drug monitoring(TDM) of antifungal agents: guidelines from the British society for medical mycology. Journal of antimicrobial chemotherapy, 2014, 69(5): 1162-1176.

[9] DENNING D W, CADRANEL J, BEIGELMAN-AUBRY C, et al. Chronic pulmonary aspergillosis: rationale and clinical guidelines for diagnosis and management. European respiratory journal, 2016, 47(1): 45-68.

[10] WANG T T, ZHU H F, SUN J Y, et al. Efficacy and safety of voriconazole and CYP2C19 polymorphism for optimised dosage regimens in patients with invasive fungal infections. International journal of antimicrobial agents, 2014, 44(5): 436-442.

[11] ULLMANN A J, AGUADO J M, ARIKAN-AKDAGLI S, et al. Diagnosis and management of Aspergillus diseases: executive summary of the 2017 ESCMID-ECMM-ERS guideline. Clinical Microbiology and infection, 2018, 24 Suppl 1: e1-e38.

[12] MORIYAMA B, OBENG A O, BARBARINO J, et al. Clinical pharmacogenetics imple-mentation consortium(CPIC)guidelines for CYP2C19 and voriconazole therapy. Clinical pharmacology and therapeutics, 2017, 102(1): 45-51.

（姜　楠）

案例5　从一例 MRSA 血流感染合并肾功能不全病例探讨万古霉素的合理应用

一、案例背景知识简介

万古霉素作为首个糖肽类抗菌药物,通过抑制细菌细胞壁合成、改变细菌细胞膜通透性和阻止细菌细胞质内的 RNA 合成而发挥杀菌作用,是治疗 MRSA 的首选药之一。由于其临床疗效和耳、肾毒性等不良反应都与血药浓度具有相关性,因此推荐对特殊人群患者进行 TDM,如 ICU 患者、肥胖患者、烧伤患者、肾功能不全患者等。随着近年来研究对不同人群中万古霉素药动学差异认知的深化,更多的个体化给药建议频繁出现在国内外指南、共识及相关文献中,以求获得最佳的临床疗效和最少的不良反应。本案例拟通过对一例 MRSA 血流感染合并肾功能不全的患者使用万古霉素抗感染治疗的药学监护,探讨万古霉素负荷剂量和维持剂量的应用及肾功能不全患者 TDM 的采样时机等,以期为特殊人群使用万古霉素的个体化药学服务提供参考。

二、病例内容简介

患者，女性，52 岁。主诉"突发头痛伴意识障碍 10 日"，于 2019 年 11 月 11 日收入 ICU。患者于 2019 年 11 月 1 日 11 时左右于劳累、情绪激动后突发头痛，随即出现意识障碍、呼吸微弱、心搏骤停，家人立即行胸外按压，后由"120"送入当地医院，其间间断出现 2 次心搏骤停，分别胸外按压 10 分钟和 40 分钟左右恢复自主循环心率，行头颅 CT 检查示"蛛网膜下腔出血、脑肿胀、双侧侧脑室少量积血"，予以脱水、生命支持等治疗。后因电解质紊乱、血肌酐升高，给予床旁血液滤过治疗（余治疗不详），后血清钠、血清氯恢复正常，血肌酐较前有所下降，但患者仍处昏迷状态。现为进一步治疗转入我院，门诊以"脑出血"收入 ICU。

既往史：2 型糖尿病病史多年，不规律服用二甲双胍，监测空腹血糖 7～9mmol/L。否认药物、食物过敏史。

入院查体：体温 40℃，脉搏 76 次 /min，呼吸 25 次 /min，血压 134/68mmHg，身高 160cm，体重 55kg。气管插管接呼吸机辅助呼吸，昏迷状态，查体无法合作。双肺听诊呼吸音粗，双肺未闻及明显的湿啰音，双下肺呼吸音低，未闻及胸膜摩擦音。心前区无隆起，心浊音界正常，心尖及心前区无异常搏动，无震颤，心率 76 次 /min，律齐，各瓣膜区未闻及病理性杂音。其余查体未见明显异常。

辅助检查：WBC 14.17×10^9/L，N% 78.3%，Hb 98g/L，PLT 99×10^9/L，钾 3.07mmol/L，钠 141.4mmol/L，氯 105.9mmol/L，血糖（blood glucose，Glu）17.08mmol/L，BUN 17.0mmol/L，Cr 116.8μmol/L，STB 16.4μmol/L，GPT 165.6U/L、γ- 谷氨酰转移酶（γ-glutamyl transferase，GGT）170.8U/L，碱性磷酸酶（alkaline phosphatase，ALP）225.0U/L，D- 二聚体（D-dimer，D-D）4 502.0μg/L，凝血酶原时间（prothrombin time，PT）16.1 秒，凝血酶原活动度（prothrombin activity，PTA）56.0%，国际正常化比值（international normalized radio，INR）1.46，CRP 26.2mg/L，PCT 1.71μg/L。

入院诊断：①心肺脑复苏术后；②蛛网膜下腔出血；③贫血；④急性肾损伤；⑤2 型糖尿病；⑥低钾血症；⑦肝功能异常。

三、主要治疗经过及典型事件

患者入院后体温高达 40℃，伴寒战，痰量多，咳黄色黏痰。拔除右股双腔中心静脉导管，取导管尖端及外周血培养标本、痰培养标本送检。行右颈内静脉穿刺留置三腔中心静脉导管。给予冰毯机物理降温，患者的体温可降至正常。给予抗感染、抑酸、止血、保肝、降血糖、补钾、升血压、脱水降颅内压等对症治疗。其中抗感染方案经验性给予美罗培南（1g i.v.gtt. q.12h.）联合万古霉素

（0.5g i.v.gtt. q.12h.）。临床药师建议医生给予万古霉素负荷剂量 1.5g 和维持剂量 0.5g q.12h.，以实现稳态血药浓度的快速达标，提高治疗的有效率。医生担心负荷剂量太大，患者的肾功能不全而不能耐受，未予采纳。

11 月 13 日（入科第 3 日）晨，患者的体温 37.9℃，血象及感染指标略有改善，血 Cr 轻度上升至 125.1μmol/L，于万古霉素第 5 剂给药前抽取谷浓度进行 TDM，当日结果回报为 13.8mg/L；外周血及导管尖端血培养回报 MRSA。医生考虑患者感染情况较重，结合指南推荐及以往诊疗经验，希望万古霉素的目标浓度维持在 15～20mg/L，以降低治疗失败的风险，因此拟增加给药频次至 q.8h.。临床药师提示，目前血药浓度可能并未达到稳态，建议次日（第 7 剂之前）重复进行 TDM，根据结果再做调整。医生采纳建议并于次日再次行 TDM，结果为 17.1mg/L，继续当前抗感染治疗方案。临床药师提醒医生密切监测肾功能变化，如进一步恶化则及时调整用药方案。治疗后患者的体温、血象和感染指标呈下降趋势，但仍有波动；血 Cr 水平未再上升，尿量可。11 月 16 日痰培养回报嗜麦芽窄食单胞菌，加用盐酸米诺环素 0.1g，胃管注入，q.12h.，抗感染治疗。11 月 21 日患者的体温 36.9℃，WBC 8.99×10^9/L，N% 74.0%，CRP 6.5mg/L，PCT 0.71μg/L，Cr 93.4μmol/L。感染症状控制可，脑水肿情况改善，生命体征基本平稳。11 月 24 日患者转入高压氧科继续治疗。

四、讨论

（一）万古霉素负荷剂量的应用

多项 RCT 研究及队列研究显示，万古霉素治疗疑似或确诊的严重 MRSA 感染时，给予负荷剂量能够帮助患者快速达到血药稳态浓度，且不增加肾毒性。近年来国内外指南也纷纷推荐负荷剂量的应用。其中大多数国内外指南和共识均推荐 25～30mg/kg 的负荷剂量，只有 2020 年美国感染病学会发布的共识指南《万古霉素治疗严重 MRSA 感染的治疗药物监测》中推荐给予 20～35mg/kg 的负荷剂量。

药物的负荷剂量取决于表观分布容积，在肾功能不全时一般不必调整。在大多数研究中，万古霉素的负荷剂量都是基于患者的实际体重计算的，因为普遍认为表观分布容积与实际体重呈线性相关。该病例中患者体重 55kg，参照 25～30mg/kg 的标准，可以给予万古霉素负荷剂量 1 350～1 650mg，以使血药浓度快速达到稳态，但医生因顾虑患者的肾功能情况，未予采纳临床药师的建议。万古霉素的负荷剂量适用于病情严重或 ICU 患者、血液透析或肾脏替代治疗的患者，以及万古霉素持续静脉泵入的患者等。对于上述人群，临床药师还有待与医生加强沟通，帮助医生理解负荷剂量的临床意义，认识到该给药方式在提高目标浓度达标率的同时，并不会增加肾脏不良反应的发生率。

（二）重症患者万古霉素维持剂量的选择

本患者为 52 岁的女性，体重 55kg，入院时血肌酐为 116.8μmol/L，经计算肌酐清除率为 43.36ml/min。根据万古霉素说明书推荐，本患者的日剂量应给予 0.68g。然而对于重症感染患者而言，说明书推荐的剂量往往不能够达到有效血药浓度。英国抗微生物化疗学会的一项研究表明，沿用传统的万古霉素剂量仅有 22% 的患者血药浓度维持在 10～20mg/L，而按照提高的剂量方案，可有 71% 达到该浓度。因此，《万古霉素临床应用剂量中国专家共识》和《中国万古霉素治疗药物监测指南》（2020 年版）中均推荐肌酐清除率在 40～54ml/min 时应给予 500mg q.12h.（日剂量为 1g）。所以，医生给予 500mg q.12h. 的维持剂量是合理的，更适用于 ICU 的重症患者。然而需要关注的是，患者在入院前曾行连续性肾脏替代治疗，目前的血肌酐浓度不一定反映实际肾功能情况，因此给药后需及时评估疗效，密切监测肾功能指标，以免出现进一步的肾损伤。本患者在治疗后体温与血象逐渐好转，血肌酐虽出现轻微波动，但未造成明显的肾功能变化，证明目前选择的给药剂量是安全的。

（三）肾功能不全患者治疗药物监测的采样时机

血药浓度达稳态的速率取决于药物的半衰期、给药间隔、给药剂量。在肾功能正常的患者中，万古霉素的半衰期为 6～12 小时，根据药动学理论，血药浓度通常在 4～5 个半衰期（给药后 24～48 小时）后达到稳态。例如给药间隔为 12 小时，计算达稳率如下：第 2 剂前 50%～75%，第 3 剂前 75%～93.8%，第 4 剂前 87.5%～98.4%，第 5 剂前 93.8%～99.6%，第 6 剂前则可达到 96.9%～99.9%。因此，临床上通常会在用药后的第 3 日，即 48 小时后采集第 5 剂给药前 30 分钟的血液送检血药谷浓度检测。

然而，万古霉素主要经由肾脏排泄，肾功能不全时其消除半衰期有所延长，所以对于这部分人群来说，48 小时未必能够达到真正的稳态血药浓度。Yoshiko Takahashi 等进行的一项前瞻性研究得出结论，肾功能不全患者 48 小时后的血药谷浓度并未达到稳态，而真正的稳态血药浓度可能会有约 1.35 倍的升高（如果在用药过程中肾功能进一步恶化，稳态浓度可能会更高）。如果根据 48 小时的 TDM 结果调整用药剂量，则有可能导致稳态血药浓度超出预期范围，引发药品不良反应。《中国万古霉素治疗药物监测指南》2015 年版和 2020 年版均推荐对于肾功能正常的患者，建议第 3 日（首次给药 48 小时后）开始进行万古霉素的 TDM；对于肾功能不全患者，推荐首次给药 72 小时后开展万古霉素的 TDM。

本病例中患者入院前期仍然存在肾功能不全的情况，医生按照既往经验于给药第 3 日早晨进行血药浓度监测，得到的谷浓度为 13.8mg/L，还未达到重症感染所需的 15～20mg/L，如果据此结果增加给药剂量或给药频次，则有可能导致血药谷浓度超出预期，从而增加发生不良反应的风险。因此，临床药师建议暂缓调整用量，在首次给药 72 小时后再次进行 TDM。实践证明，本患者第 2 次检测的谷浓度达到目标范围（15～20mg/L），目前的给药剂量是无须调整的。

五、小结

万古霉素虽然具有一定的耳、肾毒性，但由于其在血液、骨髓、骨组织、关节液、腹水等部位分布良好，而且能够借助成熟的血药浓度监测手段指导用药，因此目前依然是临床治疗 MRSA 感染最常用的药物之一。ICU 患者的病理与生理情况复杂，药物在体内的药动学行为可能产生明显变化，对于万古霉素这类治疗窗较窄的药物而言，治疗的有效性和安全性将会受到显著影响。临床药师应结合重症患者的病情特点，充分利用药动学和药效学理论，协助临床制订个体化的用药方案，同时要做好药学监护、加强合理用药医护沟通，为临床提供有力的药学技术支撑，保障患者用药的有效性和安全性。

参 考 文 献

[1] 万古霉素临床应用剂量专家组. 万古霉素临床应用剂量中国专家共识. 中华传染病杂志，2012，30（11）：641-646.

[2] HE N, SU S, YE Z K, et al. Evidence-based guideline for therapeutic drug monitoring of vancomycin: 2020 update by the division of therapeutic drug monitoring, Chinese Pharmacological Society. Clinical infectious diseases，2020，71（Suppl 4）：S363-S371.

[3] RYBAK M J, LE J, LODISE T P, et al. Therapeutic monitoring of vancomycin for serious methicillin-resistant Staphylococcus aureus infections: a revised consensus guideline and review by the American Society of Health-System Pharmacists, the Infectious Diseases Society of America, the Pediatric Infectious Diseases Society, and the Society of Infectious Diseases Pharmacists. American journal of health-system pharmacy, 2020, 77（11）：835-864.

[4] ROSINI J M, LAUGHNER J, LEVINE B J, et al. A randomized trial of loading vancomycin in the emergency department. Annals of pharmacotherapy, 2015, 49（1）：6-13.

[5] DEMIRJIAN A, FINKELSTEIN Y, NAVA-OCAMPO A, et al. A randomized controlled trial of a vancomycin loading dose in children. Pediatric infectious disease journal, 2013, 32（11）：1217-1223.

[6] ÁLVAREZ O, CRISTIAN PLAZA-PLAZA J, RAMIREZ M, et al. Pharmacokinetic assessment of vancomycin loading dose in critically ill patients. Antimicrobial agents and chemotherapy, 2017, 61（8）：e00280-17.

[7] TRUONG J, LEVKOVICH B J, PADIGLIONE A A. Simple approach to improving vancomycin dosing in intensive care: a standardized loading dose results in earlier therapeutic levels. Internal medicine journal, 2012, 42（1）：23-29.

[8] COVAJES C, SCOLLETTA S, PENACCINI L, et al. Continuous infusion of vancomycin in septic patients receiving continuous renal replacement therapy. International journal of antimicrobial agents, 2013, 41(3): 261-266.

[9] YE Z K, CHEN Y L, CHEN K, et al. Therapeutic drug monitoring of vancomycin: a guideline of the Division of Therapeutic Drug Monitoring, Chinese Pharmacological Society. Journal of antimicrobial chemotherapy, 2016, 71(11): 3020-3025.

[10] THOMSON A H, STAATZ C E, TOBIN C M, et al. Development and evaluation of vancomycin dosage guidelines designed to achieve new target concentrations.Journal of antimicrobial chemotherapy, 2009, 63(5): 1050-1057.

[11] Winter M E. Basic clinical pharmacokinetics. 5th ed. Philadelphia: Lippincott Williams & Wilkins, 2010.

[12] TAKAHASHI Y, TAKESUE Y, TAKUBO S, et al. Preferable timing of therapeutic drug monitoring in patients with impaired renal function treated with once-daily administration of vancomycin. Journal of infection and chemotherapy, 2013, 19(4): 709-716.

(李　树)

案例6　从一例疑似菌血症伴发左侧人工瓣膜感染病例探讨达托霉素的应用

一、案例背景知识简介

感染性心内膜炎（infective endocarditis，IE）是由细菌、真菌和其他微生物（如病毒、立克次体、衣原体、螺旋体等）直接感染而产生心瓣膜或心室壁内膜的炎症，其中瓣膜为最常受累的部位。IE 治愈的关键在于清除赘生物中的病原微生物，常见的病原体包括葡萄球菌、链球菌、肠球菌，以及需氧革兰氏阴性杆菌等。达托霉素是一种新型环脂肽类抗生素，对耐药革兰氏阳性致病菌具有强力杀菌作用。美国食品药品管理局（Food and Drug Administration，FDA）分别于 2003 年和 2006 年批准达托霉素用于治疗革兰氏阳性菌引起的复杂皮肤感染和结构性皮肤感染，以及金黄色葡萄球菌导致的伴发右侧 IE 的菌血症。本文拟通过对一例疑似菌血症伴发左侧人工瓣膜 IE 的患者使用达托霉素的药物治疗方案制订，探讨该药的超说明书用药实践过程，以及合并连续性肾脏替代治疗（continuous renal replacement therapy，CRRT）时药物剂量的选择策略，以期为 IE 患者使用达托霉素的个体化治疗提供参考。

二、病例内容简介

患者，男性，44岁。主诉"主动脉夹层术后意识障碍伴无尿14日"，于2019年5月23日由外院转入我院ICU。患者因"主动脉夹层（A3C型），主动脉增宽，主动脉瓣关闭不全（重度）"于2019年5月9日在外院行"主动脉根部替换＋全主动脉弓人工血管置换并支架象鼻手术"治疗。次日患者出现尿少、血红蛋白进行性下降，床旁胸片提示左侧大量胸腔积液，予以胸腔穿刺置管引流，考虑胸腔内活动性出血。当日下午行心脏术后开胸探查术，术后患者始终未清醒。5月13日头颅CT检查提示右侧小脑半球、双侧半卵圆中心及额叶凸面多发腔隙性脑梗死灶，双侧侧脑室前后角旁、放射冠、半卵圆中心多发缺血脱髓鞘改变。予以脱水、抗感染等对症治疗约1周。5月20日行气管切开术，给予呼吸机辅助呼吸。外院住院期间单次血培养示人葡萄球菌（5月19日），多次痰培养结果提示大肠埃希菌（5月15—18日）、铜绿假单胞菌及肺炎克雷伯菌（5月23日）。患者持续无尿14日，为行血液滤过治疗于5月23日下午18时转入我院ICU。

既往史：高血压病史8年余，血压最高可达180/140mmHg，间断口服抗高血压药治疗（具体不详），平素未规律监测血压；高脂血症多年。否认药物、食物过敏史。

入院查体：体温37.8℃，脉搏101次/min，呼吸30次/min，血压116/77mmHg，身高166cm，体重65kg。昏迷状态，格拉斯哥昏迷评分E2V1M1，查体欠合作。双侧呼吸动度对称，气管切开状态，呼吸机辅助呼吸，无胸膜摩擦感，双肺呼吸音略粗，可闻及湿啰音。胸部正中可见一长约20cm的手术切口，已拆线，有少许渗液。心界不大，心尖及心前区无异常搏动，无震颤，心率101次/min，律齐，各瓣膜听诊区未闻及杂音。其余查体未见明显异常。

辅助检查：WBC 30.51×10^9/L，N% 90.9%，Hb 80g/L，总蛋白（total protein，TP）52.8g/L，A 21.5g/L，STB 50.1μmol/L，CB 47.8μmol/L，GPT 44.8U/L，GGT 86.8U/L，ALP 229.4U/L，钠123.0mmol/L，磷2.61mmol/L，Glu 16.46mmol/L，BUN 46.6mmol/L，Cr 491.9μmol/L，PT 17.5秒，PTA 47.0%，INR 1.58，CRP 235.5mg/L。

入院诊断：①缺氧缺血性脑病；②肺部感染；③急性肾功能不全；④主动脉夹层术后；⑤低钠血症；⑥气管切开状态；⑦高血压3级（很高危）；⑧高脂血症。

三、主要治疗经过及典型事件

患者入院后处于昏迷状态，痰液多、黏稠、土黄色，呼吸机维持呼吸。术区有少许渗出液，清创引流顺畅。医嘱给予抑酸、化痰、抗感染、降血糖、促醒、保肝、抗凝、纠正低蛋白血症及电解质紊乱、CRRT等治疗措施。其中抗感染方案为万古霉素1g i.v.gtt. q.12h.、美罗培南1g i.v.gtt. q.12h.联合阿米卡星0.3g i.v.gtt.

q.d.。万古霉素的滴注时间为 2 小时,在第 2 剂滴注过程中因患者出现红人综合征而停药。治疗后患者的体温、血象、感染指标逐渐下降,5 月 26 日患者意识好转,尝试脱机锻炼。5 月 27 日患者的体温再次升高到 38.5℃,WBC 19.10×10⁹/L,N% 85.4%,PCT 16.57μg/L,CRP 126.5mg/L,G 试验阴性,痰培养回报铜绿假单胞菌(阿米卡星敏感)。及时留取血培养、尿培养标本,并给予物理降温,抗感染治疗暂未做调整。

5 月 28 日患者的体温 38.4℃,脱机情况良好,肺 CT 回报双肺散在少许炎性灶伴少量胸腔积液。5 月 29 日患者的体温 38.3℃,红疹基本消退,肺部听诊呼吸音清、痰液少,氧合指数可。感染指标进一步升高,WBC 31.22×10⁹/L,N% 83.0%,PCT 22.35μg/L,血培养结果回报阴性,超声心动图未提示明显异常,尿培养阴性。血压波动在 88~168mmHg/50~85mmHg,盐酸去甲肾上腺素泵入维持,心率 90~112 次/min,呼吸 22~35 次/min。医生结合患者的临床表现,考虑此次行主动脉瓣膜置换,不能排除血流感染伴发 IE 的可能性,拟加用达托霉素。然而达托霉素说明书仅批准该药用于右侧 IE,与该患者的情况不符,故而咨询临床药师是否可选用达托霉素、给药频次和剂量如何确定。临床药师通过查阅文献资料,认为达托霉素可以作为万古霉素不耐受的左侧 IE 及人工瓣膜 IE 患者的替代治疗,但由于涉及超说明书用药,应充分做好患者家属知情同意告知。同时,结合患者的 CRRT 治疗情况及经济因素,建议给予达托霉素 0.5g i.v.gtt.,每 48 小时 1 次(q.48h.),与血液滤过治疗交叉进行,可选择在血液滤过下机后即刻给药。医生采纳该方案后,患者的体温、血象及感染指标呈稳定下降的趋势。6 月 10 日患者的体温 37.2℃,WBC 10.71×10⁹/L,N% 75.7%,PCT 1.01μg/L,病情较前明显改善,转入高压氧科继续治疗。

四、讨论

(一)达托霉素用于本例患者的合理性

本例患者在肺部感染控制良好的情况下,再次出现体温超过 38℃、血象和感染指标显著升高,循环波动,结合患者的人工瓣膜置换手术史,医生怀疑存在血流感染伴发 IE。IE 的诊断主要基于临床、超声心动图和微生物学结果的 Duke 标准,具有较高的灵敏度和特异度。但近年来在国内外指南中多次提到,当存在血培养阴性、感染累及人工瓣膜等情况时,Duke 诊断标准的灵敏度和准确度下降,超声心动图在 30% 的情况下是正常或者不确定的,此时诊断 IE 主要依靠临床判断。故《2015 年欧洲心脏病学会关于特殊临床背景感染性心内膜炎治疗指南》指出,如果人工瓣膜手术患者术后早期阶段持续发热,应该怀疑 IE 的可能性。

本案例患者在留取血培养前应用大量广谱抗菌药物,可能是血培养结果阴性的重要原因,虽然超声心动图结果也不能明确支持 IE 的诊断,但在排除其他感染源和疾病后,仍然持续出现超过 38℃ 的体温,符合指南中提到的疑似人工瓣膜 IE 的诊断标准,此时经验性治疗需要综合考虑的因素包括感染的严重程度、受累心瓣膜的类型、可能的病原菌、耐药菌感染的高危因素及患者对药物的耐受程度等多个方面。具体分析如下:①患者此次病情加重伴有体温、血象明显升高,呼吸、血压、心率等波动范围较大,且为非择期手术入院,结合肝、肾功能及电解质指标情况,评估该患者的病情严重程度为重症。②结合患者的人工瓣膜置换手术史,最常见的致病菌为金黄色葡萄球菌和凝固酶阴性葡萄球菌,且有外院血培养凝固酶阴性葡萄球菌阳性史,故而考虑该患者目前发生感染的最可能的致病菌为葡萄球菌。③患者留置静脉导管、导尿管、术区引流管,机械通气支持治疗,3 个月内应用广谱抗菌药物,以上均为耐药菌感染的高危因素,因此经验性治疗需首先考虑覆盖耐甲氧西林葡萄球菌。④对于耐甲氧西林葡萄球菌引起的菌血症伴发 IE,国内外指南均推荐首选万古霉素;当万古霉素发生耐药或者不耐受时,可选择达托霉素作为其合理替代药物。该例患者入院初始治疗中出现万古霉素不耐受(滴注 2 小时的情况下出现红人综合征),故而换用达托霉素治疗是合理的。但由于该药说明书只批准了右侧 IE 的适应证,而患者为左侧心脏瓣膜置换术后疑似引发的感染,因此涉及超说明书用药。

(二)达托霉素的超说明书用药

美国 FDA 早在 2006 年就批准达托霉素用于金黄色葡萄球菌导致的菌血症和右侧 IE,并在说明书中指出,对于金黄色葡萄球菌引起的左侧 IE 患者,尚未证实其有效性;在人工瓣膜 IE 患者中,尚未对其进行评价。因为上市前研究显示,金黄色葡萄球菌引起的左侧 IE 患者达托霉素治疗组和对照药物组的预后均很差,但由于入组病例数极少,参考价值是有限的,而在人工瓣膜 IE 方面当时还未做过相关研究。

1. 达托霉素用于左侧 IE 的有效性　上市后的更多研究发现,达托霉素对于金黄色葡萄球菌引起的左侧 IE 和右侧 IE 治疗有同样的疗效。德国莱比锡大学研究纳入 2006—2010 年 378 名使用达托霉素治疗的 IE 患者,进行回顾性分析,其中左侧 IE 患者 259 例、右侧 IE 患者 119 例,结果显示当给药剂量 >8mg/(kg·d)时治疗的成功率高达 90%。另一项由国际心内膜炎合作组织发起的前瞻性队列研究纳入 2008—2010 年的 178 例左侧 IE 患者,致病菌包括金黄色葡萄球菌、凝固酶阴性葡萄球菌及粪肠球菌。该研究比较高剂量达托霉素[中位剂量为 9.2mg/(kg·d)]与标准抗菌药物治疗的有效性和安全性,结果显示两组的住院死亡率和 6 个月死亡率相似,达托霉素组对于 MRSA 菌血症的清除时间更快,结论为高剂量达托霉素可能是替代标准抗菌药物治疗左侧 IE 的有效且安全的方法。

2. 达托霉素用于人工瓣膜 IE 的有效性 Sowjanya S Mohan 等学者报道了一例由 MRSA 引起的人工瓣膜 IE 伴发持续性菌血症的患者在万古霉素治疗无应答的情况下,采用达托霉素 6mg/(kg·d)清除菌血症,并缩小主动脉瓣周围脓肿。Burke A. Cunha 则报道了一例大剂量达托霉素 12mg/(kg·d)联合头孢洛林成功治疗 MRSA 引起的主动脉人工瓣膜 IE 的病例。虽然以往报道多为个案,但是近年来在国内外指南和共识中,对于人工瓣膜 IE 患者均推荐达托霉素作为万古霉素的合理替代药物,但是为了增加达托霉素的疗效和降低耐药性,建议与氨基糖苷类或利福平联合治疗,也有推荐与 β- 内酰胺类药物进行联合。本例患者前期已经应用美罗培南 1g i.v.gtt. q.12h. 和阿米卡星 0.3g i.v.gtt.q.d.,因此医生加用达托霉素后未再调整其他联用药。

3. 达托霉素超说明书用药的注意事项 综上所述,近年来达托霉素用于左侧 IE 和人工瓣膜 IE 的临床实践证明其具有较好的临床疗效,但由于说明书内容更新滞后等因素,并不能满足临床实践的需要。2021 年颁布的新版《中华人民共和国医师法》中明确规定,在尚无有效或更好的治疗手段等特殊情况下,医生取得患者明确知情同意后,可以采用药品说明书中未明确但具有循证医学证据的药品用法实施治疗。临床药师在参与本例患者治疗的过程中,经过充分评估患者病情、用药指征、循证医学证据等因素后,建议医生应按照医院管理规定及时完成超说明书用药备案,并向患者或家属、监护人告知用药理由及可能出现的风险,征得患者或其家属知情同意后方可施行。用药过程中应加强监测、动态评估,及时处理可能出现的不良反应。

(三)合并连续性肾脏替代治疗时达托霉素的剂量选择

达托霉素主要经肾脏清除,患者接受 CRRT 治疗时达托霉素的清除率会同时受到体内和体外清除率的双重影响。胡琳璐等学者观察了 10 例接受 CRRT 并发感染性休克的患者单次静脉滴注 6mg/kg 达托霉素后药动学的变化,结果显示与健康志愿者相比,C_{max} 和 $AUC_{0\sim24}$ 分别降低为相同给药剂量下的 50% 和 60%。究其原因一方面是血液流经滤膜时清除约 16% 的达托霉素;另一方面是感染性休克使得患者产生全身炎症反应,导致毛细血管通透性增加、组织间隙水肿,从而造成药物的分布容积上升,血中的游离药物浓度降低。因此,虽然药品说明书与《热病》均推荐患者接受 CRRT 治疗时应给予 6mg/kg q.48h. 的剂量用于菌血症和 IE 的治疗,但国内外也有部分专家推荐单次剂量可增加至 8~10mg/kg。2015 年欧洲心脏病学会 IE 治疗指南更是推荐达托霉素的单次给药剂量可给予≥10mg/kg。

该患者属于重症,若采用高剂量方案 10mg/kg(患者体重 65kg)则需单次给药 0.65g,临床药师考虑达托霉素的规格为 0.5g/ 支,且价格昂贵,如采用高剂量则会造成药物浪费。此外,患者目前为隔日行 CRRT(每次持续 24 小时,暂停 24

小时），对药物清除的影响是有限的。因此建议单次给药 0.5g（相当于 7.8mg/kg），每 48 小时 1 次；同时为了最大限度地降低血液滤过对药物的影响，建议在每次血液滤过下机后即刻给药。这样既做到适当提高剂量，又避免不必要的经济损失。最终方案为达托霉素 0.5g i.v.gtt. q.48h.，与 CRRT 隔日交叉给予。患者应用该治疗方案后感染症状得到明显改善，证明目前的剂量选择是恰当的。

五、小结

由于更新药品说明书内容的审批过程复杂，因此其更新往往滞后于临床实践的发展。新版《中华人民共和国医师法》的颁布为临床超说明书用药提供了法律保障，同时提出了明确而严谨的适用情况。临床药师在临床实践过程中，应以患者利益为第一考虑因素，以充分的文献报道、循证医学研究结果为依据，仔细评估超说明书用药的必要性和合理性，谨慎提出临床用药建议。此外，在方案制订、剂量选择方面，应在说明书、指南、专家共识的指导下，从药物的有效性、安全性和经济性等多个方面综合考虑，制订适用于患者病情、符合患者切身利益的治疗方案，从而实现药学服务的个体化和精准化。

参 考 文 献

[1] 中华医学会心血管病学分会，中华心血管杂志编辑委员会. 成人感染性心内膜炎预防、诊断和治疗专家共识. 中华心血管杂志，2014，42（10）：806-816.

[2] 达托霉素临床应用专家意见编写专家组，中国研究型医院学会感染性疾病循证与转化专业委员会. 达托霉素临床应用专家意见. 中国感染控制杂志，2019，18（11）：989-1003.

[3] 刘皈阳，王心慧，陈召红. 超说明书用药问题的相关分析与思考. 中国药物应用与监测，2013，10（3）：123-127.

[4] 广东省药学会. 临床重症与药学超说明书用药专家共识. 今日药学，2020，30（8）：505-515.

[5] 胡琳璘，郭楠，张学丽，等. 达托霉素血浆浓度的 UPLC-MS/MS 法测定及其在重症患者体内药代动力学. 中国药科大学学报，2015，46（6）：700-706.

[6] PADER V, EDWARDS A M. Daptomycin: new insights into an antibiotic of last resort. Future microbiology, 2017, 12（6）: 461-464.

[7] BADDOUR L M, WILSON W R, BAYER A S, et al. Infective endocarditis in adults: diagnosis, antimicrobial therapy, and management of complications: a scientific statement for healthcare professionals from the American Heart Association. Circulation, 2015, 132（15）: 1435-1486.

[8] HABIB G, LANCELLOTTI P, ANTUNES M J, et al. 2015 ESC guidelines for the management of infective endocarditis. European heart journal, 2015, 36（44）: 3075-3128.

[9] GULERI A, UTILI R, DOHMEN P, et al. Daptomycin for the treatment of infective endocarditis: results from European Cubicin(®)Outcomes Registry and Experience(EU-CORE). Infectious diseases and therapy, 2015, 4(3): 283-296.

[10] DOHMEN P M, GULERI A, CAPONE A, et al. Daptomycin for the treatment of infective endocarditis: results from a European registry. Journal of antimicrobial chemotherapy, 2013, 68(4): 936-942.

[11] CARUGATI M, BAYER A S, MIRÓ J M, et al. High-dose daptomycin therapy for left-sided infective endocarditis: a prospective study from the international collaboration on endocarditis. Antimicrobial agents and chemotherapy, 2013, 57(12): 6213-6222.

[12] MOHAN S S, MCDERMOTT B P, CUNHA B A. Methicillin-resistant Staphylococcus aureus prosthetic aortic valve endocarditis with paravalvular abscess treated with daptomycin. Heart & lung, 2005, 34(1): 69-71.

[13] CUNHA B A, GRAN A. Successful treatment of meticillin-resistant Staphylococcus aureus (MRSA)aortic prosthetic valve endocarditis with prolonged high-dose daptomycin plus ceftaroline therapy. International journal of antimicrobial agents, 2015, 46(2): 225-226.

[14] TSAI D, LIPMAN J, ROBERTS J A. Pharmacokinetic/pharmacodynamic considerations for the optimization of antimicrobial delivery in the critically ill. Current opinion in critical care, 2015, 21(5): 412-420.

[15] HOLUBAR M, MENG L, DERESINSKI S. Bacteremia due to methicillin-resistant Staphylococcus aureus: new therapeutic approaches.Infectious disease clinics of North America, 2016, 30(2): 491-507.

[16] LIU C, BAYER A, COSGROVE S E, et al. Clinical practice guidelines by the Infectious Diseases Society of America for the treatment of methicillin-resistant Staphylococcus aureus infections in adults and children. Clinical infectious diseases, 2011, 52(3): 18-55.

（李　树）

案例 7　从一例军团菌肺炎的治疗探讨莫西沙星的心脏毒性

一、案例背景知识简介

军团菌是社区获得性肺炎（CAP）的第三大致病菌、重症肺炎的第二大致病菌，在高热、多器官受累、β- 内酰胺类抗菌药物治疗无效时需要考虑该病原体的可能性。军团菌肺炎多为单独发生，治疗效果不佳时也存在混合感染的可能性。军团菌作为细胞内繁殖菌，临床治疗有效的药物为大环内酯类、利福平和氟喹诺酮类。对于免疫功能正常的轻、中症军团菌肺炎患者，可采用大环内酯类、氟喹诺酮类或多西环素单药治疗；对于重症、单药治疗失败、免疫功能低下的患者，建议氟喹诺酮类联合利福平或大环内酯类药物治疗，但应注意药品不良反应和相互作用。整体来说，氟喹诺酮类药物的临床疗效优于大环内酯类，主要表现在退热快和治疗时间缩短。

莫西沙星是近年来临床应用较为广泛的广谱、具有良好抗菌活性的氟喹诺酮类抗菌药物，但应注意对其不良反应如 QT 间期延长的监护。本文拟通过对一例重症社区获得性军团菌肺炎患者使用莫西沙星抗感染治疗的药学监护，探讨莫西沙星导致 QT 间期延长的相关危险因素、发生机制、防治措施，以期为重症、多脏器功能不全等特殊人群的个体化药学监护提供参考。

二、病例内容简介

患者，男性，65 岁，身高 172cm，体重 65kg。因"间断发热伴呼吸困难"入院。5 日前患者无明显诱因出现发热、寒战，体温 39.8℃，伴有乏力、食欲减退、呼吸困难，偶有咳嗽，当地医院治疗无效后于 2018 年 4 月 21 日到上级医院急诊就诊。体温 36.0℃，血压 110/58mmHg，血氧饱和度（oxygen saturation，SO_2）88%。血常规示 WBC 14.24×10^9/L，N% 95.9%。胸部 CT 示双肺斑片及实变影，较前加重。急诊考虑重症肺炎、Ⅰ型呼吸衰竭，给予美罗培南 1g q.8h.+ 左氧氟沙星 0.5g q.d.+ 奥司他韦 75mg q.12h. 抗感染、氨溴索 30mg q.8h. 化痰等治疗。2018 年 4 月 22 日 0 时 15 分，患者使用咪达唑仑、吗啡时出现气道痉挛表现，呼吸困难加重，氧合指数 <150mmHg，给予紧急经口气管插管接有创呼吸机辅助通气、甲泼尼龙 40mg 平喘后，于 2018 年 4 月 22 日收入 ICU。发病以来患者神志清楚，精神欠佳，睡眠欠佳，小便无明显异常，平素便秘，需开塞露 + 口服乳果糖通便，体重无明显异常。

既往史：高血压病史 20 年，血压最高达 160/87mmHg，规律服用硝苯地平控释片 30mg q.d.、厄贝沙坦片 150mg q.d.，血压控制在 140/70mmHg。糖尿病病史 10 余年，服用二甲双胍片 500mg b.i.d.，血糖控制不佳，未规律监测，近 10 余日自行停药。10 余年前患脑梗死，遗留言语不清，饮水有时呛咳，间断服用阿司匹林。

入院查体：体温 35.5℃，心率 90 次/min，呼吸 21 次/min，血压 140/70mmHg。患者神志清楚，能点头示意。保留经口气管插管有创呼吸机辅助通气[压力控制模式（PCV），压力支持呼吸模式（PSV）10cmH₂O，呼气末正压通气（PEEP）6cmH₂O，吸入气氧浓度（FiO_2）80%]。双肺呼吸音粗，双下肺可闻及湿啰音。肠鸣音弱。

辅助检查：血常规示 WBC 15.92×10^9/L，N% 97.4%。PCT 5.85μg/L，CRP 133mg/L。凝血功能示 PT 15 秒，INR 1.2，活化部分凝血活酶时间（activated partial thromboplastin time，APTT）50.4 秒，凝血酶时间（thrombin time，TT）15.5

秒, D-D 4.7mg/L。血生化示 GPT 39IU/L, GOT 56IU/L, STB 22.04μmol/L, CB 14.32μmol/L, Cr 66.9μmol/L。尿常规示红细胞 300 个 /μl, 红细胞(高倍镜视野) 54 个 /HPF, 尿蛋白 0.5g/L, 尿糖 56mmol/L, 血 66/μl。T 淋巴细胞亚群分析示淋巴细胞计数 240/μl, T 细胞 170/μl, 辅助 / 诱导性 T 细胞 93/μl, 抑制 / 杀伤性 T 细胞 78/μl。ESR 97mm/h, 糖化血红蛋白(glycosylated hemoglobin, HbA1c)8.1%。

入院诊断:①重症社区获得性肺炎,重度急性呼吸窘迫综合征;②急性肾损伤(KDIGO 1 级);③肝功能不全;④低蛋白血症;⑤高血压(2 级,很高危);⑥ 2 型糖尿病;⑦脑梗死后遗症。

三、主要治疗经过及典型事件

患者入院后,急诊经验性给予的抗感染治疗方案为美罗培南 1g i.v.gtt. q.8h.、左氧氟沙星 0.5g i.v.gtt. q.d.、奥司他韦 75mg p.o. q.12h.,覆盖社区常见细菌、非典型病原体和流感病毒。第 2 日根据患者症状情况,将美罗培南降阶梯为哌拉西林钠他唑巴坦钠 4.5g i.v.gtt. q.8h.,其余治疗方案不变。第 3 日患者的支气管肺泡灌洗液(bronchoalveolar lavage fluid, BALF)肺炎军团菌核酸检测阳性、流感病毒检测阴性。患者军团菌感染诊断明确,同时也不能除外社区获得性肺炎的常见病原体如肺炎链球菌。医生更改治疗方案为哌拉西林钠他唑巴坦钠 4.5g i.v.gtt. q.8h. 联合莫西沙星 400mg i.v.gtt. q.d.。第 4 日床旁心电图示 QT 间期轻度延长(506 毫秒),考虑为氟喹诺酮类药物对 QT 间期的影响,故将莫西沙星改为阿奇霉素 0.5g i.v.gtt. q.d.,其余治疗方案不变。第 7 日患者的病情明显好转,转感染病科继续行阿奇霉素联合哌拉西林钠他唑巴坦钠抗感染治疗。

感染病科随访:患者入科后继续给予阿奇霉素 0.5g i.v.gtt. q.d. 联合哌拉西林钠他唑巴坦钠 4.5g i.v.gtt. q.8h. 抗感染治疗,治疗 3 日后停用哌拉西林钠他唑巴坦钠,出院带药为阿奇霉素 0.5g p.o. q.d.,治疗期间未再出现心脏不良事件。

四、讨论

(一)莫西沙星致 QT 间期延长的相关性分析

随着莫西沙星在临床中日益广泛的应用,其不良反应报道也日益增多,其中受到较多关注的是莫西沙星可诱发心脏 QT 间期延长及心律失常。美国 FDA 已明令要求在莫西沙星说明书上注明其心脏毒性的警语标示。唐铭婧等收集并分析 1999—2013 年关于莫西沙星引起心脏毒性的文献后发现,莫西沙星所引发的心脏毒性主要以心血管和 QT 间期延长所导致的不良反应为主,分别在莫西沙星的心脏安全性总例数中占 35.1% 和 40.4%,是莫西沙星心脏安全性的主要影响因素;且静脉给药的不良反应发生率大于口服给药。同时其研究也发现，连续 4 日给予健康受试者莫西沙星后可引发有意义且与血药浓度呈正相关的 QT 间期延长事件。患者静脉滴注莫西沙星后出现 QT 间期轻度延长，考虑为氟喹诺酮类药物对 QT 间期的影响，同时为了保证对军团菌的疗效，权衡大环内酯类药物中阿奇霉素的不良反应发生率较低，故将莫西沙星改为阿奇霉素治疗，之后再未发生过 QT 间期延长的不良反应。本患者用药时间和不良反应发生时间与报道的莫西沙星心血管不良反应大多发生在用药 1 日内相符。根据 Naranjo 的 APS 评分法，通过文献检索该不良反应，以前已有报告；本不良反应是在使用莫西沙星后出现的；当停用莫西沙星后，直至出院时该患者未再发生上述症状；该不良反应通过床旁心电图客观检查予以确认，因而评分为 5 分，关联性评价为"很可能有关"。根据我国《药品不良反应报告和监测管理办法》中的药品不良反应（adverse drug reaction，ADR）因果判定方法，该患者用药与反应发生时间关系密切，有文献资料佐证，但原发病感染未控制的影响不能排除，因此判断为"可能"。

（二）氟喹诺酮类药物致 QT 间期延长的机制

氟喹诺酮类药物几乎都可以引起 QT 间期延长，发生机制为药物进入心肌细胞后抑制钾通道，使心室肌细胞动作电位（action potential，AP）时程延长，心室复极减慢，QT 间期延长。但有文献报道称氧氟沙星、左氧氟沙星诱发尖端扭转型室性心动过速（torsade de pointes，TdP）的发生率低于百万分之一。欧洲药品管理局药物警戒工作组于 2011 年对氟喹诺酮类药物导致 QT 间期延长的风险进行评估，将氟喹诺酮类药物按照引起 QT 间期延长的可能性分成 3 组：组 1 为可能引起 QT 间期延长的氟喹诺酮类药物，属于该组的有吉米沙星和莫西沙星；组 2 为引起 QT 间期延长的可能性较低的氟喹诺酮类药物，属于该组的有左氧氟沙星、诺氟沙星和氧氟沙星；组 3 为引起 QT 间期延长的可能性非常低，或者因为没有进行体外电生理学研究而无法评估其可能性的氟喹诺酮类药物，属于该组的有依诺沙星、培氟沙星、普卢利沙星和芦氟沙星。

（三）莫西沙星致 QT 间期延长的防治建议

对于需要使用莫西沙星的患者，在用药前应详细了解患者的既往疾病及用药史、既往药品不良反应/不良事件史和家族疾病史等；对于已知的 QT 间期延长的患者、低钾血症和接受抗心律失常 IA 类药物或Ⅲ类药物的患者，应避免使用莫西沙星。对于军团菌肺炎患者，可考虑使用阿奇霉素，同时也要加强对心脏不良事件的监护。阿奇霉素具有很强的细胞内穿透作用，对细菌生物被膜及非典型病原体有杀灭作用，该药的安全性相对较高，每日 1 次用药，依从性较好，但仍需关注胃肠道反应等情况。本例患者换用该药后治疗效果良好，未再出现不良反应。

用药过程中，应结合莫西沙星的药动学及 QT 间期变化的特点，慎重考虑用药尤其是有基础心脏疾病史的患者的用药；并且在静脉给药时应密切关注莫西沙星所引发的心脏不良事件。不应超过药品说明书的推荐剂量或滴注速度（滴注时间应为 90 分钟），且应密切观察患者的临床体征。用药期间密切监测患者的心电图、电解质、血糖、血压等指标，如出现异常情况，应考虑立即停药或改用其他抗感染治疗方案，并进行恰当的对症处理，以避免对患者造成严重损伤。

五、小结

莫西沙星引起心脏不良事件的风险不容忽视，特别是对重症、合并脏器功能不全、既往有基础疾病、电解质紊乱及合并使用其他有引起该不良事件风险的药物等情况的患者需要重点关注。临床药师在本例患者的治疗中，针对患者出现的不良反应找到可疑药物，并在保证治疗效果和安全性的前提下，推荐相对更适宜的有效药物，治疗期间密切监测患者的心电图，并做好患者教育，及早发现不良反应并给予相应的干预措施，保障了患者用药安全。

参 考 文 献

[1] 中华医学会呼吸病学分会. 中国成人社区获得性肺炎诊断和治疗指南（2016 年版）. 中华结核和呼吸杂志, 2016, 39（4）: 253-279.

[2] 唐铭婧, 白楠, 梅和坤, 等. 健康受试者连续口服莫西沙星后其血药浓度与心脏 QT 间期延长的量变关系评价. 中国药学杂志, 2015, 50（22）: 1983-1986.

[3] 陈崇泽. 长乐市医院莫西沙星致心血管不良反应分析. 现代药物与临床, 2013, 28（6）: 988-991.

[4] NAIR G B, NIEDERMAN M S. Updates on community acquired pneumonia management in the ICU. Pharmacology and therapeutics, 2021, 217: 107663.

[5] VARNER T R, BOOKSTAVER P B, RUDISILL C N, et al. Role of rifampin-based combination therapy for severe community-acquired Legionella pneumophila pneumonia. Annals of pharmacotherapy, 2011, 45（7/8）: 967-976.

[6] MYKIETIUK A, CARRATALA J, FERNÁNDEZ-SABÉ N, et al. Clinical outcomes for hospitalized patients with Legionella pneumonia in the antigenuria era: the influence of levofloxacin therapy. Clinical infectious diseases, 2005, 40（6）: 794-799.

[7] CAPITANO B, MATTOES H M, SHORE E, et al. Steady-state intrapulmonary concentrations of moxifloxacin, levofloxacin, and azithromycin in older adults. Chest, 2004, 125（3）: 965-973.

[8] METLAY J P, WATERER G W, LONG A C, et al. Diagnosis and treatment of adults with community-acquired pneumonia. An official clinical practice guideline of the American

Thoracic Society and Infectious Diseases Society of America. American journal of respiratory and critical care medicine, 2019, 200(7): e45-e67.

[9] MORGANROTH J, GRETLER D D, HOLLENBACH S J, et al. Absence of QTc prolongation with betrixaban: a randomized, double-blind, placebo- and positive-controlled thorough ECG study. Expert opinion on pharmacotherapy, 2013, 14(1): 5-13.

[10] HAVERKAMP W, KRUESMANN F, FRITSCH A, et al. Update on the cardiac safety of moxifloxacin. Current drug safety, 2012, 7(2): 149-163.

[11] CORNETT E, NOVITCH M B, KAYE A D, et al. Macrolide and fluoroquinolone mediated cardiac arrhythmias: clinical considerations and comprehensive review. Postgraduate medicine, 2017, 129(7): 715-724.

[12] ETCHEGOYEN C V, KELLER G A, MRAD S, et al. Drug-induced QT interval prolongation in the intensive care unit. Current clinical pharmacology, 2017, 12(4): 210-222.

[13] GARCIA-VIDAL C, SANCHEZ-RODRIGUEZ I, SIMONETTI A F, et al. Levofloxacin versus azithromycin for treating legionella pneumonia: a propensity score analysis. Clinical microbiology and infection, 2017, 23(9): 653-658.

[14] MILLAR N L, SIEBERT S, MCINNES I B. Europe rules on harm from fluoroquinolone antibiotics. Nature, 2019, 566(7744): 326.

（陈　玥）

案例 8　一例多黏菌素 B 相关皮肤色素沉着的病例分析

一、案例背景知识简介

多黏菌素是从多黏芽孢杆菌（*Bacillus polymyxa*）中分离出来的多肽类抗生素，于 1947 年被发现，根据菌种及化学结构有 A~E 共 5 种亚型，目前仅有多黏菌素 B 和多黏菌素 E 应用于临床，但由于其严重的副作用（尤其是肾毒性）而逐渐被氨基糖苷类及其他抗菌药物所取代。近年来，随着耐药革兰氏阴性菌的不断出现、新型抗菌药物的紧缺，使得多黏菌素再次受到重视。目前，多黏菌素 B 静脉制剂常用于治疗对其他抗菌药物泛耐药的革兰氏阴性菌严重感染（如铜绿假单胞菌、鲍曼不动杆菌、肺炎克雷伯菌）。本文通过对一例注射用多黏菌素 B 致皮肤色素沉着的不良反应进行分析，结合相关文献，以期临床医生能充分认识由其引起的药品不良反应，促进该药的合理使用。

二、病例内容简介

患者，男性，19 岁。因"发热、腹泻 13 日，呼吸困难 5 日"于 2018 年 5 月 6

日入院。患者因高热、腹泻伴呼吸困难于当地医院感染科住院治疗，给予面罩吸氧等治疗措施，SpO_2 仍在 90% 以下，随即转入 ICU 后给予气管插管，呼吸机条件（FiO_2 1.0、PEEP 16mmH$_2$O），SpO_2 可维持在 90% 以上。胸部 CT（2018 年 5 月 1 日）示左下肺实变较前明显加重，左侧胸腔积液。给予美罗培南联合替加环素抗感染治疗。治疗后患者的体温有所下降，无明显腹泻，尿量明显下降，胸片（2018 年 5 月 2 日）示双肺斑片状渗出影。血 Cr（2018 年 5 月 3 日）151.9μmol/L，给予 CRRT 治疗。支气管镜示镜下少量黄痰，黏膜充血。2018 年 5 月 5 日 SpO_2 持续维持在 90% 以下，加大呼吸支持力度不能改善。给予体外膜氧合（extracorporeal membrane oxygenation，ECMO）支持治疗，于 2018 年 5 月 6 日携带 ECMO 转入上级医院 ICU。

既往史：无。

入院查体：体温 36.7℃，心率 100～105 次/min，血压 130～140/90～100mmHg，ECMO 辅助治疗。神志清，贫血貌。双肺呼吸音粗，右肺底可闻及湿啰音。心律齐，心脏各瓣膜区未闻及病理性杂音。双下肢凹陷性水肿。

辅助检查：血常规（2018 年 5 月 2 日）示 WBC 1.15×10^9/L，N% 69.3%，淋巴细胞（lymphocyte，LYM）0.29×10^9/L，PLT 86×10^9/L，GPT 309U/L，GOT 1 092U/L。PCT 9.8μg/L。动脉血气分析（FiO_2 1.0）示 pH 7.44，PaO_2 63.6mmHg，$PaCO_2$ 34.1mmHg，LAC 3.1mmol/L。病原学检查示 EB 病毒衣壳抗体 IgG（+）、单纯疱疹病毒 IgG 抗体（+）、腺病毒抗体（−）、嗜肺军团菌抗体（−）。

入院诊断：①重症社区获得性肺炎，Ⅰ型呼吸衰竭；②急性呼吸窘迫综合征；③肾功能不全；④感染性休克。

三、主要治疗经过及典型事件

患者收入 ICU 后继续予以 ECMO 及气管插管有创呼吸机支持治疗，BALF 病原学检查示腺病毒、支原体核酸阳性，查血象及 PCT 均高。经验性给予美罗培南 1g i.v.gtt. q.8h. 联合左氧氟沙星 0.5g i.v.gtt. q.d. 抗感染治疗，西多福韦抗腺病毒治疗［4.6ml，每周 1 次（q.w.）］。此后多次行支气管镜检查留取气道分泌物及肺泡灌洗液送检，先后提示铜绿假单胞菌、洋葱伯克霍尔德菌、肺炎克雷伯菌、鲍曼不动杆菌混合感染；5 月 12 日血培养及 ECMO 穿刺处分泌物培养，提示耐碳青霉烯类肺炎克雷伯菌，调整抗感染方案为硫酸多黏菌素 B 50mg q.12h.、卡泊芬净 50mg q.d.、阿米卡星 0.6g q.d.、左氧氟沙星 0.5g q.d.、替加环素 100mg q.12h.，静脉滴注。5 月 16 日查体发现患者前胸部皮肤出现较密集的针尖至粟粒大小的红色至暗红色小丘疹，个别顶端可见脓头，部分已消退，遗留暗红斑，压之褪色，无瘙痒感。5 月 18 日皮疹较前增多，部分伴有色素沉着；皮肤科会诊后考虑为毛囊炎或输液反应，给予抗过敏治疗后患者皮疹有所消退，但皮肤色素沉着未改变且有逐渐加深的趋势。5月27日患者躯干部的皮疹有所减退,下肢皮疹仍较明显,皮肤色素沉着蔓延至全身(包括面部)。6月4日患者周身散在的皮疹已完全消退,但皮肤色素沉着未见变化。患者于6月14日撤除ECMO管路。因支气管胸膜瘘于6月22日行右侧胸腔镜手术并留置闭式引流管,持续胸腔冲洗及引流。西多福韦抗腺病毒治疗3剂后复查腺病毒转阴。6月25日停用所有抗菌药物,以强化痰液引流、支气管镜吸痰及胸腔冲洗引流治疗为主。病情稳定后于8月6日转出至普通病区继续治疗。

随访:2019年3月患者复查时,皮肤色素沉着较前减轻,但仍呈较深的肤色。

四、讨论

(一)多黏菌素 B 致皮肤色素沉着的相关性分析

多黏菌素 B 致皮肤色素沉着为说明书中未标注的不良反应,根据 Naranjo 的 APS 评分法,通过文献检索该不良反应,以前已有报告;患者为使用多黏菌素 B 的过程中出现皮肤色素沉着;当停用多黏菌素 B 后,直至出院时患者的皮肤色素沉着情况未再加重;该不良事件无法用患者的原发病解释,但合并用药可能有影响,因而评分为4分,关联性评价为"可能"。

重症感染患者通常合并使用多种药物,特别是多黏菌素在治疗中不推荐单药使用,需要联合其他抗感染药。在抗感染药中,替加环素为米诺环素衍生物,已有相关报道称可能引起皮肤色素沉着,所以在2007年首次报道多黏菌素和替加环素联合治疗引起皮肤色素沉着时,作者认为替加环素是该不良反应的第一怀疑药品。然而随着报道数量增多,特别是2016年和2017年的2个回顾性病例对照研究发现,未合并使用可能引起该类不良反应的药物,仅使用多黏菌素,也可能发生皮肤色素沉着。当然,不可忽视合并使用可以发生同类不良反应的药物的情况下更容易导致其发生。

(二)多黏菌素 B 致皮肤色素沉着的相关研究进展

多黏菌素 B 所致的皮肤不良反应的表现呈多样性,既可表现为皮疹、瘙痒、荨麻疹,也可表现为皮肤色素沉着(skin hyperpigmentation,SH)。研究显示,成人和新生儿单独或联合静脉注射多黏菌素 B 治疗后均可观察到 SH,同时面部皮肤颜色的第一次变化是最明显的,且在整个治疗过程中均保持不变。文献报道中病例多无体重相关数据,但从日剂量判断,多数未超过推荐剂量。多黏菌素导致皮肤色素沉着多出现在治疗前期,报道最早出现在给药后第3日,最晚出现在20余日,由于对皮疹严重程度的判读不同,可能造成对该类不良反应发生时间的判断差异,但总体来看,多发生在治疗前期。该类不良反应主要首发于头面部、颈部和胸部等部位,个别患者四肢也会出现。初期表现为暗红色丘疹样皮疹,无疼痛、无瘙痒,之后颜色不断加深并蔓延至全身,出现色素沉着样改变，随着治疗进行，皮肤色素沉着不断加重。停药之后皮疹有所缓解，但色素沉着减轻很慢，多数患者在数月后仍未能恢复原貌，仅有 1 例报道在 6 个月后完全恢复，多数未能完全恢复或未继续追踪。目前对于多黏菌素 B 致皮肤色素沉着的相关报道多为个案报道，缺乏大规模相关研究，所以机制尚不明确，可能的机制包括：①多黏菌素 B 诱导组胺的释放和黑色素的合成，组胺可以激活黑素细胞的 H_2 受体，上调酪氨酸酶和蛋白激酶 A 的活性，促进黑色素生成，这也解释了为何色素沉着多发生在头颈部，因为这里的皮肤含有更多的黑素细胞；②患者皮肤活检的组织病理学结果发现表皮朗格汉斯细胞和真皮树突状细胞增殖，朗格汉斯细胞在慢性炎症性皮肤病中起着至关重要的作用，因此意味着患者可能处于炎症后病理进展阶段；③ Choi H. 等研究发现白细胞介素 -6 可以抑制黑素细胞的增殖和黑色素的生成，而 Mattos K. P. H 等发现多黏菌素 B 导致皮肤色素沉着的患者中白细胞介素 -6 的表达较低，两者之间可能有一定的关系。

多黏菌素为一大类药物，包括作为多黏菌素类的前体药物的黏菌素（colistin）或多黏菌素 E 甲磺酸钠（colistimethate sodium，CMS），代谢为活性产物多黏菌素 E；多黏菌素 E 本身[以黏菌素的基本活性（colistin base activity，CBA）测定]是由超过 30 种组分（多黏菌素 A 和多黏菌素 B 为主要组分）组成的；以及多黏菌素 B。除多黏菌素 B 外，其他均无相关不良反应的报道，而黏菌素在国外的应用更广，特别是在 2007 年首次报道后，直到 2015 年才有再次报道，也可能与此期间使用多黏菌素 B 较少有关，由此或许可以推断皮肤色素沉着为多黏菌素 B 的独特不良反应，具体机制有待进一步研究，可能与多黏菌素 B 与多黏菌素 E 化学结构上的差异有关。

（三）多黏菌素 B 致皮肤色素沉着的防治建议

由于机制不明确，尚无预防或治疗该类不良反应的很好的方法，有文献认为累积剂量和急性肾损伤与皮肤色素沉着的发生有关。然而从临床治疗角度考虑，由于皮肤色素沉着并不会导致患者的不良预后，且患者本身无疼痛、瘙痒等不适感觉，感染的控制才是治疗的关键，因此不会考虑因为此类不良反应而减停多黏菌素 B。但是，从患者日后的生存质量考虑，可以采用减少黑色素沉积的一般方法，如避免日光或紫外线照射、皮肤美白剂、局部光疗等方案可能也有一定效果。

五、小结

多黏菌素 B 是治疗对其他抗菌药物广泛耐药细菌的严重感染的常用药物，近几年在国内才被广泛应用，临床医生对其不良反应并不是十分了解，或者有时容易忽视。除皮肤色素沉着外，多黏菌素 B 还能引起其他多种不良反应，在临床使用过程中应密切监测患者的生命体征及病情变化，尤其需警惕肾毒性、神经毒性，也需注意鉴别皮肤色素沉着与药疹等过敏性皮疹，保证患者用药安全。在一线工作的临床药师也应关注，并用自己所掌握的药学知识帮助医生甄别药品不良反应，给予适当的处理或监测建议，将药品不良反应对患者的危害降至最低。

参 考 文 献

[1] TRAN T B, VELKOV T, NATION R L, et al. Pharmacokinetics/pharmacodynamics of colistin and polymyxin B: are we there yet? International journal of antimicrobial agents, 2016, 48(6): 592-597.

[2] NATION R L, LI J, CARS O, et al. Framework for optimisation of the clinical use of colistin and polymyxin B: the Prato polymyxin consensus. Lancet infectious diseases, 2015, 15(2): 225-234.

[3] SHIH L K, GAIK C L. Polymyxin B induced generalized skin hyperpigmentation in infants. Journal of Pediatric Sciences, 2014, 6: e215.

[4] GOTHWAL S, MEENA K, SHARMA S D. Polymyxin B induced generalized hyperpigmentation in neonates. Indian journal of pediatrics, 2016, 83(2): 179-180.

[5] ZAVASCKI A P, MANFRO R C, MACIEL R A, et al. Head and neck hyperpigmentation probably associated with polymyxin B therapy. Annals of pharmacotherapy, 2015, 49(10): 1171-1172.

[6] KNUEPPEL R C, RAHIMIAN J. Diffuse cutaneous hyperpigmentation due to tigecycline or polymyxin B. Clinical infectious diseases, 2007, 45(1): 136-138.

[7] ZAVASCKI A P, SCHUSTER L F, DUQUIA R P. Histopathological findings of pigmented lesion and recovery of natural skin colour in a patient with polymyxin B-associated diffuse hyperpigmentation. International journal of antimicrobial agents, 2016, 48(5): 579-580.

[8] MATTOS K P H, LLORET G R, CINTRA M L, et al. Acquired skin hyperpigmentation following intravenous polymyxin B treatment: a cohort study. Pigment cell & melanoma research, 2016, 29(3): 388-390.

[9] LAHIRY S, CHOUDHURY S, MUKHERJEE A, et al. Polymyxin B-induced diffuse cutaneous hyperpigmentation. Journal of clinical and diagnostic research, 2017, 11(2): FD01-FD02.

[10] MATTOS K P H, CINTRA M L, GOUVEA I R, et al. Skin hyperpigmentation following intravenous polymyxin B treatment associated with melanocyte activation and inflammatory process. Journal of clinical pharmacy and therapeutics, 2017, 42(5): 573-578.

[11] ZHENG G H, CAO L, CHE Z Q, et al. Polymyxin B-induced skin hyperpigmentation: a rare case report and literature review. BMC pharmacology and toxicology, 2018, 19(1): 41.

[12] KASSAMALI Z, DANZIGER L. To B or not to B, that is the question: is it time to replace colistin with polymyxin B? Pharmacotherapy, 2015, 35(1): 17-21.

[13] VANDECASTEELE S J, DE CEULAER J, WITTOUCK E. Tigecycline induced hyperpigmentation of the skin. Open forum infectious diseases, 2016, 3(1): ofw033.

[14] DEREURE O. Drug-induced skin pigmentation: epidemiology, diagnosis and treatment. Am J Clin Dermatol, 2001, 2(4): 253-262.

[15] MIORI L, VIGNINI M, RABBIOSI G. Flagellate dermatitis after bleomycin. A histological and immunohistochemical study. American journal of clinical dermatology, 1990, 12(6): 598-602.

[16] CHOI H, KIM K, HAN J, et al. Kojic acid-induced IL-6 production in human keratinocytes plays a role in its anti-melanogenic activity in skin. Journal of dermatological science, 2012, 66(3): 207-215.

[17] KRAUSE W. Drug-induced hperpigemntation: a systematic review. Journal der deutschen dermatologischen gesellschaft, 2013, 11(7): 644-651.

（陈 玥）

案例9 一例磺胺过敏患者的肺孢子菌肺炎的抗感染治疗

一、案例背景知识简介

肺孢子菌肺炎（Pneumocystis carinii pneumonia, PCP）是一种多发生于免疫功能受损个体中的感染，严重时可能会危及患者生命。CD4细胞计数较低的人类免疫缺陷病毒（human immunodeficiency virus, HIV）感染者发生PCP的风险最高。风险较高的其他个体包括造血干细胞移植（hematopoietic stem cell transplantation, HSCT）和实体器官移植受者、癌症患者（尤其是血液系统恶性肿瘤患者）及使用糖皮质激素、化疗药物和其他免疫抑制剂的患者。随着接受免疫抑制剂的患者数量持续增加，PCP的发病率也在不断升高。非HIV感染者中，发生PCP的最显著的危险因素为糖皮质激素联用其他免疫抑制剂（如环磷酰胺）治疗，以及有细胞免疫介导的其他缺陷。PCP患者首选复方磺胺甲噁唑（磺胺甲噁唑-甲氧苄啶，sulfamethoxazole-trimethoprim, SMZ-TMP）治疗，然而临床有部分患者对磺胺过敏。本文讨论一例磺胺过敏患者的PCP治疗过程，对如何为该类患者提供个体化药学服务进行分析和探讨。

二、病例内容简介

患者，男性，48岁。主诉"乏力半个月，发热、呼吸困难5~6日"，于2018

年8月20日转入呼吸与危重症医学科。患者半个月前无明显诱因出现乏力、食欲减退，晨起明显，无咽痛、流涕、发热、咳嗽、腹泻等，自服"利巴韦林颗粒、阿奇霉素分散片"等药物，效果差。近5~6日患者出现发热，体温最高40℃，伴呼吸困难，感头晕、无力，无咳嗽、咳痰、流涕，无周身疼痛，未治疗。近3日出现腹泻，4~5次/d，稀水便，无脓血便，无腹痛，间断恶心，未呕吐。昨日就诊于当地县医院急诊科，血常规：WBC $7.89×10^9$/L，LYM $1.61×10^9$/L，N% 77.4%，Hb 116g/L，PLT $240×10^9$/L；尿常规：尿潜血（+++），尿蛋白（++）。予以抗感染治疗（具体药物不详），患者仍有发热、呼吸困难。今日就诊于上级医院急诊，动脉血气分析（吸氧3L/min）：pH 7.52，$PaCO_2$ 28mmHg，PaO_2 115mmHg，HCO_3^- 22.9mmol/L，BE 0.8mmol/L，LAC 1.3mmol/L；血气分析（FiO_2 50%）：pH 7.48，$PaCO_2$ 29.8mmHg，PaO_2 58.8mmHg，HCO_3^- 22.2mmol/L，碱剩余（base excess，BE）-0.1mmol/L，LAC 1.1mmol/L；血常规：WBC $6.48×10^9$/L，LYM $1.46×10^9$/L，N% 74.6%，Hb 123g/L，PLT $208×10^9$/L；PCT 0.69μg/L；凝血功能：PT 14.0秒，PTA 85%，APTT 36.6秒，D-D 4.62mg/L；血生化：GPT 20U/L，GOT 39U/L，ALB 25.3g/L，STB 21.95μmol/L，BUN 5.7mmol/L；心肌梗死四项：肌红蛋白（myoglobin，Mb）181.5μg/L，肌酸激酶同工酶（creatine kinase-MB，CK-MB）1.33μg/L，心肌肌钙蛋白T（cardiac troponin T，cTnT）0.04μg/L，氨基末端脑钠肽前体（N-terminal pro-brain natriuretic peptide，NT-proBNP）704ng/L。胸部CT示双肺弥漫分布大片状模糊实变影，予以哌拉西林他唑巴坦4.5g、更昔洛韦350mg，静脉滴注。自发病以来，患者的精神、食欲欠佳，大、小便如常，近3个月体重减轻约15kg。

既往史：3个月前因双下肢水肿确诊为肾病综合征，口服泼尼松60mg q.d.、雷公藤20mg t.i.d.、来氟米特10mg t.i.d.；发现高血压3个月，收缩压最高150mmHg，口服氯沙坦0.1g q.d.、乐卡地平10mg t.i.d.、瑞舒伐他汀钙10mg q.d.、酒石酸美托洛尔25mg t.i.d.；发现血糖升高半年，近期口服二甲双胍缓释片0.5g b.i.d.。

过敏史：自述对"磺胺类药物"过敏。

入院查体：体温38.9℃，心率105次/min，呼吸28次/min，血压123/61mmHg，无创持续气道正压通气（continuous positive airway pressure，CPAP）辅助呼吸，FiO_2 60%。身高167cm，体重80kg。患者神志清楚，双肺呼吸音清，双肺未闻及干、湿啰音。心律齐，腹软，无压痛，肠鸣音4次/min，双下肢不水肿。

辅助检查：动脉血气分析（FiO_2 50%）示pH 7.48，$PaCO_2$ 29.8mmHg，PaO_2 58.8mmHg，HCO_3^- 22.2mmol/L，BE -0.1mmol/L，LAC 1.1mmol/L。血常规示WBC $12.5×10^9$/L，LYM $3.41×10^9$/L，PCT 0.7μg/L。凝血功能示Fib 10.13g/L，D-D 4.04mg/L，血浆纤维蛋白（原）降解产物[fibrin（ogen）degradation product，FDP]11.72mg/L。血生化示GPT 54U/L，镁0.7mmol/L。

入院诊断：①重症社区获得性肺炎：肺孢子菌肺炎？②Ⅰ型呼吸衰竭；③肾病综合征；④高血压（1级，很高危）；⑤2型糖尿病。

三、主要治疗经过及典型事件

患者长期使用较大剂量的激素、淋巴细胞低，属于免疫抑制人群，入院影像学表现不能排除 PCP 和巨细胞病毒（cytomegalovirus，CMV）感染，且属于细菌感染高风险人群，根据 CURB-65 评分诊断为重症社区获得性肺炎，入住重症监护病房。初始抗感染治疗方案为复方磺胺甲噁唑 1.44g p.o. q.6h.（因患者自述过敏而暂未执行），更昔洛韦 250mg i.v.gtt. q.d.，哌拉西林他唑巴坦 4.5g i.v.gtt. q.8h.，卡泊芬净 50mg i.v.gtt. q.d.。医生提请临床药学会诊。会诊发现患者的过敏史自述对"磺胺类药物"过敏，其过敏反应表现为"阴囊部红肿"，无全身严重症状出现。故建议患者进行磺胺脱敏试验，成功脱敏后可停用卡泊芬净，单用复方磺胺甲噁唑 1.44g p.o. q.6h. 的治疗方案。入科第 3 日患者的 BALF 检查示肺炎支原体核酸检测、人肺孢子菌核酸检测、人巨细胞病毒核酸检测均为阳性。更改抗感染药物方案为复方磺胺甲噁唑 1.44g p.o. q.6h.，更昔洛韦 250mg i.v.gtt. q.d.，莫西沙星 400mg i.v.gtt. q.d.。入科第 16 日痰标本肺炎支原体核酸检测阴性，停用莫西沙星。入科第 19 日生命体征平稳，体温 36.2℃，心率 64 次/min，呼吸 20 次/min，血压 132/62mmHg，SpO_2 96%～98%，经鼻无创 CPAP 辅助通气（FiO_2 44%）。患者晨起时未诉呼吸困难，神志清楚，口唇无发绀，双肺呼吸音清，未闻及干、湿啰音，心律齐，未闻及杂音，腹软，无压痛及反跳痛，双下肢无水肿。转入呼吸科普通病房继续治疗。

四、讨论

（一）肺孢子菌肺炎的药物治疗

非 HIV 感染的 PCP 患者推荐使用 SMZ-TMP 作为首选治疗药物。肾功能正常患者的 SMZ-TMP 剂量为 15～20mg/（kg·d），分 3 次或 4 次静脉给药或口服，该给药剂量以甲氧苄啶（TMP）成分计，并且 TMP 以 mg/（kg·d）来表示。由于 SMZ-TMP 的口服生物利用度高，胃肠道功能正常的所有患者都适合口服给药。治疗 PCP 的其他药物主要是在 HIV 感染者中进行研究的。无法使用 SMZ-TMP 时，治疗 PCP 的其他方案包括克林霉素＋伯氨喹、TMP＋氨苯砜、阿托伐醌，以及静脉用喷他脒。对于重度疾病，优选克林霉素＋伯氨喹，因为其毒性低于静脉用喷他脒。耶氏肺孢子菌囊壁含有 β-D- 葡聚糖，棘白菌素类（如卡泊芬净）能抑制其合成。然而，棘白菌素类在人类 PCP 的治疗中几乎没有已被证实的价值，并且已有使用棘白菌素类的患者出现 PCP 进展的报道。因此不推荐使用卡泊芬净替代磺胺类药物进行治疗，除非该患者有其他真菌感染的证据，需要使用卡泊芬净覆盖可能的病原体(如念珠菌血流感染)。考虑患者目前的情况,建议在磺胺脱敏试验后停用卡泊芬净,如患者在脱敏试验后仍无法耐受,可考虑使用克林霉素 + 伯氨喹,而非单用卡泊芬净。

PCP 的疗程:考虑到非 HIV 感染者可能出现暴发性表现和不良结局,建议治疗持续 21 日。至治疗的第 7 日时,未 HIV 感染的 PCP 患者应该开始出现临床改善。治疗 7 日后没有改善的患者被认为是治疗失败。治疗失败的患者应考虑二线药物,如克林霉素 + 伯氨喹。大约 15% 的 PCP 患者存在不止 1 种机会性感染,因此治疗失败的患者应评估是否伴随其他感染。本例患者初始经验性治疗使用哌拉西林他唑巴坦,后因肺炎支原体阳性换用莫西沙星,均可有效覆盖 CAP 的常见细菌性病原体,同时应注意加强感染控制,避免院内感染。

(二)磺胺过敏患者的脱敏疗法

磺胺类药物的过敏反应发生率在 1%～3%,临床表现为药疹,甚至可出现渗出性多形红斑、剥脱性皮炎和大疱性表皮松解萎缩性皮炎等严重不良反应。固定性药疹好发于外生殖器、口唇和手背等处,具有一定的潜伏期,如重复用药,机体处于致敏状态,则会迅速发生。固定性药疹的特点是先有局部瘙痒,继而出现圆形或椭圆形红斑,颜色为鲜红色或紫红色,具水肿性,发作越频则颜色越深,愈后可见遗留色素沉着。此皮疹与其他皮疹症状的明显区别在于每次服用同样的药物后常在同一部位发生。既往有过敏史的患者,往往说明患者的易感性较高。如果患者存在用药禁忌,但因病情需要而无更好的替代药物时,要根据患者既往对磺胺类抗菌药物的过敏反应情况来判断。若患者既往为严重或威胁生命的过敏反应,如速发型超敏反应、中毒性表皮坏死和肝毒性等,则不应使用;若患者既往反应为轻至中度,在没有其他更好的替代药物的前提下,可在密切监护下从小剂量开始使用。一旦有过敏症状产生,立即停用可疑致敏药物,大量饮水或输液促进体内药物的排泄;轻症者可应用抗组胺药、维生素 C 及钙剂抗过敏,重症者加用糖皮质激素,如遇严重的药疹及早采用各种治疗措施。

考虑磺胺类药物在 PCP 治疗中的重要性,一些有单纯性磺胺类皮肤反应而无全身反应过敏史的患者可尝试再次使用 SMZ-TMP。通常采用逐级递增的剂量进行 SMZ-TMP 脱敏,专家共识建议采用 SMZ-TMP 小儿混悬液(含 TMP 8g/L 和 SMZ 40g/L)进行脱敏。虽然大部分患者在再次使用全剂量的 SMZ-TMP 时也许能够耐受,但用 1～2 周的时间逐渐增加剂量可降低发生不良反应的风险。考虑本例患者病情危重,故建议采取快速剂量递增的方法进行脱敏。患者于 8 月 21 日 17 时开始进行磺胺脱敏试验,0 小时将复方磺胺甲噁唑片(每片含磺胺甲噁唑 400mg、甲氧苄啶 80mg)1 片溶于 2 000ml 温开水中,口服 2ml;第 1 小时再口服 20ml;第 2 小时将复方磺胺甲噁唑片 1 片溶于 20ml 温开水中,口服 2ml;第 3 小时口服 0.5 片;第 4 小时口服 1 片;第 5 小时口服 2 片。每次口服后均口服 180ml 温开水。试验过程中，患者未诉任何不适，基本生命体征无明显变化，无皮疹、风团、水疱等皮肤反应，无消化道不适。之后给予 3 片 p.o. q.6h. 的治疗方案，并加强药学监护，整个治疗过程中患者未出现皮疹等过敏反应。

（三）磺胺类药物使用中的药学监护

磺胺类药物除过敏反应较为常见外，还可能有恶心、呕吐、食欲减退、腹泻、头痛、乏力等症状，偶见中枢神经系统毒性反应。一般抗 PCP 所需的疗程长，磺胺类药物的剂量较大，可能引起中性粒细胞与血小板减少，应当定期检测血常规、尿常规，若出现结晶尿或其他肾损伤情况，要时及时调整剂量；同时需要补充叶酸、维生素 B。使用磺胺类药物同时可服用碳酸氢钠碱化尿液，并建议给予足够的液体量。

五、小结

随着接受免疫抑制剂的患者数量持续增加，PCP 的发病率也在不断升高。PCP 患者首选 SMZ-TMP 治疗，然而临床上有部分患者对磺胺过敏。若患者既往磺胺过敏反应为轻至中度，在没有其他更好的替代药物的前提下，可在密切监护下从小剂量开始使用，即进行脱敏试验。本例患者在密切的药学监护下进行快速剂量递增的磺胺脱敏试验，反应良好，整个后续治疗过程中未出现药物相关不良反应。临床药师在治疗过程中对脱敏试验的操作方式进行指导，加强对患者的密切监护，提供个体化的药学服务。

参 考 文 献

[1] 张爱芬，郝敬旺，项林海. 磺胺类药物不良反应及应对措施分析. 临床医学研究与实践，2016，1（20）：20-21.

[2] SONG Y G，REN Y，WANG X W，et al. Recent advances in the diagnosis of Pneumocystis pneumonia. Medical mycology journal，2016，57（4）：E111-E116.

[3] SCHMIDT J J，LUECK C，ZIESING S，et al. Clinical course，treatment and outcome of Pneumocystis pneumonia in immunocompromised adults：a retrospective analysis over 17 years. Critical care，2018，22（1）：1-9.

[4] ROUX A，CANET E，VALADE S，et al. Pneumocystis jirovecii pneumonia in patients with or without AIDS，France. Emerging infectious diseases，2014，20（9）：1490-1497.

[5] EBPG Expert Group on Renal Transplantation. European best practice guidelines for renal transplantation. Section IV：long-term management of the transplant recipient. IV. 7.1 Late infections. Pneumocystis carinii pneumonia. Nephrology dialysis transplantation，2002，17（Suppl 4）：36-39.

[6] HASSANEIN M M. Sulfonamides：far from obsolete. International journal of contemporary

pediatrics，2019，6（6）：2740-2745.

[7] FISHMAN J A，GANS H，AST Infectious Diseases Community of Practice. Pneumocystis jiroveci in solid organ transplantation: guidelines from the American Society of Transplantation Infectious Diseases Community of Practice. Clinical transplantation，2019，33（9）：e13587.

[8] NEVEZ G，LE GAL S. Caspofungin and *Pneumocystis* pneumonia: it is time to go ahead. Antimicrobial agents and chemotherapy，2019，63（10）：e01296-19.

[9] ARMSTRONG-JAMES D，STEBBING J，JOHN L，et al. A trial of caspofungin salvage treatment in PCP pneumonia. Thorax，2011，66（6）：537-538.

[10] EBNER L，WALTI L N，RAUCH A，et al. Clinical course, radiological manifestations, and outcome of Pneumocystis jirovecii pneumonia in HIV patients and renal transplant recipients. PLoS one，2016，11（11）：e0164320.

[11] DORN J M，ALPERN M，MCNULTY C，et al. Sulfonamide drug allergy. Current allergy and asthma reports，2018，18（7）：38.

[12] KHAN D A，KNOWLES S R，SHEAR N H. Sulfonamide hypersensitivity: fact and fiction. JACI，2019，7（7）：2116-2123.

[13] LEOUNG G S，STANFORD J F，GIORDANO M F，et al. Trimethoprim-sulfamethoxazole （TMP-SMZ）dose escalation versus direct rechallenge for Pneumocystis Carinii pneumonia prophylaxis in human immunodeficiency virus-infected patients with previous adverse reaction to TMP-SMZ. Journal of infectious diseases，2001，184（8）：992-997.

[14] KRANTZ M S，STONE C A，ABREO A，et al. Oral challenge with trimethoprim-sulfameth-oxazole in patients with "sulfa" antibiotic allergy. JACI，2020，8（2）：757-760.

（陈　玥）

案例 10　一例神经外科术后颅内鲍曼不动杆菌感染的治疗

一、案例背景知识简介

鲍曼不动杆菌为医院获得性脑膜炎或脑室炎的常见病原体，为神经外科后感染的重要病原体之一。中国细菌耐药监测网（CHINET）2022年统计数据中，脑脊液标本分离菌种第1位为表皮葡萄球菌（18.5%），第2位即鲍曼不动杆菌（11.5%）。考虑到临床上表皮葡萄球菌有部分为标本污染，而鲍曼不动杆菌多为致病菌，部分研究认为鲍曼不动杆菌有可能成为神经外科术后颅内感染的首位病原体。同时，我国不动杆菌耐药率高，CHINET 2022年统计数据中其对亚胺培南、头孢他啶和头孢哌酮舒巴坦的耐药率分别为65.8%、66%和52.1%，临床治疗非常困难，严重影响患者的预后和生存质量，并增加患者的经济负担。血脑屏障导致常用抗菌药物很难在颅内达到有效的治疗浓度，进一步增加治疗的难度。本文报道一例巨大听神经瘤切除术后多重耐药鲍曼不动杆菌（multidrug resistance *Acinetobacter baumanii*，MDR-AB）颅内感染患者的抗感染治疗过程，以期为临床治疗提供参考。

二、病例内容简介

患者，女性，44 岁，身高 167cm，体重 55kg。以"左桥小脑角区占位"入院，于 2019 年 11 月 29 日在气管插管全麻下行左侧枕下乙状窦后入路巨大听神经瘤切除术，次日行左侧小脑、脑桥内血肿清除术。

既往史：肝炎病史 10 余年（具体不详）；1994 年行乳腺淋巴瘤手术；1995 年行自体骨髓移植后进行全身放化疗共 20 余次；2016 年复发胃肠道淋巴瘤，行放化疗治疗。

入院查体：神志清楚，格拉斯哥昏迷评分（GCS）15 分，张口向右侧歪斜，额纹不对称，鼓腮漏气，示齿口角右偏，左耳听力初测下降，余神经查体未见明显异常。

辅助检查：头颅 MRI 提示左侧桥小脑角区巨大占位。

入院诊断：左桥小脑角区占位。

三、主要治疗经过及典型事件

患者术后转入神经外科监护室，发热，胸部 CT 提示肺部感染，脑脊液检查提示颅内感染，给予美罗培南 1g i.v.gtt. q.8h. 联合万古霉素 1g i.v.gtt. q.12h. 经验性治疗。12 月 8 日测定万古霉素的血药浓度，结果为 13.12mg/L，达药物治疗浓度，但患者仍持续高热。12 月 9 日停用万古霉素，改为利奈唑胺 600mg i.v.gtt. q.12h.，并增加美罗培南的剂量至 2g q.8h.。12 月 11 日脑脊液培养结果回报为多重耐药鲍曼不动杆菌，药师建议治疗方案改为头孢哌酮舒巴坦 3g i.v.gtt. q.8h. 联合舒巴坦 1g i.v.gtt. q.6h.、米诺环素 100mg p.o. q.12h.。12 月 13 日患者仍然意识不清并高热，入手术室内镜下清理颅内菌斑及沉积物，行第三脑室及透明隔造瘘并双侧脑室置入 Ommaya 囊。此时患者的肺部感染也有加重，多次痰培养均为产超广谱 β- 内酰胺酶（extended spectrum β-lactamase，ESBL）的肺炎克雷伯菌。药师查阅文献后，根据医院可供应的药品目录，考虑患者中枢神经系统及肺部感染，以及当前的血小板、肝功能情况，建议美罗培南 2g q.8h. 持续 4 小时静脉泵入，联合替加环素 100mg q.12h. 静脉给药，并结合替加环素 5mg q.12h. 双侧脑室内给药（每侧 2.5mg）。此后患者的情况逐渐好转，2020 年 1 月 8 日停用替加环素和美罗培南，继续应用头孢哌酮舒巴坦 3g q.8h. 巩固治疗，后患者转院康复治疗。

四、讨论

（一）多重耐药鲍曼不动杆菌中枢神经系统感染的药物选择

国内外指南均指出，对于中枢神经系统鲍曼不动杆菌感染，可选择美罗培南静脉泵入，对于碳青霉烯类耐药菌株可考虑使用头孢哌酮舒巴坦、舒巴坦联合米诺环素，必要时可联合鞘内给药，如使用黏菌素。本例患者的治疗中，需要考虑的因素较多：患者既往用药先后使用万古霉素、利奈唑胺联合美罗培南，且美罗培南的初始剂量对于颅内感染来说偏小，治疗效果不佳。在中枢神经系统感染脑脊液病原菌培养结果明确为鲍曼不动杆菌后，药师建议使用高剂量舒巴坦联合米诺环素的方案，考虑患者同时有肺部感染，病原菌为产 ESBL 的肺炎克雷伯菌（头孢哌酮舒巴坦敏感），故采用头孢哌酮舒巴坦联合舒巴坦、米诺环素的方案。然而用药 3 日后治疗效果不明显，且患者出现肝损伤、血小板降低等不良反应。在积极行外科手术控制感染灶的基础上，综合考虑药物的治疗效果和不良反应，药师建议可使用高剂量美罗培南静脉泵入，联合替加环素，此方案可兼顾多重耐药鲍曼不动杆菌和产 ESBL 的肺炎克雷伯菌。但该方案静脉给药不能保证中枢神经系统内替加环素的药物浓度，检出病原菌为美罗培南 MIC≥16mg/L 的耐碳青霉烯类鲍曼不动杆菌，美罗培南不能达到良好的治疗效果，美国感染病学会（IDSA）医院获得性脑膜炎和脑室炎指南推荐黏菌素或多黏菌素 B，静脉联合鞘内 / 脑室内给药。由于患者所入医院并无黏菌素、多黏菌素 B 可供临床使用，在查阅文献、获得患者家属知情同意的基础上，药师建议临床采用替加环素脑室内给药的方案。

（二）替加环素超说明书用药的循证医学证据

替加环素是第一个静脉注射用甘氨酰四环素类抗生素，抗菌谱广，被批准用于治疗复杂腹腔内感染、皮肤及软组织感染和社区获得性肺炎，其对多重耐药或广泛耐药不动杆菌具有较强的抗菌活性。替加环素由于中枢神经系统透过率低，所以临床上并没有充分的证据证明替加环素可以用于治疗多药耐药 / 广泛耐药（multiple drug resistant/extensive drug resistant，MDR/XDR）的耐药菌引起的中枢神经系统感染。使用较高剂量的替加环素（100mg，q.12h.）相比于常规剂量能够提高脑脊液内的药物浓度，但患者可能会出现全身性不良反应而导致不能耐受。关于替加环素鞘内、脑室内注射的文献多为个案报道，尚无大规模的临床研究。替加环素为米诺环素衍生物，作为一个脂溶性较强、分布较广的药物，推测该药可能与米诺环素有类似的性质，具有一定的血脑屏障通透能力，但由于血药浓度过低，导致没有足够的药物剂量能够进入中枢神经系统。通过脑室内给药，可以使药物直接进入中枢神经系统，发挥其组织分布广的特性，在脑膜和脑组织中达到足够的浓度，也可能避免该类药物作为一个抑菌剂而导致的治疗效果不佳的问题。文献报道的替加环素脑室内 / 鞘内给药剂量各异，2.5～10mg，每日 1 次或 2 次均有报道。由于本例患者双侧植入 Ommaya 囊，为给药带来一定的便利，故药师建议从较小剂量但相对高频次给予，以便观察疗效和不良反应。患者经此方案治疗 25 日后疗效较好，各项炎症指标和临床症状缓解，影像学恢复，病原学培养转阴，意识状态清楚，考虑治疗有效，且未出现不良反应，故考虑降阶梯治疗。由于患者为长期卧床的医院获得性肺炎高危患者，结合既往病原体检出和药敏试验结果，给予头孢哌酮舒巴坦继续巩固治疗。但需注意的是，头孢哌酮舒巴坦无法透过血脑屏障，故中枢神经系统感染单独使用该药的常规剂量疗效不佳，所以应在患者中枢神经系统感染疗程足够后再考虑换用该药，避免感染复发。一般革兰氏阴性菌的中枢神经系统感染治疗应至少 21 日，根据耐药菌情况延长，对于经适当抗菌治疗后重复培养阳性的患者，治疗应持续至最后一次阳性培养后的 10～14 日。

（三）抗感染治疗方案的药学监护

本例患者既往有肝炎、淋巴瘤病史，在前期使用利奈唑胺、头孢哌酮舒巴坦治疗的过程中出现明显的肝功能异常（GPT、GOT 均大于 300U/L）、血小板降低（一度降低至小于 50×10^9/L），除感染、原发病外，无法排除可能有药物相关不良反应，故在制订抗感染方案时需综合考虑疗效和不良反应。由于该患者脑脊液培养鲍曼不动杆菌（美罗培南的 MIC≥16mg/L，替加环素纸片法提示敏感，多黏菌素未测，其余均耐药）、痰培养产 ESBL 肺炎克雷伯菌（β- 内酰胺 /β- 内酰胺酶抑制剂复合制剂和美罗培南敏感），故替加环素为患者必须选择的治疗药物之一，然而标准剂量的替加环素可能导致医院获得性感染治疗失败，而高剂量的药物患者可能不易耐受。由于患者病情危重，在获得知情同意后，采用高剂量替加环素（100mg q.12h.）静脉联合脑室内给药，并联合美罗培南静脉泵入的方案。由于此方案抗菌药物的剂量较高，预测可能会出现肝损伤、胃肠道反应、抗生素相关性腹泻等常见不良反应，故同时给予保肝药、益生菌、适宜的肠内营养制剂等辅助治疗，并密切监测患者的肝功能、血液系统和胃肠道功能变化情况。由于采用超说明书的脑室内给药方案，也对患者的中枢神经系统不良反应进行密切监测，特别是可能出现的精神异常、意识状态改变、癫痫等情况。患者在治疗过程中对药物的耐受性较好，并未出现不能缓解的严重不良反应，脑室内给药也未出现中枢神经系统不良反应。

（四）多重耐药鲍曼不动杆菌感染的非药物治疗

对于中枢神经系统感染的治疗，脑室外引流和彻底的外科清创是比药物更加重要的治疗手段，感染灶的控制是治疗的根源。本例患者可以治疗成功，与及时的脑室清创和 Ommaya 囊植入有直接关系。Ommaya 囊能长期或永久性地留置，其管较粗短，相比腰大池引流管不易堵塞，且更不易脱落，有利于反复穿刺囊或经囊穿刺持续外引流,直至达到完全治疗的目的,极少出现逆行感染。文献报道中替加环素局部给药有脑室内给药和鞘内给药2种方案,但考虑鞘内给药存在颅内压较高、渗透压梯度、药物浓度弥散不均匀等问题,仍建议通过脑室内给药的方案,而Ommaya囊能够很好地实现这种给药方式,给本例患者带来获益。

五、小结

本文报道了一例通过Ommaya囊脑室内给药治疗多重耐药鲍曼不动杆菌感染案例的药物治疗经过。通过高剂量替加环素静脉联合脑室内给药,联合使用高剂量美罗培南静脉泵入的方案,成功治疗了美罗培南MIC≥16mg/L的多重耐药鲍曼不动杆菌中枢神经系统感染。鲍曼不动杆菌颅内感染为神经外科最棘手的术后并发症之一,各医疗机构可获取的药物有所不同,期望本方案能为临床增加更多的治疗选择。同时,也需更多的研究进一步证明替加环素脑室内给药对颅内感染的治疗价值。

参 考 文 献

[1] 中华医学会神经外科学分会,中国神经外科重症管理协作组. 中国神经外科重症患者感染诊治专家共识(2017). 中华医学杂志,2017,97(21):1607-1614.

[2] BROUWER M C, VAN DE BEEK D. Management of bacterial central nervous system infections. Handbook of clinical neurology, 2017, 140: 349-364.

[3] HU F P, GUO Y, YANG Y, et al. Resistance reported from China antimicrobial surveillance network(CHINET)in 2018. European journal of clinical microbiology, 2019, 38(12): 2275-2281.

[4] LIANG W, YUAN-RUN Z, MIN Y. Clinical presentations and outcomes of post-operative central nervous system infection caused by multi-drug–resistant/extensively drug-resistant *Acinetobacter baumannii*: a retrospective study. Surgical infections, 2019, 20(6): 460-464.

[5] PARDRIDGE W M. CSF, blood-brain barrier, and brain drug delivery. Expert opinion on drug delivery, 2016, 13(7): 963-975.

[6] TUNKEL A R, HASBUN R, BHIMRAJ A, et al. 2017 Infectious Diseases Society of America's clinical practice guidelines for healthcare-associated ventriculitis and meningitis. Clinical infectious diseases, 2017, 64(6): e34-e65.

[7] LAURETTI L, D'ALESSANDRIS Q G, FANTONI M, et al. First reported case of intraventricular tigecycline for meningitis from extremely drug-resistant Acinetobacter baumannii. Journal of neurosurgery, 2017, 127(2): 370-373.

[8] LIU Y, PU Z H, ZHAO M M. Case report of successful treatment of extensively drug-re-

sistant Acinetobacter baumannii ventriculitis with intravenous plus intraventricular tigecy-
cline. Antimicrobial agents and chemotherapy, 2018, 62 (11): e01625-18.

[9] WU Y X, CHEN K, ZHAO J W, et al. Intraventricular administration of tigecycline for the
treatment of multidrug-resistant bacterial meningitis after craniotomy: a case report. Journal
of chemotherapy, 2018, 30 (1): 49-52.

[10] DENG Z W, WANG J, QIU C F, et al. A case report of intraventricular and intrathecal
tigecycline infusions for an extensively drug-resistant intracranial Acinetobacter baumannii
infection. Medicine, 2019, 98 (15): e15139.

[11] SHANKAR C, NABARRO L E B, ANANDAN S, et al. Minocycline and tigecycline: what
is their role in the treatment of carbapenem-resistant Gram-negative organisms? Microbial
drug resistance, 2017, 23 (4): 437-446.

[12] ABDALLAH M, ALSALEH H. A review of safety and effectiveness of intravenous and
intraventricular tigecycline in healthcare-associated Acinetobacter baumannii meningitis and
ventriculitis. Curr Treat Options Infect Dis, 2019, 11 (4): 331-343.

[13] MARCHANT J. When antibiotics turn toxic? Nature, 2018, 555 (7697): 431-433.

[14] RAMOS J R, HUERTAS P P, TELLO E V, et al. Analysis of treatment failure with standard
and high dose of tigecycline in critically ill patients with multidrug-resistant bacteria.
European journal of clinical pharmacology, 2017, 19 (2): 93-99.

[15] ERDMAN M J, MARRESE A R, HALLER J T, et al. Use of intraventricular medications
in critically ill patients: a systematic review. Critical care nursing quarterly, 2020, 43 (2):
157-171.

（陈　玥）

案例11　一例股骨干骨折术后感染的病例分析

一、案例背景知识简介

　　骨折不愈合又称骨不连,经临床或 X 线证实骨折已停止愈合且估计不会再连接时诊断为骨不连。1986 年 FDA 的一个专门小组为研制检测骨折愈合的装置,将骨不连定义为"损伤和骨折后至少 9 个月,并且已有 3 个月没有进一步愈合的倾向"。研究表明,骨折内固定术后感染是感染性骨不连的主要原因。骨折内固定术后感染一直是骨科中的难题,尽管可以应用手术清创术和长期抗生素治疗,但是复发率高达 30%,且病程长、易复发,仍是创伤骨科治疗的难题。感染可由血源性微生物引起,也可以从感染组织扩散而来,包括置换关节的感染、污染性骨折及骨科手术术后感染等,最常见的病原体是革兰氏阳性菌。随着医疗技术的发展，临床上对骨折内固定术后感染的治疗方法也有较大发展。本文通过对一例股骨骨折内固定术后感染的患者的药学监护，为骨折内固定术后感染治疗的药学服务提供参考。

二、病例内容简介

患者，女性，藏族，27 岁，身高 164cm，体重 68kg，BMI 25.3kg/m²。患者于 2016 年 1 月因车祸致左股骨颈骨折伴髋关节脱位、双侧股骨干骨折、骨盆骨折、右桡骨远端骨折，在当地医院行右股骨颈空心钉固定、股骨干钢板螺钉固定。2016 年 12 月右大腿发现感染，给予取出内固定并用外固定架固定，置管冲洗引流治疗，术后抗感染治疗。2017 年 4 月予以外固定架调整，断端清理，人工骨植入术，伤口愈合后出院。2018 年 1 月再次在外院行外固定架拆除、股骨髓内钉植入、植骨术治疗，伤口一直未愈合。2018 年 3 月 12 日为进一步治疗入院。

既往史：既往体健。否认食物、药物过敏史。

入院查体：体温 37.1℃，脉搏 78 次/min，呼吸 19 次/min，血压 128/79mmHg。神志清醒，查体合作。右大腿皮肤窦道形成，有少量黄色脓性液体流出；右大腿未见明显肿胀，右股骨干有压痛、叩击痛。其余查体未见明显异常。

辅助检查：X 线片和 CT 示右股骨干见髓内钉固定，中段可见骨不愈合，植骨痕迹。2018 年 3 月 13 日实验室检查示 WBC 6.7×10^9/L，RBC 4.83×10^{12}/L，Hb 146g/L，N% 56.8%，PLT 171×10^9/L，CRP 14.9mg/L，ESR 44mm/h，GPT 46U/L，ALB 48.6g/L，ALP 130U/L，余正常。

入院诊断：①右股骨干骨折术后感染性骨不连；②左股骨颈骨折术后；③左股骨干骨折术后；④右桡骨远端骨折术后。

三、主要治疗经过及典型事件

患者入院后于 3 月 14 日留取 4 份窦道分泌物培养，3 月 18 日培养结果均回报为大肠埃希菌，ESBL（+），对阿米卡星、复方磺胺甲噁唑、四环素、亚胺培南、美罗培南、氯霉素敏感；对氨苄西林、哌拉西林、头孢他啶、头孢噻肟、头孢吡肟、氨曲南、左氧氟沙星、环丙沙星、庆大霉素耐药；对阿莫西林克拉维酸和哌拉西林他唑巴坦中介。创伤骨科请临床药学室会诊，建议初始治疗方案为注射用头孢哌酮舒巴坦 3g i.v.gtt. q.12h.，但头孢哌酮舒巴坦皮试阳性，换用注射用美罗培南 1g i.v.gtt. q.8h.。3 月 22 日患者在全麻下行扩创、内固定物取出术，美罗培南抗生素骨水泥珠链植入，术中出血约 500ml。扩创前后留取细菌培养，3 月 23 日体温 36.3℃，WBC 12.06×10^9/L，Hb 114g/L，N% 79.4%，CRP 85.7mg/L，ESR 55mm/h。3 月 28 日细菌培养结果回报大肠埃希菌，对阿米卡星、氯霉素、亚胺培南、美罗培南、复方磺胺甲噁唑及四环素敏感。4 月 9 日体温 36.6℃，WBC

$9.01 \times 10^9/L$, Hb 127g/L, N% 70.4%, CRP 3.9mg/L, ESR 39mm/h。抗感染治疗疗效较好,停用美罗培南,序贯给予米诺环素 100mg p.o. b.i.d. 联合复方磺胺甲噁唑 0.96g p.o. b.i.d.。4 月 10 日口服序贯治疗后出现过敏,全身荨麻疹伴瘙痒。对症予以氯雷他定 10mg p.o. q.d.,地塞米松 5mg i.v.。抗感染治疗方案再次更换为美罗培南,4 月 11 日输注美罗培南于 11 时结束后,11 时 30 分再次出现全身风团样荨麻疹,伴严重瘙痒。予以西替利嗪 10mg p.o. q.d.,晨服;氯雷他定 10mg p.o.,每晚 1 次(q.n.)。4 月 17 日 CRP 4.60mg/L,ESR 29mm/h。患者术后恢复顺利,无发热,伤口干燥、愈合好,出院予以依替米星 0.3g i.v.gtt. q.d.×2 周。治疗期间嘱患者多饮水,定期复查血常规、CRP、ESR,监测肝、肾功能。

四、讨论

(一)骨折内固定术后感染的病原微生物

一项国内的回顾性研究分析 3 728 例患者四肢创伤性骨折术后的细菌感染率为 1.37%(51/3 728)。革兰氏阴性菌感染以大肠埃希菌 9 例(16%)、阴沟肠杆菌 4 例(7%)、肺炎克雷伯菌 2 例(4%)为主。刘颖等报道,1 006 例创伤感染患者共检出 121 种 1 257 株致病菌,其中大肠埃希菌中 ESBL 检出率为 70%。2 个独立点深部组织培养标本或内置物表面标本发现同样的细菌,以及术中取出的深部组织标本经组织病理学检查确认存在微生物,是诊断骨折内固定术后感染的重要依据。该患者虽然只留取 4 份窦道分泌物标本,但培养均为同一结果,对于诊断而言同样具有重要的临床意义。若血培养阴性,须做骨组织培养,窦道分泌物培养不能预测骨组织培养结果。随后术中取坏死组织培养,证实初期的窦道分泌物细菌培养结果(大肠埃希菌)具有临床意义,然而该株大肠埃希菌的高耐药性为后期临床治疗带来很多困扰。

(二)骨折内固定术后感染的治疗

1. 经验性治疗 《热病》中推荐的经验性治疗方案:在留取血、感染骨标本进行病原学检查后开始经验性治疗;首选方案应覆盖耐甲氧西林金黄色葡萄球菌和铜绿假单胞菌,万古霉素 15~20mg/kg i.v.gtt. q.8h. 或 q.12h. 联合头孢他啶或头孢吡肟 2g q.8h.,万古霉素的谷浓度维持在 15~20mg/L。备选方案:利奈唑胺 600mg i.v.gtt. 或 p.o. q.12h. 联合头孢他啶或头孢吡肟 2g q.8h.。

2. 目标治疗 该患者培养结果明确,为产 ESBL 大肠埃希菌,感染患者的严重程度是选用抗菌药物的重要参考依据之一,同时药物在骨组织中的分布也是需要重视的因素。β- 内酰胺类 /β- 内酰胺酶抑制剂复合药物中,头孢哌酮舒巴坦和哌拉西林他唑巴坦在体外药敏试验敏感的情况下临床有效率在 80% 以上。但该患者头孢哌酮舒巴坦皮试阳性,而碳青霉烯类抗菌药物对产 ESBL 菌株具有高度抗菌活性,是目前治疗产 ESBL 肠杆菌科细菌所致各种感染的最为有效和可靠的抗菌药物,因此根据该株大肠埃希菌选择碳青霉烯类的美罗培南是非常合适的。目标治疗可以采用注射和口服给药的序贯疗法。骨折愈合后常需取出内固定物才能清除感染灶。抗感染药治疗的持续时间为 4 周～6 个月不等:最初手术广泛清创后进行抗感染治疗,持续 4～6 周是非常必要的。若无法通过手术去除内置物,这种感染的情况由于有细菌生物被膜的形成,抗感染的总体应用时间推荐延长到 3～6 个月。该患者行扩创、内固定物取出术,美罗培南抗生素骨水泥珠链植入,临床药师建议总的抗感染药治疗疗程应持续 4～6 周。

3. 抗生素骨水泥　根据假体周围感染的治疗经验,抗生素骨水泥作为一种有争议但具有临床疗效的治疗方法,被广泛应用于骨折内固定术后感染的治疗。根据骨感染的病原微生物分布、局部药物高浓度的需要及骨水泥在凝固和聚合反应中放热等因素,用于制备骨水泥的抗生素需要抗菌谱广、产生抗菌作用的药物浓度相对较低、天然耐药菌株较少、不易产生细菌耐药性、蛋白结合率低、过敏性低、对骨水泥的机械性影响相对较小、化学稳定性与热稳定性高、水溶性好、能够从骨水泥中较好地释放。由于抗菌药物注射液可能对骨水泥的机械性产生较大影响,临床应用多选用注射用粉针。为了增加释放的表面积,可做成抗生素珠链。有证据表明,当抗生素加载不超过骨水泥的 10% 对骨水泥的机械性影响不大,因此推荐每袋 40g 骨水泥中可以加入 4g 抗生素。美罗培南制剂属于注射用粉针剂,对热的稳定性较好,对骨水泥的固化时间和力学强度影响较小,是本例患者骨水泥中添加抗生素非常合适的选择,临床药师建议每袋骨水泥中加入不超过 4g 美罗培南制作抗生素骨水泥。

(三)药物所致荨麻疹的治疗

患者开始口服序贯治疗后出现过敏,全身荨麻疹、风团,伴瘙痒感,高度怀疑药物导致的荨麻疹,给予停药和对症处理后缓解。换回以前的美罗培南治疗方案,仍然出现荨麻疹,而在之前的美罗培南治疗过程中,患者并未发生过敏反应。患者再次发生过敏反应的情况属于连带过敏反应。连带过敏反应是指正常情况下患者仅对一种药物产生过敏反应,但是机体如果处在高敏状态下,可能会对几种药物同时产生过敏反应。当机体恢复正常状态时,则只对某一种药物仍产生过敏反应。因此机体在高敏状态下对任何药物均可能产生并加重过敏反应。对荨麻疹的一线治疗首选第二代非镇静性或低镇静性抗组胺药。常用的第一代抗组胺药包括氯苯那敏、异丙嗪、酮替芬等;第二代包括西替利嗪、氯雷他定等。二线治疗可选择更换品种或获得患者知情同意的情况下增加 2～4 倍的剂量;联合第一代抗组胺药,可以睡前服用,以降低不良反应;联合第二代抗组胺药提倡同类结构药物联合使用,如氯雷他定联合地氯雷他定,以提高抗炎作用;或联合白三烯受体拮抗剂。该患者应用氯雷他定联合西替利嗪,虽不是同类结构药物,但仍起到良好的抗组胺作用,实际情况也证实其疗效确切。

五、小结

骨折内固定术后感染的常见病原微生物有金黄色葡萄球菌、凝固酶阴性葡萄球菌、革兰氏阴性杆菌、铜绿假单胞菌等。该患者的分泌物细菌培养结果为产 ESBL 大肠埃希菌，临床药师在患者对头孢哌酮舒巴坦皮试阳性的情况下根据抗菌药物的 PK/PD 特性，选择骨组织浓度较高，且对产 ESBL 大肠埃希菌疗效较好的碳青霉烯类药物美罗培南静脉全身给药，再应用美罗培南加入骨水泥局部给药，"里应外合"取得良好的治疗效果。临床药师会诊建议口服序贯治疗选择复方磺胺甲噁唑联合米诺环素，但患者出现荨麻疹被迫停药换回原先的美罗培南治疗方案，持续治疗 6 周。换回美罗培南治疗方案后，患者仍然出现荨麻疹。药物治疗过程中部分患者会出现连带过敏反应，机体如果处在高敏状态下，可能会对几种药物同时产生过敏反应，甚至对之前刚使用过的药物产生过敏反应，经 2 种抗组胺药治疗，患者的过敏情况明显好转，继续抗感染治疗，随访半年后患者未复发，治疗效果良好。

参 考 文 献

[1] 周华，李光辉，陈佰义，等. 中国产超广谱 β- 内酰胺酶肠杆菌科细菌感染应对策略专家共识. 中华医学杂志，2014，94（24）：1847-1855.

[2] 《抗菌药物临床应用指导原则》修订工作组. 抗菌药物临床应用指导原则（2015 版）. 北京：人民卫生出版社，2015.

[3] GILBERT D N, CHAMBERS H F, ELIOPOULOS G M, et al. 热病：桑福德抗微生物治疗指南. 范洪伟，主译. 新译第 48 版. 北京：中国协和医科大学出版社，2019.

[4] 任有亮，彭筛宸，李政道，等. 四肢创伤性骨折术后细菌感染及耐药的地域性特征分析. 中华创伤骨科杂志，2016，18（3）：226-232.

[5] 刘颖，张会英，葛艳玲，等. 1 006 例创伤感染患者伤口 1 257 株细菌耐药监测. 中华创伤杂志，2013，29（11）：1094-1098.

[6] "肌肉骨骼系统感染"瑞士骨科学会和瑞士感染学会专家组. 肌肉骨骼系统感染：基本原则、预防、诊断和治疗. 查晔军，蒋协远，译. 北京：人民卫生出版社，2015.

[7] 毛璐，李静，李锦. 老年患者骨科术后感染的治疗和监护. 中国药物应用与监测，2012，9（1）：34-36.

[8] 刘浩，李静. 骨折内固定术后感染的药物治疗. 中华创伤杂志，2020，36（6）：567-573.

[9] 丁力. 高敏状态下药物的连带过敏反应 7 例报告. 中国防痨杂志，2004，26（增刊）：72.

[10] 中华医学会皮肤性病学分会免疫学组. 中国荨麻疹诊疗指南（2014 版）. 中华皮肤科杂志，2014，47（7）：514-516.

[11] LIMA A L, OLRVEIRA P R, CAVALHO V C, et al. Recommendations for the treatment of

osteomyelitis. Brazilian journal of infectious diseases，2014，18（5）：526-534.

[12] SCHNECK J，FAGOT J P，SAKULA P，et al. Effects of treatments on the mortality of Stevens-Johnson syndrome and toxic epidermal necrolysis：a retrospective study on patients included in the prospective EuroSCAR Study. Journal of the American Academy of Dermatology，2008，58（1）：33-40.

[13] LEE J S，LEE J，CHOI J P，et al. Clinical guidelines for the antimicrobial treatment of bone and joint infections in Korea. Infection & chemotherapy，2014，46（2）：125-138.

[14] OSMON D R，BERBARI E F，BERENDT A R，et al. Diagnosis and management of prosthetic joint infection：clinical practice guidelines by the Infectious Diseases Society of America. Clinical infectious diseases，2013，56（1）：1-10.

[15] KUEHN K D，EGE W，GOPP U. Acrylic bone cements：composition and properties. Orthopedic clinics of North America，2005，36（1）：17-28.

（刘　浩）

案例 12　一例颈椎病术后手术切口 MRSA 感染的病例分析

一、案例背景知识简介

手术部位感染（surgical site infection，SSI）是骨科择期手术后的严重并发症之一，尤其对于关节置换术或脊柱内固定术更是灾难性的后果，将严重影响患者的术后康复。因此，加强骨科手术部位的感染预防是实施骨科择期手术加速康复的重要环节。伤口感染常发生在手术切口，轻者影响愈合，导致相关的功能障碍；严重者可能会引起全身性感染，继而危及生命。外科手术后，由于局部皮肤的屏障功能被破坏，使皮下组织直接暴露于污染环境中，从而有接触细菌的机会。伤口是否发生感染，取决于细菌的数量、细菌的毒力、伤口局部的血液循环和机体的整体免疫功能状态等因素，因此正确处理伤口感染至关重要。本文通过临床药师参与一例颈椎病术后手术切口感染患者的治疗，探讨该类手术切口感染的高危因素、病原菌分布、抗感染方案的选择及发生万古霉素 MIC 漂移时的处理原则等，以期为此类患者的抗感染治疗方案优化和药学服务提供参考。

二、病例内容简介

患者，男性，47 岁，身高 175cm，体重 70kg，BMI 22.9kg/m²。2018 年 9 月 13 日患者因"右下肢无力 2 年，加重伴双手麻木 1 个月"行颈椎手术治疗，出院后感颈部手术切口红肿，局部发热。2018 年 10 月 14 日手术切口出现渗出物，2018 年 10 月 16 日门诊以"颈椎病术后感染"收入院。

既往史：患者既往体健。否认食物、药物过敏史。

入院查体：体温 36℃，脉搏 93 次/min，呼吸 18 次/min，血压 153/97mmHg。血常规示 WBC $6.06×10^9$/L，Hb 154g/L，N% 70.1%，CRP 5.57mg/L，ESR 15mm/h。血生化未见明显异常。颈部可见手术切口长约 10cm，切口周围红肿，皮温较高，伴黄色清亮渗出物。

辅助检查：颈椎 X 线片示颈椎管狭窄症术后改变。

入院诊断：颈椎管狭窄症术后感染。

三、主要治疗经过及典型事件

2018 年 10 月 16 日患者于全身复合麻醉下行"颈椎伤口清创扩创术"。电刀切开颈部组织，可见伤口深部的脓性分泌物，由浅入深彻底清除坏死组织，留取切除组织送检。10 月 16 日术前选择头孢呋辛作为围手术期抗感染治疗药物，但患者头孢呋辛皮试阳性，改用克林霉素 1.2g i.v.gtt.，术后选择克林霉素 1.2g i.v.gtt. q.12h.（10 月 17—21 日）。10 月 17 日血常规：WBC $10.36×10^9$/L，Hb 131g/L，N% 79.5%，CRP 15.89mg/L，ESR 24mm/h。术中观察感染部位较深、污染较重，不排除革兰氏阴性菌与革兰氏阳性菌混合感染的可能性，经咨询临床药师后，主诊医生联合使用依替米星 0.3g i.v.gtt. q.d.。10 月 21 日血常规：WBC $8.47×10^9$/L，Hb 138g/L，N% 72.2%，CRP 4.61mg/L，ESR 26mm/h。10 月 22 日术中取伤口内的炎性组织进行微生物培养，结果报：①溶血葡萄球菌，药敏试验结果为 β-内酰胺酶（+），红霉素诱导克林霉素耐药（+），头孢西丁筛选试验（-），对苯唑西林、复方磺胺甲噁唑、替加环素、万古霉素、利奈唑胺敏感；②金黄色葡萄球菌，药敏试验结果为 β-内酰胺酶（+），红霉素诱导克林霉素耐药（+），头孢西丁筛选试验（+），对庆大霉素、复方磺胺甲噁唑、万古霉素（MIC＝2mg/L）、利奈唑胺敏感。临床根据药敏试验结果停用克林霉素和依替米星，临床药师会诊建议换用万古霉素 1g i.v.gtt. q.12h.，并监测万古霉素的治疗药物浓度。10 月 26 日血常规：WBC $7.90×10^9$/L，Hb 141g/L，N% 66.2%，CRP 3.01mg/L，ESR 22mm/h；万古霉素的谷浓度为 11.1mg/L。10 月 29 日复查万古霉素的谷浓度为 12.9mg/L。10 月 31 日血常规：WBC $7.79×10^9$/L，Hb 142g/L，N% 68.3%，CRP 3.67mg/L，ESR 23mm/h；患者切口感染明显好转，出院。

四、讨论

（一）脊柱手术术后感染的高危因素和病原微生物流行病学研究

一项纳入 29 篇临床试验共 18 486 名患者的 meta 分析结果提示，与脊柱术后 SSI 相关的危险因素有男性、年龄 >60 岁、肥胖、糖尿病、感染史、美国麻醉师协会（American Society of Anesthesiologists, ASA）评分 >2 分、尿失禁、脑血管疾病、异物植入、融合节段＞3 个。综上，该患者有 3 个风险因素：男性，同种异体骨植入，融合节段＞3 个。

细菌感染是脊柱手术后伤口感染的重要原因，随着抗菌药物的广泛和不合理使用，医院感染的病原菌耐药性越来越严重，为临床治疗增加了难度，因此耐药菌感染是骨科手术后感染治疗中的一个难题。《抗菌药物临床应用指导原则》（2015 年版）提及，脊柱手术可能感染的微生物包括金黄色葡萄球菌、凝固酶阴性葡萄球菌等。韩国卫生部门统计了 2017 年全年 42 家公立医院 SSI 的发生率、类型和危险因素，在所包括的 3 080 例脊柱手术患者中，30 例显示感染，总体 SSI 发生率为 1.0%，深切口感染是最常见的 SSI 类型（46.7%）。80% 的感染是由革兰氏阳性菌引起的，凝固酶阴性葡萄球菌包括表皮葡萄球菌占革兰氏阳性细菌的 58%。综上，革兰氏阳性球菌是脊柱术后最常见的引起 SSI 的致病微生物。

（二）抗感染方案选择

抗感染方案选择需要覆盖常见的病原微生物，如金黄色葡萄球菌、凝固酶阴性葡萄球、链球菌等，第一和第二代头孢菌素是很好的选择。但该患者头孢呋辛皮试阳性，选择克林霉素作为治疗用药是可以的。但根据 CHINET 2018 报告，耐甲氧西林金黄色葡萄球菌（MRSA）和耐甲氧西林凝固酶阴性葡萄球菌（methicillin resistant coagulase-negative Staphylococcus，MRCNS）的检出率分别高达 34.4% 和 82.6%，甲氧西林敏感金黄色葡萄球菌和 MRSA 对克林霉素的耐药率分别达 26.6% 和 61%，甲氧西林敏感凝固酶阴性葡萄球菌和耐甲氧西林凝固酶阴性葡萄球菌对克林霉素的耐药率分别为 18.4% 和 40.8%。因此，根据我国的耐药情况，选择克林霉素作为术后切口感染的经验性治疗药物是有较高的耐药风险的，该患者术中留标本进行的微生物培养结果提示两株葡萄球菌均对克林霉素耐药，也印证了以上流行病学调研结果。主诊医生根据术中情况，发现局部感染较为严重，联用依替米星，覆盖革兰氏阴性菌，是术后较为谨慎的选择。临床药师最后根据微生物培养和药敏试验结果建议目标性抗感染治疗方案为万古霉素 1g i.v.gtt. q.12h.。临床药师及时提醒临床医生对该患者进行万古霉素的治疗药物监测，该患者的万古霉素治疗药物监测结果的谷浓度应该达到 10～15mg/L，10 月 26 日用药 3 日后测万古霉素的血药谷浓度为 11.1mg/L，未发生药品不良反应，结合外科清创、换药治疗，疗效满意。

（三）万古霉素 MIC 漂移对治疗的困扰

大规模的细菌耐药性监测显示万古霉素对耐甲氧西林金黄色葡萄球菌仍然具有很好的抗菌活性。但有些地区报道，体外药敏试验发现在敏感折点范围内的万古霉素 MIC 出现上升，称为万古霉素 MIC 漂移现象。国内对于 MRSA 对万古霉素耐药性漂移的研究较少，特别是缺少基于 MIC 变化的系列研究。该患者培养结果中的金黄色葡萄球菌对万古霉素的 MIC=2mg/L,这样的药敏试验结果是否会对万古霉素的治疗效果产生影响,而针对该患者的药敏试验结果,是否需要调整万古霉素的给药方案而达到较高的万古霉素治疗药物监测浓度。美国感染病学会《耐甲氧西林金黄色葡萄球菌感染治疗临床治疗指南》中提到,万古霉素的疗效评价需要以 AUC/MIC≥400 来判定,需要进一步的研究去验证 AUC/MIC≥400 的作用。但以目前可提供的资料来看,若靶器官的 MIC≤1mg/L,需要 15～20mg/L 谷浓度的万古霉素才能达到此值;当万古霉素的 MIC=0.5mg/L 时,可实现 AUC/MIC>400 的可能性为 100%;而 MIC=2mg/L 时,即便使用强有力的给药方法,AUC/MIC≥400 的可能性也微乎其微。一项来自台湾的回顾性队列研究发现,大多数 MRSA 分离株对抗生素的敏感性降低,包括万古霉素 MIC≥1.5mg/L(79.9%)。MRSA 与万古霉素的 MIC≥1.5mg/L 和不适当的初始治疗是 2 个最重要的死亡危险因素。吕小艳等通过研究万古霉素 MIC 漂移对 MRSA 感染治疗效果的影响发现,MRSA 对万古霉素的 MIC≥2mg/L 和 MIC≤1mg/L 两组只在抗菌药物使用时间的差异上有统计学意义,而治愈率、临床有效率、细菌清除率均无统计学意义。

综上所述,学术界对万古霉素的 MIC 与临床疗效之间的关系有不同的观点,MRSA 对万古霉素 MIC 的高低分布与临床治疗的预后是否相关,不同研究机构的研究结果不一,不同地域报道的数据也不尽相同。因此,在临床实践中,当发生 MRSA 引起手术切口的深部皮肤软组织感染时,还是应根据指南推荐首选万古霉素,如发生疗效不佳时,不管 MIC 高低,均应考虑换用其他抗菌药物代替。虽然患者切口感染的培养结果提示这株 MRSA 对万古霉素的 MIC=2mg/L,但是万古霉素的治疗效果良好,患者顺利出院并无复发。临床药师总结认为可能与手术清创彻底,术中冲洗充分有较大的关系。

五、小结

脊柱手术术后切口感染的发生率约为 1.0%,临床药师需要掌握常见病原菌的分布,根据手术类型可能存在的致病菌和耐药情况向临床医生提出合理的抗菌药物经验性治疗方案,再及时根据培养结果和体外药敏试验结果进行有针对性的目标治疗,有利于提高临床治疗效果,改善患者的预后。万古霉素 MIC 漂移对临床治疗疗效的影响尚不可确定,若疗效不佳应及时换用其他抗感染治疗药物。

参 考 文 献

[1] 成鹏,周海宇,尹晓莉,等. 中国人群脊柱术后手术部位感染相关危险因素的 Meta 分析. 中国脊柱脊髓杂志,2017,27(8):704-713.

[2] 《抗菌药物临床应用指导原则》修订工作组. 抗菌药物临床应用指导原则(2015版). 北京: 人民卫生出版社, 2015.

[3] BARTLETT J G, AUWAERTE P G. ABX指南: 感染性疾病的诊断与治疗: 第2版. 马小军, 徐英春, 刘正印, 译. 北京: 科学技术文献出版社, 2012.

[4] 黄强, 杨惠林, 康鹏德, 等. 骨科择期手术加速康复预防手术部位感染指南. 中华骨与关节外科杂志, 2020, 13(1): 1-7.

[5] 叶慧, 宗志勇, 吕晓菊. 2017年版美国疾病预防控制中心手术部位感染预防指南解读. 中国循证医学杂志, 2017, 17(7): 745-750.

[6] 中华医学会甲氧西林耐药金黄色葡萄球菌感染治疗策略专家组. 中华医学会感染与抗微生物治疗策略高峰论坛: 甲氧西林耐药金黄色葡萄球菌感染的治疗策略——专家共识. 中国感染与化疗杂志, 2011, 11(6): 401-416.

[7] 吕小艳, 马筱玲. 万古霉素最低抑菌浓度漂移对甲氧西林耐药金黄色葡萄球菌感染治疗效果的影响. 中国感染与化疗杂志, 2013, 13(2): 121-123.

[8] 陈佰义, 管向东, 何礼贤, 等. 万古霉素临床应用中国专家共识(2011版). 中国新药与临床杂志, 2011, 30(8): 561-573.

[9] 左可斌, 李静, 韦兹宇, 等. 脊柱外科手术患者术后伤口感染细菌谱特点及药敏分析. 解放军预防医学杂志, 2018, 36(1): 53-55.

[10] 何娜, 苏珊, 翟所迪, 等. 《中国万古霉素治疗药物监测指南(2020更新版)》解读. 临床药物治疗杂志, 2021, 19(1): 12-16.

[11] HALEEM A, CHIANG H Y, VODELA R, et al. Risk factors for surgical site infections following adult spine operations. Infection control and hospital epidemiology, 2016, 37(12): 1458-1467.

[12] MAZZIE J P, BROOKS M K, Gnerre J. Imaging and management of postoperative spine infection. Neuroimaging clinics of North America, 2014, 24(2): 365-374.

[13] JEONG T S, YEE G T. Prospective multicenter surveillance study of surgical site infection after spinal surgery in Korea: a preliminary study. Journal of Korean Neurosurgical Society, 2018, 61(5): 608-617.

[14] LIU C, BAYER A, COSGROVE S E, et al. Clinical practice guidelines by the Infectious Diseases Society of America for the treatment of methicillin-resistant Staphylococcus aureus infections in adults and children: executive summary. Clinical infectious diseases, 2011, 52(3): 285-292.

[15] LEE H Y, CHEN C L, LIU S Y, et al. Impact of molecular epidemiology and reduced susceptibility to glycopeptides and daptomycin on outcomes of patients with methicillin-resistant Staphylococcus aureus bacteremia. PloS one, 2015, 10(8): e0136171.

（刘　浩）

案例 13　一例 HIV 阴性的健康患者马尔尼菲
篮状菌感染的药学监护

一、案例背景知识简介

马尔尼菲篮状菌病为侵袭性真菌病，致病菌为马尔尼菲篮状菌（*Talaromyces marneffei*，TM），其致病过程具有温度依赖性，多见于温暖、潮湿的东南亚地区，其中我国以广东、广西、云南等南方地区为主。感染者多为免疫功能低下患者，尤其是人类免疫缺陷病毒（human immunodeficiency virus，HIV）阳性患者，但近年来 HIV 阴性患者的感染率逐渐上升。本文拟通过一例 HIV 阴性的健康患者感染 TM 的病例，分析其发病机制和临床表现特点，并通过文献检索相似的病例报道，对 TM 感染患者的用药方案进行分析，并归纳总结两性霉素 B 的药学监护点。

二、病例内容简介

患者，女性，56 岁。因"面部结节、红肿、破溃 3 年余，加重 3 个月"入院。患者于 2015 年无明显诱因右侧面颊出现皮下结节、背部散在痛性疱疹、左手大鱼际出现隆起性红斑，全身多处浅表淋巴结肿大，伴发热，最高 39℃，伴咳嗽、咳痰、寒战，外院诊断为"播散性非结核分枝杆菌病（累及皮肤及肺部，龟分枝杆菌）"，予以莫西沙星、多西环素、利奈唑胺、克拉霉素、复方磺胺甲噁唑等治疗后体温恢复正常，皮下结节消退。2017 年皮疹反复发作，发作部位增加，伴破溃，流白色液体，再次给予上述药物治疗有效，皮疹及结节消退。2018 年 12 月皮疹再次复发，外院给予上述药物治疗后体温有所下降，但皮疹未见好转。2019 年 2 月 25 日为进一步治疗收入皮肤科，入院时患者的精神状态良好、食欲正常、睡眠正常。

既往史：高血压病史 6 年，血压最高达 220/140mmHg，未规律服药；脑梗死病史 6 年，无后遗症。否认食物、药物过敏史。

入院查体：体温 36.9℃，脉搏 86 次 /min，呼吸 20 次 /min，血压 131/76mmHg，身高 160cm，体重 45kg。神志清醒，查体合作。左侧耳前、下颌、颈部可见数个蚕豆至硬币大小的红色结节，融合成片状，边缘不规则，表面红肿、破溃，伴少量黄白色液体流出，上覆厚层棕黄色痂，触之较韧，皮温较高，压痛（+）。

辅助检查：血常规示 WBC 14.48×10^9/L，N% 70.4%，RBC 2.52×10^{12}/L，Hb 66g/L，CRP 44.91mg/L。血生化示 TP 93.2g/L，ALB 28.5g/L。肺 CT 示①双下肺叶感染性病变可能；②右下肺叶近胸膜处多发小结节，考虑良性。

入院诊断: ①皮肤感染(原因待查),寻常狼疮? 瘰疬性皮肤结核? 孢子丝菌病? 深部真菌感染? ②高血压病(3级,很高危); ③陈旧性脑梗死。

三、主要治疗经过及典型事件

患者入院时 RBC 2.52×10^{12}/L, Hb 66g/L,为中度贫血,血压 131/76mmHg,给予琥珀酸亚铁片 0.2g p.o. b.i.d.。入院检查胸部 CT 提示双下肺叶感染性病变可能,右下肺叶近胸膜处多发小结节。超声示右颈部Ⅱ区、左侧锁骨上窝、双侧腋下、双侧腹股沟区多发低回声结节,脾脏囊肿。鉴于患者 3 年前于外院诊断为"播散性非结核分枝杆菌病",发病时伴发热、咳嗽、咳痰,胸部 CT 提示肺部多发小结节,结核感染 T 细胞(T-SPOT.TB)试验阳性、结核菌素纯蛋白衍生物(tuberculin purified protein derivative, PPD)皮肤试验阴性,考虑不除外分枝杆菌感染。3 月 1 日予以硫酸阿米卡星注射液 0.4g i.v.gtt. q.d.、盐酸莫西沙星氯化钠注射液 0.4g i.v.gtt. q.d.,患者述皮疹疼痛较前减轻。3 月 6 号皮肤组织病理检查结果回报表皮大致正常,真皮内周围血管性及间质性淋巴细胞、中性粒细胞、组织细胞、多核巨细胞混合浸润,过碘酸希夫(PAS)染色(-),倾向感染性肉芽肿。

3 月 7 号脓液和组织培养均提示为 TM 感染,临床药师会同医生查阅相关指南及文献书籍,确定两性霉素 B 序贯伊曲康唑的治疗方案。考虑两性霉素 B 的不良反应较多,临床药师建议应用注射用两性霉素 B 脂质体,并制订用药监护方案,包括逐渐增量、预处理、常见不良反应监测及应对措施等。当日给予静脉输注注射用两性霉素 B 脂质体 10mg(对乙酰氨基酚片、盐酸异丙嗪注射液预处理),3 月 8 日起给予静脉输注注射用两性霉素 B 脂质体 30mg q.d.。3 月 12 日患者诉疼痛减轻。3 月 15 日 GPT 上升至 68.3U/L,考虑两性霉素 B 引起肝损伤,予以保肝药复方甘草酸苷注射液、多烯磷脂酰胆碱注射液。3 月 19 日患者的血钾降至 2.92mmol/L,考虑两性霉素 B 引起低血钾,给予氯化钾缓释片、枸橼酸钾口服液补钾。3 月 20 日 GOT 上升至 51.1U/L,GPT 上升至 80.1U/L,血钾 3.16mmol/L,加用保肝药注射用谷胱甘肽。3 月 21 日氨基转移酶开始下降,GOT 50.0U/L,GPT 78.3U/L。3 月 21 日两性霉素 B 使用已 2 周,经治疗患者的皮疹破溃处已无渗出,疼痛明显减轻;停用两性霉素 B 并换用伊曲康唑胶囊 0.2g p.o. b.i.d.。3 月 22 日患者出院,出院带药嘱继续服用伊曲康唑胶囊 0.2g p.o. b.i.d. 联合保肝药、铁剂、氯化钾缓释片。2 周后复查,患者的肝功能及血钾恢复正常。后临床药师多次门诊随访,患者连续口服伊曲康唑胶囊 6 个月,皮损完全消退。

四、讨论

(一)TM 感染的发病机制及危险因素

TM 主要侵犯人体的单核吞噬细胞系统,细胞免疫为人体抵抗真菌侵袭的主要免疫机制,故在免疫力低下的人群中较为常见,以 HIV 阳性人群为主。在 HIV 阴性人群中抗干扰素 γ(INF-γ)自身抗体、患系统性红斑狼疮、长期应用免疫抑制剂和激素为感染的高危因素,在免疫力正常的人群中较为罕见。

TM 有 2 种形态,在不同的温度下可实现形态转变,这是 TM 感染的重要机制之一。25℃时 TM 为菌丝相,37℃时转变为酵母菌相,菌丝相的真菌产生分生孢子,通过皮肤伤口、呼吸道、消化道等途径进入人体,转变为酵母菌相。吞噬细胞特异性识别病原真菌细胞壁上的病原体相关分子模式(pathogen associated molecular pattern,PAMP),激活免疫反应,从而实现对病原真菌的识别和杀伤作用。而研究表明,酵母菌相缺失部分 PAMP 成分,有助于逃脱免疫细胞的识别,使真菌在吞噬细胞中存活。TM 通过分泌抗氧化分子、热激蛋白和高度特异性的丝裂原活化蛋白激酶(mitogen-activated protein kinase,MAPK)级联来对抗吞噬细胞中的杀伤作用。此外,研究显示酵母形态的真菌可通过巨噬细胞在人体内传播形成播散性感染。

(二)TM 感染的临床特点

TM 感染以发热、咳嗽、皮肤损伤、淋巴结肿大为常见症状,全身表现以贫血和消瘦为主。以咳嗽、咳痰、肺部病变为主的呼吸系统症状是常见的早期临床表现,临床上易误诊为肺结核、肺癌等疾病,需以实验室检查加以鉴别;皮肤损伤如皮疹、皮下结节为特征性表现之一,常成为播散性病例首先引起注意的体征,常累及面部、耳部和四肢;该病还侵犯淋巴系统致全身多处淋巴结肿大;影响血液系统导致贫血,贫血为最常见的实验室表现之一。该患者最初以面部皮下结节起病,伴随咳嗽、咳痰、发热,被误诊为"非结核分枝杆菌病",随病程进展出现皮肤破溃流脓、中度贫血,均为 TM 感染的典型表现。

(三)TM 感染的抗感染治疗方案

以"马尔尼菲篮状菌"为关键词检索中国知网,以"*Penicillium marneffei*"或"*Talaromyces marneffei*"为关键词检索 PubMed,收集近 5 年来 HIV 阴性患者的治疗方案和治疗效果,排除无关、重复、不详报道后,共 30 篇文献,涉及 92 例病例,主要治疗药物为两性霉素 B、伏立康唑、伊曲康唑。采取两性霉素 B 序贯到伊曲康唑或伏立康唑(42.39%),有效率为 89.5%;单药治疗包括伏立康唑(21.74%)、伊曲康唑(11.96%)、两性霉素 B(9.78%),有效率为 85%。抗真菌治疗后多数患者的症状好转,少数患者复发,原治疗方案用药仍有效。

TM 感染的症状不典型,易误诊,导致治疗不及时,死亡率高达 91.3%;即使及时进行抗真菌治疗和护理,6 个月内死亡率仍高达 11.3%~29.4%。目前针对 HIV 阳性患者,《中国艾滋病诊疗指南(2018 版)》推荐静脉注射两性霉素 B [0.5~0.7mg/(kg•d)]诱导治疗 2 周,续以口服伊曲康唑(200mg q.12h.)巩固治疗 10 周。对于 HIV 阴性患者的 TM 感染治疗方案尚无推荐。《热病》推荐两性霉素 B [0.5～1mg/（kg•d）] 连用 2 周，HIV 阴性患者接着用伊曲康唑 400mg/d 连用 10 周，然后 200mg/d；HIV 阳性患者需长期服用伊曲康唑。

体外研究表明，TM 对三唑类药物的敏感性从高到低依次为泊沙康唑、伏立康唑、伊曲康唑、氟康唑，提示泊沙康唑可能为治疗 TM 的潜在药物，但临床数据缺乏，仍需进一步进行临床研究。虽然在体外两性霉素 B 对 TM 的 MIC 高于三唑类，但两性霉素 B 的早期抗菌活性高于伊曲康唑。且在临床治疗中两性霉素 B 的疗效优于伊曲康唑，其差异性主要表现在治疗的第 9～24 周，使用伊曲康唑的患者死亡率为两性霉素 B 的 2 倍，考虑抗菌药物的早期抗菌活性可能对疾病进展有持续影响。由此可见，该患者早期应用抗菌活性高的两性霉素 B 诱导治疗至皮损好转、疼痛减轻，后期应用安全性相对较好的伊曲康唑长期维持治疗直至皮损完全消失，治疗方案兼顾有效性和安全性，治疗方案合理。

（四）药学监护

虽两性霉素 B 对 TM 感染疗效显著，但其不良反应（如肝、肾损伤，电解质紊乱，贫血）是限制其临床应用的原因之一，而短期（5～7 日）使用可大大降低不良反应发生率。加强两性霉素 B 用药期间的药学监护可有效减少药品不良反应对患者造成的伤害。药学监护点主要包括：①预处理，给药前 30 分钟给予解热镇痛药、抗组胺药或糖皮质激素；②稀释用葡萄糖注射液的 pH 应在 4.2 以上，滴注时间在 6 小时以上；③小剂量递增至目标剂量；④密切监测输液反应，心、肝、肾功能，电解质（血钾、血磷），视力，血压等。

该患者 HIV 阴性，不存在明显的免疫缺陷，明确 TM 感染后，采用两性霉素 B 序贯伊曲康唑的方案。用药第 4 日皮损疼痛开始减轻，用药 2 周后皮损明显好转、渗出消失。口服伊曲康唑治疗 6 个月后皮损完全消退，治疗有效。患者使用两性霉素 B 后出现氨基转移酶升高、血钾降低，给予对症治疗后好转。

五、小结

马尔尼菲篮状菌感染在健康人群中少见，本例患者为 HIV 阴性的健康人群，以面部皮疹发病，伴发热、咳嗽、咳痰，易误诊，致病程延长、病情反复。确诊后采用注射用两性霉素 B 脂质体序贯伊曲康唑治疗，疗效显著，患者未再复发。注射用两性霉素 B 脂质体应用中，临床药师全程药学监护，预处理得当，有效降低了用药风险。

参 考 文 献

[1] 陈日凤，刘栋华. 马尔尼菲篮状菌与巨噬细胞相互作用机制研究进展. 中国皮肤性病学杂志，2021，35（4）：459-463.

[2] 谢周华，梁联哨，李志峰，等. HIV 抗体阴性马尔尼菲篮状菌病 25 例临床分析. 临床肺

科杂志, 2019, 24(9): 1610-1614.

[3] 贺莉雅, 覃静林, 符淑莹, 等. 马尔尼菲篮状菌病研究现状. 皮肤科学通报, 2017, 34(5): 581-588.

[4] 曹静, 谢浩俊, 成卫英, 等. HIV 阴性与 HIV 阳性的马尔尼菲篮状菌病患者临床特点分析. 中国皮肤性病学杂志, 2018, 32(10): 1158-1162.

[5] 张玲. HIV 阴性宿主合并马尔尼菲篮状菌及非结核分枝杆菌感染 2 例临床分析并文献复习. 南宁: 广西医科大学, 2019.

[6] "十三五"国家科技重大专项艾滋病机会性感染课题组. 艾滋病合并马尔尼菲篮状菌病临床诊疗的专家共识. 西南大学学报(自然科学版), 2020, 42(7): 61-75.

[7] CHAN J F W, LAU S K P, YUEN K Y, et al. Talaromyces (Penicillium) marneffei infection in non-HIV-infected patients. Emerging microbes & infections, 2016, 5(3): e19.

[8] PONGPOM M, VANITTANAKOM P, NIMMANEE P, et al. Adaptation to macrophage killing by Talaromyces marneffei. Future science OA, 2017, 3(3): FSO215.

[9] CHEN D, CHANG C, CHEN M, et al. Unusual disseminated Talaromyces marneffei infection mimicking lymphoma in a non-immunosuppressed patient in East China: a case report and review of the literature. BMC infectious diseases, 2020, 20(1): 800.

[10] LEE P P, LAO-ARAYA M, YANG J, et al. Application of flow cytometry in the diagnostics pipeline of primary immunodeficiencies underlying disseminated *Talaromyces marneffei* infection in HIV-negative children. Frontiers in immunology, 2019, 10: 2189.

[11] LEI H L, LI L H, CHEN W S, et al. Susceptibility profile of echinocandins, azoles and amphotericin B against yeast phase of Talaromyces marneffei isolated from HIV-infected patients in Guangdong, China. European journal of clinical microbiology & infectious diseases, 2018, 37(6): 1099-1102.

[12] LE T, KINH N V, CUC N T K, et al. A trial of itraconazole or amphotericin B for HIV-associated Talaromycosis. New England journal of medicine, 2017, 376(24): 2329-2340.

[13] LE T, LY V T, THU N T M, et al. Population pharmacodynamics of amphotericin B deoxycholate for disseminated infection caused by *Talaromyces marneffei*. Antimicrobial agents and chemotherapy, 2019, 63(2): e01739-18.

（马　亮）

案例 14　一例播散性带状疱疹患者的药学监护

一、案例背景知识简介

带状疱疹(herpes zoster, HZ)是由潜伏在神经节的水痘-带状疱疹病毒(varicella-zoster virus, VZV)再激活引起的急性感染性皮肤病。HZ 的皮损通常限于单个皮区，而涉及 2 个或更多个皮区的非邻近 HZ 比较少见。当超过 2 个连续的皮区受到影响或者在初始皮区外观察到超过 20 个水痘样皮疹或累及内脏时，则称为播散性带状疱疹（disseminated herpes zoster，DHZ）。播散性带状疱疹临床上比较少见，一般发生于年老体弱、恶性肿瘤或术后患者、获得性免疫缺陷综合征（acquired immunodeficiency syndrome，AIDS）及长期使用免疫抑制剂或糖皮质激素的人群。本文基于一例播散性 HZ 并进行文献回顾，同时归纳总结播散性带状疱疹患者的药学监护要点。

二、病例内容简介

患者，男性，86 岁，身高 173cm，体重 75kg。患者于 2020 年 7 月 21 日无明显诱因出现右侧颈肩部硬币大小红斑、丘疹、水疱，伴有针尖样疼痛，每次持续约半分钟后疼痛消失。搔抓后皮损面积逐渐增大，颜色逐渐变黑。无头痛、头晕、恶心、呕吐等不适。7 月 23 日无明显诱因前胸部右侧 C_2 肋下、左侧 C_4 肋下及面部、后背部出现红色的绿豆大小斑丘疹，疼痛性质及程度与前类似。自行涂抹复方醋酸地塞米松软膏后症状未见好转。7 月 25 日颜面部、后背部出现散在红色斑丘疹，疼痛性质程度同前。无耳郭疼痛、听力下降、面瘫等。7 月 28 日收入皮肤科治疗，入院时患者的精神状态良好、体力正常、食欲正常。

既往史：高血压病史 30 年，血压控制尚可，50 年前行阑尾切除术，30 年前行疝修补术，1 年前行双眼人工晶体植入术。1 年前被诊断为慢性湿疹，给予复方甘草酸苷、维生素 C、葡萄糖酸钙、依巴斯汀、酮替芬、雷公藤、卤米松等治疗后病情明显好转。患者自诉有前列腺增生病史 30 年。否认食物、药物过敏史。

入院查体：体温 36.4℃，脉搏 84 次/min，呼吸 18 次/min，血压 143/74mmHg，身高 173cm，体重 75kg。神志清醒，查体合作。右侧颈肩部可见数个硬币大小的黑色斑丘疹，部分有水疱及结痂覆盖，边缘呈红色，与周围组织界限清晰。颜面部、后背部可见散在红斑，无破溃、渗出，无血疱、坏疽。腋下淋巴结未触及肿大。

辅助检查：血常规示 WBC 6.94×10^9/L，N% 74.6%，RBC 4.02×10^{12}/L，Hb 123g/L，淋巴细胞百分率（percentage of lymphocyte，L%）18.9%。血生化示尿素（BUN）8.21mmol/L，Cr 108.9μmol/L，尿酸（uric acid，UA）457.9μmol/L。

入院诊断：①播散性带状疱疹；②高血压（3 级，很高危）；③阑尾切除术后；④双眼人工晶体置换术后；⑤疝修补术后；⑥前列腺增生。

三、主要治疗经过及典型事件

入院当日给予注射用阿昔洛韦 0.5g i.v.gtt. b.i.d.（9 时和 15 时）抗病毒，加巴喷丁胶囊 0.1g p.o. t.i.d. 镇痛，甲泼尼龙片 8mg p.o. t.i.d. 抗炎，腺苷钴胺、维生素 B_1 营养神经等治疗。入院第 2 日，临床药师计算患者的肌酐清除率为 45.46ml/min，

依据药品说明书及指南推荐,建议调整注射用阿昔洛韦频次为 q.12h.(9 时和 21
时),并嘱患者输液 2 小时前后多饮水。鉴于患者的湿疹病史明确,且本次带状
疱疹的发病部位主要在躯干,炎症反应不严重,临床药师建议停用甲泼尼龙片,
以免持续用药后停药造成湿疹复发;上述建议医生均采纳。7 月 31 日患者自诉
疼痛明显减轻,黑色结痂变化不明显。8 月 2 日晨患者诉夜间出现少尿,排尿困
难;同时诉下腹胀痛,行导尿术后排出尿液约 700ml,尿色呈淡黄色。急查肾功
能和尿常规,结果回报血肌酐 100.4μmol/L,尿常规未见异常,初步排除急性肾
功能不全。临床药师仔细审查医嘱,未发现可能影响排尿的可疑药物,结合患
者有前列腺增生病史,考虑排尿困难与患者原患疾病相关,故带状疱疹的治疗
方案暂未做调整。8 月 4 日患者自诉疼痛明显减轻,右侧颈肩部的黑色结痂较
前减小,前胸及后背的疱疹明显消退,考虑抗病毒药应用已满 7 日,予以停用;
继续镇痛、营养神经治疗,2 周后患者顺利拔除尿管。

四、讨论

(一)播散性带状疱疹易感人群的特征分析

临床上播散性带状疱疹比较少见。Ajay Kumar Mishra 报道了 1 例 63 岁的
男性患者,既往有高血压、高脂血症、慢性嗜酸性粒细胞性肺炎病史,应用泼尼
松龙、环磷酰胺、吸入剂(沙丁胺醇、类固醇和异丙托溴铵)治疗严重持续性哮
喘,加用 benralizumab(针对严重持续性哮喘的抗 IL-5 单克隆抗体),注射 5 日后
腰部出现红斑伴剧烈疼痛,2 日后胸部和上背部也出现广泛的水疱性病变。结
合带状疱疹聚合酶链式反应(polymerase chain reaction,PCR)检查结果阳性,确
诊为播散性带状疱疹。Naoya Yasokawa 报道了 1 例 53 岁的男性非小细胞肺癌
患者,初始发病为带状疱疹,口服伐昔洛韦 1g t.i.d.,3 日后发展为播散性带状疱
疹,带状疱疹 PCR 阳性。Roshni Kakitha 报道了 1 例 53 岁的女性慢性粒细胞白
血病患者,右大腿原发,播散至四肢、躯干,确诊为播散性带状疱疹。以上报道
提示恶性肿瘤、长期使用免疫抑制剂或糖皮质激素的人群更易发生播散性带状
疱疹。Joong Su Park 报道了 1 例无免疫力下降相关疾病的 71 岁女性罹患播散
性带状疱疹并累及三叉神经眼支的病例。张慧等总结了 22 例播散性带状疱疹
患者,发现其中老年患者(年龄 >60 岁)占 68.2%,并且后期随访遗留神经痛的
患者有 10 例(45.5%)。本文中患者因湿疹口服数月雷公藤多苷片,可能是造成
其免疫力下降、带状疱疹发作的原因之一。该患者的体力正常、精神状态良好,
考虑发病也可能与 86 岁高龄及免疫力下降有关。

另外,免疫正常的非高龄人群发生播散性带状疱疹在国内外也有零星报
道。Moriuchi 等报道了 1 例 37 岁的健康女性发生播散性带状疱疹并出现无菌
性脑膜炎的症状,但机制不明。

（二）治疗方案分析

带状疱疹的系统治疗主要包括抗病毒、糖皮质激素抗炎、镇痛、营养神经等。系统的抗病毒治疗可缩短病程，并能降低后遗神经痛的发生率、严重程度及持续时间。本例患者的年龄 >50 岁，且皮疹发生超过 1 个皮区，依据《中国带状疱疹治疗指南》应当接受系统的抗病毒治疗，首选阿昔洛韦，静脉给药，如肌酐清除率 >50ml/min，则给予 5~10mg/kg，q.8h.，给药 7 日。本例患者的肌酐清除率处于 25~50ml/min，故降低给药频次，500mg，q.12h.，给药 7 日，剂量疗程合理。在急性发作期，糖皮质激素治疗可抑制炎症过程，减轻神经性水肿，缩短急性疼痛的持续时间和皮损愈合时间，但对于后遗神经痛基本无效。本例患者的疼痛程度不高，且有湿疹病史，糖皮质激素治疗的临床意义不大，且撤药易导致湿疹复发，故不适合应用。镇痛方案遵循阶梯治疗原则，本例患者的疼痛程度不高，起始剂量的加巴喷丁即可达到满意的效果。

（三）药学监护要点

本例患者为老年男性，主要治疗药物为注射用阿昔洛韦，治疗期间的药学监护应重点关注以下几点。①注射用阿昔洛韦的滴注时间应在 1 小时以上，否则可发生肾小管内药物结晶沉淀；静脉滴注后 2 小时尿药浓度最高，此时给予患者充足的水化可有效防止药物沉积于肾小管内。②该患者的肌酐清除率略低，每 12 小时 1 次给药较每日 2 次可使药物排泄更平顺，方案更合理。③配液浓度高于 7g/L 或药液漏至血管外容易造成静脉炎，该患者的最终配液浓度为 1g/L，静脉炎风险较低。④关注患者的尿量，定期监测肾功能。患者为老年男性，出现尿量减少，考虑肾损伤的同时，还要考虑尿潴留的可能性。如为尿潴留，患者的膀胱区有明显的隆起并伴有压痛，行超声检查可明确诊断。抗病毒治疗是播散性带状疱疹治疗中的重中之重，临床药师应关注阿昔洛韦的各个药学监护点，确保抗病毒治疗的顺利进行。

五、小结

播散性带状疱疹较为少见，由病毒血行播散导致，可出现肺炎、脑膜炎、脑炎等严重并发症，死亡率高。尽早、足量的抗病毒治疗是改善预后的决定因素。本例患者的治疗方案合理，较好地控制了病情发展，药学监护严密，治疗期间未发生药品不良反应。

参 考 文 献

[1] 张慧，曹媛媛，崔伟，等. 22 例播散性带状疱疹临床分析. 中国麻风皮肤病杂志，2018，34（3）：160-161.

[2] MISHRA A K，SAHU K K，JAMES A. Disseminated herpes zoster following treatment with

benralizumab. Clinical respiratory journal, 2019, 13(3): 189-191.

[3] YASOKAWA N, YASUDA Y, CHIN H, et al. Generalized herpes zoster and cutaneous metastasis during chemotherapy for non-small cell lung cancer: a case report. Thoracic cancer, 2021, 12(1): 117-121.

[4] KAKITHA R, SHANMUGAM S. Bullous pemphigoid-like presentation of disseminated herpes zoster: a case report. Indian journal of dermatology, 2020, 65(3): 234-235.

[5] PARK J S, IN S M, LEE K I. Disseminated herpes zoster misdiagnosed as orbital complication of acute sinusitis. Otolaryngology case reports, 2020, 17: 100245.

[6] LEWIS D J, SCHLICHTE M J, DAO H. Atypical disseminated herpes zoster: management guidelines in immunocompromised patients. Cutis, 2017, 100(5): 321, 324, 330.

[7] MORIUCHI H, MORIUCHI M, SUN C C, et al. Disseminated cutaneous zoster and aseptic meningitis in a previously healthy patient. Journal of infection, 1997, 35(2): 183-185.

（马　亮）

案例15　一例伐昔洛韦致血液透析患者脑病的药学监护

一、案例背景知识简介

伐昔洛韦用于治疗水痘-带状疱疹病毒及Ⅰ型、Ⅱ型单纯疱疹病毒感染，包括初发和复发的生殖器疱疹病毒感染。不良反应包括偶有头晕、头痛、关节痛、恶心、呕吐、腹泻、胃部不适、食欲减退、口渴、白细胞下降、蛋白尿及尿素氮轻度升高、皮肤瘙痒等；长程给药偶见痤疮、失眠、月经紊乱；药物过量可导致神经系统反应，如头痛、意识模糊、幻觉、兴奋、抽搐和昏迷。对于血液透析患者，在使用伐昔洛韦等抗病毒药时更易诱发脑病。本文通过对一例伐昔洛韦致血液透析患者脑病的不良反应进行分析，结合相关文献，以期为临床充分认识药品不良反应、促进药物的合理使用提供参考。

二、病例内容简介

患者，女性，83岁。因"规律血液透析9年，咳嗽、咳痰3日"于2018年4月12日入院。患者13年前出现夜尿增多，每晚约5次，于外院行肾穿刺活检，病理示间质性肾炎，未系统治疗。患者9年前出现头晕、恶心，肾功能检查示血Cr 800μmol/L，诊断为慢性肾脏病（CKD 5期）。行无涤纶套中心静脉置管，诱导透析后规律血液透析治疗，并于左前臂行动静脉内瘘成形术，内瘘成熟后经内瘘规律血液透析（每周3次）至今。3日前患者出现咳嗽、咳白色黏痰，为求进一步治疗，收入肾内科。

既往史：冠心病病史 5 年；高血压病史 10 年，血压最高达 180/120mmHg，平素口服抗高血压药控制良好，血压稳定在 140/90mmHg 左右。否认糖尿病史，无癫痫等神经系统及精神疾病病史。否认药物、食物等过敏史。

入院查体：体温 36.5℃，脉搏 75 次/min，呼吸 18 次/min，血压 135/95mmHg，身高 155cm，体重 48kg。神志清醒，查体合作。双肺叩诊清音，双肺呼吸音粗，可闻及双肺散在干、湿啰音，无胸膜摩擦音。

辅助检查：血常规示 WBC 2.9×10^9/L，N% 90%，Hb 93g/L。血生化示 Cr 676μmol/L。估算的肾小球滤过率（eGFR）7ml/（min·1.73m²）。胸片示双肺炎症。

入院诊断：①慢性间质性肾炎；②慢性肾脏病（CKD 5 期）；③肺部感染；④高血压（3 级，很高危）；⑤冠状动脉粥样硬化性心脏病（NYHA Ⅱ级）。

三、主要治疗经过及典型事件

患者平时规律血液透析，每周 3 次，入院后给予哌拉西林他唑巴坦 2.5g i.v.gtt. q.12h. 抗感染治疗；4 月 18 日患者肺部感染好转停药。同时，患者右侧下肢可见簇集性水疱，疼痛，诊断为带状疱疹。临床考虑患者带状疱疹较重，给予喷昔洛韦注射液 250mg i.v.gtt. q.d. 联合伐昔洛韦片 300mg p.o. b.i.d.。

4 月 21 日（透析后第 2 日）患者突发意识不清，胡言乱语，肢体震颤，血压 96/60mmHg，脉搏 85 次/min，呼吸 25 次/min。急查血常规：WBC 5×10^9/L，N% 70%，Hb 3g/L。血生化：钾 3.8mmol/L，钠 137.3mmol/L，Glu 5.28mmol/L，Cr 531μmol/L，A 30g/L。头颅 CT：老年性脑改变，指标与前无特殊改变。

药师对该不良反应进行关联性评价分析：患者出现脑病症状是在透析后第 2 日，透析方式和透析时长与之前未有变化，患者既往心功能Ⅱ级，分析脑病症状与透析和心功能关系不大，考虑喷昔洛韦不易透过血脑屏障，可能为伐昔洛韦导致的脑病症状，建议停用伐昔洛韦片。因伐昔洛韦的血浆蛋白结合率低，血液透析 1 次可清除 60%，所以建议加强血液透析。医生采纳建议，采用 CRRT 1 次后改为普通血液透析，每日 1 次，4 日后患者神志转清，肢体震颤消失，未再出现上述症状，病情好转出院。

四、讨论

（一）伐昔洛韦与患者脑病症状的关联性评价

根据国家药品不良反应监测中心制定的关联性评价标准，患者突发意识不清、胡言乱语、肢体震颤的脑病症状可能为伐昔洛韦所致，原因如下。①患者既往无神经系统及精神疾病病史，发生脑病症状后急查血常规、血生化、血糖等指标，与前无特殊改变，可排除尿毒症脑病、低钠血症及血糖异常所致的精神症状；发生不良反应时血常规 WBC 指标正常，可排除感染导致的意识障碍；患者的肝功能正常,排除肝性脑病;患者规律血液透析,血 Cr 波动在 300～500μmol/L,血 Cr 基本稳定,每月定期 1 次血液滤过,透析性脑病的可能性不大。头部 CT 未见异常,可排除器质性脑病。因此,患者的脑病症状不能用原发病或其他可能疾病来解释。②发生脑病时,伐昔洛韦片应用 3 日,用药与不良反应发生有合理的时间关系。③根据伐昔洛韦片说明书,该药过量可导致神经系统反应,如头痛、意识模糊、幻觉、兴奋、抽搐和昏迷;文献亦有报道伐昔洛韦可诱发脑病,患者反应符合该药已知的不良反应类型。④患者应用的所有药物中,已有文献报道哌拉西林他唑巴坦、伐昔洛韦可诱发脑病,但该例患者脑病症状发生时哌拉西林他唑巴坦已停药 3 日,且用药剂量为血液透析患者的常规剂量,药物蓄积的可能性较小;伐昔洛韦片的给药剂量偏大,药物易蓄积,此外伐昔洛韦是阿昔洛韦的前药,阿昔洛韦引起脑病的报道很多,喷昔洛韦不易透过血脑屏障,脑脊液浓度更低,故伐昔洛韦导致脑病的可能性大。⑤患者停用伐昔洛韦片,未停用喷昔洛韦等其他药物,4 日后症状好转。所以综合以上几点,判定患者脑病的发生很可能是由伐昔洛韦导致的。

(二)伐昔洛韦致患者脑病的发生机制

该患者发生脑病的机制可能有以下 3 点:①给药剂量偏大,导致药物蓄积。伐昔洛韦在体内可迅速转化为阿昔洛韦,主要经肾脏清除。根据《热病》,血液透析患者应减量,减少至正常剂量的 1/6,即 50mg b.i.d.,透析后给药。该患者给予 300mg b.i.d.,剂量偏大。②肾衰竭患者的血脑屏障和细胞膜通透性改变,游离药物易在神经系统蓄积。

(三)伐昔洛韦致患者脑病不良反应的处理

患者的脑病不良反应主要为伐昔洛韦剂量过大所致,故停用伐昔洛韦片,为治疗带状疱疹,继续应用喷昔洛韦注射剂,患者的带状疱疹好转。伐昔洛韦说明书记载伐昔洛韦的血浆蛋白结合率低,且脑组织中的浓度低,血液透析 1 次可降低 60%,因此加强血液透析可清除。治疗上停用伐昔洛韦片,加强血液透析,每日 1 次,必要时应用 CRRT 治疗。治疗 4 日后,患者神志转清,肢体震颤消失。

五、小结

该例患者的带状疱疹较重,同时给予 2 种抗病毒药,但并未查到有相关指南及循证证据支持 2 种抗病毒药联合应用于重症疱疹患者,病情较重的患者是否应该联合抗病毒药还需进一步的临床观察数据的积累和循证证据的支持,在未有相关证据支持前不建议 2 种同类抗病毒药联合应用,该例患者出现脑病是否和 2 种抗病毒药同时应用有关也需进一步研究。本病例提示血液透析患者在使用伐昔洛韦等抗病毒药时要时刻注意其诱发脑病的风险,严格控制给药剂量

和给药间隔时间,而早期诊断、及时停药、加强血液透析是治疗伐昔洛韦致血液
透析患者脑病不良反应的关键措施。

参 考 文 献

[1] 唐晓霞,朱雯雯,陈大奎,等.伐昔洛韦片致老年血液透析患者严重精神异常1例.药物
流行病学杂志,2013,22(9):523-524.

[2] 段小军,谈平,曾翠青.伐昔洛韦片致血透患者严重精神神经异常1例及文献复习.中国
中西医结合肾病杂志,2017,18(5):442-443.

[3] 王霞,王懿睿,晏妮,等.哌拉西林/他唑巴坦致慢性肾功能不全患者抗生素脑病1例.
中国药师,2018,21(2):311-312.

[4] 赵业清,徐传新.哌拉西林/他唑巴坦致不良反应23例文献分析.中国药房,2014,25(16):
1501-1503.

[5] GILBERT D N,CHAMBERS H F,ELIOPOULOS G M,et al.热病:桑福德抗微生物治疗
指南.范洪伟,主译.新译第48版.北京:中国协和医科大学出版社,2019.

[6] 马立娟,赵尚懿,顾礼忠.大剂量伐昔洛韦治疗带状疱疹有效性和安全性的临床观察.
中国处方药,2020,18(3):94-96.

[7] 汪坤.盐酸伐昔洛韦片和阿昔洛韦注射液治疗带状疱疹的临床疗效比较.世界最新医学
信息文摘,2016,16(32):105,107.

[8] 王贞,胡光煦.1例带状疱疹伴神经痛患者治疗的用药监护.药物与临床,2019,22(4):
724-727.

[9] 冉宇,肖阳,华容,等.伐昔洛韦与阿昔洛韦治疗带状疱疹疗效的Meta分析.实用疼痛
学杂志,2016,12(6):428-434.

[10] 郑文亮.早期给予盐酸伐昔洛韦治疗带状疱疹对预防后遗神经痛的影响.中国医药科
学,2017,7(4):93-95.

[11] 高谨,高艳.盐酸伐昔洛韦片和阿昔洛韦注射液对带状疱疹的治疗效果及不良反应分析.
中外女性健康研究,2019,1(1):98-99.

[12] 韩丽.带状疱疹盐酸伐昔洛韦片和阿昔洛韦注射液治疗的临床效果对比分析.中国保健
营养,2017,27(17):362-363.

[13] SINGH N P,SHAH H R,AGGARWAL N,et al.Valacyclovir associated neurotoxicity in a
patient on dialysis.Indian journal of nephrology,2014,24(2):128-129.

[14] YOSHIMURA T,KAWASAKI T,SHIROTA A,et al.Valacyclovir-induced neurotoxicity
in a patient with a preserved renal function.Internal medicine journal,2018,57(21):
3213-3216.

[15] MURAKAMI T,AKIMOTO T,OKADA M,et al.Valacyclovir neurotoxicity and nephro-
toxicity in an elderly patient complicated by hyponatremia.Drug target insights,2018,12:

1177392818782899[2021-08-15]. https://www.ncbi.nlm.nih.gov/pmc/articles/PMC6043912/ pdf/10.1177_1177392818782899.pdf.

[16] HUGUENEL C, FELTON D, BRUCCOLERI R, et al. Case files of the harvard medical toxicology fellowship: valacyclovir neurotoxicity and unintentional overdose. Journal of medical toxicology, 2014, 11 (1): 132-136.

[17] KAMBHAMPATI G, PAKKIVENKATA U, KAZORY A. Valacyclovir neurotoxicity can be effectively managed by hemodialysis. European journal of neurology, 2011, 18 (3): e33.

（侯继秋）

案例 16 　一例脓毒症合并内源性眼内炎患者的药学监护

一、案例背景知识简介

脓毒症（sepsis）是指明确或可疑的感染引起的全身炎症反应综合征，是严重感染、严重创/烧伤、休克、外科手术后常见的并发症，严重时可导致多器官功能障碍综合征（multiple organ dysfunction syndrome，MODS）和/或循环衰竭，病死率高。本文拟通过对一例脓毒症合并内源性眼内炎患者的药学监护，探讨临床药师如何根据患者的情况建立临床思维，以更好地为临床服务。

二、病例内容简介

患者，女性，58 岁，身高 160cm，体重 75kg。因"发热、咳嗽、咳痰、视力下降近 1 个月"入院。患者于 30 日前无明显诱因出现发热，体温最高达 39.0℃，伴畏寒、寒战、恶心，就诊于当地医院，给予"美洛西林"抗感染及对症治疗。25 日前患者出现左眼视物模糊，视力急剧下降。2 次血培养培养出肺炎克雷伯菌，对多数抗感染药敏感，对氨苄西林、哌拉西林耐药。当地医院给予抗感染（先后给予头孢哌酮舒巴坦、莫西沙星）及对症治疗，体温仍高，且患者的眼眶红肿无缓解，仍有咳嗽，咳黄白痰，为求进一步诊治，2016 年 8 月 19 日入院。

既往史：自述 1 周前因"腰椎间盘突出"行针灸治疗。高血压病史 15 年，血压最高 160/110mmHg，服用贝那普利片，血压控制尚可。否认药物、食物过敏史。个人史和家族史无特殊。

入院查体：体温 38.5℃，脉搏 82 次/min，呼吸 15 次/min，血压 130/80mmHg。左侧眼睑肿胀，球结膜充血水肿。双肺呼吸音粗，双下肺可闻及湿啰音，未闻及干啰音及胸膜摩擦音。

辅助检查：胸部 CT（2016 年 7 月 29 日）示双肺可见多发小结节。胸部 CT（2016 年 8 月 19 日）示双肺小结节影面积稍增大。眼眶 MRI（2016 年 8 月 21

日）示左侧眼眶皮下异常信号改变，考虑炎性改变。腹部彩色超声检查（2016 年 8 月 19 日）示肝内探及多个低回声团，最大者 1.9cm×1.2cm，提示肝脓肿。血培养 2 次（当地医院）均为肺炎克雷伯菌。血常规（2016 年 8 月 19 日）示 WBC 19.90×10^9/L，N% 83.0%；PCT（2016 年 8 月 19 日）8.11μg/L。HbA1c（2016 年 8 月 20 日）7.50%，Glu（空腹）16.33mmol/L。ESR（2016 年 8 月 24 日）83.0mm/h。痰涂片（2016 年 8 月 20 日）示大量革兰氏阳性球菌。痰涂片（2016 年 8 月 24 日）示大量革兰氏阳性球菌。血培养（2016 年 8 月 24 日），培养 5 日无细菌生长。

入院诊断： ①脓毒症；②双肺肺脓肿；③肝脓肿；④内源性眼内炎（左）；⑤眶蜂窝织炎（左）；⑥高血压（2 级，很高危）；⑦2 型糖尿病。

三、主要治疗经过及典型事件

患者在外院 2 次血培养均培养出敏感的肺炎克雷伯菌，给予头孢哌酮舒巴坦、莫西沙星治疗，体温仍高。影像学提示多发肺脓肿、肝脓肿，未进行引流，8 月 19 日给予亚胺培南西司他丁 1g i.v.gtt. q.8h.，考虑患者发病前 1 周有针灸病史，而且在外院应用头孢哌酮舒巴坦治疗无好转，患者的体温 39.0℃，WBC 19.90×10^9/L，N% 83.0%，PCT 8.11μg/L，不能排除患者合并革兰氏阳性球菌感染的可能性；8 月 21 日加用注射用盐酸万古霉素 1g i.v.gtt. b.i.d.，两药联合抗感染治疗，其间患者的体温下降，咳嗽、咳痰症状有所好转；9 月 9 日万古霉素联合亚胺培南抗感染 21 日后血常规逐渐恢复正常，患者的 PCT＜0.05μg/L，复查胸部 CT 及腹部彩色超声，脓肿吸收良好，停用以上 2 种经静脉用抗感染药。8 月 22 日针对患者的眼内炎，给予玻璃体腔内注射万古霉素 0.1mg（溶于 0.9% 氯化钠注射液 1ml），患者的眼部疼痛及红肿好转，瞳孔对光反射仍消失，拟择期行眼球摘除术。

四、讨论

（一）全身抗感染药的选择

目前有多项研究表明，如果脓毒症初始经验性抗感染方案未采取恰当的抗菌药物，将增加严重脓毒症 / 感染症休克的发病率和病死率。因此，初始经验性抗感染治疗方案应采用覆盖所有可能的致病菌（细菌、真菌）且能进入疑似感染源组织内并达到有效浓度的单药或多药联合治疗。

患者的体温最高达 39.0℃，仍有咳嗽、咳痰，WBC 19.90×10^9/L，N% 83.0%，PCT 8.11μg/L，2 次血培养均培养出肺炎克雷伯菌，入院后确诊为 2 型糖尿病。糖尿病是肺炎克雷伯菌感染的高危因素，此次入院给予亚胺培南西司他丁抗感染，可覆盖上述致病菌，但病情仍不好转，分析患者可能合并革兰氏阳性球菌感染，可能的原因如下。①患者为 2 型糖尿病，近几年报道 2 型糖尿病的革兰氏阴性菌感染概率偏大，但革兰氏阳性球菌仍占一定的比例；②患者在发病前 1 周有针灸史，据报道针灸是引起革兰氏阳性球菌感染的高危因素；③患者在院外应用头孢哌酮舒巴坦，根据外院药敏试验结果提示对肺炎克雷伯菌敏感，但患者仍发热；④患者 2 次痰涂片检查发现大量革兰氏阳性球菌。综上考虑患者可能为肺炎克雷伯菌和革兰氏阳性球菌混合感染，临床药师建议联合万古霉素 1g i.v.gtt. b.i.d.。

（二）眼内炎局部用药的选择

眼内炎症疾病是致盲的重要原因之一。内源性眼内炎是指病原微生物由远距离病灶播散进入眼组织，引起的以玻璃体炎为特征的眼内感染。该患者剧烈眼痛、视力下降、眼球突出、运动受限、眼睑红肿、脓性分泌物、球结膜充血水肿，具有急性化脓性感染的特征及全身中毒症状。根据患者的眼部 MRI 结果，感染已经扩散至眼眶蜂窝组织，眼内炎诊断明确。眼科会诊意见：左眼混合性充血，前房几乎消失，瞳孔对光反射消失，建议摘除眼球。考虑患者处于感染的急性期，摘除眼球须等炎症控制后进行，目前可积极地进行眼部抗感染治疗。

该患者的脓液细菌培养未查出致病菌。由于玻璃体腔及前房中无血管，存在血 - 视网膜及血 - 房水屏障，抗生素在眼内难以达到有效浓度，全身用药只能作为眼内炎的辅助治疗。查阅文献，治疗眼内炎可采用玻璃体腔内注射万古霉素 0.1mg（溶于 0.9% 氯化钠注射液 1ml），可使眼内抗生素达到有效治疗浓度，临床医生采纳此种给药方式。

（三）抗感染药的疗程

脓毒症的抗菌药物应用疗程一般为 7～10 日，患者有肺脓肿和肝脓肿，未进行引流，用药时间可相对延长。经万古霉素联合亚胺培南抗感染治疗 21 日后，患者的体温下降，血常规逐渐恢复正常，PCT 由 8.11μg/L 降至正常，抗感染治疗有效，所以停用抗菌药物。应用 PCT 作为脓毒症停用抗菌药物的辅助手段可减少抗菌药物应用时间且不增加病死率。关于眼内炎的治疗，万古霉素玻璃体腔内注射后眼部疼痛好转，眼眶红肿改善，但瞳孔对光反射为阴性，眼科会诊建议待感染稳定后考虑手术摘除眼球。

五、小结

对于感染患者，明确致病菌以选择有效的抗菌药物是治疗的关键。该患者的 2 次血培养结果为肺炎克雷伯菌，且对很多药物敏感，但亚胺培南西司他丁的抗感染治疗效果不佳。临床药师通过综合分析，考虑患者可能存在耐药革兰氏阳性球菌混合感染，加用万古霉素注射液后，患者的脓毒症控制得较好。

眼内液微生物学检查结果是眼内炎的治疗中有价值和最可靠的诊断方法，但眼内炎患者的玻璃体及前房液样本量少，送检标本中的微生物数量低，造成细菌检出率较低，给治疗带来实际困难。对于此类患者，应尽早进行有针对性的强有力的广谱抗生素全身和局部抗感染治疗，从而避免颅内感染的发生。经药物治疗效果不明显甚至病情继续发展时，要积极采取手术治疗，以免病情恶化或引起其他并发症。

参 考 文 献

[1] 中华医学会重症医学分会. 中国严重脓毒症/脓毒性休克治疗指南（2014）. 中华内科杂志, 2015, 54（6）: 557-581.

[2] 孙红霞, 刘先荣, 周传波, 等. 糖尿病患者肺部感染的病原学与耐药性研究. 中华医院感染学杂志, 2016, 26（2）: 332-334.

[3] 王卉, 邓立军, 陈强, 等. 老年糖尿病患者多药耐药菌感染的临床研究. 中华医院感染学杂志, 2016, 26（1）: 62-64.

[4] 高丰, 潘颖喆, 刘刚, 等. 化脓性眼内炎患者感染病原菌分析与对蛋白激酶 B 的影响研究. 中华医院感染学杂志, 2016, 26（1）: 142-143, 146.

[5] 吴元清, 林杰, 邱堃. 19 例细菌性肝脓肿患者病原学及临床特征. 中华医院感染学杂志, 2021, 31（3）: 413-418.

[6] 李娜, 石芋, 高笠雄, 等. 玻璃体腔注射术后眼内炎的临床分析. 眼科学报, 2021, 36（5）: 343-346.

[7] 薛洪刚, 李尔然. 肺炎克雷伯杆菌感染致气性化脓性肝脓肿 1 例. 沈阳医学院学报, 2021, 23（3）: 271-273.

[8] 马润清, 虎学君, 容维宁. 感染性眼内炎 28 例临床特点及预后分析. 宁夏医学杂志, 2021, 43（2）: 170-172.

[9] 郑玲. 感染性眼内炎的致病因素与临床治疗效果分析. 中国现代药物应用, 2021, 15（2）: 36-38.

[10] 李炜, 段英, 庄立伟, 等. 慢性肝病合并内源性眼内炎五例并文献复习. 中华实验和临床感染病杂志（电子版）, 2021, 15（2）: 138-413.

[11] 吕倩, 王伟, 赖晓全, 等. 细菌性肝脓肿 102 例病原菌分布及耐药性分析. 安徽医药, 2021, 25（2）: 254-257.

[12] 郭明凤, 周兵. 细菌性肝脓肿合并糖尿病的临床特征. 中国普外基础与临床杂志, 2021, 28（2）: 230-235.

[13] 方立庆, 刘见辉, 苏倩. 细菌性肝脓肿合并糖尿病患者的临床特征对比分析. 中西医结合肝病杂志, 2021, 31（4）: 324-326, 330.

[14] 唐杰, 于永敏, 班丽芳, 等. 细菌性肝脓肿患者引流液细菌培养及药敏试验结果分析. 潍坊医学院学报, 2021, 43（2）: 149-151.

（侯继秋）

案例 17　一例肾脏替代治疗患者抗菌药物剂量调整的药学监护

一、案例背景知识简介

重症感染、肾功能异常及肾脏替代治疗方式均可影响患者体内抗菌药物的代谢与清除。给予肾脏病患者过低的抗菌药物剂量，可能导致血药浓度无法达到或维持最低抑菌浓度（minimal inhibitory concentration，MIC），从而导致治疗失败，甚至诱发病原体耐药；而过高的抗菌药物浓度则可能导致不可逆性药品不良反应，如进行性肝、肾损伤，凝血功能异常等。因此，合理的抗菌药物剂量调整是接受肾脏替代治疗患者无法回避的问题。本文从一例临床病例来探讨肾脏替代治疗患者如何进行抗菌药物剂量调整。

二、病例内容简介

患者，女性，44 岁。因"血糖升高 15 年，肌酐升高 2 年，规律腹膜透析 1 年，腹部疼痛 14 日，加重 1 日"于 2016 年 12 月 16 日入院。患者 2 年前常规体检示血 Cr 450μmol/L，未行系统治疗。1 年前因恶心、呕吐就诊，行相关检查示血 Cr 730μmol/L，诊断为慢性肾脏病（CKD 5 期），住院期间行腹膜透析置管术并开始规律腹膜透析，病情好转后出院。14 日前患者出现腹部疼痛，在外院应用盐酸莫西沙星注射剂 0.4g q.d.×2 周，症状无改善。1 日前因腹部疼痛加重就诊。

既往史：糖尿病病史 15 年；高血压病史 1 年，血压最高达 180/110mmHg，平素规律口服药物，现血压控制尚可。否认冠心病病史。无输血史。无药物、食物过敏史。

入院查体：体温 36.5℃，脉搏 75 次/min，呼吸 18 次/min，血压 140/90mmHg，身高 160cm，体重 60kg。神志清醒，查体合作。腹部平坦，未见胃肠蠕动波，腹壁紧张度增加，有压痛及反跳痛，未触及腹部包块，腹部叩诊浊音，肠鸣音 1 次/min。

辅助检查：血液检查示 WBC 27.1×10⁹/L，N% 95%；GPT 7U/L，BUN 13.58mmol/L，Cr 503μmol/L，PCT 9.36ng/L。腹水常规检查，外观无色、混浊，Rivalta 试验阴性，WBC 1 400×10⁶/L，单核多核比值为多核细胞计数＞单核细胞计数。

入院诊断：①腹膜透析腹膜炎；②慢性肾脏病（CKD 5 期）；③2 型糖尿病；④糖尿病肾病；⑤高血压（3 级，很高危）。

三、主要治疗经过及典型事件

患者在入院后继续腹膜透析治疗，抗感染方面经验性给予美罗培南 0.5g i.v.gtt. q.8h.；头孢替唑 0.5g b.i.d.，浓度为 0.33g/L，置于腹膜透析液中。

入院第 4 日患者出现发热，体温 37.8℃，咳嗽、咳痰，黄白色黏痰，肺部听诊可闻及干、湿啰音，腹部仍疼痛，WBC 28.1×10⁹/L，PCT 10.2ng/L，肺部 CT 示左下肺肺炎。腹膜透析液混浊，腹水一般细菌/真菌培养结果回报耐甲氧西林凝固酶阴性葡萄球菌（MRCNS），对利奈唑胺、万古霉素、替加环素、利福平、四环素敏感。患者同时出现肺部感染，临床药师建议调整美罗培南为 0.5g q.6h.，并延长滴注时间至 3 小时。医生采纳药师建议，并将头孢替唑改为万古霉素 0.5g，隔日 1 次（q.o.d.），浓度为 0.33g/L，置于腹膜透析液中。

入院第 8 日患者的体温 37.5℃，仍有咳嗽、咳痰，肺部听诊可闻及干、湿啰音，无腹痛，腹膜透析液清亮，腹水培养及常规检查无异常。患者的 WBC 26.1×10⁹/L，PCT 11ng/L，继续应用美罗培南，万古霉素的谷浓度为 23.95mg/L，停用万古霉素。

入院第 9 日患者的体温 37.8℃，患者咳嗽、咳痰无改善。复查实验室指标：WBC 25.6×10⁹/L，N% 97.5%，Cr 571μmol/L，eGFR 8.37ml/（min·1.73m²），PCT 50μg/L。痰培养结果回报鲍曼不动杆菌。考虑患者的感染较重，将血液透析改为床旁 12 小时 CRRT［连续性静脉-静脉血液滤过透析（continuous venous-venous hemofiltration，CVVH）模式，每日透析 12 小时，置换液的流速为 2 500ml/h］改善体内环境治疗。患者肺部感染后一直应用美罗培南未见好转，根据痰培养结果将抗菌药物调整为对鲍曼不动杆菌活性更强的亚胺培南西司他丁钠抗感染治疗，患者已完全肾脏替代治疗，无须考虑亚胺培南西司他丁的肾毒性，剂量建议为 0.5g/0.5g q.6h. 联合头孢哌酮舒巴坦（1:1）2g q.6h.，医生采纳建议。

入院第 15 日患者的体温 36.5℃，咳嗽、咳痰好转，停用 CRRT 治疗，且患者的血液透析通路动静脉内瘘成熟，给予血液透析。临床药师建议头孢哌酮舒巴坦（1:1）继续为 2g q.6h.，亚胺培南西司他丁调整为 0.5g/0.5g q.8h.，医生采纳。

入院第 21 日患者的体温 36.5℃，偶有咳嗽、咳痰。复查实验室指标：WBC 9×10⁹/L，N% 76.1%，Cr 505.5μmol/L，PCT 2μg/L。无腹痛，感染症状得以控制，复查肺部 CT 吸收良好，继续动静脉内瘘通路血液透析，病情好转出院。

四、讨论

患者因腹膜透析腹膜炎入院，后出现鲍曼不动杆菌致肺部感染，经 CRRT 和抗感染治疗后病情好转。临床药师对该患者的抗感染治疗过程进行重点监护，结合药敏试验结果、PK/PD 指标、最新指南和循证证据，协助医生选择适宜的抗感染方案，调整抗菌药物的用法用量，提高药物疗效，避免不良反应。

（一）协助医生制订适宜的抗感染方案

1. 经验性治疗 患者腹膜透析腹膜炎，在院外应用盐酸莫西沙星 2 周无好转，入院后经验性给予美罗培南静脉滴注及头孢替唑置于腹膜透析液中。根据

《ISPD 关于腹膜炎预防及治疗的推荐：2016 年更新》，经验性治疗可选用覆盖革兰氏阳性菌和革兰氏阴性菌的药物。院外选择盐酸莫西沙星治疗 2 周；入院后医生考虑患者长期透析，盐酸莫西沙星对腹腔感染效果不佳，故更换为抗革兰氏阴性杆菌及厌氧菌效果更强的美罗培南。根据《ISPD 关于腹膜炎预防及治疗的推荐：2016 年更新》，应用头孢替唑，并置于腹膜透析液中。头孢替唑为第一代头孢菌素，主要覆盖革兰氏阳性菌。

2. 根据新发肺部感染及腹水微生物培养结果调整药物　入院第 4 日，腹水微生物培养为耐甲氧西林凝固酶阴性葡萄球菌，对利奈唑胺、万古霉素、替加环素、利福平、四环素敏感。根据《ISPD 关于腹膜炎预防及治疗的推荐：2016 年更新》及药敏试验结果，将头孢替唑更换为万古霉素，置于腹透液中。

患者入院应用美罗培南 4 日后出现肺部感染症状，临床药师分析认为美罗培南的分子量较小，血浆蛋白结合率低，容易经过半透膜被清除到体外。按照抗菌药物的 PK/PD 理论，美罗培南属于时间依赖性抗菌药物，对于此类药物，当 %T > MIC 高于给药间隔 40% 时，可认为具有良好的抗菌疗效。临床上可采用增加给药剂量、缩短给药间隔及延长滴注时间 3 种策略提高疗效。国外相关研究提示，延长滴注时间可以增加美罗培南对多种 MIC 偏高的病原菌的 PK/PD 达标率，有提高临床疗效的可能性；且碳青霉烯类抗菌药物的疗效可能随着静脉滴注时间的延长而提高。因此临床药师建议将美罗培南改为 0.5g q.6h.，延长滴注时间至 3 小时，通过缩短给药间隔、延长输注时间来提高疗效，医生采纳。

3. 根据痰培养结果调整药物　入院第 9 日，美罗培南增加给药频次、延长滴注时间后患者的肺部感染症状无好转，痰培养结果为鲍曼不动杆菌，且痰培养时间与肺部感染症状出现时间相符，结合患者的临床症状、影像学等，综合考虑鲍曼不动杆菌为肺部感染的致病菌。将抗菌药物调整为对鲍曼不动杆菌活性更强的亚胺培南西司他丁钠。根据《ISPD 关于腹膜炎预防及治疗的推荐：2016 年更新》，考虑患者已完全肾脏替代治疗，亚胺培南西司他丁可通过 CRRT 清除，不会带来蓄积导致的肾毒性、神经毒性和其他毒副作用，所以停用美罗培南，继续应用亚胺培南西司他丁钠和头孢哌酮舒巴坦治疗肺部感染。

（二）协助医生调整抗菌药物的剂量

1. 腹膜透析时的抗菌药物剂量调整　根据《热病》，腹膜透析患者的美罗培南推荐剂量为 0.5g i.v.gtt. q.d.，根据患者的 eGFR 为 8.37ml/（min·1.73m^2），经验性给予美罗培南 0.5g i.v.gtt. q.8h.。根据《ISPD 关于腹膜炎预防及治疗的推荐：2016 年更新》，腹膜炎经验性治疗可给予头孢唑林 15～20mg/（kg·d）置于腹透液中，患者体重 60kg，因此医生选择同为第一代头孢菌素的头孢替唑 0.5g b.i.d. 置于透析液中。后腹水细菌培养为 MRCNS，更换为万古霉素。根据

《ISPD 关于腹膜炎预防及治疗的推荐：2016 年更新》，腹腔内给予万古霉素 15～30mg/kg，每 5～7 日 1 次，因此给予万古霉素 0.5g q.o.d.，置于透析液中。

2. CRRT 时的抗菌药物剂量调整 根据流行病学推测耐药鲍曼不动杆菌对舒巴坦敏感，故选用头孢哌酮舒巴坦（1：1）。CRRT 对主要通过肾外器官清除的药物的影响较小，剂量不需调整，且目前鲜有文献报道 CRRT 对头孢哌酮舒巴坦清除的影响。考虑到清除途径对药物清除的影响，由于 75% 的头孢哌酮经肝脏清除、84% 的舒巴坦经肾脏清除，且舒巴坦的剂量可用至说明书最大剂量（4g），因此对于该药在 CRRT 中的调整方案，临床药师建议为 2g q.6h. 给药，医生采纳。

亚胺培南西司他丁的药动学特点为表观分布容积小、血浆蛋白结合率低和肾脏清除率高，在 CRRT 中有很高的清除率。亚胺培南西司他丁中亚胺培南的剂量在 CRRT 期间为 1.0g/d，可以覆盖多数 MIC≤2g/L 的革兰氏阴性菌，为预防和治疗耐药病菌则剂量应增加至≥2.0g/d，要注意高血药浓度可能带来的中枢神经系统不良反应，应权衡利弊。CRRT 中使用亚胺培南西司他丁的推荐剂量区间为 0.5g/0.5g q.12h. 至 0.5g/0.5g q.6h.。结合患者的病情，临床药师建议给予亚胺培南西司他丁 0.5g/0.5g q.6h.，临床医生采纳。

3. 血液透析时的抗菌药物剂量调整 患者的肺部感染症状好转，CRRT 改为规律血液透析后，对亚胺培南西司他丁的清除减少，且考虑到亚胺培南西司他丁的中枢神经系统不良反应，临床药师建议将亚胺培南西司他丁改为 0.5g/0.5g q.8h.，临床医生采纳。血液透析对主要通过肾外器官清除的头孢哌酮的影响较小，故无须调整剂量。

五、小结

通过对一例肾脏替代治疗合并感染患者的药学实践，笔者总结如下：①在抗菌药物选择方面，应结合相关指南、患者个体情况及微生物结果，选择适合肾脏疾病患者的抗菌药物。②根据 PK/PD 原理制订抗感染方案。目前关于 CRRT 时抗菌药物的给药剂量仍缺乏权威指南和依据，药品说明书也少有提供，在暂无条件直接监测血药浓度的前提下，根据药物的药动学特性，结合患者的机体状态、影响因素、药物对病原菌的敏感性及 PK/PD 指标，通过追踪国内外文献进展获得特殊情况下的药动学参数、达标评价和剂量方案来协助临床进行剂量调整，也是一种相对可行的方法。③根据患者的不同肾脏替代治疗方式转换来调整抗菌药物。当患者在不同肾脏替代治疗方式及持续时间转换时，抗菌药物的剂量调整容易被忽略，因此应根据其不同抗菌药物的药动学特点及患者情况调整用药剂量。

总之，在肾脏替代治疗患者不同替代治疗方式的切换中，临床药师利用其药学专业知识，协助医生改善用药策略并优化剂量方案，既有助于改善肾脏替代治疗患者抗菌药物使用的安全性和有效性，也能提升临床药师参与临床的业务能力。

参 考 文 献

[1] 银雪艳，陈文瑛，黄桂霞，等. 危重患者连续性肾脏替代治疗中用抗感染药物给药方案的研究进展. 中国医院药学杂志，2015，35（7）：651-658.

[2] GILBERT D N，CHAMBERS H F，ELIOPOULOS G M，et al. 热病：桑福德抗微生物治疗指南. 范洪伟，主译. 新译第48版. 北京：中国协和医科大学出版社，2019.

[3] 蒋杰，石夏莹，张谊芳，等. 临床药师参与危重患者CRRT抗菌药物剂量选择的实践与体会. 中国药物应用与监测，2016，13（3）：182-185.

[4] 张红，金路，葛卫红，等. 不同生理病理状态下美罗培南药动学/药效学差异性研究进展. 中国感染与化疗杂志，2016，16（1）：92-98.

[5] 徐锦龙，马卫成，蔡云，等. 对1例行CRRT脓毒症休克患者抗菌药物剂量调整的分析. 中国药物应用与监测，2015，12（4）：255-257.

[6] 李伟华，范国荣，高岸. 临床药师优化1例CRRT脓毒症休克患者行抗感染治疗的病例分析. 上海医药，2020，41（3）：60-64.

[7] 张红，葛卫红，梁培. 肾脏替代治疗严重脓毒症患者美罗培南血清药物浓度监测的临床研究. 中国医院药学杂志，2016，36（12）：1018-1022.

[8] 肖湘，周霞瑾. 一例行CRRT的重症患者抗菌药物剂量调整策略分析. 实用药物与临床，2017，20（11）：1319-1321.

[9] 徐银丽，郭晓芳，江翊国，等. 重症患者碳青霉烯类药物血药浓度监测分析. 中国药物应用与监测，2019，16（6）：335-338，342.

[10] LI P K，SZETO C C，PIRAINO B，et al. ISPD peritonitis recommendations：2016 update on prevention and treatment. Peritoneal dialysis international，2016，36（5）：481-508.

（侯继秋）

第二章
呼吸内科专业临床药师药学监护案例

第一节　药学监护完整案例系统解析

案例1　一例支气管哮喘急性发作患者的药学监护

一、案例背景知识简介

支气管哮喘（bronchial asthma，简称哮喘）是常见的慢性呼吸道疾病，近年来其患病率在全球范围内有逐年增加的趋势。根据临床表现，哮喘可分为急性发作期、慢性持续期和临床控制期。哮喘急性发作是指喘息、气促、咳嗽、胸闷等症状突然发生，或原有症状加重，并以呼气流量降低为特征，常因接触变应原、刺激物或呼吸道感染诱发。临床研究和实践结果表明，哮喘的规范化诊断和治疗，特别是实施有效的全程药学监护和管理，对于提高哮喘的控制水平、改善患者的生活质量具有重要作用。

二、病例基本情况

患者，女性，43 岁。身高 160cm，体重 60kg，BMI 23.4kg/m^2。入院时间为2019 年 3 月 26 日，出院时间为 2019 年 4 月 9 日。

现病史：患者于 5 年前无明显诱因出现气促、憋喘、呼吸困难，给予沙丁胺醇气雾剂、氨茶碱、盐酸氨溴索等（具体用法用量不详）镇咳、平喘处理后好转。此后憋喘、呼吸困难反复发作，多在冬、春季发作，发作时伴喉中哨笛音，夜间和凌晨症状明显，予以沙丁胺醇气雾剂、"民间药物"等处理后可好转。3 年前明确诊断为"支气管哮喘"，未行规范的药物治疗。1 日前吸入刺激性烟味后再次出现胸闷、憋喘，自行使用沙丁胺醇气雾剂后无明显好转，憋喘加重，呼气困难，周身冷汗，呈端坐位，不能活动，伴少量白痰，无发热、流涕、胸痛等。于 2019年 3 月 25 日就诊于急诊科，考虑"支气管哮喘急性发作"，予以氨茶碱、异丙托溴铵、布地奈德平喘，莫西沙星抗感染治疗后，患者的憋喘无明显好转，为进一步诊疗收入院。患者自本次发病以来精神紧张，呈端坐位，体力正常，食欲、睡眠差，大小便正常。

入院查体： 体温 37.3℃，脉搏 102 次 /min，呼吸 24 次 /min，血压 104/62mmHg。胸廓正常，双肺叩诊呈清音，吸气时胸骨上窝和左、右锁骨上窝明显凹陷，双肺可闻及弥漫性呼气相哮鸣音，呼气相延长。心率 102 次 /min，各瓣膜听诊区未闻及病理性杂音。腹平软，肝脾肋下未触及。双下肢无水肿。

辅助检查： 血常规（2019 年 3 月 26 日）示 WBC 8.62×10^9/L，N% 64.7%，嗜酸性粒细胞百分率（percentage of eosinophil，E%）0.9%，IL-6 20.93ng/L，CRP 1.96mg/L，PCT 0.02μg/L。血生化（2019 年 3 月 26 日）示 GPT 37.8U/L，GOT 34.4U/L，Glu 6.34mmol/L，钾 4.0mmol/L。动脉血气分析（2019 年 3 月 26 日）示 pH 7.41，PaO_2 86mmHg，$PaCO_2$ 40mmHg，SaO_2 97%，实际碳酸氢盐（actual bicarbonate，AB）25.4mmol/L，标准碳酸氢盐（standard bicarbonate，SB）25.5mmol/L，BE 0.7mmol/L。肺部 CT（2019 年 3 月 26 日）示双肺未见异常病灶，无异常结节、斑片状病灶，肺门淋巴结未见异常肿大。

既往史： 变应性鼻炎病史 8 年，冬、春季发作。

家族史： 生于内蒙古自治区，久居于本地，无化学物质、放射物、毒物接触史。父母健在，均体健，有 1 个哥哥、2 个弟弟，均体健，外公、大姨及三姨均患有哮喘。

药物、食物过敏史： 否认药物、食物过敏史。

药品不良反应及处置史： 否认。

入院诊断： 支气管哮喘急性发作、变应性鼻炎。

出院诊断： 支气管哮喘急性发作、变应性鼻炎。

三、主要治疗药物

主要治疗药物见表 2-1。

表 2-1　主要治疗药物

起止时间	医嘱内容		给药方法
2019 年 3 月 26 日	0.9% 氯化钠注射液	2ml	氧气雾化吸入 b.i.d.
	吸入用布地奈德混悬液	1mg	
	吸入用异丙托溴铵溶液	2ml	
2019 年 3 月 26—27 日	0.9% 氯化钠注射液	2ml	氧气雾化吸入 b.i.d.
	吸入用布地奈德混悬液	1mg	
2019 年 3 月 26 日—4 月 9 日	0.9% 氯化钠注射液	2ml	氧气雾化吸入 b.i.d.
	吸入用复方异丙托溴铵溶液	2.5ml	

续表

起止时间	医嘱内容		给药方法
2019年3月26日—4月9日	孟鲁司特钠片	10mg	p.o. q.d.
2019年3月26日—4月3日	盐酸莫西沙星氯化钠注射液	0.4g	i.v.gtt. q.d.
2019年3月27—30日	0.9%氯化钠注射液	100ml	i.v.gtt. b.i.d.
	注射用甲泼尼龙琥珀酸钠	40mg	
2019年3月27日—4月3日	5%葡萄糖注射液	500ml	i.v.gtt. q.d.
	10%氯化钾注射液	10ml	
2019年3月27日—4月3日	注射用兰索拉唑	30mg	滴斗入 b.i.d.
2019年3月28日—4月9日	茶碱缓释胶囊（Ⅱ）	0.2g	p.o. q.d.
2019年3月28日—4月9日	布地奈德福莫特罗粉吸入剂	160μg	吸入 b.i.d.
2019年3月28日—4月9日	碳酸钙 D_3 片	600mg	p.o. q.d.
2019年3月30日—4月1日	0.9%氯化钠注射液	100ml	i.v.gtt. q.d.
	注射用甲泼尼龙琥珀酸钠	40mg	
2019年4月1—3日	0.9%氯化钠注射液	100ml	i.v.gtt. q.d.
	注射用甲泼尼龙琥珀酸钠	20mg	
2019年4月1—3日	5%葡萄糖注射液	500ml	i.v.gtt. q.d.
	10%氯化钾注射液	15ml	
2019年4月1—5日	枸橼酸钾口服溶液	10ml	p.o. b.i.d.

注：i.v.gtt. 为静脉滴注；p.o. 为口服；q.d. 为每日1次；b.i.d. 为每日2次。

四、治疗原则与治疗方案分析

患者既往变应性鼻炎病史8年。近5年反复发作气促、憋喘，多在冬、春季发作，发作时伴喉中哨笛音，夜间和凌晨症状明显。3年前明确诊断为"支气管哮喘"，未行规范的药物治疗。本次吸入刺激性烟味后再次出现胸闷、憋喘，三凹征阳性，双肺可闻及弥漫性呼气相哮鸣音，入院诊断为"支气管哮喘急性发作"。

（一）支气管哮喘急性发作的治疗

依据中华医学会呼吸病学分会哮喘学组《支气管哮喘防治指南》（2020年版），哮喘急性发作的治疗目的在于尽快缓解症状、解除气流受限和改善低氧血症，同时还需要制订长期治疗方案以预防再次急性发作。

治疗哮喘的药物可以分为控制药物、缓解药物及重度哮喘的附加治疗药物。缓解药物又称急救药物，应在有症状时按需使用，包括短效 $β_2$ 受体激动剂（short-acting bete2-agonist，SABA）、短效吸入性抗胆碱药（short-acting inhale muscarinic antagonist，SAMA)、短效茶碱和全身用糖皮质激素等。其中吸入性 SABA 是缓解轻至中度哮喘急性症状的首选药。对中至重度哮喘急性发作或经 SABA 治疗效果不佳的可采用 SABA 联合 SAMA 吸入治疗；重度患者还可以联合静脉滴注茶碱类药物。中至重度哮喘急性发作应尽早使用全身用糖皮质激素。布地奈德等吸入激素适用于哮喘急性发作的治疗，大剂量雾化吸入激素可部分代替全身性激素。

该患者气促、憋喘明显，精神紧张，呈端坐位，语不成句，活动受限，双肺可闻及响亮的弥漫性哮鸣音，三凹征阳性，为重度哮喘急性发作。入院后给予布地奈德 1mg、异丙托溴铵雾化吸入抗炎平喘。分析异丙托溴铵为 SAMA，其支气管扩张作用较 SABA 弱且起效慢，建议给予吸入用复方异丙托溴铵溶液[异丙托溴铵（SAMA）与沙丁胺醇（SABA）的复合制剂]雾化吸入。用药后密切观察症状改善情况，如疗效欠佳应及早使用全身用糖皮质激素；并提醒医护人员吸入用复方异丙托溴铵溶液不可与其他药物混合在同一雾化器中使用。医生采纳建议，当即更改医嘱为吸入用复方异丙托溴铵溶液 2.5ml，氧气雾化吸入，b.i.d.。

（二）支气管哮喘的长期控制治疗

控制哮喘急性发作的同时还需要制订长期治疗方案以预防再次急性发作。哮喘的治疗应以患者的病情严重程度为基础，根据其控制水平分级选择适当的治疗方案。对于成人哮喘患者的初始治疗，应根据患者的具体情况选择合适的级别；或在两相邻级别之间建议选择高的级别，可以保证初始治疗的成功率。

哮喘控制药物主要通过抗炎作用使哮喘维持临床控制状态，应每日使用并长时间维持，包括吸入性糖皮质激素（inhaled corticosteroids，ICS）、全身性激素、白三烯调节剂、长效 β_2 受体激动剂（long-acting beta2-agonist，LABA）、缓释茶碱、甲磺司特、色甘酸钠等。其中糖皮质激素是最有效的控制哮喘气道炎症的药物，吸入为首选途径。白三烯受体拮抗剂（LTRA）是 ICS 之外可单独应用的长期控制性药物之一，可作为轻度哮喘的替代治疗药物和中至重度哮喘的联合用药。ICS＋LABA 具有协同的抗炎和平喘作用，尤其适合于中至重度慢性持续期哮喘患者的长期治疗。

该患者 3 年前明确诊断为支气管哮喘，未规律进行药物治疗。详细询问患者，自诉其哮喘症状每周 5～8 次，影响活动和睡眠，夜间哮喘症状每月 3～5 次，未行肺功能检查，初步评估为中至重度哮喘持续状态。因重视程度不够，患者仅在症状出现时自行使用沙丁胺醇气雾剂或等待自行缓解，未规范用药，用药依从性较差。过去 4 周内因哮喘夜间憋醒 3 次，存在活动受限，哮喘控制测试（ACT）评分为 17 分，哮喘控制不佳。入院后给予高剂量 ICS（布地奈德 1mg，雾化吸入）＋LTRA（孟鲁司特钠，10mg q.d.），为四级长期治疗方案。由于该方案不是首选的四级推荐方案，应密切监测患者的哮喘控制情况，及时调整。药师告知患者孟鲁司特钠片应在每日睡前服用，以更好地控制夜间哮喘症状，并强调一定要严格按医嘱规律服药。

（三）抗感染治疗

研究显示，多种病毒感染导致的急性上呼吸道感染是哮喘急性发作住院治疗的最主要的诱发因素，占 42.3%。大多数轻至中度哮喘急性发作不必常规应用抗菌药物，重度哮喘发作可给予抗菌药物治疗，但应严格掌握使用指征。

该患者为重度哮喘急性发作，入院后给予莫西沙星抗感染治疗。分析患者入院体温 37.3℃，咳少量白色黏痰，血常规未见明显异常，CRP、PCT 正常，IL-6 高于参考值范围，胸部 CT 未见异常，抗感染治疗的指征不强，建议可继续监测血常规、CRP、PCT、IL-6 等炎症指标，视症状控制情况及时停用抗感染药物。

五、药物治疗监护计划

（一）抗炎、平喘的有效性评价

初始治疗 1～2 小时后根据患者的症状、体征、肺功能及动脉血气分析等指标评估患者的治疗反应，以进一步调整治疗方案。如疗效欠佳，尽早加用全身用糖皮质激素。

（二）药物治疗的安全性监测

患者住院期间同时使用多种药物治疗，用药期间应注意观察有无不良反应及潜在的药物相互作用发生，关注患者有无皮疹、声音嘶哑、手抖、恶心、呕吐、心慌、心悸、失眠、烦躁等表现，用药后 3～5 日监测血常规、CRP、PCT、血生化等，5～7 日监测心电图。

六、药物治疗过程

2019 年 3 月 27 日

患者说话断续，3 月 26 日下午雾化吸入布地奈德混悬液、复方异丙托溴铵溶液 2 小时后憋喘略有改善，但夜间憋喘明显，睡眠差。查体：体温 37.0℃，脉搏 82 次 /min，呼吸 19 次 /min。呈半坐卧位，三凹征阳性，双肺可闻及弥漫性呼气相哮鸣音。

药物治疗调整及分析：患者经大剂量吸入激素、SABA 联合 SAMA 雾化吸入治疗后，今晨仍憋喘明显，呈半坐卧位，说话断续，三凹征阳性，双肺可闻及弥漫性呼气相哮鸣音，提示疗效欠佳。今日停用吸入用布地奈德，给予注射用甲泼尼龙琥珀酸钠 40mg i.v.gtt. b.i.d.，符合重度哮喘急性发作的治疗推荐。同时给予 10% 氯化钾注射液 10ml q.d. 预防低钾血症、注射用兰索拉唑 30mg b.i.d. 预防应激性溃疡。分析调整后的治疗方案，患者仅使用孟鲁司特钠长期维持治疗，不利于哮喘控制，建议尽早依据指南推荐加用 ICS/LABA 复合制剂。

药学监护：观察加用注射用甲泼尼龙琥珀酸钠后患者的憋喘改善情况，及时依据病情逐渐减量，无激素依赖倾向者可在短期（3～5日）内停药。考虑患者为中年女性，本次发病以来食欲降低，应密切监测血钾变化，可酌情给予补钙治疗预防骨质疏松。

2019年3月28日

患者诉气促、憋喘较前稍好转，可简单成句说话，但夜间憋喘仍较重，睡眠差，无心慌、手抖、恶心、呕吐等。查体：体温 36.9℃，脉搏 82 次/min，呼吸 19次/min。呈端坐位，神志清，精神尚可，双肺可闻及广泛哮鸣音。

血常规：WBC 6.67×10^9/L，N% 56.8%，E% 1.6%，CRP 4.62mg/L，IL-6 < 2.00ng/L。血生化：GPT 35.6U/L，GOT 25.3U/L，Cr 51.1μmol/L，肌酐清除率121.31ml/min；钾 3.94mmol/L。

治疗方案调整及分析：今日给予布地奈德福莫特罗粉吸入剂 160μg b.i.d.、茶碱缓释胶囊（Ⅱ）0.2g q.d.、碳酸钙 D_3 片 600mg q.d.。

患者加用静脉激素后症状略有好转，可继续目前的急性发作治疗。

患者为中至重度哮喘持续状态，用药依从性差，既往未规律进行药物治疗，哮喘控制不佳，加用布地奈德福莫特罗粉吸入剂、茶碱缓释胶囊（Ⅱ）后，其长期控制方案调整为四级治疗方案（低剂量 ICS＋LABA＋LTRA＋茶碱），基本符合指南推荐。

药学监护：①再次向患者宣教。强调严格按医嘱服药，布地奈德福莫特罗粉吸入剂、孟鲁司特钠片、茶碱缓释胶囊为哮喘控制治疗药物，应坚持每日规律服用。②哮喘多表现为日轻夜重，患者的夜间症状仍较明显，告知患者应在晚间 8—9 时服用茶碱缓释胶囊。③茶碱的治疗窗窄，个体差异大。患者同时使用莫西沙星，会导致茶碱的代谢减慢、血药浓度升高，用药后应监测茶碱的血药浓度（目标范围为 6～15mg/L），观察是否有恶心、呕吐、心律失常等不良反应。④指导患者正确使用布地奈德福莫特罗粉吸入剂，嘱患者每次使用后应深部漱口，观察用药后是否有声音嘶哑、口咽部不适等。告知患者该药起效快，亦可在哮喘急性发作时作为缓解药物使用。⑤患者入院后体温正常，血常规、CRP、PCT、IL-6 均在参考值范围内，莫西沙星已使用 3 日，建议停用。但医生考虑目前使用静脉激素，感染风险增加，未采纳。

2019年3月30日

患者喘息、气促明显好转，可正常交流，夜间可平卧睡觉，无心慌、手抖、恶心、呕吐等。查体：体温 36.7℃，脉搏 83 次/min，呼吸 20 次/min。神志清，精神可，双肺可闻及呼气相哮鸣音，较前减少。

治疗方案调整及分析：患者已使用静脉激素 3 日，气促、喘息症状明显好转，今日将注射用甲泼尼龙琥珀酸钠减量为 40mg q.d.。

药学监护：患者用药依从性改善，每日规律用药。继续密切观察激素减量后的症状变化。

2019 年 4 月 1 日

患者无明显喘息、气促，无夜间憋醒，无心慌、手抖、恶心、呕吐等，饮食、睡眠可，大小便正常。拒绝行肺功能检查。查体：体温 36.8℃，脉搏 82 次 /min，呼吸 20 次 /min。神志清，精神可，双肺可闻及少量呼气相哮鸣音。

血常规：WBC $6.63×10^9$/L，N% 60.4%，E% 0.3%，CPR 0.9mg/L，IL-6<2.00ng/L。血生化：GPT 27.1U/L，GOT 15.5U/L，Cr 52.0μmol/L，Ccr 119.21ml/min，钾 2.85mmol/L。茶碱的血药浓度为 10.64mg/L。

治疗方案调整及分析：激素减量后，患者的气促、喘息症状持续改善，今日继续将注射用甲泼尼龙琥珀酸钠减量为 20mg q.d.。

患者的血钾呈下降趋势，考虑为全身用糖皮质激素引起的不良反应，将 10% 氯化钾注射液加量至 15ml q.d.，同时给予枸橼酸钾口服溶液 10ml b.i.d. 强化补钾。

药学监护：密切观察激素减量后患者的症状控制情况，监测血钾水平。茶碱的血药浓度在参考值范围内，未发生恶心、呕吐、心律失常、声音嘶哑等不良反应。药师告知患者肺通气功能指标第 1 秒用力呼气容积（forced expiratory volume in one second，FEV_1）和呼气流量峰值（peak expiratory flow，PEF）反映气道阻塞的严重程度，是客观判断哮喘病情最常用的评估指标，建议其行肺功能检查，但患者认为目前症状已明显好转，可保证规律用药，仍拒绝检查。

2019 年 4 月 3 日

患者无明显憋喘、气促，无心慌、手抖、恶心、呕吐等，夜间睡眠好，大小便正常。查体：体温 36.6℃，脉搏 78 次 /min，呼吸 20 次 /min。双肺可闻及散在哮鸣音。

血常规：WBC $6.89×10^9$/L，N% 58.5%，E% 0.6%，CRP<1mg/L，IL-6<2.00ng/L。血生化：GPT 16.3U/L，GOT 12.0U/L，Cr 49.0μmol/L，CCr 109.13ml/min，钾 3.46mmol/L。心电图未见明显异常。

治疗方案调整及分析：今日停用甲泼尼龙琥珀酸、注射用兰索拉唑。分析患者自 3 月 27 日加用注射用甲泼尼龙琥珀酸钠 40mg b.i.d. 后气促、喘息明显好转，于 3 月 30 日减量为 40mg q.d.。观察症状持续好转，4 月 1 日减量为 20mg q.d.，目前气促、喘息无反复，症状控制良好。全身用糖皮质激素治疗共 7 日，药物调整合理。

血生化示血钾较前升高，但仍低于正常水平，今日停用 10% 氯化钾注射液，继续口服补钾、补钙治疗。

患者入院后无发热，血常规、CRP、PCT、IL-6 均在参考值范围内，且目前拟停用甲泼尼龙琥珀酸钠,药师再次建议停用莫西沙星,医生采纳。

药学监护:继续观察停用全身用糖皮质激素后患者气促、喘息症状的变化。患者的血钾虽略低于正常参考范围内,但呈上升趋势,且今日停用全身用糖皮质激素,应密切监测血钾水平,及时调整补钾治疗。停用莫西沙星后,继续监测茶碱的血药浓度。

2019 年 4 月 5 日

患者未诉明显不适,夜间睡眠好,大小便正常。查体:体温 36.9℃,脉搏 78 次 /min,呼吸 19 次 /min。神志清,精神可。双肺呼吸音清,未闻及干、湿啰音。

血常规:WBC $5.24×10^9$/L,N% 56.8%,E% 2.9%,CRP<0.5mg/L,IL-6 1.93ng/L。血生化:钾 4.07mmol/L,钙 2.04mmol/L。茶碱的血药浓度为 8.71mg/L。

治疗方案调整及分析:血生化示患者的血钾恢复至正常水平,今日停用枸橼酸钾口服溶液。血钙仍低于正常参考范围内,继续目前补钙治疗。茶碱的血药浓度在目标范围内,其他治疗无调整。

2019 年 4 月 9 日

患者未诉不适,夜间睡眠好,大小便正常。查体:体温 36.3℃,脉搏 76 次 /min,呼吸 18 次 /min。双肺呼吸音清,未闻及干、湿啰音。

血常规:WBC $6.27×10^9$/L,N% 66.1%,E% 2.9%,CRP<0.5mg/L,IL-6 1.04ng/L。血生化:钾 4.31mmol/L,钙 2.37mmol/L。

患者病情稳定,今日出院。

出院带药:布地奈德福莫特罗粉吸入剂 1 吸吸入 b.i.d.;孟鲁司特钠片 10mg p.o. q.n.;茶碱缓释胶囊(Ⅱ)0.2g p.o. q.d.。

出院用药教育:①坚持规律服药。布地奈德福莫特罗粉吸入剂、孟鲁司特钠片、茶碱缓释胶囊(Ⅱ)为哮喘控制药物,必须每日规律使用,不可擅自减量或停药。布地奈德福莫特罗粉吸入剂可在哮喘急性发作时作为缓解药物使用。②掌握正确的服药时间。孟鲁司特钠片每晚睡前服用,茶碱缓释胶囊(Ⅱ)每晚8—9 时服用。③掌握布地奈德福莫特罗粉吸入剂的正确使用方法并规律使用,用药后深部漱口。④关注药物相关不良反应。观察是否有心慌、手抖、声音嘶哑、精神异常等不适表现,如出现及时就医。⑤关注药物相互作用。茶碱与其他药物的相互作用多见,如治疗期间需加用其他药物,应咨询医生或药师。定期监测茶碱的血药浓度。⑥每 2~4 周复诊,以后每 1~3 个月随访 1 次。⑦加强身体锻炼,减少上呼吸道感染的概率,注意避免诱发及危险因素的接触和暴露。加强对哮喘的疾病认知,尽早行肺功能检查。

七、药物治疗总结

尽管哮喘尚不能根治,但通过有效的管理可使哮喘病情得到理想的控制。

近年来随着哮喘的规范化诊治在全国范围内广泛推广，我国哮喘患者的总体控制率有明显的提高，但仍低于发达国家。2017 年对我国 30 个城区门诊的 3 875 例支气管哮喘患者控制水平的调查结果显示，我国城区的哮喘总体控制率为 28.5%。哮喘需要长期规范化治疗，而研究显示 50% 左右的成人患者存在不遵医嘱用药的情况，患者用药不规范、依从性差是导致哮喘急性发作的危险因素。

本例患者因"反复气促、喘息 5 年，加重 1 日"入院，明确诊断为支气管哮喘急性发作。药师对患者进行详细问诊，发现患者对哮喘疾病认识欠缺，未引起重视，对相关治疗药物存在顾虑和轻视，用药依从性差，严重缺乏自我监测和管理意识。自首次发病至今的 5 年内未进行规范、规律的药物治疗，目前处于中至重度哮喘持续状态，哮喘控制不佳，导致本次哮喘重度急性发作。

入院后药师全程参与其治疗方案的制订并给予个体化药学监护，积极评估患者病情的严重程度，依据相关诊疗指南评价治疗方案的合理性并给出用药建议，着重进行患者用药教育。①协助医生优化、调整急性发作治疗方案；规范激素治疗方案及合理疗程；及早启动并规范哮喘长期控制治疗；避免无指征、长疗程使用抗菌药物；监测茶碱的血药浓度，关注药物相互作用；关注药物相关不良反应，出现激素相关血钾降低时及时提醒医生调整补钾治疗方案。②反复与患者沟通，进行深入的用药教育，向其详细讲解哮喘的相关疾病知识、不同哮喘治疗药物的特点及正确的服药时间，强化教育哮喘规范治疗的重要性，提高患者用药依从性。③关注吸入剂型的正确使用，指导并教会患者正确使用布地奈德福莫特罗粉吸入剂。④协助制订出院后随访计划并向患者详细交代，加强其自我监测及管理能力。

经治疗，患者气促、喘息明显改善，注射用甲泼尼龙琥珀酸钠逐渐减量并于入院后第 9 日停用。治疗过程中依据患者的血钾水平及时调整补钾方案，监测茶碱的血药浓度，保证其在目标范围内，患者无心慌、手抖、声音嘶哑、心律失常等不适表现，停用静脉激素后无气促、喘息，病情稳定，住院治疗 15 日后出院。

参 考 文 献

[1] 中华医学会呼吸病学分会哮喘学组. 支气管哮喘防治指南（2020 年版）. 中华结核和呼吸杂志, 2020, 43（12）: 1023-1048.

[2] 中华医学会呼吸病学分会哮喘学组, 中国哮喘联盟. 支气管哮喘急性发作评估及处理中国专家共识. 中华内科杂志, 2019, 57（1）: 4-14.

[3] 中华医学会呼吸病学分会哮喘学组. 支气管哮喘患者自我管理中国专家共识. 中华结核和呼吸杂志, 2018, 41（3）: 171-178.

[4] 中华医学会呼吸病学分会哮喘学组, 中国哮喘联盟. 重症哮喘诊断与处理中国专家共识. 中华结核和呼吸杂志, 2017, 40（11）: 813-829.

[5] Global Initiative for Asthma. Global strategy for asthma management and prevention: 2020 update. 2020[2021-08-20]. http://www.ginasthma.org.

（王东晓　莫昕莹）

第二节　药学监护精华案例解析

案例 2　从一例 CRE 肺部感染病例探讨碳青霉烯类药物的延长滴注治疗

一、案例背景知识简介

碳青霉烯类药物是抗菌谱最广、抗菌活性最强的非典型 β- 内酰胺类抗生素，是目前治疗严重细菌感染的最主要的抗菌药物之一。但近年来，耐碳青霉烯类肠杆菌科细菌（carbapenems-resistant Enterobacteriaceae，CRE）感染率逐年上升，严重威胁患者的生命安全。

CRE 定义为对任何碳青霉烯类药物耐药，即多利培南、美罗培南或亚胺培南的最低抑制浓度（minimum inhibitory concentration，MIC）≥4mg/ml 或厄他培南的 MIC≥2mg/ml，或产碳青霉烯酶肠杆菌科细菌。此外，对亚胺培南天然非敏感的细菌（即摩氏摩根菌、变形杆菌属、普鲁威登菌属）需要对除亚胺培南以外的碳青霉烯类耐药。依据 2014 年美国疾病预防控制中心对 18 种耐药菌的严重程度分级，CRE 位居"紧急"中的首位。如何治疗 CRE 感染、优化治疗方案，成为目前研究的热点。本文拟通过对一例 CRE 肺部感染患者的药学监护，探讨碳青霉烯类药物延长滴注治疗的理论依据、给药时机、品种选择等，以期为临床提供参考。

二、病例基本情况

患者，男性，62 岁，体重 72kg。因"腹痛伴发热 2 日"于 2019 年 5 月 27 日入院。患者 2 日前进食油腻食物后出现间断性腹痛，以右上腹为著，伴发热，体温最高达 38.5℃，无恶心、呕吐等。急诊给予布洛芬缓释胶囊（0.3g p.o. s.t.）退热、头孢曲松（2g i.v. q.d.）抗感染 2 日，无明显缓解，为进一步诊治收入 ICU。

既往史：既往高血压 10 余年，长期口服硝苯地平缓释片（20mg b.i.d.），血压维持在 130/80mmHg。2 个月前突发脑梗死，治疗后遗留左侧肢体偏瘫。吸烟 20 年，15 支 /d，戒烟 10 年；饮酒 30 年，约 20g/d，戒酒 1 年。否认药物、食物过敏史。

入院查体：体温 38.1℃，脉搏 138 次 /min，呼吸 35 次 /min，血压 140/86mmHg。神志清，精神差，言语欠流利，眼球向右凝视，伸舌不配合，能完成简单指令性握手与眨眼动作。双肺呼吸音粗，双肺底可闻及湿啰音。心率 138 次 /min，律齐，各瓣膜听诊区未闻及病理性杂音。腹平坦，腹壁紧张，右上腹压痛，无明显的反跳痛。墨菲征（Murphy sign）阳性，肝、脾肋下未触及。双下肢无水肿。

辅助检查：血常规示 WBC $8.44×10^9$/L，N% 95.51%，Hb 90g/L，PLT $125×10^9$/L。血生化示 GPT 139U/L，GOT 64U/L，STB 92.6μmol/L，CB 87.3μmol/L，TP 50.7g/L，ALB 29.7g/L，BUN 6.8mmol/L，Cr 67μmol/L。CRP 267.55mg/L，PCT 4.48μg/L。动脉血气分析（FiO_2 35%）示 pH 7.473，PaO_2 75.5mmHg，$PaCO_2$ 30.7mmHg，动脉血氧饱和度（arterial oxygen saturation，SaO_2）93.1%，LAC 1.3mmol/L。凝血功能示 PT 19.3 秒，APTT 44 秒，INR 1.71，D-D 4.40mg/L。

腹部彩超：胆囊炎征象，胆囊肿大并胆汁淤积，脾大，腹水。

床旁 X 线胸片：双下肺散在斑片影，右下肺有少量胸腔积液。

入院诊断：①急性胆囊炎；②脓毒血症；③肺部感染；④脑梗死；⑤高血压（3 级，极高危）。

三、主要治疗经过及典型事件

患者急性起病，腹壁紧张，右上腹压痛，墨菲征阳性，腹部彩超示胆囊炎征象，急性胆囊炎诊断明确；进一步评估其氧合指数（oxygenation index，PaO_2/FiO_2）为 215.7mmHg（<300mmHg）、INR 为 1.71（>1.5），脓毒症相关性器官功能衰竭评价（sepsis-related organ failure assessment，SOFA）5 分（呼吸系统 2 分、凝血系统 1 分、肝脏 2 分），为重度急性胆囊炎合并脓毒血症。入院后经验性给予注射用美罗培南（1g i.v.gtt. q.8h.）抗感染，符合《中国脓毒症 / 脓毒性休克急诊治疗指南》（2018）推荐，并于第 2 日行胆囊穿刺引流术。入院第 5 日（5 月 31 日）患者的体温降至正常。引流液培养未见细菌生长。入院第 7 日（6 月 2 日）复查血常规示 WBC $9.41×10^9$/L，N% 78%；PCT 0.46μg/L，较前明显降低。

入院第 10 日（6 月 5 日）患者再次出现高热，体温最高 38.7℃，咳嗽、咳黄色黏痰，SaO_2 下降。急查肺 CT 提示肺炎的可能性大，右侧少量胸腔积液。血 WBC $10.04×10^9$/L，N% 89%；PCT 2.94μg/L。痰培养示肺炎克雷伯菌（黏液性），仅替加环素敏感（替加环素的 MIC≤2mg/L，美罗培南的 MIC > 8mg/L，亚胺培南的 MIC > 8mg/L），考虑为 CRE 肺部感染，当日加用注射用替加环素（100mg i.v.gtt. q.12h.）。药师分析患者继发 CRE 院内感染，目前已使用注射用美罗培南 10 日，药敏试验结果提示美罗培南的 MIC > 8mg/L，遂积极与微生物室沟通，行替加环素、美罗培南、亚胺培南、磷霉素、氨基糖苷类药物的联合药敏试验，以优化给药方案。入院第 11 日（6 月 6 日）联合药敏试验结果回报亚胺培南、替加环素有相加作用，当日停用注射用美罗培南，给予注射用亚胺培南西司他丁（1.0g i.v.gtt. q.8h.）联合注射用替加环素（100mg i.v.gtt. q.12h.）。观察患者的体温高峰降低，但每日仍有 1 次发热，最高体温 38.2℃。6 月 8 日血 WBC 9.86×10⁹/L，N% 83.46%；PCT 1.14μg/L。入院第 14 日（6 月 9 日）在药师建议下将注射用亚胺培南西司他丁的给药方式调整为延长滴注 3 小时，即注射用亚胺培南西司他丁 1.0g＋0.9% 氯化钠溶液 200ml，滴速为 1.11ml/min，持续静脉滴注 3 小时，每 8 小时给药 1 次。2 日后（入院第 16 日，6 月 11 日）患者的体温降至正常，血常规示 WBC 8.75×10⁹/L，N% 74%；PCT 0.24μg/L。继续监测患者病情平稳，于入院第 25 日（6 月 20 日）停用抗菌药物，6 月 23 日出院。

四、讨论

（一）碳青霉烯类药物延长滴注的理论依据

依据抗菌药物的 PK/PD 特点，可分为浓度依赖性、时间依赖性、时间依赖性且有较长的抗生素后效应（post-antibiotic effect，PAE）。其中以 β- 内酰胺类药物为代表的时间依赖性抗菌药物的特点为抗菌效应及临床疗效主要与药物与细菌的接触时间密切相关，即抗菌效应在血药浓度达到 4～6 倍 MIC 时最大，药物浓度继续增加而杀菌效果不再增加，但不良反应、医疗费用明显增加。评估此类药物的 PK/PD 指数主要为血药浓度大于 MIC 的时间（time above MIC，%T>MIC），增加每日给药次数能使 %T>MIC 最大化。

研究表明，与日剂量分多次给药相比，β- 内酰胺类药物持续输注的血药浓度和组织间液药物浓度均明显升高，%T>MIC 显著延长，尤其适用于 ICU 内高 MIC 细菌感染的重症患者，但需关注抗菌药物在输液中的稳定性。

碳青霉烯类药物的 PK/PD 特点为时间依赖性，对革兰氏阴性杆菌具有较长的 PAE。蒙特卡罗模拟及临床研究证实，美罗培南 %T>MIC 超过 40% 可实现有效的杀菌效应，超过 60% 可实现最大杀菌效应，而用于治疗多重耐药菌感染和重症感染时，%T>MIC 则需达到 90% 以上。该患者先后使用注射用美罗培南、注射用亚胺培南西司他丁，注射用美罗培南说明书提示其输液应于室温下 6 小时内使用，注射用亚胺培南西司他丁说明书提示其输注液配制后可在室温下（25℃）保存 4 小时，提示美罗培南、亚胺培南西司他丁输注液的稳定性相对较好，可通过延长滴注时间提高 %T>MIC，达到优化治疗的目的。

该患者存在高龄、合并基础疾病、长期卧床、既往 90 日内使用抗菌药物等 CRE 感染的高风险因素。入院第 10 日出现高热、咳嗽、咳黄色黏痰，血白细胞、中性粒细胞、PCT 均升高，肺 CT 示肺炎的可能性大，痰培养＋药敏试验示肺炎克雷伯菌且仅对替加环素敏感，CRE 肺部感染诊断成立。《中国成人医院获得性肺炎与呼吸机相关性肺炎诊断和治疗指南》（2018 年版）推荐 CRE 高风险的危重症患者应采用"β- 内酰胺 /β- 内酰胺酶抑制剂复合制剂或碳青霉烯类联合多黏菌素或替加环素"联合抗感染治疗;《广泛耐药革兰氏阴性菌感染的实验诊断、抗菌治疗及医院感染控制:中国专家共识》推荐广泛耐药(extensive drug resistance,XDR)肠杆菌科细菌采用以替加环素、多黏菌素为基础的联合方案,可联合碳青霉烯类、氨基糖苷类等。故该患者于入院第 10 日在注射用美罗培南的基础上加用注射用替加环素,药物调整合理。药师分析其为 CRE 感染,且医院尚无常规供应的多黏菌素,为做到个体化给药,积极协调微生物科行联合药敏试验,并于入院第 11 日依据联合药敏试验结果换用注射用亚胺培南西司他丁(1.0g i.v.gtt. q.8h.),但考虑其 MIC > 8mg/L,仍需密切关注患者的感染控制情况,必要时采用延长滴注 / 持续输注的方式进一步优化抗感染治疗。

(二)碳青霉烯类药物延长滴注的给药时机及疗效评价

近年来,碳青霉烯类药物的耐药情况逐年加重,2020 年全国细菌耐药监测网(China Antimicrobial Surveillance Network,CNINET)数据显示 2005—2018 年肺炎克雷伯菌对碳青霉烯类的耐药率呈持续上升的趋势,2019 年和 2020 年虽然呈连续下降的趋势,但其检出率仍超过 23%。铜绿假单胞菌对亚胺培南和美罗培南的耐药率亦连续 2 年呈下降趋势,鲍曼不动杆菌对亚胺培南和美罗培南的耐药率首次出现下降现象。

目前已有多项研究探讨 β- 内酰胺类药物延长滴注 / 持续输注对比传统间断输注(分次给药)治疗严重耐药菌感染的疗效和安全性。Joel M 等对 25 家 ICU 的脓毒血症患者使用 β- 内酰胺类抗菌药物连续输注 24 小时与间断输注(输注 30 分钟)28 日的对比分析表明,持续输注的临床治愈率、90 日生存率优于间断输注,但未见统计学差异。陈灿等共纳入 20 篇中英文文献、1 695 例患者,发现与间断输注(输注 0.5～1 小时)相比,碳青霉烯类药物延长滴注 / 持续输注可提高临床有效率和细菌清除率、减少耐药菌的产生、显著缩短 ICU 住院时间和碳青霉烯类药物的疗程,且两者的安全性相当。Teo J 等和 Falagas M E 等也发现延长滴注可显著降低临床死亡率、提高临床治愈率。可见多数研究认为在耐药菌泛滥的时代,延长 β- 内酰胺类药物的滴注时间对于呼吸道感染的危重症患者是有益的。碳青霉烯类药物延长滴注 / 持续输注可用于重症感染或者分离出或怀疑有不敏感病原菌感染的患者中。

该患者合并多种基础疾病,入院第 11 日给予注射用亚胺培南西司他丁(1.0g i.v.gtt. q.8h.)联合注射用替加环素(100mg i.v.gtt. q.12h.)治疗 CRE 肺部感染。监测患者的体温,高峰下移,但仍有发热,最高体温波动于 38.2℃左右,评价其抗感染疗效欠佳。考虑无法获得多黏菌素,故于入院第 14 日建议将注射用亚胺培南西司他丁的给药方式调整为延长滴注,以进一步提升抗感染疗效。

（三）碳青霉烯类药物延长滴注的品种选择及临床实践

碳青霉烯类药物的上市品种主要包括美罗培南、亚胺培南西司他丁、厄他培南、比阿培南及帕尼培南倍他米隆等。除美罗培南、亚胺培南西司他丁外，注射用厄他培南说明书提示药品静脉滴注应在药物溶解后 6 小时内完成，且可肌内注射给药（溶媒为 1.0% 盐酸利多卡因注射液，1 小时内使用）。注射用比阿培南、注射用帕尼培南倍他米隆说明书提示静脉滴注时间应大于 30~60 分钟，但无其输注液稳定性的相关具体数据。

检索 PubMed、万方数据知识服务平台、中国知网等数据库，发现国内外关于碳青霉烯类药物延长滴注 / 持续输注的研究主要集于美罗培南、亚胺培南西司他丁，且亚胺培南西司他丁的相关研究国内多见，而美罗培南的相关研究国外多见。研究中涉及的给药方案主要为亚胺培南延长滴注 2~3 小时（0.5~1g q.6~8h.）或 24 小时持续输注；美罗培南延长滴注 3~4 小时（0.5~2g q.6~8h.）或 24 小时持续输注。尚无美罗培南与亚胺培南延长滴注 / 持续输注的临床疗效比较研究。

24 小时持续静脉滴注可以减少护理负担、用药剂量和药品花费，但需保证药物暴露于环境中的高度理化稳定性，且对患者依从性的要求较高。Hnat 等报道，美罗培南使用生理盐水配制后在室温 32~37℃ 下 2、4 和 8 小时后药物浓度分别减少 3.14%、5.86% 和 11.85%，即使在恒定室温（20℃）下也分别减少 1.66%、3.31% 和 5.80%。由于采用低温装置使药物溶液保持稳定在临床有一定难度，因此目前临床试验中碳青霉烯类药物持续静脉滴注的时间多在 3 小时内。亚胺培南的蒙特卡罗模拟研究表明，以 40%T>MIC、100%T>MIC 为靶值，与 0.5 小时间断输注相比，3 小时延长滴注和 24 小时持续输注均可获得较高的达标概率（probability of target attainment，PTA）；但相当一部分患者存在 24 小时持续输注血药浓度不能达到不敏感菌的 MIC 的风险，提示对于重症、具有革兰氏阴性非发酵菌感染高危因素的医院获得性肺炎（hospital-acquired pneumonia，HAP）患者，亚胺培南大剂量延长滴注可能是必要的。我国《抗菌药物药代动力学 / 药效学理论临床应用专家共识》也明确推荐 PDR 革兰氏阴性菌感染患者应用碳青霉烯类与其他抗菌药物联合治疗时，对碳青霉烯类药物不敏感的菌株可通过使用充分的剂量或延长静脉滴注时间（亚胺培南持续滴注 2~3 小时、美罗培南持续滴注 3~4 小时）增加 %T>MIC。

该患者于入院第 11 日调整为注射用亚胺培南西司他丁（1.0g i.v.gtt. q.8h.）联合注射用替加环素（100mg i.v.gtt. q.12h.）抗感染，3 日后评价其疗效欠佳。分析患者为 CRE 肺部感染，亚胺培南西司他丁的 MIC>8mg/L，并综合考虑药物的稳定性及应用的方便性，于入院第 14 日在药师建议下将注射用亚胺培南西司他丁调整为亚胺培南西司他丁 1.0g + 0.9% 氯化钠溶液 200ml，控制滴速为

1.11ml/min，持续静脉滴注 3 小时，每 8 小时给药 1 次。2 日后患者的体温降至正常。

五、小结

综上所述，与间断输注相比，延长滴注或持续输注碳青霉烯类药物可提高治疗严重感染的临床疗效，且安全性相当。对于多重耐药菌感染的重症患者，在使用碳青霉烯类药物疗效不佳时，可考虑延长其滴注时间，提高 $\%T > MIC$，从而提高临床疗效、降低病死率。本案例中，在临床抗感染疗效欠佳的情况下，药师认真分析患者个体情况，综合考虑药物供应、药物特点、临床可行性，建议给予亚胺培南西司他丁 3 小时延长滴注，取得较好的临床疗效，可为重症耐药菌感染患者的抗感染治疗提供一定的参考。但目前关于 β- 内酰胺类抗菌药物延长滴注的临床疗效还存在一定分歧，仍需要高质量的大规模、多中心、随机对照试验进一步验证。

参 考 文 献

[1] 中华医学会外科学分会胆道外科学组. 急性胆道系统感染的诊断和治疗指南（2011 版）. 中华消化外科杂志，2011，10（1）：9-13.

[2] 中国医师协会急诊医师分会，中国研究型医院学会休克与脓毒症专业委员会. 中国脓毒症 / 脓毒性休克急诊治疗指南（2018）. 临床急诊杂志，2018，19（9）：567-588.

[3] 中国医药教育协会感染疾病专业委员会. 抗菌药物药代动力学 / 药效学理论临床应用专家共识. 中华结核和呼吸杂志，2018，41（6）：409-446.

[4] 中华医学会呼吸病学分会感染学组. 中国成人医院获得性肺炎与呼吸机相关性肺炎诊断和治疗指南（2018 年版）. 中华结核和呼吸杂志，2018，41（4）：255-280.

[5] 王明贵. 广泛耐药革兰氏阴性菌感染的实验诊断、抗菌治疗及医院感染控制：中国专家共识. 中国感染与化疗杂志，2017，17（1）：82-93.

[6] 胡付品，郭燕，朱德妹，等. 2020 年 CHINET 中国细菌耐药监测. 中国感染与化疗杂志，2021，24（4）：377-387.

[7] 陈灿，应颖秋，闫盈盈，等. 碳青霉烯类抗菌药物延长或持续输注治疗严重感染的疗效及安全性的系统评价. 中国医院药学杂志，2017，37（16）：1622-1628，1634.

[8] LUTGRING J D. Carbapenem-resistant *Enterobacteriaceae*: an emerging bacterial threat. Seminars in diagnostic pathology，2019，36（3）：182-186.

[9] MAH G T, MABASA V H, CHOW I, et al. Evaluating outcomes associated with alternative dosing strategies for piperacillin/tazobactam: a qualitative systematic review. Annals of pharmacotherapy，2012，46（2）：265-275.

[10] BUCK C, BERTRAM N, ACKERMANN T, et al. Pharmacokinetics of piperacillin-tazo-

bactam: intermittent dosing versus continuous infusion. International journal of antimicrobial agents, 2005, 25（1）: 62-67.

[11] DOW R J, ROSE W E, FOX B C, et al. Retrospective study of prolonged versus intermittent infusion piperacillin-tazobactam and meropenem in intensive care unit patients at an academic medical center. Infectious diseases in clinical practice, 2011, 19（6）: 413-417.

[12] ZHOU Q T, HE B, ZHANG C, et al. Pharmacokinetics and pharmacodynamics of meropenem in elderly Chinese with lower respiratory tract infections: population pharma-cokinetics analysis using nonlinear mixed-effects modelling and clinical pharmacodynamics study. Drugs and aging, 2011, 28（11）: 903-912.

[13] DULHUNTY J M, ROBERTS J A, DAVIS J S, et al. A multicenter randomized trial of continuous versus intermittent β-lactam infusion in severe sepsis. American journal of respira-tory & critical care, 2015, 192（11）: 1298-1305.

[14] TWO J, LIEW Y, LEE W, et al. Prolonged infusion versus intermittent boluses of β-lactam antibiotics for treatment of acute infections: a meta-analysis. International journal of antimi-crobial agents, 2014, 43（5）: 403-411.

[15] FALAGAS M E, TANASARLI G S, IKAWA K, et al. Clinical outcomes with extended or continuous versus short-term intravenous of carbapenems and piperacillin/tazobactam: a systematic review and meta-analysis. Clinical infectious diseases, 2013, 56（2）: 272-282.

[16] RIZK N A, KANAFANI Z A, TABAJA H Z, et al. Extended infusion of beta-lactam antibi-otics: optimizing therapy in critically-ill patients in the era of antimicrobial resistance. Expert review of anti-infective therapy, 2017, 15（7）: 645-652.

[17] TACCONE F S, LAUPLAND K B, MONTRAVERS P. Continuous infusion of β-lactam antibiotics for all critically ill patients? Intensive care medicine, 2016, 42（10）: 1604-1606.

[18] BERTHOIN K, LE DUFF C S, MARCHAND BRYNAERT J, et al. Stability of meropenem and doripenem solutions for administration by continuous infusion. Journal of antimicrobial chemotherapy, 2010, 65（5）: 1073-1075.

[19] SUCHÁNKOVÁ H, LIPŠ M, URBÁNEK K, et al. Is continuous infusion of imipenem always the best choice? International journal of antimicrobial agents, 2017, 49（3）: 348-354.

（王东晓）

案例3　一例粒细胞缺乏症伴发热合并肾功能亢进患者的药学监护

一、案例背景知识简介

粒细胞缺乏症（agranulocytosis，简称粒缺）伴发热患者是特殊的疾病人群；在接受≥1 个疗程化疗的造血系统恶性肿瘤患者中，粒缺伴发热的发生率

>80%，如没有给予及时、适当的抗菌药物治疗，感染相关死亡率高。粒缺伴发热患者常合并出现肾功能亢进（augmented renal clearance，ARC），而 ARC 可使经肾脏排泄的抗菌药物清除增加，影响治疗结局。本文通过对一例急性髓系白血病患者化疗后粒缺伴发热的抗感染治疗监护，分析其抗感染治疗的合理性，并进一步探讨 ARC 对抗菌药物的影响及治疗方案的优化策略，以期为临床合理用药提供参考。

二、病例基本情况

患者，男性，58 岁，身高 170cm，体重 65kg。主因"急性髓系白血病 5 个周期化疗后 8 日，发热 2 日"于 2018 年 12 月 30 日入院。患者于 5 个多月前诊断为急性髓系白血病 - 急性粒细胞白血病部分分化型（AML-M_2），自 2018 年 7 月 10 日先后行 DA 方案（柔红霉素 60mg/d，d1～3；阿糖胞苷 200mg/d，d1～7）诱导缓解化疗 2 个周期、AA 方案（阿克拉霉素 20mg/d，d1～3；阿糖胞苷 2.0g q.12h.，d1～3）巩固化疗 1 个周期、HA 方案（高三尖杉酯碱 6mg/d，d1～3；阿糖胞苷 3.0g q.12h.，d1～3）化疗 1 个周期，每 2 个周期复查骨髓细胞学均提示完全缓解。2018 年 12 月 22 日行 MA 方案（米托蒽醌 8mg/d，d1～3；阿糖胞苷 2g q.12h.，d1～3）化疗 1 个周期，化疗过程顺利。化疗结束后第 4 日（2018 年 12 月 28 日）出现发热，体温最高 38.5℃，伴畏寒、寒战，无咳嗽、咳痰，无头晕、头疼、恶心、呕吐、腹痛、腹泻、尿频、尿急、尿痛等。血常规示 WBC 1.70×10^9/L、中性粒细胞（neutrophil，N）1.12×10^9/L、Hb 103g/L、PLT 167×10^9/L，给予左氧氟沙星（0.5g i.v.gtt. q.d.）抗感染、粒细胞集落刺激因子[300μg 皮下注射（i.h.）q.d.]升白细胞等治疗 2 日，仍发热，体温最高 38.7℃，为进一步诊治入院。

既往史：既往结节性甲状腺肿病史 10 余年，长期口服左甲状腺素钠片（12.5μg q.d.）。否认冠心病、高血压、糖尿病等病史。无外伤、手术史。否认药物、食物过敏史。

入院查体：体温 38.2℃，脉搏 87 次/min，呼吸 21 次/min，血压 115/56mmHg。神志清，精神差，查体合作。咽部充血，扁桃体无肿大。双肺呼吸音低，未闻及干、湿啰音。心腹查体未见明显异常。双下肢无水肿。

辅助检查：血常规（2018 年 12 月 29 日）示 WBC 0.9×10^9/L，N 0.49×10^9/L，Hb 96g/L，PLT 120×10^9/L。

入院诊断：①粒细胞缺乏症，伴发热；②急性髓系白血病（AML-M_2）化疗后；③结节性甲状腺肿。

三、主要治疗经过及典型事件

患者入院后抽取血培养，复查血常规示白细胞、中性粒细胞、血红蛋白、血小板较前继续降低；CRP 94.6mg/L，PCT 0.261μg/L；血生化示 GPT 29U/L，GOT 23U/L，Cr 49.0μmol/L。给予哌拉西林他唑巴坦抗感染、粒细胞集落刺激因子升白细胞、重组人血小板生成素升血小板及输注血小板等对症支持治疗。入院第 3 日体温 36.5~37.4℃，复查 CRP（44.6mg/L）、PCT（0.161μg/L）较前降低。

入院第 5 日患者再次出现发热，体温最高 38.4℃，伴憋喘、咳嗽、咳白色黏痰。双肺可闻及湿啰音。血常规示 WBC 0.41×10^9/L，N 0.09×10^9/L，PLT 33×10^9/L；血生化示 Cr 33.0μmol/L，肌酐清除率 192ml/(min·1.73m^2)。CRP（79.8mg/L）、PCT（0.236μg/L）再次升高，G 试验、GM 试验阴性，血培养无阳性提示，胸部 CT 示双下肺炎症。遂停用哌拉西林他唑巴坦，给予美罗培南 1g i.v.gtt. q.8h.+替考拉宁 200mg i.v.gtt. q.d.（首剂 400mg），并再次送检血培养、痰培养。继续观察，患者的体温维持在 38.2~38.3℃，血常规、CRP、PCT 较前无明显改善，血培养、痰培养未见明显异常。药师依据其血 Cr（29.0μmol/L，2019 年 1 月 5 日）计算肌酐清除率为 218.49ml/(min·1.73m^2)，考虑存在 ARC，入院第 7 日在药师建议下将美罗培南加量至 2g i.v.gtt. q.8h.，且延长滴注时间 3 小时；替考拉宁的剂量调整至 12mg/(kg·d)（即 800mg/d）。患者的体温逐渐下降，咳嗽、咳痰明显改善。入院第 12 日患者的体温最高 37℃，复查血常规、CRP、PCT 均较前改善。药师再次依据其血 Cr（55.0μmol/L，2019 年 1 月 10 日）计算肌酐清除率为 115.2ml/(min·1.73m^2)，遂建议将美罗培南调整为 1g i.v.gtt. q.8h.、替考拉宁调整为 0.4g i.v.gtt. q.d.。继续观察，患者未再发热，血常规于入院第 16 日恢复至参考值范围内。入院第 21 日停用美罗培南、替考拉宁。2019 年 1 月 21 日出院。

四、讨论

（一）经验性抗感染治疗方案评价

《中国中性粒细胞缺乏伴发热患者抗菌药物临床应用指南》（2020 年版）对粒细胞缺乏症的定义为外周血中性粒细胞绝对值（ANC）<0.5×10^9/L 或预计未来 48 小时内 ANC<0.5×10^9/L，若 ANC<0.1×10^9/L 则为严重粒细胞缺乏症。

血液肿瘤患者接受化疗或骨髓移植后均会发生中性粒细胞减少或缺乏，感染是此阶段导致患者死亡的主要因素之一。粒缺伴发热患者最常见的感染部位是肺，其次为上呼吸道、肛周、血液感染等。常见致病菌包括大肠埃希菌、肺炎克雷伯菌、铜绿假单胞菌等革兰氏阴性菌及表皮葡萄球菌、肠球菌[包括耐万古霉素肠球菌（vancomycin resistant Enterococcus，VRE）]等革兰氏阳性菌，且有相当一部分粒缺伴发热患者最终无法明确病原体。为控制病情、减少重症感染患者的并发症和降低死亡率，此类患者在病情评估后应尽早开始经验性抗感染治疗。

该患者急性髓系白血病（AML-M$_2$）诊断明确，入院时为 5 个周期化疗后第 8 日，血常规示中性粒细胞低于 $0.5 \times 10^9/L$（$0.49 \times 10^9/L$），提示为粒缺状态，且患者多次化疗，本次化疗后第 4 日出现发热伴白细胞、中性粒细胞进行性降低，预计其粒缺时间 >7 日，属于高危人群。本次发病主要表现为发热，无休克、血流动力学不稳定、局灶性感染等复杂临床感染的危险因素，但入院前曾使用左氧氟沙星，具有耐药菌感染风险，其经验性抗感染治疗应选择升阶梯治疗策略。患者入院时肝、肾功能未见异常，入院后给予哌拉西林他唑巴坦 4.5g i.v.gtt. q.8h.，药物选择及用法用量适宜。3 日后评估，患者再次出现发热，伴咳嗽、咳痰，多次血培养、痰培养无明确的阳性提示，复查血常规示重度粒缺（中性粒细胞 $0.09 \times 10^9/L$），CRP、PCT 较前升高，肺 CT 示双下肺炎症，提示初始抗感染治疗失败。再次评估患者仍为高危人群，具有耐药菌感染的危险因素（长期反复住院、接触广谱抗菌药物、院内肺部感染），且合并复杂临床感染的危险因素（肺部感染），遂将其经验性抗感染治疗调整为降阶梯治疗策略，于入院第 5 日停用哌拉西林他唑巴坦，给予美罗培南联合替考拉宁，药物调整合理。

（二）ARC 的判定和危险因素

危重症患者常伴有肾功能不全，是临床诊疗需关注的重要因素之一，而与其相反的 ARC 则常被忽视。ARC 也称为肾小球超滤或肾清除增加，是指肾脏对循环溶质（包括代谢废物或者药物）的清除能力增强。事实上，ARC 对患者预后有非常重要的影响。研究表明，重症患者的 ARC 发生率为 14%～80%，是一个普遍发生的临床现象。

ARC 可用肌酐清除率（creatinine clearance rate）作为判定标准。尽管不同研究对 ARC 定义的肌酐清除率临界值及肌酐清除率高于临界值的持续时间存在差异，但鉴于目前大部分研究都将肌酐清除率 >130ml/（min·1.73m²）作为 ARC 的临界值，结合其临床意义，故建议当成人患者肌酐清除率 >130ml/（min·1.73m²）即认为发生 ARC。Cockcroft-Gault（CG）公式是估算 ARC 患者的肌酐清除率的最佳方法。

该患者为男性，罹患血液系统恶性肿瘤，入院时为粒缺伴发热状态，继而进展为重度粒缺、肺部感染，病情危重，具有 ARC 相关危险因素。入院后密切监测其肾功能：入院时血 Cr 49.0μmol/L，采用 CG 公式计算并经体表面积矫正后的肌酐清除率为 129.3ml/（min·1.73m²）；入院第 5 日血 Cr 33μmol/L，计算肌酐清除率为 192ml/（min·1.73m²）；入院第 7 日血 Cr 29.0μmol/L，计算肌酐清除率为 218.49ml/（min·1.73m²）。2 次肌酐清除率均大于 130ml/（min·1.73m²），已达到 ARC 的判定标准。

（三）ARC 下的抗感染治疗方案优化

1. ARC 对抗菌药物 PK/PD 的影响及调整策略 ARC 状态下，肾脏对内生副产物、药物等的清除能力增强，可引起经肾脏清除的抗菌药物（如 β- 内酰胺类、氨基糖苷类、万古霉素、替考拉宁等）的体内药动学变化，即半衰期（$t_{1/2}$）缩短、药峰浓度（C_{max}）降低、曲线下面积（area under the curve，AUC）变小，从而使药物在常规剂量下无法达到有效治疗浓度。如不进行剂量调整，最终可导致治疗失败和预后变差。Huttner 等的研究表明，给予 ICU 患者（ARC 患者占 64%）哌拉西林他唑巴坦 4.5g q.8h.，61% 的患者血药浓度不达标，7% 的患者血药浓度低到无法检测。因此，对于重症合并 ARC 患者的抗菌药物使用，建议：①经肾清除的药物需考虑增加给药剂量（大于常规推荐剂量）；②延长滴注时间或持续输注（如 β- 内酰胺类或万古霉素）；③缩短给药间隔（如 β- 内酰胺类）；④有条件者依据治疗药物监测（TDM）优化给药方案；⑤更换为经肝或肝、肾双通道排泄的抗菌药物。

该患者入院第 5 日给予美罗培南 1g i.v.gtt. q.8h.+ 替考拉宁 200mg i.v.gtt. q.d.（首剂 400mg），用药 2 日后体温无明显改善。药师分析其药物选择适宜，美罗培南为常规剂量，但替考拉宁的剂量偏小，考虑其病情重且存在明确的 ARC，建议应进行剂量调整。

2. 抗感染治疗方案优化 碳青霉素类抗菌药物美罗培南是广谱 β- 内酰胺类抗菌药物，其 PK/PD 特点为时间依赖性，PK/PD 指数是 %T > MIC；约 70% 以原型从尿中排泄。说明书推荐粒缺合并感染的常规剂量方案为 1g q.8h.。Drust 等发现 2/3 的肌酐清除率 > 120ml/min 的 ICU 患者需要更高剂量的美罗培南（8g/d）才能达到有效血药浓度。Tantsruo 等研究表明，当肌酐清除率为 130～250ml/min 时，美罗培南 2g q.8h. 连续输注 3 小时，可使累积反应分数（cumulative fraction of response，CFR）≥90%。

替考拉宁为糖肽类抗菌药物，我国《替考拉宁临床应用剂量专家共识》推荐粒缺伴发热患者的给药方案为 6～12mg/kg i.v.gtt. q.12h.×3 次，继以 6～12mg/kg i.v.gtt. q.d.，疗程为 10～14 日。ARC 对糖肽类药物影响的研究多集中于万古霉素，未见替考拉宁的相关报道。替考拉宁的 PK/PD 特点为时间依赖性，具有长 PAE，PK/PD 指数是 AUC/MIC；为亲水性药物，血浆蛋白结合率高，主要以原型经肾脏排出。理论推测，重症 ARC 患者的替考拉宁排泄增多，应增加给药剂量。Nakano 等的回顾性分析也发现全身炎症反应综合征（systemic inflammatory response syndrome，SIRS）患者的肌酐清除率和替考拉宁清除率随 SIRS 评分增加而增加。

因此，入院第 7 日评估"美罗培南 1g i.v.gtt. q.8h.+ 替考拉宁 200mg i.v.gtt. q.d."疗效欠佳，存在明确的 ARC，在临床药师建议下将美罗培南调整为 2g i.v.gtt. q.8h.，且延长滴注时间 3 小时；替考拉宁的剂量增加至 0.8g i.v.gtt. q.d.。此后观察患者的体温逐渐下降，咳嗽、咳痰明显改善。入院第 12 日肌酐清除率 [115.2ml/（min·1.73m²）] 恢复至参考值范围内，遂将美罗培南调整为 1g i.v.gtt.

q.8h.、替考拉宁调整为 0.4g i.v.gtt. q.d.。继续观察，患者病情平稳，入院第 21 日停用美罗培南、替考拉宁。

五、小结

目前对于重症患者发生 ARC 及 ARC 出现的时机、持续时间、ARC 对抗菌药物的影响尚处于探索阶段，无明确的定论。且 ARC 并未引起临床充分重视，除少部分药物（如万古霉素）可以依据 TDM 进行剂量调整外，抗菌药物在 ARC 患者中的具体应用尚无权威指南推荐。本案例中，临床药师全程参与粒缺伴发热患者的抗感染治疗过程，及时识别 ARC 并给予合理用药建议，有效保障了患者的药物治疗效果及安全性；提示对于重症患者，临床应高度警惕 ARC，关注 ARC 对抗菌药物的药动学及治疗结局的影响，及时调整、优化治疗方案。

参 考 文 献

[1] 替考拉宁临床应用剂量专家共识组. 替考拉宁临床应用剂量专家共识. 中华结核和呼吸杂志，2016，39（7）：500-508.

[2] 叶超，王朝晖，王春江. 肾功能亢进及其对抗菌药物的药物代谢动力学／药物效应动力学影响. 中华危重症医学杂志（电子版），2019，12（2）：133-138.

[3] 丁楠楠，洪学军. 重症患者肾功能亢进现象及药物剂量调整的研究进展. 中国医院药学杂志，2019，39（7）：762-766.

[4] 中华医学会血液学分会，中国医师协会血液科医师分会. 中国中性粒细胞缺乏伴发热患者抗菌药物临床应用指南（2020 年版）. 中华血液学杂志，2020，41（12）：969-978.

[5] 闫晨华，徐婷，郑晓云，等. 中国血液病患者中性粒细胞缺乏伴发热的多中心、前瞻性流行病学研究. 中华血液学杂志，2016，3（3）：177-182.

[6] HIRAI K，ISHII H，SHIMOSHIKIRYO T，et al. Augmented renal clearance in patients with febrile neutropenia is associated with increased risk for subtherapeutic concentrations of vancomycin. Therapeutic drug monitoring，2016，38（6）：706-710.

[7] UDY A A，ROBERTS J A，BOOTS R，et al. Augmented renal clearance: implications for antibacterial dosing in the critically ill. Clinical pharmacokinetics，2010，49（1）：1-16.

[8] BARLETTA J F，MANAGRAM A J，BYME M，et al. Identifying augmented renal clearance in trauma patients: validation of the augmented renal clearance in trauma intensive care scoring system. Journal of trauma and acute care surgery，2017，82（4）：665-671.

[9] UDY A A，DULHUNTY J M，ROBERTS J A，et al. Association between augmented renal clearance and clinical outcomes in patients receiving beta-lactam antibiotic therapy by continuous or intermittent infusion: a nested cohort study of the BLING-Ⅱ randomized，placebo-control，clinical trial. International journal of antimicrobial agents，2017，49（5）：624-630.

[10] BARLETTA J F, MANGRAM A J, BYME M, et al. The importance of empiric antibiotic dosing in critically ill trauma patients: are we under dosing based on augment renal clearance and inaccurate renal clearance estimates? Journal of trauma and acute care surgery, 2016, 81 (6): 1115-1121.

[11] UDY A A, JARRETT P, STUART J, et al. Determining the mechanisms underlying augmented renal drug clearance in the critically ill: use of exogenous marker compounds. Critical care, 2014, 18 (6): 657-664.

[12] LJUNGBERG B, NISSON-EHLE I. Advancing age and acute infection influence the kinetics of ceftazidime. Scandinavian journal of infectious diseases, 1989, 21 (3): 327-332.

[13] SIME F B, UDY A A, ROBERTS J A. Augmented renal clearance in critically ill patients: etiology, definition and implications for beta-lactam dose optimization. Current opinion in pharmacology, 2015, 24: 1-6.

[14] HIRAI K, IHATA S, KINAE A, et al. Augmented renal clearance in pediatric patients with febrile neutropenia associated with vancomycin clearance. Therapeutic drug monitoring, 2016, 38 (3): 393-397.

[15] MORIMOTO S, ISHIKURA. An observational prospective study on the onset of augmented renal clearance: the first report. Critical care, 2016, 20: 182-189.

[16] MINKUTĖ R, BRIEDIS V, STEPONAVIČIŪTĖ R, et al. Augmented renal clearance-an evolving risk factor to consider during the treatment with vancomycin. Journal of clinical pharmacy and therapeutics, 2013, 38 (6): 462-467.

[17] HUTTNER A, BON DACH E, REMZONI A, et al. Augmented renal clearance, low β-lactam concentrations and clinical outcomes in the critically ill: an observational prospective cohort study. International journal of antimicrobial agents, 2015, 45 (4): 285-392.

[18] DRUST A, TROGER U, MARTENS-LOBENHOFFER J, et al. Therapeutic drug monitoring of meropenem is mandatory for critical patients with glomerular hyperfiltration. British journal of clinical pharmacology, 2011, 72: 18-26.

[19] TASURO T, MASAYUKI O, NORIKO K, et al. The exploration of population pharma-cokinetic model for meropenem in augmented renal clearance and investigation of optimum setting of dose. Journal of infection and chemotherapy, 2018, 24 (9/10): 834-840.

[20] NAKANO T, NAKAMURA Y, TAKATA T, et al. Change of teicoplanin loading dose requirement for incremental increases of systemic inflammatory response syndrome score in the setting of sepsis. International journal of clinical pharmacy, 2016, 38 (4): 908-914.

（王东晓）

案例4　一例化疗联合重组人血管内皮抑制素治疗的
肺癌患者的药学监护

一、案例背景知识简介

近年来，肺癌的发病率和死亡率逐年升高，已成为癌症患者致死的首要原因。自1971年Folkman首先提出肿瘤抗血管生成理论以来，抗血管生成药物成为研究热点。重组人血管内皮抑制素注射液是我国自主研发的新型血管内皮抑制剂，具有广谱抗肿瘤血管生成活性。2005年9月被国家食品药品监督管理局（State Food and Drug Administration，SFDA）批准上市，2006年被《NCCN非小细胞肺癌临床实践指南》（中国版）收录。本文拟通过对一例化疗联合使用重组人血管内皮抑制素注射液的肺癌患者的药学监护，对其超说明书用药行为及药学监护进行深入探讨，为临床提供借鉴。

二、病例基本情况

患者，男性，58岁。因"确诊肺腺鳞癌2个月"于2016年6月20日入院。患者2016年4月3日体检发现左上肺结节，2016年4月7日行胸部CT检查，考虑：①左肺上叶肺癌并纵隔淋巴结转移；②左肺上叶尖后段叶间胸膜下结节，考虑转移可能。2016年4月18日行CT引导下肺穿刺活检，病理结果回报考虑腺鳞癌的可能性大。基因检测结果提示EGFR、ALK、c-MET、ROS-1均为野生型。于2016年4月28日行多西他赛（100mg）+卡铂（0.4g）化疗，过程顺利。2016年5月22日超声检查提示双腋下及双侧腹股沟区多发低回声结节，双侧颈部及双锁骨上窝多发低回声结节。于2016年5月25日给予吉西他滨（1.8g，d1；1.6g，d8）+卡铂（0.4g，d1）+重组人血管内皮抑制素注射液（30mg，d1～7）方案化疗，过程顺利。2016年5月27日胸部CT检查示与前片（2016年4月7日）对比：①考虑左肺上叶肺癌并纵隔淋巴结转移，较前有缩小；②左肺上叶尖后段叶间胸膜下结节，较前相仿。2016年6月13日外院PET-CT示左肺上叶前段胸膜下高代谢结节，考虑周围型肺癌，纵隔5、6区淋巴结转移，左肺门、纵隔4L及7区、左锁骨上区多发淋巴结转移待除外，左侧肾上腺转移。为行下一周期化疗入院。患者的精神状态一般，体力下降，食欲正常，睡眠正常，体重无明显变化，大小便正常。

既往史：既往高血压病史5年，自服抗高血压药（药物不详），血压控制稳定；糖尿病4年，自服降血糖药（药物不详），血糖控制可。吸烟35年，约每日40支，现未戒烟；无饮酒史。否认药物、食物过敏史。

入院查体：体温 36℃，脉搏 82 次/min，呼吸 18 次/min，血压 138/88mmHg。身高 162cm，体重 79kg，体表面积 1.91m²。双肺呼吸音粗，右下肺可闻及少量爆裂音，未闻及明显的湿啰音及胸膜摩擦音。心腹查体无异常。

辅助检查：胸部 CT（2016 年 5 月 27 日）与前片（2016 年 4 月 7 日）对比示①考虑左肺上叶肺癌并纵隔淋巴结转移，较前有缩小；②左肺上叶尖后段叶间胸膜下结节，较前相仿；③双肺间质性改变、肺气肿，较前相仿。

入院诊断：①肺腺鳞癌（$T_3N_3M_0$，Ⅲ$_b$ 期，*EGFR*、*ALK*、*c-MET*、*ROS-1* 均为野生型）；②双肺间质性改变；③肺气肿。

三、主要治疗经过及典型事件

患者肺腺鳞癌诊断明确，入院后血常规、血生化未见明显异常，肺 CT 示左肺上叶肺癌并纵隔淋巴结转移、左肺上叶尖后段叶间胸膜下结节较前相仿，于 2016 年 6 月 22 日给予第 3 次化疗：吉西他滨（1.8g，d1；1.6g，d8）+ 重组人血管内皮抑制素注射液（30mg，d1～7）+ 卡铂（0.4g，d1），同时给予注射用雷贝拉唑护胃，注射用盐酸托烷司琼镇吐，多烯磷脂酰胆碱注射液、注射用还原型谷胱甘肽保护肝功能，注射用氨磷汀保护正常细胞及镇痛、提高免疫力、补充营养等治疗。

药师审核患者用药医嘱，针对重组人血管内皮抑制素注射液超说明书用药现象与医生反复沟通，建议严格按照说明书推荐的用法用量规范用药。医生表示重点关注，协同药师将用药方案详细告知患者。但医生为保持与化疗方案同步（7 日疗程），结合既往用药经验，并在尊重患者意愿的基础上，未更改重组人血管内皮抑制素注射液的用药方案。继续监测，患者化疗过程顺利，化疗第 3 日体温 37.1℃，无其他明显不适，未予特殊处理。化疗后复查血常规、血生化、心电图，未见明显异常，于住院第 12 日出院。

药师持续关注该患者的重组人血管内皮抑制素注射液超说明书使用情况。患者后续行 2 次化疗（即第 4 次和第 5 次化疗），均联合使用重组人血管内皮抑制素注射液（30mg，d1～7）。第 4 次化疗（2016 年 7 月 20 日）第 2 日体温 37.9℃，考虑为化疗后的药物反应，未予特殊处理，此后体温逐渐恢复正常，化疗结束后出院。2016 年 8 月 23 日给予第 5 次化疗，评价疾病进展（progressive disease，PD），故调整方案为多西他赛注射液（120mg，d1）+ 卡铂注射液（0.4g，d1）+ 重组人血管内皮抑制素注射液（30mg，q.d.）。8 月 27 日体温 38.5℃，医生采纳药师建议，暂停重组人血管内皮抑制素注射液，并给予物理降温，8 月 28 日体温 37.8℃。8 月 29—30 日继续给予重组人血管内皮抑制素注射液（15mg q.d.）完成治疗。8 月 30 日患者的体温 37.6℃，出现全身皮疹，给予盐酸西替利嗪片（10mg，q.d.）×2 日，皮疹逐渐消退，体温维持在参考值范围内。于 9 月 8 日行 CT 引导下粒子植入术后出院。此后患者转回当地医院继续治疗。

四、讨论

（一）化疗方案评价

近 10 年来，抗血管生成治疗已成为肿瘤治疗中的重要手段之一，抗血管生成药物联合一线化疗药物能显著提高治疗有效率和中位疾病进展时间（time to progression，TTP）。目前贝伐珠单抗、重组人血管内皮抑制素注射液、舒尼替尼、索拉非尼等抗肿瘤血管生成药物已广泛应用于临床。

重组人血管内皮抑制素注射液是我国自主研发的多靶点血管内皮抑制剂。2013 年美国国立综合癌症网络（National Comprehensive Cancer Network，NCCN）在非小细胞肺癌（non-small cell lung carcinoma，NSCLC）临床指南中指出，对于表皮生长因子受体（EGFR）及 *ALK* 突变未明或野生型 NSCLC 患者，推荐使用重组人血管内皮抑制素联合化疗［铂类（顺铂／卡铂）＋第三代化疗药物（紫杉醇／多西他赛／吉西他滨／长春碱／培美曲塞／白蛋白结合型紫杉醇）］控制肿瘤进展。研究表明，与单纯化疗比较，重组人血管内皮抑制素联合化疗能提高总有效率及临床收益率，并且降低 11% 的白细胞减少的风险，但在心脏毒性等其他不良反应方面没有差异。

该患者明确诊断为肺腺鳞癌（$T_3N_3M_0$ $Ⅲ_b$ 期），体表面积 $1.91m^2$。初始给予多西他赛（100mg）＋卡铂（0.4g）化疗 1 个周期后，评估肺部病灶稳定，外周淋巴结增大，故第 2 个周期调整治疗方案为吉西他滨（1.8g，d1；1.6g，d8）＋卡铂（0.4g，d1）＋重组人血管内皮抑制素注射液（30mg，d1～7）。本次为第 3 次化疗，入院后依据肺部 CT 评估为疾病稳定（stable disease，SD），继续给予吉西他滨＋卡铂＋重组人血管内皮抑制素注射液化疗，评价治疗方案合理，药物选择适宜，但重组人血管内皮抑制素注射液的剂量偏大，疗程缩短。

（二）重组人血管内皮抑制素注射液的用药方案分析

重组人血管内皮抑制素注射液说明书推荐的用法用量为与 NP 化疗方案联合给药时，在治疗周期的第 1～14 日每日给药 1 次，每次 $7.5mg/m^2$（$1.2×10^5U/m^2$），连续给药 14 日，休息 1 周，再继续下一周期治疗，通常可进行 2～4 个周期的治疗。临床推荐医生在患者能耐受的情况下可适当延长使用时间。该患者的体表面积为 $1.91m^2$，为重组人血管内皮抑制素与"吉西他滨＋卡铂"化疗方案联合给药，每日 30mg，连续给药 7 日，计算其重组人血管内皮抑制素注射液的给药剂量约为 $15mg/m^2$，疗程为 7 日，虽然总给药量与说明书推荐相同，但存在超说明书用药现象。

以重组人血管内皮抑制素注射液的具体给药剂量、时长等给药方案为切入点，检索文献发现，重组人血管内皮抑制素注射液的 I 期临床试验提示健康受试者单次给药的最大耐受剂量（maximum tolerated dose，MTD）为 120mg/（m^2·d），晚期肿瘤患者连续给药的 MTD 为 15mg/（m²·d）；进一步的全国多中心随机对照临床研究推荐 7.5mg/（m²·d）为其临床常规使用剂量。目前国内外文献研究多聚焦于重组人血管内皮抑制素注射液联合不同化疗方案治疗 NSCLC、胃癌、结肠癌、肝癌、骨肉瘤等的有效性及安全性研究，其中多采用说明书推荐的标准给药方案［7.5mg/（m²·d）i.v.gtt.×14 日］，个别报道涉及化疗前给药、隔日给药、胸腔灌注、持续静脉泵入等不同的给药方式，未见重组人血管内皮抑制素注射液"15mg/（m²·d）i.v.gtt.×7 日"给药方案的有效性、安全性及与常规给药方案的对比研究。可见，该患者采用的"15mg/（m²·d）i.v.gtt.×7 日"的给药方案尚缺乏循证证据支持，且与说明书推荐的给药方案不符，存在一定的用药安全隐患。

药师协同医生将重组人血管内皮抑制素注射液的实际用药方案、目前的研究进展及可能的用药隐患详细告知患者及家属，考虑到既往使用过程中未见明显不良反应，在尊重患者意愿的基础上，为保持与化疗方案同步（7 日疗程），继续目前的用药方案。药师密切观察其用药过程中的病情变化，重点针对该超说明书用药持续进行药学监护。

（三）重组人血管内皮抑制素注射液超说明书用药的药学监护

重组人血管内皮抑制素注射液说明书提示，常规剂量下其常见不良反应为心脏毒性，可表现为胸闷、心慌、窦性心动过速、轻度 ST-T 改变、房室传导阻滞、房性期前收缩、偶发室性期前收缩等，常见于既往有冠心病、高血压病史的患者。少见不良反应为消化道及过敏反应，可表现为腹泻、肝功能异常、全身性斑丘疹、发热、乏力等。大多数不良反应经对症处理后可好转。meta 分析表明，重组人血管内皮抑制素注射液联合化疗的不良反应为白细胞、血小板减少，恶心、呕吐，肝、肾损伤等，临床应用过程中应定期监测心电图、血常规、血生化及肝、肾功能，关注胃肠道反应。

该患者化疗过程中密切监测心电图，未见心脏相关不良反应。但本次化疗第 3 日体温 37.1℃，无其他不适，未予特殊处理。后续 2 次化疗过程中均出现体温升高。第 5 次化疗第 5 日体温升高至 38.5℃，血常规未见明显异常，不排除为化疗后的药物反应，考虑重组人血管内皮抑制素注射液的用量偏大，在药师建议下暂时停用。第 6 日体温降至 37.8℃。为完成本次治疗，第 7 日和第 8 日给予说明书推荐剂量（7.5mg/m²）的重组人血管内皮抑制素注射液，患者的体温维持在 37.6℃。第 8 日出现皮疹，经抗过敏治疗 2 日，皮疹消退，体温恢复正常。分析该患者出现发热、皮疹与重组人血管内皮抑制素注射液的使用存在时间相关性，发热、皮疹为其已知不良反应，停药、减量、对症治疗后皮疹消退、体温恢复至正常，其关联性评价为可能，提示超剂量使用存在一定的用药风险。

五、小结

超说明书用药是指药品使用的适应证、剂量、疗程、途径或人群等未在药品监督管理部门批准的药品说明书记载范围内的用法。超说明书用药必须有充分的文献报道、循证医学研究结果等证据支持。该患者采用化疗联合重组人血管内皮抑制素注射液 $[15mg/(m^2 \cdot d) \times 7\ 日]$ 的治疗方案,其中重组人血管内皮抑制素注射液存在超说明书用药现象,且该超说明书用药方案尚需更多高质量、大样本的研究加以验证。临床药师积极参与其全程治疗,协同医生评估该药物使用的疗效与风险,优化治疗方案,确保患者用药安全、有效。

参 考 文 献

[1] 石远凯,孙燕,于金明,等. 中国晚期原发性肺癌诊治专家共识(2016 年版). 中国肺癌杂志,2016,19(1):1-15.

[2] NCCN 指南中国版专家组. NCCN 非小细胞肺癌临床实践指南(中国版). [S]. 2011.

[3] 张彧,邹春芳. 恩度联合放化疗对初诊晚期非小细胞肺癌的效果. 齐鲁医学杂志,2016,31(1):13-14,17.

[4] 阎洪亮,张智长,杨庆诚,等. 重组人血管内皮抑制素联合化疗治疗骨肉瘤的前瞻性对照非随机临床研究. 现代生物医学进展,2015,15(25):4866-4871.

[5] 周明珠,邱光明,焦强. 恩度联合 FOLFOX 化疗治疗结肠癌术后的效果及安全性分析. 白求恩医学杂志,2016,14(2):161-162,227.

[6] 杨林,王金万,孙燕,等. 重组人血管内皮抑制素 YH-16 治疗晚期非小细胞肺癌的临床研究. 中华肿瘤杂志,2006,28(2):138-141.

[7] 李绮云,李太东,陈思现,等. 恩度联合吉西他滨治疗晚期肝细胞癌的远期疗效分析. 肿瘤基础与临床,2015,28(6):494-496.

[8] 郭宝玲,陈志勇,郑秋香. 不同剂量恩度联合顺铂胸腔灌注治疗非小细胞肺癌恶性胸腔积液的效果. 齐鲁医学杂志,2016,31(2):148-151.

[9] 田艳,田中,吴柯,等. 恩度联合含铂类化疗药物治疗晚期非小细胞肺癌的疗效及安全性的 Meta 分析. 重庆医科大学学报,2012,37(2):151-157.

[10] TORRE L A,BRAY F,SIEGEL R L,et al. Global Lung Cancer Statistics,2012. CA:a cancer journal for clinicians,2015,65(2):87-108.

[11] ZHAO X,SU Y,YOU J,et al. Combining antiangiogenic therapy with neoadjuvant chemotherapy increases treatment efficacy in stage ⅢA(N2)non-small cell lung cancer without increasing adverse effects. Oncotarget,2016,7(38):62619-62626.

[12] ZHANG F L,GAO E Y,SHU R B,et al. Human recombinant endostatin combined with cisplatin based doublets in treating patients with advanced NSCLC and evaluation by CT

perfusion imaging. Asian Pacific journal of cancer prevention，2015，16（15）：6765-6768.

[13] TANG H R，MA H L，PENG F，et al. Prognostic performance of inflammation-based prognostic indices in locally advanced non-small lung cancer treated with endostar and concurrent chemoradiotherapy. Molecular and clinical oncology，2016，4（5）：801-806.

[14] BAO Y，PENG F，ZHOU Q C，et al. Phase Ⅱ trial of recombinant human endostatin in combination with concurrent chemoradiotherapy in patients with stage Ⅲ non-small-cell lung cancer. Radiotherapy and oncology，2015，114（2）：161-166.

（王东晓）

案例5　一例未成年结核性胸膜炎患者使用喹诺酮类药物的药学监护

一、案例背景知识简介

喹诺酮类药物的组织浓度高、细胞穿透力强、生物利用度高，临床主要用于治疗泌尿生殖系统感染、呼吸系统感染、肠道感染与伤寒。鉴于其中枢神经系统毒性、心脏毒性和软骨损伤等常见不良反应，该类药物不应常规用于18岁以下的未成年人。本文通过对一例16岁结核性胸膜炎患者应用喹诺酮类药物的药学监护，探讨喹诺酮类药物在特殊人群中的抗结核治疗作用，分析青少年及儿童应用喹诺酮类药物的指征及安全性，以期在特殊情况下为抗结核药的品种和剂量选择提供参考。

二、病例基本情况

患者，男性，16岁。因"咳嗽、发热3月余"于2016年4月29日入院。患者3个多月前无诱因出现咳嗽，未重视。2016年2月11日出现胸闷、发热，体温最高39℃，伴夜间盗汗，无鼻塞、流涕、喷嚏等，胸部X线检查未见明显异常；2016年2月16日胸部CT检查示右侧胸腔积液；2月18日胸腔B超发现胸腔积液增至7.8cm，给予胸腔穿刺置管引流治疗，共引流胸腔积液约1 300ml。胸腔积液化验为渗出液，考虑为"渗出性结核性胸膜炎"，给予"异烟肼0.3g p.o. q.d.、利福平0.6g p.o. q.d.、吡嗪酰胺0.5g p.o. t.i.d."抗结核治疗。于当地住院治疗半个月后复查胸腔B超，提示胸腔积液减少；体温、咳嗽症状改善，遂出院继续口服抗结核药，并每半个月复查1次胸腔B超。1个月前出现咳血丝痰1次，量极少。于2016年4月26日复查胸部CT提示右侧包裹性胸腔积液较前进展，服药期间多次血生化检查提示尿酸增高，为进一步诊治收入院。

既往史：扁桃体部分切除术后10年，无高血压、糖尿病等基础疾病。无吸烟、饮酒史。否认药物、食物过敏史。

入院查体：体温37.2℃，脉搏77次/min，呼吸18次/min，血压110/65mmHg。身高174cm，体重62kg，体表面积1.70m²。发育正常，营养良好。左肺叩诊清音，右肺叩诊浊音；呼吸规整，左肺呼吸音清，右肺呼吸音减低，未闻及干、湿啰音及胸膜摩擦音。心腹查体未见明显异常。

辅助检查：血生化（2016年4月29日）示UA 637.8μmol/L，钾3.30mmol/L。

入院诊断：①胸腔积液性质待查：结核性胸膜炎？②扁桃体部分切除术后。

三、主要治疗经过及典型事件

该患者于外院诊断为"结核性胸膜炎"，入院后请结核专科医院专家会诊，按其建议给予异烟肼片0.3g q.d.+利福喷丁胶囊0.6g b.i.d.+吡嗪酰胺片0.5g t.i.d.+盐酸莫西沙星氯化钠注射液0.4g q.d.+硫酸阿米卡星氯化钠注射液0.4g q.d.抗结核治疗，同时给予苯溴马隆片50mg q.d.促进尿酸排泄、胸腺五肽注射液10mg i.m. q.d.增强免疫力。入院第7日药师发现患者年龄为16岁，不满18岁，建议停用盐酸莫西沙星氯化钠注射液，医生采纳建议，于第8日停用莫西沙星。复查结核相关指标示T-SPOT.TB：抗原A 123 SFC，抗原B 191 SFC。患者诉整体感觉较入院前好转，但仍有乏力感、午后低热，体温维持在37.0～37.2℃。于入院第12日再次请结核专科医院专家会诊，建议加用莫西沙星片0.4g p.o. q.d.或左氧氟沙星片0.5g p.o. q.d.。考虑患者为未成年人，存在明显的治疗风险，药师迅速查阅相关资料，结合患者病情及个体特点深入解析喹诺酮类药物的相关软骨毒性、抗结核治疗地位及其用药安全性，并与医生反复探讨、权衡治疗利弊。入院第14日，药师协同医生向患者及其家长详细讲解相关用药争议、获益、不良反应及注意事项，并征求患者家长意见。患者家长于当日签署喹诺酮类药物使用知情同意书，随即加用盐酸莫西沙星片0.4g p.o. q.d.+复方益肝灵胶囊0.6g p.o. t.i.d.。此后患者自诉乏力症状较前略改善，药师每日询问患者，未出现关节痛、关节炎、步态变化等异常表现。共住院17日，院外继续口服抗结核药盐酸莫西沙星片0.4g p.o. q.d.+异烟肼片0.3g q.d.+利福喷丁胶囊0.6g b.i.d.+吡嗪酰胺片0.5g t.i.d.。

随访：药师每月与患者及其家长电话沟通，重点关注患者是否规律用药、症状改善情况、肝功能监测及潜在的骨骼、关节损伤等。患者坚持规律服药，无明显的乏力、盗汗，无发热，未出现疼痛、行走困难、关节炎等。每月监测血生化，未见明显异常。

四、讨论

（一）喹诺酮类药物的相关软骨损伤

喹诺酮类药物的不良反应主要包括胃肠道反应、中枢神经系统反应和皮肤反应,其程度通常轻微且具有可逆性。但动物实验表明,喹诺酮类药物可致幼龄动物的关节软骨损伤,故《新编药物学》《中华人民共和国药典:临床用药须知》均明确指出"孕妇、未成年人、儿童应慎用""在小儿、18 岁以下青少年、孕妇、乳汁中应用的安全性和有效性尚未建立,该药应避免用于 18 岁以下的未成年人"。同时,左氧氟沙星、莫西沙星、环丙沙星等药品说明书中也明确标示,该类药物应"禁用于 18 岁以下儿童"。目前喹诺酮类药物致软骨损伤的机制尚未明确。但动物实验研究表明,不用种类、不同年龄的动物对喹诺酮类药物关节毒性的敏感性不同,不同喹诺酮类药物的关节毒性对不同关节的影响程度也不同,其中犬类膝关节最敏感,且年龄越小越敏感。

该患者入院第 2 日使用盐酸莫西沙星氯化钠注射液 0.4g i.v.gtt. q.d.,药师于入院第 7 日发现其年龄为 16 岁,未满 18 岁,为避免潜在的软骨、关节损伤,建议停用莫西沙星。医生采纳建议,于入院第 8 日停用。

(二)喹诺酮类药物在抗结核治疗中的地位

该患者结核性胸膜炎诊断明确,院外异烟肼(isoniazid, INH)+ 利福平(rifampicin, RFP)+ 吡嗪酰胺(pyrazinamide, PZA)抗结核治疗 2 月余,复查胸部 CT 提示右侧包裹性胸腔积液较前进展,存在结核分枝杆菌耐药株感染的可能性。结核专科医院 2 次会诊,均建议给予 INH + 利福喷丁(rifapentine, RFT)+ PZA + 阿米卡星(amikacin, AMK)+ 莫西沙星(或左氧氟沙星)抗结核治疗。

我国《肺结核诊断和治疗指南》推荐,抗结核治疗应坚持早期、规律、全程、适量、联合的治疗原则,一线抗结核药包括 RFP、INH、PZA、乙胺丁醇(ethambutol, EMB)等。初治方案为强化期 2 个月 / 巩固期 4 个月,即 INH + RFP + PZA + EMB 2 个月,再 INH + RFP + EMB 4 个月。二线抗结核药包括氨基糖苷类[AMK 和多肽类卷曲霉素(capreomycin, CPM)等]、硫胺类[乙硫异烟胺(1314Th)、丙硫异烟胺(1321Th)]、氟喹诺酮类[氧氟沙星(ofloxacin, Ofx)、左氧氟沙星(levofloxacin, Lfx)等]、环丝氨酸、对氨基水杨酸钠、利福布汀、对氨基水杨酸异烟肼,主要用于耐多药结核病(multidrug resistant tuberculosis, MDR-TB)的治疗。WHO 推荐未获得(或缺乏)药敏试验结果但临床考虑为 MDR-TB 时,可以使用强化期 AMK(或 CPM)+ 丙硫乙酰胺(TH)+ PZA + Ofx 联合,巩固期使用丙硫乙酰胺(TH)+ Ofx 联合。强化期≥3 个月,巩固期≥18 个月,总疗程≥21 个月。青少年结核病的治疗遵循的原则与成人相同,建议青少年和年龄较大的儿童(体重 > 25kg)采用成人剂量进行治疗。

研究表明,喹诺酮类药物与耐药结核病的治愈率有显著的相关性,高代喹诺酮类药物如莫西沙星、左氧氟沙星较氧氟沙星的效果更佳。崔振铃等研究表明,163 株结核分枝杆菌临床分离菌株中氧氟沙星耐药菌株占 35.6%,MDR-TB 菌株中氧氟沙星耐药率为 73.5%,左氧氟沙星耐药率超过一半,而所有菌株的莫西沙星的 MIC 均≤1mg/L。

该患者未行结核分枝杆菌药敏试验，但已于外院行三联抗结核治疗 2 月余，且病情进展，临床考虑结核分枝杆菌耐药株感染的可能性大；且其体重 62kg（>25kg），结合指南、文献资料，评价异烟肼＋利福喷丁＋吡嗪酰胺＋阿米卡星＋莫西沙星抗结核治疗方案合理，同时考虑其尿酸升高为吡嗪酰胺的相关不良反应，可继续给予苯溴马隆降低血尿酸，但仍需关注喹诺酮类药物的用药安全性。

（三）喹诺酮类药物在儿童与青少年中的用药安全性

该患者为 16 岁的青少年，因治疗要求需加用莫西沙星抗结核治疗，存在一定的用药风险。药师就喹诺酮类药物在儿童与青少年中的用药安全性展开调研，发现国内相关研究少见，目前儿童的临床应用主要包括细菌性痢疾、多重耐药性伤寒、囊性纤维化等。WHO 建议，对于儿童志贺菌性痢疾推荐首选磺胺甲噁唑，也可以使用萘啶酸或氨苄西林。《马丁代尔药物大典》（原著第 37 版）指出，由于氟喹诺酮类药物的潜在毒性，为儿童和孕妇禁忌药物，但有证据显示，环丙沙星或氧氟沙星能成功治愈多重耐药的儿童患者。

应美国 FDA 要求，2009 年拜耳制药公司观察了环丙沙星的儿童用药安全性。纳入 684 名 1～17 岁尿路感染合并肾盂肾炎的患者，分别给予环丙沙星（335名）、头孢菌素类药物（349 名）治疗 11 日，6 周和 1 年后环丙沙星组出现关节病的概率分别为 9.3% 和 13.7%、头孢菌素组分别为 6.0% 和 9.5%，其中美国儿童的关节不良反应发生率最高。Neol 和 Bradley 等纳入 2 523 名 6 个月～16 岁的社区获得性肺炎患儿，探讨左氧氟沙星的治疗利弊。1 年随访，最终研究病例为 2 233 例，发现其中 1/4 出现骨关节不良反应，表现为关节痛、关节炎、肌腱病或步态异常，左氧氟沙星组与对照组相比未见统计学意义；4 年随访发现左氧氟沙星引起的骨骼肌或关节不良反应是可逆性的，但其发生比较罕见且不可预见。目前尚无明确喹诺酮类药物诱发儿童关节软骨损伤的相关报道，但由于该类药物在动物实验中可引起幼年动物的关节病，其在儿童与青少年用药中仍存在争议。

考虑该患者已年满 16 岁，身形健壮，发育良好，家长及本人尽快治愈疾病的愿望迫切，因此药师协同医生向患者家长详细讲述应用喹诺酮类药物的获益与风险后达成三方一致意见。入院第 14 日，患者家长签署"喹诺酮类药物使用知情同意书"，并于当日再次加用盐酸莫西沙星片 0.4g p.o. q.d.。患者在院治疗期间监测及出院后随访未见相关不良反应发生。

五、小结

本次病例为 16 岁的结核性胸膜炎患者，存在未成年与使用喹诺酮类药物的治疗矛盾，临床药师积极从药学视角出发，在抗结核药的选择、用药安全等方面发挥应有的积极作用。

参 考 文 献

[1] 陈新谦,金有豫,汤光. 陈新谦新编药物学. 18 版. 北京:人民卫生出版社,2019.

[2] 国家药典委员会. 中华人民共和国药典临床用药须知. 北京:人民卫生出版社,2021.

[3] 李应全,孙茹. 喹诺酮类的软骨毒性. 山东医药工业,2001,20(4):55-56.

[4] 张培元. 肺结核诊断和治疗指南. 中华结核和呼吸杂志,2001,24(2):70-74.

[5] 焦伟伟,孙琳,肖婧,等. 国家结核病规划指南——儿童结核病管理(第 2 版). 中国循证儿科杂志,2006,11(1):65-74.

[6] 首都医科大学附属北京胸科医院/北京市结核病胸部肿瘤研究所,中国防痨协会《中国防痨杂志》编辑委员会. 耐药肺结核全口服化学治疗方案中国专家共识(2021 年版). 中国防痨杂志,2021,43(9):859-866.

[7] SWEETMAN S C. 马丁代尔大药典. 37 版. 李大魁,金有豫,汤光,等译. 北京:化学工业出版社,2014.

[8] BINZ J, ADLER C K, SO T Y. The risk of musculoskeletal adverse events with fluoro-quinolones in children: what is the verdict now? Clinical pediatrics, 2016, 55(2):107-110.

[9] NICE National Institute for Health and Care Excellence. Tuberculosis: NICE guideline. 2016. [2021-08-30]. http://nice.org.uk/huidance/ng33.

[10] NEOL G J, BRANDLEY J S, KAUFFMAN R E, et al. Comparative safety profile of levofloxacin in 2523 children with a focus on four specific musculoskeletal disorders. Pediatric infectious disease journal, 2007, 26(10):879-891.

(王东晓)

案例6　一例抗菌药物相关药物热患者的药学监护

一、案例背景知识简介

药物热(drug induced fever)是一种临床常见的药品不良反应,指患者因使用某一种或多种药物而直接或间接引起的发热。药物热是"发热待查"的原因之一,由于所占的比例不大,易被忽视。但在应用高级别抗菌药物后发热控制不理想的情况下,忽略相关药物热的可能性,势必会给患者带来不恰当的诊断和治疗,不仅增加患者的身心痛苦和经济负担,还可造成医疗资源的浪费。本文拟通过对一例老年患者发生抗菌药物相关性药物热的药学监护,分析、探讨药物热的临床特征、诊断依据、发病机制、可疑药物及治疗措施等,以期为临床提供参考。

二、病例基本情况

患者,男性,88 岁,体重 55kg。主因"间断咳嗽、咳痰 2 周,加重 1 日"于

2019 年 2 月 11 日入院。患者 2 周前无明显诱因出现咳嗽、咳痰，痰为白色泡沫样，不易咳出，无发热、咽痛，无胸闷、气短，未予处理。2 月 11 日咳嗽、咳痰症状加重，伴血压升高、心率增快，血压最高达 151/106mmHg，心率 136 次 /min，急诊行胸部 CT 示双肺感染性病变、双侧胸腔积液。给予头孢哌酮钠舒巴坦钠、盐酸氨溴索注射液（具体用法用量不详）治疗后收入院。患者自发病以来精神、体力、食欲差，体重无明显变化，大小便正常。

既往史：高血压病史 10 年，冠心病病史 30 年，长期口服曲美他嗪、单硝酸异山梨酯缓释片等（具体用法用量不详）；慢性支气管炎病史 40 年；2017 年 6 月因尿潴留留置尿管至今，每月更换 1 次尿管。诉链霉素皮试阳性，无食物过敏史。

入院查体：体温 37.5℃，脉搏 84 次 /min，呼吸 20 次 /min，血压 118/67mmHg。双侧胸廓对称，双肺叩诊清音，双肺可闻及少量湿啰音。心率 84 次 /min，各瓣膜听诊区未闻及病理性杂音。腹平软，无压痛，肠鸣音正常。双下肢轻度凹陷性水肿。

辅助检查：血常规示 WBC 10.21×10^9/L，N% 84.7%，RBC 3.27×10^{12}/L；CRP 20.38mg/L。胸部 CT 示①双肺感染性病变；②左肺门淋巴结增大，纵隔肿大淋巴结；③双侧胸腔积液。

入院诊断：①社区获得性肺炎；②双侧胸腔积液。

三、主要治疗经过及典型事件

患者入院后先后给予注射用头孢哌酮钠舒巴坦钠、盐酸莫西沙星氯化钠注射液、注射用比阿培南、注射用替考拉宁、注射用哌拉西林钠他唑巴坦抗感染治疗，并继续使用其基础疾病治疗药物（单硝酸异山梨酯缓释片、盐酸曲美他嗪片、阿托伐他汀钙片、血塞通胶囊，均为院外长期服用药物），体温逐渐恢复正常，偶有咳嗽、咳痰，监测血常规、CRP 等感染指标降至参考值范围内，于 3 月 7 日（入院第 25 日）停用抗感染药。

3 月 14 日（入院第 32 日）患者受凉后再次出现发热，体温最高 38.8℃，心率 96～120 次 /min，咳嗽，痰量增多。血常规示 WBC 8.68×10^9/L，N% 77.3%；CRP 62.3mg/L，PCT 0.102μg/L。痰培养示肺炎克雷伯菌、鲍曼不动杆菌。尿常规示 WBC 检查（镜检）满视野 /HPF。尿培养 + 药敏试验：热带念珠菌 3×10^5CFU/ml（对氟康唑、伏立康唑、两性霉素 B 敏感）。遂给予注射用美罗培南 0.5g i.v.gtt. q.8h.、氟康唑氯化钠注射液 0.2g i.v.gtt. q.d. 抗感染，患者的体温波动于 36.3～37.8℃，心率 70～104 次 /min，咳嗽、咳痰改善。监测血 WBC 在参考值范围内，N%、CRP 逐渐下降。3 月 24 日尿常规示 WBC 检查（镜检）8～12/HPF，尿培养无菌生长。3 月 26 日（入院第 44 日）再次发热，体温最高 39.6℃，心率 104～126 次 /min。血 WBC、N%、CRP 较前升高，PCT、血培养未见异常，痰涂片示大量革兰氏阳性球菌,于当日加用利奈唑胺注射液 600mg i.v.gtt. q.12h.。患者的体温高峰下移,波动于 37.8～38.2℃,心率 79～102 次/min,血 WBC、N%、CRP 逐渐降低。3 月 30 日血常规示 PLT 进行性降低,为防止发生利奈唑胺相关血小板减少症,于 4 月 1 日(入院第 50 日)停用利奈唑胺,给予注射用盐酸万古霉素 0.5g i.v.gtt. q.8h.。4 月 2 日(入院第 51 日)患者的体温再次升高,最高 39.6℃,心率 82～101 次/min,无明显的咳嗽、咳痰,双肺呼吸音低,未闻及干、湿啰音,血常规示 WBC、N%、CRP 再次升高,治疗暂未调整。继续监测,患者的体温波动于 39.5～40℃,心率 85～108 次/min,药师分析患者抗感染治疗有效,体温下降后又突然升高,呈稽留热,且出现相对缓脉,无感染加重或新发感染表现(与 2018 年 2 月 11 日相比,4 月 4 日肺 CT 示双肺感染性病变较前减轻),不排除药物热可能,遂与医生充分沟通并详细告知家属、分析利弊,于 4 月 4 日(入院第 53 日)采纳药师建议,停用所有抗感染药。此后患者的体温逐渐降低,4 月 8 日(入院第 57 日)体温最高 37.4℃,心率 80～104 次/min,血常规、CRP、PCT 均在参考值范围内。患者的体温及炎症指标变化见图 2-1 和表 2-2。患者病情稳定,共住院治疗 64 日(4 月 15 日)出院。

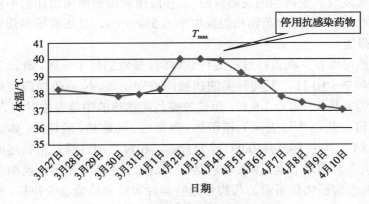

图 2-1　患者的最高体温变化情况

表 2-2　患者的炎症指标变化情况

日期	白细胞/ (×10⁹/L)	N%	血小板/ (×10⁹/L)	C 反应蛋白/ (mg/L)	降钙素原/ (μg/L)
3 月 26 日	17.36	84.0	271	23.11	0.068
3 月 30 日	9.98	73.2	151	6.85	0.074
4 月 2 日	10.55	81.0	101	18.7	0.059
4 月 4 日	11.02	77.9	79	10.28	0.090

日期	白细胞 / (×10⁹/L)	N%	血小板 / (×10⁹/L)	C 反应蛋白 / (mg/L)	降钙素原 / (μg/L)
4 月 5 日	10.66	77.6	74	2.37	—
4 月 7 日	9.13	77.8	91	6.86	0.106
4 月 8 日	8.38	69.5	136	15.46	—
4 月 13 日	7.64	72.1	171	8.43	0.035
4 月 20 日	6.75	69.0	161	0.79	—

四、讨论

（一）药物热的临床特点

药物热是临床常见的药源性疾病，是与用药有关的发热反应，可定义为"一种发热与给药相一致、停药后发热消失为特征，且经过仔细的体格检查和实验室检查后未发现其他病因的发热反应"。住院患者由于用药引起的不良反应发生率为 10%～15%，其中药物热的发生率为 3%～5%。且还有很多药物热被误诊或未被报道。

药物热可以发生在治疗过程的任意时间，最短的仅 1 分钟，最长 75 日，平均为用药后 7～10 日。不同种类的药物间差别明显，抗菌药物药物热的中位发生时间为 6 日，平均为 7.8；而抗肿瘤药药物热的中位发生时间为 0.5 日，平均为 6 日。药物热可表现为稽留热、弛张热、间歇热、消耗热，体温范围在 37.2～42.8℃，其中 38.9～40.0℃ 较为普遍。相对心动过缓是药物热的一种临床表现，当患者出现心动过缓、体温达到 38.9℃，并排除窦房结疾病和药物影响后，可考虑为药物热所致。药物热无特异性实验室检验诊断指标，研究发现 22% 的药物热患者可出现白细胞增多，22% 的患者嗜酸性粒细胞增多。女性和老年患者是药物热的高危人群，尤其是使用抗菌药物时。但关于药物热的易感人群尚未达成共识，且青年患者使用抗菌药物的药物热发生率也在逐年升高。因此，当患者发热的原因不能用其他病因解释，尤其是发热与可能的感染不相符时，应考虑药物热的可能性。

该患者入院第 32 日出现发热，N%、CRP 升高，痰培养示肺炎克雷伯菌、鲍曼不动杆菌，尿培养示热带念珠菌 3×10⁵CFU/ml，考虑患者高龄、存在肺部感染及泌尿生殖系统感染、已反复使用多种抗感染药，遂给予美罗培南、氟康唑抗感染治疗，并于入院第 44 日依据病情变化及痰涂片结果经验性加用利奈唑胺，可覆盖肺炎克雷伯菌、鲍曼不动杆菌、热带念珠菌及耐药革兰氏阳性菌，抗感染治疗方案合理。此后患者的体温维持在 37.8～38.2℃,心率 79～102 次/min,咳嗽、咳痰改善,血 WBC、N%、CRP 逐渐降低,提示抗感染治疗有效。入院第 50 日因 PLT 进行性降低,停用利奈唑胺,换用万古霉素。药物调整后第 2 日体温再次升高达 39.6℃,血 WBC 较前略升高;继续观察,患者持续高热(40℃左右),心率波动于 80～108 次/min,未随体温升高而加快;4 月 4 日(入院第 53 日)肺 CT 示双肺感染性病变较前减轻。分析:①患者的体温经抗感染治疗降低后又突然升高,且呈稽留热;②无感染加重或新发感染表现;③无窦房结相关病变,未使用 β 受体拮抗剂等减慢心率的药物,且心率未随体温升高而升高,出现相对心动过缓。判定该患者存在药物热可能。

(二)引起药物热的可疑药物筛查

几乎所有药物都有引起药物热的可能性,包括抗感染药、抗肿瘤药、心血管药物、免疫抑制剂、非甾体抗炎药等。其中涉及的抗菌药物主要有两性霉素 B、万古霉素、米诺环素、红霉素、四环素、呋喃妥因、利福平、异烟肼、复方磺胺甲噁唑、青霉素类(氨苄西林、哌拉西林等)、头孢菌素类(头孢唑林、头孢他啶等)等。

刘博等研究发现,422 例药物热患者中,152 例(32.07%)为抗菌药物导致,发生率由高到低依次为 β-内酰胺类(59.21%)、糖肽类(14.47%)、喹诺酮类(6.58%),涉及抗真菌药 2 例。一项法国国家药物警戒数据库的描述性队列研究表明,抗菌药物的药物热相关文献报道最多,且 β-内酰胺类、第三代头孢菌素、氨基糖苷类、糖肽类、抗结核药与药物热的发生显著相关。除两性霉素 B 外,少见其他抗真菌药的药物热相关报道。

该患者于入院第 51 日发生可疑药物热,查阅患者入院后的治疗药物,主要包括抗菌药物及基础疾病治疗药物,考虑其基础疾病治疗药物为长期服用、无相关不良反应发生,且入院后未予调整,故本次可疑药物热应主要与抗菌药物相关。继续审查,患者自入院第 32 日先后给予美罗培南、氟康唑、利奈唑胺、万古霉素,分析患者换用万古霉素第 2 日出现高热,此时已使用美罗培南和氟康唑 19 日、利奈唑胺 7 日,虽与万古霉素使用的时间相关性较强且相关报道多见,但鉴于药物热的发生存在潜伏期,可以发生在治疗过程的任意时间,且其他抗菌药物说明书或文献报道均提示有相关药物热的可能性,因此该患者的药物热可能与美罗培南、氟康唑、利奈唑胺、万古霉素均相关。

(三)药物热的处理、诊断及关联性评价

与其他原因所致的发热相比,药物热的主要特征是一旦给药停止,发热将很快消失。可疑药物热患者应首先停用可疑药物。如热度不高或症状较轻,可不给予特殊处理,体温可自行恢复正常;如热度较高或伴有其他症状,应给予物理降温、补液、抗组胺药、解热镇痛药、糖皮质激素等对症支持治疗。该患者入院第 51 日再次高热,药师判定为可疑药物热,且与美罗培南、万古霉素、利奈唑胺、氟康唑相关。药师就药物热的判定和分析与医生充分沟通，考虑患者高龄，目前感染控制可，持续高热对其危害较大，在充分权衡利弊、家属充分知情并同意的情况下于入院第 53 日停用所有抗感染药，同时给予物理降温。停药 48 小时，患者的体温最高 38.7℃；停药 72 小时，患者的体温最高 37.8℃，此后体温降至正常。且停药后相对心动过缓消失。

药物热的诊断十分复杂，目前尚无统一的诊断标准，诊断的前提是患者发热的原因不能用其他病因解释，尤其是发热与可能的感染不相符时。根据发热的时间、规律、伴随症状、实验室检查及患者病情转归等药物热的临床特征可进行排除性诊断。回顾性诊断主要是根据停药后患者的体温变化判断发热是否与药物有关。一般停药后 48～72 小时体温可降至正常，否则应考虑有无其他发热原因。回顾性诊断虽可诊断药物热，但无法确定具体致热药物。再激发试验即在回顾性诊断的基础上逐个给予可疑药物，观察在给予哪种药物后再次出现发热，从而明确具体致热药物。但由于再激发试验存在风险，尤其是有严重不良反应的药物，不能以确诊为目的而行再激发试验。该患者于入院第 51 日判定为可疑药物热（排除性诊断），入院第 53 日停用所有抗菌药物，停药后观测体温逐渐降低，并于停药后 72 小时降至正常（回顾性诊断），可确诊为抗菌药物药物热。考虑患者高龄、基础疾病多，未进行再激发试验。

依据国家药品不良反应监测中心药品不良反应 / 事件关联性评价标准：①该患者发热与抗菌药物使用存在时间相关性；②有美罗培南、氟康唑、利奈唑胺、万古霉素致发热的相关报道；③停用抗菌药物 72 小时后体温降至正常；④未行再激发试验；⑤发热无法用并用药物的作用、疾病进展及其他治疗解释。其发热与抗菌药物的关联性评价结果为"很可能"。其中万古霉素为首要可疑药物，但不能排除美罗培南、氟康唑、利奈唑胺致药物热的可能性。

五、小结

由于药物热没有明确的诊断标准，临床上常常被误诊和治疗。掌握药物热的诊断思路、常见的可疑药物及高危人群，对于缩短患者住院时间、减轻患者痛苦、降低医疗费用、评价医疗质量及成本 - 效益分析均具有重要意义。本案例中，药师积极参与患者的药物治疗，协助医生及时识别药物热，并给予合理的治疗措施，患者最终好转出院。提示药师和临床医生在临床实践中应对药物热保持高度警觉，共同保障患者用药安全。

参 考 文 献

[1] 王条霞. 喹诺酮类药物致起发热 1 例. 临床合理用药杂志, 2014, 7 (7B): 7.
[2] 刘博, 周兴卓, 王春燕, 等. 422 例药物热国内文献分析. 中国药业, 2016, 25 (21): 74-78.

[3] 陈嘉宁，陈杰，梁婉宁. 美罗培南引起药物热 1 例用药分析. 中国医药科学，2013，3（3）：159-160.

[4] 官东秀，冯祚臻，俸小平，等. 美罗培南的药品不良反应文献分析. 中国医院用药评价与分析，2009，9（5）：397-398.

[5] 朱允和，沈学远，陈力，等. 浅谈药物热的发病机制及临床诊疗. 中国医药指南，2011，9（18）：226-227.

[6] 高华，胡娜，赵力，等. 1 例利奈唑胺注射液致药物热的实例分析. 中国药师，2015，18（1）：108-109.

[7] 周铎. 抗菌药物相关性药物热的临床诊断与治疗. 医药导报，2015，34（1）：50-52.

[8] 陈五波，林辉龙. 256 例药物热的国内文献分析. 药物流行病学杂志，2015，24（12）：750-753.

[9] 中华人民共和国卫生部. 药品不良反应报告和监测管理办法. [2021-09-02]. http://www.gov.cn/flfg/2011-05/24/content_1870110.htm.

[10] MULDERS-MANDERS C，SIMON A，BLEEKER-ROVERS C. Fever of unknown origin. Clinical medicine，2015，15（3）：280-284.

[11] PATEL R A，GALLAGHER J C. Drug fever. Pharmacotherapy，2010，30（1）：57-69.

[12] ROUSH M K，NELSON K M. Understanding drug-induced febrile reactions. American pharmacy，1993，33（10）：39-42.

[13] VODOVAR D，LEBELLER C，MEGARBANE B，el a1. Drug fever: a descriptive cohort study from the French national pharmacovigilance database. Drug safety，2012，35（9）：759-767.

[14] AN S Y，HWANG E K，KIM J H，et al. Vancomycin-associated spontaneous cutaneous adverse drug reactions. Allergy asthma & immunology research，2011，3（3）：194-198.

[15] HARRIS L F，HOLDSAMBECK H K. Drug fever-surprisingly common and costly. Ala Med，1986，56（3）：19-22.

（王东晓）

案例 7　从一例肺部感染合并尿路感染的患者探讨两性霉素 B 膀胱冲洗治疗

一、案例背景知识简介

尿路感染是临床常见疾病，多见于老年人、育龄妇女、免疫力低下者、留置导尿或尿道畸形患者等。近年来，随着广谱抗菌药物的广泛使用和预防性治疗，真菌性尿路感染的发病率逐年上升，其中念珠菌属（包括白念珠菌、光滑念珠菌、热带念珠菌、克柔念珠菌等）是原发性累及泌尿生殖道最常见的真菌。两性霉素 B 是治疗念珠菌感染的一线用药,但由于其肝、肾毒性大,限制了其在临床的应用。膀胱冲洗是临床常用的尿路感染的局部治疗手段,本文基于一例肺部感染合并尿路感染的患者,探讨两性霉素 B 膀胱冲洗在临床治疗中的应用指征、治疗优势、剂量疗程和不良反应监护等。

二、病例基本情况

患者,男性,92 岁。因"神志淡漠、嗜睡 2 日,咳嗽 1 日"于 2016 年 8 月 22 日入院。患者于 2016 年 8 月 20 日无明显诱因出现神志淡漠、嗜睡,呼之能应,无昏迷。8 月 21 日睡眠时被发现口周白沫、阵发性咳嗽,无咳痰,呼之可睁眼,无应答,无意识丧失、抽搐,无发热。急诊胸部 CT 示双肺感染性病变可能;血常规:WBC 10.0×10^9/L,N% 83.8%;血电解质:钠 107.3mmol/L,氯 77.1mmol/L;尿常规:尿 RBC 检查(镜检)10～15/HPF,尿 WBC 检查(镜检)满视野 /HPF。给予盐酸莫西沙星氯化钠注射液(0.4g q.d.)联合注射用头孢美唑钠(2g b.i.d.)抗感染、补液等治疗,患者的症状平稳,为进一步诊治收入院。患者目前意识清,精神差,生活不能自理,乏力明显,长期鼻饲,大便正常,长期留置尿管,尿量正常,体重无明显变化。

既往史:高血压病史 3 年,平日口服琥珀酸美托洛尔缓释片 23.75mg q.d.、厄贝沙坦片 150mg q.d.,血压控制可;平素夜间睡前口服艾司唑仑片 2mg q.n. 改善睡眠。无吸烟、饮酒史。否认食物及药物过敏史。

入院查体:体温 36.3℃,脉搏 88 次 /min,呼吸 19 次 /min,血压 130/70mmHg。身高 170cm,体重 62kg。发育正常,营养良好,神志恍惚,查体欠合作。呼吸规整,双肺呼吸音粗,未闻及干、湿啰音及胸膜摩擦音。心腹查体无明显异常。四肢肌力查体不合作、肌张力差,双下肢无水肿。

辅助检查:胸部 CT 示双肺感染性病变可能,双肺多发结节。腹部超声示肝肾囊肿。血常规示 WBC 10.0×10^9/L,N% 83.8%。血电解质示钠 107.3mmol/L,氯 77.1mmol/L。尿常规示尿 RBC 检查(镜检)10～15/HPF,尿 WBC 检查(镜检)满视野 /HPF。急诊梅毒特异抗体测定(发光法):阳性(22.02)。

入院诊断:①肺部感染;②尿路感染;③电解质紊乱:低钠血症、低氯血症;④高血压(3 级,极高危);⑤梅毒。

三、主要治疗经过及典型事件

患者 92 岁,社区发病,2 日前出现阵发性咳嗽,血 WBC、N% 偏高,肺 CT 示双肺感染性病变可能,社区获得性肺炎(CAP)诊断明确。入院后继续给予头孢美唑联合莫西沙星抗感染治疗,同时给予盐酸氨溴索化痰、肠内营养液等对症支持治疗。患者的尿常规示 WBC 检查(镜检)满视野 /HPF,但无明显的尿频、尿急、尿痛等症状，考虑为无症状菌尿，故入院后给予生理盐水 1 000ml 膀胱冲洗，2 次 /d。入院第 2 日患者的心电图示 QT 间期延长，药师建议停用莫西沙星或选用对 QT 间期影响较小的左氧氟沙星，并加强对患者的心电监护。医生采纳建议，给予左氧氟沙星氯化钠注射液 0.5g q.d. 联合注射用头孢美唑钠抗感染治疗。此后患者的呼吸道症状平稳，入院第 5 日和第 9 日复查血常规均在参考值范围内。入院第 2 日和第 4 日 2 次尿常规均示 WBC 检查（镜检）满视野 /HPF，但无尿路刺激症状，未予特殊处理。

入院第 10 日（8 月 31 日）复查尿常规：尿 WBC 1 058 个 /μl，尿培养示热带念珠菌，菌落计数为 1×10^5CFU/ml。于入院第 11 日给予注射用两性霉素 B 25mg＋灭菌注射用水 250ml 膀胱冲洗。药师指出该患者为无症状菌尿，不需要抗感染治疗，医生未采纳。入院第 12 日（9 月 2 日）患者出现发热，体温最高 38℃。入院第 13 日（9 月 3 日）停用注射用头孢美唑钠，升级为注射用比阿培南 0.3g i.v.gtt. q.12h.。入院第 14 日患者仍有发热，尿 WBC 检查（镜检）：满视野 /HPF；尿液亚硝酸盐试验：阳性；尿培养：热带念珠菌、屎肠球菌、恶臭假单胞菌，菌落计数为 5.1×10^4CFU/ml。于入院第 15 日加用注射用替考拉宁 0.4g i.v.gtt. q.d.。入院第 16 日患者仍发热，体温最高 38℃，药师分析患者使用两性霉素 B 第 2 日出现发热，调整抗感染治疗后体温无明显改善，血常规（WBC 7.16×10^9/L、N% 66.7%）和 CRP（1.8mg/L）未见异常，不排除发热与两性霉素 B 相关，故建议停用两性霉素 B 膀胱冲洗，改为碳酸氢钠溶液冲洗，医生采纳。入院第 17 日（9 月 7 日）患者的体温降至 37.6℃，入院第 18 日（9 月 8 日）体温恢复正常。此后患者病情平稳，体温正常，血常规维持在参考值范围内，尿常规（9 月 12 日）未见 WBC，尿培养阴性，逐步停用替考拉宁、比阿培南，于 9 月 27 日出院。

四、讨论

（一）尿路感染的治疗指征

无症状菌尿又称无症状尿路感染，即尿标本中分离出一定量的细菌，而患者无任何尿路感染的症状或体征。无症状菌尿的诊断标准为对无症状的女性患者或留置尿路导管的患者，尿培养细菌菌落计数≥10^5CFU/ml；男性患者的清洁尿标本培养出 1 种菌株，菌落计数≥10^3CFU/ml；男性或女性患者的导尿标本，1次菌落计数≥10^2CFU/ml。

《尿路感染诊断与治疗中国专家共识》（2015 版）（以下简称《专家共识》）和 2016 年美国感染病学会（Infectious Diseases Society of America, IDSA）《念珠菌病临床实践指南》（以下简称《指南》）指出，对于无症状菌尿患者，原则上不需要进行抗感染治疗，其中包括留置导尿管的患者；仅具有较高播散可能的高危人群有治疗的指征，包括粒细胞缺乏症患者、出生体重极低（< 1.5kg）的婴

儿、孕妇和需要泌尿道手术操作的患者。对于存在较高播散可能的患者，应首先针对原发病或高危因素进行治疗，如拔除导尿管、积极控制血糖或停用抗生素等。

该患者为男性，入院期间多次尿白细胞检查（镜检）示满视野/HPF；2 次尿培养均示热带念珠菌，第 2 次尿培养菌落计数为 $5.1×10^4$CFU/ml，较第 1 次减少，且无明显的尿频、尿急、尿痛症状，符合无症状菌尿的诊断标准。患者高龄，长期留置导尿管，但中性粒细胞计数正常，亦不需要行泌尿道手术操作，依据《专家共识》和《指南》，评估患者不存在高危因素，原则上无须进行干预，加强监护即可。但家属的治疗意愿强烈，考虑患者高龄，长期卧床，自主排尿功能低下，不宜拔除尿管，故给予两性霉素 B 膀胱冲洗。药师全程进行用药监护。

（二）两性霉素 B 膀胱冲洗治疗方案的合理性评价

1. 两性霉素 B 膀胱冲洗的用药指征评价　《抗菌药物临床应用指导原则》（2015 年版）指出，抗菌药物的局部应用宜尽量避免，仅限用于眼部、耳部、口腔、阴道等特殊部位的感染。局部用药宜采用刺激性小、不易吸收、不易导致耐药性和过敏反应的杀菌剂。

《指南》指出，对于氟康唑耐药菌株，两性霉素 B（溶于无菌注射用水中配成 50mg/L）膀胱冲洗治疗 5 日可能有效（弱推荐，低级别证据）。《专家共识》指出，两性霉素 B 膀胱冲洗（5～7 日）对氟康唑耐药的念珠菌属有效，可有效清除念珠菌尿，但很快复发。抗菌药物的局部应用如前列腺注射和膀胱灌注抗菌药物宜尽量避免。目前有循证医学证据的膀胱灌注给药只有对氟康唑耐药念珠菌导致的膀胱炎，可膀胱灌注两性霉素 B。

入院第 11 日，患者的尿培养提示热带念珠菌，对两性霉素 B、氟胞嘧啶、氟康唑、伊曲康唑和伏立康唑均敏感。药师分析氟康唑 80% 以原型通过尿液排出，尿液中的药物浓度可达到血浆浓度的 10 倍，应作为敏感菌感染的首选治疗药物。两性霉素 B 和氟胞嘧啶虽然在尿液中的浓度尚可，但不良反应较大，一般仅作为对氟康唑耐药的念珠菌尿的治疗药物，在《指南》中也属于弱推荐。伊曲康唑、伏立康唑的尿中浓度低，不宜用于治疗念珠菌尿路感染。因此，建议首选氟康唑。但医生认为患者高龄，肝、肾功能呈生理性减退，全身用药的不良反应大，故未采纳药师建议，给予两性霉素 B 注射液局部冲洗。

2. 两性霉素 B 膀胱冲洗的用法用量和疗程评价　两性霉素 B 膀胱冲洗可用于对氟康唑耐药的念珠菌尿路感染，但不同的指南对冲洗的剂量、疗程尚无统一标准，一般为短疗程（<10 日）。两性霉素 B 说明书推荐，治疗尿路感染时，持续膀胱冲洗每日以该药 5mg 加入 1 000ml 灭菌注射用水中，按 40ml/h 注入进行冲洗，共用 5～10 日。《指南》推荐，两性霉素 B 溶于无菌注射用水中配成 50mg/L，膀胱冲洗 5 日。《专家共识》建议，两性霉素 B 膀胱冲洗 5～7 日，但对

于剂量和浓度无明确推荐。而 Nesbit S A 等研究表明，两性霉素 B 50mg/L 膀胱冲洗的效果优于 10mg/L，且浓度是唯一与结果相关的因素。

患者于 8 月 31 日尿培养示热带念珠菌，9 月 1—6 日给予 25mg 注射用两性霉素 B＋250ml 灭菌注射用水膀胱冲洗，总计 6 日，疗程合理。但计算给药浓度为 100mg/L，给药剂量和浓度明显高于 IDSA 指南和药品说明书推荐，查阅文献未见相关报道，其安全性尚无定论，因此药师建议应严密监测患者的用药反应。

（三）两性霉素 B 膀胱冲洗的不良反应监护

两性霉素 B 说明书和文献研究表明，静脉给药最常见的不良反应有低血钾、肾损伤、药物热等，膀胱冲洗的不良反应报道较少。仅有 1 篇文献报道 32 例患者给予两性霉素 B 膀胱冲洗后，有 1 例患者出现肝脏氨基转移酶轻度增高。

分析该患者：①入院后无发热，呼吸道症状逐渐好转，入院第 11 日应用两性霉素 B 膀胱冲洗，第 12～16 日持续发热，体温最高 38℃，发热与两性霉素 B 存在时间相关性；②发热为两性霉素 B 说明书及文献报道的最常见的不良反应之一；③停药 1 日后患者的体温降至 37.6℃，停药后第 2 日患者的体温恢复正常；④复查血常规、CRP 均正常，床旁胸片未见肺部感染加重，尿培养菌落计数较前减少，无感染加重或其他致发热的原因。依据国家药品不良反应监测中心药品不良反应／事件关联性评价标准，患者发热与两性霉素 B 的关联性评价结果为"可能"。此外，该患者两性霉素 B 膀胱冲洗的给药剂量和浓度过高也可能与发热相关。尽管两性霉素 B 局部应用的不良反应较全身静脉用药的发生率低且症状轻微，但仍需严格按照适应证用药，并在用药过程中密切监护。

五、小结

本案例提示对于尿路念珠菌感染患者，特别是无症状菌尿患者，应严格掌握两性霉素 B 膀胱冲洗的指征及用法用量。在使用两性霉素 B 治疗后，应对患者做好药学监护工作。一旦出现不良反应，临床药师应及时分析原因并进行干预，发挥自身专业优势，保障患者用药安全。

参 考 文 献

[1] 尿路感染诊断与治疗中国专家共识编写组. 尿路感染诊断与治疗中国专家共识（2015版）——尿路感染抗菌药物选择策略及特殊类型尿路感染的治疗建议. 中华泌尿外科杂志, 2015, 36(4): 245-248.
[2] 朱卫华, 马峰. 两性霉素 B 膀胱冲洗治疗尿路真菌感染临床分析. 中外医疗, 2015(18): 127-128, 131.
[3] 《抗菌药物临床应用指导原则》修订工作组. 抗菌药物临床应用指导原则（2015 年版）. 北京：人民卫生出版社, 2015.

[4] 胡志亮,杨永峰,柏春琴,等. 两性霉素 B 联合氟胞嘧啶成功治疗基础肾功能异常并氟康唑耐药热带念珠菌尿路感染一例及文献复习. 中华临床医师杂志(电子版),2013,7(21):9791-9794.

[5] 刘晓东,李佳楠,孙浩,等. 两性霉素 B 与两性霉素 B 脂质体不良反应文献分析. 中国临床药学杂志,2014,23(4):252-255.

[6] 魏晶,王瑜歆. 药品不良反应报告因果关系评价方法概述. 中国药物警戒,2011,8(10):600-603.

[7] PAPPAS P G, KAUFFMAN C A, ANDES D R, et al. Clinical practice guideline for the management of candidiasis: 2016 update by the Infectious Diseases Society of America. Clinical infectious diseases,2016,62(4):e1-e50.

[8] COLOMBO A L, GUIMARAES T, ARANHA CAMARGO L F, et al. Brazilian guidelines for the management of candidiasis-a joint meeting report of three medical societies: Sociedade Brasileira de Infectologia, Sociedade Paulista de Infectologia and Sociedade Brasileira de Medicina Tropical. Brazilian journal of infectious diseases,2012,16(Suppl 1):S1-S34.

[9] NESBIT S A, KATZ L E, MCCLAIN B W, et al. Comparison of two concentrations of amphotericin B bladder irrigation in the treatment of funguria in patients with indwelling urinary catheters. American journal of health-system pharmacy,1999,56(9):872-875.

(王东晓)

案例 8　一例莫西沙星致 QT 间期延长患者的药学监护

一、案例背景知识简介

莫西沙星是德国研制的第四代新型氟喹诺酮类抗菌药物,其 8 位碳原子处引入甲氧基团,在保留该类药物对革兰氏阴性菌抗菌活性的同时,增强对革兰氏阳性菌、非典型病原体和厌氧菌的抗菌活性。2002 年在我国正式上市后,显示出良好的临床效果。但随着临床广泛应用,其相关不良反应的报道也日益增多。现将临床药师在临床实践过程中遇到的一例莫西沙星致 QT 间期延长的案例分析如下,为保障用药安全提供参考。

二、病例基本情况

患者,女性,59 岁。主因"间断咳嗽 3 个月,加重伴胸痛、发热 3 日"于 2017 年 10 月 10 日入院。患者于 2017 年 7 月着凉后出现咳嗽、咳痰,伴咯血 2 日,鲜红色血,发热,体温最高 38.5℃,当地医院诊断为"肺炎",给予治疗(具体不详)后咳嗽、咯血好转,体温正常。此后仍间断咳嗽,有少许白痰,无咯血。3 日前突然出现左侧胸痛，呈刀割样痛，呼吸、说话时加重，大汗淋漓，伴发热、畏寒，体温最高 38.7℃。急诊给予盐酸莫西沙星氯化钠注射液 0.4g i.v.gtt. q.d.、注射用头孢曲松钠 2.0g i.v.gtt. q.d. 1 日，患者的体温降至正常，胸痛较前有所好转，略有胸闷、气短，大小便正常，为进一步治疗收入院。

既往史：高血压 10 年，目前未服用药物，血压控制可。2012 年诊断为白细胞减少症，口服升白细胞药（具体药物及用法用量不详）。2013 年诊断为干燥综合征，目前口服甲泼尼龙片 14mg q.d.。2015 年诊断为心肌缺血（相关化验、检查不详），口服阿司匹林、阿托伐他汀和美托洛尔（具体用量不详）治疗半年，自觉症状好转后停药。自诉使用青霉素后出现皮疹（具体不详）。

入院查体：体温 36.6℃，脉搏 76 次/min，呼吸 20 次/min，血压 130/65mmHg。身高 167cm，体重 60kg。两肺呼吸音粗，左下肺呼吸音略弱，可闻及少许湿啰音。余查体未见异常。

辅助检查：血常规示 WBC 1.4×10^9/L，Hb 96g/L，RBC 3.05×10^{12}/L，N% 75.1%、L% 17.3%，E% 0.2%，PLT 117×10^9/L；CRP 15.02mg/L；血生化示钾 3.33mmol/L，TP 84.7g/L，余未见异常。胸部 CT 示双肺炎症，建议治疗后复查；双肺下叶间质性改变；双肺下叶肺大疱。

入院诊断：①肺部阴影（肺部感染？肿瘤？结核？）；②胸痛原因待查；③双肺间质病变；④干燥综合征。

三、主要治疗经过及典型事件

患者入院后继续给予盐酸莫西沙星氯化钠溶液 400mg i.v.gtt. q.d. 和注射用头孢曲松钠 2g i.v.gtt. q.d. 抗感染、氨溴索 30mg i.v.gtt. b.i.d. 化痰，同时给予氯化钾缓释片 1g p.o. t.i.d. 补钾、重组人粒细胞刺激因子注射液 100μg i.h.q.d. 升白细胞、甲泼尼龙片 14mg p.o. q.d. 治疗干燥综合征。入院第 2 日心电图检查提示 QT/QTc 480 毫秒/450 毫秒，心室率 53 次/min，窦性心动过缓。在药师建议下停用盐酸莫西沙星氯化钠注射液。次日复查 2 次心电图，结果分别为 Q-T 间期/心率校正后的 Q-T 间期（QT/QTc）486 毫秒/439 毫秒，心室率 49 次/min，显著窦性心动过缓；QT/QTc 492 毫秒/439 毫秒，心室率 48 次/min，显著窦性心动过缓。由于患者住院期间未诉心脏不适症状，此后未再行心电图检查。住院第 4 日复查血钾水平恢复正常（4.14mmol/L），停用氯化钾缓释片。患者的白细胞计数低于参考值范围，入院第 10 日行骨髓穿刺检查，入院第 15 日结果回报正常。同时行肺动脉 CTA 未见明确栓塞改变。经治疗，患者的胸痛症状明显缓解，复查肺部 CT 示病灶吸收明显，血白细胞恢复至参考值范围内，于入院第 19 日出院。

四、讨论

（一）不良反应关联性评价

1. QT 间期延长的判定标准 QT 间期是指心电图中 QRS 波群起点到 T 波终点的时间，反映心室去极化与心室复极化的总时间。QT 间期延长虽然发生率不高，但潜在危害大，大多数表现为显著的尖端扭转型室性心动过速（torsade de pointes，TdP），严重时可诱发室性心律失常，甚至猝死。传统观念认为，QT 间期的参考值上限为 440 毫秒，超过此时限即认为延长。由于 QT 间期受多种因素影响，心率是最主要的影响因素，因此目前 QT 间期常通过各种计算转换成非心率依赖的校正值（QTc）。2010 年美国发表的院内获得性长 QT 间期综合征（long QT syndrome，LQTS）防治建议推荐，QTc 的参考值为男性 470 毫秒、女性 480 毫秒。不论女性还是男性，QTc > 500 毫秒都属于明显的异常。中华医学会心血管分会心律失常组《获得性长 QT 间期综合征的防治建议》引用上述内容作为我国 QT 间期延长的判定标准。

该患者入院第 2 日心电图示 QT/QTc 480 毫秒 /450 毫秒，心室率 53 次 /min，窦性心动过缓。虽未达到明显延长的标准，但按照传统定义，可以认为患者存在 QT 间期延长（> 440 毫秒）。

2. 不良反应关联性评价 患者有心肌缺血病史，治疗后病情稳定。本次入院前心电图检查未见明显异常，可基本排除自身疾病的影响。本次入院第 2 日心电图提示 QT/QTc 480 毫秒 /450 毫秒，查阅其初始治疗药物有莫西沙星、头孢曲松、氨溴索、氯化钾缓释片、重组人粒细胞刺激因子注射液、甲泼尼龙，除莫西沙星外，其余药物均无 QT 间期延长的相关不良反应报道，且无药物相互作用，患者无代谢器官功能障碍。

根据国家药品不良反应监测中心药品不良反应 / 事件关联性评价标准，患者使用盐酸莫西沙星氯化钠溶液 2 日后出现 QT 间期延长，具有时间相关性；莫西沙星说明书及相关文献提示，QT 间期延长为其已知的不良反应类型；停用莫西沙星次日复查心电图，其 QT 间期（439 毫秒）恢复至参考值范围；患者住院期间未再使用莫西沙星；其 QT 间期延长不能用并用药物的作用、病情进展及其他治疗的影响来解释，故该不良反应关联性评价为"很可能"。

（二）喹诺酮类药物致 QT 间期延长的相关文献分析

1. 喹诺酮类药物致 QT 间期延长的特点 QT 间期延长分为先天型和获得型两大类型。获得型 QT 间期延长的发生频率更高，且通常与药物有关。QT 间期延长是喹诺酮类药物的严重不良反应之一，处理不及时可危及生命。目前临床常用的氟喹诺酮类药物主要包括左氧氟沙星、莫西沙星和环丙沙星，其中莫西沙星诱发 QTc 延长的风险最大。系统性回顾分析显示，喹诺酮类药物中莫西沙星引发 QT 间期延长的发生率最高，为 32%。FDA 明令莫西沙星说明书中注明"该药对 QT 间期有轻至中度影响，QT 间期延长者或最近服用引起 QT 间期延长的药物的患者不宜服用。"美国亚利桑那教育和研究中心编写的"可引起 QT 间期延长的药物目录"中，莫西沙星为有明确证据的、常规剂量下即引起 TdP 的药物。Yan 等报道，莫西沙星对 QTc 间期延长的最大效应发生在达峰时间（t_{max}）附近（给药后 2～4 小时），服药 5 小时后 QTc 开始减小。有个案报道显示，停用莫西沙星 8 小时后，患者的 QT 间期恢复至基线水平。

该患者使用莫西沙星常规剂量（400mg i.v.gtt. q.d.）2 日后，心电图检查显示 QT 间期延长，不伴有相关临床表现。停药后 QT 间期恢复至参考值范围内，未导致严重不良后果。

2. 喹诺酮类药物导致 QT 间期延长的机制 在心肌细胞膜上有多种钾（K^+）通道，对于心肌电活动具有重要作用。特别是延迟整流 K^+ 电流的 2 个亚型：快速激活 K^+ 外流（I_{kr}）和缓慢激活 K^+ 外流（I_{ks}），其中电流 I_{kr}（由 *hERG* 编码）是重要的外向电流。喹诺酮类药物可能是通过阻滞延迟整流 K^+ 电流（I_{kr}），从而明显延缓心肌复极化，延长动作电位时间，导致 QT 间期延长。

喹诺酮类药物的 QT 间期延长效应主要取决于其母核 5 位上的取代基。相关研究表明，左氧氟沙星和环丙沙星对 *hERG* 钾通道的抑制作用似乎弱于莫西沙星。本患者入院后给予莫西沙星氯化钠注射液，入院时血钾水平较低（3.33mmol/L），易发生 TdP。通过口服补钾治疗，入院第 4 日血钾恢复。

3. 喹诺酮类药物导致 QT 间期延长的高危因素 喹诺酮类药物导致 QT 间期延长、诱发 TdP 的危险因素包括：①女性；②高龄（年龄 >65 岁者更易发生）；③任何与心脏相关的基础疾病；④肝、肾损伤；⑤电解质紊乱，低钾血症、低镁血症可能增加发生 TdP 的风险，特别是低钾血症；⑥合用其他可致 QT 间期延长的药物。该患者合并多项危险因素，QTc 延长危险评分为 8 分（表 2-3），为中危人群。

表 2-3　QTc 延长危险评分表

危险因素	分值 / 分	该患者的评分 / 分
年龄≥68 岁	1	0
女性	1	1
使用袢利尿药	1	0
血清钾≤3.5mmol/L	2	2
QTc≥450 毫秒	2	2
急性心肌梗死	2	0

续表

危险因素	分值 / 分	该患者的评分 / 分
心力衰竭	3	0
败血症（感染性休克）	3	0
使用 1 种 QTc 延长药物	3	3
≥2 种 QTc 延长药物	3	0
总计	21	8

注：低危 <7 分，中危 7～10 分，高危 >10 分。

（三）喹诺酮类药物导致 QT 间期延长的治疗

对于药物引起 QT 间期延长的治疗，首先应停用可疑药物（或使用替代药物），存在药物相互作用时应同时考虑停用或减量使用能延缓其代谢的相关药物。如果患者同时存在低血钾、心动过缓、心力衰竭、心肌缺血、肝或肾疾患等危险因素时，应积极进行纠正。出现 TdP 者应静脉注射硫酸镁，并尽快将患者转运至院内监护设备完善的专科病房，以保证随时能进行心外电除颤。对既往病史或既往不良反应史中有 QT 间期延长的患者应避免使用可疑药物，如果因临床需要必须使用，应首先识别及纠正低血钾、心动过缓等危险因素，详细评估危险分层，用药过程中密切监测心电图，一旦发现心电图异常，应立即停药，并对症治疗。本例患者判定为莫西沙星致 QT 间期延长后，立即停用莫西沙星，给予补钾等治疗，患者治疗顺利，病情稳定，未导致严重不良后果。

五、小结

QT 间期延长诱发心律失常的临床表现往往不易察觉，特别是在未及时进行心电图监测的情况下，易被原发病的症状所掩盖。因此，临床药师应扎根于临床，在使用喹诺酮类药物时及时评估，严密监测心电图，协助医生有效治疗的同时，充分保障患者用药安全。

参 考 文 献

[1] 中华医学会心血管病学分会心律失常组，中华心血管病杂志编辑委员会，中国心脏起搏与心电生理杂志编辑委员会. 获得性长 QT 间期综合征的防治建议. 中华心血管病杂志，2010，38（11）：961-969.

[2] 中华医学会呼吸病学分会. 中国成人社区获得性肺炎诊断和治疗指南（2016 年版）. 中华结核和呼吸杂志，2016，39（4）：253-279.

[3] 程军，王刚斌，张士勇，等. 187 例喹诺酮类药物致不良反应分析. 药物流行病学杂志，2010，19（3）：131-133.

[4] 贾雪冬,王硕,刘明亮. 与氟喹诺酮治疗相关的心血管及代谢安全性. 国外医药(抗生素分册),2013,34(3):123-128.

[5] 唐铭婧,白楠,王冬,等. 莫西沙星心脏安全性文献计量分析 //2013 年中国药学大会暨第十三届中国药师周论文集. 北京:中国药学会,2014:1-13.

[6] 陈崇泽. 长乐市医院莫西沙星致心血管不良反应分析. 现代药物与临床,2013,28(6):988-991.

[7] 孙业欣,吕凯. 与抗感染药物治疗相关的 QT 间期延长及临床策略. 国外医药(抗生素分册),2011,32(3):129-134.

[8] 邓万俊. 抗微生物药物相关性尖端扭转型室性心动过速. 中国新药与临床杂志,2009,28(8):629-634.

[9] 张青霞,侯凯旋. 药师对住院患者氟喹诺酮类药物相关严重心律失常的干预研究. 实用药物与临床,2017,20(1):84-87.

[10] MORGNROTH J, GRETLER D D, HOLLENBACH S J, et al. Absence of QTc prolongation with betrixaban: a randomized, double-blind, placebo-and positive-controlled thorough ECG study. Expert opinion on pharmacotherapy,2013,14(1):5-13.

[11] HAVERKAMP W, KRUESMANN F, FRITSCH A, et al. Update on the cardiac safety of moxifloxacin. Current drug safety,2012,7(2):149-163.

[12] DREW B J, AEKERMAN M J, FUNK M, et al. Prevention of torsade de pointes in hospital settings: a scientific statement from the American Heart Association and the American College of Cardiology Foundation. Circulation,2010,121(8):1047-1060.

[13] YAN L K, ZHANG J, NG M J, et al. Statistical characteristics of moxifloxacin-induced QTc effect. Journal of biopharmaceutical statistics,2010,20(3):497-507.

[14] TISDALE J E, JAVNES H A, KINGERY J R, et al. Development and validation of a risk score to predict QT interval prolongation in hospitalized patients. Circulation. cardiovascular quality and outcomes,2013,6(4):479-487.

(王东晓)

案例 9　一例垂体后叶注射液诱发支气管扩张伴咯血患者低钠血症及精神异常的药学监护

一、案例背景知识简介

支气管扩张症是由于各种原因引起支气管树病理性、永久性扩张,导致反复发生化脓性感染的气道慢性炎症。临床表现为持续或反复咳嗽、咳痰,有时伴有咯血,其中大咯血是最为严重的症状,可造成呼吸道窒息,危及生命。

垂体后叶粉是牛、猪等动物垂体后叶经脱水、干燥、研细,并溶于冰醋酸溶液,提取、滤过后制得的无菌溶液,由缩宫素(oxytocin)和血管升压素(vasopressin)组成,后者可通过激活位于血管平滑肌细胞中的 1A 型受体使血管收缩而发挥止血作用。其常见不良反应为恶心、呕吐、头晕、头痛、血压升高、低钠血症等,其中血钠水平的降低易被忽视,轻者可无明显症状,重者可出现神志不清、谵妄、昏迷等精神异常。现分享临床药师对一例支气管扩张伴咯血患者使用垂体后叶注射液后出现低钠血症及精神异常的药学监护,旨在为安全用药提供参考。

二、病例基本情况

患者,男性,36 岁,体重 65kg。主因"咳嗽、咳痰 4 个月,咯血 5 日"于 2020 年 2 月 12 日入院。患者近 4 个月反复出现咳嗽、咳黄绿色痰,未重视。5 日前再次出现咳嗽、咳痰,伴咯血,多为痰中带鲜红色血,就诊于当地医院,诊断为"支气管扩张",给予抗感染等对症支持治疗,症状无明显改善。今日再次出现咯血,为整口鲜血,量最多约 150ml,伴胸闷,无畏寒、发热,无盗汗、乏力、午后低热,为进一步治疗入院。

既往史:16 岁时患肺结核,治疗后好转。否认高血压病、糖尿病、心脏病等慢性疾病病史。否认药物、食物过敏史。

辅助检查:血常规示 WBC $10.42 \times 10^9/L$,N% 83.30%,RBC $5.38 \times 10^{12}/L$。胸部 X 线片(正位)示双肺下叶支气管扩张伴感染。

入院查体:体温 36.5℃,脉搏 82 次/min,呼吸 20 次/min,血压 120/78mmHg。神志清楚,言语流利,对答切题,无精神异常。口唇无发绀,颈静脉无充盈。双肺呼吸音粗,两肺底可闻及湿啰音。心率 82 次/min,节律整齐,无杂音。腹平软,无压痛。双下肢无水肿。

入院诊断:①支气管扩张并咯血;②肺部感染。

三、主要治疗经过及典型事件

入院后给予注射用头孢唑肟钠(2g i.v.gtt. q.12h.)、注射用盐酸溴己新(4mg i.v.gtt. b.i.d.)、酚磺乙胺注射液(300mg i.v.gtt. b.i.d.)、云南白药胶囊(0.5g p.o. t.i.d.)抗感染、祛痰、止血对症支持治疗。入院当日患者咯血 2 次,每次血量均大于 100ml。血生化示钠 143.5mmol/L,氯 106.9mmol/L。肝、肾功能和甲状腺功能正常,血清皮质醇和促肾上腺皮质激素在参考值范围内。于入院第 2 日加用垂体后叶注射液持续静脉泵注(6U/h),当日累积剂量为 36U。患者咯血 2 次,每次量约 30ml,呈暗红色。入院第 3 日和第 4 日垂体后叶素的日累积剂量分别为 36U 和 18U,患者咯少量暗红色血块,但用药后出现恶心、呃逆,伴呕吐,精神、饮食较差,给予盐酸甲氧氯普胺注射液[1ml,肌内注射(i.m.)]、铝镁加混悬液(1.5g p.o. t.i.d.)对症处理。入院第 5 日患者无咯血,垂体后叶素的日累积剂量为 18U。但上午 10 时患者突然出现幻觉、幻听，感觉有人要刺杀自己，伴明显的烦躁，略带报复心理；夜间持续烦躁，整夜未眠。复查血生化（2 月 16 日）示钠 116.7mmol/L，氯 82.5mmol/L。药师考虑存在垂体后叶注射液诱发低钠血症、精神异常可能，且患者咯血已基本控制、垂体后叶注射液已减量 2 日，建议停用垂体后叶注射液、纠正低钠血症。医生采纳建议，于入院第 6 日停用垂体后叶注射液，在药师建议下给予 3% 氯化钠注射液缓慢静脉滴注（滴速为 30ml/h）10小时，同时给予艾司唑仑片 1mg 缓解烦躁、改善睡眠。入院第 7 日患者的情绪正常，幻觉、幻听消失，复查血钠 125.20mmol/L、氯 86.10mmol/L，再次在药师建议下停用 3% 氯化钠注射液，将液体溶媒更换为 0.9% 氯化钠注射液（液体总量为 850ml）。入院第 8 日患者无明显不适，血生化示血钠（136.30mmol/L）恢复至参考值范围内。此后患者的精神状态良好，无咯血，复查血常规在参考值范围内，病情稳定，于入院第 10 日出院。

四、讨论

（一）止血治疗方案评价

《中国成人支气管扩张症诊断与治疗专家共识》（2021 年版）指出，咯血是支气管扩张症的致命性并发症，严重时可导致窒息，危及生命。常用的止血药为促凝血药如垂体后叶素、纤维蛋白溶解药如氨基己酸或氨甲苯酸、增加毛细血管抵抗力和血小板功能的药物如酚磺乙胺等。

大咯血为一次咯血量超过 100ml 或 24 小时咯血量超过 500ml。垂体后叶素为治疗大咯血的首选药，推荐用法用量为垂体后叶素 5~10U 加 5% 葡萄糖注射液 20~40ml，稀释后缓慢静脉注射，约 15 分钟注射完毕，继之以 10~20U 加生理盐水或 5% 葡萄糖注射液 500ml 稀释后静脉滴注 [0.1U/（kg•h）]，出血停止后再继续使用 2~3 日巩固疗效。伴冠状动脉粥样硬化性心脏病、高血压、肺源性心脏病、心力衰竭的患者及孕妇忌用。有研究建议垂体后叶注射液的静脉泵入速度不超过 2U/h。

该患者入院前咯整口鲜血，量最多约 150ml，入院后给予酚磺乙胺注射液、云南白药胶囊，仍咯血 2 次，每次血量均大于 100ml，遂于入院第 2 日加用垂体后叶注射液强化止血。分析患者大量咯血控制不佳，既往体健，无垂体后叶注射液使用禁忌，药物调整符合专家共识推荐。继续监测，患者的咯血量逐渐减少，提示治疗有效。但患者的起始用药剂量（6U/h）偏大，至入院第 5 日垂体后叶素的累积剂量达 108U，相关不良反应的发生风险增加，应密切关注。

（二）垂体后叶注射液致低钠血症及精神异常的分析

垂体后叶注射液为国家基本药物品种，不良反应特别是低钠血症的报道逐年增多。低钠血症是一种严重的电解质紊乱，国内文献报道垂体后叶素引起低钠血症的发生率在34%～84%不等，且早期垂体后叶注射液致低钠等水、电解质紊乱在药品说明书及药物手册中很难查及，容易被误诊和忽视。

垂体后叶素的主要成分为抗利尿激素（antidiuretic hormone，ADH，即血管升压素）和缩宫素。只有在远超出抗利尿作用剂量时，血管升压素才能发挥止血作用；同时，由于增加肾小管对水分的重吸收而产生的抗利尿作用并不影响尿钠排出，从而导致稀释性低钠血症。研究表明，垂体后叶素致低钠血症主要涉及中枢神经系统和胃肠系统损伤，多表现为恶心、呕吐、头痛、淡漠、谵妄、烦躁等。血钠＜125mmol/L时会产生临床症状，＜115mmol/L时可产生严重的神经症状。低钠血症的发生率及严重程度与垂体后叶素的用药剂量和疗程呈正相关。垂体后叶素的用量达24U即可出现低钠血症，达96U时低钠血症的发生率升至81.7%。

该患者既往体健，入院时血钠水平正常，加用垂体后叶注射液第2日出现恶心、呕吐等胃肠道不适，使用第3日复查血生化示钠116.7mmol/L，较前明显降低，此后出现幻觉、幻听、烦躁等精神症状，与垂体后叶注射液的使用存在时间相关性，且其临床表现符合垂体后叶注射液致低钠血症及精神异常的相关报道描述，停用垂体后叶注射液、给予补钠治疗后患者的血钠恢复至正常水平，恶心、呕吐及相关精神症状消失，关联性评价为"很可能"。分析该患者垂体后叶注射液使用前2日的日累积剂量（36U）偏大，同时用药过程中因疾病原因导致食欲差、进食减少，存在钠摄入不足，可能是其出现低钠血症及精神异常的原因。

（三）垂体后叶注射液致低钠血症及精神异常的处理

垂体后叶注射液致低钠血症的治疗关键在于停用垂体后叶注射液、控制入水量及补充氯化钠。由于垂体后叶素会抑制人体抗利尿激素的合成与释放，如果突然停药后可能使尿量增加，因此垂体后叶素的停用须经过1～3日的减量过程；同时限制入水量在800～1 500ml/d；必要时可给予3%高渗氯化钠注射液。应注意，纠正低钠血症的速度过快或长时间应用垂体后叶素均可导致脑脱水和脑损伤，甚至渗透性脱髓鞘综合征。

补钠治疗一般可使用0.9%氯化钠注射液、3%氯化钠注射液及10%氯化钠注射液，并根据患者的血钠情况、体重、性别等因素计算患者的补钠量：补钠总量（mmol）=［目标血钠值（130mmol/L）－患者的血钠值（mmol/L）］× 体重（kg）× 0.6（女性×0.5），纠正时间t(h)≥(130－血钠实测值)/0.5。最初24小时应补总量的1/3～1/2，后根据患者的血钠、血压、神志等情况在24～48小时内酌情补充剩余量。

该患者于入院第3日出现恶心、呕吐，入院第5日出现幻觉、幻听、烦躁等，血生化示Na^+ 116.7mmol/L。药师分析患者咯血基本控制，已使用垂体后叶注射液4日（后2日已减量），建议停用垂体后叶注射液、给予3% NaCl注射液补钠治疗，医生采纳。药师依据患者的血钠水平，计算其补钠总量为518.7mmol；纠正时间应不少于27小时。3% NaCl注射液中的钠浓度为513mmol/L，其补液总量为1 011ml；最大输注速率为37ml/h。基于上述计算结果实施补钠治疗方案：补钠第1日，3% NaCl注射液30ml/h输注10小时，补钠量接近总需求量的1/3。第2日复查血Na$^+$ 125.2mmol/L，停用3% NaCl注射液，将所有在用药物的溶媒调整为0.9% NaCl注射液（Na$^+$浓度为154mmol/L），液体总量为850ml/d，日补钠总量为130.9mmol。第3日继续使用0.9% NaCl注射液，达到剩余补钠量。复查血Na$^+$ 136.3mmol/L，恢复至正常范围内。患者的血压平稳，大小便正常，未出现吞咽困难、构音障碍等，精神状态恢复正常。

五、小结

垂体后叶素止血起效快、疗效显著，有"内科止血钳"之称。文献报道中应用垂体后叶素治疗咯血导致的低钠血症，大多数发生在成年出血性疾病人群中。临床药师在垂体后叶素用药过程中应密切监测血钠水平变化，关注患者的精神状态，及时识别并正确处理低钠血症及相关精神症状，保障患者用药安全。

参 考 文 献

[1] 刘金丽，鹿翠香，唐颖，等. 垂体后叶素持续静脉泵入治疗支气管扩张大咯血的疗效观察. 中国误诊学杂志，2010，10（12）：2813-2814.

[2] 陈红涛，贾鄂宜，李敏，等. 垂体后叶素对大咯血患者电解质的影响. 中国误诊学杂志，2006，6（4）：629-630.

[3] 汪向海，王莹. 垂体后叶素治疗咯血所致重度低钠血症1例报告. 中华肺部疾病杂志（电子版），2012，5（1）：83-84.

[4] 吴丽华，彭映新，陈清荣，等. 应用垂体后叶素治疗大咯血对患者血清钠离子的影响和护理. 实用医技杂志，2007，14（33）：4569-4570.

[5] 魏宏世. 垂体后叶素致脑桥外髓鞘溶解症的临床特点（附1例报告）. 临床神经病学杂志，2012，25（6）：458-460.

[6] 关丽娜，孔英君. 垂体后叶素导致低钠血症及其治疗的研究进展. 中国呼吸与危重监护杂志，2016，6（15）：631-633.

[7] 王玉，叶晓芬，柳杰. 垂体后叶素治疗咯血致低钠血症的药学监护. 医药导报，2019，38（8）：1082-1084.

[8] 北京医师协会呼吸内科专科医师分会咯血诊治专家共识编写组. 咯血诊治专家共识. 中国呼吸与危重监护杂志，2020，19（1）：1-11.

[9] 李黎明. 664例垂体后叶素致低钠血症文献分析. 中国药房，2015，26（2）：231-234.

[10] 王燕，顾锋. 2007年低钠血症治疗指南. 中国实用内科杂志，2010，30（9）：793-796.

[11] 支气管扩张症专家共识撰写协作组，中华医学会呼吸病学分会感染学组. 中国成人支气管扩张症诊断与治疗专家共识. 中华结核和呼吸杂志，2021，44（4）：311-321.

[12] MAYBAUER M O，MAYBAUER D M，ENKHBAATAR P，et al. Physiology of the vasopressin receptors. Best Practice & Research Clinical Anaesthesiology，2008，22（2）：253-263.

[13] SPASOVSKI G，VANHOLDER R，ALLOLIO B，et al. On behalf of the Hyponatraemia Guideline Development Group: clinical practice guideline on diagnosis and treatment of hyponatraemia. European journal of endocrinology，2014，170（3）：G1-G47.

[14] ZHANG Y J，LIU C P，ZHANG W H. Pituitrin-induced syndrome of inappropriate secretion of antidiuretic hormone: a retrospective analysis of 89 cases. Adverse drug reaction journal，2009，1：5-8.

[15] LAURENO R，KARP B I. Myelinolysis after correction of hyponatremia. Annals of internal medicine，1997，126（1）：57-62.

[16] JIANG Y，WEI J J，WANG R Z，et al. Osmotic demyelination syndrome in patients with hyponatremia caused by neurologic disorders. Zhong Guo Yi Xue Ke Xue Yuan Xue Bao，2011，33（6）：696-700.

[17] BROWN W D. Osmotic demyelination disorders: central pontine and extrapontine myelinolysis. Current opinion in neurology，2000，13（6）：691-697.

[18] LIN S H，CHAU T，WU C C，et al. Osmotic demyelination syndrome after correction of chronic hyponatremia with normal saline. American journal of the medical sciences，2002，323（5）：259-262.

[19] DELLABARCA C，SERVILLA K S，HART B，et al. Osmotic myelinolysis following chronic hyponatremia corrected at an overall rate consistent with current recommendations. International urology and nephrology，2005，37（1）：171-173.

[20] ZHUANG L Y，XU Z Q，Li Y G，et al. Extrapontine myelinolysis associated with pituitrin: case report and literature review. BMC neurology，2014，14：189.

（董利森）

案例10 一例曲妥珠单抗致非感染性肺炎的药学监护

一、案例背景知识简介

曲妥珠单抗是一种重组 DNA 衍生的人源化单克隆抗体，特异性地作用于人表皮生长因子受体 -2（human epidermal growth factor receptor-2，HER-2）的细胞外部位，通过与 HER-2 结合，抑制 HER-2 过度表达肿瘤细胞的增殖，减弱其侵袭性，降低乳腺癌的复发率。其使用过程中易出现心脏毒性、输液反应或肺毒性。肺毒性一般表现为间质性肺疾病、肺浸润、急性呼吸窘迫综合征、非感染性肺炎、胸腔积液、急性肺水肿等，临床相关报道较少。

非感染性肺炎（non-infectious pneumonitis，NIP）不是由于细菌、真菌或者病毒等微生物的入侵而产生的，多见于肺创伤、溺水、烟雾吸入、药物等因素，包括自身免疫病引起的肺炎，甚至还有过敏性原因引起的肺炎。目前，对于非感染性肺炎的诊断较为困难，需要在排除细菌、真菌或者病毒等病原体感染的前提下，才能结合相关实验室检验、检查进行诊断，同时还需要与心源性肺水肿、急性肺栓塞、肺恶性肿瘤等进行鉴别诊断。现将临床药师参与一例曲妥珠单抗致非感染性肺炎的病例汇报如下，以期为临床提供参考依据。

二、病例基本情况

患者，女性，43 岁，体重 50kg，身高 157cm，BMI 20.28kg/m²。主因"咳嗽半个月，发热伴呼吸困难 10 日"于 2019 年 8 月 26 日入院治疗。患者入院半个月前无明显诱因出现咳嗽，偶有白痰；10 日前出现发热，体温最高 38.6℃，伴畏寒、寒战、伴呼吸困难，平躺时加重。外院给予头孢克肟、莫西沙星、炎琥宁静脉滴注，并口服磷酸奥司他韦胶囊（具体用法用量不详），症状未见明显好转，为进一步诊治收入院。

既往史：2018 年患者因右侧乳腺癌行手术治疗，术后放疗 30 次，放疗结束后行肺部 CT 检查，未见异常。2019 年 6 月 21 日开始化疗，化疗方案为注射用曲妥珠单抗（负荷剂量为 8mg/kg，维持剂量为 6mg/kg，静脉滴注，每 21 日 1 次），本次入院前患者共完成化疗 3 次；6 月 22 日开始服用枸橼酸托瑞米芬片（60mg p.o. q.d.）至今。否认高血压、糖尿病等病史。无吸烟、饮酒史。否认药物、食物过敏史。

入院查体：体温 38.6℃，脉搏 88 次/min，呼吸 20 次/min，血压 103/65mmHg。一般状态欠佳，意识清楚，口唇轻度发绀。双肺听诊呼吸音正常，未闻及明显的干、湿啰音，呼气相延长。心率 88 次/min，节律规整，未闻及病理性杂音。腹软，双下肢无水肿。

辅助检查：血常规示 WBC 8.26×10^9/L，N% 72.24%。血生化示 GPT 28.10U/L，GOT 27.60U/L，Cr 46.60μmol/L。PCT 0.04μg/L。尿常规正常。呼吸道病原体 IgM 抗体检测正常。肺炎支原体抗体检测（凝集法）阴性。痰细菌、真菌及抗酸杆菌培养未见明显异常。肺部 CT（2019 年 8 月 17 日）示肺部炎性病变。

入院诊断：①肺炎；②乳腺癌术后。

三、主要治疗经过及典型事件

患者入院后经验性给予注射用亚胺培南西司他丁钠（0.5g i.v.gtt. q.6h.）、盐酸万古霉素（1.0g i.v.gtt. q.12h.）抗感染治疗。入院第 5 日患者仍发热，最高体温

38.5℃左右，药师详细询问患者既往病史及用药史，结合药品说明书及文献资料，不除外曲妥珠单抗引起的非感染性肺炎可能，建议医生加用甲泼尼龙琥珀酸钠（40mg i.v.gtt. q.d.）。医生考虑可能为耐药菌感染，症状恢复所需的时间较长，且现有的抗菌谱未覆盖真菌，未采纳建议。入院第9日患者仍发热，最高体温38.2～38.5℃，咳嗽、呼吸困难无明显改善，复查血常规、尿常规、降钙素原、病原学检查等均未见异常。复查肺部CT示新出现右侧胸腔积液。药师分析患者抗感染疗效不佳，仍考虑为曲妥珠单抗引起的非感染性肺炎，遂再次与医生沟通，建议加用甲泼尼龙，且说明虽暂时无法排除真菌感染的可能性，但并非糖皮质激素使用的绝对禁忌。医生采纳建议，当日加用注射用甲泼尼龙琥珀酸钠（40mg i.v.gtt. q.d.），同时给予注射用米卡芬净（50mg i.v.gtt. q.d.，首剂100mg）。入院第11日患者的体温37.0℃，偶有咳嗽、咳痰，喘息症状明显减轻。入院第12日复查肺部CT示：①炎性病变明显缩小，较前好转；②右侧胸腔积液。给予彩超引导下右侧胸腔置管引流。继续监测，血常规、尿常规、降钙素原、病原学检查等均未见异常，患者无咳嗽、咳痰，无明显喘息，于入院第17日停用亚胺培南西司他丁钠、盐酸万古霉素，入院第22日停用米卡芬净。入院第24日注射用甲泼尼龙琥珀酸钠减量为20mg i.v.gtt. q.d.。入院第31日患者病情稳定，停用注射用甲泼尼龙琥珀酸钠，出院。

四、讨论

（一）曲妥珠单抗致非感染性肺炎概述

根据世界卫生组织（World Health Organization，WHO）全球药品不良反应数据库数据分析显示，乳腺癌患者的治疗药物中致相关肺损伤的药物主要以化疗和靶向治疗药物为主，内分泌治疗药物（如枸橼酸他莫昔芬、枸橼酸托瑞米芬、醋酸戈舍瑞林等）较少。发生率较高的药物包括依维莫司（20.79%）、紫杉醇（17.06%）、曲妥珠单抗（15.80%）、卡铂（14.33%）等。

曲妥珠单抗诱导的肺炎发生率在0.4%～0.6%，多表现为快速进展的肺部浸润、胸腔积液、呼吸衰竭等，其他症状还包括呼吸困难、发热、畏寒等，其诱导的肺炎死亡率为0.1%。一项回顾性队列研究发现，329名使用曲妥珠单抗的患者中有2名出现肺部不良反应，发病率为0.6%。曲妥珠单抗为HER-2抑制剂，会损伤部分Ⅱ型肺泡细胞，抑制肺泡上皮修复，导致肺损伤。曲妥珠单抗诱导的肺损伤常常在1次给药后或治疗6周以上出现。Radzikowska等报道，1名49岁的女性乳腺癌患者使用曲妥珠单抗治疗6周后出现发热、呼吸困难、咳嗽、肺部浸润等，初始考虑为肺部感染，经抗感染治疗，症状无明显改善，后停用曲妥珠单抗，并使用糖皮质激素治疗，患者于第2日症状明显好转，之后未复发。Omalkhair等报道，1名51岁的女性左乳腺癌者使用紫杉醇80mg/m²，每周1

次；曲妥珠单抗的负荷剂量为4mg/kg，维持剂量为2mg/kg，每周1次。治疗约10周时患者出现不明原因的气短、干咳、发热，经验性抗感染治疗后症状未见好转；排除感染因素后，停用曲妥珠单抗及抗菌药物，改口服甲泼尼龙片40mg，治疗18小时后患者的症状恢复，未再复发。Alvaro等报道，1名60岁的女性乳腺癌患者接受曲妥珠单抗（负荷剂量为8mg/kg，维持剂量为6mg/kg，每21日1次）治疗，在使用7个月共11次化疗后出现干咳、发热、喘息等不适，之后停用曲妥珠单抗，加用糖皮质激素，患者的症状于用药第2日得到改善。曲妥珠单抗导致肺损伤的高危因素可能包括既往或联合使用可引起间质性肺病的其他抗肿瘤药如紫杉类、吉西他滨、长春瑞滨治疗和放疗。

本例患者既往放疗30次，存在曲妥珠单抗致肺损伤的高危因素。使用曲妥珠单抗8周左右出现不明原因的咳嗽、呼吸困难，并伴发热，经验性抗感染治疗后症状改善不明显，并新出现右侧胸腔积液。给予糖皮质激素后，症状于第2日明显改善。与相关文献报道的发生时间、临床表现、治疗转归一致，考虑曲妥珠单抗致肺损伤的可能性大。

（二）曲妥珠单抗致非感染性肺炎的关联性评价

患者入院后经验性给予注射用亚胺培南西司他丁钠、盐酸万古霉素抗感染治疗9日后仍发热，喘息、咳嗽等改善不明显，提示治疗失败。分析：①患者的呼吸道病原体检查均为阴性，血常规基本正常，血培养未见细菌及真菌，PCT 0.04μg/L，无明显的感染征象。②亚胺培南西司他丁、万古霉素可覆盖需氧革兰氏阳性菌（包括耐甲氧西林金黄色葡萄球菌）、需氧革兰氏阴性菌及厌氧菌，给药方案符合药物的PK/PD特性，但疗效不佳，患者治疗过程中新近出现胸腔积液，存在非感染性肺炎的可能性。③患者的疾病发展符合曲妥珠单抗说明书及相关个案报道。④乳腺癌治疗过程中放疗致肺损伤的发生率低于药物性肺损伤，一侧乳房放疗后放射性肺炎的发生率低于1%。该患者既往放疗30次，放疗结束行肺部CT检查未见异常。⑤患者既往无免疫相关疾病，入院查免疫相关指标正常。

因此，根据国家药品不良反应监测中心药品不良反应/事件关联性评价标准，该患者使用曲妥珠单抗8周左右出现不明原因的咳嗽、呼吸困难、发热，与曲妥珠单抗的使用存在时间相关性；说明书及文献均可见曲妥珠单抗相关肺损伤的报道；停用曲妥珠单抗，给予糖皮质激素治疗后症状明显好转；基本排除基础疾病及其他因素影响。该患者使用曲妥珠单抗致肺损伤的关联性评价为"很可能"。

（三）曲妥珠单抗致非感染性肺炎的处理

药物性肺损伤的预后差异较大，大部分患者可完全恢复；出现呼吸衰竭、肿瘤进展或糖皮质激素治疗的不良反应（如机会性感染）可引起患者死亡。《乳腺癌治疗相关肺损伤诊治共识》推荐，对于药物性肺损伤，首先应停用可疑药物，对于轻症患者可口服甲泼尼龙片[10～20mg/d 或 0.2～0.3mg/(kg·d)]治疗，病情缓解后逐渐减量，疗程为 2～4 周；呼吸困难明显或影像学表现较重的患者给予甲泼尼龙 40～80mg/d 或 0.5～1.0mg/(kg·d)，症状缓解后激素逐渐减量。激素治疗的同时应注意是否出现肺孢子菌肺炎及真菌感染。

该患者经验性抗感染治疗 9 日后病情进展，考虑曲妥珠单抗相关非感染性肺炎的可能性大，遂在药师建议下给予甲泼尼龙琥珀酸钠[40mg i.v.gtt. q.d.，0.8mg/(kg·d)]，同时给予预防性抗真菌治疗。用药 2 日后患者的体温明显降低，喘息、咳嗽、咳痰好转。第 4 日复查肺部 CT 示炎性病变明显缩小，复查血常规、尿常规、降钙素原及病原学检查未见异常，逐渐停用抗菌药物。2 周后甲泼尼龙琥珀酸钠减量至 20mg，3 周后停用甲泼尼龙琥珀酸钠，患者康复出院。整体药物治疗方案及疗程符合专家共识及相关文献报道推荐。

五、小结

由于药源性肺损伤在临床中诊断、鉴别诊断困难，缺少相应的检验、检查支持，容易被忽视。因此，临床药师参与临床实践的过程中，对于容易致肺损伤的药物如化疗和靶向治疗药物，使用时应密切关注患者有无新增呼吸道症状或原有症状加重。对疑似药物引起的不良反应，需要提高警惕，通过自身具备的药学知识进行初步的判断、筛查，并结合药品说明书、文献资料及个案报道，协助医生制订合理的用药方案，更加全面地服务临床、服务患者。

参 考 文 献

[1] 中华医学会呼吸病学分会. 中国成人社区获得性肺炎诊断和治疗指南(2016 年版). 中华结核和呼吸杂志, 2016, 39(4): 253-279.

[2] 吴凡, 陈强, 叶韵斌. HER-2 单抗曲妥珠单抗耐药机制研究进展. 中国新药与临床杂志, 2008, 27(1): 60-64.

[3] 陈炅, 尹笋君. 治疗性单克隆抗体的作用靶点及临床应用概述. 中国药师, 2013, 16(12): 1930-1933.

[4] 刘又宁. 肺真菌感染值得注意的几个问题. 中华结核和呼吸杂志, 2007, 30(11): 801.

[5] 曹彬, 蔡柏蔷, 王辉, 等. 肺部真菌感染 152 例病原谱再评价. 中华结核和呼吸杂志, 2007, 30(4): 279-283.

[6] 邵彬, 王东, 吴宏勷, 等. 乳腺癌治疗相关肺损伤诊治共识. 癌症进展, 2020, 18(14): 1405-1412.

[7] CARVER J R, SHAPIRO C L, NG A, et al. American Society of Clinical Oncology clinical evidence review on the ongoing care of adult cancer survivors: cardiac and pulmonary late

effects. Journal of clinical oncology, 2007, 25 (25): 3991-4008.

[8] PEERZADA M M, SPIRO T P, DAW H A. Pulmonary toxicities of biologics: a review. Anti-cancer drugs, 2010, 21 (2): 131-139.

[9] VAHID B, MARIK P E. Pulmonary complications of novel antineoplastic agents for solid tumors. Chest, 2008, 133 (2): 528-538.

[10] KANG H J, PARK J S, KIM D W, et al. Adverse pulmonary reactions associated with the use of monoclonal antibodies in cancer patients. Respiratory medicine, 2012, 106 (3): 443-450.

[11] RADZIKOWSKA E, SZCZEPULSKA E, CHABOWSKI M, et al. Organising pneumonia caused by transtuzumab (Herceptin) therapy for breast cancer. European respiratory journal, 2003, 21 (3): 552-555.

[12] OMALKHAIR A, WAEL E M. Delayed paclitaxel-trastuzumab-induced interstitial pneumonitis in breast cancer. Case reports in oncology, 2011, 4 (1): 186-191.

[13] ÁLVARO T G, ALBERT S F, SÓNIA S T, et al. Organizing pneumonia associated with the use of trastuzumab. Archivos de bronconeumologia, 2010, 46 (8): 442-444.

[14] ROSENOW E C, LIMPER A H. Drug-induced pulmonary disease. Semin Respir Infect, 1995, 10 (2): 86-95.

[15] NAHLER G. WHO collaborating center for international drug monitoring. [2019-01-01]. https://www.researchgate.net/publication/314216014.

[16] OMARINI C, THANOPOULOU E, JOHNSTON S R D. Pneumonitis and pulmonary fibrosis associated with breast cancer treatments. Breast cancer research and treatment, 2014, 146 (2): 245-258.

（董利森）

案例 11　一例鸡沙门菌致肺部感染及骨髓炎患者的药学监护

一、案例背景知识简介

沙门菌属于革兰氏阴性杆状兼性厌氧菌，无芽孢，是 WHO 报告的人畜共患病原菌之一，每年在人类和动物中都暴发数百万例。其中，家禽是动物病原体传播的重要宿主，鸡是沙门菌最大的宿主，鸡群中暴发的死亡率高达 80%。鸡沙门菌属于沙门菌属，能引起鸡类的急性或慢性疾病，是鸡类常见的多发病，在人群中少见。现将临床药师参与一例罕见鸡沙门菌致肺部感染及骨髓炎患者的药物治疗实践介绍如下，为临床治疗提供参考。

二、病例基本情况

患者，女性，66 岁，BMI 21.3kg/m²。主因"发现血糖升高 8 年，右肩疼痛、发热 6 日"于 2020 年 10 月 6 日入院。患者 8 年前出现多饮、多食、多尿，于当地医院诊断为"2 型糖尿病"，长期口服药物治疗。目前使用盐酸二甲双胍片（500mg p.o. b.i.d.），血糖控制差，空腹血糖 20mmol/L 左右，餐后 2 小时血糖 25mmol/L 左右，偶有心慌、出汗等低血糖反应发生。近 1 年出现右肩间断疼痛，可耐受。6 日前患者右肩疼痛加重，自感发热，伴乏力，未监测体温，未予治疗，现为进一步诊治入院。患者的精神、饮食、睡眠差，尿频、尿痛，大便正常。

既往史： 否认冠心病、高血压及家族遗传病史。否认食物、药物过敏史。

入院查体： 体温 38.2℃，脉搏 122 次 /min，呼吸 20 次 /min，血压 125/72mmHg，一般情况尚可。听诊双肺呼吸音弱，右肺底可闻及湿啰音。心尖搏动位于左锁骨中线第 5 肋间内侧 0.5cm 处，未触及震颤，心界叩诊不大，心率 122 次 /min，心律齐，未闻及心包摩擦音，各心脏瓣膜区未闻及病理性杂音，周围血管征阴性。腹软，上腹部压痛，无反跳痛及肌紧张。右肩部无红肿，局部压痛，肩关节活动受限。

辅助检查： 随机血糖 22.7mmol/L。

入院诊断： ① 2 型糖尿病；② 2 型糖尿病性周围神经病；③右肩痛（原因待查）；④发热（原因待查）。

三、主要治疗经过及典型事件

患者入院后请临床药师会诊，经验性给予注射用哌拉西林钠他唑巴坦钠（4.5g i.v.gtt. q.8h.）抗感染治疗，用药前完善血培养（需氧瓶和厌氧瓶各 2 瓶，不同部位）、PCT、CRP 等感染指标。给予赖脯胰岛素注射液（4U，餐前皮下注射，t.i.d.）、甘精胰岛素注射液（10U，晚睡前皮下注射）胰岛素强化治疗降血糖。第 2 日患者仍发热，最高体温 39.5℃，无寒战，精神、饮食欠佳，睡眠可。服用布洛芬混悬液体温可降至正常，但 4 小时后又升高至 39.0℃ 以上。右肩部无红肿，局部压痛改善不明显，肩关节活动受限。2020 年 10 月 7 日血常规：WBC 22.26×10⁹/L，N% 89.20%；血生化：Cr 57.0μmol/L，Glu19.50mmol/L，HbA1c 10.2%；PCT 4.64μg/L，IL-6 137.0ng/L，ESR 91mm/h。调整胰岛素强化治疗剂量，积极控制血糖，加强血糖监测，避免低血糖反应发生。第 3 日患者发热，最高体温 39.5℃，无寒战；右肩部无红肿，局部压痛，肩关节活动受限。2020 年 10 月 8 日血常规：WBC 15.43×10⁹/L，N% 89.20%；CRP 151.15mg/L；风湿相关抗链球菌溶血素 O（antistreptolysin O）ASO + 类风湿因子（rheumatoid factor，RF）检测：ASO＜50.6IU/ml，RF 37IU/ml；空腹血糖 11.3mmol/L，餐后 2 小时血糖 19.7mmol/L。胸部 + 全腹部 CT 示①双肺炎症，建议抗感染治疗下复查；②双侧胸膜增厚；③右侧肩胛骨周围软组织肿胀并积气，考虑感染，必要时进一步检查；④胆囊结石，建议必要时增强扫描。血培养回报危急值，需氧瓶和厌氧瓶均有革兰氏阴性杆菌生长。新增诊断：右肩关节感染。由于患者的症状改善不明显，血培养回报革兰氏阴性杆菌生长。经验性给予哌拉西林钠他唑巴坦钠后，患者的 WBC 水平略改善，但症状改善不明显，仍有发热。临床药师考虑患者糖尿病，血糖控制差，不除外耐药革兰氏阴性杆菌感染的可能性，建议抗菌药物调整为注射用美罗培南（1.0g i.v.gtt. q.8h.）联合莫西沙星片（0.4g p.o. q.d.），医生采纳。第 4 日患者仍有发热，较之前好转，下午 1 时体温 38.5℃，下午 4 时体温 39.0℃，服用退热药可降至正常；双下肺湿啰音较之前好转；右肩部无红肿，局部压痛缓解，肩关节活动改善，仍有活动受限。血常规：WBC 12.14×10⁹/L，N% 77.10%；PCT 0.56μg/L，CRP 36.43mg/L，IL-6 74.50ng/L，ESR 108mm/h。血细菌培养 + 药敏试验：需氧瓶和厌氧瓶 4 瓶培养出鸡沙门菌。其中阿米卡星耐药，左氧氟沙星中介，阿莫西林克拉维酸、哌拉西林他唑巴坦、头孢他啶、头孢曲松、头孢哌酮舒巴坦、头孢吡肟、厄他培南、亚胺培南、替加环素和复方磺胺甲噁唑敏感。患者的症状较之前改善明显，WBC、N%、PCT、CRP 明显下降，抗感染治疗有效，继续目前方案。第 5 日患者仅晚间出现 1 次发热，体温 38.0℃，未使用退热药，物理降温后体温恢复正常；双下肺湿啰音较之前好转；右肩部无红肿，局部压痛缓解，肩关节活动改善，仍有活动受限。第 7～10 日患者无发热，精神、饮食好转；右肩部无红肿，局部压痛好转，肩关节活动受限改善。右侧肩关节 MRI 增强扫描示①右侧肱骨头及肱骨上段髓腔内、扫描范围内肌群多发病灶，结合临床病史，考虑感染性病变的可能性大，建议治疗后复查；②扫描范围内右侧肩关节皮下浅筋膜水肿。考虑右肱骨骨髓炎，患者的体温恢复正常，连续 4 日无发热，疼痛症状显著改善。血培养提示鸡沙门菌，属敏感菌，对多种抗菌药物有效，且考虑药物的骨髓浓度，临床药师建议抗菌药物调整为注射用头孢曲松钠（2.0g i.v.gtt. q.d.），医生采纳。入院第 12 日患者无发热，右肩部压痛减轻，活动受限进一步改善。复查血常规，WBC 7.87×10⁹/L，N% 58.70%；PCT 0.08μg/L，CRP 22.51mg/L，IL-6 17.70ng/L，ESR 118mm/h。患者的感染症状改善。第 14 日患者症状好转出院。临床药师建议患者出院后继续服用阿莫西林胶囊（1.0g p.o. b.i.d.）4 周，2 周后复查，医生采纳临床药师的意见。出院 2 周后回访患者，右肩部压痛明显改善，活动略受限。出院 4 周后回访，患者的右肩部几乎无压痛，活动受限明显改善。

四、讨论

（一）初始抗感染治疗方案评价

对于糖尿病患者，一方面患者的高血糖状态使得白细胞的杀菌、趋化和吞噬作用下降，引起免疫功能降低；同时，糖尿病患者机体的 T 细胞数量下降，巨噬细胞的吞噬能力降低，导致细胞免疫功能异常。另一方面患者长期的高血糖状态有利于体内的致病菌生长，超过感染阈值，感染的概率与风险增加；感染又会导致机体出现应激状态，血糖水平升高，感染风险会进一步增加，耐药菌感染风险高于非糖尿病患者。根据糖尿病诊治指南，糖尿病患者常出现尿路感染、肺部感染或皮肤软组织感染等。

本患者为女性，66 岁，糖尿病病史 8 年，血糖控制差。入院 6 日前患者右肩疼痛加重，自感发热，伴乏力，未监测体温，未予治疗。患者的一般情况尚可，有尿频、尿痛等症状。入院监测体温为 38.2℃。听诊双肺呼吸音弱，右肺底可闻及湿啰音。右肩部无红肿，局部压痛，肩关节活动受限。结合患者存在尿路感染、肺部感染的症状，常见致病菌可能为大肠埃希菌、克雷伯菌，其次为革兰氏阳性菌和真菌。肺部感染的常见致病菌为葡萄球菌、链球菌及革兰氏阴性菌等。患者既往血糖控制差，近 1 周自感发热，未监测体温。本次入院体温 38.2℃，精神状况一般，呈昏睡状态。经验性给予 β- 内酰胺 /β- 内酰胺酶抑制剂复合制剂哌拉西林钠他唑巴坦钠，哌拉西林为广谱青霉素，对于常见的革兰氏阳性菌（葡萄球菌、链球菌等）和革兰氏阴性菌（大肠埃希菌、克雷伯菌等）具有良好的抗菌活性，能够覆盖本患者经验性抗感染治疗的常见致病菌，且对上述耐药菌也具有良好的抗菌活性。安全性方面，该药属于青霉素类药物，应注意药物过敏反应。用药前需要明确患者的过敏史，进行药敏试验，皮试阴性方可使用，使用过程中注意监护过敏反应。经济性方面，该药属于国家基本药物，选用国产粉针剂，经济性较高。

综上，经验性抗菌药物选择需合理，同时患者应完善影像学检查、腹部 B 超、泌尿系彩超及血常规、尿常规、CRP、PCT 等感染指标，并行血、尿、痰等样本的细菌、真菌培养，明确感染诊断。由于糖尿病会增加慢性骨髓炎感染风险，本患者右肩局部压痛、肩关节活动受限是否为骨髓炎所致，也需进一步完善右肩关节磁共振等检查。

（二）鸡沙门菌感染的临床特点

鸡沙门菌与其他沙门菌属细菌不同，其周身有鞭毛，能运动；多数有菌毛，易黏附宿主。该菌易导致人畜共患感染性疾病，引起鸡出现严重的败血症，降低鸡群的成活率。鸡沙门菌在人群中的相关感染报道较少，结合肠道沙门菌所致的感染分析，易导致主动脉炎、血管吻合口感染、骨髓炎（镰状红细胞患者多见）、化脓性关节炎、反应性关节炎、心内膜炎、脑膜炎（新生儿多见）等。与肠道沙门菌相比，鸡沙门菌的侵袭能力弱，感染可能与患者年龄、机体免疫力、感染病菌数量、细菌的血清型及接触污染的鸡群和食用未煮熟的鸡蛋、鸡肉、禽类制品有关。

询问该患者病史，患者为老年女性，既往有糖尿病病史且血糖控制差，不明确是否接触或食用过未煮熟的鸡蛋、鸡肉及禽类制品。考虑可能由于糖尿病血糖控制差，机体免疫功能降低，导致鸡沙门菌感染风险增加。有随机对照研究显示，糖尿病是沙门菌感染的独立危险因素，需要胰岛素或口服降血糖药治疗的糖尿病患者风险进一步增加，其原因可能是糖尿病患者的粒细胞和 T 细胞功能异常，降低免疫细胞的趋化功能。同时，沙门菌为避免被机体免疫识别，在感染过程中表现出多种逃逸机制，免疫应答减弱，感染风险增加。另外，糖尿病患者由于其自身的高血糖环境，导致细菌易在血液中长期滋生，便于迁移，导致肺部感染、血流感染，定植于骨组织中导致骨髓炎，感染又导致机体处于高应激状态，表现为难以控制的高血糖，利于细菌增殖，超过感染阈值，感染风险增加，出现恶性循环，使得低下的机体免疫力难以抵抗鸡沙门菌侵袭，提高鸡沙门菌感染风险。

（三）鸡沙门菌感染的治疗

目前，对于鸡沙门菌的耐药性、侵袭力等内容尚无报道，仅可参照沙门菌属感染提供适当的治疗依据。沙门菌属于革兰氏阴性杆菌，兼性厌氧，推荐氟喹诺酮类、第三代头孢菌素（头孢曲松）用于治疗沙门菌感染或有感染风险的患者，大环内酯类抗生素阿奇霉素也可作为备选药物。ABX 指南推荐的治疗方案：可给予头孢曲松（2g i.v.gtt. q.d.）或阿奇霉素首剂 1.0g p.o.，之后 500mg p.o. q.d.，疗程一般在 5～7 日。骨髓炎的疗程较长，一般疗程可在 6 周以上。

该患者诊断为骨髓炎、肺部感染。考虑骨髓炎为原发感染病灶的可能性大，并出现血行播散（高热伴寒战）引起菌血症，诱发肺部感染，使得听诊右肺底可闻及湿啰音，影像学提示双肺炎症。但患者的呼吸道感染症状不明显，并非呼吸道定植细菌移位或菌量超过阈值诱发肺部感染，原发性肺部感染的可能性低。因此，该患者的抗感染治疗应针对骨髓炎，并兼顾肺部感染。

一方面，因骨结构的特殊性，使得多数抗菌药物无法穿透，因此抗生素渗透的速度和程度被视为骨髓炎治疗能否成功的决定因素；另一方面，一种抗生素能否渗透到感染的骨组织中，取决于其药理学特征、血管化程度、软组织的状况和是否有异物存在。因此，抗菌药物应剂量充分，必要时可与其他药物联合，以保证血液及骨组织中的杀菌浓度。通常是根据药物的骨组织浓度 / 血药浓度比值来衡量药物在骨组织中的分布情况，比值越高，表明药物在骨组织中的浓度越高（表 2-4）。相关研究显示，阿奇霉素的骨浓度最高，为血药浓度的 2.5～6.3 倍；喹诺酮类、替加环素、达托霉素相对较高，介于血药浓度的 0.5～2.0 倍；β-内酰胺类普遍较低，骨浓度仅为血药浓度的 1/10～3/4。

患者明确为鸡沙门菌感染，且使用美罗培南 + 莫西沙星后症状已改善，结合药物的骨组织分布情况，根据指南推荐选择头孢曲松，抗菌药物选择合理，监护患者的症状改善情况，抗感染治疗有效，患者的右肩关节压痛减轻、活动受限改善、感染相关指标下降，好转出院。出院后给予口服阿莫西林胶囊。阿莫西林胶囊的骨组织浓度/血药浓度比值较高，且属于青霉素类，安全性较高，不良反应较低，患者依从性高，服用4周后回访患者，患者的症状改善明显，抗感染药的选择及疗程合理。

表2-4 抗菌药物的骨组织浓度/血药浓度比值

抗菌药物	骨组织浓度/血药浓度比值	抗菌药物	骨组织浓度/血药浓度比值
阿莫西林	0.17～0.31	克林霉素	0.21～0.45
阿莫西林克拉维酸	0.01～0.09	利福平	0.08～0.56
氨苄西林	0.11～0.71	利福平（炎症时）	0.57
舒巴坦	0.11～0.71	替加环素	0.35～1.95
哌拉西林	0.18～0.23	左氧氟沙星	0.36～1.0
他唑巴坦	0.22～0.26	环丙沙星	0.27～1.2
苯唑西林	0.11	环丙沙星（炎症时）	0.42
厄他培南	0.13～0.19	万古霉素	0.05～0.67
头孢曲松	0.07～0.17	万古霉素（炎症时）	0.27
头孢唑林	0.17	利奈唑胺	0.4～0.51
头孢吡肟	0.46～0.76	利奈唑胺（炎症时）	0.23
头孢他啶	0.54	达托霉素	1.08
红霉素	0.18～0.28	替考拉宁	0.5～0.64
阿奇霉素	2.5～6.3		

五、小结

临床中关于罕见的鸡沙门菌感染报告病例有限，使得其诊疗困难、严重程度及预后转归无法评估。临床药师参与罕见细菌感染治疗实践，辅助医生参与临床治疗，遴选有效的抗菌药物，全程参与、管理、监护患者，及时评价抗菌药物的治疗疗效，保障患者得到有效治疗，对我国公共卫生健康具有重要意义。

参 考 文 献

[1] 杨翔，易萍，周益君. 鸡沙门菌感染致腰大肌脓肿一例. 中华临床感染病杂志，2020，13（4）：302-304.

[2] 张凌云. 鸡场沙门氏菌的分离鉴定及耐药性研究. 长春：吉林农业大学，2011.

[3] 陆静尔，王苏华，庞林荣. 2型糖尿病合并感染患者机体免疫功能的变化研究. 现代实用

医学，2018，30（11）：1473-1475.

[4] 王艳红，岳宗相，刘致勤，等．2 型糖尿病合并感染患者感染相关因素及病原菌分析．糖尿病新世界，2017，20（19）：1-3.

[5] 中华医学会糖尿病学分会．中国 2 型糖尿病防治指南（2020 年版）．中华糖尿病杂志，2021，13（4）：315-409.

[6] TELZAK E E，GREENBERG M S，BUDNICK L D，et al. Diabetes mellitus-a newly described risk factor for infection from Salmonella enteritidis. Journal of infectious diseases，1991，164（3）：538-541.

[7] KURTZ J R，GOGGINS J A，MCLACHLAN J B. Salmonella infection：Interplay between the bacteria and host immune system. Immunology letters，2017，190：42-50.

[8] BESSER J M. Salmonella epidemiology：a whirlwind of change. Food microbiology，2018，71：55-59.

[9] KOLKER S，ITSEKZON T，YINNON A M，et al. Osteomyelitis due to Salmonella enterica subsp. arizonae：the price of exotic pets. Clinical microbiology and infection，2012，18（2）：167-170.

[10] HOELZER K，MORENO SWITT A I，WIEDMANN M. Animal contact as a source of human non-typhoidal salmonellosis. Veterinary research，2011，42（1）：34.

[11] LIMA A L L，OLIVEIRA P R，CARVALHO V C，et al. Recommendations for the treatment of osteomyelitis. Brazilian journal of infectious diseases，2014，18（5）：526-534.

（董利森）

案例 12　一例支气管哮喘急性发作合并妊娠患者的个体化用药监护

一、案例背景知识简介

哮喘是妊娠期间最常见的疾病之一，发生于 3%～8% 的孕妇，且发生率呈逐年上升的趋势。妊娠期哮喘多发生在妊娠第 24～36 周。妊娠可能引起哮喘病程的变化，而哮喘也可能影响妊娠的结局。一方面，由于妊娠时体内的激素水平变化及胸腔体积缩小，易诱发哮喘；另一方面，未能控制的哮喘会导致严重的妊娠并发症，如妊娠毒血症、早产、低体重儿、围产期病死率增加等，危及孕妇及胎儿安全。目前妊娠期哮喘控制情况不容乐观，仅有 1/3 的孕妇病情能得到改善。因此，积极治疗妊娠期哮喘的好处明显大于常规控制药物和缓解药物的潜在风险。即使药物在妊娠期间的安全性尚未得到明确证实，也有理由使用药物来实现良好的哮喘症状控制和预防病情恶化。现通过一例妊娠期哮喘患者的个体化用药监护,探讨妊娠期患者哮喘治疗药物的选择及用药安全性,为临床治疗提供依据。

二、病例基本情况

患者,女性,20岁,妊娠6个月。主因"咳嗽、咳痰、喘息、气短2日"于2019年7月2日入院。患者3年前无明显诱因出现气促、憋喘,呼吸困难,给予沙丁胺醇气雾剂、氨茶碱等平喘处理后好转。近3年来每逢冬、春季偶有憋喘、呼吸困难发作,夜间及凌晨症状明显,于外院行支气管激发试验阳性,诊断为"支气管哮喘"。近1年来规律应用布地奈德福莫特罗粉吸入剂,症状控制可。5个月前发现妊娠后自行停药,其间未有喘息发作。2日前患者吸入刺激性气体(油烟)后再次出现咳嗽、咳白痰、喘息,于诊所雾化治疗(具体用药不详)后喘息症状稍缓解,之后又逐渐加重,出现呼气困难、周身冷汗,为进一步诊治入院。本次发病以来,夜间咳嗽、喘息较白天严重,几乎不能入睡,精神差,大小便正常。

既往史: 无高血压、糖尿病等病史。否认食物、药物过敏史。

入院查体: 体温36.7℃,脉搏120次/min,呼吸30次/min,血压114/70mmHg。发育正常,营养一般,神志清楚,查体合作,口唇稍发绀。双肺可闻及响亮、弥漫性哮鸣音,呼气相延长。心腹查体未见明显异常。

辅助检查: 血常规示WBC 13.60×10^9/L,N% 82.0%。尿常规、血生化未见异常。

入院诊断: ①支气管哮喘急性发作;②妊娠状态(妊娠24周)。

三、主要治疗经过及典型事件

入院后给予吸入用布地奈德混悬液2mg雾化吸入q.12h.抗炎及头孢曲松0.5g i.v. q.d.抗感染,患者白天咳嗽、咳痰、喘息、气短症状稍有好转,但夜间喘息、气促明显,几乎不能入睡。入院第2日(7月3日)患者气促、喘息明显,查体口唇仍发绀,双肺可闻及弥漫性哮鸣音,考虑哮喘控制不佳,药师详细评估患者急性发作的严重程度,结合患者的妊娠周期及妊娠期用药的安全风险,建议加用短效β_2受体激动剂,如控制不佳,尽早启动全身性激素治疗。医生部分采纳建议,给予硫酸特布他林雾化液1ml雾化吸入q.8h.。入院第3日(7月4日)患者无明显的咳嗽、咳痰,诉喘息、气促略有好转,夜间睡眠时间略延长,但仍因憋喘醒来3次,睡眠差,查体口唇发绀,双肺可闻及广泛哮鸣音,药师再次建议停用硫酸特布他林雾化液,给予注射用甲泼尼龙琥珀酸钠40mg i.v. q.d.、吸入用硫酸沙丁胺醇溶液2.5mg雾化吸入q.8h.,医生采纳。观察患者的喘息、气促逐渐好转,夜间睡眠时间明显延长。复查血常规(7月5日)示WBC 9.71×10^9/L,N% 72.0%,于入院第4日停用头孢曲松。入院第6日(7月7日)患者无明显的喘息、气促，夜间睡眠好，口唇无发绀，双肺可闻及散在哮鸣音，在药师建议下将注射用甲泼尼龙琥珀酸钠减量至 20mg i.v. q.d.，同时加用布地奈德福莫特罗粉吸入剂 1 吸 b.i.d.。继续监测，患者无喘息、气促，双肺哮鸣音消失，病情稳定，于入院第 7 日（7 月 8 日）停用注射用甲泼尼龙琥珀酸钠。入院第 9 日（7 月 10 日）出院。药师嘱患者院外规律使用布地奈德福莫特罗粉吸入剂，定期随访。

四、讨论

（一）哮喘治疗药物的妊娠安全风险评估

我国《支气管哮喘防治指南》（2020 年版）指出，妊娠期哮喘治疗原则与典型哮喘相同，基于妊娠安全性考虑，药物选择要慎重。全球哮喘防治创议（global initiative for asthma，GINA）在 2019 年版指南中明确推荐，积极治疗妊娠期哮喘的好处明显大于常规控制药物和缓解药物的任何潜在风险（证据 A）。即使药物在妊娠期间的安全性尚未得到明确证实，也有理由使用药物来实现良好的症状控制和预防病情恶化。

1979 年，美国 FDA 针对药物对胎儿的危险性将其分为 A、B、C、D 和 X 5 类，该分类目前被全世界广泛接受和使用。但由于该字母分类系统理论简单，几乎没有修订，具有一定的局限性。FDA 已发布最终规则，并于 2015 年 6 月 30 日生效，要求在药品标签中用"妊娠""哺乳""男、女生殖可能性"3 个详细的部分取代目前产品中使用的字母分类，该三部分描述可能需要药物治疗的孕妇在现实医护环境下的风险。新批准的药物及生物制剂申请将要求使用新的格式，而之前批准的遵循医生标签规则的产品将逐步采用新的标签内容和格式。临床常用哮喘治疗药物的妊娠风险评估见表 2-5。

该患者现妊娠 6 个月，合并哮喘急性发作。考虑妊娠 6 个月为低敏期，此时胎儿的各个脏器基本已经发育，对药物的敏感性较低，用药后一般不出现明显的畸形。且患者目前憋喘明显，夜间无法入睡，应在评估药物妊娠风险的基础上合理选用药物治疗，以减少哮喘症状波动或急性发作给孕妇和胎儿带来的负面影响。

表 2-5　临床常用哮喘治疗药物的妊娠风险

药物名称	妊娠风险分级	妊娠期用药摘要
全身用糖皮质激素		
地塞米松	C	没有 2 个疗程后利益增加的证据；有一些对胎儿造成伤害的证据
泼尼松	B	确认受益大于风险的前提下，可在孕妇中使用
泼尼松龙	B	确认受益大于风险的前提下，可在孕妇中使用

续表

药物名称	妊娠风险分级	妊娠期用药摘要
氢化可的松	C	确认受益大于风险的前提下,可在孕妇中使用
甲泼尼龙	C	通常认为甲泼尼龙在妊娠期治疗符合适应证的疾病是安全的
吸入性糖皮质激素		
倍氯米松	C	确认受益大于风险的前提下,可在孕妇中使用
布地奈德	B	—
氟替卡松	C	确认受益大于风险的前提下,可在孕妇中使用
莫米松	C	确认受益大于风险的前提下,可在孕妇中使用
曲安奈德	C	只有在疗效大于风险时才可用于孕妇。由于尚无关于口服曲安奈德对人类的诱变作用的临床证据,因此妊娠3个月内的妇女应慎用该药
支气管扩张药		
沙丁胺醇	C	确认受益大于风险的前提下,可在孕妇中使用
特布他林	B	妊娠期治疗哮喘的一线药物
福莫特罗	C	确认受益大于风险的前提下,可在孕妇中使用
沙美特罗	C	确认受益大于风险的前提下,可在孕妇中使用。常规使用本品不太可能会对胎儿或新生儿带来显著的风险
茶碱	C	只有益处大于潜在围产期风险时,才可将茶碱用于孕妇。尽管长期临床试验是安慰性的,但不可排除大剂量茶碱是弱的人类致畸药
白三烯受体拮抗剂		
孟鲁司特	B	—
扎鲁司特	B	只有对围产期获益大于潜在风险时,才能在妊娠期使用。妊娠期服用白三烯受体拮抗剂可能是安全的,但应限定特殊环境,即患者必须进行哮喘控制。本品有其他替代药物,且这些药物的妊娠期用药经验更加丰富

(二)患者的哮喘治疗方案评价及调整

1. 急性发作治疗方案 用于哮喘急性发作的缓解药物包括短效 β_2 受体激动剂(SABA)、短效抗胆碱药(SAMA)、短效茶碱和全身用糖皮质激素等。短效 β_2 受体激动剂如特布他林(B 类)、沙丁胺醇(C 类)是治疗支气管哮喘急性发作的一线用药，妊娠期使用相对安全。目前已有多项临床研究证实沙丁胺醇的安全性较高，因此美国妇产科学会及美国哮喘教育和预防项目（NAEPP）均推荐妊娠期哮喘急性发作的一线缓解药物是短效 β₂ 受体激动剂，其中沙丁胺醇为首选药。

全身用糖皮质激素也是常用的哮喘缓解药物。我国《支气管哮喘防治指南》（2020 年版）推荐，中至重度哮喘急性发作应尽早使用全身用糖皮质激素。妊娠期哮喘患者在哮喘控制不佳，尤其是急性加重时，应根据病情需要，适当使用全身用糖皮质激素。

该患者入院后给予吸入用布地奈德混悬液 2mg 雾化吸入 q.12h. 抗炎平喘，仍憋喘明显，夜间无法入睡。分析患者 2 日前吸入刺激性气体后出现喘息、气促，逐渐加重，入院时呈端坐位，情绪烦躁，周身冷汗，说话不连续，稍事活动即感明显气短，双肺可闻及响亮、弥漫性哮鸣音，脉搏 120 次 /min，评估为中度哮喘急性发作。虽然吸入用布地奈德混悬液的妊娠安全性好，但不能迅速缓解哮喘急性发作。故药师建议加用一线药物短效 β₂ 受体激动剂，医生给予 B 类药物特布他林雾化吸入。继续观察，患者的症状缓解不佳，药师基于循证证据、药物妊娠风险评估，并结合医院药品供应情况，于入院第 3 日再次建议给予吸入用沙丁胺醇溶液、注射用甲泼尼龙琥珀酸钠，医生采纳。患者的喘息、气促明显改善，注射用甲泼尼龙琥珀酸钠于使用第 3 日减量，第 4 日停用。

2. 长期控制治疗方案 控制哮喘急性发作的同时还需要制订长期治疗方案以预防哮喘再次急性发作。哮喘控制药物包括吸入性糖皮质激素（ICS）、长效 β₂ 受体激动剂（LABA）、白三烯调节剂、缓释茶碱及全身性激素等，该类药物通过抗炎作用使哮喘维持临床控制状态，需每日使用并长时间维持。其中吸入性糖皮质激素是妊娠期哮喘控制的一线药物，使用低至中剂量时较安全，但大剂量应用的安全性仍有待进一步考证，首选 B 类药物布地奈德。在与糖皮质激素的联合治疗方案中，由于 LABA 比茶碱和白三烯调节剂的潜在毒性小，且治疗更有效，美国妇产科医生协会和美国变态反应、哮喘与免疫学会推荐 LABA 为吸入性糖皮质激素的首选联合用药。

该患者近 1 年来规律应用布地奈德福莫特罗粉吸入剂，症状控制可。妊娠后自行停药，导致哮喘急性发作。本次入院第 6 日再次加用布地奈德福莫特罗粉吸入剂（160μg/4.5μg）1 吸 b.i.d.，为低剂量 ICS＋LABA，药物的妊娠安全风险较低，剂量适宜，且福莫特罗起效快，可同时作为缓解药物使用，评价长期控制治疗方案合理。

（三）妊娠期哮喘患者出院后的长期管理

妊娠期哮喘患者由于顾虑哮喘控制药物可能发生的药品不良反应，妊娠后往往自行降级甚至停用哮喘控制药物，可能导致妊娠期哮喘症状复发或加重，使妊娠并发症的发生率及围产期死亡率增加。且妊娠期哮喘患者出院后哮喘持续恶化的可能性是非妊娠期患者的 3 倍，出院后 2 周妊娠状态与哮喘持续恶化风险相关，更可能出现哮喘持续恶化。因此，加强妊娠期哮喘患者出院后的管理至关重要。

该患者妊娠后由于顾虑药品不良反应而自行停用哮喘控制药物，存在用药依从性欠佳的现象。药师协助医生为其制订哮喘的院外长期管理方案，并向患者详细讲解：①患者用药教育。指导并确认患者正确使用布地奈德福莫特罗粉吸入剂。告知患者在妊娠期间哮喘有可能得到充分而安全的治疗，且哮喘控制良好可有助于降低妊娠并发症的发生风险。布地奈德福莫特罗粉吸入剂的妊娠安全性较好，叮嘱患者出院后一定要继续规律、正确使用，及时关注并记录自己的哮喘控制情况及药物相关不良反应。②控制环境诱发因素。患者此次因吸入刺激性气体后诱发急性加重，告知患者在日常生活及工作环境中应留意引起哮喘的诱发因素，注意避免诱发因素及危险因素的接触和暴露。③随访。告知患者出院后要严格按计划随访，每 2～4 周复诊，以后每 1～3 个月随访 1 次。药师继续随访患者 3 月余，患者坚持规律用药，哮喘控制，无药物相关不良反应发生，足月顺利分娩。

五、小结

妊娠期哮喘是哮喘管理中的一种特殊情况。虽然在妊娠期间使用任何药物都存在对母亲或胎儿产生潜在不良影响的可能性，但积极治疗以维持哮喘控制并预防哮喘发作的益处超过常规使用哮喘药物的潜在风险。因此，临床药师在开展临床诊疗实践时，对于处于妊娠期的特殊人群，应积极辅助医生遴选有效的治疗药物，并权衡药物使用风险，保障患者用药安全。同时，积极开展患者用药监护、指导与教育，保障患者用药的安全性、有效性。

参 考 文 献

[1] 李丽莎，尹佳. 妊娠期哮喘用药的安全性. 中华临床免疫和变态反应杂志，2017，11（2）：184-191.

[2] 蒋露晰，陈愉，赵立. 妊娠期支气管哮喘患者用药安全性研究进展. 药品不良反应杂志，2014，16（2）：114-118.

[3] 中华医学会呼吸病学分会哮喘学组. 支气管哮喘防治指南（2020 年版）. 中华结核和呼吸杂志，2020，43（12）：1023-1048.

[4] WEINER C P, BUHIMSCHI C. 妊娠哺乳期用药指南. 孙路路，译. 第 2 版. 北京：人民军医出版社，2014.

[5] NAMAZY J A, SCHATZ M. Management of asthma during pregnancy: optimizing outcomes

and minimizing risk. Seminars in respiratory and critical care medicine，2018，39（1）：29-35.

[6] Global Initiative for Asthma. 2019 GINA report，global strategy for asthma management and prevention. [2021-08-20]. http://www.ginasthma.org.

（莫昕莹）

案例 13　一例社区获得性肺炎初始治疗失败病例的用药分析

一、案例背景知识简介

社区获得性肺炎（community-acquired pneumonia，CAP）是指在医院外罹患的感染性肺实质（含肺泡壁，即广义上的肺间质）炎症，包括具有明确潜伏期的病原体感染在入院后于潜伏期内发病的肺炎。研究显示，CAP 住院患者的病死率达 13.6%，为感染性疾病死亡的首位原因，6%～20% 的 CAP 住院患者初始治疗失败。因此，及时识别初始治疗失败的危险因素、判定初始治疗失败并调整抗感染治疗方案对提高 CAP 治疗的成功率、减少医院资源消耗、降低病死率具有重要意义。本文通过对一例 CAP 初始抗感染治疗失败的病例分析，探讨 CAP 初始治疗失败的判定标准、危险因素、可能的原因及方案调整，为 CAP 的临床治疗提供借鉴。

二、病例基本情况

患者，男性，73 岁。主因"左脚趾红肿、疼痛 1 月余，发热 1 周"于 2018 年 3 月 22 日入院。患者 1 个多月前无明显诱因出现左侧第 2 脚趾红肿、疼痛，患处皮温升高，于当地诊所行抗感染治疗（具体药物不详），略缓解。1 周前出现发热，体温最高 38.5℃，伴咳嗽、咳黄脓痰，偶有咳少量血丝痰，无恶心、呕吐等，自行口服莫西沙星片（0.4g q.d.）、布洛芬退热治疗，体温波动在 38～39.3℃。昨日就诊于急诊，血常规示炎症指标升高，胸部 CT 示双肺感染性改变，考虑肺部感染，给予头孢哌酮舒巴坦及莫西沙星抗感染、盐酸氨溴索化痰，患者仍发热，咳嗽、咳痰未见明显好转，为进一步诊治收入院。患者自发病以来精神状态差，体力减退，食欲、睡眠差，体重无明显变化，偶有便秘，夜尿较多。

既往史：鼻咽癌放疗术后 22 年，18 年前因右侧颞部放射性脑病行手术治疗。腔隙性脑梗死病史 5 年。糖尿病病史 3 年，2017 年 11 月因糖尿病酮症酸中毒入院治疗，出院后未规律服药。否认食物、药物过敏史。

入院查体：体温 36.7℃，脉搏 74 次/min，呼吸 21 次/min，血压 144/87mmHg，体重 60kg。神志清，精神差，查体合作。可见左侧第 2 脚趾红肿，患处皮温高，有触痛。双肺叩诊清音，呼吸规整，双肺呼吸音粗，可闻及湿啰音。心腹查体未见明显异常。

辅助检查：血常规示 WBC 13.07×10^9/L，N% 84.9%，RBC 2.89×10^{12}/L，Hb 64g/L；CRP 11.097mg/L，IL-6 73.76μg/L。血生化示 GPT 24.8U/L，GOT 29.2U/L，BUN 8.08mmol/L，Cr 102.4μmol/L，Glu 8.60mmol/L。甲型、乙型流感病毒检测（−）。胸部 CT 示双肺外周和基底部多发点片状影及类圆形结节影，部分空洞形成，内可见气液平，双侧胸腔积液。

入院诊断：①社区获得性肺炎；②2型糖尿病；③腔隙性脑梗死；④鼻咽癌放疗术后。

三、主要治疗经过及典型事件

患者入院后给予头孢哌酮舒巴坦 3g i.v. q.12h.、莫西沙星 0.4g i.v. q.d. 抗感染，同时予控制血糖、祛痰治疗及莫匹罗星软膏局部外用。入院第 3 日（3 月 24 日）患者仍发热，最高体温波动于 38.6～39.3℃，查血常规示 WBC 16.25×10^9/L、N% 91.7%、CRP 73.75mg/L、IL-6 105.5μg/L，均呈上升趋势，同时留取痰培养、血培养。药师考虑患者初始抗感染治疗失败，建议加用万古霉素 0.5g i.v. q.8h.，停用头孢哌酮舒巴坦，给予美罗培南 1g i.v. q.12h.，严格血糖控制，2 日后监测万古霉素的血药浓度，关注肝、肾功能变化，医生采纳建议。继续监测，患者的体温较前降低，但仍波动在 37.6～38.5℃，万古霉素的血药谷浓度为 14.3mg/L。入院第 8 日（3 月 29 日）痰培养回报金黄色葡萄球菌，头孢西丁筛选试验阳性。血生化示 Cr 154.9μmol/L，不排除万古霉素相关肾损伤，遂再次在药师建议下停用万古霉素，给予利奈唑胺 600mg i.v. q.12h. 治疗。此后患者的体温及炎症指标逐渐降至正常，肾功能逐渐恢复至基线水平。入院第 22 日（4 月 12 日）患者无发热，咳嗽、咳痰明显好转，复查肺部 CT 提示病灶较前吸收减少，左脚趾红肿明显改善，病情平稳出院。

四、讨论

（一）CAP 初始抗感染治疗方案评价

根据我国《成人社区获得性肺炎诊断和治疗指南》（2016 年版），CAP 初始抗感染治疗应根据患者年龄、基础疾病、临床特点、疾病严重程度等情况分析最有可能的病原体及耐药风险，及时启动经验性抗感染治疗。

该患者为老年男性，有糖尿病等基础疾病，社区发病，同时近期有住院史及抗菌药物暴露史，存在产超广谱 β- 内酰胺酶（ESBL）肠杆菌科细菌、铜绿假单胞菌等耐药菌感染风险。入院后给予头孢哌酮舒巴坦联合莫西沙星，可覆盖肺炎链球菌、流感嗜血杆菌、肺炎支原体等常见致病菌，并兼顾产 ESBL 肠杆菌科细菌、铜绿假单胞菌等耐药菌，用法用量符合说明书及指南推荐。但患者近期有皮肤软组织感染及抗菌药物治疗史，且肺部影像学表现为双肺外周和基底部多发点片状影及类圆形结节影、部分空洞形成、内可见气液平，符合继发性葡萄球菌肺炎的影像学表现。

根据我国《甲氧西林耐药的金黄色葡萄球菌肺炎诊治与预防专家共识》，肺炎患者具有下列危险因素时应考虑到耐甲氧西林金黄色葡萄球菌（MRSA）感染的可能性：①长期住院特别是长期住 ICU 或近 90 日内住院≥2 次，以及在门诊接受化疗、透析和伤口处理者；②年龄≥65 岁；③近 3 个月内接受抗菌药物治疗，特别是应用第三代头孢菌素或氟喹诺酮类；④流行性感冒、糖尿病、肾衰竭、颅脑创伤、昏迷并发肺炎等。该患者年龄≥65 岁、合并糖尿病、近 3 个月内接受过抗菌药物治疗，存在 MRSA 感染的危险因素。而头孢哌酮舒巴坦联合莫西沙星初始抗感染方案未覆盖耐药革兰氏阳性菌，可能存在治疗失败的风险，应在后续治疗过程中密切监测。

（二）CAP 初始抗感染治疗疗效评价

我国《中国成人社区获得性肺炎诊断和治疗指南》（2016 年版）明确推荐，CAP 初始抗感染治疗后 72 小时应对病情进行评价。如患者经初始治疗后症状无改善，需要更换抗感染药；或初始治疗一度改善又恶化，病情进展，则认为初始治疗失败。临床上表现为进展性肺炎或对治疗无反应 2 种形式，如患者初始治疗 72 小时不能达到临床稳定标准，即符合下列所有 5 项指标：①体温≤37.8℃；②心率≤100 次 /min；③呼吸频率≤24 次 /min；④收缩压≥90mmHg；⑤氧饱和度≥90%（或者动脉氧分压≥60mmHg，吸空气条件下），则视为对治疗无反应。

该患者入院后给予头孢哌酮舒巴坦联合莫西沙星抗感染，监测体温仍进行性升高，入院第 3 日（3 月 24 日）体温高达 39.3℃，心率 110 次 /min，生命体征未达临床稳定标准，复查 WBC、CRP、IL-6 等炎症指标较前升高，判断初始经验性抗感染治疗失败，需进行治疗方案的调整。

（三）CAP 初始抗感染治疗失败原因分析及治疗方案调整

1. CAP 初始抗感染治疗失败原因分析 社区获得性肺炎初始经验性抗感染治疗失败的原因通常有：①诊断不正确；②合并基础疾病；③未覆盖特殊致病菌或耐药菌感染；④未发挥抗菌药物的 PK/PD 特性；⑤患者依从性差或对治疗药物不耐受等。

该患者社区获得性肺炎诊断明确，初始治疗方案给予头孢哌酮舒巴坦联合莫西沙星，可覆盖 CAP 的常见致病菌，且用法用量符合说明书推荐及药物的 PK/PD 特性，患者治疗期间依从性好，无相关不良反应发生。但该患者存在 MRSA 感染的危险因素，初始抗感染治疗方案未能覆盖耐药革兰氏阳性球菌，存在治疗失败的风险。入院第 8 日（3 月 29 日）痰培养＋药敏试验示金黄色葡萄球菌，头孢西丁试验阳性，提示初始抗感染方案未覆盖耐药革兰氏阳性菌可能是导致初始抗感染治疗失败的主要原因。

2. 抗感染治疗方案调整　患者痰培养＋药敏试验示金黄色葡萄球菌，头孢西丁试验阳性，明确为耐甲氧西林金黄色葡萄球菌（MRSA）肺部感染。我国2011年《甲氧西林耐药金黄色葡萄球菌感染的治疗策略专家共识》及社区获得性肺炎诊疗指南推荐，万古霉素、利奈唑胺均为临床治疗MRSA肺炎的首选药。meta分析结果显示，利奈唑胺与万古霉素治疗MRSA感染在临床治愈率、微生物清除率、总病死率等方面均无明显差异。但利奈唑胺为亲脂性药物，血浆蛋白结合率仅为31%，进入体内后广泛分布于血液灌注良好的组织中，尤其在肺泡巨噬细胞和肺上皮细胞衬液中的局部浓度高达血浆浓度的数倍；而万古霉素为亲水性药物，对肺组织的渗透性相对较差。因此相比万古霉素，利奈唑胺更适用于MRSA肺部感染。

该患者入院第3日判定为初始治疗失败，加用万古霉素，并升级抗感染治疗，监测万古霉素的血药浓度在有效目标范围内，但患者的体温控制不佳，仍波动于37.6～38.5℃，且加用万古霉素4日后血肌酐升至154.9μmol/L，计算肌酐清除率为31.86ml/min，考虑为万古霉素引起的急性肾损伤。结合万古霉素、利奈唑胺的药学特性，药师建议停用万古霉素、换用利奈唑胺。经调整治疗后，患者的体温及炎症指标逐渐降至正常，复查肺部CT提示病灶较前吸收，病情好转出院。

五、小结

CAP初始治疗失败可导致患者使用抗生素的时间延长、住院时间延长、病死率增加。初始治疗失败可由多种原因造成，应结合患者的疾病情况及治疗方案进行综合分析，找到导致治疗失败的最可能的原因并及时调整治疗方案。在该患者的治疗过程中，药师全程参与，监测初始抗感染疗效并充分评估其MRSA感染风险，判定初始抗感染治疗失败后及时调整治疗，患者病情好转后出院。

有研究显示，对于应用规范方案治疗的CAP，耐药支原体、军团菌、金黄色葡萄球菌和假单胞菌属是导致治疗失败的主要细菌。而在治疗失败的老年患者中，耐甲氧西林金黄色葡萄球菌所致的感染占33%，远高于其他如肠杆菌科细菌、非发酵菌感染引起的治疗失败，提示临床应予以重视。

参 考 文 献

[1] 中华医学会呼吸病学分会. 中国成人社区获得性肺炎诊断和治疗指南（2016年版）. 中华结核和呼吸杂志, 2016, 39(4): 253-279.

[2] 中华医学会甲氧西林耐药金黄色葡萄球菌感染治疗策略专家组. 中华医学会感染与抗微生物治疗策略高峰论坛: 甲氧西林耐药金黄色葡萄球菌感染的治疗策略——专家共识.

中国感染与化疗杂志，2011，11（6）：401-416.

[3] 中华医学会呼吸病学分会感染学组. 甲氧西林耐药的金黄色葡萄球菌肺炎诊治与预防专家共识. 中国医学前沿杂志（电子版），2013（1）：45-50.

[4] 刘劲，陈佰义. 社区获得性肺炎初始治疗失败原因分析. 中国实用内科杂志，2012，32（5）：398-400.

[5] 何志超，伍俊妍，邱凯锋. 万古霉素个体化给药临床药师指引. 今日药学，2015，25（2）：78-82.

[6] 佟爽，何平. 110 例老年患者耐甲氧西林金葡菌的感染现状及耐药性分析. 实用药物与临床，2015，18（1）：79-82.

[7] 娄金丽，白华，刘立文，等. 耐甲氧西林葡萄球菌的临床检测. 中华医学检验杂志，1996，19（6）：361-363.

[8] 哈娜，海鑫. 利奈唑胺与万古霉素治疗革兰氏阳性球菌感染的循证药物经济学分析. 中国药物经济学，2019，14（2）：28-37.

[9] EL-SOIH A A，AQUILINA A T，DHILLON R S，et al. Impact of invasive strategy on management of antimicrobial treatment failure in institutionalized older people with severe pneumonia. American journal of respiratory & critical care，2002，166（8）：1038-1043.

[10] PAN A，LEE A，COOPER B，et al. Risk factors for previously unknown meticillin-resistant Staphylococcus aureus carriage on admission to 13 surgical wands in Europe. Journal of hospital infectiont，2013，83（2）：107-113.

[11] FUKUTA Y，CUNNINGHAM C A，HARRIS P H，et al. Identifying the risk factor for hospital-acquired methicillin-resistant Staphylococcus aureus（MRSA）infector among patients colonized with MRSA on admission. Infection control and hospital epidemiology，2012，33（12）：1219-1225.

（莫昕莹）

案例 14　一例帕瑞昔布相关药物性肺损伤的病例分析

一、案例背景知识简介

药物性肺损伤是药物在呼吸系统，包括肺、支气管、肺血管及胸膜等出现的不良反应的总称。在所有药品不良反应中药物性肺损伤占 6%～7%。大约有 350 种药物能够引起药物性肺损伤，几乎涵盖所有种类的药物。近年来药物性肺损伤的发病率呈逐年增高的趋势。日本药品和医疗器械安全信息数据显示，2005—2009 年日本药物性肺损伤的发病率增加 15.9%。药物性肺损伤的临床表现多样，起病时间可从用药后几分钟至数月甚至数年，严重程度可从无症状或轻度咳嗽至呼吸衰竭甚至死亡，累及部位可从支气管、肺泡、肺间质至胸膜、纵隔和肺血管。由于临床症状缺乏特异性，易为原发病所掩盖，故常被漏诊或误诊。现通过对一例帕瑞昔布相关药物性肺损伤的病例分析，探讨帕瑞昔布相关药物性肺损伤的临床特点和处理原则，加强医务人员对药物性肺损伤的关注和重视。

二、病例基本情况

患者，男性，80 岁。主因"反复腰腿痛 7 个月，加重 3 日"于 2020 年 8 月 18 日入院。2020 年 4 月 21 日患者无明显诱因出现腰腿痛，诊断为"骨质疏松、腰椎退行性病变"住院治疗，给予注射用帕瑞昔布钠 40mg i.v. b.i.d. 对症治疗后好转，4 月 27 日出院并停用帕瑞昔布。4 月 30 日患者突然出现气短、呼吸困难，伴轻度咳嗽、少量白痰，以"呼吸困难待查"再次入院。行肺部 CT 提示慢性支气管炎改变、肺气肿、双侧胸腔积液（少量）、双肺炎症可能，初步诊断为"慢性阻塞性肺疾病伴急性发作？"。由于该患者未进行肺功能检查，未予确诊，经对症治疗后患者症状好转出院，出院后未规律药物治疗，气短症状间断出现。3 日前患者无明显诱因再次出现腰腿痛，双下肢交替疼痛，自觉腰痛较前加重，于门诊查体、拍片后诊断为"腰椎椎管狭窄症"，为进一步诊治收入院。患者自发病以来神志清楚，一般状况可，无发热，无进行性消瘦，无低热、盗汗，饮食、睡眠尚可，大小便正常。

既往史：骨质疏松、腰椎退行性病变病史约 1 年；2015 年诊断为胃癌，于北京肿瘤医院行胃大部分切除术，术后恢复良好，未进行化疗。否认高血压、糖尿病、冠心病病史。自诉对青霉素（青霉素皮试阳性）、酒精过敏。

入院查体：体温 36.3℃，脉搏 74 次/min，呼吸 20 次/min，血压 101/72mmHg，体重 50kg。一般情况可，神志清楚，查体合作。双肺呼吸音低，未闻及明显的干、湿啰音。心腹查体未见明显异常。

专科情况：步行入病房，步态迟缓。腰背部外观僵硬，L_5～S_1 椎旁压痛阳性，腰椎活动受限，右下肢直腿抬高试验阳性（60°），加强试验阳性，腰后伸试验（+）。右下肢小腿外侧及足底感觉减退，左下肢感觉无异常。

辅助检查：血常规示 WBC 5.8×10^9/L，N% 59.8%，RBC 4.51×10^{12}/L，Hb 131g/L。血生化示 GPT 7U/L，GOT 13U/L，Cr 52.4μmol/L。X 线检查示腰椎退行性变，所见椎体呈骨质疏松改变。

入院诊断：①腰椎椎管狭窄症；②骨质疏松症；③慢性阻塞性肺疾病？④胃恶性肿瘤术后。

三、主要治疗经过及典型事件

患者入院后给予注射用帕瑞昔布钠 40mg i.v. b.i.d. 镇痛治疗，疼痛逐渐好转。入院第 5 日（8 月 22 日）患者突发呼吸困难、喘息、气促，无明显的咳嗽、咳痰，SaO$_2$ 64%。急查动脉血气分析示 PaO$_2$ 61.7mmHg，PaCO$_2$ 31.4mmHg，SaO$_2$ 77.6%，给予面罩吸氧、无创呼吸机辅助通气，吸入用硫酸沙丁胺醇溶液 2.5mg 雾化吸入 q.12h.。入院第 7 日（8 月 24 日）患者的呼吸困难仍较明显，脱离面罩吸氧后 SaO$_2$ 低至 66%，双肺可闻及广泛哮鸣音和少量湿啰音。实验室检查示 WBC 6.5×10^9/L，N% 85.4%，RBC 3.98×10^{12}/L，Hb 116g/L；CRP 21.00mg/L，PCT 0.05μg/L，IL-6 2.58μg/L；D-D 0.52mg/L。心电图检查示窦性心律，ST-T 改变。双下肢静脉超声示血流通畅，未发现血栓。肺部 CT 示双肺炎症可能，较前片（2020 年 4 月 30 日）加重，慢性支气管炎改变，肺气肿，双肺下叶膨胀不全并双侧少量胸腔积液。复查动脉血气分析（FiO$_2$ 3L/min）示 PaO$_2$ 36.0mmHg，PaCO$_2$ 34.6mmHg，SaO$_2$ 73%。遂转入呼吸科，给予注射用头孢哌酮钠舒巴坦钠 3g i.v. q.12h. 抗感染，继续帕瑞昔布镇痛、吸入用硫酸沙丁胺醇溶液平喘。药师详细询问患者病史及用药史，不排除帕瑞昔布致呼吸困难的可能性，建议停用注射用帕瑞昔布钠，并加用注射用甲泼尼龙琥珀酸钠 40mg i.v. q.d.，医生采纳。患者的喘息、气短症状逐渐改善，双肺哮鸣音减少。入院第 13 日（8 月 30 日）复查动脉血气分析（FiO$_2$ 2L/min）示 PaO$_2$ 101mmHg、PaCO$_2$ 38.9mmHg、SaO$_2$ 98%，将注射用甲泼尼龙琥珀酸钠减量为 20mg i.v. q.d.。入院第 14 日（9 月 1 日）患者无喘息、气促，双肺未闻及明显的干、湿啰音，复查胸部 CT 示较前片（2020 年 8 月 22 日）好转，停用头孢哌酮钠舒巴坦钠。9 月 3 日出院，院外继续口服醋酸泼尼松片 25mg q.d.，1 周后逐渐减量至停药。1 个月后随访患者无不适，无其他药物相关不良反应发生。

四、讨论

（一）帕瑞昔布致药物性肺损伤概述

药物导致的气道疾病包括喉头水肿、支气管痉挛和咳嗽等。此类患者的症状比较突出，但胸部影像学不一定会有异常表现，因此诊断常需要详细的用药病史。常见药物包括抗生素（青霉素、头孢菌素、磺胺类等）、生物制品（血液制品、疫苗等）、心血管药物（β 受体拮抗剂、血管紧张素转换酶抑制剂等）和非甾体抗炎药等。存在以下危险因素时发生药物性肺损伤的风险增高：高龄（≥60 岁）、已有肺部改变（特别是间质性肺炎）、肺部手术史、呼吸功能下降、吸氧、肺部辐射暴露、已有肾损伤（可能导致药物的血药浓度升高）等。

非甾体抗炎药中以阿司匹林引起哮喘的报道居多。帕瑞昔布为高选择性环氧合酶 -2 抑制剂，是伐地昔布的前体药物。笔者仅检索到 3 篇帕瑞昔布相关肺损伤的报道，但其说明书提示"呼吸系统常见不良反应为呼吸功能不全，呼吸困难的发生率不详。罕见不良反应支气管痉挛、肝炎与使用非甾体抗炎药有关，并且不能排除使用帕瑞昔布发生这些不良反应的可能性。对于体重低于 50kg 的老年患者，其初始剂量应减至常规推荐剂量的一半且每日最高剂量应减至 40mg。"

药师详细询问患者病史及用药史。该患者 80 岁高龄，初次使用注射用帕瑞昔布 7 日，停药 3 日后出现不明原因的气短、呼吸困难，肺部 CT 提示慢性支气管炎改变、肺气肿等，拟诊为"慢性阻塞性肺疾病急性发作？"，对症治疗后好转。本次入院再次使用帕瑞昔布 4 日后，突然出现呼吸困难、喘息、气促、低氧血症。考虑患者既往无呼吸系统疾病，存在高龄、肺气肿、可能呼吸功能下降等肺损伤的危险因素，2 次呼吸困难均出现在帕瑞昔布用药后，且其帕瑞昔布的初始用药剂量及日剂量均高于说明书推荐，不排除帕瑞昔布致肺损伤（气道痉挛、呼吸困难）的可能性。

（二）帕瑞昔布致药物性肺损伤的关联性评价

临床确诊药物性肺损伤必须符合如下标准：①有服用已知能导致药物性肺损伤的药物的病史；②临床表现与文献报道一致；③已排除能引起相同临床表现的其他原因；④停药后临床表现改善；⑤再次服药后临床表现恶化。

该患者具有药物性肺损伤的危险因素，2 次使用帕瑞昔布后出现呼吸困难、喘息、气促；临床表现符合药物性肺损伤的文献报道，帕瑞昔布说明书提示有致呼吸困难、支气管痉挛的可能性；停药并对症处理后患者的喘息、气促好转；患者既往无明确的呼吸系统基础疾病病史，本次入院后未合并使用其他药物，不良事件出现之前病情稳定、生命体征平稳，但不能排除基础疾病及其他因素（肺部感染）影响，未再次使用帕瑞昔布。符合药物性肺损伤确诊标准 1～4 条，诺氏不良反应评估量表评分为 3 分，关联性评价为"可能"。

（三）药物性肺损伤的处理

药物性肺损伤重在预防，一旦发生，首先必须立即停用可疑药物，然后根据患者的症状和严重程度给予对症处理，同时酌情使用糖皮质激素。《2013 日本呼吸学会共识声明：药物相关性肺损伤的诊断和治疗》建议，对于轻症肺损伤（$PaO_2 > 80mmHg$）停用可疑药物即可；中度肺损伤（PaO_2 60～80mmHg）可使用泼尼松龙 0.5～1.0mg/（kg•d）（或等效剂量），初始剂量治疗应持续 2～4 周，然后逐渐减量；对于重度肺损伤（$PaO_2 < 60mmHg$），当出现严重呼吸困难或呼吸衰竭时，可使用甲泼尼龙 500～1 000mg/d 连用 3 日冲击治疗，然后给予 0.5～1.0mg/（kg•d）继续治疗 2～4 周，再逐渐减量。大部分患者经积极治疗后可逐渐恢复，预后较好；少部分弥漫性肺泡损伤或发展为慢性肺纤维化的患者预后较差。

该患者使用帕瑞昔布后出现明显的呼吸困难、喘息、气促、血氧饱和度下降，双肺可闻及广泛哮鸣音，考虑为非甾体抗炎药帕瑞昔布引起的中度肺损伤，给予短效 β_2 受体激动剂（沙丁胺醇）控制不佳。依据药物性肺损伤的治疗原则及治疗建议，并结合我国《支气管哮喘防治指南》（2020 年版）推荐，于入院第 7

日在药师建议下停用帕瑞昔布,加用注射用甲泼尼龙琥珀酸钠40mg/d[＝1.0mg/（kg·d）泼尼松]抗炎平喘,患者的呼吸困难、喘息、气促症状明显好转,双肺哮鸣音减少,血氧饱和度逐渐恢复至正常;1周后减量为20mg/d,院外继续口服醋酸泼尼松片（25mg q.d.）1周后逐渐减量至停药。1个月后随访,患者恢复良好。同时药师与患者深入沟通,建议其后续完善肺功能检查,明确肺功能情况及诊断,避免相似药品不良反应的再次发生。

五、小结

临床上可引起药物性肺损伤的药物很多,药物性肺损伤的临床表现不具有特异性,诊断较为复杂,对任何用药后出现的临床无法解释的呼吸系统症状或肺部新发病灶,均应考虑药物性肺损伤的可能性。临床药师可协助医生结合患者的病史、临床表现、影像学、实验室检查和相关药理学知识,并排除其他病因来综合判断,提高临床医务人员对药物性肺损伤的警惕,及时发现并及早采取措施,改善患者预后,减少误诊、误治。

参 考 文 献

[1] 金泽实,史春虹. 药物性肺损害的危险因素及其预防. 日本医学介绍,2007,28（3）:104-107.

[2] 徐作军. 应加强对药物性肺损伤的重视和认识. 中华结核和呼吸杂志,2017,40（10）:721-723.

[3] 叶俏. 识别药物所致间质性肺疾病. 中华结核和呼吸杂志,2017,40（10）:723-725.

[4] 施举红,严晓伟,许文兵,等. 药物性肺损伤的临床诊断与治疗. 中华结核和呼吸杂志,2007,30（3）:161-166.

[5] 中华医学会呼吸病学分会哮喘学组. 支气管哮喘防治指南（2020年版）. 中华结核和呼吸杂志,2020,43（12）:1023-1048.

[6] CAMUS P. Drug-induced and iatrogenic infiltrative lung disease. Prog Respir Res,2007,25:212-237.

[7] WHITE A A, STEVENSON D D. Aspirin-exacerbated respiratory disease. New England journal of medicine,2018,379（11）:1060-1070.

[8] KUBO K, AZUMA A, KANAZAWA M, et al. Consensus statement for the diagnosis and treatment of drug-induced lung injuries. Respiratory investigation,2013,51（4）:260-277.

[9] 张艳,王佳佳,王晓蕾. 注射用帕瑞昔布钠致呼吸困难合并皮疹1例. 中国药物警戒,2019,16（12）:767-768.

[10] LOONEY Y, O'SHEA A, O'DWYER R. Severe bronchospasm after parenteral parecoxib: cyclooxygenase-2 inhibitors: not the answer yet. Anesthesiology,2005,102（2）:473-475.

[11] KURIAKOSE R, BALAKRISHNAN M. Laryngospasm and bronchospasm following parecoxib injections. Journal of pain & palliative care pharmacotherapy, 2005, 19 (4): 81-82.

[12] STAMATOULLAS A, BRICE P, BOUABDALLAH R, et al. Outcome of patients older than 60 years with classical Hodgkin lymphoma treated with front line ABVD chemotherapy: frequent pulmonary events suggest limiting the use of bleomycin in the elderly. British journal of haematology, 2015, 170 (2): 179-184.

（莫昕莹）

第三章
心血管内科及抗凝治疗专业临床药师药学监护案例

第一节　药学监护完整案例系统解析

案例1　一例肝移植术后高血压患者的药学监护

一、案例背景知识简介

高血压是肝移植患者常见的并发症。移植术后的血压与心、脑血管事件有直接的因果关系，如果不能控制在合理范围内，则发生心、脑血管并发症的风险将显著升高，并可导致移植物功能丧失。肝移植术后超过 50% 的受者发生高血压，并随着生存时间的延长发生率逐年上升。文献报道，肝移植术后 1 个月、12 个月和 24 个月，新发病的高血压人数可分别达到 44.3%、54.5% 和 62.5%。本案例中临床药师与医生、护士组成治疗团队，针对特殊人群开展高血压药物治疗监护，取得较好的效果。

二、病例基本情况

患者，男性，40 岁。身高 179cm，体重 64kg，BMI 19.97kg/m²。入院时间为 2019 年 5 月 31 日，出院时间为 2019 年 6 月 7 日。

现病史：患者于 2017 年 2 月肝移植术后出现头痛症状，测血压 160/90mmHg，诊断为高血压。规律服用硝苯地平缓释片 20mg p.o. q.d.、缬沙坦胶囊 80mg p.o. q.d. 降血压治疗，血压控制在 140/100mmHg 以下。2018 年 7 月患者因发作头痛，颈部胀痛，伴视物模糊、烦躁不安，自测血压 190/100mmHg，就诊于某三甲医院，临时加服硝苯地平控释片 60mg q.d.（下午）降血压，血压控制在 130～140mmHg/90～100mmHg，头痛可缓解。此后间断头痛、视物模糊，规律服用硝苯地平缓释片，血压波动在 130～170mmHg/70～120mmHg。患者 5 日前无明显诱因出现头晕，伴视物模糊、出汗、乏力、恶心，无头痛、胸闷、气短、胸痛等不适，自测血压 192/131mmHg，就诊于当地诊所，含服硝酸甘油 1 片，10 分钟后血压降至 142/112mmHg。患者仍有间断头晕不适，为进一步诊治收入院。发病以来，患者的精神尚可，睡眠正常，食欲正常，大便正常。

入院查体：体温 36.8℃，脉搏 79 次/min，呼吸 18 次/min，血压 152/119mmHg。双肺呼吸音清，双下肺未闻及干、湿啰音。心率 79 次/min，律齐，各瓣膜听诊区未闻及杂音。双下肢无水肿。

辅助检查：2019 年 5 月 7 日腹部增强 CT 示符合移植肝术后改变，胃冠状静脉曲张，胰头饱满，多发钙化，伴胰管扩张（结石可能），考虑慢性胰腺炎。

既往史：慢性乙型病毒性肝炎病史 15 年，口服恩替卡韦片（1 片 q.d.）抗病毒。2013 年诊断为慢性胰腺炎，规律服用胰酶肠溶胶囊，间断上腹疼痛。2014 年 6 月诊断为 2 型糖尿病，目前给予门冬胰岛素 30 注射液 10U（早饭前）、8U（晚餐前）降血糖治疗。高脂血症病史多年，平时未规律服用调血脂药。

家族史：无吸烟、饮酒史。父亲患有高血压，健在；母亲体健；有 1 弟 1 妹，均体健。家族中无传染病及遗传病病史。

药物、食物过敏史：否认药物、食物过敏史。

药品不良反应及处置史：否认。

入院诊断：①高血压病（3 级，很高危）；②高脂血症；③ 2 型糖尿病；④慢性乙型病毒性肝炎，乙肝相关性肾炎；⑤肝移植术后；⑥慢性胰腺炎。

出院诊断：①高血压病（3 级，很高危）；②高脂血症；③ 2 型糖尿病；④慢性乙型病毒性肝炎，乙肝相关性肾炎；⑤肝移植术后；⑥慢性胰腺炎；⑦低钾血症；⑧低蛋白血症。

三、主要治疗药物

主要治疗药物见表 3-1。

表 3-1　主要治疗药物

起止时间	医嘱内容	给药方法
2019 年 6 月 1—7 日	硝苯地平控释片	60mg p.o. q.d.（17 时）
2019 年 6 月 1—7 日	厄贝沙坦氢氯噻嗪片	150mg p.o. q.d.（6 时）
2019 年 6 月 4—7 日	厄贝沙坦片	150mg p.o. q.d.（6 时）
2019 年 6 月 4—7 日	螺内酯片	20mg p.o. b.i.d.
2019 年 6 月 1—3 日	枸橼酸钾颗粒	2.92g p.o. b.i.d.
2019 年 6 月 2—7 日	富马酸比索洛尔片	2.5mg p.o. q.d.
2019 年 6 月 2—7 日	普伐他汀钠片	20mg p.o. q.n.
2019 年 6 月 2—7 日	阿司匹林肠溶片	100mg p.o. q.d.

续表

起止时间	医嘱内容	给药方法
2019 年 6 月 1—7 日	恩替卡韦片	0.5mg p.o. q.d.
2019 年 6 月 1—7 日	他克莫司胶囊	1mg p.o. b.i.d.
2019 年 6 月 1—7 日	吗替麦考酚酯分散片	1g p.o. b.i.d.
2019 年 6 月 1—7 日	门冬胰岛素 30 注射液	10U（早餐前）+ 8U（晚餐前）i.h.
2019 年 6 月 1—7 日	胰酶肠溶胶囊	300mg p.o. t.i.d.
2019 年 6 月 1—7 日	雷贝拉唑钠肠溶胶囊	20mg p.o. q.d.

注：i.h. 为皮下注射；p.o. 为口服；q.d. 为每日 1 次；b.i.d. 为每日 2 次；t.i.d. 为每日 3 次；q.n. 为每晚 1 次。

四、治疗原则与治疗方案分析

患者既往长期血压控制平稳，突发血压异常增高，高度怀疑继发性高血压。继发性高血压是由于可识别的原因引起的高血压，经干预是可以治疗的。结合患者肝移植术后 2 年的病史，免疫抑制剂［如钙调神经蛋白抑制剂（calcineurin inhibitor，CNI）及糖皮质激素］的使用是肝移植术后新发高血压的主要危险因素。其他危险因素还有生活方式、遗传因素、移植手术相关或者供者因素等。

对于肝移植术后高血压的防治，大多数移植中心采取阶梯式方法来处理高血压。首先全面评估受者相关的危险因素，并积极干预已有的危险因素，如改变不良生活方式、限盐饮食、控制体重、适当运动及限制饮酒等；然后制订个体化免疫抑制方案，通过调整免疫抑制方案可以一定程度上降低高血压的发生风险，如降低 CNI 类的剂量或取代 CNI 类（尤其是环孢素）具有肯定的降血压效果。该患者入院后血药浓度监测结果正常，暂未调整剂量。如果改变生活方式和调整免疫抑制方案均不能达到目标血压水平，则需要辅以抗高血压药治疗。

该患者入院后的首次降血压方案为硝苯地平控释片 60mg（17 时）联合厄贝沙坦氢氯噻嗪片 150mg（6 时）。肝移植患者使用免疫抑制剂主要通过引起血管收缩而升高血压，钙通道阻滞剂（calcium channel blocker，CCB）抑制钙离子内流，扩张血管，降低外周阻力，降血压作用强，一般能使血压降低 10%～15%；肝移植后存在长期心血管病风险，CCB 类药物具有抗动脉粥样硬化作用；CCB 类药物能够降低肾血流阻力，减轻免疫抑制剂引起的肾损伤；安全性高，无绝对禁忌证，对糖脂代谢无不良影响，适用于肝移植后并发症较多尤其是代谢综合征患者。综上，CCB 类药物是肝移植后高血压患者的首选抗高血压药。在同类药物的选择上，尽可能选择长效药物而非短效药物，平稳降血压以提高患者依从性；尽可能选择二氢吡啶类药物，因为二氢吡啶类与免疫抑制剂的相互作用较小。合并糖尿病、蛋白尿者优选血管紧张素转换酶抑制剂（angiotensin converting enzyme inhibitor，ACEI）或血管紧张素受体拮抗剂（angiotensin receptor blocker，ARB），具有心血管、肾脏保护及改善糖代谢的作用，还可抑制 CCB 引起的肾素 - 血管紧张素 - 醛固酮系统（renin-angiotensin-aldosterone system，RAAS）激活、下肢水肿等不良反应。2 种抗高压药难以控制的高血压，需多药联合或使用复方制剂提高依从性。

五、药物治疗监护计划

（一）降血压治疗的有效性评价

移植后高血压是导致移植物功能丧失和受者预后不良的重要原因。一些患者的血压模式失去正常的昼夜节律，并出现夜间高血压，甚至可能出现高血压急症。故需观察患者症状，如是否有胸痛、呼吸困难、抽搐、头痛或视觉缺损等；监测血压、心率等指标，以及靶器官动态评估，评价降血压治疗的有效性、降血压的速度，及时调整降血压治疗方案。

（二）免疫抑制剂的血药浓度监测及与合用药物的潜在相互作用

患者肝移植术后长期应用免疫抑制剂他克莫司联合吗替麦考酚酯。免疫抑制剂的血药浓度偏低会造成宿主对移植物的排斥反应增加，降低移植器官的存活时间；浓度偏高则不仅增加免疫抑制剂的不良反应，还会继发高血压等心血管系统疾病。治疗期间应监测免疫抑制剂的血药浓度，在专科医生指导下进行剂量调整。

此外，由于他克莫司主要经肝脏细胞色素 P450 3A4（cytochrome P450 3A4，CYP3A4）酶代谢，可与多种需经肝脏代谢的药物发生相互作用。二氢吡啶类 CCB 主要经 CYP3A4 代谢，可不同程度地竞争 CYP3A4 酶，患者合并应用的硝苯地平可能导致他克莫司的血药浓度增高。地尔硫䓬、维拉帕米等非二氢吡啶类是 CYP3A4 的中度抑制剂，与他克莫司的相互作用更大，不适合该患者使用。吗替麦考酚酯与抗酸药或质子泵抑制剂（proton pump inhibitor，PPI）合用时，可观察到吗替麦考酚酯的暴露量降低，但移植物排斥率或移植物丢失率无显著性差异。合并用药时应注意药物增减后引起的相互作用。

（三）对并发症的全面评估和管理

该患者移植术后，同时存在高血压、高脂血症、糖尿病、胰腺炎等多种合并症。代谢综合征是肝移植术后常见的合并症，包括糖尿病、高血压、血脂异常、高尿酸血症及肥胖症等。一项针对肝移植患者的研究发现，有 52% 的患者在移植后患有代谢综合征，而在移植前只有 5%。代谢性疾病常具有同时存在且互相影响的特点，而具备糖尿病、高血压、血脂异常和肥胖症这 4 项中的 3 项以上者可诊断为代谢综合征。对代谢性疾病及相关并发症的针对性筛查和干预有利于改善肝移植患者的预后,从而达到长期生存的预期。

六、药物治疗过程

2019 年 6 月 1 日

患者查体同前,血压 150/90mmHg,血化验示脑利尿钠肽(brain natriuretic peptide,BNP)504ng/L、HbA1c 6.2%、UA 439μmol/L、Cr 138μmol/L、GOT 62U/L、血钾 3.36mmol/L、血钙 2.09mmol/L、ALB 28g/L、低密度脂蛋白胆固醇(low density lipoprotein cholesterol,LDL-C)3.03mmol/L、甘油三酯(triglyceride,TG)3.15mmol/L。血、尿、便三大常规,心肌损伤标志物,甲状腺功能,出凝血功能等未见明显异常。他克莫司的血药浓度为 6.2μg/L。肾动脉超声示双侧肾动脉结构、血流未见明显异常。腹部超声示肝脏体积略大、肝内外胆管扩张。

免疫抑制方案分析:该患者采用他克莫司 1mg b.i.d. 联合吗替麦考酚酯 1g b.i.d. 的免疫抑制方案,入院后及时进行血药浓度监测,他克莫司的血药浓度为 6.2μg/L,暂未调整剂量。

降血压方案调整:抗高血压药由原来的硝苯地平缓释片 20mg 联合缬沙坦 80mg,调整为厄贝沙坦氢氯噻嗪片 150mg(6 时)联合硝苯地平控释片 60mg(17 时)。通过抗高血压药的品种选择和剂量调整,增加降血压强度。继续沿用肝移植术后首选的 CCB 类药物硝苯地平;联合 ARB,具有心血管、肾脏保护及改善糖代谢的作用,还可抑制 CCB 引起的 RAAS 激活、下肢水肿等不良反应;联合利尿药氢氯噻嗪,有研究表明他克莫司作用于肾 Na^+-Cl^- 共转运体(Na^+-Cl^- cotransporter,NCC)引起盐敏感性高血压,氢氯噻嗪可逆转这一作用;利尿药与 CCB、ACEI 或 ARB 联合均有增强疗效、减轻不良反应的优势。多药联合时,复方制剂可提高依从性。

药学监护点:警惕高钾血症、肾损伤、糖脂代谢紊乱等风险,监测电解质、补钾(餐后)。患者血糖控制良好,继续原降血糖方案;血脂异常,有必要予以适宜的降血脂治疗;存在营养风险,建议患者低盐、低脂、低糖、低嘌呤、高蛋白饮食,如果营养状况改善效果不明显,可考虑添加蛋白粉类的特殊膳食补充剂;配合中等强度的运动。

2019 年 6 月 2 日

患者仍间断感头晕。查体:血压 130/92mmHg;双肺呼吸音清,未闻及干、湿啰音;心率 80 次 /min,律齐,各瓣膜听诊区未闻及病理性杂音;双下肢无水肿。经颅多普勒脑血流图、颈动脉、眶上动脉检查示各血管血流速度及频谱形态未见明显异常。

治疗方案调整:给予富马酸比索洛尔片(2.5mg q.d.)。β 受体拮抗剂通过拮抗交感神经系统的过度激活、减慢心率、抑制过度的神经激素和 RAAS 的激活而发挥降血压作用，同时还通过降低交感神经张力预防儿茶酚胺的心脏毒性，保护心血管系统。近年来，不同的高血压指南对 β 受体拮抗剂推荐不一致，但对于青年高血压患者，可通过降低交感神经兴奋性，达到控制心率、降低血压的目的。2 型糖尿病是冠心病的等危症，此类患者属于动脉硬化性心血管疾病（atherosclerotic cardiovascular disease，ASCVD）高危人群。依据《中国成人血脂异常防治指南》（2016 年修订版），LDL-C 的目标值为 2.6mmol/L；而 2019 年欧洲心脏病学会 / 欧洲动脉粥样硬化学会（ESC/EAS）的血脂异常管理指南将高危患者的 LDL-C 的目标值进一步降低至 1.8mmol/L。该患者入院时 LDL-C 为 3.03mmol/L，显然不达标，加用普伐他汀（20mg q.n.）调血脂、稳定斑块。医生考虑患者是典型的"三高"（高血压、高血糖、高血脂）人群，予以启动阿司匹林（100mg q.d.）一级预防。但考虑到患者年轻、不吸烟，已经充分使用他汀类药物，经 ASCVD 风险评估，患者的 10 年 ASCVD 风险为 3.6%；且肝移植术后，血压控制不良或凝血功能异常时存在出血风险，权衡风险和获益，药师建议停止阿司匹林一级预防。医生采纳，出院前停用。

药学监护点：使用 β 受体拮抗剂期间监测心率、血压变化，出现心动过缓（心率 <55 次 /min）或者传导阻滞等情况时，及时减量或停药处理。如果长期服用 β 受体拮抗剂，不可突然中断用药。结合患者病情选择的普伐他汀为水溶性他汀类药物，不经 CPY450 酶代谢，药物相互作用少，具有更高的安全性。用药后监测肝功能、肌酸激酶（creatine kinase，CK）、肌肉症状，他汀类药物有时可引起氨基转移酶、CK 升高，停药后可恢复正常。当氨基转移酶升高超过参考值上限 3 倍、CK 升高超过参考值上限 10 倍或出现明显的肌痛、肌无力时应停药。

2019 年 6 月 4 日

患者无明显不适。复查肝功能、肾功能示 UA 479μmol/L、Cr 130μmol/L、GPT 8U/L、总胆汁酸 75.9μmol/L、血钾 4.32mmol/L、ALB 28g/L，血浆肾素（激发）103μIU/ml，血常规、BNP 未见异常。24 小时动态心电图示窦性心搏总数 117 174 次，心率波动在 65～143 次 /min，平均 86 次 /min，单个室性期前收缩 1 次，窦性心律，室性期前收缩。动态血压监测：全天平均血压 136/94mmHg，白天 125～177mmHg/81～121mmHg，平均 142/101mmHg；晚间 113～144mmHg/72～101mmHg，平均 130/87mmHg。肾上腺 CT 示左侧肾上腺略增粗；慢性胰腺炎，钙化较前（2018 年 12 月 4 日）增多，胰管扩张；肝内外胆管扩张；脾大，肝脏体积略大，肝内外胆管扩张。头颅 CT 检查示大枕大池、双侧筛窦炎。

治疗方案调整：从动态血压可以看出，患者的血压昼夜节律正常，血压控制不理想；目前已使用 4 种抗高血压药，且药物剂量相对充足，患者血压控制仍然不理想，可以诊断为难治性高血压。患者的肾功能尚可，血钾正常。2018 年

ESC 指南推荐加用小剂量螺内酯（25～50mg/d），PATHWAY-2 研究也显示比索洛尔（5～10mg/d）和多沙唑嗪缓释片（4～8mg/d）的降血压效果均不如螺内酯，所以在原降血压方案（厄贝沙坦氢氯噻嗪片 150mg、硝苯地平控释片 60mg、富马酸比索洛尔片 2.5mg）的基础上加用厄贝沙坦片 150mg q.d.、螺内酯片 20mg b.i.d.。选择厄贝沙坦氢氯噻嗪联合厄贝沙坦，目的是只增加厄贝沙坦的剂量，而氢氯噻嗪的剂量不变，主要考虑更大剂量的氢氯噻嗪可能带来更多的不良反应，而降血压作用不会有显著增加。

药学监护：继续监测患者的血压、心率变化，同时使用 ACEI/ARB 联合螺内酯期间注意监测血钾、肌酐水平。

2019 年 6 月 7 日

患者未诉明显不适，目前血压控制基本达标，办理出院。出院带药：厄贝沙坦片 150mg p.o. q.d.；厄贝沙坦氢氯噻嗪片 150mg p.o. q.d.；硝苯地平控释片 60mg p.o. q.d.；螺内酯片 20mg p.o. b.i.d.；富马酸比索洛尔片 2.5mg p.o. q.d.；普伐他汀钠片 20mg p.o. q.n.；雷贝拉唑肠溶片 20mg p.o. q.d.；胰酶肠溶胶囊 300mg p.o. t.i.d.。

用药教育：①向患者说明应坚持服药，规律监测血压、心率、血糖，不要等到出现头晕、头痛等症状才测量和就诊；②建议长期血压控制目标＜130/80mmHg，如果发现血压过低（收缩压＜110mmHg），可暂停厄贝沙坦片，并到门诊复诊；③关注可能的不良反应，如水肿、便秘、肌肉酸痛、乳腺增生等；④避免服用一些食物 / 药物（如西柚汁、阿奇霉素等抗菌药物）；⑤定期监测免疫抑制剂的血药浓度，专科疾病专科复诊；⑥就诊时，务必告知医生正在服用的药物。

七、药物治疗总结

患者因"间断头痛 2 年，头晕 5 日"入院，共住院 7 日。入院后抗高血压药治疗方案调整为厄贝沙坦氢氯噻嗪片 150mg（6 时）联合硝苯地平控释片 60mg（17 时）。动态血压监测示日间血压波动在 125～177mmHg/81～121mmHg，夜间血压波动在 113～144mmHg/72～101mmHg，平均心率 72 次 /min。血压昼夜节律正常，但仍未达标，再加服厄贝沙坦片 150mg（6 时）、螺内酯片 20mg b.i.d.，血压逐渐趋于平稳。在降血压治疗的同时进行合并症的综合评估与管理，予以补钾、降血糖、调血脂、稳定斑块、补充胰酶等治疗，并及时停用不必要的阿司匹林一级预防。患者住院期间，临床药师实施全程药学监护与教育，提高用药依从性，保障患者药物治疗的安全有效。

总结患者的治疗过程，主要包括以下 2 个方面。

（一）降血压治疗方案的调整

肝移植术后的高血压属于继发性高血压，在药物治疗上有其特殊之处。首先制订个体化的免疫抑制方案，降低 CNI 类的剂量或取代 CNI 类（尤其是环孢素）具有肯定的降血压效果。该患者入院后查免疫抑制剂的血药浓度，评估免疫抑制剂的使用剂量适宜，未调整。

在抗高血压药的品种选择上，二氢吡啶类 CCB 具有独特的优势，可作为首选药。结合患者的糖尿病病史、他克莫司作用于肾 NCC 引起盐敏感性高血压的特殊机制，联合具有协同作用的 ARB 和利尿药，予以厄贝沙坦氢氯噻嗪片 150mg（6 时）联合硝苯地平控释片 60mg（17 时）的初始治疗方案。部分肝移植术后患者的血压模式失去正常的昼夜节律，并出现夜间高血压，通过调整给药时间可纠正血压昼夜节律，实现夜间血压控制。在该患者的降血压治疗过程中，经动态血压评估，昼夜节律正常，血压控制不理想，诊断为难治性高血压。考虑患者的肾功能尚可、血钾正常，在原降血压方案基础上加用厄贝沙坦片 150mg q.d.、螺内酯片 20mg b.i.d.。通过合理的剂量调整，并充分调整抗高血压药的品种选择，优化不同机制的联合降血压方案，患者的血压逐渐趋于平稳。

（二）代谢综合征的管理

成熟的手术技术、规范的术后管理使肝移植受者的术后生存率逐步提高，但代谢性疾病、慢性肾脏病和心血管疾病等肝移植术后慢性疾病的发病率却呈逐年升高的趋势，建议定期筛查高血压、糖尿病、血脂异常、心血管疾病、肾脏疾病、代谢性骨病等。

本例患者目前已确诊高血压、糖尿病、血脂异常、慢性胰腺炎，多病共治，予以有针对性的降血压、降血糖、降血脂、抑酶治疗。患者是明确的"三高"人群，医生经验性启动阿司匹林一级预防。但经风险评估，患者的 10 年 ASCVD 风险仅 3.6%。考虑该患者存在年轻、不吸烟、已经充分使用他汀类药物等特点，且为肝移植术后，当血压控制不良或凝血功能异常时存在出血风险，权衡风险与获益后，暂不启动阿司匹林一级预防。患者存在营养风险，建议其通过改善饮食习惯、规律运动，促进并维持机体适宜的营养状态，延缓相关并发症的发生与发展，预防及配合治疗相关疾病，改善临床结局。

参 考 文 献

[1] 中华医学会器官移植学分会. 中国实体器官移植术后高血压诊疗规范（2019 版）. 器官移植，2019，10（2）：112-121.

[2] 中国医师协会器官移植医师分会，中华医学会器官移植学分会肝移植学组. 中国肝移植受者代谢病管理专家共识（2019 版）. 实用器官移植电子杂志，2019，7（6）：409-416.

[3] GOJOWY D，ADAMCZAK M，DUDZICZ S，et al. High frequency of arterial hypertension in patients after liver transplantation. Transplantation proceedings，2016，48（5）：1721-1724.

[4] TALER S J，TEXTOR S C，CANZANELLO V J，et al. Loss of nocturnal blood pressure fall

after liver transplantation during immunosuppressive therapy. American journal of hyperten-
sion, 1995, 8 (6): 598-605.

[5] LAISH I, BRAUN M, MOR E, et al. Metabolic syndrome in liver transplant recipients:
prevalence, risk factors, and association with cardiovascular events. Liver transplantation,
2011, 17 (1): 15-22.

[6] HOORN E J, WALSH S B, MCCORMICK J A, et al. The calcineurin inhibitor tacrolimus
activates the renal sodium chloride cotransporter to cause hypertension. Nature medicine,
2011, 17 (10): 1304-1309.

[7] BRYAN W, GIUSEPPE M, WILKO S, et al. 2018 ESC/ESH Guidelines for the management
of arterial hypertension. European heart journal, 2018, 39 (33): 3021-3104.

（任文静）

案例 2　一例风湿性心脏病患者起搏器植入围手术期的药学监护

一、案例背景知识简介

风湿性心脏病（rheumatic heart disease）简称风心病，是指由于风湿热重度
发作或反复发作，累及心脏瓣膜而造成的心脏瓣膜病变。表现为二尖瓣、三尖
瓣、主动脉瓣中的 1 个或几个瓣膜狭窄和 / 或关闭不全。患病初期常常无明显
的症状，后期则表现为心慌气短、乏力、咳嗽、肢体水肿、咳粉红色泡沫痰，常见
并发症包括心房颤动、血栓栓塞、脑梗死、心力衰竭等。

风湿性心脏病的抗栓治疗中，特别是对于行机械瓣置换术后的患者，维生
素 K 拮抗剂华法林仍然是目前唯一的选择。长期应用华法林抗凝的患者在需
要进行有创检查或操作时，药物导致的凝血功能障碍会增加围手术期的出血风
险，而中断药物治疗又会增加血栓栓塞风险。面对此类患者，临床药师应在术
前充分评估患者的血栓和出血风险，根据评估结果决定围手术期的抗凝治疗方
案，并结合患者的个体化情况进行抗凝管理和全程药学监护，保障患者围手术
期用药安全。

二、病例基本情况

患者，女性，65 岁。身高 154cm，体重 52.2kg，BMI 22.0kg/m²。入院时间为
2020 年 6 月 9 日，出院时间为 2020 年 7 月 2 日。

现病史：患者 2007 年无明显诱因出现心悸、胸闷、气短，伴有胸骨后烧灼
感，活动后加重，休息可减轻。心脏彩超示风湿性心脏病，二尖瓣重度狭窄。
2007 年 4 月于医院行经球囊二尖瓣扩张术，术后规律服用抗凝血药。2009 年上

述症状加重，心脏彩超示二尖瓣狭窄，于 2009 年 2 月行二尖瓣生物瓣置换术，术后规律服用华法林钠、地高辛、螺内酯，症状控制尚可。2012 年再次出现上述症状，心脏彩超示二尖瓣生物瓣关闭不全，于 2012 年 12 月行二尖瓣机械瓣置换术，术后规律服用地高辛、华法林等药物。此后间断出现胸闷、气短等症状，多次于医院住院治疗，经药物治疗后症状可改善。近半个月活动后心悸症状明显，心率最高 150 次 /min，伴活动后胸闷、气短，于当地医院住院治疗，症状有改善。现为进一步诊疗以"风湿性心脏病，二尖瓣置换术后，心功能不全"收入心血管内科。

入院查体：体温 36.6℃，脉搏 58 次 /min，呼吸 18 次 /min，血压 169/85mmHg。胸前区有一长约 19cm 的竖行手术瘢痕；叩诊清音，呼吸规整，双肺呼吸音清，未闻及干、湿啰音，未闻及胸膜摩擦音；心前区无隆起，心尖搏动正常，心浊音界正常，心率 58 次 /min，律齐，二尖瓣听诊区可闻及收缩期杂音。

辅助检查：心电图（2020 年 6 月 9 日）示窦性心动过缓，ST-T 段改变。凝血功能示 INR 4.11，D-D 0.19mg/L；血生化示 TG 6.75mmol/L，Cr 175.4μmol/L，UA 708.6μmol/L，NT-proBNP 3 093.0ng/L。

既往史：风湿热病史 40 余年；高脂血症病史 17 年，间断服用调血脂药；甲状腺功能减退症病史 12 年，现口服左甲状腺素钠片替代治疗；2 型糖尿病病史 6 年，现予甘精胰岛素注射液 14U q.n.，血糖控制差；慢性肾功能不全病史 5 年，现服用尿毒清颗粒、百令胶囊治疗；近半年发现血压升高，最高血压 180/110mmHg，未规律治疗。

家族史：父亲已故，曾患有高血压；母亲健在，患有冠心病；2 弟 2 妹健在，1 弟患有心肌梗死。家族中无传染病及其他遗传病病史。

药物、食物过敏史：否认药物、食物过敏史。

药品不良反应及处置史：否认。

入院诊断：①风湿性心脏病，二尖瓣置换术后，心功能Ⅱ级；②心律失常，心房扑动，心房颤动；③ 2 型糖尿病；④高脂血症；⑤甲状腺功能减退症；⑥高血压（3 级，很高危）；⑦慢性肾功能不全（CKD 4 期）。

出院诊断：①风湿性心脏病，二尖瓣置换术后，心功能Ⅱ级；②心律失常，心房扑动，心房颤动，房性期前收缩，室性期前收缩；③ 2 型糖尿病；④高脂血症；⑤甲状腺功能减退症；⑥高血压（3 级，很高危）；⑦慢性肾功能不全（CKD 4 期）；⑧胆囊多发结石。

三、主要治疗药物

主要治疗药物见表 3-2。

表 3-2　主要治疗药物

起止时间	医嘱内容	给药方法
2020 年 6 月 9 日—7 月 2 日	左甲状腺素钠片	100μg p.o. q.d.
2020 年 6 月 9 日—7 月 2 日	百令胶囊	2g p.o. t.i.d.
2020 年 6 月 9 日—7 月 2 日	尿毒清颗粒	5g p.o. t.i.d.
2020 年 6 月 9—22 日	甲钴胺片	0.5mg p.o. t.i.d.
2020 年 6 月 9—23 日	甘精胰岛素注射液	14U i.h. q.n.
2020 年 6 月 30 日—7 月 2 日	甘精胰岛素注射液	8U i.h. q.n.
2020 年 6 月 11—23 日	谷赖胰岛素注射液	6U i.h. t.i.d.
2020 年 6 月 11 日—7 月 2 日	利格列汀片	5mg p.o. q.d.
2020 年 6 月 10 日—7 月 2 日	非诺贝特片（Ⅲ）	160mg p.o. q.d.
2020 年 6 月 10 日—7 月 2 日	非布司他片	20mg p.o. q.d.
2020 年 6 月 18—20 日	秋水仙碱片	0.5mg p.o. b.i.d.
2020 年 6 月 13—14 日	达肝素钠注射液	5 000IU i.h. b.i.d.
2020 年 6 月 15—17 日	华法林钠片	3mg p.o. q.o.d.（单日）
2020 年 6 月 16—17 日	华法林钠片	1.5mg p.o. q.o.d.（双日）
2020 年 6 月 17—18 日	华法林钠片	3mg p.o. q.d.
2020 年 6 月 20—22 日	华法林钠片	3mg p.o. q.o.d.（双日）
2020 年 6 月 20—22 日	华法林钠片	1.5mg p.o. q.o.d.（单日）
2020 年 6 月 26 日—7 月 2 日	华法林钠片	1.5mg p.o. q.d.
2020 年 6 月 16—22 日	酒石酸美托洛尔片	12.5mg p.o. b.i.d.
2020 年 6 月 23—24 日	酒石酸美托洛尔片	25mg p.o. b.i.d.
2020 年 6 月 19—26 日	注射用头孢呋辛钠	1.5g i.v.gtt. q.12h.
2020 年 6 月 19 日	盐酸胺碘酮注射液	150mg i.v. s.t.
2020 年 6 月 19 日	盐酸胺碘酮注射液	300mg i.v.gtt. s.t.
2020 年 6 月 20—23 日	盐酸胺碘酮片	0.2g p.o. t.i.d.
2020 年 6 月 24—27 日	盐酸胺碘酮片	0.2g p.o. b.i.d.
2020 年 6 月 27 日—7 月 2 日	盐酸胺碘酮片	0.2g p.o. q.d.
2020 年 6 月 22—23 日	地高辛片	0.062 5mg p.o. q.d.
2020 年 6 月 24 日—7 月 2 日	地高辛片	0.125mg p.o. q.d.

续表

起止时间	医嘱内容	给药方法
2020 年 6 月 22 日—7 月 2 日	叶酸片	5mg p.o. b.i.d.
2020 年 6 月 22 日—7 月 2 日	琥珀酸亚铁片	0.1g p.o. t.i.d.
2020 年 6 月 22 日—7 月 2 日	多烯磷脂酰胆碱胶囊	456mg p.o. t.i.d.
2020 年 6 月 22—28 日	呋塞米片	20mg p.o. q.d.
2020 年 6 月 29 日—7 月 2 日	呋塞米片	20mg p.o. q.o.d.
2020 年 6 月 25—29 日	富马酸比索洛尔片	7.5mg p.o. q.d.
2020 年 6 月 30 日—7 月 2 日	富马酸比索洛尔片	10mg p.o. q.d.

注：i.h. 为皮下注射；i.v. 为静脉注射；i.v.gtt. 为静脉滴注；p.o. 为口服；q.d. 为每日 1 次；b.i.d. 为每日 2 次；t.i.d. 为每日 3 次；q.o.d. 为隔日 1 次；s.t. 为临时用 1 次；q.12h. 为每 12 小时 1 次。

四、治疗原则与治疗方案分析

患者为老年女性，风湿性心脏病病史 13 年，二尖瓣机械瓣置换术后 8 年，术后规律服用地高辛、华法林等药物。近半个月活动后心悸症状明显，伴活动后胸闷、气短。心电图监测提示阵发性房颤，窦性心动过缓。同时，患者合并多种慢性基础疾病，包括高血压病、高脂血症、2 型糖尿病、甲状腺功能减退症、慢性肾功能不全等。

根据《中国血栓性疾病防治指南》，机械瓣置换术后患者应长期应用华法林进行抗凝治疗，并定期监测 INR。患者入院查凝血指标提示 INR 4.11，超过治疗目标上限，建议患者暂停用药并继续监测。患者长期服用地高辛强心治疗，本次入院心电图提示窦性心动过缓，不能排除洋地黄类药物过量所致，予以暂时停药并复查地高辛的血药浓度。

患者同时患有多种基础疾病，入院后延续原有的补充甲状腺素、降血糖、护肾治疗。检验提示高甘油三酯血症、高尿酸血症，对症给予非诺贝特片、非布司他片进行调血脂、降尿酸治疗，治疗方案合理。后续应进一步监测血压、血脂、血糖、尿酸与肝、肾功能等指标，调整慢性病长期用药。

五、药物治疗监护计划

（一）华法林用药监护与抗凝管理

华法林是该患者预防血栓栓塞的唯一可选的抗凝血药，但其具有治疗窗窄、剂量-反应多变、与多种药物和食物可发生相互作用、需要长期监测 INR 等缺点。患者本次入院 INR 出现波动，应及时分析原因并加强监测，及时调整剂量,避免血栓和出血风险。同时在院期间,新增药物需考虑是否易与华法林发生相互作用,如需行有创检查或操作,应在术前充分评估患者的血栓和出血风险,根据评估结果决定围手术期的抗凝治疗方案。

(二)地高辛用药安全性监护

地高辛的治疗窗窄,个体差异大。老年人的器官功能和药物代谢能力减退,且常合并多种疾病和多重用药的情况,易发生电解质紊乱、低氧血症,洋地黄类药物中毒的风险增加。不良反应常出现于地高辛的血药浓度 >2.0μg/L 时,但低钾、低镁、心肌缺血、甲状腺功能减退时即使血药浓度较低也可发生中毒。患者日常口服地高辛片 0.125mg q.d.,入院时频发心动过缓,应及时复查地高辛的血药浓度,并结合患者的临床表现区分是地高辛中毒还是病情变化所致,及时调整治疗方案。

(三)慢性基础疾病用药调整与监护

患者需长期应用多种慢性病治疗药物,入院及时对其进行依从性评价,用药依从性评分为 4.5 分,提示依从性差,应及时分析原因并有针对性地进行患者教育。入院后新增非诺贝特片、非布司他片进行调血脂、降尿酸治疗,注意监测患者的肝、肾功能,并告知患者注意观察是否有肌酸、肌痛、关节痛等症状。针对患者的基础疾病,应进一步监测血压、血脂、血糖、尿酸及肝、肾功能等指标,以评价药物的安全性与有效性,并根据结果及时调整相应的治疗方案。

六、药物治疗过程

2020 年 6 月 10 日

患者无明显的心悸、胸闷症状,心率 92 次/min,血压 121/53mmHg,二尖瓣听诊区可闻及少许收缩期杂音,其余查体无明显异常。今晨 2 时突发头晕,发作时心率 35 次/min,数分钟后可自行缓解。

心脏超声提示左心室舒张末期内径 61mm,左室射血分数(left ventricular ejection fraction,LVEF)59%,主肺动脉内径 29mm。二尖瓣机械瓣置换术后,左心扩大,主肺动脉增宽,主动脉瓣、三尖瓣、肺动脉瓣轻度反流。心电图示窦性心动过缓伴不齐,ST-T 改变(Ⅰ、aVL、Ⅱ、Ⅲ、aVF、$V_4 \sim V_6$),V_3 导联 S 波增深,心电轴右偏,aVL 导联 Q 波。

血常规:Hb 109g/L;凝血功能:APTT 50.5 秒,PT 46.1 秒,INR 4.11,D-D 0.19mg/L;血生化:总胆固醇(total cholesterol,TC)4.91mmol/L,TG 6.75mmol/L,LDL-C 1.58mmol/L,GGT 63.6U/L,BUN 12.88mmol/L,Cr 175.4μmol/L,UA 708.6μmol/L,NT-proBNP 3 093.0ng/L;抗核抗体(antinuclear antibody,ANA)1:320 阳性;ESR 26mm/h;地高辛的血药浓度 1.27μg/L。

治疗方案调整与药学监护点:患者二尖瓣机械瓣置换术后,长期服用华法林

178

进行抗凝治疗，本次入院监测 INR 4.11，高于目标范围（2.0～3.0），应暂停应用并继续监测 INR，根据监测结果及时恢复用药。血生化提示甘油三酯 >5.65mmol/L，立即启用非诺贝特进行降血脂治疗，其间注意监测患者的肝、肾功能，并告知患者注意观察是否有肌酸、肌痛、肌无力等症状。尿酸水平高，加用非布司他治疗，定期监测相关指标。患者长期应用地高辛片，查血药浓度为 1.27μg/L，高于指南推荐浓度（0.5～0.9μg/L）。患者频发窦性心动过缓，监测心率为 40～50 次/min，目前心率偏低不能完全除外地高辛所致，药师建议暂停用该药，继续监测患者的心率变化，复查心电图。入院后血压最高 170/100mmHg，复测可降至 140/80mmHg，暂未加用抗高血压药。

2020 年 6 月 11 日

患者诉晨起有头晕症状，夜间有咳嗽，心率 92 次/min，血压 116/46mmHg，二尖瓣听诊区可闻及少许收缩期杂音，其余查体无明显异常。空腹血糖 8.8mmol/L，餐后血糖 16.0mmol/L，全血糖化血红蛋白 10.0%。心电图示窦性心动过缓伴心律不齐，P 波不明显。

治疗方案调整：患者心房纤维化明显，伴阵发性房颤，完善动态心电图检查进一步明确心动过缓的原因，指导治疗。患者血糖控制不佳，请内分泌科会诊，加用药物利格列汀片 5mg p.o. q.d. 及谷赖胰岛素注射液 6U i.h. t.i.d.（餐前）。

药学监护点：患者的糖化血红蛋白为 10.0%，提示近 3 个月患者血糖控制不佳；且患者的肌酐为 175.4μmol/L，计算肾小球滤过率为 25.89ml/(min·1.73m^2)，肾功能不全患者应用利格列汀片不需调整剂量，应用 5mg 的日剂量合理。患者调整降血糖方案后应增加血糖监测次数，根据血糖情况调整胰岛素的剂量，防止低血糖。

2020 年 6 月 14 日

患者无心悸、胸闷等症状，心率 49 次/min，血压 155/45mmHg，二尖瓣听诊区可闻及少许收缩期杂音。动态心电图结果回报：窦性心动过缓，房性期前收缩，室性期前收缩，II、III、aVF、V$_2$～V$_6$ 导联 ST-T 段压低 0.10～0.225mV，II、III、aVF、V$_2$～V$_6$ 导联 T 波倒置。凝血功能：INR 1.5。

治疗方案调整：目前患者的心率偏低，24 小时平均心率 47 次/min，夜间最低心率约 33 次/min，有头晕症状，请心内电生理组评估病情，认为有安装心脏起搏器的指征，择期手术，入院后停用华法林未恢复，给予达肝素钠桥接抗凝治疗。

药学监护点：患者择期行心脏起搏器植入术，围手术期给予达肝素钠桥接抗凝。临床药师分析患者的血栓和出血风险为血栓风险高危、出血风险中危。查阅指南和相关研究文献，结合患者情况建议停用达肝素钠桥接抗凝，恢复应用华法林，继续严密监测 INR，术前维持 INR≤3.0。通过与医生沟通，医生接受药师建议，根据 INR 监测情况择期恢复华法林应用并继续监测 INR。

2020 年 6 月 17 日

患者无明显的头晕、胸闷等症状，诉右手腕关节疼痛，皮温高，稍肿胀，皮肤发红，右手指端关节肿大。体温 36.7℃，心率 68 次/min，血压 133/60mmHg，二尖瓣听诊区可闻及少许收缩期杂音。抗核周因子抗体阴性，抗角蛋白抗体阴性，抗环瓜氨酸肽抗体<25U/ml，类风湿因子 12.8IU/ml。血常规：Hb 86g/L；血生化：BUN 8.81mmol/L，Cr 154.2μmol/L，NT-proBNP 1 399.0ng/L；凝血功能：INR 1.31。

治疗方案调整：患者于 6 月 15 日突发心房颤动，临时给予艾司洛尔静脉泵入，后转复为窦性心律。近 2 日监测血压偏高，予 β 受体拮抗剂酒石酸美托洛尔片 12.5mg p.o. b.i.d. 治疗。采纳临床药师建议，于 6 月 15 日停用达肝素钠注射液，恢复华法林 3mg p.o. q.o.d.（单日）+ 1.5mg p.o. q.o.d.（双日），今日复查 INR 偏低，调整华法林的剂量为 3mg p.o. q.d. 治疗。患者腕关节疼痛，自服依托考昔片 60mg 对症治疗。

药学监护点：继续注意监测血压、心率、凝血功能变化，择期行心脏起搏器植入术。患者近期右侧腕关节局部红肿压痛，查类风湿因子、类风湿三项检查均为阴性，排除类风湿关节炎，考虑痛风发作的可能性大，应用依托考昔后效果尚可。药师考虑该患者肾功能不全，应用该药有加重肾损伤的风险，不建议继服用。根据药师建议，调整用药为秋水仙碱片 0.5mg p.o. b.i.d. 治疗，监测肿痛缓解情况，并嘱患者低嘌呤饮食，规律药物治疗。

2020 年 6 月 19 日

患者今日于局麻下行永久性双腔起搏器植入术，手术过程顺利，右侧股静脉及左侧腋静脉伤口无渗血、渗液，患者未诉不适。术后继续给予抗感染治疗，并行心电监护。

治疗方案调整与药学监护点：围手术期给予头孢呋辛预防感染，暂停华法林用药 1 次，于术后 12 小时恢复使用，注意监测凝血指标，及时发现血栓或出血事件。患者术后心电监护示房颤心律，心室率约 108 次/min，给予盐酸胺碘酮静脉应用，转复窦性心律，继续予以心电监护。

2020 年 6 月 20 日

患者术后生命体征平稳，无明显不适，双肺呼吸音清，未闻及湿啰音，心律不齐，心室率约 125 次/min，二尖瓣听诊区可闻及收缩期杂音，腹平软，无压痛及反跳痛，双下肢不肿。凝血功能：INR 2.25；血生化：BUN 8.81mmol/L，Cr 133.2μmol/L，UA 297.3μmol/L，TC 3.57mmol/L，TG 2.03mmol/L，高密度脂蛋白胆固醇（high density lipoprotein cholesterol，HDL-C）0.42mmol/L，LDL-C 2.29mmol/L，钾 4.78mmol/L。

治疗方案调整与药学监护点：目前患者仍为房颤心律，序贯给予口服盐酸胺碘酮片 0.2g p.o. t.i.d. 治疗，并给予静脉用艾司洛尔稳定心室率治疗，继续关注患者的心率、心电图变化。复查 INR 2.25，较前升高，临床药师考虑患者联合应用胺碘酮和华法林，前者可影响华法林经肝代谢消除，从而增强华法林的抗凝作用。根据药师建议，调整华法林的剂量为 3mg、1.5mg 隔日交替应用。患者腕关节疼痛明显好转，暂停用秋水仙碱，继续监测血清尿酸水平。

2020 年 6 月 22 日

患者诉间断胸闷、气短，体温 36.9℃，心率 89 次 /min，血压 132/84mmHg，SO_2 97%，心电监护示心房颤动，二尖瓣听诊区可闻及收缩期杂音。血常规：Hb 91g/L，RBC $3.21×10^{12}$/L，WBC $6.26×10^9$/L，N% 73.4%，L% 18.2%；CRP 4.33mg/L，IL-6 8.13ng/L；凝血功能：INR 3.38；血生化：GPT 45.4U/L，GOT 126.4U/L，GGT 61.9U/L，BUN 9.14mmol/L，Cr 140.4μmol/L，UA 314.6μmol/L，乳酸脱氢酶（lactate dehydrogenase，LDH）289.2U/L，CK 85.1U/L，CK-MB 1.75μg/L，NT-proBNP 9 468.0ng/L，钾 4.80mmol/L。

治疗方案调整：患者间断胸闷、气短，脑利钠肽前体水平较前明显升高，加用地高辛片 0.062 5mg q.d. 强心治疗，并给予呋塞米片利尿治疗。INR 超过目标值上限，暂停用华法林。复查血红蛋白低，结合患者肾功能不全病史，考虑肾性贫血的可能性大，加用琥珀酸亚铁片和叶酸片补充治疗。查氨基转移酶水平高，加用保肝药多烯磷脂酰胆碱胶囊。

药学监护点：继续监测出入量、脑利钠肽前体及心肌酶变化，评估抗心力衰竭治疗效果。加用小剂量地高辛片，注意观察是否出现洋地黄中毒情况，及时复查血药浓度。患者应用华法林后，INR 波动明显，停用华法林并继续监测 INR，查华法林相关基因多态性指导药物应用。行补铁治疗，建议餐时或餐后服用铁剂，以减轻对胃部的刺激性，且告知患者可能出现便秘及黑便情况，查患者的血清铁、转铁蛋白等指标，并监测血红蛋白。患者的氨基转移酶较前明显升高，考虑可能与药物胺碘酮的应用相关，继续监测氨基转移酶水平。

2020 年 6 月 25 日

患者无明显的心悸、胸闷等症状，体温 36.7℃，心率 110 次 /min，血压 124/85mmHg，空腹血糖 6.4mmol/L。心电监护示心房颤动，二尖瓣听诊区可闻及收缩期杂音。血常规：Hb 90g/L，RBC $3.08×10^{12}$/L，WBC $3.79×10^9$/L，N% 70.2%，CRP 0.73mg/L；凝血功能：INR 4.29；血生化：GPT 48.7U/L，GOT 49.1U/L，GGT 52.9U/L，BUN 10.30mmol/L，Cr 147.6μmol/L，UA 278.7μmol/L，脑利钠肽前体 5 851.0ng/L；华法林相关基因多态性：*CYP2C9* *1/*1，VKORC1-1639AA。

治疗方案调整与药学监护点：患者近期心电监护示房扑、房颤心律，伴快速心室率,临时给予去乙酰毛花苷注射液静脉推注后心室率减慢,复查心电图示起搏器心律,后再次转为房扑心律。目前治疗给予酒石酸美托洛尔片 25mg b.i.d. 稳定心室率,胺碘酮 0.2g b.i.d. 控制心律失常,地高辛片 0.125mg q.d. 强心,昨日临时加用艾司洛尔改善心室率,心率波动于 60~90 次 /min。今日调整 β 受体拮抗剂为高选择性的比索洛尔 7.5mg q.d. 控制心室率,继续关注患者的心电图、心率与心律变化。患者停用华法林已 2 日,但复查 INR 仍偏高,继续停用,监测 INR。目前患者无再发胸闷、气短,症状较前明显减轻,现给予口服利尿药治疗,出入量基本平衡,继续关注患者的出入量、脑利钠肽前体及症状。

2020 年 6 月 28 日

患者无胸闷、气短等症状,体温 36.5℃,心率 96 次 /min,血压 123/69mmHg,房颤心律,二尖瓣听诊区可闻及收缩期杂音。血常规: Hb 103g/L,RBC 3.51×10^{12}/L,WBC 4.79×10^9/L,N% 65.8%;凝血功能: INR 1.57;血生化: BUN 10.28mmol/L,Cr 147.8μmol/L,UA 271.0μmol/L,钾 4.18mmol/L,脑利钠肽前体 1 779.0ng/L。

治疗方案调整与药学监护点:现患者仍为房颤心律,心室率控制尚可,调整胺碘酮的剂量为 0.2g q.d.,继续进行心电监护,关注心律、心率变化。26 日复查 INR 2.5,恢复华法林片 1.5mg p.o. q.d. 抗凝治疗,监测 INR 变化。复查血红蛋白较前无明显下降,继续给予铁剂及叶酸片治疗,定期复查血常规。

2020 年 7 月 2 日

患者一般情况可,无心悸、胸闷、气短等症状,体温 36.6℃,呼吸 18 次 /min,脉搏 63 次 /min,血压 130/62mmHg。双肺呼吸音清,未闻及明显的干、湿啰音,房颤心律,二尖瓣听诊区可闻及收缩期杂音,腹平软,无压痛及反跳痛,双下肢无水肿。

出院带药:华法林钠片 1.5mg p.o. q.d.,盐酸胺碘酮片 0.2g p.o. q.d.,地高辛片 0.125mg p.o. q.d.,富马酸比索洛尔片 10mg p.o. q.d.,呋塞米片 20mg p.o. q.o.d.,左甲状腺素钠片 100μg p.o. q.d.,百令胶囊 2g p.o. t.i.d.,尿毒清颗粒 5g p.o. t.i.d.,非布司他片 20mg p.o. q.d.,非诺贝特片(Ⅲ)160mg p.o. q.d.,利格列汀片 5mg p.o. q.d.,甘精胰岛素注射液 8U i.h. q.n.,谷赖胰岛素注射液 6U i.h. t.i.d.,叶酸片 5mg p.o. b.i.d.,琥珀酸亚铁片 0.1g p.o. t.i.d.。

用药教育:①向患者交代坚持规律服药的必要性,不可擅自停药或更改剂量。②应用华法林抗凝,维持 INR 在 2.5 左右,出院后 3 日复查 INR,稳定前应每周复查 1~2 次,逐步延长至每月复查 1 次,终身复查,根据结果由医生或药师指导调整剂量。③长期应用地高辛,注意监测心率、心律、生化、体征,注意有无洋地黄中毒征象,并定期复查药物浓度。④长期应用胺碘酮应注意皮肤、甲状腺、肺、肝脏、神经系统、眼等相关不良反应。⑤应用多种降血糖药控制血糖,应注意监测血糖水平,日常注意预防低血糖。⑥出院 1 周复查血常规、肝和肾功能、电解质水平，根据结果调整药物；此后规律监测血压、心率、血脂、血糖、尿酸、电解质、肝和肾功能、心肌酶、脑利钠肽前体等指标，出院后 3 个月复查超声心动图、24 小时动态心电图等检查，每 3 个月复查甲状腺功能，每 6 个月复查胸片。⑦注意休息，适量运动，3 个月内左臂避免负重或剧烈活动，保持低盐、低脂、低嘌呤的糖尿病饮食，注意日常绿色蔬菜摄入保持稳定。

七、药物治疗总结

患者为老年女性，主因"间断心悸、胸闷、气短 13 年，再发加重半个月"入院。既往"风湿性心脏病，二尖瓣机械瓣置换术后"病史明确，长期口服华法林进行抗凝治疗。本次入院后频发窦性心动过缓且伴头晕症状，经病情评估，认为有安装心脏起搏器的指征，择期行心脏永久性双腔起搏器植入术。临床药师参与患者围手术期全程抗凝管理与华法林药物调整，确保患者围手术期未出现血栓与出血事件。患者术后房颤复发，加用胺碘酮转复心律、β 受体拮抗剂控制心率；后出现氨基转移酶升高，予以对症保肝治疗后好转；针对患者的基础疾病调整药物治疗，复查血压、血脂、血糖、尿酸、肾功能等指标均较入院好转。出院前患者自觉症状明显好转，仍为房颤心律，心室率控制在 60～70 次 /min，血压控制在 130/80mmHg 以内，无胸闷、心悸、头晕等不适。

总结该患者住院期间的药物治疗，主要包括以下 4 个方面。

（一）起搏器植入围手术期的出血与血栓风险评估

心脏起搏器是一种心脏植入型电子装置（cardiovascular implantable electronic device，CIED）。近年来，CIED 植入已成为心脏性猝死预防、心律失常诊断和治疗的重要手段之一。接受 CIED 植入的患者可能引发中至高危的动脉血栓栓塞风险，特别是冠心病、心房颤动、经皮冠状动脉介入治疗（percutaneous coronary intervention，PCI）、机械瓣膜置换术后的患者。另外由于术中可能损伤静脉血管内皮，激活外源性凝血途径，术后制动与体位限制亦较易诱发静脉血栓。同时，CIED 植入术中也伴有出血风险，术后可能发生出血并发症，如皮下淤血、囊袋血肿、胸腔积血等。而一旦发生囊袋血肿，感染的风险也会大大增加，严重者甚至可能导致装置的整体移除。因此，做好 CIED 植入围手术期的抗凝治疗管理对于预防手术可能造成的血栓和出血风险至关重要。

患者因风心病累及二尖瓣，行机械瓣置换术后并伴阵发性房颤，属于血栓栓塞风险高危人群。以 HAS-BLED 评分评估患者抗凝的出血风险为 2 分，高出血风险；CIED 植入术围手术期的出血风险为中低危，综合评价患者围手术期的出血风险为中高危。如上所述，患者围手术期的血栓风险高于出血风险。

（二）起搏器植入围手术期的抗凝策略

根据美国胸科医师协会第 9 版抗栓治疗与血栓预防指南推荐，对于长期口服华法林的患者,术前应对其手术出血风险及停用华法林后的血栓栓塞风险进行综合评估,高出血风险患者需术前 5 日停用华法林,若同时存在高血栓栓塞风险,在中断华法林治疗后需要进行桥接抗凝,术后 12~24 小时恢复使用华法林。但随后的 BRUISE CONTROL 研究证实,围手术期持续华法林治疗组的囊袋血肿发生率显著低于肝素桥接治疗组。多个研究与相关 meta 分析也显示,肝素桥接替代治疗与持续应用华法林相比,明显增加出血并发症的风险,而血栓栓塞事件的发生率无明显差异。相关国际指南也推荐对于 CIED 植入围手术期,血栓风险高危患者无需停用华法林,仅需在手术当日维持 INR 不高于治疗上限即可。经查阅以上指南与研究,临床药师与主治医生进行沟通,确定患者围手术期抗凝无需停药进行肝素桥接,继续坚持华法林治疗,积极监测凝血功能,术前保证 INR≤3.0。

(三)华法林的药物剂量调整与用药监护

第 9 版抗栓治疗与血栓预防指南建议二尖瓣机械瓣置换患者长期服用华法林抗凝,推荐 INR 目标值为 3.0(范围为 2.5~3.5)。而《中国血栓性疾病防治指南》(2018 年版)基于华西医院牵头的"中国人心脏机械瓣膜置换术后低强度抗凝治疗临床研究"结果,建议我国二尖瓣机械瓣置换患者的 INR 目标值为 2.0(范围为 1.5~2.5),此时出血和血栓事件的发生率最低。综合以上指南与医生建议,确定该患者的 INR 目标值为 2.5(范围为 2.0~3.0)。

患者入院查 INR 4.11,超出目标值上限,临床药师分析其原因可能与患者日常依从性差、饮食变化大、监测不规律等因素相关,及时停用华法林并继续监测。后根据监测结果加用华法林并不断调整剂量,术前复查 INR 2.25,19 日手术当日暂停 1 次。手术过程顺利,但术后当日患者心房颤动复发,给予胺碘酮转复。20 日起华法林延续术前剂量。22 日复查 INR 3.38,立即停用华法林,2日后复查 INR 4.29,药师分析可能因胺碘酮抑制华法林经肝药酶代谢,导致华法林在体内蓄积,引起抗凝作用增强所致。考虑患者的 INR 波动较大,临床药师建议复查华法林相关基因多态性指导用药,结果示 *CYP2C9* *1/*1,VKORC1-1639AA,根据国际华法林药物基因组学联合会的剂量公式,计算推荐初始应用的周剂量为 18mg。26 日 INR 降至 2.5,考虑患者多次出现 INR 过高,联合应用胺碘酮可能增强华法林的药效,且存在 VKORC1-1639AA 纯合子突变,药师建议华法林的剂量减为 1.5mg p.o. q.d.,继续监测。28 日 INR 1.57,后缓慢升高,出院前 INR 1.82,建议患者出院后 3 日复查 INR,并坚持长期监测,根据结果调整药物。

(四)高危药物的个体化用药监护

除华法林外,患者在院期间还应用了地高辛和胺碘酮。两者均具有半衰期长、相互作用多、治疗窗窄、个体差异大、易发生不良反应等特点,均属于高危

药物。且两者存在药物相互作用，由于胺碘酮可能作用于肾脏 P 糖蛋白，抑制
地高辛外排，从而增加其体内浓度。因此，再次加用地高辛时，药师建议先减量
为 1/4 片，后根据患者病情逐渐加为 1/2 片，并严密观察是否有洋地黄中毒的症
状。患者应用胺碘酮后出现氨基转移酶升高，考虑与药物应用相关，及时加用
保肝药后好转，未造成严重后果。

参 考 文 献

[1] 《中国血栓性疾病防治指南》专家委员会. 中国血栓性疾病防治指南. 中华医学杂志，
2018，98（36）：2861-2888.

[2] 中华医学会心血管病学分会，中华心血管病杂志编辑委员会. 洋地黄类药物临床应用中
国专家共识. 中华心血管病杂志，2019，47（11）：857-864.

[3] 樊林，李徐奇. 接受抗凝治疗病人围手术期药物管理方法与策略. 中国实用外科杂志，
2017，37（2）：136-140.

[4] 中华医学会心血管病学分会，中国生物医学工程学会心律分会，胺碘酮抗心律市场治疗
应用指南工作组. 胺碘酮抗心律失常治疗应用指南（2008）. 中华心血管病杂志，2008，
36（9）：769-777.

[5] 胺碘酮规范应用专家建议专家写作组. 胺碘酮规范应用专家建议. 中华内科杂志，2019，
58（4）：258-264.

[6] DOUKETIS J D, SPYROPOULOS A C, SPENCER F A, et al. Perioperative management
of antithrombotic therapy: antithrombotic therapy and prevention of thrombosis, 9th ed:
American college of chest physicians evidence-based clinical practice guidelines. Chest,
2012, 141 (2 Suppl): e326S-e350S.

[7] BIRNIE D H, HEALEY J S, WELLS G A, et al. Pacemaker or defibrillator surgery without
interruption of anticoagulation. New England journal of medicine, 2013, 368 (22): 2084-2093.

[8] DU L, ZHANG Y, WANG W Z, et al. Perioperative anticoagulation management in patients
on chronic oral anticoagulant therapy undergoing cardiac devices implantation: a meta-anal-
ysis. Pacing and clinical electrophysiology, 2014, 37 (11): 1573-1586.

[9] ESSEBAG V, HEALEY J S, JOZA J, et al. Effect of direct oral anticoagulants, warfarin,
and antiplatelet agents on risk of device pocket hematoma: combined analysis of BRUISE
CONTROL 1 and 2. Circulation: arrhythmia and electrophysiology, 2019, 12 (10): e007545.

[10] DESIMONE C V, DESIMONE D C, CHA Y M. Contemporary management of antiplatelet
and anticoagulation for cardiac implantable device procedures. Circulation: arrhythmia and
electrophysiology, 2019, 12 (10): e007863.

[11] DOUKETIS J D, SPYROPOULOS A C, KAATZ S, et al. Perioperative bridging anticoagulation
in patients with atrial fibrillation. New England journal of medicine, 2015, 373 (9): 823-833.

[12] BLOMSTRÖM-LUNDQVIST C, TRAYKOV V, ERBA P A, et al. European Heart Rhythm Association(EHRA)international consensus document on how to prevent, diagnose, and treat cardiac implantable electronic device infections-endorsed by the Heart Rhythm Society (HRS), the Asia Pacific Heart Rhythm Society(APHRS), the Latin American Heart Rhythm Society(LAHRS), International Society for Cardiovascular Infectious Diseases(ISCVID) and the European Society of Clinical Microbiology and Infectious Diseases(ESCMID) in collaboration with the European Association for Cardio-Thoracic Surgery(EACTS). European heart journal, 2020, 41(21): 2012-2032.

[13] STICHERLING C, MARIN F, BIRNIE D, et al. Antithrombotic management in patients undergoing electrophysiological procedures: a European Heart Rhythm Association(EHRA) position document endorsed by the ESC Working Group Thrombosis, Heart Rhythm Society (HRS), and Asia Pacific Heart Rhythm Society(APHRS). Europace, 2015, 17(8): 1197-1214.

（张筱璇）

第二节　药学监护精华案例解析

案例 3　一例反复发作极晚期支架内血栓致心肌梗死患者的药学监护

一、案例背景知识简介

急性冠脉综合征（acute coronary syndrome, ACS）的发生与遗传、年龄、高血压、糖尿病、吸烟、肥胖、少动、压力过大等因素相关。经皮冠状动脉介入治疗（percutaneous coronary intervention, PCI）以其安全性、微创性、简易性的特点，成为目前冠状动脉血运重建的主要治疗手段。支架内血栓形成等 PCI 术后的短期或长期血栓相关并发症与血小板功能密切相关。药物因素是引起支架内血栓形成的一项重要危险因素，如高残余血小板反应性、过早停用双联抗血小板治疗（dual antiplatelet therapy, DAPT）等。本文通过对一例反复发作极晚期支架内血栓致心肌梗死患者的药物治疗过程进行分析，体现临床药师参与药物治疗的价值。

二、病例基本情况

患者，女性，73 岁。主因"间断胸闷、胸痛 7 年，加重 3 日"于 2016 年 12 月

19 日入院诊治。2009 年始出现活动后心前区闷痛，不伴恶心、呕吐、腹痛、腹泻等，休息 15 分钟可自行缓解，未在意。2010 年 1 月 8 日因疲劳后心前区疼痛进行性加重就诊于医院急诊，查心电图示Ⅱ、Ⅲ、aVF 导联 ST 段抬高 0.1～0.2mV，心肌酶升高，诊断为 ST 段抬高心肌梗死（ST segment elevation myocardial infarction，STEMI）。行急诊冠状动脉造影（coronary arteriography，CAG）示右冠状动脉（right coronary artery，RCA）开口近段病变狭窄约 75%，第一转折后闭塞，前向血流 TIMI 0 级；于 RCA 植入支架 2 枚。术后患者疼痛缓解，给予阿司匹林 100mg q.d.、氯吡格雷 75mg q.d. 双联抗血小板治疗，辛伐他汀 20mg q.n.，美托洛尔 25mg b.i.d.，贝那普利 5mg q.d.。氯吡格雷服用 2 年后停用。2014 年 10 月 16 日患者静息时再次发作心前区疼痛，呈紧缩感，向后背、双肩部、双上肢、后颈部放射，症状逐渐加重，就诊于医院急诊，行心电图检查示Ⅱ、Ⅲ、aVF 导联 ST 段抬高 0.1mV，可见 Q 波，V_4～V_6 ST 段抬高 0.05mV，aVL 导联 ST 段压低 0.05mV，T 波倒置。起病 3 小时和 5 小时心肌酶（－），给予硝酸甘油静脉泵入，急诊行 CAG 示单支病变（RCA），RCA 支架内血栓形成，植入支架 1 枚。术中持续替罗非班静脉泵入，因心率慢、血压低放置临时起搏器，术后患者疼痛缓解，于 2014 年 10 月 21 日出院。出院后规律服用阿司匹林、氯吡格雷、辛伐他汀、美托洛尔等药物，仍间断有快走、提重物时出现心前区闷痛不适，休息约 15 分钟可缓解。氯吡格雷服用 2 年后再次停用。2016 年 12 月 16 日起每日凌晨 3—4 时休息时出现心前区闷痛，呈紧缩感，向后背、双上肢放射，伴大汗，休息约半小时缓解。2016 年 12 月 19 日凌晨 1 时左右再发心前区闷痛，向后背、双上肢放射，伴大汗，持续不缓解，就诊于医院急诊，行心电图检查示Ⅱ、Ⅲ、aVF 导联 ST 段抬高 0.05mV，可见 Q 波；心肌酶示心肌肌钙蛋白 I（cardiac troponin I，cTnI）0.773μg/L（疼痛 1 小时）→0.795μg/L（疼痛 3 小时）→0.960μg/L（疼痛 6 小时）→1.037μg/L（疼痛 8 小时），给予硝酸异山梨酯注射液持续静脉泵入扩张冠状动脉、抗血小板等治疗后疼痛稍缓解。今为进一步诊治收入心血管内科。近期精神、食欲、睡眠可，大小便正常，体重无明显变化。

既往史：妊娠时发现高血压，最高 180/70mmHg，后血压正常。50 余岁时突发一次意识丧失，后自行苏醒，具体不详。1994 年行右侧乳腺癌根治术，术后化疗 6 个疗程，并行放疗 1 个疗程。曾有左拇指、左锁骨、左足跟外伤后骨折史。否认糖尿病等慢性病病史，否认肝炎、结核、伤寒、疟疾等传染病病史，否认重大手术、外伤及输血史，否认药物、食物过敏史。

入院查体：体温 36.4℃，脉搏 58 次/min，呼吸 16 次/min，血压 133/66mmHg。身高 155cm，体重 53kg。神志清醒，查体合作。双下肺呼吸音清。心率 58 次/min，律齐，各瓣膜听诊区未闻及病理性杂音。双下肢无水肿。

入院诊断：①冠状动脉粥样硬化性心脏病，陈旧性心肌梗死（下壁），支架植入术后（右冠状动脉），急性非 ST 段抬高心肌梗死，心功能 Ⅰ 级（Killip 分级）；
②右侧乳腺癌根治术后。

三、主要治疗经过及典型事件

入院后给予依诺肝素钠抗凝，继续口服双联抗血小板药、他汀类药物等冠心病二级预防的药物，完善相关术前检查。于 12 月 21 日在局麻下行冠状动脉造影术示右优势型；左前降支（left anterior descending branch，LAD）、左旋支（left circumflex，LCX）未见明显的斑块及狭窄；RCA 近段可见支架影，第一转折后支架内 100% 闭塞，于 RCA 植入支架 2 枚，过程顺利。

患者既往 2 次 PCI 术后均行规律的抗血小板治疗，规律服用阿司匹林、氯吡格雷，但此次再发非 ST 段抬高心肌梗死（non-ST segment elevation myocardial infarction，NSTEMI），可评估是否存在氯吡格雷或阿司匹林抵抗，完善血栓弹力图（thromboelastography，TEG）、血小板聚集试验。12 月 21 日 TEG 示花生四烯酸（AA）途径抑制率 37.2%、胶原诱导血小板聚集率 71%，均提示患者对药物（阿司匹林等）低反应；临床药师对患者展开详细的药学问诊，排除用药依从性问题，结合患者多次支架内血栓形成，考虑很可能存在"阿司匹林抵抗"，建议调整阿司匹林 200mg p.o. q.d.，继续氯吡格雷 75mg p.o. q.d. 双联抗血小板治疗，同时加用抑酸、护胃治疗。12 月 27 日复查 TEG 和血小板聚集试验，提示已达标，病情平稳，予以出院。调整药物治疗方案前后的 TEG 和血小板聚集试验指标变化情况见表 3-3。

表 3-3　支架内再狭窄患者的 TEG 和血小板聚集试验指标变化

指标	TEG[a]				血小板聚集试验[b]	
	AA 途径抑制率 /%	ADP 途径抑制率 /%	MA_{AA}/mm	MA_{ADP}/mm	胶原诱导血小板聚集率 /%	ADP 诱导血小板聚集率 /%
入院时（12 月 21 日）	37.2	55.3	43.2	34.5	71.0	52.0
调整后（12 月 27 日）	89.5	—	19.5	—	35.0	32.0

注：a. TEG：花生四烯酸（AA）途径抑制率 <50% 提示患者对阿司匹林等药物低反应；腺苷二磷酸（ADP）途径抑制率 <30% 提示患者对氯吡格雷等药物低反应；在 PCI 术后的最大振幅（MA）$_{ADP}$ 治疗窗为 31～47mm。

b. 血小板聚集试验：胶原诱导血小板聚集率的参考范围为 70%～94%；ADP 诱导血小板聚集率的参考范围为 71%～88%。

四、讨论

（一）支架内血栓形成的特点及危险因素

支架内血栓形成是一种不常见但可能危及生命的冠状动脉内支架植入术并发症。虽然它可以发生在支架植入后的任何时间，但无论何种支架，大部分事件均发生在支架植入后的第 1 个月内。支架内血栓形成可分为急性（支架植入 24 小时内）、亚急性（30 日内）、晚期（1 年内）或极晚期支架内血栓形成（very late stent thrombosis，VLST，即支架植入 1 年后才发生）。支架内血栓形成的危险因素可分为几大类，包括操作因素、患者因素、病变、支架特征和停止抗血小板治疗等。过早停止 DAPT 是支架内血栓形成的最重要的危险因素。

该患者 2010 年 1 月、2014 年 10 月和 2016 年 12 月反复 3 次发作心肌梗死，罪犯血管均为 RCA，且后 2 次均发生支架内血栓。术后规律冠心病二级预防，氯吡格雷服用 2 年后停用，由此发现后 2 次再发心肌梗死均出现在停用氯吡格雷后，单用阿司匹林抗血小板治疗期间，推测可能存在阿司匹林抵抗。

（二）阿司匹林抵抗的发生机制

在冠心病二级预防中，阿司匹林能降低患者发生心血管疾病（cardiovascular disease，CVD）事件的风险。然而与其他抗血小板药一样，阿司匹林也存在抵抗现象。"阿司匹林抵抗"这一术语已被用于描述尽管定期摄入了推荐剂量的阿司匹林，但仍然发生心血管事件的情况。最好将这种情况称为治疗失败或无反应，因为真正对阿司匹林的药理学抵抗是非常罕见的。

阿司匹林抵抗的发生机制为多因素的，包括遗传变异性、依从性问题、肠溶阿司匹林的使用、质子泵抑制剂的使用及其他可能的机制。依从性差是阿司匹林治疗无效的一个最常见、最易被忽视的原因。Kolandaivelu 等进行的病例系列研究发现，在接受阿司匹林治疗的患者中，某些经体外实验鉴定对花生四烯酸（arachidonic acid，AA）诱导的血小板聚集无反应，但监督其行阿司匹林治疗后，发现均对阿司匹林敏感，仅发现 1 例真正意义上的阿司匹林抵抗。阿司匹林与非甾体抗炎药合用时，可能由于存在竞争作用，导致阿司匹林抵抗。Würtz 的 2 项研究均提示质子泵抑制剂的使用干扰阿司匹林的功能，但这 2 项试验并非大规模随机试验，可信度有待评估。颜雪琴等报道环氧合酶（cyclooxygenase，COX）基因多态性、血小板糖蛋白（glycoprotein，GP）IIb/IIIa基因多态性、GP Ia/IIa 受体基因多态性、ADP 受体 *P2Y1* 基因的变化等均可能与阿司匹林抵抗有关。

临床药师对患者展开详细的药学问诊，评估用药依从性，排除该患者用药不依从的问题，也并未联合使用非甾体抗炎药、质子泵抑制剂（术后短期使用后及时停用），考虑存在阿司匹林抵抗的可能性较大。

（三）药物治疗方案分析

充分分析后考虑患者存在抗血小板药抵抗，尤其是阿司匹林抵抗的可能性较大，依据实验室检查结果决定后续治疗方案。12 月 21 日患者的 AA 途径抑制率 37.2%；胶原诱导血小板聚集率 71%，在正常范围内，血栓弹力图和血小板聚集试验 2 项检查同时提示 AA 途径的血小板抑制效果差。ADP 途径抑制率 55.3%，MA_{ADP} 34.5mm，在正常范围内；ADP 诱导血小板聚集率 52%，说明氯吡格雷不存在低反应情况。综上考虑患者反复发作心肌梗死与阿司匹林低反应、抗血小板治疗效果不佳有关，治疗选择可能包括使用非肠溶剂型、增加剂量或增加另一种抗血小板药等。使用非肠溶剂型主要是在急性情况下，而长期治疗最常用的方案是增加剂量。临床药师建议医生将阿司匹林肠溶片的剂量由 100mg q.d. 倍增至 200mg q.d.，使用 5～7 日后复测血栓弹力图及血小板聚集试验，评估抗血小板治疗效果改善情况。

至 27 日患者已连续服用阿司匹林 200mg q.d. 达 6 日，复查 AA 途径抑制率由 37.2% 上升至 89.5%，MA_{AA} 明显下降；胶原诱导血小板聚集率由 71% 下降至 35%。2 个试验结果同时说明阿司匹林的剂量倍增后，抗血小板治疗反应较好。患者无不适主诉，予以出院，嘱继续规律服用冠心病二级预防药物，并复诊。术后第 6 个月随访，患者未出现不适症状及出血事件。考虑到患者 2 次发生 VLST，有必要继续密切随访。从目前的结果来看，剂量倍增是存在阿司匹林抵抗时的一个有效的处理办法。

五、小结

PCI 术后使用双联抗血小板药治疗的患者是缺血和出血双重高风险的人群。临床药师不仅要在住院期间做好药学监护工作，也需加强患者教育，并指导患者在药物治疗过程中观察有无出血症状、定期复查相关检验项目，让患者切身参与到药物治疗中来，有助于提高用药依从性，保障患者院外药物治疗的安全有效。

在临床中发现药物相关性 PCI 术后支架内再狭窄病例时，在诊断为抗血小板药抵抗前，首先需考虑药物依从性问题，及时深入的药学问诊有助于判断。在本病例的治疗过程中，临床药师通过回顾文献、深入分析、药学问诊，排除了用药依从性差，结合 TEG 和血小板聚集试验的结果，指导后续治疗方案的制订。通过对本病例诊治过程的分析，引起医务工作者对罕见药物抵抗的重视。

参 考 文 献

[1] Section of Interventional Cardiology of Chinese Society of Cardiology of Chinese Medical Association，Specialty Committee on Prevention and Treatment of Thrombosis of Chinese

College of Cardiovascular Physicians, Editorial Board of Chinese Journal of Cardiology. China guideline for percutaneous coronary intervention 2016. Zhonghua Xin Xue Guan Bing Za Zhi, 2016, 44(5): 382-400.

[2] LÜSCHER T F, STEFFEL J, EBERLI F R, et al. Drug-eluting stent and coronary thrombosis: biological mechanisms and clinical implications. Circulation, 2007, 115(8): 1051-1058.

[3] JOHNS A, FISHER M, KNAPPERTZ V. Aspirin and clopidogrel resistance: an emerging clinical entity. European heart journal, 2006, 27(14): 1754-1755.

[4] KOLANDAIVELU K, BHATT D L. Overcoming 'resistance' to antiplatelet therapy: targeting the issue of nonadherence. Nature reviews cardiology, 2010, 7(8): 461-467.

[5] CUISSET T, FRERE C, QUILICI J, et al. Aspirin noncompliance is the major cause of "aspirin resistance" in patients undergoing coronary stenting. American heart journal, 2009, 157(5): 889-893.

[6] WÜRTZ M, GROVE E L, KRISTENSEN S D, et al. The antiplatelet effect of aspirin is reduced by proton pump inhibitors in patients with coronary artery disease. Heart, 2010, 96(5): 368-371.

[7] CHARLOT M, GROVE E L, HANSEN P R, et al. Proton pump inhibitor use and risk of adverse cardiovascular events in aspirin treated patients with first time myocardial infarction: nationwide propensity score matched study. BMJ, 2011, 342: d2690.

[8] YAN X Q, MAO X L, CHEN W D. The progress of aspirin resistance and gene polymorphism. Chinese journal of practical nervous diseases, 2010, 13(3): 90-93.

（任文静）

案例 4　一例家族性高胆固醇血症患者的药学监护

一、案例背景知识简介

家族性高胆固醇血症（familial hypercholesterolemia，FH）是一种常见的常染色体显性遗传性疾病，当胆固醇和脂肪堆积在心脏血管内时，将导致个体过早地患心血管疾病。其临床特点是高胆固醇血症、特征性黄色瘤、早发心血管疾病家族史等。本文拟通过对一例 FH 患者的药物治疗分析和药学监护，探讨血脂高度异常人群的降血脂治疗及监护。

二、病例基本情况

患者，女性，38 岁。主因"活动时胸痛 2 月余"，为进一步诊治于 2019 年 12 月 12 日入院。患者 2019 年 10 月初于饱餐后平地行走 500m 后或家务时会出现胸骨后不适，表现为紧缩感及疼痛，数字分级评分法（numerical rating scale，NRS）5～6分，无反射痛、恶心、呕吐、大汗、心悸、晕厥、活动耐力下降等，休息5分钟内可自行好转。遂于10月中旬于当地医院就诊，查心电图、心肌酶谱（−）；HbA1c 12.9%，LDL-C 9.26mmol/L，TC 12.15mmol/L；胸部X线、甲状腺功能无明显异常；超声心动图（2019年10月21日）示LVEF 72%，主动脉瓣轻度狭窄，冠状动脉CT血管成像（computed tomography angiography，CTA）示右优势型，右冠状动脉点状钙化，前降支近段狭窄约70%，右冠第一转折处狭窄＞70%，回旋支近段轻度狭窄。考虑"冠心病"，2019年11月7日起给予阿托伐他汀40mg q.n.、阿司匹林100mg q.d.、比索洛尔5mg q.d.、曲美他嗪20mg t.i.d.及单硝酸异山梨酯20mg b.i.d.治疗。患者规律治疗、加强运动，监测CK升高至616U/L，GGT轻度升高至84U/L；偶于情绪激动时出现胸前区疼痛，NRS 7～8分，持续30分钟可自行缓解，适度运动后疼痛减轻，无活动耐量下降。2019年11月25日再次胸痛时于急诊就诊，查心电图仅V_1导联T波倒置，V_6导联ST段抬高0.05mv，cTnI（−），监测CK、氨基转移酶逐渐降至正常，TC 6.24mmol/L，LDL-C 4.9mmol/L，脂蛋白（a）[lipoprotein（a），$LP_{(a)}$]421mg/L。现为行进一步评估冠状动脉病变情况入院。发病以来，患者的精神、食欲、睡眠可，大小便正常，体重无明显变化。

既往史： 2014年患妊娠糖尿病，经胰岛素治疗后血糖恢复正常；2型糖尿病病史3年，口服二甲双胍、格列美脲降血糖，自述近期监测空腹血糖控制于7～8mmol/L、餐后血糖为8～10mmol/L；高脂血症病史5年，LDL-C最高为9.26mmol/L，TC 12.15mmol/L，近期口服阿托伐他汀40mg q.n.降血脂；2011年行剖宫产术，否认外伤及输血史。母亲患高脂血症（初发年龄不详），否认家族中有类似疾病史。

入院查体： 体温36.4℃，脉搏66次/min，呼吸18次/min，血压125/70mmHg。身高172cm，体重84kg。神志清醒，查体合作。双下肺呼吸音清，未闻及干、湿啰音。心率66次/min，律齐，各瓣膜听诊区未闻及病理性杂音。双下肢无水肿。其余查体未见明显异常。

入院诊断： ①冠状动脉粥样硬化性心脏病，不稳定型心绞痛，心功能Ⅰ级（NYHA分级）；②2型糖尿病；③家族性高胆固醇血症？

三、主要治疗经过及典型事件

患者入院后调整冠心病二级预防治疗，加用双联抗血小板药、ACEI；继续口服二甲双胍、格列美脲控制血糖；完善相关检验检查后于12月14日行冠状动脉造影，三支病变（累及LAD、LCX和RCA），于RCA植入1枚支架。患者的血脂异常增高，结合年龄、冠心病诊断明确及家族史，可以诊断家族性高胆固醇血症。如果能补充基因检测结果，更有助于明确区分家族性高胆固醇血症的类型。在降血脂治疗方面，阿托伐他汀钙 40mg q.n. 的降血脂效果不理想，加用依折麦布 10mg q.d. 强化降血脂，但患者服药后出现胸部不适。临床药师协助判断可疑药品，考虑很可能是依折麦布的不良反应，建议停药。随后加用依洛尤单抗注射液 140mg 皮下注射 1 次，LDL-C 从 4.9mmol/L 降至 2.97mmol/L，脂蛋白（a）从 421mg/L 降至 356mg/L，患者无明显不适主诉，出院。

四、讨论

（一）家族性高胆固醇血症的发病机制及诊断

FH 是常染色体显性遗传性疾病，已知有 4 种基因功能性突变可致该病，即前蛋白转化酶枯草杆菌蛋白酶 9（PCSK9）、LDL 受体（LDLR）、LDL 受体衔接蛋白 1（LDLRAP1）、载脂蛋白 B（ApoB），以 LDLR 突变最为多见。家族性高胆固醇血症患者的发病呈家族聚集性，主要分为杂合子、纯合子 2 种类型。纯合子型 FH（HoFH）患者全身动脉粥样硬化发生早，进展快，可在儿童及青年期发生心绞痛或心肌梗死，并于 20～30 岁之前死亡；未经治疗的杂合子型 FH（HeFH）患者患动脉粥样硬化性心血管疾病（ASCVD）的风险亦显著高于正常人。

基因检测为 FH 辅助诊断的重要手段，但临床实践中获取难度大、成本高。由于诊断不足，导致 FH 的患病率被低估。国际公认的诊断标准有荷兰脂质临床网络（Dutch Lipid Clinic Network，DLCN）诊断标准、Simon Broome 标准和美国心脏协会 FH 临床诊断标准 3 种。现有诊断多基于以下因素：LDL-C 水平，早发型 ASCVD 个人史，一级亲属早发型 ASCVD 或高胆固醇水平家族史，体格检查表现（肌腱增厚、皮肤黄色瘤、角膜弓）和基因检测结果等。该患者的 LDL-C 水平异常增高，发病年龄 <40 岁，母亲患有高脂血症（初发年龄不详），体格检查未见异常，基因检测暂无。根据 DLCN 标准，患者的评分为 11 分，>8 分即确定为 FH，该患者可明确诊断。

无论治疗前的 LDL-C 水平如何，FH 患者的预后都比没有 FH 者差。严格控制杂合子或纯合子型 FH 患者的 LDL-C 水平，不仅能延缓血管造影所示的冠状动脉疾病的进展，还能降低心血管疾病事件（心肌梗死）发生率、冠心病死亡率及全因死亡率。关于 FH 患者的 LDL-C 治疗目标，尤其是 HoFH 患者，目前存在一定的争议。

（二）家族性高胆固醇血症的药物治疗

控制 LDL-C 水平的主要措施包括改善生活方式、药物治疗和其他治疗，如血浆分离置换、肝移植和外科手术等。

国内外各大指南均推荐使用他汀类药物作为有临床 ASCVD 高脂血症的一线治疗方案。中、高强度他汀类药物总体降低 LDL-C 的幅度分别约为 30% 和 50%。临床实践中，降血脂治疗要达到"更低、更好"的 LDL-C 目标，2019

年欧洲心脏病学会降血脂指南推荐 ASCVD 极高危患者的 LDL-C 目标值为
< 1.4mmol/L。该患者近期规律服用阿托伐他汀钙片 40mg q.n.，LDL-C 最高为
9.26mmol/L，TC 12.15mmol/L，降血脂治疗不理想。对于 HoFH，阿托伐他汀的
最大日剂量可达 80mg，但既往研究表明使用中等强度他汀类药物治疗时，中国
患者的肝脏不良反应发生率明显高于欧洲患者，氨基转移酶升高率（> 参考值上
限 3 倍）超过欧洲患者 10 倍，而肌病风险也高于欧洲人群 10 倍。结合他汀类疗
效 6% 效应，遵循指南建议，在应用中等强度他汀类药物的基础上，根据个体调
血脂疗效和耐受情况，与其他调血脂药（如依折麦布）联合应用。

他汀类药物联合胆固醇吸收抑制剂依折麦布是联合治疗的首选推荐。该患
者在使用阿托伐他汀钙 40mg q.n. 的基础上，联合依折麦布后出现胸痛。依折麦
布总体耐受性良好，大部分不良反应轻微且呈一过性。该患者联合依折麦布后
出现胸痛，进行不良反应关联性评价：胸痛出现在使用依折麦布后，存在时间相
关性；依折麦布致胸痛在说明书中有记载，为不常见的不良反应；患者 PCI 术
后血管畅通，考虑心绞痛的可能性不大，排除基础疾病所致；停用依折麦布后
胸痛症状消失。综上，判定为很可能是依折麦布所致的药品不良反应，建议停
用该药。

其他治疗包括胆汁酸树脂螯合剂、贝特类药物、烟酸、ω-3 多不饱和脂肪
酸、米泊美生和洛美他派等，临床使用相对较少。他汀类联合依折麦布治疗仍
不达标者可加用 PCSK9 抑制剂，组成不同作用机制的三联合用。该患者停用
依折麦布后，在阿托伐他汀钙片 40mg q.n. 的基础上加用 PCSK9 抑制剂依洛尤
单抗。

目前处于研发中的 inclisiran 是一种小分子干扰 RNA，通过与 RNA 诱导的
沉默复合体结合，特异性地抑制肝脏中的 PCSK9 合成的新型药物，药动学良
好，只需每 3~6 个月给药 1 次。AT04A 疫苗能够针对 PCSK9 诱导持久的特异
性免疫反应，目前正在进行 I 期临床试验。

（三）PCSK9 抑制剂的疗效和安全性

PCSK9 抑制剂作为一种降血脂新药，如依洛尤单抗、阿利西尤单抗，是完
全人源化的单克隆抗体，可通过抑制 PCSK9 介导 LDL-C 受体降解而增加肝
脏的 LDL-C 受体数量，从而降低血液循环中的 LDL-C 水平。首次皮下注射
PCSK9 单克隆抗体后，PCSK9 酶在 4~8 小时内开始失活，间隔 2~4 周重复
注射 1 次。有文献表明，HoFH 和 HeFH 患者单次注射依洛尤单抗 140mg，1 周
后 LDL-C 的降低幅度分别在 20% 和 58% 左右。该患者加用依洛尤单抗注射
液 140mg 皮下注射 1 次，LDL-C 从 4.9mmol/L 降至 2.97mmol/L，脂蛋白（a）从
421mg/L 降至 356mg/L。考虑初步治疗有效，LDL-C 大幅降低，但仍未达标，继
续该降血脂治疗方案，并密切随访。建议患者必要时进行基因检测，并考虑进

一步针对性治疗，从而改善预后。

PCSK9 抑制剂的耐受性良好，最常报告的不良反应之一是局部注射部位反应，通常轻微（如红斑、疼痛或瘀斑），在使用依洛尤单抗和阿利西尤单抗的患者中的发生率分别为 6% 和 7%～10%。PCSK9 抑制剂似乎不会引起肌肉毒性和氨基转移酶升高。肝或肾功能受损患者不必调整剂量，但目前没有重度肝或肾功能受损患者的用药数据。他汀类药物会增加循环中的 PCSK9 水平。他汀类药物通过促进固醇调节元件结合蛋白 2 的释放，刺激 PCSK9 的产生。这些数据表明，与使用小剂量他汀类药物的患者相比，PCSK9 抑制剂在使用高强度他汀类药物的患者中更有效。该患者用药仅 1 次，尚未观察到不良反应。

全球许多地区已批准使用 PCSK9 单克隆抗体，其可非常有效地降低 LDL-C，并能降低心肌梗死和脑卒中风险，但缺点是需频繁皮下注射（每月 1 次或 2 次）和费用高。多家制药公司正在研究拮抗 PCSK9 的口服药物，与注射治疗相比，口服药物的优点可能成本更低且患者更愿意接受，尚处于临床前研发阶段。

五、小结

家族性高胆固醇血症人群由于异常增高的血脂水平导致预后不良。临床实践中，需加强家族性高胆固醇血症人群的规范化管理，严格控制 LDL-C 水平，从而更好地预防 ASCVD。他汀类药物使用中注意耐受性，无法增加剂量时，联合用药的获益更大。PCSK9 抑制剂上市时间较短，但良好的临床疗效和较高的安全性注定其发展前景良好，频繁皮下注射和价格昂贵是限制其扩大使用的主要原因。

参 考 文 献

[1] 中华医学会心血管病学分会动脉粥样硬化及冠心病学组，中华心血管病杂志编辑委员会. 家族性高胆固醇血症筛查与诊治中国专家共识. 中华心血管病杂志，2018，46（2）：99-103.

[2] 胡丽华，程晓曙. 美国国家脂质协会专家组更新对成人使用 PCSK9 抑制剂的推荐. 中国循环杂志，2017，32（z2）：33-41.

[3] 王婷，宋沧桑，李兴德，等. PCSK9 抑制剂在治疗家族性高胆固醇血症中的研究进展. 中国药物评价，2020，37（6）：437-441.

[4] 庄晓峰，高莹，吴亚杰，等. 单次注射依洛尤单抗对降脂未达标高胆固醇血症合并冠心病病人降脂效果的影响. 中西医结合心脑血管病杂志，2020，18（21）：3539-3543.

[5] WATTS G F，GIDDING S，WIERZBICKI A S，et al. Integrated guidance on the care of familial hypercholesterolaemia from the International FH Foundation. International journal of cardiology，2014，8（3）：148-172.

[6] NEIL A，COOPER J，BETTERIDGE J，et al. Reductions in all-cause，cancer，and coronary mortality in statin-treated patients with heterozygous familial hypercholesterolaemia：a prospective registry study. European heart journal，2008，29（21）：2625-2633.

[7] RAAL F，PANZ V，IMMELMAN A，et al. Elevated PCSK9 levels in untreated patients with heterozygous or homozygous familial hypercholesterolemia and the response to high-dose statin therapy. Journal of the American Heart Association，2013，2（2）：e000028.

[8] ZHANG Y，EIGENBROT C，ZHOU L，et al. Identification of a small peptide that inhibits PCSK9 protein binding to the low density lipoprotein receptor. Journal of biological chemistry，2014，289（2）：942-955.

[9] SCHROEDER C I，SWEDBERG J E，WITHKA J M，et al. Design and synthesis of truncated EGF-A peptides that restore LDL-R recycling in the presence of PCSK9 in vitro. Chemistry & biology，2014，21（2）：284-294.

（任文静）

案例 5　一例心房颤动患者抗凝治疗的药学监护

一、案例背景知识简介

心房颤动（atrial fibrillation，AF）简称房颤，是最常见的心律失常之一，患病率在 2%～4%，且随着年龄增长而升高。AF 患者可出现与心输出量下降及心房、心耳血栓形成相关的不良后果。此外，AF 患者的死亡风险可能增加。抗凝治疗可有效降低 AF 患者发生全身性栓塞的风险。使用华法林、达比加群、利伐沙班、阿哌沙班或艾多沙班等行抗凝治疗可使该风险降低 70% 左右，应考虑用于大多数 AF 患者。然而，抗凝治疗也会增加大出血风险。本案例拟对一例心房颤动患者的抗凝治疗过程进行回顾性分析，重点讨论射频消融围手术期抗凝方案的选择与监护、出血的处理与剂量调整、术后长期抗凝与否等相关问题。

二、病例基本情况

患者，女性，67 岁，身高 158cm，体重 60kg。主因"活动后心慌 16 年，加重 3 个月"于 2020 年 5 月 18 日入院。2004 年患者活动后出现心慌、气短，伴眼前发黑。2011 年患者行盆腔肌瘤切除术，住院期间诉心慌，心电图提示心房颤动，未经治疗。2012 年 4 月外院动态心电图提示"间歇性一度房室传导阻滞，偶发房性期前收缩，部分 ST-T 段改变"。3 个月前患者无明显诱因出现心慌发作频率增加，每日均有发作，伴气短、出汗、乏力，症状持续 10 分钟后自行缓解。5 月 18 日就诊于医院心血管内科门诊，建议行房颤射频消融术，考虑既往咯血史，暂不行抗血小板治疗，予以胺碘酮 0.2g t.i.d.×1 周→0.2g b.i.d.×1 周→0.2g q.d. 治疗，为进一步诊治收入心血管内科。自起病以来，患者缓慢步行可走 1 000m，可上 2 层楼，夜间可平卧，精神、饮食、睡眠可，体重无明显改变，大小便正常。

既往史：2011 年行盆腔肌瘤切除术。2015 年行乳腺癌切除术，术后行化疗 6 个疗程、放疗 25 个疗程，规律口服来曲唑 2.5mg q.d. 治疗 5 年。2019 年因痰中带血住院治疗，住院期间发作大咯血，考虑"支气管扩张症，放疗肺损伤不除外"。否认高血压、冠心病、糖尿病等慢性病史。幼年患结核，自诉已愈。否认药物、食物过敏史。

入院查体：体温 36.7℃，脉搏 98 次 /min，呼吸 19 次 /min，血压 137/82mmHg。身高 158cm，体重 46kg。神志清醒，查体合作。双肺呼吸音粗，未闻及散在干、湿啰音。心率 110 次 /min，律不齐，各瓣膜听诊区未闻及病理性杂音。腹部无阳性体征，肠鸣音正常。双下肢无水肿。

入院诊断：①阵发性房颤，左房增大，心功能Ⅱ级（NYHA 分级）；②陈旧性肺结核；③支气管扩张；④左乳癌术后，6 个疗程化疗术后，25 个疗程放疗术后；⑤盆腔肌瘤切除术后。

三、主要治疗经过及典型事件

患者入院后经食管超声未见血栓，于 5 月 24 日在局麻下行肺静脉电隔离术，并予以抗凝、控制心室率、质子泵抑制剂（proton pump inhibitor, PPI）预防食管损伤等综合治疗。射频消融术前使用依诺肝素抗凝 3 日，术中静脉应用普通肝素抗凝，术后低分子量肝素抗凝并桥接华法林口服。5 月 27 日 INR 1.73，尿沉渣提示 RBC 99.9/μl，有核红细胞（N.RBC）80% 正常形态。临床药师考虑未见明显的肉眼血尿，且 INR 不高，不必立即停药或减量，应寻找原因并加强监测。华法林继续使用，积极查找尿红细胞原因并对症治疗。6 月 1 日复查 INR 4.11，未见出血，停用 1 日华法林，并调整剂量，随后 INR 平稳，患者出院并继续长期使用华法林抗凝治疗。华法林用药过程中，多种药物和食物会影响华法林的抗凝强度，出院前临床药师对患者进行充分宣教。

四、讨论

（一）射频消融围手术期的抗凝治疗方案

患者 AF 病史多年，近 3 个月症状明显、发作频繁，希望通过射频导管消融术（radiofrequency catheter ablation，RCA）实现节律控制，达到缓解症状、预防心动过速型心肌病的目的。拟行 RCA 的患者围手术期需持续抗凝。

对于大多数 RCA 患者，无论 CHA_2DS_2-VASc 评分多少、有无窦性心律，均需术前给予有效抗凝至少 3 周。大部分患者应术前行经食管超声心动图检查

（trans-esophageal echocardiography，TEE），尤其是未给予3周有效抗凝者。左心房内血栓形成是RCA的手术禁忌证。该患者未进行长期抗凝治疗；且考虑到症状持续影响患者的生活质量，也会导致心脏功能进一步下降，不适宜选择有效抗凝3周后再手术的策略。因此，采用TEE方案。结合患者的肿瘤病史，进行术前准备的同时，予以依诺肝素抗凝。

对于长期使用华法林的患者，目前的研究更倾向于不间断使用的策略。与停用华法林而采用肝素桥接相比，连续使用华法林抗凝的栓塞率更低，出血率相当或更低。对于选择连续华法林抗凝策略的患者，推荐维持INR在2～3。长期使用新型口服抗凝血药（novel oral anticoagulant，NOAC）的患者，在有经验的中心不中断治疗也是没有安全性问题的。

实施RCA时，脑卒中、短暂性脑缺血发作（transient ischemic attack，TIA）及其他栓塞的发生风险增加。所有患者术中均应使用肝素。手术开始时以负荷剂量100U/kg开始使用，通过连续输注肝素使活化凝血时间（activated clotting time，ACT）维持在300秒以上。首次测量ACT是在给予负荷剂量后10～15分钟。手术结束时停用肝素，待ACT<180～200秒时拔除导管鞘。手术结束后拔除血管导管鞘前可给予鱼精蛋白。

手术成功后最初24小时内的抗凝方案很大程度上取决于术前的抗凝策略。患者术前采用依诺肝素抗凝，长期抗凝方案拟使用华法林。因此，遵循一般原则，拔出导管鞘后6小时且无相关出血的情况下，予以术后第1针依诺肝素，并适时开始口服华法林3mg q.d.。两者重叠使用，待INR达到目标范围后停用依诺肝素。

（二）抗凝治疗中出血的处理及华法林的剂量调整

患者术后第4日（5月27日）INR 1.73，尿沉渣提示RBC 99.9/μl，N.RBC 80%正常形态。临床药师考虑未见明显的肉眼血尿，且INR不高，不必立即停药或减量，应寻找原因并加强监测。

患者术后第9日（6月1日）复查INR 4.11，此时无出血并发症。但需考虑患者既往咯血史和尿RBC升高，出血风险较大。依据《华法林抗凝治疗的中国专家共识》和《华法林抗凝治疗临床药师指导手册》，临床药师建议华法林停服1次，当INR恢复到目标值以内后调整华法林的剂量并重新开始治疗。同时积极寻找可能使INR升高的因素，通过回顾医嘱、药学问诊等查找患者近期用药及饮食，未见明显异常。医生采纳建议，患者停服1日，并下调华法林的剂量至1.5mg q.d.。术后第13日（6月5日）INR 2.22，相对平稳，办理出院并嘱患者出院后每2～3日复查INR，门诊调整华法林的剂量，维持INR在2～3。

（三）射频消融术后的长期抗凝

通常AF患者RCA后需继续抗凝治疗至少2个月，以确保手术所增加的栓塞风险降回基线,并且保证有充分的时间证明 AF 未复发。经过 2 个月的抗凝后,对于那些没有复发性 AF 证据且栓塞风险非常低的患者,例如 CHA_2DS_2-VASc 评分为 0 分,可以停止抗凝。

关于 CHA_2DS_2-VASc 评分≥1 分的患者 RCA 后是否还有必要进行长期的抗凝治疗,要从 RCA 的功效说起:RCA 可使大多数患者的症状明显改善,1 年中有 70%～75% 的患者无症状;但亦有文献报道,通过连续的侵入性监测,大约 50% 的患者在 1 年中发生了持续 30 秒或更长时间的 1 次或多次发作。目前尚未明确无症状复发是否会导致接受 RCA 的患者持续存在血栓栓塞风险。多个指南指出口服抗凝血药的方案取决于患者的脑卒中风险状况,而不是消融的成功或失败。同未接受 RCA 治疗的患者一样,推荐 CHA_2DS_2-VASc 评分≥2 分的患者长期口服抗凝血药,CHA_2DS_2-VASc 评分为 1 分的患者并无定论。该患者的 CHA_2DS_2-VASc 评分为 2 分(年龄、性别),进行长期口服抗凝治疗可能从中获益。对患者进行 HAS-BLED 评分识别出血风险因子,评分为 1 分,出血风险低,没有可纠正的出血危险因素。综上,在明确获益和风险后,该患者接受长期口服抗凝治疗的建议,规律服用华法林。

五、小结

本例心房颤动患者入院后给予射频导管消融术、抗凝、控制心室率、PPI 预防食管损伤等综合治疗。抗凝治疗对预防心房颤动患者的卒中风险至关重要,其中临床药师对射频消融围手术期抗凝方案的选择与监护、华法林出血的处理与剂量调整、术后长期抗凝与否等问题进行全程药学监护。此外,新型口服抗凝血药的使用日益增多,华法林由于需要频繁的监测,与药物、食物的相互作用多等缺陷,在临床上使用越来越少。但华法林仍然是目前风湿性二尖瓣疾病和 / 或人工心脏瓣膜心房颤动患者的唯一安全的治疗方法,关于华法林抗凝的相关问题仍有必要引起临床药师的重视。

参 考 文 献

[1] 中华医学会心血管病学分会,中国老年学学会心脑血管病专业委员会. 华法林抗凝治疗的中国专家共识. 中华内科杂志,2013,1(52):76-82.

[2] 葛卫红. 华法林抗凝治疗临床药师指导手册. 北京:人民卫生出版社,2009.

[3] HINDRICKS G,POTPARA T,DAGRES N,et al. 2020 ESC Guidelines for the diagnosis and management of atrial fibrillation developed in collaboration with the European Association for Cardio-Thoracic Surgery(EACTS):the task force for the diagnosis and management of atrial fibrillation of the European Society of Cardiology(ESC)Developed with the special contribution of the European Heart Rhythm Association(EHRA)of the ESC. European heart

journal，2021，42（40）：4194.

[4] BIASE L D，BURKHARDT J D，MOHANTY P，et al. Periprocedural stroke and bleeding complications in patients undergoing catheter ablation of atrial fibrillation with different anticoagulation management：results from the role of coumadin in preventing thromboembolism in atrial fibrillation（AF）patients undergoing catheter ablation（COMPARE）randomized trial. Circulation，2014，129（25）：2638-2644.

[5] DI BIASE L，GAITA F，TOSO E，et al. Does periprocedural anticoagulation management of atrial fibrillation affect the prevalence of silent thromboembolic lesion detected by diffusion cerebral magnetic resonance imaging in patients undergoing radiofrequency atrial fibrillation ablation with open irrigated catheters？ Results from a prospective multicenter study. Heart rhythm，2014，11（5）：791-798.

[6] KIM J S，JONGNARANGSIN K，LATCHAMSETTY R，et al. The optimal range of international normalized ratio for radiofrequency catheter ablation of atrial fibrillation during therapeutic anticoagulation with warfarin. Circulation：arrhythmia and electrophysiology，2013，6（2）：302-309.

[7] DENIZ K，GUNNAR HILMAR G，JIM H，et al. Oral anticoagulation therapy after radiofrequency ablation of atrial fibrillation and the risk of thromboembolism and serious bleeding：long-term follow-up in nationwide cohort of Denmark. European heart journal，2015，36（5）：307-315.

（任文静）

案例6 一例肾移植术后合并急性心肌梗死患者的药学监护

一、案例背景知识简介

心肌梗死是在冠状动脉病变的基础上，发生冠状动脉血供急剧减少或中断，使相应的心肌严重而持久地急性缺血导致心肌坏死。急性心肌梗死的发生可导致心律失常、心力衰竭，甚至心源性休克，严重威胁患者生命。在急性心肌梗死的治疗中，及时进行冠状动脉介入治疗和相关药物治疗是十分必要的，直接影响患者的生存和预后。当患者合并其他疾病或治疗措施时，例如肾移植术后，存在移植肾功能未恢复的特殊病理与生理状态，且同时口服抗免疫排斥药，可能与心肌梗死治疗药物间存在相互作用等多个方面的问题。本案例中临床药师根据病情特点，参与个体化给药方案的设计与调整，并进行药物选择、药物相互作用、不良反应预防等方面的全程药学监护，提供合理化用药建议，从而保障患者用药的安全有效。

二、病例基本情况

患者，男性，61 岁。主因"间断胸痛 2 日"于 2016 年 5 月 4 日由急诊收入院。患者于 2016 年 5 月 2 日凌晨 3:00 休息时出现左侧胸痛，口服硝酸甘油和硝苯地平片后 10 分钟稍缓解；凌晨 5:00 疼痛再发，心电图提示心肌缺血。5 月 3 日凌晨 3:00 再发胸部剧痛，心电图提示心肌缺血，血压 134/67mmHg，心率 79 次 /min。当地医院给予阿司匹林肠溶片 100mg、硫酸氢氯吡格雷片 75mg 口服，硝酸甘油片舌下含服及吗啡静脉推注，约 30 分钟后疼痛缓解。5 月 4 日凌晨出现呼吸困难，查动脉血气分析提示呼吸衰竭，给予机械通气。查心肌损伤标志物：肌酸激酶 738.2U/L、肌酸激酶同工酶 52.70μg/L、肌钙蛋白 T 1.510μg/L；心电图提示窦性心律，$V_1 \sim V_4$ 导联 QS 型，$V_5 \sim V_6$、I、AVL 导联 T 波倒置。患者于 2016 年 5 月 4 日由急诊收入心内科监护室，入科时精神状态差，体力下降，食欲差，睡眠差，体重无明显变化，大小便正常。

既往史： 高血压病史 30 年，血压最高达 230/110mmHg，口服多种抗高血压药后血压控制在 140～170/90mmHg；糖尿病病史 12 年，血糖控制尚可；高脂血症病史 1 年；2010 年 12 月发现肾功能不全，2015 年 9 月开始规律透析，2016 年 4 月 22 日行肾移植，术后口服抗排斥药麦考酚钠肠溶片 720mg q.12h. 和他克莫司胶囊 3mg b.i.d.，应用药物后血糖偏高，术后氨基转移酶升高。否认肝炎、结核、疟疾等传染病病史，否认药物、食物过敏史。

入院查体： 体温 36.5℃，脉搏 70 次 /min，呼吸 14 次 /min，血压 114/70mmHg。身高 170cm，体重 70kg，BMI 24.2kg/m^2。贫血貌，表情痛苦，被动体位。双肺呼吸音清，未闻及干、湿啰音及胸膜摩擦音。心率 70 次 /min，律齐，各瓣膜听诊区未闻及杂音。其余查体未见明显异常。

辅助检查： 血生化示 A 32.6g/L，GPT 49.8U/L，GOT 253.8U/L，Cr 292.0μmol/L，BUN 18.4mmol/L，NT-proBNP＞35 000ng/L。血常规示 Hb 69g/L，RBC 2.55×10^{12}/L。

入院诊断： ①冠状动脉粥样硬化性心脏病，急性非 ST 段抬高心肌梗死，气管插管术后；②高血压（3 级，很高危）；③ 2 型糖尿病；④高脂血症；⑤慢性肾功能不全（CKD 5 期），肾移植术后，肾性贫血。

三、主要治疗经过及典型事件

患者为肾移植 10 日后突发"急性非 ST 段抬高心肌梗死"入院，入院后立即给予阿司匹林肠溶片 100mg q.d.、硫酸氢氯吡格雷片 75mg q.d. 口服双联抗血小板治疗，继续给予免疫抑制剂他克莫司、麦考酚钠抗排斥治疗，输注辐照去白细胞红细胞 4U 纠正贫血，给予重组人促红素注射液 5 000IU b.i.w.（每周 2 次）、复方硫酸亚铁片 200mg t.i.d. 改善肾性贫血，给予静滴注射用美罗培南 1g q.12h.

抗感染及营养支持等，并于 5 月 5 日和 6 日连续 2 日行持续床旁血液滤过治疗。经对症支持治疗后，患者病情逐渐好转，肾功能逐步恢复，血肌酐明显降低，床旁超声提示移植肾内动脉血流通畅，移植肾未见明显异常；感染情况也得以较好控制，5 月 9 日顺利拔除气管插管。后在患者和家属的强烈要求下，5 月 13 日行冠状动脉造影检查，为预防碘对比剂相关肾损伤，临床药师建议术前、术后均给予充分水化处理。造影结果提示前降支、回旋支、右冠状动脉三支病变，其中前降支近中段弥漫性狭窄 90%，植入支架 1 枚。术后患者的生命体征平稳，无胸痛、胸闷发作，血肌酐下降至 64.1μmol/L。根据患者病情，药师建议加用瑞舒伐他汀钙片 5mg p.o. q.n. 调血脂治疗、盐酸贝那普利片 10mg p.o. b.i.d. 与酒石酸美托洛尔片 12.5mg p.o. t.i.d. 改善心肌重构。根据血栓弹力图提示 AA 途径抑制率 10.4%、ADP 途径抑制率 0，药师建议改用替格瑞洛片 90mg b.i.d. 与阿司匹林肠溶片 100mg q.d. 联合抗血小板治疗。经评估后患者于 5 月 16 日顺利出院。

四、讨论

（一）造影检查时应注意预防碘对比剂诱发的急性肾损伤

患者入院后完善相关检查，GRACE 评分 >140 分且伴有肌钙蛋白 T 动态改变，属于高危患者。根据指南建议，推荐此类患者早期（<24 小时）行冠状动脉造影检查，根据病变情况决定是否行介入治疗。但患者入院时已超过 24 小时，且存在呼吸衰竭予以机械通气，因此暂时给予药物保守治疗，待患者病情稳定后择期行造影检查和介入治疗。由于患者处于肾移植术后肾脏功能恢复期，在行造影检查时更应关注碘对比剂诱发的急性肾损伤（contrast induced acute kidney injury，CIAKI）的预防。

CIAKI 目前已成为仅次于肾灌注不足和肾毒性药物的引起医源性肾衰竭的第三大常见病因。在排除其他原因的前提下，应用碘对比剂后 72 小时内血清肌酐水平升高 5mg/L（44.2μmol/L），或比基础值升高 25% 即可诊断为 CIAKI。CIAKI 在普通人群中的发病率仅为 0.6%～6%，但在老年人、糖尿病肾病、慢性肾脏病、慢性心功能不全、急性心肌梗死等高危人群中发病率可高达 20% 以上，联合多个高危因素的人群中发病率高达 40%～90%。

CIAKI 的预防包括基础肾功能评估、对比剂选择与用量控制及水化。首先，术前应充分评估患者的风险 / 收益比。估算肾小球滤过率（estimated glomerular filtration rate，eGFR）降低是 CIAKI 发生的最重要的预测因素，推荐用 eGFR 评估患者的基础肾功能；此外，高龄、心功能减低、糖尿病病史、合并低血压等也与 CIAKI 的风险增加有关。本例患者为肾移植术后，肾功能尚未完全恢复，且合并急性心肌梗死和心功能不全，综合评估 CIAKI 的风险较高，应积极开展预防措施。其次，鉴于碘对比剂的渗透压及化学毒性在 CIAKI 发病机制中的重要作用,选择不同的对比剂发生急性肾损伤的风险也不相同。尽量选择低渗或等渗对比剂,如碘海醇、碘普罗胺、碘克沙醇等,并尽量减少其术中用量,可降低肾毒性的发生风险。患者术前监测肌酐较入院时明显下降,完善肾血管超声未见明显异常,术中仅应用碘克沙醇150ml,尽量减低CIAKI的发生风险。最后,水化是唯一被临床研究证实的有效的防治方法。水化可以通过增加肾血流量、减少肾血管收缩、减少碘对比剂在肾脏停留的时间及减少管型尿形成而有效降低CIAKI的发生风险。使用等渗晶体液(如生理盐水)比低渗液更加有效,因此建议首选等渗生理盐水水化疗法。根据药师建议,本例患者在行造影检查前后均给予1 000ml 生理盐水+30ml 10%氯化钾注射液充分水化,监测患者围手术期的肌酐水平没有发生显著升高,有效预防CIAKI的发生。

(二)避免抗免疫排斥药与心肌梗死治疗药物相互作用

患者肾移植术后联合应用他克莫司和麦考酚钠进行抗排斥治疗。其中他克莫司是一种钙调磷酸酶抑制剂,主要通过抑制细胞内的钙调磷酸酶活性,阻断IL-2转录,抑制T细胞活化,从而发挥免疫抑制作用。其免疫抑制作用是环孢素的1~100倍,且肝脏毒性更小,是器官移植患者的基础免疫抑制剂。他克莫司主要通过细胞色素P450 3A酶系统代谢,可与许多经此酶代谢的药物发生相互作用,从而导致血药浓度升高或降低、药效增强或减弱,甚至诱发严重不良反应,因此联用时要权衡利弊,并行血药浓度监测。药师考虑患者治疗急性心肌梗死的药物选择中应避免选用可能与他克莫司发生相互作用的药物。首先,钙通道阻滞剂作为他克莫司的竞争性底物,与他克莫司在药动学和药效学上有相互作用。地尔硫䓬、硝苯地平、氨氯地平、非洛地平等与他克莫司合用后,能升高他克莫司的血药浓度,导致肾毒性、神经系统毒性等。其次,患者治疗过程中需要用到他汀类调血脂药,以降低血脂水平、稳定斑块、改善内皮功能。在他汀类药物的选择中,建议选用瑞舒伐他汀或普伐他汀等非经CYP3A4代谢的药物,尽量避免使用阿托伐他汀、辛伐他汀等可能与其发生相互作用的药物。除此之外,他克莫司应用可能引起高钾血症,或使原有的高钾血症加重,因此治疗中也尽量避免高钾摄入及保钾利尿药如阿米洛利、氨苯蝶啶、螺内酯等的使用。

(三)其他药学监护要点

其他药学监护要点有:①患者住院期间的血栓弹力图提示AA途径抑制率10.4%、ADP途径抑制率0,发生阿司匹林抵抗和氯吡格雷抵抗的可能性高,再次发生冠状动脉血栓的风险大。药师建议将硫酸氢氯吡格雷片75mg q.d.改为替格瑞洛片90mg b.i.d.,阿司匹林肠溶片改为阿司匹林片。出院后1年对患者进行随访,治疗效果良好且未发生心血管事件及出血不良反应。②根据指南推荐,在肾移植患者术后1个月内,他克莫司的谷浓度应维持在6~15μg/L。患者入院期间进行了血药浓度监测,尚未达到指南推荐剂量,药师建议出院后专科调整给药方案并继续监测,并推荐同时监测麦考酚酸的血药浓度。③患者出院前肾功能恢复较好,肌酐下降至 64.1μmol/L,药师建议根据患者情况及时加用 ACEI/ARB 类药物,后医生给予盐酸贝那普利片 10mg q.d. 以改善心肌重构、预防心力衰竭的发生。④患者住院期间白细胞计数进行性下降,可能与免疫抑制剂的使用有关,建议患者定期复查血常规。⑤长期的高血压、糖尿病可加速肾衰竭、冠状动脉狭窄进展,建议患者出院后要注意调整生活方式,控制血压、血糖至达标。

五、小结

对于肝、肾功能不全等特殊病理与生理状态下的患者,特别是患者合并用药较多时,更容易发生药物相互作用及代谢、排泄异常情况,从而影响患者用药的疗效和安全性。本例患者肾移植术后 10 日合并急性心肌梗死,存在移植肾功能未恢复的特殊病理与生理状态,且同时口服抗免疫排斥药可能与心肌梗死治疗药物存在相互作用。因此,本文就肾移植患者行造影检查与介入治疗时预防 CIAKI、抗免疫排斥药与心肌梗死治疗药物之间可能存在的药物相互作用及临床个体化治疗方案的制订与监护等方面进行简要的探讨。临床药师通过全面了解患者病情,结合指南及相关药学专业知识,从药物选择、相互作用、不良反应及疗效观察等方面对患者进行全程药学监护,保障临床用药安全有效。

参 考 文 献

[1] 中华医学会心血管病学分会介入心脏病学组,中国医师协会心血管内科医师分会血栓防治专业委员会,中华心血管病杂志编辑委员会. 中国经皮冠状动脉介入治疗指南(2016). 中华心血管病杂志,2016,44(5):382-400.

[2] 陈韵岱,陈纪言,傅国胜,等. 碘对比剂血管造影应用相关不良反应中国专家共识. 中国介入心脏病学杂志,2014,22(6):341-348.

[3] 王建军,崔雪林. 钙离子拮抗剂与他克莫司的药物相互作用. 兵团医学,2015,45(3):50-52.

[4] 王志宏,刘蕾. 他克莫司的药物相互作用研究进展. 临床合理用药杂志,2011,4(3):117-121.

[5] 中华医学会器官移植学会肾移植学组. 他克莫司在临床肾移植中的应用指南. 中华器官移植杂志,2010,31(9):565-566.

[6] COLLET J P, THIELE H, BARBATO E, et al. 2020 ESC Guidelines for the management of acute coronary syndromes in patients presenting without persistent ST-segment elevation. European heart journal,2021,42(14):1289-1367.

[7] LUDWIG U, KELLER F. Prophylaxis of contrast-induced nephrotoxicity. BioMed research international, 2014, 2014(15): 308316-308323.

[8] FÄHLING M, SEELIGER E, PATZAK A, et al. Understanding and preventing contrast-induced acute kidney injury. Nature reviews nephrology, 2017, 13(3): 169-180.

[9] VLACHOPANOS G, SCHIZAS D, HASEMAKI N, et al. Pathophysiology of contrast-induced acute kidney injury(CIAKI). Current pharmaceutical design, 2019, 25(44): 4642-4647.

[10] DEEK H, NEWTON P, SHEERIN N, et al. Contrast media induced nephropathy: a literature review of the available evidence and recommendations for practice. Australian critical care, 2014, 27(4): 166-171.

[11] PISTOLESI V, REGOLISTI G, MORABITO S, et al. Contrast medium induced acute kidney injury: a narrative review. Journal of nephrology, 2018, 31(6): 797-812.

（张筱璇）

案例 7　一例冠状动脉痉挛致急性心肌梗死患者的药学监护

一、案例背景知识简介

1959 年，Prinzmetal 等首先报道了一组与传统劳力性心绞痛不同的病例，患者常于静息状态下发作，并伴有心电图 ST 段抬高，命名为变异型心绞痛。此类患者不伴有心肌氧耗量的增加，而是由于冠状动脉紧张度增加引起心肌供血不足所致，从而提出冠状动脉痉挛（coronary artery spasm，CAS）的概念。CAS 是指冠状动脉血管突然发生强烈的收缩，导致血管腔完全闭塞或者次全闭塞，从而引起一系列的临床表现，包括心绞痛、心肌梗死、心律失常等，甚至猝死。本文拟通过对一例 CAS 致急性心肌梗死患者的病例分析，探讨其临床表现特点、相关危险因素与药物治疗管理等，为此类患者的治疗和综合管理提供思路。

二、病例基本情况

患者，男性，57 岁。主因"发作性心前区疼痛 20 日"于 2017 年 3 月 8 日由急诊收入院。患者于 2017 年 2 月 16 日开始无明显诱因出现心前区疼痛，无晕厥及黑矇，无前胸、后背撕裂样疼痛，无意识丧失，持续约 1 分钟自行缓解。遂就诊于外院，行心电图、血常规、生化检查后未见明显异常。随后上述症状反复发作，于外院住院治疗，考虑"冠状动脉粥样硬化性心脏病"，经药物治疗后上述症状好转出院。3 月 7 日患者再次无明显诱因出现心前区疼痛，伴有出汗，无晕厥及黑矇，无前胸、后背撕裂样疼痛，无意识丧失，自服速效救心丸 4 粒，持续约 2 分钟缓解。为求系统诊治来医院就诊，到急诊科后患者心前区疼痛再次发作，伴有出汗，无晕厥及黑矇，无前胸、后背撕裂样疼痛，给予速效救心丸 4 粒，持续约 2 分钟缓解。急查心电图提示 Ⅱ、Ⅲ、AVF 导联 ST 段抬高 0.35～0.55mV，Ⅰ、aVR、aVL 导联 ST 段压低 0.1～0.4mV，二度房室传导阻滞。症状缓解后，复查心电图提示窦性心律，Ⅰ、Ⅱ、aVL、aVF、V₄～V₆ 导联 ST-T 改变。患者急诊行冠状动脉造影检查后于 2017 年 3 月 8 日以"急性冠脉综合征"收入心内科监护室，入科时精神状态一般，体力一般，食欲正常，睡眠正常，体重无明显变化，大小便正常。

既往史：高血压病史 9 年，血压最高达 160/110mmHg，平素间断服用"珍菊降压片"降血压治疗，血压控制不详。否认肝炎、结核、疟疾等传染病病史，否认糖尿病、脑血管疾病病史，否认药物、食物过敏史。

入院查体：体温 36.0℃，脉搏 75 次/min，呼吸 19 次/min，血压 100/55mmHg。身高 168cm，体重 79kg，BMI 28.0kg/m²。心前区无隆起，心尖搏动正常。心率 75 次/min，律齐，各瓣膜听诊区未闻及杂音，心包摩擦音未闻及。其余查体未见明显异常。

辅助检查：心电图示 Ⅱ、Ⅲ、AVF 导联 ST 段抬高 0.35～0.55mV，Ⅰ、aVR、aVL 导联 ST 段压低 0.1～0.4mV，二度房室传导阻滞。复查心电图提示窦性心律，Ⅰ、Ⅱ、aVL、aVF、V₄～V₆ 导联 ST-T 改变。血生化示 GPT 87.9U/L，GOT 47.5U/L，GLU 10.55mmol/L。心肌损伤标志物、凝血功能未见明显异常。

入院诊断：①冠状动脉粥样硬化性心脏病，急性冠脉综合征；②心律失常，二度房室传导阻滞；③高血压（3 级，很高危）。

三、主要治疗经过及典型事件

患者主因"发作性心前区疼痛 20 日"入院，急诊行冠状动脉造影检查提示右冠状动脉近段及中段狭窄 60%，予以注入硝酸甘油 200μg 后造影未见明显狭窄，考虑右冠状动脉痉挛，进一步行光学相干断层扫描（optical coherence tomography，OCT）检查未见右冠状动脉及左冠状动脉前降支明显狭窄。术后给予阿司匹林肠溶片 100g q.d. 和硫酸氢氯吡格雷片 75mg q.d. 口服双联抗血小板聚集、贝尼地平片 4mg q.d. 和尼可地尔片 5mg t.i.d. 扩张冠状动脉、瑞舒伐他汀片 10mg q.n. 调血脂等治疗。后持续监测心肌损伤标志物，3 月 8 日晚血生化示肌酸激酶同工酶 7.27μg/L，肌钙蛋白 T 0.133μg/L。患者心肌酶升高明确，结合病史、检验及检查结果，诊断为冠状动脉粥样硬化性心脏病，冠状动脉痉挛，急性下壁心肌梗死（Killip Ⅰ级）。3 月 10 日患者的血压 146/67mmHg，药师建议调整盐酸贝尼地平片 4mg 为 8mg。3 月 12 日复查血常规、血生化基本正常，患者病情平稳，出院带药阿司匹林肠溶片、硫酸氢氯吡格雷片、瑞舒伐他汀钙片、盐酸贝尼地平片和尼可地尔片。

四、讨论

（一）CAS 的临床表现

CAS 的临床表现十分广泛，从短暂的无症状发作到心源性猝死，主要由 CAS 诱发的短暂缺血周期所驱动。根据发生痉挛的部位、时长、严重程度及有无侧支循环等差异而表现为不同的临床类型，包括 CAS 引起的典型变异型心绞痛、非典型 CAS 性心绞痛、急性心肌梗死、各类心律失常、心力衰竭和无症状性心肌缺血等，统称为冠状动脉痉挛综合征（coronary artery spasm syndrome，CASS）。典型 CAS 性心绞痛即变异型心绞痛，CAS 导致冠状动脉完全或近乎完全闭塞，发作具有显著的时间规律性，多在午夜至清晨时段发作，表现为心前区或胸骨后压榨样或紧缩样疼痛，伴有呼吸困难及濒死感，持续数分钟甚至更长时间，含服硝酸甘油可缓解。非典型 CAS 性心绞痛为 CAS 导致冠状动脉不完全闭塞而产生的非透壁性心肌缺血，临床表现为在静息状态下，尤其是空气不流通的环境下容易发作的轻度胸闷，多数持续时间相对较长且容易被呼吸新鲜空气、轻度体力活动等兴奋交感神经的动作缓解。CAS 诱发的急性心肌梗死是由冠状动脉完全闭塞性痉挛持续不能缓解而导致的，多数在夜间或静息状态下发作，临床表现类似于 ST 段抬高心肌梗死。在症状缓解后或在冠状动脉内注射硝酸甘油后，造影显示无显著狭窄，若痉挛持续时间长可继发血栓形成，但抽吸血栓后多无显著的残余狭窄。

本例患者于多次静息状态下无明显诱因发作心绞痛，自服速效救心丸可快速缓解。患者入院检查明确心电图 ST 段改变，心肌酶升高，罪犯血管注入硝酸甘油后，造影未见明显狭窄，明确诊断为 CAS 诱发的急性心肌梗死。

（二）CAS 的发病机制与危险因素

目前，CAS 的发病机制尚未完全阐明，认为可能相关的机制包括①血管内皮细胞结构紊乱与功能障碍：内皮功能障碍、一氧化氮（nitric oxide，NO）释放减少、生物利用度降低及血管平滑肌细胞高反应性可能是冠状动脉痉挛发生的重要因素；②血管平滑肌细胞对收缩血管物质的敏感性增高：在收缩性刺激因子作用下出现过度收缩；③自主神经系统功能紊乱：自主神经系统与 CAS 的关系比较复杂，交感神经及副交感神经兴奋均可以诱发冠状动脉痉挛；④低水平炎症状态和氧化应激：研究发现在 CAS 性心绞痛患者中，炎症和氧化应激的生物标志物明显高于非 CAS 性心绞痛患者；⑤遗传易感性：东亚的 CASS 发病率远高于欧美，提示可能与遗传基因相关，现有研究的基因突变大多与一氧化氮合酶的编码基因有关。

吸烟是 CAS 的最重要的危险因素，是唯一被证实的可以导致冠状动脉痉挛的危险因素。吸烟通过多种机制引起 CAS，主要认为烟草中所含的物质进入人体后会引起内皮细胞功能障碍、交感活性增加及慢性炎症反应等影响血管功能。脂质代谢紊乱、过量饮酒、使用含可卡因的毒品是诱发 CAS 的重要危险因素。年龄增长、过度换气、精神压力等与较高的 CAS 风险相关。冠状动脉粥样硬化和心肌桥等是 CAS 的易感因素,但冠状动脉粥样硬化相关的其他危险因素如高血压、糖尿病,则在多数临床研究中未发现与 CAS 存在相关性。结合以上危险因素,临床药师分析本病例的特点,患者为中老年男性,明确吸烟史 25 年,每日 40～60 支,间断饮酒史 30 年,高血压病史 9 年,无高脂血症和冠状动脉粥样硬化病史,大量吸烟可能是导致其发生 CAS 的重要原因。

(三)CAS 的药物治疗管理

CASS 急性发作期首选硝酸酯类药物,尤其是短效硝酸酯类药物如硝酸甘油,可以迅速有效地扩张血管而缓解血管痉挛。部分顽固性 CASS 患者使用硝酸甘油无效,或可能因反复或连续使用而产生耐药性,可以改用短效钙通道阻滞剂或两者联合应用。适当应用镇静药与镇痛药可以缓解紧张情绪、降低心肌氧耗量以缓解心绞痛,但需慎用吗啡等阿片类药物,以防诱发或加重痉挛。持续性痉挛多发展为急性心肌梗死或猝死,应尽早启动抗血小板治疗,阿司匹林300mg 和氯吡格雷 300～600mg 的负荷剂量,后续阿司匹林 100mg/d 和氯吡格雷 75mg/d 的常规剂量维持。

稳定期药物治疗的目的是防止复发,减少 CAS 性心绞痛或无症状性心肌缺血的发作,避免或降低 CAS 诱发的急性心脏事件。钙通道阻滞剂是疗效最肯定且应用最广泛的防治 CAS 的药物。其中,贝尼地平具有对 L 型、T 型和 N 型钙通道的三通道阻滞作用,起效平缓,不激活交感神经,对心率无明显影响,水肿的发生率相对较低。meta 分析表明,贝尼地平能改善 CASS 的临床预后并降低死亡率,在降低主要心血管事件的风险方面,贝尼地平优于其他钙通道阻滞剂。硝酸酯类药物预防 CASS 复发和改善预后的疗效不及钙通道阻滞剂。ATP 敏感性钾通道开放剂尼可地尔在增加冠状动脉血流量的同时不影响血压、心率及心脏传导系统,无耐药性,可长期应用。指南认为他汀类药物可以显著降低 CASS 的发作频率并改善血管内皮功能,应坚持长期应用。此外,CASS 患者均应接受长期抗血小板治疗,以防发生急性冠状动脉事件。

在本病例中,临床药师向患者强调以戒烟、调血脂、抗血小板和预防痉挛发作为主的长期综合防治方案。大量吸烟可能是该患者诱发痉挛的主要原因,因此务必制订可执行计划彻底戒烟,并在日常生活中注意控制好血压、纠正脂代谢紊乱、避免过度劳累和压力过大、改善生活方式等,以去除可能再次诱发 CAS 的因素。患者本次已明确发生心肌梗死,故需应用双联抗血小板药至少 1 年,之后长期服用阿司匹林,应用他汀类药物保持 LDL-C≤1.8mmol/L。患者应用贝尼地平联合尼可地尔扩张血管、预防痉挛、改善预后,药师向患者说明用药目的并告知坚持服药的必要性，嘱其注意血压控制在 130/80mmHg 以内，注意可能发生的水肿和头痛等常见不良反应，定期复查心脏情况并监测肝、肾功能。

五、小结

近年来，CAS 在心血管病中越来越常见，引起临床广泛的关注。本文从一例 CAS 致急性心肌梗死患者的病例出发，深入讨论 CAS 的临床表现、发病机制、危险因素与药物治疗管理等，并结合患者情况进行深入分析，阐明此类患者的临床监护要点，以期为该类患者的临床合理用药提供参考。

参 考 文 献

[1] 向定成，曾定尹，霍勇. 冠状动脉痉挛综合征诊断与治疗中国专家共识. 中国介入心脏病学杂志，2015，23（4）：181-186.

[2] 刘诚，杨英杰，李阳阳，等. 冠状动脉痉挛相关研究进展. 心肺血管病杂志，2019，38（8）：882-885.

[3] 张光明，崔炜. 重新认识冠状动脉痉挛. 临床荟萃，2018，33（10）：907-913.

[4] 赵春轶. 冠状动脉痉挛综合征研究进展. 现代医药卫生，2020，36（13）：2014-2017.

[5] BELTRAME J F，CREA F，KASKI J C，et al. International standardization of diagnostic criteria for vasospastic angina. European heart journal，2017，38（33）：2565-2568.

[6] MATTA A，BOUISSET F，LHERMUSIER T，et al. Coronary artery spasm: new insights. Journal of interventional cardiology，2020，2020：5894586.

[7] NISHIGAKI K，INOUE Y，YAMANOUCHI Y，et al. Prognostic effects of calcium channel blockers in patients with vasospastic angina-a meta-analysis. Circulation journal，2010，74（9）：1943-1950.

（张筱璇）

案例 8　一例多因素致获得性长 QT 间期综合征的药学监护

一、案例背景知识简介

长 QT 间期综合征（long QT syndrome，LQTS）也称 QT 间期延长综合征，是一种心室复极时程延长、不均一性增大的疾病。LQTS 在心电图上通常表现为 QT 间期延长、T 波和 / 或 U 波异常，易导致恶性室性心律失常，特别是尖端扭转型室性心动过速（torsade de pointes，TdP）、晕厥和猝死。相关指南推荐 QTc 异常延长的标准为 QTc 参考值男性为 470 毫秒，女性为 480 毫秒；不论女性还是男性，QTc＞500 毫秒都属于明显的异常。

LQTS 分为先天性和获得性，其中以获得性 LQTS 更为常见。获得性 LQTS 多因一些后天因素诱发 QT 间期延长，促发或恶化 TdP。住院患者由于基础疾病及合并用药等多重诱发因素共同作用，发生获得性 QT 间期延长伴 TdP 并不少见，是导致院内心源性猝死的重要原因之一。本文拟通过对一例多因素致获得性 LQTS 的老年患者的病例分析，探讨其相关危险因素、治疗措施与预防方法等，为临床安全合理用药提供参考。

二、病例基本情况

患者，女性，92 岁。主因"间断发热 20 日，胸闷、憋气 1 日"于 2018 年 5 月 24 日由急诊收入院。患者于 2018 年 5 月 4 日着凉后出现发热，体温最高 37.9℃，伴左侧耳痛及尿频，无咳嗽、咳痰、胸痛、腹痛、腹泻、尿痛等不适，间断服用布洛芬、阿莫西林，体温降至正常，尿频等症状缓解不明显。5 月 7 日就诊于医院急诊，查胸部 CT 提示双肺慢性炎症改变，给予左氧氟沙星口服治疗。于 5 月 13 日再次发热，夜间为主，就诊于某医院门诊，行胸部 X 线检查提示肺炎，给予左氧氟沙星输液治疗后体温维持在 37.2～37.4℃。患者于 5 月 23 日因体温上升至 37.8℃就诊于医院急诊，给予抗感染等对症支持治疗，夜间 21 时无明显诱因出现胸闷、憋气、头晕等不适，后呕吐 2 次，呕吐物为胃内容物，量约 200ml。急查相关检验指标：肌钙蛋白 T 0.589μg/L、肌酸激酶 430.3U/L、肌红蛋白 174.7μg/L、肌酸激酶同工酶 47.05μg/L、脑利钠肽前体 3 767.0ng/L；心电图检查提示窦性心律，V_4～V_6 导联 ST 段轻度压低。于 2018 年 5 月 24 日由急诊收入心内科监护室，入科时精神状态欠佳，体力欠佳，食欲差，睡眠不佳，体重无明显变化，大便正常，留置导尿。

既往史：高血压病史 10 余年，血压最高 185/100mmHg，规律药物治疗，血压控制在 130/65mmHg。否认肝炎、结核、疟疾等传染病病史，否认高脂血症、糖尿病、脑血管疾病、精神疾病病史，否认手术史，否认重大外伤史，否认输血史，对乙酰氨基酚过敏，否认食物过敏史。

入院查体：体温 36.1℃，脉搏 100 次/min，呼吸 18 次/min，血压 142/80mmHg。身高 156cm，体重 50kg，BMI 20.5kg/m²。营养欠佳，表情自然，卧床，神志清醒，查体合作。双肺呼吸音清，未闻及干、湿啰音。心率 100 次/min，律齐，各瓣膜听诊区未闻及杂音。其余查体未见明显异常。

辅助检查：心电图示窦性心律，V_2～V_4 T 波倒置。胸部 CT 检查示①双肺慢性炎症改变；②右肺上叶后段单个结节，建议随访复查；③动脉粥样硬化改变。血常规示血红蛋白 90g/L，血细胞比容 0.239L/L，平均红细胞体积 80.7fl，白细胞 9.86×10⁹/L，中性粒细胞百分率 83.5%，淋巴细胞百分率 9.9%，C 反应蛋白 40.21mg/L。血生化示肌钙蛋白 T 0.589μg/L，肌酸激酶 430.3U/L，肌酸激酶同工酶 47.05μg/L，肌红蛋白 74.7μg/L，脑利钠肽前体 3 767.0ng/L、钠 127.7mmol/L，氯化物 88.4mmol/L，血清清蛋白 30.3g/L，谷草转氨酶 52.2U/L。

入院诊断：①冠状动脉动脉粥样硬化性心脏病，急性非 ST 段抬高心肌梗死，心功能Ⅱ级（Killip 分级）；②高血压（3 级，很高危）；③肺部感染；④尿路感染；⑤轻度贫血；⑥低蛋白血症；⑦低钠血症；⑧低氯血症。

三、主要治疗经过及典型事件

患者入院后明确诊断为"急性非 ST 段抬高心肌梗死"，给予双联抗血小板、抗凝、扩张冠状动脉、调血脂治疗。5 月 24 日复查心电图，提示窦性心动过速，心率 111 次 /min，QT/QTc 294 毫秒 /399 毫秒，V₂、V₃ 导联 r 波递增不良。患者心功能不全，5 月 27 日起给予口服托拉塞米片 10mg q.d. 和螺内酯片 20mg q.d. 利尿、酒石酸美托洛尔片 25mg b.i.d. 和盐酸伊伐布雷定片 5mg b.i.d. 调节心率治疗；同日患者心房颤动发作，临时静脉注射胺碘酮注射液 75mg 后自行转复；在此期间患者呕吐 2 次，临时静脉给予盐酸昂丹司琼注射液 4mg 镇吐。患者入院后肺部感染诊断明确，5 月 24 日起静脉给予注射用头孢哌酮钠舒巴坦钠 1.5g q.12h. 和左氧氟沙星氯化钠注射液 0.5g q.d. 联合抗感染治疗；后因感染指标持续多日仍未降至正常，5 月 28 日将左氧氟沙星氯化钠注射液 0.5g q.d. 改为盐酸莫西沙星氯化钠注射液 0.4g q.d.。

5 月 29 日下午心电图提示窦性心动过缓，心室率 58 次 /min，QT/QTc 538 毫秒 /528 毫秒。傍晚时患者突发短阵室性心动过速，发作时间约 10 秒。血生化示血钾 3.22mmol/L。临床药师考虑患者为获得性 QT 间期延长所致的 TdP，建议立即停用可能影响 QT 间期的药物（盐酸莫西沙星氯化钠注射液、盐酸伊伐布雷定片）及心率调节药物酒石酸美托洛尔片，给予静脉注射硫酸镁注射液、静脉泵入氯化钾注射液进行补镁、补钾治疗，静脉滴注氨茶碱注射液提高心率治疗。次日复查血钾 3.95mmol/L；心电图示心室率 85 次 /min，QT/QTc 392 毫秒 /466 毫秒，窦性心律不齐，ST-T 改变，左心室高电压。患者经过治疗后好转，住院期间未再发生其他不良事件。

四、讨论

（一）该患者发生获得性 LQTS 的诱发因素

获得性 LQTS 是指由药物，心脏疾病如心力衰竭、心肌缺血、心动过缓等或者代谢异常等因素引起的以可逆性 QT 间期延长伴 TdP 发作的临床综合征，其中药物性 LQTS 最为常见。TdP 的发生率与患者本身的诱发因素相关，且随着诱发因素的个数增加，TdP 发生风险也随之增加。研究显示约 90% 的 TdP 患者至少存在 1 个诱发因素，71% 患者至少存在 2 个以上诱发因素。常见的诱发因素包括高龄、女性、电解质紊乱、有基础疾病史、血药浓度和药物相互作用等。

该患者入院时 QT/QTc 294 毫秒 /399 毫秒，在药物治疗过程中出现 QTc 间期显著延长（QT/QTc 538 毫秒 /528 毫秒）伴突发短阵室性心动过速，持续时间 10 秒左右。分析患者情况，可识别的诱发因素包括：①应用可能导致 QT 间期延长的药物，患者先后应用伊伐布雷定、胺碘酮、昂丹司琼、左氧氟沙星和莫西沙星等药物，发生 TdP 时的在用药物为伊伐布雷定和莫西沙星，均可能导致 QT 间期延长；②患者为高龄女性，发生 TdP 的风险更高；③患者的基础疾病为心肌梗死合并心力衰竭，可能加重 QT 间期延长，促发 TdP；④患者发生 TdP 前心电图示窦性心动过缓，导致心室周期延长，进而促发 TdP；⑤患者本身电解质紊乱，发病时伴有低钾血症，低血钾抑制钾通道离子外流，延长 QT 间期，增加复极离散，易于诱发 TdP。参考一项关于住院患者 QT 间期延长风险评分的研究，该患者合并多个危险因素，风险评分为 15 分（总分为 21 分），促发 TdP 的可能性显著增加，为高风险。

（二）QT 间期延长所致 TdP 的治疗

对于可疑的药源性 QT 间期延长伴 TdP 发作的患者，首要的措施是立即停用一切可疑药物。认真分析医嘱中所有使用的药物，根据药品说明书及文献信息判断可能造成 QT 间期延长的药物，立即停用并选择替代药物；如暂时无法判定，应尽量停用全部非必需药物。TdP 发作时无论血镁水平如何，静脉注射硫酸镁均是终止 TdP 的一线药物。以硫酸镁 1～2g 加入 5% 葡萄糖注射液稀释至 10ml，缓慢静脉注射；如发作未缓解，必要时可再重复 1 次，后给予硫酸镁持续静脉滴注直至 TdP 终止；过程中一般不需监测血镁水平。低钾血症可增加 TdP 的发生率，因此积极补钾也是治疗措施之一，指南建议将血钾水平保持至 4.5～5.0mmol/L。对于合并完全或高度房室传导阻滞、明显窦性心动过缓的患者可短时使用提高心率的药物如阿托品、异丙肾上腺素等，甚至可考虑起搏器植入。

临床药师分析，本例患者 TdP 发作时合并心动过缓和低钾血症，正在应用的可疑药物包括莫西沙星和伊伐布雷定。文献报道莫西沙星在常用的喹诺酮类抗菌药物中致 LQTS 的危险性最大；而伊伐布雷定导致的心率减慢可加重 QT 间期延长，继而引发 TdP。予以停用可疑药物，给予补钾、补镁、提升心率等治疗措施后，患者未再发作 TdP，QT 间期逐渐至恢复正常范围内。

（三）药物所致获得性 LQTS 的预防

为预防药物所致的获得性 LQTS，用药前应仔细询问患者既往疾病史、用药史等，明确患者是否发生过药源性 LQTS，如发生过应避免再次应用相关药物。临床医生和药师应掌握临床常用的可能引发 QT 间期延长的药物，必要时可通过查阅"CredibleMeds"数据库（www.crediblemeds.org）获得相关药物信息。

LQTS 所致 TdP 的常见高危因素主要包括老年人、女性、基础心脏病、肝或肾功能不全、电解质紊乱、使用多种延长 QT 间期的治疗药物等，患者伴发的危险因素种类越多，发生 TdP 的风险越高。应积极对患者进行风险评分，对于可识别的高危患者应注意监测钾、镁等电解质情况，及时给予心电图监护，在病情发作的早期对具有预警价值的心电图表现进行识别，及时实施预防性措施并对症处理，防止延误病情。本例患者合并多重危险因素，为发生 LQTS 的高危患者，由于心电监护及时发现并识别患者的心电图改变，并及时采取相应的措施，最终救治成功，未发生严重不良事件。

五、小结

患者院内发生获得性 QT 间期延长伴 TdP 是导致院内心源性猝死的重要原因之一，应引起临床的充分重视。治疗过程中，应及时识别可能导致 LQTS 的药物，并对接受潜在危险药物治疗的患者加强药学监护，积极进行风险评估，做好心电图和电解质水平的监测，及时发现 TdP 征象，并采取治疗措施。对于已明确的不良事件应在病例中详细记录可疑药物，并充分告知患者，避免再次应用，以保障用药安全。

参 考 文 献

[1] 中华医学会心血管病学分会心律失常学组，中华心血管病杂志编辑委员会，中国心脏起搏和心电生理杂志编辑委员会. 获得性长 QT 间期综合征的防治建议. 中华心血管病杂志，2010，38（11）：961-969.

[2] 郑梅霞. 获得性 QT 间期延长伴尖端扭转室性心动过速的原因及临床治疗. 中国药物与临床，2018，18（11）：1936-1937.

[3] 顾贝欣，沈杰. 莫西沙星致心脏毒性研究进展. 上海医药，2020，41（19）：50-53，56.

[4] 中国医师协会心力衰竭专业委员会，国家心血管病专家委员会心力衰竭专业委员会，中华心力衰竭和心肌病杂志编辑委员. 伊伐布雷定临床应用中国专家共识. 中华心力衰竭和心肌病杂志，2020，4（2）：84-91.

[5] DREW B J，ACKERMAN M J，FUNK M，et al. Prevention of torsade de pointes in hospital settings: a scientific statement from the American Heart Association and the American College of Cardiology Foundation. Journal of the American college of cardiology，2010，55（9）：934-947.

[6] BRIASOULIS A，AGARWAL V，PIERCE W J. QT prolongation and torsade de pointes induced by fluoroquinolones: infrequent side effects from commonly used medications. Cardiology，2011，120（2）：103-110.

[7] TISDALE J E，JAYNES H A，KINGERY J R，et al. Development and validation of a risk

score to predict QT interval prolongation in hospitalized patients. Circulation：cardiovascular quality and outcomes，2013，6（4）：479-487.

（张筱璇）

案例 9　一例难治性高血压合并蛋白尿和高尿酸血症患者的药学监护

一、案例背景知识简介

《中国高血压防治指南》（2018 年修订版）对难治性高血压的定义为"在改善生活方式的基础上应用了可耐受的足够剂量且合理的 3 种降压药物（包括一种噻嗪类利尿剂）至少治疗 4 周，诊室和诊室外（包括家庭血压自测或动态血压监测）血压值仍在目标水平之上，或至少需要 4 种药物才能达标"。继发性高血压是难治性高血压的常见病因；高血压和肾脏疾病密切相关，且互为病因和加重因素。我国非透析慢性肾脏病（chronic kidney disease，CKD）患者的高血压患病率为 67.3%～71.2%，而透析患者的高血压患病率高达 91.7%。因血管紧张素转换酶抑制剂（ACEI）/ 血管紧张素受体拮抗剂（ARB）类药物有降血压及独立于降血压的肾脏保护作用，许多临床试验也表明 ACEI/ARB 延缓轻至中度 CKD（CKD 1～3 期）高血压患者肾功能恶化的进展，所以各国指南均推荐 CKD 高血压患者（尤其有蛋白尿）优先选择 ACEI/ARB 作为主要治疗药物。2018 年 ESC/ESH 高血压指南开始全面开启"A 时代"，推荐起始 ACEI/ARB 联合钙通道阻滞剂（CCB）或 ACEI/ARB 联合噻嗪类利尿药的治疗方案，尤其是高血压合并 CKD 的患者，肾素 - 血管紧张素系统（renin-angiotensin system，RAS）阻滞剂降低尿白蛋白水平更明显，在合并微量尿蛋白及尿白蛋白的患者中推荐 RAS 阻滞剂作为 I 类推荐。

二、病例基本情况

患者，男性，35 岁。发现高血压 2 月余，最高血压 210/140mmHg。2 个月前患者出现头晕伴乏力，休息 2～3 分钟后可稍缓解，未予重视，后间断发作并出现视物模糊、上肢麻木。就诊于北京某三甲医院，给予对症降血压治疗，并行继发性高血压相关检查，肾脏超声、肾动脉超声、肾上腺 CT 等未见异常，冠状动脉 CTA 提示心室壁增厚。现因血压控制不达标，于 2018 年 9 月 27 日转入医院心内科治疗。

既往史：患者高脂血症 10 年，入院前 2 个月开始口服普伐他汀 40mg q.n. 治疗；高尿酸血症 10 年，间断服用碳酸氢钠片、别嘌醇片治疗。高血压家族史，其母亲患高血压,大姨因脑出血死亡。无吸烟史;饮酒史8年,300～500g/d,已戒酒3年。否认食物及药物过敏史。

入院查体:体温36.0℃,脉搏81次/min,呼吸20次/min,血压167/124mmHg。身高172cm,体重92kg,BMI 31.1kg/m²。心律齐,心前区无隆起,心尖搏动位于左锁骨中线第5肋间内1.0cm处,各瓣膜听诊区未闻及病理性杂音。双肺呼吸音清,未闻及干、湿啰音。双下肢无水肿。其余查体无异常。

辅助检查:GPT 85.1U/L,GOT 34.9U/L,Cr 81.2μmol/L,UA 478.8μmol/L,TC 4.30mmol/L,TG 3.01mmol/L,HDL-C 0.81mmol/L,LDL-C 2.45mmol/L,24小时尿蛋白4.91g。血常规、便常规未见异常。胸部正侧位片未见异常。超声心动图示心脏结构及功能超声未见异常。动态心电图示窦性心律,房性期前收缩,平均心率90次/min,最高心率147次/min,最低心率58次/min,窦性总搏数113 736次,窦性心动过速36 189次(31%)。双侧肾动脉CTA平扫、颅脑及颈椎CT平扫和颅脑MRI平扫均未见异常。眼眶MRI平扫+增强示右侧上颌窦炎。血清肾素活性、血管紧张素Ⅰ、血管紧张素Ⅱ、血浆醛固酮的卧立位水平均未见异常。睡眠呼吸监测结果不符合睡眠呼吸暂停低通气综合征。肾图示双肾功能轻至中度减低。

入院诊断:①高血压(3级,很高危);②高脂血症;③高尿酸血症;④脂肪肝。

三、主要治疗经过

患者转入医院前的抗高血压药使用情况:硝苯地平缓释片30mg b.i.d.,缬沙坦氢氯噻嗪片80mg q.d.,奥美沙坦酯片20mg b.i.d.,螺内酯片40mg q.d.,甲磺酸多沙唑嗪缓释片8mg q.n.,富马酸比索洛尔片10mg q.d.。临床药师审核医嘱发现患者联合使用缬沙坦与奥美沙坦酯,两药同属于ARB类药物,不建议重复使用。9月27日入院后调整降血压方案:停缬沙坦氢氯噻嗪片与奥美沙坦片,改为厄贝沙坦氢氯噻嗪片150mg/12.5mg b.i.d.,其余未变。用药2周后,患者的血压波动在150～160/100～110mmHg。10月12日调整抗高血压药:停用富马酸比索洛尔,改为盐酸阿罗洛尔片15mg b.i.d.,增加盐酸利血平氨苯蝶啶片1片q.d.,余未变。2周后血压波动在140～150/85～100mmHg。11月5日转入肾内科行肾穿刺活检术,病理回报:肾小球体积明显增大;全片见4处球囊粘连(25%),未见全球硬化、节段硬化及新月体;壁层上皮细胞节段增殖,肾小囊腔呈裂隙状;肾内动脉壁增厚(内膜厚度<中膜厚度)。病理诊断:肥胖相关性肾病。肾内科住院期间更改降血压方案为氯沙坦钾片100mg b.i.d.,非洛地平片10mg b.i.d.,盐酸阿罗洛尔片10mg b.i.d.。治疗2周后血压波动在145～160/110～130mmHg。12月3日再次入住医院,调整抗高血压药为厄贝沙坦片150mg b.i.d.,盐酸阿罗洛尔片15mg b.i.d.,硝苯地平控释片60mg q.d.,盐酸地

尔硫草片 30mg q.6h.，螺内酯片 40mg q.d.，盐酸特拉唑嗪片 4mg q.n.，复方阿米洛利片 1 片 q.d.。患者的血压控制在 140/95mmHg 左右，复查 24 小时尿蛋白为 3.85g，较入院时有所好转。12 月 27 日出院，患者出院时血压未完全达标，除患者的体重超标外，临床药师和患者沟通后认为患者的工作和生活压力较大，可能是血压不达标的原因之一。临床药师 1 年后回访，患者减重 9kg，血压控制在 140/90mmHg 以下。

四、讨论

（一）难治性高血压的药物治疗与药学监护

患者住院期间服用多种药物，血压并未完全达标。关于难治性高血压的药物选择，根据《难治性高血压诊断治疗中国专家共识》（2013 年版）推荐，首先需要联合 3 种不同降血压机制的药物：ACEI/ARB 联合钙通道阻滞剂、噻嗪类利尿药；血压不达标可增加螺内酯治疗；血压还不达标可考虑增加 β 受体拮抗剂、α 受体拮抗剂或 α、β 受体拮抗剂；血压仍不能达标可考虑增加中枢神经拮抗剂等抗高血压药。本患者最后的降血压方案联合使用厄贝沙坦片、硝苯地平控释片、螺内酯片、盐酸阿罗洛尔片、盐酸地尔硫草片、盐酸特拉唑嗪片、复方阿米洛利片，血压控制在 140/95mmHg 左右。考虑患者使用的抗高血压药种类较多、剂量较大，临床药师为患者制订了个体化的药学监护计划，主要包括：①建立药历。在药历中临床药师详细记录了患者的基本情况、用药记录、药物的调整和调整方案的依据及患者的血压监测记录、检查检验结果和用药分析与评价等。②评估患者药物治疗中存在的问题。如药物治疗是否有效控制血压，药物的配伍、用量、给药途径是否合理，服药时间和给药次数是否恰当。③用药教育。患者服用多种药物，每日需多次服药，依从性难免欠佳。药师对患者宣传控制高血压的重要性，指导患者使用分药器，建立良好的服药依从性；并且指导患者自行监测血压，不要过度紧张，根据患者的血压高峰制订个体化的服药时间。

（二）伴蛋白尿的高血压患者抗高血压药的优选

患者入院查 24 小时尿蛋白 4.91g，关于高血压合并 CKD 患者的降血压目标，2018 年 ESC/ESH 高血压指南推荐的降血压目标为 130～140/80mmHg，2019 年日本高血压管理指南和《中国高血压防治指南》（2018 年修订版）推荐有蛋白尿、非糖尿病肾病的 CKD 2～4 期高血压患者的降血压目标为 <130/80mmHg，无蛋白尿的 CKD 2～4 期高血压患者的降血压目标为 <140/90mmHg。关于合并 CKD 的患者的抗高血压药选择，ASH/ISH、CHEP 等国内外指南都推荐一线用药为 ACEI/ARB，二线用药可选择 CCB/ 噻嗪类利尿药（晚期 CKD 或容量负荷过大时换为祥利尿药）；2018 年 ESH/ESC、2019 日本指南均明确指出有蛋白尿是

ACEI、ARB 的使用指征;《难治性高血压诊断治疗中国专家共识》(2013 年版)推荐难治性高血压的基本药物治疗应以 RAS 阻滞剂(ARB 或 ACEI)联合 CCB 再联合噻嗪类利尿药的三联治疗方案为主。所以,目前 ACEI/ARB 应为高血压合并蛋白尿的患者的首选治疗药物。RAS 阻滞剂降低蛋白尿的可能机制为 ACEI 类药物通过抑制肾脏内的血管紧张素转换酶(angiotensin converting enzyme, ACE)活性,能部分抑制血管紧张素(angiotensin, Ang)Ⅰ转换为 Ang Ⅱ,使血管阻力降低;ACEI 还可以抑制醛固酮分泌,使血浆肾素活性增高;同时,ACEI 也可以抑制缓激肽降解,降低血管阻力。ARB 则通过选择性地阻断 Ang Ⅱ与血管紧张素Ⅱ受体亚型 AT_1 的结合,抑制血管收缩和醛固酮释放,增加肾血流量和肾小球滤过率,起到降低血压、降低尿蛋白而保护肾脏的作用。研究认为,阻断肾脏局部 RAS 会更有效地减少尿蛋白,这就需要使用大剂量的 RAS 阻滞剂,临床上 ACEI 引起的干咳的不良反应较多,ARB 有相对较好的耐受性。李昌军等做过 ACEI 与 ARB 治疗原发性高血压患者蛋白尿的疗效对比,共纳入 2001～2011 年的 19 篇文献,结论为 ARB 降低原发性高血压患者蛋白尿的疗效优于 ACEI。目前在 ARB 类药物中,降低蛋白尿的证据较充分的为厄贝沙坦。厄贝沙坦治疗 2 型糖尿病合并微量蛋白尿患者的研究(IRMA-2)发现,与厄贝沙坦 150mg q.d. 相比,150mg b.i.d. 可使蛋白尿排泄率进一步降低(38% 降至 24%)。所以临床药师综合患者的血压及蛋白尿检查结果等因素,建议患者在 ARB 类药物中可以优先选择厄贝沙坦片 150mg b.i.d. 联合其他药物治疗。

(三)伴高尿酸血症的患者抗高血压药的优选

在高血压患者中合并高尿酸血症的患者很多,高血压和高尿酸互相促进,高尿酸血症是高血压的独立危险因素,尿酸水平越高,高血压的风险越大,并且高尿酸可以加速高血压患者的动脉硬化进程,加重靶器官损伤。本患者高尿酸病史 10 年,间断服用别嘌醇片及碳酸氢钠片,入院复查血尿酸波动在 478～559μmol/L。研究表明氯沙坦钾片具有促进尿酸排泄的作用,氯沙坦钾的降尿酸作用具有结构特异性,主要通过抑制肾小管上的尿酸转运蛋白 1 对尿酸的重吸收而发挥降尿酸作用。厄贝沙坦的结构与氯沙坦钾相似,可能具有降尿酸的作用,但还需要更高质量的随机对照试验(randomized controlled trial, RCT)研究证实。其余 ARB 的降尿酸作用存在争议,其降尿酸机制可能为增加胰岛素敏感性,减少尿酸生成。苯磺酸氨氯地平没有明显的心脏负性作用,可有效降血压,促进尿钠排出,降低肾血管阻力,增加肾血流量,增加肾小球滤过率并改善肾脏缺血状态,从而减轻或延缓慢性肾脏病的进展。研究表明,ARB 类药物联合苯磺酸氨氯地平长期降血压治疗,降低血压波动,改善肾功能,可更好地调整患者的血尿酸水平。针对高血压合并高尿酸的患者,氯沙坦钾片 / 厄贝沙坦片联合苯磺酸氨氯地平是优选。本患者合并蛋白尿和高尿酸血症,因此临床药师认为选择厄贝沙坦联合其他药物降血压比较合适,可同时兼顾患者的蛋白尿及高尿酸血症。

五、小结

高血压的患病率逐年升高,难治性高血压的继发病因多,患者服用的药物品种多,依从性差。根据患者的个体情况,选择合适的药物、合适的剂量,做好药学监护和长期随访,对保证患者用药的有效性和安全性至关重要。本患者经过近 3 个月的药物治疗,出院时血压控制尚未完全达标。出院 3 个月后临床药师随访,患者的血压波动在 150/100mmHg 上下,24 小时尿蛋白为 3.72g,体重较出院时没有减轻。临床药师建议患者改变饮食结构,严格 DASH(dietary approaches to stop hypertension)饮食,增加运动量,建议每周至少有 5 日达到 30 分钟以上中等强度的运动,减轻体重、缓解精神压力,继续监测血压。1 年后随访,患者坚持规律服用药物,减重 9kg,每日坚持运动,血压基本控制在 140/90mmHg 以下,进一步提示生活方式的干预对于高血压患者非常重要。

参 考 文 献

[1] 林静,丁小强,吉俊,等. 慢性肾脏病患者高血压现状的横断面调查. 中华肾脏病杂志,2009,25(11):827-831.

[2] 《中国高血压防治指南》修订委员会. 中国高血压防治指南(2018 年修订版). 心脑血管病防治,2019,19(1):1-44.

[3] 李昌军,卜培莉. ACEI 与 ARB 治疗原发性高血压患者蛋白尿疗效的 Meta 分析. 医学综述,2012,18(17):2872-2875.

[4] 刘杨从,李妍,张耕. 血管紧张素Ⅱ受体拮抗剂降尿酸作用研究进展概述. 中南药学,2016,14(10):1089-1092.

[5] 鲍贵峰,王幼亮,林艺. 缬沙坦与氨氯地平联用对老年高血压合并 2 型糖尿病患者肾功能的保护作用. 河北联合大学学报(医学版),2012,14(1):51-52.

[6] 李大煊. 厄贝沙坦联合氨氯地平治疗糖尿病高血压合并高尿酸血症临床疗效. 临床合理用药杂志,2020,13(9):56-58.

[7] 于凌云,宋红云. 氯沙坦钾联合氨氯地平对原发性高血压的疗效及血尿酸的影响. 中国医药科学,2013,3(18):85-86.

[8] 缐海英,刘小娟. 氨氯地平联合氯沙坦钾治疗高血压合并高尿酸血症血尿酸、微量蛋白尿及动脉粥样硬化指数的分析. 中西医结合心脑血管病杂志,2020,18(15):2495-2497.

[9] DE ZEEUW D,LEWIS E J,REMUZZI G,et al. Renoprotective effects of renin-angiotensin-system inhibitors. Lancet,2006,367(9514):899-900.

[10] SHIMAMOTO K,ANDO K,FUJITA T,et al. The Japanese Society of Hypertension guide-

lines for the management of hypertension（JSH 2014）. Hypertension research，2014，37（4）：253-392.

[11] SUN N L，HUO Y，WANG J G，et al. Chinese guidelines for the management of resistant hypertension. Chinese journal of hypertension，2013，21（4）：321-326.

[12] PARRING H H，LEHNERT H，BRÖCHNER-MORTENSEN J，et al. For the irbesartan in patients with type 2 diabetes and microalbuminuria study group. The effect of irbesartan on the development of diabetic nephropathy in patients with type 2 diabetes. New England journal of medicine，2001，345（12）：870-878.

（王　威）

案例 10　一例心力衰竭合并糖尿病患者使用达格列净优化治疗的病例分析

一、案例背景知识简介

心力衰竭（heart failure，HF）简称心衰，是多种原因导致心脏结构和／或功能的异常改变，使心室收缩和／或舒张功能发生障碍，从而引起的一组复杂的临床综合征，主要表现为呼吸困难、疲乏和体液潴留（肺淤血、体循环淤血及外周性水肿）等。2003 年的流行病学调查显示，我国 35～74 岁成人的心衰患病率为 0.9%。糖尿病（diabetes mellitus，DM）是心衰的独立危险因素，可增加心衰的发生率及死亡率，降低患者的生存质量、升高患者的治疗费用。观察性研究表明，与非糖尿病患者相比，糖尿病患者心衰的风险增加 2～4 倍。Framingham 心脏研究中，即使在调整其他心血管危险因素后，糖尿病仍使男性心衰的发生风险增加近 2 倍，使女性心衰的发生风险增加近 4 倍。此外，有研究表明糖化血红蛋白每增加 1%，心衰的发生率增加 8%～36%。糖尿病与心衰有共同的病理生理机制，糖尿病介导心衰发展的潜在机制可能包括冠状动脉疾病、高血压、心肌病、糖尿病微血管病变、肾素 - 血管紧张素系统和交感神经系统激活、胰岛素抵抗等复杂的机制。因此，优化糖尿病治疗，减少心血管风险和心衰再住院风险是目前降血糖治疗的目标。

二、病例基本情况

患者，男性，82 岁。主因"间断胸闷、憋气 3 年，加重 2 日"于 2020 年 12 月 2 日收入院。患者从 2017 年以来无明显诱因间断胸闷、憋气，活动后憋喘加重。2020 年 12 月 1 日夜间患者突发胸闷、憋喘加重，平卧位困难，无心前区不适，无明显的放射痛，无恶心、呕吐，咳少量白色黏痰，急诊查心电图提示完全性左束支传导阻滞,肌钙蛋白 I 进行性升高,诊断为"急性非 ST 段抬高心肌梗死合并急性左心衰竭"。入院时患者精神状态差,睡眠稍差,饮食、大小便欠佳,体重无明显变化。

既往史:高血压病史 10 余年,平时服用厄贝沙坦氢氯噻嗪 150mg/12.5mg q.d.,自述血压控制可。2 型糖尿病病史 10 余年,平时口服阿卡波糖片 50mg t.i.d.、瑞格列奈片 1mg t.i.d.,血糖的具体控制情况不详。青光眼、白内障病史 3 年余。否认药物、食物过敏史。

入院查体:体温 37.1℃,脉搏 122 次/min,呼吸 36 次/min,血压 179/86mmHg,体重 65kg。表情痛苦,神清语利,端坐呼吸,平车推入病房,查体合作。无颈静脉怒张,双肺呼吸音粗,可闻及湿啰音,律齐,各瓣膜听诊区未闻及病理性杂音,双下肢轻度水肿。

辅助检查:cTnI 8.8μg/L,Mb 900μg/L,CK-MB 164μg/L,BNP 2471ng/L,WBC 12.89×10^9/L,N% 88.5%,Hb 110g/L;CRP 10.6mg/L,PCT 0.5～2μg/L;Cr 136.8μmol/L,Glu 10.97mmol/L,HbA1c 6.9%。动脉血气分析:pH 7.28,$PaCO_2$ 46mmHg,PaO_2 70mmHg,LAC 3.2mmol/L。心电图示完全性左束支传导阻滞。心脏超声示节段性室壁运动异常,左室收缩功能减低(LVEF 43%),主动脉瓣、三尖瓣轻度关闭不全,二尖瓣中度关闭不全,左室舒张功能减低,心动过速。胸片提示双肺少许散在炎症灶;右肺叶间裂少许积液不除外;心影增大。

入院诊断:①冠状动脉粥样硬化性心脏病,急性 ST 段抬高心肌梗死,心功能Ⅲ级(Killip 分级);②急性左心衰竭(NYHA Ⅲ级);③高血压(3 级,很高危);④2 型糖尿病;⑤肺炎;⑥青光眼;⑦白内障。

三、主要治疗经过及典型事件

患者入院后持续经微量泵泵入硝普钠降血压、静脉注射呋塞米注射液利尿治疗、阿司匹林肠溶片 300mg 联合硫酸氢氯吡格雷 300mg 顿服双联抗血小板治疗(DAPT),患者憋喘加重,行主动脉内球囊反搏(intra-aortic balloon pump,IABP)。在 IABP 辅助下,行冠状动脉造影术,术中可见前降支全程钙化,弥漫性病变;回旋支近段弥漫性病变,中段完全闭塞;右冠状动脉近段弥漫性病变,狭窄最重,约 95%。术后继续 DAPT:阿司匹林肠溶片 100mg q.d.,硫酸氢氯吡格雷片 75mg q.d.;抗缺血治疗:硝酸甘油 10μg/min 微量泵泵入;调血脂治疗:阿托伐他汀钙 20mg q.n.;预防心室重构:厄贝沙坦氢氯噻嗪片 150mg q.d.,螺内酯 20mg q.d.;抗感染:哌拉西林钠他唑巴坦钠 4.5g q.12h.;降血糖方案:瑞格列奈片 1mg 三餐前服用,阿卡波糖片 50mg 随餐服用;护胃:泮托拉唑钠肠溶片 40mg q.d.;利尿:托拉塞米注射液 10mg 间断利尿。患者术后一般情况比较平稳,无胸痛、胸闷等不适,脉搏 60～80 次/min,血压 140～160/50～90mmHg。

12 月 10 日患者好转，予以拔除 IABP。

典型事件：患者 12 月 8 日晚餐前血糖 3.6mmol/L、晚餐后血糖 4.4mmol/L，12 月 9 日晨起空腹血糖 3.9mmol/L。患者诉轻微头昏感，无其他不适症状，进食后症状消失。药师在药学查房中得知患者入院后食欲较前稍差，但不排除硫酸氢氯吡格雷与瑞格列奈相互作用导致的低血糖。建议停用瑞格列奈片，给予口服达格列净 5mg q.d. 降血糖治疗，同时对患者进行饮食教育。根据血糖监测结果，12 月 15 日将达格列净调整为 10mg/d，未再发生低血糖，12 月 20 日转到普通病房继续治疗。

四、讨论

（一）患者发生低血糖的可能原因

患者 12 月 8 日晚餐前血糖 3.6mmol/L，12 月 9 日晨起空腹血糖 3.9mmol/L，患者诉轻微头昏，进食后症状消失。根据患者的症状和监测的血糖，医生判断患者发生低血糖反应。合并 ASCVD 的 2 型糖尿病患者发生低血糖可能诱发心律失常、心肌梗死、卒中、猝死等，因此降血糖治疗过程中应尽量避免出现低血糖。临床药师询问患者既往史，患者入院前未出现过低血糖症状，入院后低血糖可能诱因除生活方式改变外，药师认为不排除与药物作用及药物间相互作用相关。患者此次因急性冠脉综合征入院，入院时给予氯吡格雷负荷剂量 300mg后，75mg q.d. 维持。瑞格列奈在体内主要经肝细胞色素 P450（CYP450）酶代谢，其中 CYP2C8 是其主要代谢酶。氯吡格雷口服经肠道吸收，约 85% 的药物在肠道被水解为无活性的羧酸衍生物，其中约 25% 进一步经葡糖醛酸化生成氯吡格雷酰基 -β 葡糖醛酸代谢物，代谢物与 CYP2C8 结合成为 CYP2C8 的强时间依赖性抑制剂。研究表明，氯吡格雷能显著延长瑞格列奈的血药浓度 - 时间曲线下面积，延长瑞格列奈的消除半衰期，常规剂量的氯吡格雷能抑制 CYP2C8的 60%～85% 的活性。2016 年和 2017 年美国 FDA 分别修订了氯吡格雷和瑞格列奈的说明书，提示 2 种药物的相互作用，并且建议避免合用。如必须合用瑞格列奈，应于餐前服用，且日剂量不超过 4mg。本患者高龄，使用促进胰岛素分泌剂瑞格列奈容易引发低血糖，联合使用氯吡格雷更增加低血糖风险。因患者合并急性冠脉综合征，不适合调整抗血小板药氯吡格雷，所以临床药师建议停用瑞格列奈，改用钠 - 葡萄糖耦联转运体 2 抑制剂（sodium-glucose linked transporter 2 inhibitor，SGLT-2i）达格列净控制血糖。

（二）SGLT-2i 的心血管保护作用

随机对照试验显示传统的降血糖药无心血管获益的证据，罗格列酮、吡格列酮和沙格列汀有增加心衰住院的风险。新型降血糖药 SGLT-2i 通过抑制SGLT-2 降低肾糖阈，减少葡萄糖的重吸收，促进尿葡萄糖排泄，从而达到降低血液循环中的葡萄糖水平的作用。近年来临床研究发现，SGLT-2i 可以降低心血管事件和心衰住院的风险。2019 年 DAPA-HF 研究结果显示，在心衰标准治疗的基础上，与安慰剂比较，达格列净可显著降低射血分数减低的心衰患者的死亡和恶化风险，显著降低心衰患者的全因死亡风险。2019 年欧洲心脏病学会 / 心力衰竭协会（ESC/HFA）指南指出，SGLT-2i（恩格列净、卡格列净、达格列净）是第一类对降低心衰住院有积极作用的降血糖药，并且降低糖尿病合并动脉粥样硬化性心血管疾病的患者的心衰入院风险。2019 年美国糖尿病协会 / 欧洲糖尿病研究协会（ADA/EASD）的 2 型糖尿病高血糖管理更新版报告也推荐 SGLT-2i 用于糖尿病合并心衰的患者，尤其是射血分数降低（<45%）的心衰患者。2021 年 1 月美国心脏病学会更新优化心衰治疗的专家共识决策路径，推荐 SGLT-2i 用于伴或不伴糖尿病的射血分数减低的心衰患者。本患者心功能不全、射血分数降低，所以临床药师会诊后建议优选 SGLT-2i 降血糖治疗。

（三）使用达格列净的药学监护

达格列净单独使用致低血糖的风险较低，根据说明书和文献报道，达格列净的常见不良反应为生殖器真菌感染、鼻咽炎、尿路感染、背痛、排尿增加、恶心、流行性感冒、血脂异常等。此外说明书提示的重要不良反应还包括尿脓毒症和肾盂肾炎、与胰岛素和促进胰岛素分泌剂合用引起低血糖、低密度脂蛋白胆固醇升高、骨折、膀胱癌、超敏反应、会阴坏死性肌膜炎。

一项 meta 分析显示，每日口服 2.5mg 或 5mg 达格列净并不增加远期肾功能下降和尿路感染的发生率；而每日服用 10mg 达格列净，远期肾功能下降和尿路感染的发生率则明显升高，体现出与服药剂量的相关性。但各组之间的严重不良反应无统计学差异。查阅文献，达格列净引发的个案报道中糖尿病酮症酸中毒（diabetic ketoacidosis，DKA）的报道较多，多发生在用药 6 个月内，最快为用药 5 日出现 DKA。文献提示 SGLT-2i 引起的 DKA 临床表现为血糖正常或轻度升高，当患者出现腹痛、恶心、呕吐、疲乏及呼吸困难等不典型症状时，应高度怀疑 SGLT-2i 相关 DKA 的可能性。2015 年美国 FDA 发布警告，使用 SGLT-2i 治疗 2 型糖尿病可能会引起 DKA。

12 月 15 日达格列净调整为 10mg q.d.。监测其后几日的血糖，空腹血糖 6.3~7.9mmol/L，餐后血糖 7.4~9.5mmol/L。血压波动在 120~140mmHg，心率波动在 60~70 次 /min，血氧饱和度 98%。综合本患者情况制订重点药学监护：①血压、肾功能。患者心功能不全，合并高血压，口服厄贝沙坦氢氯噻嗪片降血压。达格列净可导致血管内血容量减少，可能发生症状性低血压，合并使用 ARB、利尿药，要评估并纠正容量，监测血压和肾功能，防止出现低血压和急性肾损伤。② DKA。患者入院后食欲偏差，入量偏少，应监测患者的血糖、尿常规、血氧及出入量等，如果患者出现腹痛、恶心、呕吐、疲乏等症状或代谢性酸中毒时，建议立刻停用达格列净。

鉴于达格列净在国内上市时间较短，严重不良反应的个案报道少，因此对用药后不良反应的监测尤为重要。临床药师在关注患者血糖的同时，也需要关注达格列净的用药安全，尽可能减少严重不良反应的发生。

五、小结

在老年患者中，使用促进胰岛素分泌剂降血糖治疗常见低血糖的发生，且瑞格列奈与氯吡格雷、吉非罗齐等药物存在相互作用，更容易引发低血糖反应。对于心功能不全合并糖尿病的患者，降血糖药应优先选择具有心血管保护作用的药物。研究表明，SGLT-2i 可为 2 型糖尿病合并心血管疾病的患者，尤其是心衰患者带来心衰获益，且有良好的耐受性及安全性。临床使用过程中除需注意监测 SGLT-2i 的常见不良反应外，还需要监测患者的出入量、血压、血糖、尿常规、血氧，防止出现低容量、低血压导致的肾功能恶化及急性肾损伤、酮症酸中毒等严重不良反应。

参 考 文 献

[1] 顾东风，黄广勇，何江，等. 中国心力衰竭流行病学调查及其患病率. 中华心血管病杂志，2003，31（1）：3-6.

[2] 洪天配，母义明，纪立农，等. 2 型糖尿病合并动脉粥样硬化性心血管疾病患者降糖药物应用专家共识. 中国介入心脏病学杂志，2017，25（7）：361-371.

[3] 吴秀君，郭涛. 细胞色素 P4502C8 基因多态性及其对药物代谢影响的研究进展. 中国临床药理学杂志，2013，29（3）：234-237.

[4] 刘霞，施青青，张丽红. 降糖药物对糖尿病合并心衰患者的影响. 药学与临床研究，2019，27（5）：374-376.

[5] 简伟明，蔡红芳，戴建立，等. 达格列净治疗 2 型糖尿病的远期不良反应 meta 分析. 中国医刊，2019，54（4）：428-434.

[6] 王育苗，赵静，李玥. 达格列净致不良反应文献分析及思考. 中国全科医学，2020，23（29）：3649-3654，3666.

[7] KANNEL W B, MCGEE D L. Diabetes and cardiovascular disease: the Framingham study. JAMA, 1979, 241（19）: 2035-2038.

[8] STRATTON I M, ADLER A I, NEIL H A, et al. Association of glycaemia with macrovascular and microvascular complications of type 2 diabetes（UKPDS 35）: prospective observational study（see comments）. BMJ, 2000, 321（7258）: 405-412.

[9] MA Y, FU Y, KHOJASTEH S C, et al. Glucuronides as potential anionic substrates of human cytochrome P450 2C8（CYP2C8）. Journal of medicinal chemistry, 2017, 60（21）: 8691-8705.

[10] TORNIO A, FILPPULA A M, KAILARI O, et al. Glucuronidation converts clopidogrel to a strong time-dependent inhibitor of CYP2C8: a phase metabolite as perpetrator of drug-drug interactions. Clinical Pharmacology and therapeutics, 2014, 96(4): 498-507.

[11] JIA W P, WENG J P, ZHU D L, et al. Standards of medical care for type 2 diabetes in China 2019. Diabetes/metabolism research and reviews, 2019, 35(6): e3158.

[12] MCMURRAY J J V, DEMETS D L, INZUCCHI S E, et al. A trial to evaluate the effect of the sodium-glucose co-transporter 2 inhibitor dapagliflozin on morbidity and mortality in patient with heart failure and reduced left ventricular ejection fraction(DAPA-HF). European journal of heart failure, 2019, 21(5): 665-675.

[13] COSENTINO F, GRANT P J, ABOYANS V, et al. 2019 ESC Guidelines on diabetes, pre-diabetes, and cardiovascular diseases developed in collaboration with the EASD. European heart journal, 2020, 41(2): 255-323.

[14] BUSE J B, WEXLER D J, TSAPAS A, et al. 2019 update to: management of hyperglycemia in type 2 diabetes 2018. A consensus report by the American Diabetes Association(ADA)and the European Association for the Study of Diabetes(EASD). Diabetologia, 2020, 63(2): 221-228.

（王　威）

案例 11　一例急性冠脉综合征合并心房颤动患者抗栓治疗的药学监护

一、案例背景知识简介

急性冠脉综合征(acute coronary syndrome, ACS)是一组由急性心肌缺血引起的临床综合征,主要病理基础为动脉粥样硬化不稳定斑块破裂或糜烂导致冠状动脉内急性血栓形成。心房颤动(atrial fibrillation, AF)简称房颤,是临床上最常见的心律失常之一,是指规则有序的心房电活动丧失,代之以快速无序的颤动波,是一种严重的心房电活动紊乱。心房附壁血栓形成、心室律/率紊乱、心功能受损是房颤患者的主要特点。目前根据国内外指南,CHA$_2$DS$_2$-VASc 评分≥2 分的房颤患者建议口服抗凝血药预防血栓事件的发生,合并房颤的 ACS 患者如需要接受经皮冠状动脉介入治疗(percutaneous coronary intervention, PCI),术后需要联合应用抗血小板药。临床药师需重点关注出血风险高的 ACS 合并房颤的患者 PCI 术后的抗栓方案及药学监护。

二、病例基本情况

患者,男性,65 岁。主因"活动后憋喘、胸痛 4 月余"于 2020 年 10 月 12 日

收入心内科。患者于 2020 年 6 月开始步行 100m 后出现憋喘、胸痛，胸痛持续
5 分钟左右，休息或口含硝酸甘油后缓解，伴头晕、恶心、胸闷，未系统治疗，近
期胸痛频率增加，为进一步治疗门诊收入心内科。自发病来，患者的精神、睡眠
可，食欲一般，大小便正常，体重无明显变化。

既往史：高血压病史 10 余年，最高血压 180/60mmHg，平时服用硝苯地平
控释片 30mg q.d. 降血压，血压控制在 130/80mmHg。2020 年 6 月因头晕伴右侧
肢体力弱住院治疗，诊断为脑梗死。2020 年 8 月消化道出血。否认药物、食物
过敏史，否认手术、外伤史；有输血史。

入院查体：体温 36℃，脉搏 50 次 /min，呼吸 20 次 /min，血压 120/68mmHg，
身高 167cm，体重 82kg。神志清醒，查体合作。双肺呼吸音清，可闻及少许湿
啰音，未闻及干啰音。心前区无隆起，心界不大，心尖及心前区无异常搏动，无
震颤，心音正常，心率 55 次 /min，律不齐，心尖部闻及病理性杂音，无心包摩擦
音。双下肢轻度水肿。其余查体未见明显异常。

辅助检查：心肌损伤标志物示 cTnI 9.08μg/L，CK-MB 288μg/L，Mb 692μg/L；
血常规示 WBC $7.41×10^9$/L，N $3.76×10^9$/L；血生化示 ALB 30.9g/L，BUN 4.7mmol/L，
Cr 109μmol/L，UA 456.8μmol/L，钾 3.94mmol/L。肺 CT 示心影稍大。心电图示
窦性心动过缓。

入院诊断：①急性冠脉综合征，急性非 ST 段抬高心肌梗死，心功能Ⅲ级
（Killip 分级）；②心房颤动；③高血压（3 级，很高危）；④陈旧性脑梗死。

三、主要治疗经过及典型事件

患者急性非 ST 段抬高心肌梗死诊断明确，入院后给予阿司匹林肠溶片
100mg q.d. 联合硫酸氢氯吡格雷片 75mg q.d. 双联抗血小板治疗，琥珀酸美托洛
尔缓释片 47.5mg q.d. 控制心室率，阿托伐他汀钙片 20mg q.n. 降血脂、稳定斑块
治疗，泮托拉唑肠溶片 40mg q.d. 抑酸、护胃治疗等。10 月 14 日心电图提示心
房颤动，伴快速心室率。追溯患者病史，患者既往有阵发性房颤病史，未进行抗
凝治疗。10 月 16 日行冠状动脉造影及支架植入术，前降支开口处完全闭塞，右
冠状动脉中段弥漫性病变，最重狭窄约 80%，于前降支植入 2 枚支架。术后根
据患者的血栓和出血风险评分，药师建议使用利伐沙班片 2.5mg b.i.d. 联合阿司
匹林、氯吡格雷三联抗栓治疗。患者 10 月 23 日出院。出院医嘱：三联抗栓治
疗 1 个月后停用阿司匹林肠溶片，继续利伐沙班片 15mg q.d. 联合硫酸氢氯吡格
雷片 75mg q.d. 双联抗栓治疗。

出院后药师对患者进行随访，患者术后 20 日出现黑便，急诊查血红蛋白
67g/L，诊断为消化道出血，入住医院消化科，停用口服抗凝血药，给予静脉输注
红细胞及新鲜冰冻血浆、持续静脉泵入泮托拉唑钠、口服矛头蝮蛇血凝酶、静脉

滴注卡络磺钠氯化钠等治疗。大便潜血由阳性转变为阴性，胃肠镜检查未发现病变、糜烂和溃疡。出院前恢复利伐沙班 10mg q.d. 治疗，药师继续门诊随访，随访期间未再发生出血。

四、讨论

（一）ACS 合并房颤的抗凝策略

根据《2020 ESC/EATCS 心房颤动与诊断管理指南》和《冠心病合并心房颤动患者抗栓管理中国专家共识》（2020 年版）等国内外指南推荐 ACS 患者 PCI 术后行双联抗血小板治疗，推荐阿司匹林肠溶片联合替格瑞洛片/硫酸氢氯吡格雷片治疗，持续双联抗栓治疗 12 个月。卒中风险高的房颤患者建议口服抗凝血药（oral anticoagulant，OAC）预防血栓，临床常用的抗凝血药包括维生素 K 拮抗剂（vitamin K antagonist，VKA）华法林和非维生素 K 拮抗剂口服抗凝药（non-vitamin K antagonist oral anticoagulant，NOAC）。国内目前常用的新型口服抗凝血药包括达比加群酯和利伐沙班。ACS 合并房颤的患者需要接受抗血小板药及抗凝血药的抗栓治疗，随之而来，患者的出血风险也将增加。抗凝血药如何选择，是三联抗栓还是双联抗栓，是临床医生和临床药师关注的重点。

相较于华法林，NOAC 的优点为治疗窗宽，与食物的相互作用少，无须常规监测凝血功能，起效快，大出血的风险相对较低；但 NOAC 的费用较高。多项研究印证了 NOAC 抗凝治疗的有效性和安全性。RE-LY 研究显示，达比加群 150mg b.i.d. 的疗效优于华法林，总的出血事件、颅内出血事件较华法林组减少，大出血发生率与华法林组相似；达比加群 110mg b.i.d. 组的疗效与华法林相似，且大出血和颅内出血都较华法林组减少。ROCKET-AF 研究提示，利伐沙班组死亡、卒中、心肌梗死及系统性栓塞的发生率都较华法林组低，重要器官出血及致死性出血的发生率也低于华法林组，但大出血的发生率高于华法林组。

近些年围绕 ACS 合并 AF，争论的焦点是选择三联抗栓还是双联抗栓。WOEST 研究提示，华法林联合氯吡格雷的双联抗栓与三联抗栓相比，出血事件明显减少，但血栓事件不增多。PIONEER AF-PCI 研究将 PCI 术后患者随机分为利伐沙班 15mg q.d. 联合氯吡格雷组、利伐沙班 2.5mg b.i.d. 联合双联抗栓组、华法林联合双联抗栓组进行对比研究，结果显示 2 个利伐沙班组的出血风险明显低于华法林组，而 3 组间的死亡率、卒中率无显著性差异。RE-DUAL 研究显示，与华法林三联抗栓组比，达比加群双联抗栓组在大出血和临床相关的非大出血事件的发生率上显著降低，在死亡、心肌梗死、卒中、支架内血栓等事件的发生率上是相似的。《2019 AHA/ACC/HRS 房颤患者的管理指南》推荐，房颤高危卒中危险合并 ACS、行 PCI 支架植入的患者需要三联抗栓治疗（口服抗凝血药、阿司匹林、P_2Y_{12} 受体拮抗剂)，氯吡格雷优于普拉格雷；与三联抗栓治疗相比，P_2Y_{12} 受体拮抗剂(氯吡格雷、替格瑞洛)和维生素 K 拮抗剂、低剂量(15mg q.d.)的利伐沙班、达比加群酯(150mg b.i.d.)双联抗栓治疗可减少出血风险；可考虑三联抗栓 4～6 周后改为双联抗栓治疗。

此患者的 CHA_2DS_2-VASc 评分为 5 分、HAS-BLED 评分为 4 分，既是血栓栓塞风险高危，也是出血风险高危。患者的抗凝指征明确，药师认为可选择新型口服抗凝血药利伐沙班 2.5mg b.i.d. 联合阿司匹林、硫酸氢氯吡格雷三联抗栓治疗，缩短三联抗栓治疗的时间为 1 个月，1 个月后调整为双联抗栓治疗，即利伐沙班 15mg q.d. 联合氯吡格雷 75mg q.d. 继续治疗，减少出血风险。

（二）口服抗凝血药过程中发生出血的管理

患者抗栓治疗 20 日出现消化道出血。口服抗凝血药和抗血小板药最常见的不良反应就是出血，尤其是在出血高风险人群中，如高龄、肾功能不全、有出血史等危险因素的患者。患者的 CRUSADE 评分为 42 分、HAS-BLED 评分为 4 分，出血高风险。美国心脏病学会 2020 年更新的《口服抗凝血药患者出血管理的决策路径专家共识》中指出，首先应评估出血的严重程度、关键部位是否出血；血流动力学是否稳定；临床上是否有明显出血，如血红蛋白下降≥20g/L 或需要输注 2U 红细胞。严重的出血可以考虑使用逆转剂；不是严重出血的患者需要评估，如果需要住院或外科手术及输血治疗则应停用口服抗凝血药，否则可采取止血措施，继续使用口服抗凝血药并观察。评估患者继续抗凝的指征，如果没有抗凝指征可停用口服抗凝血药；若有抗凝指征，需评估患者目前的情况，重新启动抗凝治疗或延迟抗凝的重启。以下情况可延迟重启抗凝治疗：出血发生在关键部位；患者有再次发生出血的高风险或因再次出血致死的高风险；出血原因尚不清楚；计划有手术或侵入性操作；患者此时不希望重新启动抗凝治疗。专家共识中也指出，消化道出血是长期口服抗凝血药治疗中常见的出血并发症，常导致永久停用口服抗凝血药。一项对 12 项观察性研究的系统性评价中发现，消化道出血后恢复抗凝的患者的血栓风险和死亡率都有降低。另一项关于重新启动华法林治疗的回顾性研究也得到相似的结论。关于重启抗凝治疗的时间没有确切的研究，一项关于房颤患者的研究中，出血 7 日后重启华法林抗凝治疗栓塞事件减少，生存率提高，并且再次发生消化道出血的发生率没有增加。共识建议，对于大多数消化道出血患者，有效止血后，重新启动口服抗凝血药治疗是合理的。该患者住院后，评估患者的出血严重程度，患者消化道出血明确，血红蛋白下降 20g/L，立即停用利伐沙班片，给予输注红细胞 2U，予以止血药治疗后，患者出血得到控制，血红蛋白持续上升至 103g/L，便潜血转为阴性。考虑患者的抗凝指征明确，出院前抗凝方案调整为利伐沙班片 10mg q.d. 联合氯吡格雷 75mg q.d.，密切关注出血。

五、小结

患者抗栓治疗期间发生的消化道出血使临床药师真切地感受到抗栓治疗是一把双刃剑,尤其三联抗栓治疗,出血风险更是增加。冠心病合并房颤患者的抗栓治疗应根据患者的卒中风险和出血风险来客观评估,制订个体化的抗凝方案,有效抗凝的同时,减少出血不良反应的发生。抗栓治疗的出血风险较高,尤其是伴消化道疾病的患者消化道出血的风险较高。在抗栓治疗过程中还存在药物选择不当、患者用药依从性差等问题。因此,临床药师应全面了解患者疾病状况,协助医生选择合适的抗栓方案,做好患者教育,提高患者用药依从性,让患者了解药物的不良反应和发生不良反应的处理方法。抗栓治疗需长期服药,药师参与抗栓治疗,选择合理的抗栓方案,最终使抗栓治疗更加安全、有效。

参 考 文 献

[1] 中华医学会心血管病学分会,中华心血管病杂志编辑委员会. 非 ST 段抬高型急性冠脉综合征诊断和治疗指南(2016). 中华心血管病杂志,2017,45(5):359-376.

[2] 黄从新,张澍,黄德嘉,等. 心房颤动:目前的认识和治疗建议 -2018. 中国心脏起搏与心电生理杂志,2018,32(4):315-368.

[3] HINDRICKS G, POTPARA T, DAGRES N, et al. 2020 ESC Guidelines for the diagnosis and management of atrial fibrillation developed in collaboration with the European Association for Cardio-Thoracic Surgery(EACTS): the task force for the diagnosis and management of atrial fibrillation of the European Society of Cardiology(ESC)Developed with the special contribution of the European Heart Rhythm Association(EHRA)of the ESC. European heart journal,2021,42(5):373-498.

[4] CONNOLLY S J, EZEKOWITZ M D, YUSUF S, et al. Dabigatran versus warfarin in patients with atrial fibrillation. New England journal of medicine,2009,361(27):1139-1151.

[5] PATEL M R, MAHAFFEY K W, GARG J, et al. Rivaroxaban versus warfarin in nonvalvular atrial fibrillation. New England journal of medicine,2011,365(24):2333-2335.

[6] DEWILE W J M, OIRBANS T, VERHEUGT F W A, et al. Use of clopidogrel with or without aspirin in patients taking oral anticoagulant therapy and undergoing percutaneous coronary intervention: an open-label, randomised, controlled trial. Lancet,2013,381(9872): 1107-1115.

[7] Michael G C, Roxana M, Christoph B, et al. Prevention of bleeding in patients with atrial fibrillation undergoing PCI. New England journal of medicine,2016,375(25):2423-2434.

[8] CANNON C P, BHATT D L, OLDGREN J, et al. Dual antithrombotic therapy with

dabigatran after PCI in atrial fibrillation. New England journal of medicine, 2017, 377 (16):
1513-1524.

[9] JANUARY C T, WANN L S, CALKINS H, et al. 2019 AHA/ACC/HRS focused update of
the 2014 AHA/ACC/HRS guideline for the management of patients with atrial fibrillation:
a report of the American College of Cardiology/American Heart Association Task Force on
Clinical Practice Guidelines and the Heart Rhythm Society. Heart rhythm, 2019, 16 (8):
E66-E93.

[10] TOMASELLI G F, MAHAFFEY K W, CUKER A, et al. 2020 ACC expert consensus
decision pathway on management of bleeding in patients on oral anticoagulants: a report
of the American College of Cardiology Solution Set Oversight Committee. Journal of the
American college of cardiology, 2020, 76 (5): 594-622.

[11] LITTLE D, CHAI-ADISAKSOPHA C, HILLIS C, et al. Resumption of anticoagulant
therapy after anticoagulant-related gastrointestinal bleeding: a systematic review and
meta-analysis. Thrombosis research, 2019, 175: 102-109.

[12] MAJEED A, WALLVIK N, ERIKSSON J, et al. Optimal timing of vitamin K antagonist
resumption after upper gastrointestinal bleeding. A risk modelling analysis. Journal of throm-
bosis and haemostasis, 2017, 117 (3): 491-499.

[13] QURESHI W, MITTAL C, PATSIAS I, et al. Restarting anticoagulation and outcomes after
major gastrointestinal bleeding in atrial fibrillation. American journal of cardiologyl, 2014,
113 (4): 662-658.

（王　威）

案例 12　一例造影后急性肾损伤患者的药学监护

一、案例背景知识简介

碘造影剂广泛应用于螺旋 CT 增强扫描及各种造影检查，包括冠状动脉造影检查。在其应用过程中，临床应该重点关注碘造影剂的不良反应，尤其是在肾功能不全的患者中要着重关注造影剂肾病（radiographic contrast nephropathy, RCN）。2018 年欧洲泌尿生殖放射学会（European Society of Urogenital Radiology, ESUR）发布对比剂后急性肾损伤防治指南，建议用造影后急性肾损伤（post-contrast acute kidney injury, PC-AKI）一词代替 RCN。PC-AKI 泛指血管内使用碘造影剂后发生的急性肾功能下降。接受造影剂检查的患者可能合并其他临床问题导致 AKI，与造影剂使用耦合在一起，此时碘造影剂并不是 AKI 的直接原因。如果造影剂使用和肾损伤之间确实存在因果关系，则推荐使用造影剂导致的急性肾损伤（contrast-induced acute kidney injury, CI-AKI）一词。

PC-AKI 已经成为心脏介入手术中继支架术后"血栓形成"及支架术后"再狭窄"的又一难题。本病例拟探讨造影剂后急性肾损伤的危险因素、预后和防治方法等问题。

二、病例基本情况

患者，男性，79 岁。主因"间断胸闷、胸痛 29 年余，加重 5 日"于 2019 年 5 月 26 日就诊于医院急诊。患者于 1990 年无明显诱因出现胸闷不适。2005 年冠状动脉造影后于前降支近段和中段放置支架 2 枚。2008 年复查冠状动脉造影发现前降支近段支架内再狭窄约 75%，中段支架近段再狭窄约 95%，于前降支近段和中段各放置 1 枚支架。2010 年行冠状动脉造影后于右冠状动脉病变处植入 2 枚支架。2011 年前降支近段支架内再狭窄 99%，于病变处再植入 1 枚支架。2015 年复查冠状动脉造影，右冠状动脉开口处原支架节段性狭窄约 95%，近中段原支架弥漫性狭窄 50%～80%，于右冠状动脉开口至近中段病变处植入 2 枚支架。2018 年患者开始频繁因肺部感染、胸闷、憋喘入院，经药物治疗后出院。2019 年 5 月 22 日着凉后出现咳嗽、咳黄白色黏痰，伴夜间胸闷、憋气，平卧受限，间断憋醒，变换体位或坐起后逐渐缓解，2019 年 5 月 26 日来医院急诊就诊，为进一步诊治收入院。

既往史： 高血压病史 28 年余，血压最高 180/80mmHg，长期服用硝苯地平控释片 30mg q.d.、琥珀酸美托洛尔缓释片 47.5mg q.d.、氯沙坦钾氢氯噻嗪片 50mg/12.5mg q.d.，近期监测血压波动于 110～135/50～60mmHg。2002 年诊断为"糖尿病"，阿卡波糖片 100mg 随餐口服，自诉血糖控制可。2017 年诊断为"白内障"。2017 年诊断为"前列腺增生"，曾服用非那雄胺治疗。否认药物、食物过敏史。

入院查体： 体温 36.3℃，脉搏 64 次/min，呼吸 20 次/min，血压 148/64mmHg，身高 178cm，体重 75kg。神志清醒，查体合作。双下肺呼吸音稍粗，双下肺可闻及散在湿啰音。叩诊心界向左侧扩大，听诊心率 68 次/min，律齐，心尖区可闻及全收缩期 3/6 级吹风样杂音，向左腋下和左肩胛下区传导，胸骨右缘第 2 肋间可闻及收缩期 2/6 级吹风样杂音、舒张早期 2/6 级叹气样杂音，较粗糙，向胸骨左缘传导，胸骨左下缘可闻及舒张早期 1～2/6 级吹风样杂音，性质柔和，未闻及心包摩擦音。双下肢无明显水肿。

辅助检查： 血常规示单核细胞绝对值 0.72×10^9/L，红细胞 4.25×10^9/L，血红蛋白 128g/L，余未见异常。血生化示肌酐 122.5μmol/L，尿素 10.4mmol/L，尿酸 472.2μmol/L。心电图示①窦性心律；②心电轴左偏；③完全性右束支阻滞；④T 波改变；⑤室性期前收缩。心肌酶示肌酸激酶同工酶 1.41μg/L，肌钙蛋白 I 0.047μg/L，肌红蛋白 34.20μg/L，NT-proBNP 7 570ng/L。超声心动图示左心增大伴左室舒张功能减低，二尖瓣中度关闭不全，三尖瓣轻度关闭不全，LVEF 46%。

入院诊断：①冠状动脉粥样硬化性心脏病，不稳定型心绞痛，冠状动脉支架植入术后，慢性心功能不全，心功能Ⅲ级（NYHA 分级）；②高血压（3 级，很高危）；③2 型糖尿病；④白内障；⑤前列腺增生。

三、主要治疗经过及典型事件

患者入院后予以扩张冠状动脉、利尿等对症治疗后胸闷、憋喘症状有所缓解。6 月 9 日 14:30 患者出现心慌，伴有胸前区疼痛；急查心电图示房颤心律。肌钙蛋白 I 0.151μg/L，肌酸激酶同工酶 3.88μg/L，肌红蛋白 35.90μg/L；BNP 2 539ng/L；6 月 9 日总入量为 700ml。6 月 10 日行冠状动脉支架植入术：回旋支开口局限性狭窄 60%～70%，近段节段性狭窄 80%～90%，于回旋支近段植入 2 枚支架。手术顺利，患者术中无不适，术中使用碘佛醇 171ml。术后患者转入冠心病监护病房（coronary care unit，CCU）继续治疗。复查心肌酶学指标示肌钙蛋白 I 0.795μg/L，肌酸激酶同工酶 20.80μg/L，肌红蛋白 285μg/L；血生化示血尿素 8.1mmol/L，血肌酐 99.4μmol/L，血尿酸 409.0μmol/L，估算肾小球滤过率 61.86ml/min。转入 CCU 后，药师查房后考虑患者使用造影剂偏多且年龄较大，建议医生适当增加患者入量，可暂停使用氯沙坦钾氢氯噻嗪片，待复查肾功能后再使用，医生采纳。

6 月 12 日患者的尿量明显减少，双下肢中度凹陷性水肿，全天总入量为 1 830ml，总尿量为 370ml，通过静脉泵入左西孟旦注射液改善心功能，同时给予补液，呋塞米、托伐普坦利尿等处理。6 月 14 日患者的尿量未恢复，心功能不全加重，持续胸闷、憋气，端坐位，BNP 4 622ng/L，尿素 20.1mmol/L，血肌酐 190.5μmol/L，血尿酸 672.5μmol/L，估算肾小球滤过率 28.17ml/min。肾内科会诊后行床旁血液滤过治疗。6 月 17 日患者的血肌酐 352.4μmol/L，6 月 14—19 日每日超滤 2 000～3 000ml，患者的尿量逐渐恢复，心功能改善。6 月 19 日开始血肌酐逐渐下降，6 月 22 日患者的血肌酐下降至 156.6μmol/L，患者一般情况逐渐好转，继续观察，病情稳定后出院，嘱门诊随访。

四、讨论

（一）碘对比剂不良反应的分类

1. 按照发生机制分类　分为特异性和非特异性反应。特异性反应也称过敏样反应，是非剂量依赖性反应，与使用剂量、注入方式和给药速度无关；非特异性反应也称类生理反应，是剂量依赖性反应，是机体对碘对比剂的一种生理性应答，与剂量、注入方式、速度和理化性质相关，一般表现为碘对比剂对器官和系统所产生的反应，最常累及的器官或系统为肾脏、心血管系统、神经系统。

2. 按照严重程度分类 分为轻度、中度和重度不良反应。轻度不良反应的体征和症状具有自限性且无进展依据;中度不良反应的体征和症状更明显;重度不良反应的体征和症状通常会危及生命。

3. 按照发生时间分类 分为急发性、迟发性和晚发性不良反应。急发性不良反应发生在碘对比剂注射 1 小时以内;迟发性不良反应发生在碘对比剂注射 1 小时~1 周内;晚发性不良反应发生在碘对比剂注射 1 周以后。急发性不良反应可表现为所有严重程度的不良反应,迟发性和晚发性不良反应以轻、中度不良反应为主。但也有发生碘对比剂诱导的急性肾损伤、碘源性甲状腺功能亢进(甲亢)和严重过敏反应的风险。

(二)PC-AKI 的危险分层

发生 PC-AKI 的危险因素主要为高龄(≥75 岁);原有肾功能不全;糖尿病;血容量不足;心力衰竭;使用肾毒性药物(非甾体药物和血管紧张素转换酶抑制剂);低蛋白血症;低钾血症;单克隆免疫球蛋白病;大剂量使用碘对比剂;不完全水化。目前,已经报道了几种风险评分可作为 PCI 术后发生 PC-AKI 的预测指标,2018 年 JSN/JRS/JCS 碘造影剂在肾脏病患者中的应用指南指出风险评分尚未全面证实其有效性。目前临床上常用 Mehran 评分,见表 3-4。

表 3-4　RCN 危险因素的 Mehran 评分

Mehran 危险分层	评分 / 分
肾脏灌注下降	
收缩压≤80mmHg 至少 1 小时,需要应用升压药者	5
造影前 24 小时内需要使用主动脉球囊反搏者	5
NYHA 分级心功能Ⅲ级或Ⅳ级,或存在肺淤血者	5
年龄>75 岁	4
贫血[血细胞比容<36%(女),<39%(男)]	3
糖尿病	3
对比剂量(每 100ml 对比剂)	1
肾功能不全	
造影前血清肌酐>133μmol/L	4
OR	
基础 eGFR 40~60ml/min	2
基础 eGFR 20~<40ml/min	4
基础 eGFR <20ml/min	6

Mehran 等在 2004 年建立了 RCN（PC-AKI）危险因素的简化评分系统，PC-AKI 发生风险和血液透析风险见表 3-5。根据 Mehran 评分，本患者的评分 >16 分，是发生 PC-AKI 的高风险人群。但是 2018 年 ESUR 对比剂后急性肾损伤防治指南不常规推荐用评分来预测 PC-AKI 的发生，主要推荐进行血清肌酐的检测，估算肾小球滤过率来评估肾功能，并进行预防治疗。

表 3-5　Mehran 评分的 RCN 风险和血液透析风险

Mehran 评分	RCN 风险	血液透析风险
≤5	7.5%	0.04%
6～10	14.0%	0.12%
11～16	26.1%	1.09%
>16	57.3%	12.6%

（三）PC-AKI 的防治

目前，公认的预防 PC-AKI 的最有效的方法是水化。临床常用的水化方法是静脉补液，常用生理盐水和 1.4% 的碳酸氢钠溶液。根据 eGFR 评估患者的肾功能，根据患者的个体情况进行充分水化（尤其对于 eGFR <60ml/min 的中至高危患者）。《碘对比剂血管造影应用相关不良反应中国专家共识》（2014 年）推荐的一种水化方案是在对比剂注射前 6～12 小时和之后的 12～24 小时以 1.0ml/（kg·h）的速度静脉输注生理盐水，对心力衰竭患者减半量；另一种水化方案是在对比剂注射之前 1 小时以 3.0ml/（kg·h）静脉输注 1.25% 碳酸氢钠，注射后以 1.0ml/（kg·h）继续静脉输注 1.25% 碳酸氢钠 6 小时。PC-AKI 属于剂量依赖性的非特异性不良反应，应根据患者的基础肾功能和整体临床情况，在满足成像和诊断的前提下，尽量采取合适的投照体位，使用最小剂量的碘对比剂。对于慢性闭塞或复杂多支血管病变，手术时应尽量避免重复和不必要的操作，减少碘对比剂推注次数和用量，并可以考虑分次手术。2020 年美国放射学会 / 美国肾脏病基金会（ACR/NKF）静脉注射碘对比剂在肾病患者中的应用的专家共识中，关于碘对比剂的使用剂量指出，动脉给药（一级肾脏暴露）即对比剂能以相对未稀释的形式直接到达肾动脉时，对比剂剂量 [碘含量（g）] 与 eGFR 的比值应低于 1.1，或对比剂体积（ml）与 eGFR 的比值应低于 3.0，对比剂浓度按 350g/L 计算。共识也指出，中至高风险患者在使用碘对比剂前 24～48 小时停用非必要的可能产生肾毒性的药物。共识建议有风险的患者使用碘对比剂前应停用 RAAS 抑制剂 48 小时，术后未发生 PC-AKI 或肾功能恢复到基线可重新使用。本患者术前查 eGFR >60ml/min，所以未进行水化来预防 PC-AKI，且患者因心功能不全，有憋喘症状，一直控制入量，手术前 2 日患者的入量均较低；又因多支血管病变,术中碘佛醇用量为171ml,用量偏多,上述因素均加剧 PC-AKI 的发生风险。

五、小结

本患者是一名 PC-AKI 的高风险患者,患者发生不良反应后,临床药师认真回顾患者的治疗过程,总结各个环节上可能增加 PC-AKI 风险的原因。虽然 PC-AKI 的发生率不高,但是合并心功能不全的患者发生 PC-AKI 的严重程度可能更高,不但延长住院时间,给患者带来痛苦,肾脏替代治疗还增加住院费用和感染风险。因此,术前评估很重要,要关注患者的出入量,尽量减少造影剂的用量,建议给予有风险的患者水化来预防 PC-AKI 的发生。

参 考 文 献

[1] 姚英. 2018 年欧洲泌尿生殖放射学会造影后急性肾损伤防治指南的解读. 中国血液净化, 2019, 18(6): 435-438.

[2] 陈韵岱,陈纪言,傅国胜,等. 碘对比剂血管造影应用相关不良反应中国专家共识. 中国介入心脏病学杂志, 2014, 22(6): 341-348.

[3] 中华医学会放射学分会对比剂安全使用工作组. 碘对比剂使用指南(第 2 版). 中华医学杂志, 2014, 94(43): 3363-3369.

[4] 王鸿超,刘金明,李芳,等. 冠状动脉造影及介入治疗致造影剂肾病的危险因素分析. 河北医科大学学报, 2016, 37(9): 993-996, 1005.

[5] YOSHITAKA I, MASARU H, YOSHIO T, et al. Guideline on the use of iodinated contrast media in patients with kidney disease 2018. Clinical and experimental nephrology, 2020, 24(1): 1-44.

[6] DAVENPORT M S, PERAZELLA M A, YEE J, et al. Use of intravenous iodinated contrast media in patients with kidney disease: consensus statements from the American College of Radiology and the National Kidney Foundation. Radiology, 2020, 294(3): 660-668.

(王 威)

案例 13 一例髋部骨折围手术期患者抗凝治疗的药学监护

一、案例背景知识简介

静脉血栓栓塞(venous thromboembolism, VTE)是血液在静脉内不正常凝结,使血管完全或不完全阻塞,属静脉回流障碍性疾病,常见于深静脉血栓形成(deep venous thrombosis, DVT)和肺栓塞(pulmonary embolism, PE)。VTE 是创伤骨科患者的常见并发症,也是导致围手术期死亡的重要原因。华法林作为重要的口服抗凝血药在临床应用广泛,但因其治疗窗窄、个体差异较大,需常规监测国际标准化比值(international normalized ratio,INR),受药物及食物的影响较大;起效慢,半衰期长。预防和治疗 VTE 时临床更倾向于选择半衰期短、起效快、静脉注射或皮下注射的抗凝血药,便于围手术期管理。对于长期应用华法林的患者,围手术期存在较高的出血风险,而若停用抗凝治疗,又会使血栓形成风险增加。本文通过对一例髋部骨折患者围手术期抗凝桥接治疗的药学监护,为长期应用华法林抗凝治疗的患者的围手术期抗凝治疗方案提供药学服务参考。

二、病例基本情况

患者,男性,69 岁,身高 171cm,体重 66kg,BMI 22.6kg/m²。2019 年 1 月 2 日入院治疗。2019 年 1 月 2 日患者下楼梯时摔伤左髋部,致左髋部疼痛,不能站立及行走,无下肢苍白、无力、麻木等,未出现意识障碍、昏迷。急送于当地医院,行 CT 及 X 线检查示左股骨颈骨折,左膝人工关节置换术后。现为进一步治疗,收入医院。患者自受伤以来一般情况较好,但纳差,夜间休息差,大小便正常。

既往史:2018 年 8 月行左膝关节置换术,术后发生肺栓塞,长期口服华法林钠片 3.75mg q.d. 抗凝治疗。否认传染病病史,否认心脑血管疾病、糖尿病和精神疾病病史,否认药物、食物过敏史。个人史、家族史无特殊。

入院查体:体温 36.9℃,脉搏 81 次/min,呼吸 21 次/min,血压 113/69mmHg。急性痛苦面容,被动体位。左膝关节可见手术瘢痕,长约 15cm。左膝关节可见手术切口瘢痕。左髋部略肿胀,局部压痛明显,纵向叩击痛明显,可触及骨擦感,左髋关节活动障碍,左下肢轻度外旋畸形,相对健侧缩短约 2cm,左足背动脉搏动好,左踝、足趾运动感觉正常。

辅助检查:X 线片和 CT 示左股骨颈骨折。2019 年 1 月 2 日实验室检查示 WBC 8.1×10^9/L,RBC 5.81×10^{12}/L,Hb 116g/L,N% 56.8%,PLT 231×10^9/L,CRP 4.9mg/L,ESR 14mm/h,TT 15.9 秒,APTT 30.7 秒,INR 2.6,D-D 5.96mg/L。血生化未见明显异常。

入院诊断:①左股骨颈骨折;②左膝人工关节置换术后。

三、主要治疗经过及典型事件

2019 年 1 月 2 日患者入院后完善各项辅助检查、检验,停用华法林钠片,换用依诺肝素钠注射液 60mg i.h. q.12h.,并给予穿戴梯度压力弹力袜物理预防 DVT。2019 年 1 月 4 日和 7 日的 INR 分别为 2.2 和 1.5。遂于 2019 年 1 月 8 日停用依诺肝素钠注射液,并行"左髋人工关节置换术",手术过程顺利,术中出血约 300ml。术后第 1 日复查 INR 为 1.4,引流液 110ml。术后第 2 日继续应用依诺肝素钠注射液 60mg i.h. q.12h.。术后第 4 日复查 INR 为 1.2,在应用依诺肝素钠注射液的同时开始服用华法林钠片 3.75mg p.o. q.d.，引流液 30ml，当日拔除引流管。术后第 7 日复查 INR 为 1.5。术后第 10 日 INR 为 1.9，停用依诺肝素钠注射液，继续口服华法林钠片 3.75mg q.d.。患者出院，嘱在门诊继续复查血常规、凝血功能和血生化。患者住院期间生命体征和各项指标平稳，未发生血栓和出血事件。出院后第 4 日门诊复查 INR 为 2.4，出院后第 7 日门诊复查 INR 为 2.6。

四、讨论

（一）创伤性骨折患者的 VTE 预防

髋部骨折术后 VTE 的发生率：总 DVT 发生率为 50%，近端 DVT 发生率为 27%；致死性 PE 发生率在手术后 3 个月内为 1.4%～7.5%。临床通常会对所有创伤性骨折患者进行 DVT 风险评估和筛查工作。推荐使用 Caprini 评分对手术患者进行 DVT 风险评估，Caprini 评分 1～2 分，VTE 风险为低度，建议应用物理预防；Caprini 评分 3～4 分，VTE 风险为中度，建议应用药物预防或物理预防；Caprini 评分≥5 分，VTE 风险为高度，推荐应用药物预防，或药物预防联合物理预防。该患者年龄 69 岁（2 分），近期将行大手术（1 分），肺栓塞病史（3 分），髋关节骨折（5 分），Caprini 评分共计 11 分，DVT 发生风险 40%～80%，属极高危风险等级，需药物预防联合物理预防。基本预防措施包括：①手术操作尽量轻柔、精细，避免静脉内膜损伤；②规范使用止血带；③术后抬高患肢，防止深静脉回流障碍；④常规进行 VTE 的相关知识宣教，鼓励患者勤翻身、早期进行功能锻炼、主动和被动活动、做深呼吸和咳嗽动作，特别是老年患者这一点尤为重要；⑤术中和术后适度补液，多饮水，避免脱水；⑥建议患者改善生活方式，如戒烟、戒酒、控制血糖及血脂等。物理预防措施包括足底静脉泵、间歇充气加压装置及梯度压力弹力袜等，利用机械原理促使下肢静脉血流加速，减少血液滞留。通常预防 VTE 的药物可以选择普通肝素、低分子量肝素、Xa 因子抑制剂、维生素 K 拮抗剂或抗血小板药。与普通肝素相比，低分子量肝素对抗凝血因子 Xa 与Ⅱa 的比值增强显著，对细胞和血浆蛋白的结合相对较弱。低分子量肝素的药动学和药效学特性具有更多的可预见性，发生药品不良反应的风险相对较低，可每日皮下注射 1 次或 2 次。考虑该患者即将进行骨科大手术，选择应用梯度压力弹力袜联合低分子量肝素预防 VTE 的方案合理。

（二）股骨颈骨折 VET 的给药开始时间和疗程

我国指南给出如下建议。

1. 伤后 12 小时内的手术患者　①术后 12 小时（硬膜外腔导管拔除后 4 小时）皮下给予常规剂量的低分子量肝素；②磺达肝癸钠 2.5mg，术后 6～24 小时皮下注射。

2. 延迟手术患者　自入院之日开始综合预防。①术前 12 小时停用低分子量肝素；②磺达肝癸钠的半衰期长，不建议术前使用；③术后预防用药同伤后12小时内手术者。

美国胸科医师学会（American College of Chest Physicians，ACCP）指南推荐，对于将行骨科大手术的患者，推荐使用以下任一抗凝血药：低分子量肝素，磺达肝癸钠，达比加群、阿哌沙班和利伐沙班（用于全髋关节置换术或全膝关节置换术，但不包括髋部骨折手术），低剂量肝素，调整剂量的维生素 K 拮抗剂或阿司匹林（至少使用 10～14 日）。对于髋部骨折患者，推荐药物预防或物理预防应用 10～14 日，建议延长至术后 28～35 日。建议在住院期间联合应用物理预防与药物预防；对出血风险较高的患者，建议使用物理预防。该患者入院后立即开始抗凝治疗，因需要抗凝桥接治疗，延迟了手术时间，因此符合指南要求的给药开始时间；对于抗凝疗程，患者原患"肺栓塞"需要继续服用华法林，建议患者术后到呼吸内科复查。

（三）华法林与低分子量肝素的桥接治疗

长期应用华法林的患者在围手术期会有相对矛盾的问题产生，一方面该患者需要抗凝治疗防止可能的 VTE 发生，另一方面中断现有的华法林治疗可能会面临极大的 VTE 发生风险。由于长期服用华法林的患者存在较大的出血风险，非急诊手术一般术前会停用华法林 5 日，根据不同的 VTE 发生风险程度可采用以下方法：① VTE 风险较低的患者可不采用桥接治疗，停药后 INR<1.5 可进行手术治疗。②中度 VTE 发生风险的患者术前应用低剂量的普通肝素 5 000U 皮下注射或预防剂量的低分子量肝素皮下注射，术后再开始低剂量普通肝素或低分子量肝素与华法林重叠。③高 VTE 风险患者当 INR 下降时（术前 2 日），开始全剂量的普通肝素或低分子量肝素治疗。术前持续静脉应用普通肝素至术前6 小时停用；或皮下注射普通肝素或低分子量肝素，术前 24 小时停药。术后根据手术出血情况，于术后 12～24 小时重启肝素或低分子量肝素抗凝治疗，出血风险高的手术可延迟至术后 2～3 日再重启抗凝治疗，并重新开始华法林治疗。为达到快速抗凝的目的，建议华法林与普通肝素、低分子量肝素或磺达肝癸钠重叠应用要在 5 日以上，当 INR 达到目标范围（2.0～3.0）并且保持 2 日以上时可停用普通肝素、低分子量肝素或磺达肝癸钠。患者在桥接治疗过程中临床药师遵照指南，向医生提出抗凝桥接方案，并在围手术期每 3 日查凝血功能，低分子量肝素的桥接剂量与时长都较为合适，患者的 INR 达标情况也符合临床医生预期，使患者平稳度过手术期，在患者的 INR 未达到 2.0 时允许该患者出院，这一点值得商榷，但患者未发生出血和血栓事件。

五、小结

骨科大手术围手术期的 VTE 预防至关重要，对于长期应用华法林的患者在

高出血风险的手术面前,临床药师需要发挥其专业优势,及时为特殊患者进行
VTE 风险评分、出血风险评估,针对华法林与低分子量肝素的桥接治疗方案,给
予全程药学监护,保障患者在围手术期的 VTE 预防的有效性和安全性。因华法
林与多种药物、食物存在相互作用,临床药师对患者进行华法林用药教育,针对
患者用餐时绿色蔬菜食用量不稳定的情况予以沟通交流,提高患者对华法林合
理用药的认知水平。

参 考 文 献

[1] 中华医学会骨科学分会. 中国骨科大手术静脉血栓栓塞症预防指南. 中华骨科杂志,2016,
36(2):65-71.

[2] 中华医学会骨科学分会创伤骨科学组,中国医学会骨科学分会外固定与肢体重建学组,
中国医师学会骨科医师分会创伤专家工作委员会,等. 中国创伤骨科患者围手术期静脉
血栓栓塞症预防指南(2021). 中华创伤骨科杂志,2021,23(3):185-192.

[3] 中华医学会心血管病学分会,中国老年学学会心脑血管病专业委员会. 华法林抗凝治疗
的中国专家共识. 中华内科杂志,2013,52(1):76-82.

[4] 中华医学会骨科学分会创伤骨科学组. 创伤骨科患者深静脉血栓形成筛查与治疗的专
家共识. 中华创伤骨科杂志,2013,15(12):1013-1017.

[5] 中华医学会呼吸病学分会肺栓塞与肺血管病学组,中国医师协会呼吸医师分会肺栓塞与
肺血管病工作委员会,全国肺栓塞与肺血管病防治协作组. 肺血栓栓塞症诊治与预防指
南. 中华医学杂志,2018,98(14):1060-1087.

[6] 中国医药教育协会急诊医学分会,中华医学会急诊医学分会心脑血管学组,急性血栓性
疾病急诊专家共识组. 中国急性血栓性疾病抗栓治疗共识. 中国急救医学,2019,39(6):
501-531.

[7] 《中国血栓性疾病防治指南》专家委员会. 中国血栓性疾病防治指南. 中华医学杂志,2018,
98(36):2861-2888.

[8] 李圣青. 静脉血栓栓塞性疾病的抗血栓治疗——解读美国胸科医师学会循证医学临床
实践指南(第9版). 临床军医杂志,2013,41(6):647-650.

[9] 周玉杰,杨士伟. 美国胸科医师协会第九版抗栓治疗及血栓预防指南静脉血栓栓塞性疾
病最新进展. 中国医学前沿杂志(电子版),2013,5(3):33-37.

[10] SEGAL J B, STREIFF M B, HOFMANN L V, et al. Management of venous thromboembo-
lism: a systematic review for a practice guideline. Annals of internal medicine,2007,146(3):
204-210.

[11] GEERTS W H, BERGQVIST D, PINEO G F, et al. Prevention of venous thromboembo-
lism: American College of Chest Physicians Evidence-Based Clinical Practice Guidelines(8th
edition). Chest,2008,133(6 Suppl):381S-453S.

[12] KEARON C, AKL E A, COMEROTA A J, et al. Antithrombotic therapy for VTE disease: antithrombotic therapy and prevention of thrombosis, 9th ed: American College of Chest Physicians Evidence-Based Clinical Practice Guidelines. Chest, 2012, 141 (2 Suppl): e419S-e496S.

[13] BATES S M, JAESCHKE R, STEVENS S M, et al. Diagnosis of DVT: antithrombotic therapy and prevention of thrombosis, 9th ed: American College of Chest Physicians Evidence-Based Clinical Practice Guidelines. Chest, 2012, 141 (2 Suppl): e351S-e418S.

[14] FALCK-YTTER Y, FRANCIS C W, JOHANSON N A, et al. Prevention of VTE in ortho-pedic surgery patients: antithrombotic therapy and prevention of thrombosis, 9th ed: American College of Chest Physicians Evidence-Based Clinical Practice Guidelines. Chest, 2012, 141 (2 Suppl): e278S-e325S.

（刘　浩）

案例 14　一例低分子量肝素诱导的血小板减少症患者的药学监护

一、案例背景知识简介

低分子量肝素（low molecular weight heparin, LMWH）是由普通肝素解聚制备而成的一类分子量较低的肝素的总称，其药效学及药动学特性与普通肝素不同，具有注射吸收好、半衰期长、生物利用度高、出血的副作用少、无须实验室监测等优点，使其在临床的应用不断扩大。随着低分子量肝素在临床的广泛应用，其诱导的血小板减少症日益为临床所关注。本文通过对一例低分子量肝素诱导的血小板减少症的病例分析和药学监护，探讨肝素诱导的血小板减少症（heparin-induced thrombocytopenia, HIT）的发生机制、危险因素、防治方法，为此类药品不良反应的个体化用药监护提供参考。

二、病例基本情况

患者，男性，49 岁，身高 173cm，体重 62kg，BMI 20.7kg/m²。2017 年 3 月 11 日入院治疗。2017 年 3 月 11 日患者下楼梯时踩空而摔伤左大腿，致左大腿疼痛，不能站立及行走，无下肢苍白、无力、麻木等，未出现意识障碍、昏迷，给予石膏固定。今为进一步治疗来医院就诊，收入医院。患者受伤以来一般情况较好，夜间休息差，大小便正常。

既往史：2009 年 11 月患者因车祸致左胫腓骨开放性骨折，在当地医院行胫骨髓内钉内固定治疗，术后骨折愈合延迟。2010 年 4 月于外院取出胫骨髓内钉。2010 年 11 月于医院给予植骨＋外架治疗后骨折愈合。有输血史。否认传染病病史,否认心脑血管疾病、糖尿病和精神疾病病史,否认药物、食物过敏史。个人史、家族史无特殊。

入院查体:体温36.3℃,脉搏80次/min,呼吸19次/min,血压133/79mmHg。急性痛苦面容,被动体位。左下肢石膏托外固定良好,去除石膏见左大腿肿胀明显,大腿皮肤颜色暗红,左小腿可见多处手术瘢痕,左大腿中段皮肤可见直径约1.5cm的皮肤擦伤,局部肿胀、触痛,可扪及反常活动及骨擦感,足背动脉搏动良好,肢端感觉、运动无明显异常。

辅助检查:X线片和CT示左股骨干骨折。下肢静脉超声示左侧大隐静脉血栓形成。2017年3月11日血常规示WBC 10.3×10^9/L,RBC 4.01×10^{12}/L,Hb 128g/L,N% 74.2%,PLT 139×10^9/L,CRP 7.0mg/L,ESR 18mm/h,D-D 3.96mg/L。血生化示CK 418U/L,钾3.39mmol/L。其余未见异常。

入院诊断:①左股骨干骨折;②左胫腓骨骨折不愈合术后;③下肢静脉血栓形成。

三、主要治疗经过及典型事件

患者入院后完善术前各项辅助检查、检验,予以迈之灵片300mg p.o. b.i.d. 消肿,依诺肝素钠注射液60mg i.h. q.12h. 抗凝,氟比洛芬酯注射液50mg i.v. q.8h. 镇痛,氯化钾缓释片1g p.o. t.i.d. 补钾。3月13日行左股骨干切开复位髓内钉内固定术,术中出血约200ml,输注悬浮红细胞3U、新鲜冰冻血浆约2U。继续行镇痛、抗感染、抗凝、消肿治疗。3月14日患者的生命体征平稳,体温正常,疼痛VAS评分为4分,临时给予氨酚羟考酮片1片镇痛,引流液55ml。实验室检查示WBC 11.8×10^9/L,RBC 4.11×10^{12}/L,Hb 120g/L,N% 79.8%,PLT 140×10^9/L,CRP 18.6mg/L,ESR 22mm/h,D-D 5.94mg/L,CK 601U/L,钾3.55mmol/L。3月15日停用氯化钾缓释片。3月18日患者的生命体征平稳,疼痛明显减轻,引流液10ml,予以拔除引流管。实验室检查示WBC 10.0×10^9/L,RBC 4.21×10^{12}/L,Hb 123g/L,N% 70.4%,PLT 130×10^9/L,CRP 13.4mg/L,ESR 24mm,D-D 2.88mg/L;血生化、凝血功能未见明显异常。3月20日患者一般情况好,实验室检查示WBC 9.5×10^9/L,RBC 4.90×10^{12}/L,Hb 124g/L,N% 66.7%,PLT 92×10^9/L,CRP 10.9mg/L,ESR 23mm/h,D-D 12.38mg/L。下肢静脉超声示左侧大隐静脉血栓形成,与前次结果未见明显变化。3月22日实验室检查示WBC 9.1×10^9/L,RBC 4.98×10^{12}/L,Hb 124g/L,N% 65.0%,PLT 44×10^9/L,CRP 9.2mg/L,ESR 21mm/h,D-D 10.07mg/L。临床药师建议停用依诺肝素钠注射液,换用磺达肝癸钠注射液5mg i.h. q.d.。3月23日实验室检查示WBC 9.0×10^9/L,RBC 5.10×10^{12}/L,Hb 126g/L,N% 67.2%,PLT 21×10^9/L,CRP 9.2mg/L,ESR 21mm/h,D-D 10.07mg/L。予以重组人血小板生成素注射液10 000IU i.h. 对症治疗。3月24

日实验室检查示 WBC 9.6×10^9/L，RBC 5.05×10^{12}/L，Hb 125g/L，N% 60.1%，PLT 48×10^9/L，CRP 9.3mg/L，ESR 24mm/h，D-D 1.07mg/L。再次予以重组人血小板生成素注射液 10 000IU i.h. 对症治疗。3 月 25 日实验室检查示 WBC 9.1×10^9/L，RBC 5.80×10^{12}/L，Hb 127g/L，N% 63.6%，PLT 75×10^9/L，CRP 7.9mg/L，ESR 20mm/h，D-D 1.01mg/L。今日出院，出院带药利伐沙班片 15mg p.o. b.i.d.，3 周后改为 20mg p.o. q.d.，3 个月后复诊。

四、讨论

（一）下肢静脉血栓形成的抗凝治疗

深静脉血栓形成（DVT）是血液在深静脉内不正常凝结引起的静脉回流障碍性疾病，常发生于下肢。血栓脱落可引起肺栓塞（PE），DVT 与 PE 统称为静脉血栓栓塞（VTE），是同种疾病在不同阶段的表现形式。DVT 的主要原因是静脉壁损伤、血流缓慢和血液高凝状态，多见于大手术或严重创伤后、长期卧床、肢体制动、肿瘤等患者。

本患者根据 Caprini 血栓风险因素评估，年龄 49 岁（1 分），下肢肿胀（1 分），即将进行大型开放手术（2 分），石膏固定（2 分），下肢骨折（5 分），评分 11 分，DVT 发生风险 40%～80%，属极高危风险等级。抗凝是 DVT 的基本治疗，可抑制血栓蔓延，有利于血栓自溶和管腔再通，降低 PE 的发生率和病死率。但是，单纯抗凝不能有效消除血栓。常用的抗凝血药有普通肝素、LMWH、维生素 K 拮抗剂、新型口服抗凝血药等。对于不合并肿瘤的急性 DVT 患者，初始抗凝治疗建议应用利伐沙班、达比加群或 LMWH，长期抗凝治疗建议应用利伐沙班或达比加群。临床按体重给药，每次 100U/kg i.h. q.12h.。对于由非手术暂时危险因素引起的急性下肢 DVT 患者，建议抗凝治疗持续 3 个月。本患者发现下肢静脉血栓形成后，给予依诺肝素钠注射液 60mg i.h. q.12h.，给药方案适宜。

（二）HIT 的发生机制和分析

HIT 是指在应用肝素治疗后出现的血小板下降，临床分为Ⅰ型和Ⅱ型。Ⅰ型是非免疫介导的血小板下降，通常出现在应用肝素后的 1～4 日，血小板数量只是轻度下降，罕见低于 100×10^9/L，即使在不停用肝素的情况下，血小板也可在 3 日内恢复正常。Ⅱ型是一种抗体介导的免疫反应，通常发生在首次应用肝素后的 5～14 日。Ⅱ型 HIT 能引起严重的血小板减少，且主要并发症并非出血，而是血栓形成，临床可发生广泛的动、静脉血栓形成，即 HIT 伴血栓形成综合征。Ⅱ型 HIT 与很多因素有关，各种给药方式都可引发，如静脉注射、皮下注射，甚至接触极少量的肝素（如肝素管道冲洗或置入涂有肝素的肺动脉导管）也可引发。血小板激活是Ⅱ型 HIT 的主要发病机制，其中最重要的抗原是血小板因子 4（platelet factor 4，PF4）和肝素形成的血小板 - 肝素复合物（PF4/H），PF4/H 和血小板抗体结合后导致血小板激活,新生血栓形成。根据本患者的症状和实验室检查结果,患者于 3 月 11 日开始应用低分子量肝素,3 月 20 日出现血小板下降,应用低分子量肝素 10 日出现血小板减少,推断应属于 Ⅱ 型 HIT,但尚未形成血栓。

HIT 的诊断主要依据临床评价和实验室检查,临床评价主要依据"4Ts"评分标准,即基于血小板下降的程度、血小板下降与肝素应用的时间关系、有无新发血栓形成及是否有其他原因可以解释的血小板下降。HIT 的实验室检查证据包括血小板聚集试验、SPA 或 ELISA 法检测抗 PF4/H 抗体阳性。HIT 满足以下条件即可确诊:①应用肝素前血小板计数正常($>120×10^9$/L)。②应用肝素后血小板计数进行性降至 $<(60\sim100)×10^9$/L 或较应用前下降≥50%;或血小板计数较应用肝素前下降≥30%,并伴有急性血栓形成。③ HIT 抗体阳性。④停用肝素后血小板计数恢复正常。⑤排除其他引起血小板减少的原因。本患者应用低分子量肝素前血小板计数 $140×10^9$/L,应用后血小板计数最低降至 $21×10^9$/L,HIT 抗体未查,可基本排除其他原因引起的血小板减少,临床诊断为 HIT。

药品不良反应因果关系评价的 Karach 法:①用药与反应出现的时间顺序是否合理;②以往是否有该药物反应的报道;③发生反应后撤药的结果;④反应症状清除后再次用药出现的情况;⑤有否其他原因或混杂因素。根据此评价方法,患者的用药与不良反应出现的时间顺序合理,存在该不良反应的报道,停药及处理后不良反应好转,药品停药后未再使用,基本可排除其他原因引起的血小板减少,关联性评价为"很可能"。

(三) HIT 的治疗

Ⅱ 型 HIT 如不及时处理,可危及生命,其病死率约为 1.1%。一经诊断或者临床高度怀疑,须立即停用肝素类抗凝血药,并使用非肝素类抗凝血药进行抗凝治疗。替代药物包括阿加曲班、比伐芦定、磺达肝癸钠、新型口服抗凝血药和华法林等。HIT 治疗分为初始治疗阶段和维持治疗阶段。可用于 HIT 的初始抗凝治疗的药物包括胃肠外给药的直接凝血酶抑制剂(如阿加曲班、比伐芦定)、间接 Xa 抑制剂磺达肝癸钠等。磺达肝癸钠是人工合成的、活化因子 Xa 的选择性抑制剂,其抗血栓活性是抗凝血酶Ⅲ(AT Ⅲ)介导的对活化因子 Xa 选择性抑制的结果。通过选择性地结合于 AT Ⅲ,磺达肝癸钠增强 AT Ⅲ 对活化因子 Xa 原有的中和活性(约 300 倍)。而对活化因子 Xa 的中和作用打断凝血级联反应,并抑制凝血酶的形成和血栓的增大。磺达肝癸钠不能灭活凝血酶(活化因子 Ⅱ),并对血小板没有作用。磺达肝癸钠不能与血小板因子 4 结合,也不与来自 Ⅱ 型 HIT 患者的血清发生交叉反应。肾功能正常的患者的治疗剂量一般为 5 ~ 10mg/d。本患者的日剂量为 5mg i.h. q.d.。HIT 初始治疗的药品选择和给药剂量规范,符合指南推荐。

考虑患者出院需要继续抗凝治疗,且疗程至少需要 3 个月,因此选择适当的口服药物进行序贯治疗是很重要的。利伐沙班具高度选择性,可竞争性地抑制游离和结合的 Xa 因子及凝血酶原活性,发挥抗凝作用,不需要与肝素重叠使用,对血小板聚集无直接作用,不影响止血过程,较少发生血小板减少事件。但尚无大型前瞻性临床研究,只有小型研究和病例报告。利伐沙班用于 HIT 患者的治疗相比华法林用药方便,且无需监测 INR,具有良好的安全性和有效性。一项临床研究中,HIT 患者应用利伐沙班可以减轻 HIT 的血小板下降程度,减少血栓事件的发生。推荐的利伐沙班剂量为 15mg p.o. t.i.d.,急性血栓栓塞事件 21 日后减量为 20mg q.d.。本患者的给药剂量是基于药品说明书对 DVT 的治疗方案,初始方案为 15mg b.i.d.,急性血栓栓塞事件 21 日后减量为 20mg q.d.。

五、小结

HIT 是肝素类药物临床应用中较为严重的不良反应,通过对一例低分子量肝素所致的 HIT 的评价分析、治疗和药学监护,临床药师在 HIT 病例中发挥较为重要的作用。对于骨科大手术围手术期时必须动态监测血小板计数的变化和凝血功能,争取做到早期发现、诊断和治疗,可有助于改善预后。

参 考 文 献

[1] 中国医师协会心血管内科医师分会血栓防治专业委员会,《中华医学杂志》编辑编委会. 肝素诱导的血小板减少症中国专家共识(2017). 中华医学杂志,2018,98(6):408-417.

[2] 许俊堂. 肝素诱导的血小板减少症中国专家共识解读. 中国循环杂志,2018,33(11):117-120.

[3] 中华医学会外科学分会血管外科学组. 深静脉血栓形成的诊断和治疗指南(第三版). 中国血管外科杂志(电子版),2017,9(4):250-257.

[4] 中华医学会骨科学分会. 中国骨科大手术静脉血栓栓塞症预防指南. 中华骨科杂志,2016,36(2):65-71.

[5] 中国医药教育协会急诊医学分会,中华医学会急诊医学分会心脑血管学组,急性血栓性疾病急诊专家共识组. 中国急性血栓性疾病抗栓治疗共识. 中国急救医学,2019,39(6):501-531.

[6] 《中国血栓性疾病防治指南》专家委员会. 中国血栓性疾病防治指南. 中华医学杂志,2018,98(36):2861-2888.

[7] 梁锦湄,朱曼,陈孟莉,等. 1 例低分子肝素诱导血小板减少的肺栓塞患者的药学监护. 中国药物应用与监测,2016,13(3):157-159.

[8] LINKINS L A, WARKENTIN T E, PAI M, et al. Rivaroxaban for treatment of suspected or confirmed heparin-induced thrombocytopenia study. Journal of thrombosis and haemostasis,

2016，14（6）：1206-1210.

[9] KEARON C，AKL E A，COMEROTA A J，et al. Antithrombotic therapy for VTE disease：antithrombotic therapy and prevention of thrombosis，9th ed：American College of Chest Physicians Evidence-Based Clinical Practice Guidelines. Chest，2012，141（2 Suppl）：e419S-e494S.

[10] JANUZZI J L，JANG I K. Fundamental concepts in the pathobiology of heparin-induced thrombocytopenia. Journal of thrombosis and thrombolysis，2000，10（Suppl 1）：7-11.

[11] WARKENTIN T E. Heparin-induced thrombocytopenia：diagnosis and management. Circulation，2004，110（18）：e454-458.

（刘 浩）

第四章
内分泌专业临床药师药学监护案例

第一节　药学监护完整案例系统解析

案例1　一例糖尿病肾病患者的药学监护

一、案例背景知识简介

2019 年国际糖尿病联盟公布的流行病学调查数据显示,全球 20～79 岁的成年人中约有 4.63 亿人被诊断为糖尿病,发病率高达 9.3%。其中,我国的糖尿病患者高达 1.16 亿,是全球糖尿病患者最多的国家。目前,我国正面临着糖尿病带来的巨大负担。糖尿病带来的危害是系统性的,如糖尿病视网膜病变在致盲性视网膜血管疾病中占居首位,是成年人失明的主要原因之一;糖尿病患者心脑血管意外的发生率较健康人群增加 2～4 倍;糖尿病周围神经病变则是非外伤性远端肢体截肢的主要原因;糖尿病肾病(diabetic nephropathy,DN)是糖尿病的最主要的微血管并发症之一,早已是发达国家和地区终末期肾病(end-stage renal disease,ESRD)的首要原因。国外研究资料显示,20 年以上病程的糖尿病肾病患者发展为 ESRD 的发生率为 40.8/(1 000 人•年),需要进行透析或移植等肾脏替代治疗。糖尿病肾病起病隐匿,一旦进入大量蛋白尿期后,进展至 ESRD 的速度大约为其他肾脏病变的 14 倍。糖尿病肾病的防治分为 3 个阶段:第一阶段为糖尿病肾病的预防,对重点人群进行糖尿病筛查,发现糖耐量减低或空腹血糖受损的患者,采取改变生活方式、控制血糖等措施,预防糖尿病及糖尿病肾病的发生;第二阶段为糖尿病肾病的早期治疗,对出现微量蛋白尿的糖尿病患者予以糖尿病肾病的治疗措施,减少或延缓大量蛋白尿的发生;第三阶段为预防或延缓肾功能不全的发生或进展,治疗并发症,出现肾功能不全者考虑肾脏替代治疗。在糖尿病肾病的防治过程中需要同时控制血糖、血脂、血压等多种危险因素,并注意生活方式干预,延缓糖尿病肾病发展至肾衰竭。

二、病例基本情况

患者，男性，48 岁。身高 173cm，体重 91kg，BMI 30.4kg/m²。入院时间为 2018 年 12 月 22 日，出院时间为 2019 年 1 月 4 日。

现病史：患者于 18 年前无明显诱因出现口干、多饮、多尿表现，每日饮水量约为 3L，尿量基本与之相当，体重无明显减轻，就诊于当地医院，测血糖明显高于参考值（具体数值不详），诊断为"糖尿病"，曾间断使用口服药物及胰岛素降血糖治疗，血糖控制不佳。1 个月前开始出现双下肢麻木、发凉，视物模糊，就诊于当地医院，完善检测后诊断为"糖尿病，糖尿病肾病"，调整降血糖方案为门冬胰岛素 30 注射液早 20IU、晚 20IU 皮下注射，同时联合利格列汀片 5mg p.o. q.d. 控制血糖至今，空腹血糖控制在 8～15mmol/L，餐后血糖控制在 10～15mmol/L。门诊以"2 型糖尿病，糖尿病肾病；高血压"为诊断收入院。患者目前精神状态良好，体力可，食欲、睡眠尚可，病程中体重共减轻 15～20kg，大小便正常。

入院查体：体温 36.5℃，脉搏 66 次/min，呼吸 18 次/min，血压 150/84mmHg。双侧足背动脉搏动减弱，双足痛觉、温度觉、振动觉及压力觉减退。

辅助检查：血常规（2018 年 12 月 14 日）示血红蛋白 100g/L，红细胞计数 3.49×10¹²/L，血细胞比容测定 0.293，余正常。血生化（2018 年 12 月 14 日）示 γ-谷氨酰转移酶 75.9U/L，尿素 10.47mmol/L，肌酐 243.9μmol/L，总胆固醇 2.65mmol/L，高密度脂蛋白胆固醇 0.79mmol/L。双肾动脉超声示双肾动脉流速略减低（左肾动脉起始部内径为 5.8mm，峰值流速 42cm/s；右肾动脉起始部内径为 6.5mm，峰值流速 58cm/s）。全血糖化血红蛋白测定 7.4%（2018 年 12 月 15 日），入院随机血糖为 10.2mmol/L。

既往史：高血压病史 6 年余，血压最高 220/120mmHg，未系统用药治疗。否认肝炎、结核、疟疾等传染病病史，否认心脏病病史，否认脑血管疾病、精神疾病病史，否认手术史。车祸引起头外伤病史 20 年，车祸引起肾挫伤病史 3 年余，有输血史，预防接种史不详。

家族史：父亲因心肌梗死去世 6 年，母亲因糖尿病并发症去世 4 年，2 兄 2 弟 2 姐健在，均体健，家族中无传染病及遗传病病史。

药物、食物过敏史：否认药物、食物过敏史。

药品不良反应及处置史：否认。

入院诊断：①2 型糖尿病，糖尿病周围神经病变，糖尿病视网膜病变？②高血压（3 级，很高危）；③慢性肾功能不全。

出院诊断：①2 型糖尿病，糖尿病肾病 V 期（CKD 3b 期），糖尿病视网膜病变 IV 期（双眼），糖尿病大血管病变（双下肢），糖尿病周围神经病变；②高血压（3

级，很高危）；③甲状腺结节（恶性不除外）；④血脂紊乱；⑤脂肪肝；⑥高尿酸血症；⑦胆囊息肉。

三、主要治疗药物

主要治疗药物见表 4-1。

表 4-1　主要治疗药物

用药时间	药物名称	用法用量
2018 年 12 月 22—24 日	门冬胰岛素 30 注射液	早餐前 20IU i.h.
2018 年 12 月 22—24 日	门冬胰岛素 30 注射液	晚餐前 20IU i.h.
2018 年 12 月 22 日—2019 年 1 月 4 日	利格列汀片	5mg p.o. q.d.
2018 年 12 月 22—25 日	硝苯地平缓释片	20mg p.o. b.i.d.
2018 年 12 月 24—25 日	尿毒清颗粒	5g p.o. t.i.d.
2018 年 12 月 24 日—2019 年 1 月 4 日	海昆肾喜胶囊	0.44g p.o. t.i.d.
2018 年 12 月 24 日—2019 年 1 月 4 日	甲钴胺片	500μg p.o. t.i.d.
2018 年 12 月 24 日—2019 年 1 月 4 日	复方硫酸亚铁片	200mg p.o. t.i.d.
2018 年 12 月 24 日—2019 年 1 月 4 日	琥珀酸美托洛尔缓释片	47.5mg p.o. q.d.
2018 年 12 月 24 日—2019 年 1 月 4 日	门冬胰岛素注射液	6IU i.h. 三餐前
2018 年 12 月 25 日—2019 年 1 月 4 日	阿托伐他汀片	20mg p.o. q.n.
2018 年 12 月 25 日—2019 年 1 月 4 日	硝苯地平缓释片	40mg p.o. b.i.d.
2018 年 12 月 26—29 日	尿毒清颗粒	10g p.o. t.i.d.
2018 年 12 月 26 日—2019 年 1 月 4 日	麻仁润肠丸	6g p.o. b.i.d.
2018 年 12 月 26 日—2019 年 1 月 4 日	百令胶囊	1g p.o. t.i.d.
2018 年 12 月 27—30 日	盐酸特拉唑嗪片	2mg p.o. q.n.
2018 年 12 月 28 日—2019 年 1 月 4 日	复方 α- 酮酸片	2.52g p.o. t.i.d.
2018 年 12 月 30 日—2019 年 1 月 4 日	尿毒清颗粒	10g p.o. q.i.d.
2018 年 12 月 31 日—2019 年 1 月 4 日	非布司他片	40mg p.o. q.d.
2018 年 12 月 31 日—2019 年 1 月 4 日	碳酸氢钠片	1g p.o. t.i.d.
2018 年 12 月 31 日—2019 年 1 月 4 日	盐酸特拉唑嗪片	2mg p.o. b.i.d.

注：i.h. 为皮下注射；p.o. 为口服；q.d. 为每日 1 次；b.i.d. 为每日 2 次；t.i.d. 为每日 3 次；q.i.d. 为每日 4 次。

四、治疗原则与治疗方案分析

患者为中年男性,糖尿病病史 18 年,有明显的"三多一少"症状,曾间断使用多种口服药物及胰岛素降血糖治疗,胰岛素治疗期间血糖控制不佳,1 个月前在当地诊断为糖尿病肾病,有高血压病史,未系统用药治疗。入院前患者门诊查肌酐 243.9μmol/L,入院后查尿微量白蛋白 / 肌酐测定＞361mg/g;尿蛋白定量 6.597g/24h,且患者同时存在糖尿病视网膜病变和糖尿病周围神经病变,根据糖尿病肾病的诊断标准,患者糖尿病肾病的诊断明确,为糖尿病肾病 V 期(CKD 3b 期),同时合并高血压、血脂紊乱、高尿酸血症,治疗主要是在生活方式干预的基础上给予降血糖、降血压、降血脂等综合管理,以延缓肾功能不全的进展。血糖方面,糖尿病肾病的患者血糖控制应遵循个体化原则。对中老年患者,糖化血红蛋白控制目标适当放宽至 7%～9%。由于慢性肾病患者的红细胞寿命缩短,糖化血红蛋白值可能被低估。该患者入院时血红蛋白 103g/L,处于贫血状态,入院前查全血糖化血红蛋白 7.4%,血糖可能被低估。患者院外口服利格列汀及每日 2 次皮下注射预混胰岛素降血糖治疗,继续院外降血糖方案。血压方面,糖尿病患者的血压控制目标为 140/90mmHg,对年轻患者或合并肾病者的血压控制目标为 130/80mmHg,ACEI 或 ARB 在糖尿病肾病中有控制血压、减少蛋白尿、延缓肾功能进展的作用,是目前治疗糖尿病肾病的药物中临床证据最多的,被推荐作为治疗糖尿病肾病的一线药物。但是该患者目前肌酐为 243.9μmol/L、eGFR 为 31.98ml/(min·1.73m^2),考虑患者目前肌酐升高,临床未使用 ACEI 或 ARB,给予硝苯地平缓释片降血压治疗,降血压方案合理。尿酸方面,血清尿酸 571.4μmol/L,患者的血尿酸水平已达启动药物治疗的标准,由于患者肾功能不全限制了促尿酸排泄药苯溴马隆的使用,故选用抑制尿酸合成的药物非布司他,将药物剂量减为 20mg q.d.,同时给予碳酸氢钠碱化尿液、促进尿酸盐结晶溶解和随尿液排出。除上述降血糖、降血压、降尿酸治疗外,给予患者尿毒清颗粒、海昆肾喜胶囊、百令胶囊护肾、降肌酐治疗,麻仁润肠丸通便、促进毒素排出,嘱患者规律进食、适量运动,随后患者的血糖波动减小。患者入院尿蛋白定量 6.597g/24h,在低蛋白饮食的基础上补充复方 α- 酮酸片改善营养状况。该患者为糖尿病肾病 V 期(CKD 3b 期),同时合并高血压、血脂紊乱、高尿酸血症,治疗主要是在生活方式干预的基础上给予降血糖、降血压、降血脂等综合管理,治疗方案合理,并根据患者的肾功能情况选择药物,符合指南推荐。

五、药物治疗监护计划

(一)有效性监护计划

住院期间每日监测患者的血糖变化,包括空腹血糖、三餐前后、睡前血糖

（6：00、9：00、10：30、13：00、16：30、19：00、21：00），根据血糖谱调整药物用量；每日清晨监测患者的血压，必要时进行 24 小时动态血压监测，根据血压控制情况调整药物。

（二）安全性监护计划

关注低血糖反应。患者使用胰岛素控制血糖有发生低血糖的风险，当血糖≤3.9mmol/L 时即属于低血糖范围；对于部分患者，血糖＞3.9mmol/L 时也可能出现低血糖反应。低血糖反应表现为发抖、紧张、心慌、易怒、焦虑、出汗或虚弱、乏力或饥饿难耐、头痛、面色惨白、晕眩、反应迟钝、神志不清等症状。患者在感觉不适时应立即报告医护人员，监测血糖，补充食物。

六、药物治疗过程

2018 年 12 月 24 日

入院第 3 日，患者一般情况可，诉便秘，今晨血压 160/100mmHg，空腹血糖 5.9mmol/L，前 1 日餐后血糖波动在 11.2～12.6mmol/L。23：00 患者自觉心慌、出汗，测血糖 4.2mmol/L，进食后半小时复测血糖 5mmol/L。双足背动脉搏动减弱，双足痛觉、温度觉、振动觉及压力觉减退。实验室检验示血红蛋白 103g/L，红细胞计数 3.57×10^{12}/L，血细胞比容 0.296L/L；γ- 谷氨酰转移酶 58.6U/L；糖化血清蛋白 249.9μmol/L；尿微量白蛋白 / 肌酐测定 ＞361mg/g；尿蛋白定量 6.597g/24h；eGFR 31.98ml/（min•1.73m^2）；总胆固醇 3.44mmol/L，甘油三酯 2.95mmol/L，高密度脂蛋白胆固醇 0.70mmol/L，低密度脂蛋白胆固醇 2.76mmol/L；尿素 10.47mmol/L，肌酐 246.7μmol/L；血清尿酸 493.8μmol/L；血清半胱氨酸蛋白酶抑制剂 C 2.56mg/L。腹部超声提示脂肪肝。双下肢动脉超声提示双下肢动脉粥样硬化。

患者的正常餐试验结果见表 4-2。

表 4-2   患者的正常餐试验结果

	血糖 /（mmol/L）	C 肽 /（μg/L）	胰岛素 /（mU/L）
餐前	5.24	4.01	9.47
餐后 1 小时	8.18	5.84	25.45
餐后 2 小时	9.20	3.22	35.77

治疗方案调整：利格列汀在肝、肾功能不全患者中应用无须减量，但入院后患者晚间出现过低血糖，考虑是由肾功能不全导致预混胰岛素中的中效胰岛素在体内蓄积所致，故停用门冬胰岛素 30 注射液，早、晚餐前皮下注射调整为门冬胰岛素注射液 6U 联合利格列汀 5mg p.o. q.d. 治疗；患者的血压不达标，故加

用琥珀酸美托洛尔缓释片 47.5mg p.o. q.d.；患者慢性肾功能不全且目前诉便秘，加用尿毒清颗粒 5g p.o. t.i.d. 和海昆肾喜胶囊 0.44g p.o. t.i.d.；患者入院前后 2 次查血红蛋白偏低，提示贫血，加用复方硫酸亚铁片 200mg p.o. t.i.d.；患者 1 个月前出现双下肢麻木、发凉，加用甲钴胺片 500μg p.o. t.i.d. 营养神经治疗。

药学监护点：将预混胰岛素类似物调整为超短效胰岛素类似物三餐前皮下注射，未使用长效胰岛素，应监测空腹血糖，避免空腹血糖控制不达标。目前患者的血压控制不达标，加用琥珀酸美托洛尔联合降血压，应监测患者的血压变化。告知患者琥珀酸美托洛尔缓释片不能咀嚼或压碎，服用时用至少半杯温水服用。

2018 年 12 月 25 日

入院第 4 日，患者的血压 158/96mmHg。昨日餐后血糖波动在 10.2～10.6mmol/L，3:00 血糖 6.1mmol/L，今晨空腹血糖 7.3mmol/L。

治疗方案调整：患者服用硝苯地平缓释片后未诉不适，目前血压仍偏高，故将剂量增加至 40mg p.o. b.i.d.，加用阿托伐他汀 20mg p.o. q.n.（睡前）。

药学监护点：关注患者硝苯地平缓释片加量后是否出现不良反应，如头晕、面部潮红等。他汀类药物可能引起氨基转移酶升高和肌病（包括肌痛、肌炎、横纹肌溶解），患者出现 γ- 谷氨酰转移酶轻度升高，需注意监测氨基转移酶和肌酸激酶。

2018 年 12 月 26 日

入院第 5 日，患者自诉近日便秘，血压 146/91mmHg。前 1 日餐后血糖波动在 9～9.4mmol/L，3:00 血糖 9.1mmol/L，今晨空腹血糖 8.9mmol/L。

治疗方案调整：肾内科会诊后建议调整尿毒清颗粒的剂量至 10mg p.o. t.i.d.，加用保肾药物百令胶囊 1g p.o. t.i.d.，麻仁润肠丸 6g p.o. b.i.d.。

药学监护点：监护尿毒清加量及加用麻仁润肠丸后，患者的便秘症状是否缓解。麻仁润肠丸为大蜜丸，辅料含蜂蜜，可能影响患者的血糖，需密切监测。

2018 年 12 月 27 日

入院第 6 日，患者的血压 150/90mmHg。前 1 日餐后血糖波动在 8.4～11.2mmol/L，3:00 血糖 9.9mmol/L，今晨空腹血糖 6.7mmol/L。

治疗方案调整：患者的血压控制不理想，加用选择性 β_1 受体拮抗剂琥珀酸美托洛尔缓释片及选择性 α_1 肾上腺素受体拮抗剂盐酸特拉唑嗪片。

药学监护点：继续监测血糖、血压波动情况。嘱患者规律饮食、适量运动，减少血糖波动。特拉唑嗪的常见不良反应为头晕、头痛、嗜睡、乏力、鼻塞、面红、口麻、胃肠道反应和外周组织水肿。易出现直立性低血压，告知患者改变体位时不可过快，宜在睡前服用。

2018 年 12 月 28 日

入院第 7 日，患者无不适主诉，今日血压 140/90mmHg。前 1 日餐后血糖波动在 8.1～10.6mmol/L，今晨空腹血糖 9.4mmol/L。

治疗方案调整：给予患者复方 α- 酮酸片 2.52g p.o. t.i.d.。

药学监护点：复方 α- 酮酸片可提供必需氨基酸并尽量减少氨基氮的摄入，酮或羟氨基酸本身不含有氨基，其利用非必需氨基酸的氮转化为氨基酸，减少尿素合成。低蛋白饮食配合 α- 酮酸制剂能够延缓肾损伤的进程，减少蛋白尿，改善营养状况，减轻氮质血症及代谢性酸中毒，并能减轻胰岛素抵抗、改善高胰岛素血症及增加能量生成率。告知患者宜在用餐期间整片吞服复方 α- 酮酸片，使其充分吸收并转化为相应的氨基酸。每片复方 α- 酮酸片含钙 50mg，用药期间需注意监测血钙，避免出现高钙血症。另外，服用复方硫酸亚铁片与复方 α-酮酸片需至少间隔 2 小时，防止影响吸收。

2018 年 12 月 31 日

入院第 10 日，患者的血压 140/86mmHg。前 1 日餐后血糖波动在 7.3～11.9mmol/L，今晨空腹血糖 9.2mmol/L。辅助检查：γ- 谷氨酰转移酶 50.4U/L；尿素 11.61mmol/L，肌酐 274.3μmol/L；血清尿酸 571.4μmol/L，尿液 pH 5.5，24 小时尿尿酸 3.8mmol/L；快速尿微量白蛋白 / 肌酐测定 ＞223mg/g。肾功能曲线：双肾聚集段未见，基本呈持续递降型曲线。肾小球滤过率（glomerular filtration rate, GFR）：左侧 13.1ml/min，右侧 28.1ml/min。肾脏动态显影：双肾影大小、形态尚可。提示双肾呈"受损型"曲线，左肾的 GFR 重度减低，右肾的 GFR 轻度减低。

治疗方案调整：加用非布司他 20mg q.d.，特拉唑嗪 2mg b.i.d.。加用碳酸氢钠碱化尿液、促进尿酸盐结晶溶解和随尿液排出。

药学监护点：由于患者肾功能不全限制了促尿酸排泄药苯溴马隆的使用，故选用抑制尿酸合成的药物非布司他，药物剂量减为 20mg q.d.。注意监测患者的肾功能、血尿酸、尿 pH，尿 pH 在 6.2～6.9 有利于尿酸盐结晶溶解和随尿液排出。

2019 年 1 月 3 日

入院第 13 日，患者的血压 140/85mmHg。血糖波动在 8.9～10mmol/L，今晨空腹血糖 7.5mmol/L。今日出院。

七、药物治疗总结

患者糖尿病病史 18 年，高血压病史 6 年，合并糖尿病微血管及大血管病变，糖尿病肾病 V 期（CKD 3b 期），治疗以降血糖、降血压、调血脂、降肌酐、降尿酸等综合管理为主。总结该患者住院期间的药物监护要点包括以下 4 个方面。

（一）糖尿病肾病患者降血糖药的选择

多项大样本数的随机对照试验证实，无论是 1 型糖尿病还是 2 型糖尿病患者,降低血糖水平均可以延缓慢性肾功能不全的进展。但近期 3 项大型临床研究评估了强化血糖控制对 2 型糖尿病患者的潜在获益,结果显示,相对于对照组(糖化血红蛋白控制在 7% 左右),强化血糖治疗组(糖化血红蛋白控制在 6% 左右)的患者既没有明显的心血管受益,对糖尿病肾病的发生与发展也无显著影响,低血糖事件的发生率反而升高。该患者入院查 eGFR 31.98ml/(min·1.73m^2),多种口服降血糖药的使用受限,故沿用院外的胰岛素治疗方案。该患者入院前查糖化血红蛋白 7.4%,按照控制标准是达标的,但患者合并贫血,所以糖化血红蛋白存在被低估的情况,入院后沿用院外的门冬胰岛素 30 注射液,患者夜间出现低血糖症状,因为既往研究显示胰岛素类似物在肾功能不全患者中的药动学参数较稳定,考虑是由肾功能不全导致预混胰岛素中的中效胰岛素在体内蓄积所致,故停用预混胰岛素,换用起效快、达峰快的速效胰岛素门冬胰岛素,同时联合利格列汀,可减少胰岛素的用量,减少低血糖的发生风险。出院时患者的空腹血糖波动在 7.5~8.0mmol/L、餐后血糖波动在 8.8~11.0mmol/L,血糖基本达标,未再出现低血糖症状。

(二)糖尿病肾病患者抗高血压药的选择

血压升高不仅是加速糖尿病肾病进展的重要因素,也是决定患者心血管病预后的主要危险因素。大量临床观察也证实,严格控制高血压能明显减少糖尿病肾病患者的尿蛋白水平,延缓肾损伤的进展。强化血压控制还可使心血管病终点事件的风险下降 20%~30%。2020 年 KIDIGO 指南和中国《糖尿病肾病防治专家共识》(2014 年版)均指出由于各种 ACEI 和 ARB 的药动学参数不同,因此在不同的肾功能患者中的使用推荐有所不同,大多数需要在 eGFR＜30ml/(min·1.73m^2)时给予减量。该患者入院时 eGFR 为 31.98ml/(min·1.73m^2),处于临界值,根据指南推荐,厄贝沙坦、替米沙坦、氯沙坦和福辛普利无须调整剂量,在使用后的 2~4 周内应密切监测血钾和肌酐,如果血肌酐升高 30% 或者血钾＞5.5mmol/L 应立即停药。但是根据我国《高血压合理用药指南》,当血肌酐水平≥265μmol/L 时应谨慎使用 ACEI 和 ARB。因此,临床并未选用 ACEI 和 ARB 类抗高血压药,而选用长效钙通道阻滞剂硝苯地平缓释片控制血压,但是患者的血压控制不理想,加用选择性 β$_1$ 受体拮抗剂琥珀酸美托洛尔缓释片及选择性 α$_1$ 肾上腺素受体拮抗剂盐酸特拉唑嗪片。β 受体拮抗剂亦可延缓患者的肾功能减退,与 ACEI 类药物在降低 2 型糖尿病患者微血管和大血管并发症方面的临床价值相当,其中美托洛尔较少经肾排泄,用于肾损伤者无须调整剂量。为避免特拉唑嗪的首剂现象,从 2mg q.n. 起始,4 日后加量至 2mg b.i.d.。

(三)糖尿病肾病的血脂治疗原则及药物选择

高脂血症不仅直接参与糖尿病胰岛素抵抗和心血管并发症的发生,LDL-C还可以通过作用于肾小球系膜细胞上的 LDL 受体,导致系膜细胞和足细胞损伤,加重蛋白尿和肾小球、肾小管间质纤维化的进展。糖尿病患者出现肾病综合征和肾功能不全,又会进一步加重高脂血症。因此,积极纠正糖尿病肾病患者体内的脂代谢紊乱对糖尿病肾病具有重要意义。治疗目标为 LDL-C 水平降至 2.6mmol/L 以下(并发冠心病者降至 1.8mmol/L 以下),TG 降至 1.5mmol/L 以下。研究表明,他汀类药物可减少糖尿病血管疾病的发生率、延缓肾功能减退,建议所有糖尿病患者均应首选口服他汀类药物,以 TG 升高为主时可首选贝特类调血脂药。meta 分析结果显示,他汀类药物对肾功能无不良影响,在患者可耐受的前提下,推荐 2 型糖尿病合并 CKD 的患者在血脂异常时应接受他汀类药物治疗。当合并 CKD 1~2 期时,他汀类药物的使用无须减量;当合并 CKD 3 期时,除普伐他汀限制使用外,阿托伐他汀、辛伐他汀、氟伐他汀、瑞舒伐他汀均无须减量;当合并 CKD 4 期时,阿托伐他汀无须减量,辛伐他汀应减量使用,而氟伐他汀、瑞舒伐他汀、普伐他汀均应限制使用;当合并 CKD 5 期时,透析前使用他汀类药物治疗的患者,他汀类药物谨慎续用,不推荐在此期起始他汀类药物治疗。该患者入院查血脂不达标,双下肢动脉超声提示双下肢动脉粥样硬化,结合患者目前的肾功能情况,故未调整本患者阿托伐他汀稳定斑块治疗的剂量。

(四)糖尿病肾病的尿酸治疗原则及药物选择

对于 CKD 患者的高尿酸血症的降尿酸治疗,建议根据患者的伴随症状、合并症、并发症、肾功能情况和尿酸水平合理实施。对于无症状的伴有高尿酸血症的 CKD 患者,男性的血尿酸 > 420μmol/L,女性的血尿酸 > 360μmol/L,建议行降尿酸治疗。根据降尿酸药的适应证、禁忌证和高尿酸血症的分型,推荐别嘌醇、非布司他和苯溴马隆为痛风患者降尿酸治疗的一线用药,别嘌醇和苯溴马隆为无症状高尿酸血症患者降尿酸治疗的一线用药。单药足量、足疗程治疗,血尿酸仍未达标的患者,可考虑联合应用 2 种不同作用机制的降尿酸药,不推荐尿酸氧化酶与其他降尿酸药联用。非布司他为特异性黄嘌呤氧化酶抑制剂,有良好的降尿酸效果,尤其适用于慢性肾功能不全患者,指南推荐 CKD 4~5 期患者优先选择非布司他,最大剂量为 40mg/d。但在合并心脑血管疾病的老年人中应谨慎使用并密切关注心血管事件。该患者的血尿酸水平已达启动药物治疗的标准,由于患者肾功能不全限制了促尿酸排泄药苯溴马隆的使用,故选用抑制尿酸合成的药物非布司他,将药物剂量减为 20mg q.d.,同时给予碳酸氢钠碱化尿液、促进尿酸盐结晶溶解和随尿液排出。

参 考 文 献

[1] 杨文英,陈璐璐,谌贻璞,等. 关于 2 型糖尿病合并慢性肾脏病患者应用胰岛素治疗的专家指导建议. 中国糖尿病杂志,2017,25(10):865-868.

[2] 糖尿病肾病多学科诊治与管理共识专家组. 糖尿病肾病多学科诊治与管理专家共识. 中国临床医生杂志, 2020, 48(5): 522-527.

[3] 中华医学会糖尿病学分会微血管并发症学组. 糖尿病肾病防治专家共识(2014年版). 中华糖尿病杂志, 2014, 6(11): 792-801.

[4] 中国医师协会内分泌代谢科医师分会. 2型糖尿病合并慢性肾脏病患者口服降糖药治疗中国专家共识(2019年更新版). 中华内分泌代谢杂志, 2019, 35(6): 447-454.

[5] Kidney Disease: Improving Global Outcomes(KDIGO) Diabetes Work Group. KDIGO 2020 clinical practice guideline for diabetes management in chronic kidney disease. Kidney international, 2020, 98(4S): S1-S115.

（汤智慧）

第二节　药学监护精华案例解析

案例2　一例甲状腺癌术后甲状旁腺功能减退患者的补钙方案优化

一、案例背景知识简介

我国的甲状腺癌发病率呈上升趋势。外科手术是治疗甲状腺癌的主要方法，虽然甲状腺切除术的安全性已有稳步提升，但是仍会出现一些无法预料的术后并发症，尤其是甲状腺全切术中喉返神经和甲状旁腺的损伤。文献报道，甲状腺术后暂时性甲状旁腺功能减退的发生率为6.9%～49%，而永久性甲状旁腺功能减退的发生率为0.4%～33%。甲状旁腺功能减退的临床表现为口腔周围、面部肌肉及手、足的针刺麻木感，四肢痉挛性抽搐，严重者甚至出现喉和膈肌痉挛等，进而引起窒息死亡。永久性甲状旁腺功能减退患者需要长期补充钙剂和维生素D制剂，若剂量不足，则无法缓解手足麻木及四肢抽搐等症状；若剂量过大，则血尿钙过高，可导致全身多处钙化、血管硬化及泌尿系结石，给患者的生活质量和长期寿命造成影响。笔者将结合一例甲状腺癌术后甲状旁腺功能减退症患者探讨患者治疗方案的优化，促进临床合理用药。

二、病例基本情况

患者，女性，52岁。因"甲状腺癌术后全身麻木、抽搐7个月"于2019年9月7日入院。患者于2019年2月3日行"甲状腺癌根治术及颈部淋巴结清扫术"，术后3日患者出现全身麻木及抽搐，血钙1.69mmol/L（参考值范围为2.09～2.54mmol/L）、甲状旁腺激素（parathyroid hormone, PTH）4.61ng/L（参考值范围为 15～65ng/L），考虑为"甲状旁腺功能减退"，给予静脉及口服补钙治疗，血钙最高升至 2.02mmol/L。出院后给予碳酸钙 D_3 600mg p.o. t.i.d.，骨化三醇 0.25μg p.o. b.i.d.。患者于院外因劳累反复出现全身麻木、抽搐及乏力，自行调整碳酸钙 D_3 为早晨服用 2.4g、中午服用 1.8g、晚上服用 1.8g，骨化三醇 0.25μg t.i.d.。患者的精神状态一般，体力下降，食欲一般，睡眠欠佳，BMI 无明显变化，大便不成形，每日 2 次，夜尿 2～3 次。

既往史：否认心脏病、糖尿病、脑血管疾病、精神疾病病史。有青霉素及头孢菌素过敏史。

入院查体：体温 36.5℃，脉搏 78 次/min，呼吸 20 次/min，血压 130/92mmHg，BMI 29.8kg/m^2。颈前区可见一约 6cm 的横行手术瘢痕，束臂加压试验阴性。

辅助检查：甲状腺手术病理（2019 年 2 月 15 日）示双叶及峡部甲状腺乳头状癌，颈部软组织侵犯，颈部淋巴结转移（3/17）。PTH 4.16ng/L，血钙 1.69mmol/L。

入院诊断：①甲状旁腺功能减退症；②甲状腺功能减退症，甲状腺乳头状癌术后，甲状腺乳头状癌 [131] 碘治疗后。

三、主要治疗经过及典型事件

患者为中年女性，主因"甲状腺癌术后全身麻木、抽搐 7 个月"入院，目前诊断为甲状旁腺功能减退症，甲状腺功能减退症（甲状腺乳头状癌术后，甲状腺乳头状癌 [131] 碘治疗后）。入院后的治疗主要包括甲状旁腺功能减退症和甲状腺功能减退症的对症处理 2 个方面。①甲状旁腺功能减退症的对症处理：治疗上应补充钙剂和维生素 D，患者院外自行补充碳酸钙 D_3 片的日剂量为 6g，入院后查血钙 2.35mmol/L、游离钙 1.22mmol/L（参考值范围为 1.02～1.6mmol/L）、血磷 1.49mmol/L（参考值范围为 0.89～1.6mmol/L）、血镁 0.83mmol/L（参考值范围为 0.6～1.4mmol/L）、24 小时尿钙 278.4mg，目前血钙、游离钙均在参考值范围内，但是尿钙偏高，因此临床药师建议调整碳酸钙 D_3 片的剂量，故入院第 2 日调整碳酸钙 D_3 片为 600mg b.i.d.、骨化三醇胶丸 0.25μg t.i.d.。入院第 4 日复查血钙 2.16mmol/L，游离钙 1.09mmol/L，血钾 3.33mmol/L，血镁 0.83mmol/L。因患者自觉全身麻木、抽搐、无力，加用门冬氨酸钾镁片 2 片 t.i.d.，进行补镁、补钾治疗；同时调整碳酸钙 D_3 片 600mg t.i.d.，骨化三醇胶丸 0.5μg b.i.d.。入院第 11 日患者仍诉间断有口唇及双手麻木，查血钙 2.32mmol/L、24 小时尿钙 400mg、血钾 3.38mmol/L、24 小时尿钾 45.2mmol/L，尿钙偏高，故调整碳酸钙 D_3 片为 600mg b.i.d.、骨化三醇胶丸 0.25μg t.i.d.。患者入院多次查血钙均在参考值范围内，但仍有轻度不适，考虑与低血钾相关。入院第 16 日查血钙 2.19mmol/L、血钾 4.74mmol/L，患者无明显的麻木和抽搐。②甲状腺功能减退症的对症处理：患者为甲状腺乳头状癌，行甲状腺全切，有淋巴结转移（且≥3cm），属于复发高危人群,应补充左甲状腺素钠片兼顾促甲状腺抑制治疗和补充治疗。目前为术后 1 年内,促甲状腺激素(thyroid-stimulating hormone,TSH)控制目标应<0.1mU/L,入院后调整左甲状腺素钠片的剂量为 162.5μg。入院第 17 日血钙 2.10mmol/L、血钾 3.92mmol/L,病情稳定出院。

四、讨论

(一)甲状旁腺功能减退患者补钙治疗的目标

术后 6 个月仍然不能恢复的甲状旁腺功能减退意味着永久性甲状旁腺功能减退。该患者术后 7 个月仍不能恢复,考虑为永久性甲状旁腺功能减退症,需要持续终身的长程管理,治疗目标是维持血钙处于无症状范围内,防止出现明显的具有临床意义的低血钙或高血钙及其相关的并发症,保护骨骼健康,宜将血钙维持在参考值范围的低限,24 小时尿钙为男性<300mg、女性<250mg。

(二)甲状旁腺功能减退患者补钙制剂的选择及用量

甲状旁腺功能减退患者的每日元素钙摄取量为 500～1 000mg/ 次,2～3 次 /d,可根据摄入饮食的含钙量,适当减少钙剂的补充。目前市售口服钙剂主要为碳酸钙、枸橼酸钙、乳酸钙和葡萄糖酸钙,其含钙量分别为 40.0%、21.0%、13.0% 和 8.9%。其中碳酸钙中的元素钙含量最高,且价格便宜,是长期补充钙剂的优选。由于吸收的差异,不同的钙剂服药时间也有所不同。碳酸钙、乳酸钙和葡萄糖酸钙需胃酸才能解离,为可吸收的钙离子,餐时服用较好;而枸橼酸钙虽含元素钙较碳酸钙低,但其解离不需要胃酸,任何时间都可服用,尤其适用于胃酸较少者,包括长期服用质子泵抑制剂的患者。另外,钙剂的常见不良反应有胃肠道不适(如便秘、恶心)。因此患者可通过尝试不同的钙剂品种及剂型,找到适合自己的钙补充剂,同时兼顾有效性和安全性。本例患者院外使用碳酸钙 D_3 片,元素钙含量最高且无胃肠道反应,建议患者继续使用。但是该患者入院时补充元素钙 6g/d,远大于推荐的补充量,且血钙 2.35mmol/L(>2.09mmol/L)、24 小时尿钙 278.4mg(>250mg)均偏高,尿钙过高易导致尿路结石、肾钙质沉积、肾功能减退等不良事件,临床药师建议调整为碳酸钙 D_3 片 600mg b.i.d.。

(三)甲状旁腺功能减退患者维生素 D 的合理使用

将 25- 羟维生素 D 维持在参考值范围内,尤其是在 75nmol/L 以上,能使血钙更趋稳定。维生素 D 主要有活性维生素 D 类似物和普通维生素 D。对于甲状旁腺功能减退患者,其肾脏的 1α- 羟化作用减弱,外源性维生素 D 转化为活性维生素 D 的过程受障碍,因此建议补充活性维生素 D。活性维生素 D 主要有骨化三醇和阿法骨化醇,其中骨化三醇(1, 25- 羟维生素 D)在体内无须转化,可直接被机体利用;而阿法骨化醇为 1α- 羟基维生素 D 在体内需要在肝脏中进一步转化为 1, 25- 羟维生素 D 才能被机体利用。指南推荐甲状旁腺功能减退的治疗中骨化三醇的剂量一般为 0.25～2.0μg/d，阿法骨化醇为 0.5～3.0μg/d，2 种活性维生素 D 的起效时间为 1～2 日，可快速升高血钙，但骨化三醇和阿法骨化醇的作用时间短，分别为 2～3 日和 5～7 日。而普通维生素 D 在肝脏羟化后转变为 25- 羟维生素 D，后者的半衰期较长（2～3 周），作用时间可以维持 14～75 日。25- 羟维生素 D 在高浓度时也能激活维生素 D 受体，因此在补充活性维生素 D 的同时，也需补充普通维生素 D，这不仅有利于血钙更趋于稳定，且能够为 PTH 非依赖性肾外组织合成 1, 25- 羟维生素 D 提供足够的底物，以充分利用肾外组织产生 1, 25- 羟维生素 D 的能力。因此，对于甲状旁腺功能减退患者应同时补充活性维生素 D 和普通维生素 D。该患者入院后并未补充普通维生素 D，建议加用普通维生素 D 制剂，因院内无普通维生素 D 制剂，临床药师建议患者院外购买普通维生素 D 制剂，每日补充 400～800U。

（四）甲状旁腺功能减退患者钙剂补充的监测

目前各国的监测频率不太相同，我国指南推荐每半年监测 1 次血清钙、血清磷、血清镁、血肌酐及 24 小时尿钙。本例患者本次入院后进行调整治疗，建议每周至每月监测 1 次，待血钙较稳定，尽可能维持血清钙水平在参考值范围的低限，血清磷水平控制于不超过参考值范围的高限，之后可以长期随访监测。

五、小结

该患者为甲状腺癌术后引起的永久性甲状旁腺功能减退。永久性甲状旁腺功能减退症患者需要长期补充钙剂和维生素 D 制剂，若剂量不足，则无法缓解手足麻木及四肢抽搐等症状；若剂量过大，则血尿钙过高，可导致全身多处钙化、血管硬化及泌尿系结石，给患者的生活质量和长期寿命造成影响。本例患者外科治疗出院后出现永久性甲状旁腺功能减退，但是并未进行内科随诊，院外自行调整补钙方案，造成疾病控制不理想，反复出现全身麻木、抽搐，潜在风险增加。该患者住院后，临床药师从患者用药依从性教育，钙剂、维生素 D 的合理补充及长期的监测随访等作为药学监护的切入点，确保患者用药安全、合理。

参 考 文 献

[1] 田文. 应重视甲状腺全切除术中并发症的预防. 中华外科杂志, 2015, 53（3）: 161-163.

[2] 关海霞. 术后甲状旁腺功能减退的内科治疗. 中国实用外科杂志, 2014, 34（4）: 317-320.

[3] 中华医学会骨质疏松和骨矿盐疾病分会, 中华医学会内分泌分会代谢性骨病学组. 甲状旁腺功能减退症临床诊疗指南. 中华骨质疏松和骨矿盐疾病杂志, 2018, 11（4）: 323-338.

[4] OZOGUL B，AKCAY M N，AKCAY G，et al. Factors affecting hypocalcaemia following total thyroidectomy: a prospective study. Eurasian journal of medicine，2014，46（1）：15-21.

[5] HEANEY R P，DOWELL M S，BIERMAN J，et al. Absorbability and cost effectiveness in calcium supplementation. Journal of the American college of nutrition，2001，20（3）：239-246.

[6] BILEZIKIAN J P. Hypoparathyroidism. Journal of clinical endocrinology & metabolism，2020，105（6）：1722-1736.

[7] SHOBACK D M，BILEZIKIAN J P，COSTA A G，et al. Presentation of hypoparathyroidism: etiologies and clinical features. Journal of clinical endocrinology & metabolism，2016，101（6）：2300-2312.

[8] BOLLERSLEV J，REJNMARK L，MARCOCCI C，et al. European Society of Endocrinology Clinical Guideline: treatment of chronic hypoparathyroidism in adults. European journal of endocrinology，2015，173（2）：G1-G20.

[9] ORLOFF L A，WISEMAN S M，BERNET V J，et al. American thyroid association statement on postoperative hypoparathyroidism: diagnosis，prevention，and management in adults. Thyroid，2018，28（7）：830-841.

（汤智慧）

案例 3　一例甲状腺乳头状癌术后合并重度骨质疏松患者的治疗方案优化

一、案例背景知识简介

甲状腺癌是内分泌系统最常见的恶性肿瘤，其中分化型甲状腺癌（differentiated thyroid carcinoma，DTC）占所有甲状腺癌的 95% 以上，主要包括乳头状癌、滤泡状癌、Hürthle 细胞癌和低分化癌。规范的手术是 DTC 治愈的前提，而术后规范化的治疗与随访是降低患者复发率和提高存活率的关键。由于 DTC 表面表达 TSH 受体，因此 TSH 能够刺激表达 TSH 受体的正常甲状腺细胞及 DTC 细胞，可能导致残存的正常甲状腺组织和癌组织异常增生，增加复发的可能性。因此，TSH 抑制治疗是 DTC 术后的重要一环，即术后（特别是全切除或近全切除术后）应用甲状腺激素将 TSH 抑制在参考低值或低于参考值下限，一方面补充 DTC 患者所缺乏的甲状腺激素，另一方面抑制 DTC 细胞生长。而 TSH 抑制治疗给患者带来获益的同时也会存在一定的副作用，如加重心肌缺血、诱发心绞痛及房颤、增加绝经期后妇女骨质疏松的发生率等。TSH 抑制治疗应根据肿瘤复发风险分层制订个体化的治疗目标以评估 TSH 抑制治疗的效果，基于甲状腺癌复发风险及 TSH 抑制治疗发生副作用的风险评估控制目标。本文通过一例甲状腺乳头状癌术后患者来讨论如何个体化地进行术后治疗的优化。

二、病例基本情况

患者，女性，73 岁。2017 年 3 月 7 日因甲状腺乳头状癌在当地医院普通外科行甲状腺近全切除术，术后病理回报甲状腺微小乳头状癌，肿瘤大小为 0.5cm×0.4cm×0.3cm，癌组织未侵及被膜。(颈部 6 区)淋巴结未见转移癌(0/1)；(近全切左叶)结节性甲状腺肿伴滤泡上皮乳头状增生，部分呈腺瘤性增生。术后口服左甲状腺素钠片，目前剂量为 100μg/d，未定期监测甲状腺功能。2019 年 1 月至今自觉身高变矮约 4cm，活动耐力减退，偶有胸闷、气短，无周身骨痛、口干。门诊以"甲状腺乳头状癌术后，骨质疏松症？"于 2020 年 1 月 5 日收入院。目前精神状态好，食欲良好，偶有腹胀、便秘，无睡眠障碍，体重无明显变化。

既往史： 高血压病史 13 年，最高血压 178/90mmHg，口服硝苯地平控释片 30mg q.d. 降血压治疗，血压控制在 132/80mmHg 左右；腰椎间盘突出病史 5 年；冠脉狭窄病史 3 年；2 年前发现脑内多发缺血灶，老年脑改变，未予治疗；否认肝炎、结核、疟疾等传染病病史，否认药物、食物过敏史。

入院查体： 体温 36℃，脉搏 78 次/min，呼吸 18 次/min，血压 163/86mmHg，腰围 106cm，臀围 103cm。气管居中，甲状腺 I 度肿大，质韧，无压痛，颈前正中有一 3.0cm 左右的手术瘢痕。心肺查体无明显异常，腹软，无压痛，无包块。双下肢无凹陷性水肿，双足足背动脉搏动可触及，双足压力觉、振动觉、针刺痛觉、温度觉无减退。

辅助检查： 无。

入院诊断： ①甲状腺乳头状癌术后，骨质疏松症？②高血压(2 级，很高危)；③冠状动脉粥样硬化性心脏病；④腰椎间盘突出症；⑤老年脑改变。

三、主要治疗经过及典型事件

患者入院后进行实验室检查：血常规示 Hb 156g/L，RBC $5.22×10^{12}$/L，WBC $6.6×10^9$/L，N% 5.42%，余无异常；尿常规无异常；血生化示 GPT 11.5U/L，GOT 11.6U/L，Glu 4.79mmol/L，LDL-C 4.57mmol/L，HDL-C 1.1mmol/L，TG 1.32mmol/L，TC 6.25mmol/L，HbA1c 5.9%，eGFR 79.13ml/(min·1.73m²)。骨代谢示 25-羟维生素 D 18.8μg/L，总 I 型胶原氨基端延长肽 87.76μg/L，余无异常；骨密度检查示股骨颈 T 值 -3.2，总和 T 值 -3.0，腰椎 T 总和 -3.1。甲状腺功能示血清甲状腺素(thyroxine，T_4)124.7nmol/L(参考值范围为 55.34～160.88nmol/L)，血清三碘甲腺原氨酸(triiodothyronine，T_3)1.53nmol/L(1.01～2.96nmol/L)，血清游离三碘甲腺原氨酸(free triiodothyronine，FT_3)4.38pmol/L(2.76～6.3pmol/L)，血

清游离甲状腺素（free thyroxine，FT_4）21.76pmol/L（10.42～24.32pmol/L），TSH 0.66mU/L（0.35～5.5mU/L）。根据患者的甲状腺癌复发风险及 TSH 抑制治疗的副作用，调整左甲状腺素钠片的剂量为 75μg q.d.。患者入院后骨密度检查提示骨质疏松，结合患者为老年绝经后妇女，考虑为原发性骨质疏松，加用碳酸钙 D_3 600mg q.d.。患者入院后因腹胀、便秘行 ^{13}C 呼气试验示阳性，考虑幽门螺杆菌感染。鉴于此，临床未给予口服双膦酸盐抗骨质疏松治疗，临床药师建议给予唑来膦酸 5mg，每年 1 次，静脉滴注，并增加维生素 D_3 的补充，医生采纳。

四、讨论

（一）甲状腺乳头状癌术后的 TSH 抑制目标

术后的 TSH 水平与 DTC 的复发、转移和癌症相关死亡相关，特别对高危 DTC 患者，这种关联性更加明确，TSH 抑制治疗既要降低 DTC 的复发率、转移发生率和肿瘤特异性病死率，又要减少外源性亚临床甲状腺毒症导致的副作用。根据 2015 版美国甲状腺学会（ATA）指南和 2020 版中国专家共识均推荐，根据初始复发危险度分层设定相应初始（术后 1 年内）的 TSH 抑制目标，之后根据对治疗的反应（即动态风险评估）调整 TSH 抑制治疗的强度。该患者为老年女性，3 年前普外科行甲状腺近全切除术，病理回报甲状腺微小乳头状癌，肿瘤大小为 0.5cm×0.4cm×0.3cm，癌组织未侵及被膜，（颈部 6 区）淋巴结未见转移癌（0/1）。根据《甲状腺癌诊疗规范》（2018 年版），患者的发病年龄为 71 岁，甲状腺 TNM 分期为 $T_{1a}N_0M_0$，甲状腺癌分期为 I 期，复发风险评估为低危，术后并未定期随访，本次住院后复查甲状腺球蛋白＜0.2μg/L，提示患者的治疗效果满意，结合患者为绝经期后老年女性且合并有冠心病，存在 TSH 抑制治疗副作用的高危因素，故针对该患者应放宽 TSH 抑制目标至 0.5～2.0mU/L。

（二）甲状腺乳头状癌术后的治疗方案优化

1. 左甲状腺素钠的剂量优化 早期研究显示，给予左甲状腺素钠进行 TSH 抑制治疗对于血清 TSH 降低患者的骨代谢有负面影响，然而近年来一些研究与早期研究结论不一致。一项 meta 分析显示，绝经前妇女经中长期的 TSH 抑制治疗所引造成的血清 TSH 减少并未对绝经前妇女的骨量造成影响，而 TSH 抑制治疗中由于左甲状腺素钠的剂量所引起的亚临床甲状腺功能亢进会引起绝经期后妇女的骨量减少。在绝经后妇女的左甲状腺素钠治疗中，骨周转与血清 TSH 浓度有关，降低左甲状腺素钠的剂量有利于改善骨密度和骨周转。因此，目前的证据更多地支持 TSH 抑制治疗中左甲状腺素钠的剂量增加会增加绝经期后妇女骨量减少的风险，尤其是对于已经合并骨量减少或骨质疏松的患者。该患者 3 年前甲状腺乳头状癌术后，未定期复查，本次住院复查患者的 TSH 0.69mU/L，目前服用左甲状腺素钠片 100μg，患者的 TSH 值接近个体化的靶目标的低限，入院后行骨密度检查示骨质疏松，诊断明确。患者高龄合并冠心病，建议进一步降低 TSH 的抑制程度，将左甲状腺素钠片的剂量由原来的 100μg 减至 75μg。

2. 骨质疏松的治疗方案优化 双膦酸盐引起的胃肠道副作用中，最有临床意义的是糜烂性食管炎，它可能并发溃疡或食管狭窄，这一直是双膦酸盐在临床中的监护要点。但目前人类和动物的研究表明，双膦酸盐引起的黏膜侵蚀和溃疡是与这些药物直接接触的结果，特别是在酸存在的情况下，正确的服药方法大大减少了食管损伤的发生，但是对于合并狭窄性疾病、糜烂性胃食管反流病（gastroesophageal reflux disease，GERD）或运动障碍的患者仍然需要谨慎。既往有研究表明，无论是阿仑膦酸钠 10mg q.d.，还是利塞膦酸钠 5mg q.d.，都没有发现溃疡率在幽门螺杆菌阳性和阴性个体之间的差异。本患者因腹胀、便秘入院，^{13}C 呼气试验示阳性，考虑幽门螺杆菌感染。鉴于此，临床药师建议给予双膦酸盐抗骨吸收治疗，并考虑患者同时需要服用多种根治幽门螺杆菌感染的药物，建议使用唑来膦酸钠注射液 5mg，每年 1 次，静脉滴注，增加患者依从性。另外，患者入院后查 25- 羟维生素 D_3 18.8μg/L 偏低，目前服用的碳酸钙 D_3 片 600mg 中仅含有 125U 维生素 D_3，建议加用维生素 D_3 800～1 000U。

五、小结

TSH 抑制治疗需坚持个体化原则，这样才可以根据患者的具体情况平衡甲状腺癌复发的风险和左甲状腺素钠副作用的风险，入院后行骨密度检查示骨质疏松，诊断明确。患者高龄合并冠心病，建议进一步降低 TSH 的抑制程度。对于口服双膦酸盐，临床最有意义的不良反应是糜烂性食管炎，但不是所有胃肠道反应都是使用口服双膦酸盐的禁忌。临床药师经查阅文献，幽门螺杆菌阳性的患者可以使用口服双膦酸盐，并考虑患者依从性，最后建议每年 1 次静脉滴注唑来膦酸钠注射液。通过医生和药师协作，为患者提供了最优的治疗方案。

参 考 文 献

[1] 田文，郗洪庆，王冰. 重视甲状腺癌术后规范化长期随访. 中国实用外科杂志，2017，37（9）：937-940.

[2] 田文，张浩. 分化型甲状腺癌术后管理中国专家共识（2020 版）. 中国实用外科杂志，2020，40（9）：1021-1028.

[3] CABANILLAS M E，MCFADDEN D G，DURANTE C. Thyroid cancer. Lancet，2016，388（10061）：2783-2795.

[4] BIONDI B，COOPER D S. Thyroid hormone suppression therapy. Endocrinology and metabolism clinics of North America，2019，48（1）：227-237.

[5] HAUGEN B R, ALEXANDER E K, BIBLE K C, et al. 2015 American thyroid association management guidelines for adult patients with thyroid nodules and differentiated thyroid cancer: the American thyroid association guidelines task force on thyroid nodules and differentiated thyroid cancer. Thyroid, 2016, 26(1): 1-133.

[6] APPETECCHIA M. Effects on bone mineral density by treatment of benign nodular goiter with mildly suppressive doses of L-thyroxine in a cohort women study. Hormone research, 2005, 64(6): 293-298.

[7] REVERTER J L, HOLGADO S, ALONSO N A, et al. Lack of deleterious effect on bone mineral density of long-term thyroxine suppressive therapy for differentiated thyroid carcinoma. Endocrine-related cancer, 2005, 12(4): 973-981.

[8] MENDONCA MONTEIRO DE BARROS G, MADEIRA M, VIEIRA NETO L, et al. Bone mineral density and bone microarchitecture after long-term suppressive levothyroxine treatment of differentiated thyroid carcinoma in young adult patients. Journal of bone and mineral metabolism, 2016, 34(4): 417-421.

[9] YOON B H, LEE Y, OH H J, et al. Influence of thyroid-stimulating hormone suppression therapy on bone mineral density in patients with differentiated thyroid cancer: a meta-analysis. J Bone Metab, 2019, 26(1): 51-60.

[10] LANZA F L. Gastrointestinal adverse effects of bisphosphonates: etiology, incidence and prevention. Treat endocrinology, 2002, 1(1): 37-43.

[11] EEKMAN D A, VIS M, BULTINK I E, et al. Treatment with intravenous pamidronate is a good alternative in case of gastrointestinal side effects or contraindications for oral bisphosphonates. BMC musculoskeletal disorders, 2009, 10: 86.

（汤智慧）

案例 4　从一例痛风合并医源性库欣综合征病例探讨糖皮质激素的合理使用

一、案例背景知识简介

医源性库欣综合征是指长期应用超生理剂量的外源性糖皮质激素治疗而引起的类似于皮质醇增多症的症状和体征，又称为类库欣综合征、药源性库欣综合征。医源性库欣综合征的发生和进展取决于临床实践中使用的皮质类固醇的剂量、持续时间和效力。地塞米松属于长效糖皮质激素，其优点是抗炎作用更强（氢化可的松的 25 倍），对水盐代谢的影响更小，作用时间更长（氢化可的松的 3~6 倍）；缺点在于其对下丘脑 - 垂体 - 肾上腺轴（hypothalamic-pituitary-adrenal axis，HPA 轴）的抑制作用较强，长期用药容易引起糖尿病、骨质疏松、消化道溃疡和类库欣综合征症状,而且会使并发感染的风险增加。本文拟通过一例痛风患者长期服用地塞米松引起医源性库欣综合征探讨痛风患者急性发作期糖皮质激素的合理使用。

二、病例基本情况

患者,男性,52 岁,BMI 29.9kg/m²。主因"全身乏力、多饮、多尿 16 年,加重 3 个月"就诊。患者于 15 年前无明显诱因出现明显的"三多一少"症状,就诊于当地医院,诊断为"2 型糖尿病",曾先后给予盐酸二甲双胍、格列美脲降血糖治疗,监测血糖空腹为 6～7mmol/L、餐后血糖约 10mmol/L。3 年前患者因高渗性昏迷就诊于当地医院,给予精蛋白锌重组人胰岛素早 17IU、中 24IU、晚20IU,联合甘精胰岛素睡前 16IU,皮下注射,血糖控制平稳后出院。患者近 3个月血糖波动较大,同时伴有视物模糊、右眼视力下降、右侧肢体麻木。为进一步调整血糖,于 2019 年 5 月 30 日收入院。

既往史: 痛风病史 20 年,疼痛时口服"双氯芬酸钠片、醋酸地塞米松片、马来酸氟吡汀胶囊",病情控制不稳定,因疼痛近 4～5 年服用醋酸地塞米松片4.5mg/d,每周 2～3 次或隔周 1 次。高血压病史 20 余年,目前口服"苯磺酸左氨氯地平片 5mg q.d."治疗。否认药物、食物过敏史。

入院查体: 体温 36.2℃,脉搏 78 次/min,呼吸 18 次/min,血压 141/87mmg。身高 165cm,体重 82kg,BMI 29.9kg/m²。多血质面容、满月脸、向心性肥胖,腹部皮肤可见宽大紫纹。关节畸形,双足、肘关节、膝关节可见大量黄白色皮下结节,局部颜色鲜红,未破溃。

辅助检查: 随机指尖血糖 15.2mmol/L。

入院诊断: ①2 型糖尿病;②痛风;③高血压(1 级,很高危);④库欣综合征?

三、主要治疗经过及典型事件

患者为中年男性,体型肥胖,糖尿病病史 16 年。入院实验室检查结果示糖化血红蛋白 11.1%,红细胞沉降率 19mm/h,谷丙转氨酶 16.2U/L,谷草转氨酶 13.2U/L,肌酐 93.5μmol/L,血尿酸 550.3μmol/L,总胆固醇 7.16mmol/L,甘油三酯 3.24mmol/L,高密度脂蛋白胆固醇 0.95mmol/L,低密度脂蛋白胆固醇4.98mmol/L。患者入院后的治疗主要包括 2 个方面:①降糖方面。入院后根据患者的血糖调整降血糖方案为门冬胰岛素 30 注射液早餐前 26IU、午餐前12IU、晚餐前 26IU 皮下注射,加用盐酸二甲双胍肠溶片 0.5g p.o. t.i.d.,血糖控制在空腹血糖 5～8mmol/L、餐后血糖 6～10mmol/L。②痛风方面。患者入院后行肾上腺 CT 检查,结果显示双侧肾上腺萎缩。该患者无垂体瘤、肾上腺皮质瘤等可引起库欣综合征表现的疾病,结合患者的既往用药史,考虑为长期服用地塞米松引起的医源性库欣综合征，故停用醋酸地塞米松片。入院第 3 日加用别嘌醇片 0.1g q.d.，碳酸氢钠 1g q.d.，双氯芬酸钠肠溶片 25mg t.i.d.；入院第 4 日24 小时尿尿酸为 3.53mmol/L（＜3.6mmol/L），属于尿酸排泄减少，加用苯溴马隆片；入院第 5 日患者自诉食欲差伴恶心、全身疼痛，17 时出现全身发冷，测血糖 6.5mmol/L，体温 36.8℃，未做特殊处理；入院第 7 日患者仍诉全身关节疼痛，不能下床行走，前一晚体温升高至 38.7℃，急查血常规示未见异常，排除感染原因，考虑是激素停药反应，暂给予醋酸泼尼松片 15mg q.d.，之后患者未见发热，疼痛较前明显减轻，可下地行走。患者于入院第 10 日病情稳定出院。

四、讨论

（一）患者出现的医源性库欣综合征的症状与醋酸地塞米松的关联性

根据国家药品不良反应监测中心有关不良反应关联性评价的标准，该患者为预防疼痛近 4～5 年长期服用醋酸地塞米松片 4.5mg/d，每周 2～3 次或隔周 1次，之后逐渐出现多血质面容、满月脸、向心性肥胖，腹部皮肤可见宽大紫纹，用药与不良反应出现有时间关联性；医源性库欣综合征是糖皮质激素使用已知的不良反应类型；患者入院后行肾上腺 CT 检查，结果显示双侧肾上腺萎缩，且该患者无垂体瘤、肾上腺皮质瘤等可引起库欣综合征表现的疾病。符合 2015年美国内分泌学会的库欣综合征诊断指南及《库欣综合征专家共识》（2011 年），考虑为外源性糖皮质激素对于内源性皮质醇的抑制作用引起的；患者住院后停用糖皮质激素，出现全身疼痛、发热等停药反应。综上，该例患者出现医源性库欣综合征与地塞米松的关联性为"很可能"。

（二）醋酸地塞米松引起医源性库欣综合征的作用机制

外源性糖皮质激素都能通过抑制下丘脑促肾上腺皮质激素释放激素（corticotropin-releasing hormone，CRH）生成和垂体促肾上腺皮质激素（adrenocorticotropic hormone，ACTH）分泌，对 HPA 轴产生负反馈调控，这会导致肾上腺萎缩和皮质醇分泌能力丧失。而由于长期超生理剂量的使用糖皮质激素引起糖、脂肪、蛋白质和水、盐、电解质紊乱，患者表现出皮质醇增多的临床表现，如满月脸、水牛背、皮肤菲薄、皮肤可见宽大紫纹等。

（三）糖皮质激素引起医源性库欣综合征的处理措施

如果已经明确出现 HPA 轴抑制，需要停药后给予口服糖皮质激素补充，并逐渐减量以恢复 HPA 轴的正常功能。减量过程中一定要注意缓慢减量，避免出现激素停药反应。如该患者停用地塞米松后出现发热、全身疼痛等停药反应，重新给予醋酸泼尼松 15mg q.d. 后患者症状缓解。

（四）糖皮质激素用于痛风患者的合理使用

非甾体抗炎药（nonsteroidal anti-inflammatory drug，NSAID）、糖皮质激素

（关节腔内给药、口服、肌内注射）、秋水仙碱对于急性痛风发作均有效，现在没有证据区分谁优谁劣。多数指南建议，若患者不能使用 NSAID 和秋水仙碱，或多关节受累时，糖皮质激素可作为急性短期治疗的一个选择，使用剂量、疗程及给药途径各国指南略有不同，但是推荐使用的糖皮质激素的品种均为醋酸泼尼松片，起始剂量在 20～30mg，最长 7～10 日；而对于累及 1～2 个大关节，特别是不能用 NSAID 和秋水仙碱的患者，关节腔内注射长效糖皮质激素也是一个安全有效的治疗方法，注射剂量根据受累关节大小而定。而因为开始降尿酸治疗后，痛风急性发作的概率增加，可以同时使用预防用药，目前推荐最多的是小剂量的秋水仙碱或 NSAID。如果以上均不应答或不耐受，可以考虑低剂量的泼尼松（≤10mg/d）等糖皮质激素，预防时间为 6 个月。该例痛风患者为了预防痛风急性发作，近 4～5 年服用醋酸地塞米松片 4.5mg/d，每周 2～3 次或隔周 1 次。首先，糖皮质激素的品种选择不合理，地塞米松属于长效糖皮质激素，其抗炎作用虽然强于醋酸泼尼松，但其对于 HPA 轴的影响要远大于醋酸泼尼松，可以长达 2.75 日；其次，糖皮质激素的剂量使用过大，地塞米松 4.5mg/d 相当于醋酸泼尼松片 30mg/d，远远大于指南和共识推荐的≤10mg/d 的预防剂量。

五、小结

糖皮质激素类药物是常见的可能引起皮质醇增多症的药物。地塞米松是一种长效糖皮质激素，容易引起医源性库欣综合征，曾有局部使用引起医源性库欣综合征的报道。痛风患者在急性期使用糖皮质激素可减轻疼痛，因此容易产生依赖性。通过本例患者及文献的学习，建议临床应正确认识糖皮质激素在痛风治疗和预防中的作用，在急性发作期严格按照指南和共识合理使用糖皮质激素，并且应选择合适的品种、剂量、疗程，详细告知患者使用糖皮质激素的不良反应，避免不良反应的发生。

参 考 文 献

[1] JAMESON J L. 哈里森内分泌学. 胡仁明，李益明，童伟，译. 北京：人民卫生出版社，2010：94-109.

[2] 中华医学会. 糖皮质激素类药物临床应用指导原则. 中华内分泌代谢杂志，2012，28（2）：171-202.

[3] 中华医学内分泌学分会. 库欣综合征专家共识（2011 年）. 中华内分泌代谢杂志，2012，28（2）：96-102.

[4] 李博宇，计成，葛卫红，等. 长期口服地塞米松致 1 例医源性库欣综合征患者的药学监护. 中国临床药理学杂志，2017，33（11）：1026-1028.

[5] 高尿酸血症相关疾病诊疗多学科共识专家组. 中国高尿酸血症相关疾病诊疗多学科专

家共识. 中华内科杂志, 2017, 56(3): 235-248.

[6] NIEMAN L K, BILLER B M K, FINDLING J W, et al. Treatment of Cushing's syndrome: an endocrine society clinical practice guideline. Journal of clinical endocrinology & metabolism, 2015, 100(8): 2807-2831.

[7] SIVERA F, ANDRÉS M, CARMONA L, et al. Multinational evidence-based recommendations for the diagnosis and management of gout: integrating systematic literature review and expert opinion of a broad panel of rheumatologists in the 3e initiative. Annals of the rheumatic diseases, 2014, 73(2): 328-335.

[8] HUI M, CARR A, CAMERON S, et al. The British Society for Rheumatology Guideline for the management of gout. Rheumatology(Oxford), 2017, 56(7): 1246.

[9] KHANNA D, FITZGERALD J D, KHANNA P P, et al. 2012 American College of Rheumatology guidelines for management of gout. Part 1: systematic nonpharmacologic and pharmacologic therapeutic approaches to hyperuricemia. Arthritis care & research, 2012, 64(10): 1431-1446.

[10] YU K H, CHEN D Y, CHEN J H, et al. Management of gout and hyperuricemia: multidisciplinary consensus in Taiwan. International journal of rheumatic diseases, 2018, 21(4): 772-787.

（汤智慧）

案例 5　一例利拉鲁肽致严重恶心、呕吐的病例分析

一、案例背景知识简介

利拉鲁肽是一种人胰高血糖素样肽 -1（glucagon-like peptide 1，GLP-1）受体激动剂，通过与广泛分布于全身的 GLP-1 受体结合，以葡萄糖浓度依赖性方式增加胰岛素分泌、抑制胰高血糖素分泌，发挥显著的降血糖效果，同时兼有低血糖发生率低的优点，另外还有减低体重、保护心脏、改善血脂紊乱的作用。临床上适用于成人 2 型糖尿病的治疗，尤其适用于肥胖患者，常见不良反应为胃肠道反应。本文通过一例 2 型糖尿病患者皮下注射利拉鲁肽致严重恶心、呕吐的病例，探讨利拉鲁肽的合理应用及如何规范应对利拉鲁肽引起的胃肠道反应，旨在为临床合理用药提供参考。

二、病例基本情况

患者，女性，64 岁。因"多尿、多饮 20 年，下肢水肿 5 年，加重 2 周"于 2018 年 4 月 20 日入院。患者于 20 年前无明显诱因出现"三多一少"症状，曾服用消渴丸、二甲双胍、阿卡波糖治疗，用药不规律、饮食控制不严格、活动量少，血糖

控制情况不详；5年前开始应用生物合成人胰岛素联合甘精胰岛素（剂量不详），间断用药，未监测血糖；1年前调整为生物合成人胰岛素早18IU、中午12IU、晚16IU餐前使用，甘精胰岛素42IU每晚睡前皮下注射，联合二甲双胍0.5g t.i.d.、西格列汀100mg q.d.口服治疗，监测空腹血糖在12～15mmol/L、餐后血糖在14～18mmol/L，体重近5年增加10kg。

既往史： 患者6年前发现尿蛋白增高，5年前出现右侧下肢水肿，未进行治疗，2周前水肿加重，为进一步诊治入院。患者精神良好，体力、食欲、睡眠一般。高血压病史5年余，口服厄贝沙坦氢氯噻嗪片162.5mg q.d.、硝苯地平控释片30mg b.i.d.，未监测血压。否认药物、食物过敏史。

入院查体： 体温36.3℃，脉搏92次/min，呼吸18次/min，血压160/83mmHg。身高166cm，体重90kg，BMI 32.7kg/m²，腹围114cm，臀围110cm。

辅助检查： 空腹血糖12.28mmol/L，糖化血红蛋白9.3%，总胆固醇6.46mmol/L，甘油三酯5.50mmol/L，低密度脂蛋白胆固醇3.59mmol/L，尿微量蛋白/肌酐比值260mg/g。超声提示双下肢动脉粥样硬化，双侧大隐静脉中至大量反流。

入院诊断： ①2型糖尿病；②高血压（2级，很高危）。

三、主要治疗经过及典型事件

患者为体型肥胖的老年女性，入院第1日调整降血糖方案为地特胰岛素注射液20U i.h. q.n.（睡前）、二甲双胍0.5g p.o. t.i.d.、利拉鲁肽0.6mg i.h. q.d.；同时口服厄贝沙坦氢氯噻嗪片162.5mg q.d.、阿托伐他汀钙片20mg q.d.、阿司匹林肠溶片0.1g q.d.降血压、降甘油三酯、抗血小板治疗。患者无不适主诉，血糖明显降低，但仍然不达标。入院第3日地特胰岛素增至36IU，二甲双胍增至1.0g b.i.d.，利拉鲁肽增至1.2mg q.d.；患者于7:00皮下注射利拉鲁肽1.2mg，1小时后出现严重的恶心、反酸，非喷射性呕吐胃内容物2次，12:00症状有所缓解。药师分析为利拉鲁肽剂量增加过快引起的相关不良反应，建议密切观察并给予对症处理，如不能耐受则酌情减量。入院第4日继续使用利拉鲁肽1.2mg q.d.，同时给予注射用奥美拉唑40mg静脉滴注，患者诉恶心症状明显好转，未再发生呕吐。入院第7日加用格列美脲2mg（早）、1mg（晚）。经治疗，患者的空腹血糖波动在7.4～9.0mmol/L，血糖控制基本达标，共减重5.6kg，入院11日出院。

四、讨论

（一）利拉鲁肽引起恶心、呕吐的关联性评价

患者入院后，在原有降血糖方案的基础上给予利拉鲁肽0.6mg i.h. q.d.，无不适主诉，2日后利拉鲁肽剂量增至1.2mg q.d.，用药1小时后患者出现严重的恶心、反酸，非喷射性呕吐胃内容物2次。根据利拉鲁肽说明书及文献，胃肠道

不适是其最常见的不良反应，主要包括恶心、腹泻、呕吐、便秘、腹痛，其中恶心的发生率最高，可达 10%～25%。该患者未做停药处理，给予奥美拉唑对症处理后症状好转。根据我国不良反应关联性评价的 5 项标准，恶心、呕吐的发生与利拉鲁肽应用有合理的时间相关性，且符合其说明书及文献提及的常见不良反应类型，故关联性评价为"可能"。

（二）利拉鲁肽引起恶心、呕吐的机制

利拉鲁肽引起恶心、呕吐等胃肠不良反应可能与 GLP-1 作用于胃肠道和中枢系统相关。有研究证实，GLP-1 可以在中枢神经系统内合成，并且 GLP-1 受体在脑内有广泛分布，这提示了 GLP-1 可能并不仅是一种单纯的胃肠道激素，也是一种脑神经肽。一项现有的模型实验显示，摄入食物可促进肠道 GLP-1 的释放，并与胃肠道内的 GLP-1 受体结合，抑制胃排空进而激活迷走传入神经，通过孤束核激活可生成 GLP-1 的细胞，孤束核中的 GLP-1 的释放及 GLP-1 神经元向室旁核的投射进一步加重厌食和饱腹感。另一项研究显示，外周注射 GLP-1，即药理浓度下其对迷走神经传入纤维的作用、直接与血脑屏障自由区受体结合及抑制胃排空等作用与增加饱腹感和恶心的副作用相关。但 GLP-1 对胃肠道的直接和间接作用的关系及中枢神经系统和胃肠道之间相互作用的问题非常复杂，目前仍有很大争议。

（三）利拉鲁肽引起恶心、呕吐的特点

既往研究表明，利拉鲁肽的胃肠反应多为轻至中度、一过性的，且症状会随着治疗时间的延长而消失，一般不超过 4 周，大多可耐受，很少导致停药。这可能是由于药物持续作用于 GLP-1 受体，具有快速脱敏作用。LEAD-2 研究显示使用 0.6mg、1.2mg 和 1.8mg 不同剂量利拉鲁肽治疗的患者出现恶心的比例分别为 11%、16% 和 19%，说明利拉鲁肽引起胃肠道反应呈剂量依赖性，剂量越高，风险越高。Bettge K 等的一项系统评价显示，利拉鲁肽联合胰岛素、二甲双胍治疗组较无基础用药的利拉鲁肽单药治疗组更容易出现恶心症状（$P < 0.05$），因此考虑利拉鲁肽引起恶心、呕吐与基础降血糖药可能具有相关性。该患者入院后给予利拉鲁肽 0.6mg i.h. q.d.，2 日后加量至 1.2mg q.d.，于加量当日出现严重的恶心、呕吐，考虑为利拉鲁肽相关不良反应，且与其剂量增加过快有关。

（四）利拉鲁肽引起胃肠道反应的处理措施

1. 正确充分的用药教育　①治疗前充分告知患者使用利拉鲁肽后可能出现的不良反应，避免发生不良反应时出现焦虑情绪；②指导患者辨别药物治疗过程中的有利反应（饱腹感）和不良反应（恶心）；③鼓励患者减少食量、缓慢进食、集中注意力，避免因进食过快、过多导致过度饱胀而引起恶心、呕吐的发生；④小剂量起始，逐渐增加剂量减少胃肠道反应的发生，起始剂量为每日 0.6mg，至少 1 周后增加至 1.2mg，再至少 1 周后可将剂量增至 1.8mg。

2. 出现胃肠道反应的正确处理 ①不必急于停药处理,可密切观察患者的基本情况,若不能耐受,可减少剂量待耐受后再适时增加剂量;②可以通过调整给药时间,最终确定不良反应程度最轻的适宜给药时间;③临时给予镇吐药处理,对于严重患者可考虑给予镇吐药处理。

本例患者利拉鲁肽剂量增加后出现恶心、呕吐,药师建议密切观察并给予对症处理,如不能耐受则酌情减量。临床予以注射用奥美拉唑 40mg 静脉滴注处理。奥美拉唑属于质子泵抑制剂,说明书中的适应证包括消化性溃疡、应激状态时或非甾体抗炎药引起的胃黏膜损伤、预防重症疾病应激状态引起的消化道出血。而利拉鲁肽引起恶心、呕吐的机制与对中枢神经系统和胃肠道的影响有关。Ellero C 等对 120 例健康受试者使用艾塞那肽的研究中,随机分为仅用艾塞那肽(10μg q.d.)组和艾塞那肽联合镇吐药组(在艾塞那肽注射前 30 分钟给予甲氧氯普安 10mg 和昂丹司琼 8mg),结果显示艾塞那肽联合镇吐药组出现恶心(16.7% $vs.$ 61.7%,$P < 0.01$)、呕吐(6.7% $vs.$ 38.3%,$P < 0.01$)症状的发生率显著低于艾塞那肽组。这提示对于利拉鲁肽引起恶心、呕吐严重的患者,在权衡利弊后,可使用镇吐药作为短期的应对措施。因此根据奥美拉唑的作用机制和适应证,临床上不适宜将其用于利拉鲁肽引起恶心、呕吐的对症处理。

五、小结

本例为肥胖的 2 型糖尿病老年患者,病程中使用胰岛素治疗,体重增加明显,入院后加用利拉鲁肽降血糖治疗,有助于患者减轻体重、减少胰岛素的用量。患者使用利拉鲁肽的过程中出现严重的恶心、呕吐,临床给予奥美拉唑静脉滴注改善症状,不良反应处理上欠妥,临床药师认为利拉鲁肽的胃肠道反应可以通过小剂量起始、逐渐加量、改变用药时间等方式规避,一旦出现严重的胃肠道反应可采取降低药物剂量或短程使用镇吐药的方式对症处理。

参 考 文 献

[1] 李博,高蕊,李睿,等. 药物临床试验不良反应/不良事件关联性判定方法研究探讨. 中国新药杂志,2014,23(12):1465-1470.

[2] 母义明. GLP-1 对胃肠道系统的作用. 中华内分泌代谢杂志,2010,26(6):增录 6a-1- 增录 6a-4.

[3] 余学锋. GLP-1 受体激动剂的常见不良反应及对策. 药品评价,2014,11(15):64-68.

[4] MARRE M,SHAW J,BRÄNDLE M,et al. Liraglutide,a once-daily human GLP-1 analogue,added to a sulphonylurea over 26 weeks produces greater improvements in glycaemic and weight control compared with adding rosiglitazone or placebo in subjects with Type 2 diabetes(LEAD-1 SU). Diabetic medicine,2009,26(3):268-278.

[5] NAUEK M, FRID A, HERMANSEN K, et al. Efficacy and safety comparison of liraglutide, glimepiride, and placebo, all in combination with metformin, in type 2 diabetes: the LEAD (liraglutide effect and action in diabetes)-2 study. Diabetes care, 2009, 32(1): 84-90.

[6] CORBER A, HENRY R, RATNER R, et al. Liraglutide versus glimepiride monotherapy for type 2 diabetes (LEAD-3 Mono): a randomised, 52-week, phase Ⅲ, double-blind, parallel-treatment trial. Lancet, 2009, 373(9662): 473-481.

[7] ZINMAN B, COTIEH J, BUSE J B, et al. Efficacy and safety of the human glucagon-like peptide-1 analog liraglutide in combination with metformin and thiazolidinedione in patients with type 2 diabetes (LEAD-4 Met+TZD). Diabetes care, 2009, 32(7): 1224-1230.

[8] RUSSEL-JONES D, VAAG A, SEHMITS O, et al. Liraglutide vs insulin glargine and placebo in combination with metformin and sulfonylurea therapy in type 2 diabetes mellitus (LEAD-5 met+SU): a randomized controlled trial. Diabetologia, 2009, 52(10): 2046-2055.

[9] BUSE J B, ROSENSTOCK J, SESTI G, et al. Liraglutide once a day versus exenatide twice a day for type 2 diabetes: a 26-week randomised, parallel-group, multinational, open-label trial (LEAD-6). Lancet, 2009, 374(9683): 39-47.

[10] HOLST J J. The physiology of glucagon-like peptide-1. Physiological reviews, 2007, 87(4): 1409-1439.

[11] WILLIAMS D L. Minireview: finding the sweet spot: peripheral versus central glucagon-like peptide 1 action in feeding and glucose homeostasis. Endocrinology, 2009, 150(7): 2997-3001.

[12] BETTGE K, KAHLE M, ABD EL AZIZ M S, et al. Occurrence of nausea, vomiting and diarrhea reported as adverse events in clinical trials studying glucagon-like peptide-1 receptor agonists: A systematic analysis of published clinical trials. Diabetes obesity & metabolism, 2017, 19(3): 336-347.

[13] ELLERO C, HAN J, BHAVSAR S, et al. Prophylactic use of anti-emetic medications reduced nausea and vomiting associated with exenatide treatment: a retrospective analysis of an open-label, parallel-group, single-dose study in healthy subjects. Diabetic medicine, 2010, 27(10): 1168-1173.

（汤智慧）

案例 6　一例胰岛素致急性痛性神经病变的病例分析

一、案例背景知识简介

胰岛素致急性痛性神经病变最早于 1933 年由 Caravati 首次报道，其描述了一例糖尿病患者进行胰岛素治疗后很快出现手足烧灼样疼痛、感觉异常和触痛，这种剧烈的疼痛限制了患者的正常运动功能，并且常常干扰行走和日常活动的病例。Caravati 将这种现象称为"胰岛素性神经炎"。随后的几十年间，临床上相继有一些学者对胰岛素治疗后出现的糖尿病痛性神经病变进行的报道。1996 年，Tesfaye 推荐使用"快速血糖控制引起的急性痛性神经病变"一词。Tesfaye 等描述的快速血糖控制引起的急性痛性神经病变的临床特征主要是在胰岛素治疗后出现下肢烧灼样疼痛，它的起因与胰岛素治疗引起血糖快速下降有关。

二、病例基本情况

患者，男性，29 岁。因"口干、多饮、多尿、乏力，伴右足麻木 5 月余，手足及双下肢剧烈疼痛 2 个月"于 2016 年 11 月 30 日入院治疗。2016 年 7 月底患者无明显诱因出现口干、多饮、多尿、乏力，伴右足麻木，未予处理。9 月 20 日住院就诊，查空腹血糖 23.14mmol/L，糖化血红蛋白 15.2%，尿葡萄糖 3+，尿酮体 2+，胰岛细胞抗体（islet cell antibody，ICA）、胰岛素自身抗体（insulin autoantibody，IAA）、谷氨酸脱羧酶抗体（glutamic acid decarboxylase antibody，GAD-Ab）阴性，给予精蛋白生物合成人胰岛素注射液（预混 30R）、格列美脲片降血糖治疗、α- 硫辛酸注射液、甲钴胺注射液、前列地尔注射液营养神经、改善微循环治疗后，空腹血糖波动在 5～6mmol/L，餐后 2 小时血糖波动在 8～10mmol/L，右足麻木缓解。10 月 12 日（出院第 4 日）患者无明显诱因出现手足剧烈针刺样疼痛；11 月 10 日自行服用洛芬待因片，疼痛无明显缓解，逐渐发展至行动受限；11 月 29 日更换为普瑞巴林胶囊镇痛治疗，自述疼痛稍缓解。

既往史：患者既往体健，无药物、食物过敏史，无吸烟、饮酒史。

入院查体：体温 36.6℃，脉搏 76 次 /min，呼吸 19 次 /min，血压 137/93mmHg。身高 180cm，体重 55kg（26 岁时体重最高达 65kg），BMI 16.98kg/m²。双下肢无水肿，双侧足背动脉搏动可，双足振动觉正常，温度觉及 10g 尼龙丝试验因患者双下肢触碰即疼痛难忍，未做检查。入院疼痛评分（疼痛评分采用数字分级评分法）9 分。

辅助检查：糖化血红蛋白 8.8%，谷丙转氨酶 95.9U/L，谷草转氨酶 48.1U/L，白细胞计数 1.99×10⁹/L。100g 馒头餐试验示患者的空腹血糖 7.95mmol/L（参考值范围为 3.4～6.1mmol/L）、胰岛素 7.27mlU/L（12.0～24.0mIU/L）、C 肽 0.72μg/L（1.1～4.4μg/L），糖负荷后 1 小时血糖 10.56mmol/L、胰岛素 9.16mU/L、C 肽 0.87μg/L，餐后 2 小时血糖 14.81mmol/L、胰岛素 10.97mU/L、C 肽 1.33μg/L。C 肽及胰岛素基础水平偏低，馒头餐后 C 肽及胰岛素在 2 小时达高峰，分别为基础值的 1.85 倍和 1.51 倍，C 肽及胰岛素释放曲线呈高峰后移，提示胰岛素分泌不足。骨代谢检查示骨钙素 12.52μg/L（114～17μg/L），25- 羟维生素 D₃ 3.0μg/L

（>20μg/L），β- 降解产物测定 0.975μg/L（≤0.854μg/L），余正常。甲状腺功能均正常。心肌酶、凝血功能、肿瘤标志物均未见异常。肝、胆、胰、脾、腹腔超声未见明显异常。浅表淋巴结彩超示左锁骨上窝多发淋巴结，考虑反应性增生的可能性大。患者入院后给予精蛋白生物合成人胰岛素注射液（预混 30R）早餐前 28～34IU、晚餐前 18IU 皮下注射降血糖治疗，空腹血糖波动在 6.9～8.0mmol/L，餐后血糖波动在 9.4～13.2mmol/L。

入院诊断： 2 型糖尿病，糖尿病周围神经病变。

三、主要治疗经过及典型事件

患者入院时情绪低落，间断有四肢剧烈疼痛，夜间睡眠差，给予 α- 硫辛酸注射液（600mg q.d.）联合甲钴胺注射液（500μg q.d.）抗氧化应激、营养神经治疗，普瑞巴林胶囊（75mg b.i.d.）镇痛治疗。患者情绪欠佳，易烦躁，时有哭泣，四肢疼痛缓解不明显，不可触碰，疼痛评分 9 分，心理科会诊示患者存在抑郁状态，于 12 月 2 日加用度洛西汀肠溶胶囊（60mg q.d.）抗抑郁治疗、依帕司他胶囊（50mg t.i.d.）及木丹颗粒（1 袋 t.i.d.）抗痛性神经病变治疗。12 月 5 日患者情绪较前平稳，四肢疼痛较前缓解，夜间睡眠好转，疼痛评分 6 分，治疗方案未做调整。12 月 7 日患者手足仍有发麻、灼热感，自述疼痛较前好转 50% 以上，疼痛评分 4 分，可下地行走，治疗方案未做调整。12 月 8 日患者仍有手足发麻、灼热感，疼痛较前明显好转，夜间睡眠可，行动不受限制，疼痛评分 4 分，出院。临床药师考虑该患者的急性痛性神经病变可能是应用胰岛素快速降低血糖所致。

四、讨论

（一）胰岛素致急性痛性神经病变的关联性评价

根据国家药品不良反应监测中心制定的药品不良反应关联性判定标准：①该患者使用胰岛素降血糖治疗前空腹血糖 23.14mmol/L、糖化血红蛋白 15.2%，无手足及四肢疼痛，使用精蛋白生物合成人胰岛素注射液（预混 30R）降血糖治疗 22 日后空腹血糖 5～6mmol/L，且无明显诱因出现手足剧烈针刺样疼痛。2 个半月后测糖化血红蛋白 8.8%，其间间断服用镇痛药，手足剧烈针刺样疼痛未缓解并呈进行性加重。用药与不良反应出现有合理的时间关系。②胰岛素致急性痛性神经病变符合精蛋白生物合成人胰岛素注射液（预混 30R）的已知不良反应类型。③因治疗需要未停用精蛋白生物合成人胰岛素注射液（预混 30R），减缓降血糖速度、对症治疗后疼痛稍缓解。④患者既往体健，并用药物格列美脲片、α- 硫辛酸注射液、甲钴胺注射液、前列地尔注射液说明书及文献未见致痛性神经病变的报道。糖尿病周围神经病往往表现为隐袭起病，缓慢发展，临床表现对称，多以肢体远端感觉异常为首发症状，可呈现手套、袜套样感觉障碍。该患者痛性神经病变起病急、发展迅速，短期内疼痛显著，可排除患者并用药物及本身疾病进展导致的痛性神经病变。综上，可判定该不良反应结果为"可能"。

（二）胰岛素相关性急性痛性神经病变的特点

胰岛素治疗后血糖波动导致的急性痛性神经病变的主要特点是血糖快速控制后出现的神经痛，其起病急、发展快，疼痛症状在 2 周内即很显著。本病通常需要与糖尿病周围神经病变进行鉴别诊断，但糖尿病周围神经病变引起的疼痛往往为慢性起病。其他鉴别诊断如脊柱病变、脑血管病变或中枢神经系统病变、局部严重的动静脉血管病变（如动脉栓塞）、骨质疏松等也可引起疼痛症状。患者入院后相关骨代谢、甲状腺功能、肿瘤系列、超声等检查亦可排除上述病因。该患者既往体健，起始胰岛素治疗后第 22 日突然出现四肢疼痛，逐渐加重至影响行动。胰岛素治疗前血糖控制差，糖化血红蛋白 15.2%，胰岛素治疗 2 个月后糖化血红蛋白 8.8%，糖化血红蛋白下降 6.4%。血糖下降速度过快，痛性神经病变起病急、发展快，且在诊疗过程中排除患者具有糖尿病周围神经病变的可能性。因此，该患者的急性痛性神经病变可能是胰岛素治疗后血糖波动所致。

（三）胰岛素相关性急性痛性神经病变的发病机制

目前报道的胰岛素相关性急性痛性神经病变的发病机制尚未完全阐明。Llewelyn 等提出胰岛素相关性急性痛性神经病变的发病可能与神经纤维再生和异位冲动形成有关。高血糖引起轴突损伤、变性，血糖正常后损伤的轴突再生及神经纤维急性损伤后快速而活跃的再生可引起疼痛。Tesfaye 等认为胰岛素神经炎的发生可能与神经内膜缺血有关。该研究发现患者神经外膜血管增生，且存在神经外膜动静脉短路，这些改变使得供给神经内膜的血液流向神经外膜，从而造成神经内膜缺血，于是引起神经痛。也有研究认为，快速的血糖改善（即使没有低血糖）使神经细胞获得的葡萄糖相对减少，导致神经细胞缺血、缺氧，引起神经细胞能量危机，最终引起疼痛。虽然关于胰岛素相关性急性痛性神经病变有各种假说，但公认的发病机制是血流动力学异常、神经纤维结构轻微损伤及血糖波动导致代谢生化改变。

（四）胰岛素相关性急性痛性神经病变的药物治疗

胰岛素相关性急性痛性神经病变的发病机制目前尚不完全清楚，故病因治疗较为困难。由于其是一种自限性疾病，主要治疗策略为对症治疗。因疼痛为其主要症状，且程度剧烈，故缓解疼痛应放在药物治疗的首位。Aladdin 等报道了 2 例胰岛素相关性急性痛性神经病变患者使用普瑞巴林（75mg b.i.d.）8 周后疼痛和睡眠明显改善。Gibbons 等认为胰岛素治疗导致的急性痛性神经病变的药物治疗包括抗惊厥药、抗抑郁药、阿片类镇痛药等，通常需要这些药物联合使用。Guldiken 等也曾报道过胰岛素治疗导致的急性痛性神经病变患者在使用盐酸文拉法辛（75mg q.d.）治疗 3 日后疼痛完全缓解。此外，普瑞巴林、度洛西汀、加巴喷丁、阿米替林、文拉法辛、曲马多、羟考酮等也是国内外指南推荐的治疗痛性神经病变的药物，对于胰岛素相关性急性痛性神经病变的镇痛治疗也可以作为参考。

五、小结

综上所述，胰岛素治疗后血糖快速下降导致的急性痛性神经病变因起病急、疼痛剧烈且难以忍受、严重影响行动等特点，已成为临床上较为棘手的问题。针对该类型胰岛素治疗后导致的急性痛性神经病变患者，作为一名临床药师，在排除疾病本身的可能的同时，应积极从药物方面进行考虑，及时识别和判断是否为药物引起的不良反应，积极与医生沟通，建议在血糖控制初期，尤其是血糖过高的患者，不宜降血糖过快，以避免此类不良反应产生不良后果。对于患者，临床药师应告知该病具有自限性，不必因过度担心而引起情绪波动。

参 考 文 献

[1] 李玉成，杨震，张洪梅，等. 胰岛素神经炎的临诊应对. 中华内分泌代谢杂志，2016，32（11）：952-955.

[2] 张会峰，徐丹丹，赵志刚. 胰岛素治疗相关急性痛性神经病变研究进展. 中华糖尿病杂志，2015，7（9）：584-586.

[3] 杨利，李蓉. 胰岛素神经炎的诊疗进展. 现代医药卫生，2016，32（1）：66-68.

[4] 中华医学会神经病学分会肌电图与临床神经电生理学组，中华医学会神经病学分会神经肌肉病学组. 痛性周围神经病的诊断和治疗共识. 中华神经科杂志，2012，45（11）：824-827.

[5] TESFAYE S，MALIK R，HARRIS N，et al. Arterio-venous shunting and proliferating new vessels in acute painful neuropathy of rapid glycaemic control（insulin neuritis）. Diabetologia，1996，39（3）：329-335.

[6] HERNÁNDEZ R C，GALINDO A S，ACEBES E M. Insulin neuritis or treatment- induced diabetic neuropathy of diabetes. Neurologia（Engl Ed），2018，33（9）：616-618.

[7] LLEWELYN J G，THOMAS P K，FONSECA V，et al. Acute painful diabetic neuropathy precipitated by strict glycaemic control. Acta neuropathologica，1986，72（2）：157-163.

[8] LOW P A，SINGER W. Treatment-induced neuropathy of diabetes: an energy crisis. Brain，2015，138（Pt 1）：2-3.

[9] ALADDIN Y，JEERAKATHIL T，SIDDIQI Z A. Insulin neuritis and effect of pregabalin. Journal of clinical neuromuscular disease，2017，19（1）：1-4.

[10] GIBBONS C H. Treatment induced neuropathy of diabetes-long term implications in type 1 diabetes. Journal of diabetes and its complications，2017，31（4）：715-720.

[11] GULDIKEN S, GULDIKEN B, ARIKAN E, et al. Complete relief of pain in acute painful diabetic neuropathy of rapid glycaemic control(insulin neuritis)with venlafaxine HCl. Diabetes nutrition & metabolism, 2004, 17(4): 247-249.

[12] VINIK A I. Diabetic sensory and motor neuropathy. New England journal of medicine, 2016, 374(18): 1797.

（汤智慧）

案例7 一例2型糖尿病合并带状疱疹病例的治疗方案优化

一、案例背景知识简介

随着世界各国社会经济的发展和居民生活水平的提高,糖尿病的发病率逐年升高。由于对疾病认识不足、不良生活方式、用药依从性不理想等因素,糖尿病患者常常合并多种并发症及伴发疾病。

糖尿病患者由于长期的高血糖导致机体免疫力下降,免疫力的降低往往容易诱发带状疱疹。研究显示美国成人糖尿病患者中带状疱疹的发生率高达14.5%,其中20.3%合并有神经痛。而糖尿病患者带状疱疹的发生率较无糖尿病患者增加78%,带状疱疹伴神经痛的发生率增加50%。疱疹后神经痛(postherpetic neuralgia, PHN)是带状疱疹最常见、最严重的并发症,相关文献证实血糖控制达标的患者后期疼痛缓解得更好,住院时间也更短。对于合并带状疱疹的糖尿病患者,降血糖药首选胰岛素,但是当患者对胰岛素出现过敏反应时往往也增加治疗的难度。本文拟通过对一例2型糖尿病合并过敏反应伴带状疱疹患者的药学监护,探讨该患者带状疱疹的抗病毒及镇痛治疗、降血糖药的选择,以期提高患者用药的有效性和安全性。

二、病例基本情况

患者,男性,64岁。主因"双下肢疼痛、乏力、出汗10日",于2020年7月8日以"糖尿病"收入院。患者1995年诊断为2型糖尿病,先后给予盐酸二甲双胍片500mg p.o. b.i.d.、阿卡波糖片100mg p.o. b.i.d.、精蛋白生物合成人胰岛素注射液(预混30R)20IU i.h. b.i.d.(餐前30分钟)及中成药降血糖治疗,未规律监测血糖。2020年6月28日患者出现双下肢疼痛、乏力、出汗,测空腹血糖18~19mmol/L,餐后血糖21~22mmol/L,调整降血糖方案为赖脯胰岛素注射液18IU t.i.d.(餐前5分钟给药)、甘精胰岛素注射液18IU i.h. q.n.及盐酸二甲双胍片500mg p.o. t.i.d.、达格列净片5mg p.o. q.d.。为进一步诊治于2020年7月8日收入内分泌科。患者自本次发病以来神志清,精神尚可,睡眠、进食、大小便正常，近 1 个月体重减轻 5kg。

既往史：2016 年双下肢、后背、颈部出现皮疹，皮肤瘙痒，经治疗未见好转。2019 年因车祸导致右手前臂皮肤破损，给予缝合，有约 5cm 的瘢痕。对牛肉、羊肉、海鲜、花粉、杏、桃子、干果类、橘子等过敏。

入院查体：体温 36.6℃，脉搏 90 次 /min，呼吸 18 次 /min，血压 132/80mmHg。身高 169cm，腰围 80cm，体重 63kg。神志清醒，查体合作。甲状腺无肿大，心、肺和腹部查体及糖尿病周围神经病变查体未见明显异常。颈部、背部和下肢多发红色斑丘疹，部分融合成片，伴局部破溃。胰岛素注射部位（脐周）可扪及较大的皮下结节及脂肪萎缩。其余查体未见明显异常。

辅助检查：胸部 CT（2020 年 7 月 8 日）示双肺上叶陈旧性病变；急查肾功组合（2020 年 7 月 8 日）示血肌酐 116.2μmol/L，估算肾小球滤过率 56.91ml/min；空腹血糖 23.35mmol/L。

入院诊断：2 型糖尿病，糖尿病肾病；皮疹待查。

三、主要治疗经过及典型事件

患者于入院后查体，胰岛素注射部位（脐周）可扪及较大的皮下结节及脂肪萎缩。颈部、背部及下肢多发红色斑丘疹，部分融合成片，伴局部破溃。入院第 2 日测糖化血红蛋白 11.70%、C 肽（0 分钟）0.40μg/L。给予胰岛素泵强化降血糖治疗（门冬胰岛素注射液），符合《中国住院患者血糖管理专家共识》（2017年版）推荐，药物选择适宜。入院第 6 日请皮肤科会诊，并行左侧小腿外侧皮肤皮损活检术，皮肤活检病理报告诊断为疱疹样皮炎，诊断为"带状疱疹"，给予阿昔洛韦氯化钠注射液 300ml i.v.gtt、普瑞巴林胶囊 75mg p.o. b.i.d. 及伤科灵喷雾剂 100ml 外用。由于患者入院后应用门冬胰岛素注射液强化降血糖治疗后血糖控制仍不达标，因此血糖升高不除外与疱疹疼痛引起的应激有关。药师建议将普瑞巴林胶囊加量至 150mg p.o. b.i.d.，并监测患者的肾功能，医生采纳。抗病毒治疗 4 日后患者的头颈部、后背瘀点、瘀斑及左下肢带状疱疹较前好转，提示抗病毒治疗有效。患者的疼痛感好转但血糖依然控制不佳，结合免疫球蛋白 E（immunoglobulin E，IgE）滴度升高且注射部位可扪及皮下硬结、脂肪萎缩，血糖波动大，不除外对胰岛素过敏。为排除该患者存在药物特异性 IgE，行谷赖胰岛素、赖脯胰岛素、甘精胰岛素、德谷胰岛素注射液的皮肤点刺试验。赖脯胰岛素的点刺结果为阳性，谷赖胰岛素、甘精胰岛素、德谷胰岛素的点刺结果为阴性。换用谷赖胰岛素泵强化降血糖治疗，并给予氯雷他定抗过敏治疗。换用谷赖胰岛素治疗 3～5 日后，前胸、后背、腋窝及腹股沟散在红丘疹，皮肤瘙痒，左下肢疼痛均较前好转。左下肢带状疱疹已结痂，头部、颈部、后背部散在红斑，色素沉着，大部分融合成片状。近期监测血糖结果，波动较大，也不除外与过敏引起

的应激因素有关。入院后第 22 日请多学科会诊,根据多学科会诊意见给予甲
泼尼龙 120mg 冲击治疗,3 日后皮肤红斑颜色由浅变淡。入院后第 27 日降血糖
方案调整为达格列净片、西格列汀二甲双胍联合谷赖胰岛素、甘精胰岛素降血
糖后血糖达标,8 月 13 日患者出院。

四、讨论

(一)带状疱疹的治疗药物选择

根据《带状疱疹中国专家共识》(2018 年版)及《带状疱疹临床路径》(2019
年版),带状疱疹的治疗药物包括抗病毒药、镇痛药、神经营养药、糖皮质激素、
免疫增强剂、抗菌药物及局部用药。抗病毒药是带状疱疹临床治疗的常用药
物,能有效缩短病程,加速皮疹愈合,减少新皮疹形成,应在发疹后 24～72 小时
开始使用,以迅速达到并维持有效浓度。目前被批准使用的系统抗病毒药包括
阿昔洛韦、伐昔洛韦、泛昔洛韦、溴夫定及膦甲酸钠。对于带状疱疹期的镇痛治
疗,轻至中度疼痛考虑使用对乙酰氨基酚、非甾体抗炎药或曲马多;中至重度疼
痛使用阿片类药物,如吗啡、羟考酮或治疗神经病理性疼痛的药物,如钙通道调
节剂加巴喷丁、普瑞巴林等。神经营养药对缓解神经炎症与神经痛也有一定的
帮助,常用药物有甲钴胺、维生素 B_1 和维生素 B_{12} 等。带状疱疹期的重度急性
疼痛是发生 PHN 的危险因素,联合钙通道调节剂不仅能有效缓解疼痛,而且能
减少 PHN 的发生。应使用有效剂量的推荐药物,药物有效缓解疼痛后应避免
立即停药,仍要维持治疗至少 2 周。

该患者诊断为 2 型糖尿病合并带状疱疹伴神经痛,选用抗病毒药阿昔洛韦
氯化钠注射液及钙通道调节剂普瑞巴林胶囊是适宜的。治疗期间需要注意的
是患者合并糖尿病肾病,阿昔洛韦及普瑞巴林均通过肾脏代谢,对于肾功能减
退的患者应按照药品说明书调整剂量,并且在用药期间注意监测肾功能的变
化。在阿昔洛韦治疗期间应充足饮水,防止阿昔洛韦在肾小管内沉积而损伤肾
功能。带状疱疹期的病理性神经痛是影响合并糖尿病患者的血糖水平的重要
因素,在疼痛引起的应激状态下使用胰岛素强化降血糖治疗,但该患者的血糖
波动依然较大。所以药师建议根据疼痛缓解的情况,将普瑞巴林胶囊 75mg p.o.
b.i.d. 逐渐增加至 150mg p.o. b.i.d.,并监测患者的肾功能,患者的疼痛明显好转。
同时嘱咐患者如出现头晕、头痛、嗜睡等情况时,应及时告知医生。

(二)胰岛素过敏的类型、原因、治疗方法及该患者降血糖药的选择

患者入院后第 2 日测 C 肽(0 分钟)0.40μg/L,且糖尿病病程 25 年,胰岛 β
细胞功能减低,入院前曾使用精蛋白生物合成人胰岛素注射液(预混 30R)及赖
脯胰岛素注射液降血糖治疗。住院期间胰岛素点刺试验结果显示赖脯胰岛素为
阳性,过敏反应可能与入院前使用赖脯胰岛素有关,也可能与患者曾使用含有

锌和鱼精蛋白的精蛋白生物合成人胰岛素注射液（预混 30R）有关。胰岛素过敏是应用胰岛素治疗中的不良反应之一。有报道，临床应用胰岛素过敏的病例中，对动物胰岛素过敏的发生率为 10%～30%，而对重组人胰岛素过敏的发生率不到 1%。胰岛素过敏是由 IgE 介导的一种局部或全身速发型或迟发型超敏反应，根据患者的不同反应，主要分为局部过敏和全身过敏。前者表现为皮肤瘙痒、红斑、硬结；后者表现为荨麻疹、水肿、麻木、瘙痒、呼吸困难、溶血性贫血，甚至出现过敏性休克。胰岛素过敏反应的发生机制目前尚未被完全阐述清晰，目前有 2 种主要观点，一种认为高浓度的胰岛素在体内可形成多聚体形式，从而造成三维空间结构改变，而导致机体产生抗原性，促进抗体产生而发生过敏反应；另一种认为胰岛素过敏可能还与过敏体质及遗传因素有关。

胰岛素过敏的治疗对策有以下 6 个方面：①重新评估患者病情，对病情相对较轻的患者可考虑单独或联合使用口服降血糖药；②对局部反应较轻或可自行消退的，也可以加服抗组胺药直至耐受该类胰岛素；③对动物胰岛素过敏的可换用人胰岛素或胰岛素类似物；④对人胰岛素过敏的可试用胰岛素类似物，对胰岛素类似物过敏的可试用人胰岛素；⑤换用其他厂家生产的胰岛素；⑥对于各类胰岛素均过敏而又必须使用胰岛素的患者可试用胰岛素脱敏疗法。结合该病例，由于患者的胰岛 β 细胞功能受损，降血糖方案维持"四针法"胰岛素强化降血糖治疗，对于胰岛素的品种选择，根据点刺试验结果改为谷赖胰岛素注射液、甘精胰岛素注射液联合达格列净片、西格列汀二甲双胍 2 种作用机制不同的口服降血糖药后血糖控制达标。

五、小结

患者为 64 岁的男性，糖尿病合并带状疱疹，带状疱疹引起的神经痛的镇痛药选择原则包括药物选择应个体化，单一药物治疗不能获得满意的疼痛缓解时考虑联合用药，选择药物时应注意选择不同机制、疗效相加或协同而不良反应不相加的药物。在治疗过程中密切监测患者的肾功能指标及神经系统阳性症状，及时依据肾功能调整给药方案。由于该患者对胰岛素过敏，带状疱疹引起的神经痛应激反应使血糖控制不佳，通过皮肤点刺试验选择适宜的胰岛素品种，联合口服降血糖药治疗最终达标。通过对该病例的分析，使临床药师学习了疱疹后神经痛的镇痛药选择的原则，胰岛素过敏的类型、原因及治疗方法，以期为临床用药提供更为有效的建议和指导。

参 考 文 献

[1] 冯文静，刘虹，张睿. 急性带状疱疹感染合并 2 型糖尿病的老年患者降糖治疗对神经性疼痛及住院天数的影响. 中外医疗，2018，37（1）：13-15，19.

[2] 计成，张海霞，葛卫红. 1例胰岛素过敏患者的药学监护实践. 中国新药杂志，2011，
20（21）：2171-2174.

[3] 徐峥，路敏，周颖，等. 胰岛素过敏脱敏治疗病例分析. 中国药房，2014，25（6）：539-540.

[4] 于向涛，宋霞，商淑婉，等. 胰岛素过敏反应现状及处理策略. 中国药师，2017，20（5）：
907-910.

[5] SUAYA J A，CHEN S Y，LI Q，et al. Incidence of herpes zoster and persistent post-zoster
pain in adults with or without diabetes in the United States. Open forum infectious diseases，
2014，1（2）：1-11.

（赵　氖）

案例8　一例肝源性糖尿病患者降血糖治疗的药学监护

一、案例背景知识简介

肝脏是葡萄糖代谢的主要器官，是肝糖原合成、分解和糖异生的主要场所，对血糖的调节代谢起着十分重要的作用。无论哪种原因引起肝实质细胞损伤时都易造成糖代谢紊乱，即糖耐量减低，甚至糖尿病，这种以慢性肝病为基础发展而来的糖尿病称为肝源性糖尿病（hepatogenous diabetes，HD）。HD 的患病率低，常继发于慢性肝炎和肝硬化，只占所有糖尿病的不到 5%。易患人群为中老年男性，很少出现"三多一少"的典型临床表现，血糖水平在空腹时正常、餐后监测时显著增高是肝源性糖尿病患者的主要临床特征。本文拟从一例肝源性糖尿病患者的病例分析，探讨肝源性糖尿病的药学监护要点及注意事项。

二、病例基本情况

患者，女性，61 岁。主因"血糖升高 7 年余，反复心悸、大汗 6 年"于 2019 年 10 月 21 日由门诊收入内分泌科。患者 2012 年于当地医院诊断为"2 型糖尿病"，给予门冬胰岛素 30 注射液早、晚各 12IU 皮下注射治疗。随后患者反复有心悸、大汗，伴头晕，发作时查空腹血糖在 3～4mmol/L，偶尔监测餐后血糖在 15～16mmol/L。2013 年 4 月自行停用胰岛素，改为阿卡波糖片 50mg p.o. t.i.d. 治疗。2017 年 7 月查随机静脉血糖 19～20mmol/L，后续降血糖方案先后调整为单用甘精胰岛素注射液 20IU i.h. q.n.、门冬胰岛素 30 注射液 5IU i.h. b.i.d. 联合甘精胰岛素注射液 10IU i.h. q.n.、盐酸二甲双胍片 500mg p.o. t.i.d. 联合甘精胰岛素注射液 20IU i.h. q.n. 治疗，血糖控制均不佳，血糖波动大，低血糖反复发作，空腹血糖 3～5mmol/L。为进一步治疗入院。

既往史：2009 年诊断为"丙型病毒性肝炎"，未规范治疗；高血压、高脂血症

病史5年；焦虑症病史4年余。否认药物、食物过敏史。

入院查体：体温36.8℃，脉搏78次/min，呼吸18次/min，血压136/73mmHg。BMI 22.67kg/m²，腰围83cm。心、肺、腹查体未见异常。胰岛素注射部位为腹部，局部皮肤无红肿、硬结、皮下脂肪萎缩。双下肢未见色素沉着、胼胝、水疱、溃疡、坏死，皮温正常。足部皮肤轻触觉及针刺位置觉正常，双侧足背动脉搏动正常。

辅助检查：血生化示血糖6.25mmol/L，血清肌酐60.8μmol/L，血清总胆固醇3.09mmol/L，血清甘油三酯0.96mmol/L，高密度脂蛋白胆固1.07mmol/L，低密度脂蛋白胆固醇1.77mmol/L，糖化血红蛋白7.90%。估算肾小球滤过率94.36ml/（min•1.73m²），尿酮体（−）。超声检查腹部彩超提示食管静脉曲张。

入院诊断：①2型糖尿病；②高血压（2级，很高危）；③丙型病毒性肝炎；④高脂血症；⑤焦虑症。

三、主要治疗经过及典型事件

入院后查丙肝抗体、丙型肝炎病毒核酸定量、肝纤维化及肝功能，结果示丙肝抗体（+），丙型肝炎病毒核酸定量（−），肝功能正常，血清透明质酸115μg/L，层粘连蛋白55μg/L。结合腹部超声结果考虑为肝硬化代偿期。降血压、降血脂治疗延续入院前的方案：苯磺酸氨氯地平片5mg p.o. q.d.，阿托伐他汀钙片20mg p.o. q.d.。行口服葡萄糖耐量试验（oral glucose tolerance test，OGTT）及胰岛素释放试验，结果显示患者的C肽曲线高峰出现在服葡萄糖后2小时，空腹血糖6.0mmol/L，OGTT 2小时血糖15.6mmol/L，考虑肝源性糖尿病的可能性大。降血糖药宜选用对肝功能影响小的胰岛素注射液，给予门冬胰岛素注射液泵入强化降血糖治疗，监测空腹血糖波动于5.4～11.4mmol/L，午餐前血糖波动于9.4～11.6mmol/L，午餐后血糖波动于11.1～15.2mmol/L，晚餐前血糖波动于3.7～19.8mmol/L，睡前血糖波动于2.7～11.9mmol/L。患者诉晚餐前及临睡前有心慌、头晕感，数次患者发作时监测血糖均低于3.9mmol/L，下调胰岛素泵基础率，调整餐时胰岛素剂量，血糖控制仍不理想。临床药师建议停用胰岛素，治疗药物改为较少在肝脏代谢、对肝损伤较小的达格列净，医生采纳。后续停止胰岛素持续泵入，治疗方案改为达格列净片10mg p.o. q.d.联合伏格列波糖片0.2mg p.o. t.i.d.。调整降血糖方案后3日血糖控制达标，患者未再诉不适，血糖控制平稳后出院。

四、讨论

（一）肝源性糖尿病的诊断标准及糖代谢的特点

肝源性糖尿病目前无统一的诊断标准，美国糖尿病学会1997年发布的诊断标准包括肝病发生在糖尿病之前或同时发生；肝功能和血糖、尿糖的好转或恶化相一致；无糖尿病家族史，无垂体、肾上腺、甲状腺疾病；有肝病的临床表现，生化检查异常或组织学变化，血糖、尿糖升高；排除利尿药、抗高血压药、糖皮质激素、避孕药等药物引起的糖代谢紊乱。临床 80% 的慢性肝病患者表现为糖耐量减低，其中大约有 20% 的患者会并发糖尿病，表现为空腹血糖正常或偏低，而餐后血糖显著升高。

有学者认为肝源性糖尿病的发病机制包括：①肝炎病毒诱发自身免疫反应而致胰岛素分泌障碍；②肝炎病毒对胰岛细胞的直接损伤使胰岛素分泌减少；③肝脏受损时，因肝功能减退、肝细胞数目及其表面的胰岛素受体数目减少，减少胰岛素灭活，且部分伴侧支循环的胰岛素可经肝脏进入体循环，减少肝脏对胰岛素的摄取，而造成高胰岛素血症；④酶活性降低，参与肝病患者的三羧酸循环及糖酵解的多种酶活性降低，减少肝糖原合成，氧化糖的代谢和周围组织摄取的能力下降，不同程度地减退对糖代谢功能的调节能力，增加高血糖对胰岛 β 细胞的刺激，诱导过多的胰岛素分泌。

该患者诊断为丙型病毒性肝炎的时间早于 2 型糖尿病，经询问该患者没有糖尿病家族史，从肝纤维化检验及腹部超声结果考虑为肝硬化代偿期。结合患者的 OGTT、胰岛素释放试验及住院期间的血糖监测结果来看，该患者服糖后 C 肽基线正常、高峰后移至服糖后 2 小时，血糖谱呈现空腹及临睡前偏低、餐后血糖偏高的特点，符合肝源性糖尿病的特征。

（二）肝源性糖尿病患者降血糖药的选择

与大多数没有肝病的 2 型糖尿病患者类似，只有当肝功能严重受损时，肝源性糖尿病治疗药物的代谢才会受到明显影响。部分口服降血糖药存在肝毒性风险，基础肝脏疾病可能会增加药物性肝损伤的严重程度，为避免对肝脏的进一步损伤，应避免选择经肝脏代谢的降血糖药。

常用的口服降血糖药包括①二甲双胍：主要作用机制为抑制肝糖原的输出及降低胰岛素抵抗，可减少肝癌及肝性脑病的发生风险，提高患者的生存率。作为糖尿病治疗的一线药物，它对肝硬化合并肝源性糖尿病患者的治疗同样有效，仍然是肝源性糖尿病患者的首选口服药，使用期间应警惕乳酸性酸中毒的发生。②噻唑烷二酮类药物：为胰岛素增敏剂，可改善胰岛 β 细胞功能，降低胰岛素抵抗，起到降低血糖的作用。相关研究显示，噻唑烷二酮类药物可以显著改善肝脏脂肪变性和炎症，无证据表明肝硬化患者不适用该类药物。但需要注意的是罗格列酮有心血管和肝损伤风险。③磺脲类和格列奈类：其作用机制是促进胰岛 β 细胞分泌胰岛素，并不改变胰岛素敏感性。因此，在以高胰岛素血症为表现之一的肝硬化患者中，其不能作首选药。此外，对于肝硬化特别是酒精性肝硬化患者，可能损伤胰岛 β 细胞。最重要的是，促进胰岛素分泌剂会增加低血糖的风险，因此此类药物在有低血糖风险的患者中应慎用。由于该类药物也会产生肝损伤，故一般不主张用于肝源性糖尿病患者。④ α- 葡糖苷酶抑制剂：该类药物通过延缓糖类物质在肠道内的吸收来降低餐后高血糖风险。相关研究显示 α- 葡糖苷酶抑制剂对肝硬化代偿期合并肝源性糖尿病患者的治疗效果良好，对代偿期和失代偿期肝硬化患者同样安全，可有效控制肝源性糖尿病，同时可增强肠道运动功能，降低血氨水平，因此也有助于防治肝性脑病。⑤肠促胰岛素类药物及钠 - 葡萄糖耦联转运体 2（sodium-glucose linked transporter 2，SGLT-2）抑制剂：可以很好地控制血糖，但不引起低血糖症状。由于这些新型口服药通常以原型从肾脏排出而很少在肝脏代谢，其代谢过程中对肝损伤较小，由此可以推断这类药物用于肝源性糖尿病的治疗是安全的。⑥胰岛素及胰岛素类似物：其不但可以有效降低血糖，促进肝糖原合成，而且在蛋白质合成和脂质代谢方面都有重要作用，有利于肝细胞修复，从而促进肝功能恢复。应尽早使用，一方面可以有效降低血糖，使胰岛素抵抗得到改善；另一方面对于肝脏细胞的修复作用和肝脏功能的恢复都有意义。应用胰岛素治疗肝源性糖尿病与普通糖尿病有所不同，由于前者的肝损伤较重，降解胰岛素的作用时间较长，应特别警惕低血糖的发生，优先选择短效胰岛素，从小剂量开始，使用过程密切监测血糖变化。

　　结合该患者入院前使用门冬胰岛素 30 注射液、甘精胰岛素注射液治疗不合理，因为肝源性糖尿病患者通常肝糖原储备不足，对血糖的调节能力下降，容易发生低血糖，使用中、长效胰岛素一旦出现低血糖，不便于迅速调整和纠正。入院后使用速效胰岛素门冬胰岛素治疗合理，但治疗期间多次调整剂量仍频发空腹及睡前低血糖、餐后高血糖。反复低血糖会使患者的血糖水平更加难以控制，因为低血糖时体内的升糖激素会增加，导致低血糖后反跳性高血糖，造成血糖波动；而且对于高龄患者，如果长期反复发作，会增加心脑血管意外如心肌梗死、脑卒中的风险。在调整降血糖药时避免选择对肝功能可能有损伤的噻唑烷二酮类药物及增加低血糖风险的磺脲类和格列奈类，选择作用不依赖胰岛 β 细胞功能、与胰岛素抵抗程度无关的 SGLT-2 抑制剂达格列净和控制餐后血糖的α- 葡糖苷酶抑制剂伏格列波糖，最终该患者的血糖控制达标。

五、小结

　　肝源性糖尿病的发病机制复杂，每名患者的发病原因不一，治疗上应因人而异，遵循个体化原则。该病例为一例丙型病毒性肝炎导致肝硬化的肝源性糖尿病患者，入院后给予门冬胰岛素泵降血糖治疗，但治疗期间患者频发低血糖，后调整为大部分以原型从肾脏排泄而较少在肝脏代谢的口服降血糖药达格列净和伏格列波糖，血糖控制平稳出院。通过本病例，临床药师学习了肝源性糖尿病的发病机制、诊断标准、糖代谢的特点及对于肝功能异常患者降血糖药的选择过程中应注意的问题。对这类患者降血糖治疗应首选胰岛素，若治疗效果不佳可选择较少在肝脏代谢、对肝脏损伤小的口服降血糖药，治疗过程中应注意避免药物对肝脏的进一步损伤，以及监测血糖变化，随时调整治疗方案，防止低血糖的发生。

参 考 文 献

[1] 胡晗，田彩云，张国远，等. 肝源性糖尿病发病机制的最新进展. 临床肝胆病杂志，2020，37（2）：429-432.

[2] 刘鲁豫，刘爱霞，刘亚珠. 门冬胰岛素 50 注射液联合前列地尔治疗肝源性糖尿病的血糖控制效果及对 PCⅢ、LN 水平的影响. 中国药师，2020，23（12）：2415-2417.

[3] 吴亚萍. 研究探讨肝源性糖尿病临床特征及治疗方法. 临床医药文献电子杂志，2017，4（49）：9542.

[4] 鲁明月. 肝源性糖尿病的发病机制及诊疗进展. 锦州医科大学学报，2018，39（6）：92-96.

[5] 吴梦莎，张鑫，蒋忠新，等. 肝源性糖尿病的发病机制及诊治进展. 药学服务与研究，2017，17（3）：161-166.

[6] 时德仁，东传凌，陆立，等. 肝硬化时糖代谢紊乱与肝细胞胰岛素受体及胰腺细胞 HBV DNA 表达的关系. 中华实验和临床病毒学杂志，2003，17（4）：372-374.

[7] 王纯敬，罗玉珍. 肝源性糖尿病患者 OGTT 和胰岛素释放试验的临床价值. 中国医药指南，2014，12（14）：88-89.

[8] The Expert Committee on the Diagnosis and Classification of Diabetes Mellitus. Report of the expert committee on diagnosis and classification of diabetes mellitus. Diabetes care, 1997, 20（7）：1183-1197.

（赵　氚）

案例 9　一例急性冠脉综合征合并痛风急性期患者的药学监护

一、案例背景知识简介

高尿酸血症是嘌呤代谢紊乱引起的代谢异常综合征。无论是男性还是女性，非同日 2 次血尿酸水平超过 420μmol/L，都称为高尿酸血症。血尿酸超过其在血液或组织液中的饱和度可在关节局部形成尿酸钠晶体并沉积，诱发局部炎症反应和组织破坏，即痛风。高尿酸血症在临床上分为原发性和继发性两大类，前者多由先天性嘌呤代谢异常所致，后者则由某些系统性疾病或者药物引起，其中药物是引起血尿酸升高的重要原因之一。

替格瑞洛是一种新型环戊基三唑嘧啶类口服抗血小板聚集药,具有不需经肝脏代谢直接起效及可逆性与血小板腺苷二磷酸受体结合等特点。替格瑞洛具有作用强、起效快、停药后恢复迅速、患者个体间差异小等优点。自 2011 年以来已被多部欧美指南推荐为急性冠脉综合征患者的一线或首选抗血小板药,但其致血尿酸升高甚至诱发痛风等不良反应却时常被忽视。本文拟通过对一例急性冠脉综合征合并痛风急性期患者的药学监护,探讨替格瑞洛导致血尿酸升高的发生机制、防治措施,以期为急性冠脉综合征合并痛风病史患者的个体化药学监护提供参考。

二、病例基本情况

患者,男性,56 岁。主诉“胸闷 4 个月,伴周身乏力,加重 5 日”。4 个月前患者始现胸闷,间断发作,每次持续 10~15 秒,伴周身乏力,可自行缓解。2018 年 5 月 3 日再次胸闷,伴濒死感,心电图提示 V_2~V_3 导联 ST 段抬高 0.05mV,肌钙蛋白 I 3.94μg/L。诊断为“急性前间壁心肌梗死”,给予双联抗血小板聚集、扩张冠状动脉、调血脂治疗。2018 年 5 月 9 日行冠状动脉造影、经皮冠状动脉介入治疗,于 LAD 近中段病变处植入支架 1 枚,病情平稳后出院。2018 年 5 月 16 日夜间 23 时再次出现无诱因胸闷,急查心电图未见动态异常,心肌酶(−),给予 200mg 阿司匹林肠溶片嚼服,持续约半小时后好转。2018 年 5 月 17 日为进一步治疗收入老年病医学科。患者自本次发病以来饮食可,精神可,大小便如常,体重无明显变化。

既往史:高血压病史 10 余年,最高血压达到 200/140mmHg,服用苯磺酸氨氯地平片 5mg q.d.,血压达标;长期服用阿司匹林肠溶片心血管事件一级预防。1993 年诊断为痛风,不规律服用秋水仙碱、非布司他片治疗,未规律检测血尿酸。高脂血症多年。否认药物、食物过敏史。

入院查体:体温 36.2℃,脉搏 55 次/min,呼吸 22 次/min,血压 126/68mmHg。胸廓无畸形,呼吸频率均匀,双侧呼吸动度对称,双肺叩诊清音,肺界正常,未闻及干、湿啰音,未闻及胸膜摩擦音。心前区无隆起,心浊音界不大,心率 55 次/min,律齐,各瓣膜听诊区未闻及杂音,未闻及心包摩擦音。脊柱、四肢无畸形,双下肢无水肿。

辅助检查:2018 年 5 月 7 日当地医院急诊检查示肌钙蛋白 0.904μg/L。2018 年 5 月 16 日外院检查示血钾 3.98mmol/L,血钠 147mmol/L,血糖 6.99mmol/L,血肌酐 99μmol/L,血尿酸 548μmol/L,谷丙转氨酶 25U/L,肌酸激酶同工酶 3U/L,D-二聚体 186μg/L,凝血酶原时间 10.7 秒,部分活化凝血活酶时间 28.7 秒。

入院诊断:①冠状动脉粥样硬化性心脏病,冠状动脉支架置入术后,急性前间壁 ST 段抬高心肌梗死(Killip I 级);②高血压(3 级,很高危);③高尿酸血症;

④高脂血症；⑤轻度贫血；⑥胆囊结石。

三、主要治疗经过及典型事件

患者入院后第 2 日行冠状动脉造影 + 光学相干断层扫描（optical coherence tomography，OCT）+ PCI。术中影像见前降支：第一对角支开口局限性狭窄 95%，近段弥漫性狭窄 90%，前向血流 TIMI 3 级；回旋支：LCX 管壁欠规整，远段细小，节段性狭窄 85%，给予 LAD 远端植入 1 枚支架。术后给予阿司匹林、替格瑞洛双联抗血小板治疗，雷米普利片改善心肌重构，阿托伐他汀钙片调血脂、稳定斑块，泮托拉唑保护胃黏膜，苯磺酸氨氯地平及酒石酸美托洛尔降血压治疗，碳酸氢钠片碱化尿液。患者术后半个月病情平稳，规律每日查体：双肺叩诊清音，听诊呼吸音清，未闻及干、湿啰音，未闻及胸膜摩擦音。心率控制在 51～60 次 /min，律齐，各瓣膜听诊区未闻及杂音。肌钙蛋白下降至 0.007μg/L，复查血尿酸 532.5～537.2μmol/L。

入院后第 15 日出现左侧桡骨、右侧跖骨等多处关节红肿热痛，伴发热，最高体温 39.0℃。急查血常规、血生化：白细胞计数 9.83×10^9/L、中性粒细胞百分率 82.5%、红细胞沉降率 45.0mm/h、血尿酸 538.0μmol/L；急查 C 反应蛋白 17.1mg/L、降钙素原 <0.5μg/L；肺 CT、尿常规正常。超声提示左膝关节关节软骨表面尿酸结晶沉积，双手拇指、双手示指、右手小指掌指关节散在结晶沉积。支持痛风的诊断。经治医生考虑痛风可能与替格瑞洛升高血尿酸相关，请临床药师会诊指导后续双联抗血小板聚集治疗方案。

查阅相关指南及文献，结合该患者的年龄 56 岁、吸烟史 30 年、氯吡格雷用药相关基因 DNA 序列测定结果 *CYP2C19* 为中间代谢型，药师建议抗血小板治疗药物由替格瑞洛片改为硫酸氢氯吡格雷片，患者转为非痛风急性发作期、尿酸达标后调整为原方案；痛风发作急性期的治疗药物首选秋水仙碱或足量、短疗程的非甾体类抗炎药，效果不佳时可考虑选择糖皮质激素控制炎症，待症状缓解后减停，再换用降尿酸药长期控制尿酸。医生采纳上述建议，将替格瑞洛片 90mg p.o. b.i.d. 改为硫酸氢氯吡格雷片 75mg p.o. q.d.，继续使用依托考昔片 30mg p.o. q.d. 抗炎镇痛，非布司他片 40mg p.o. q.d. 降尿酸治疗。入院后第 30 日患者的痛风症状好转，各项指标正常出院。药师在患者出院前进行生活方式教育，并嘱患者出院后规律服药，将血尿酸控制在 300μmol/L 以下。

四、讨论

（一）替格瑞洛引起血尿酸升高诱发痛风的机制

药物引起的继发性高尿酸血症与患者的年龄、性别、种族、遗传基因和社会地位都有一定的关系。高龄、一级亲属有高尿酸血症病史、长期静坐、存在心血管疾病危险因素及肾功能不全患者易在使用阿司匹林、替格瑞洛等药物时发生血尿酸升高。本例患者有酗酒史、痛风史、入院前不规律服用秋水仙碱及降尿酸药、长期静坐的工作方式、存在心血管疾病危险因素等致血尿酸升高的危险因素。依据不良反应与药物因果关系评价5条法，该患者服用替格瑞洛与出现痛风有合理的时间关联性，符合该药已知的不良反应类型，停药后反应减轻，结合该患者具体情况，可能为替格瑞洛引起的血尿酸升高，从而诱发痛风发生。

替格瑞洛引起血尿酸升高的机制：①可能与替格瑞洛的代谢产物有关，替格瑞洛通过羟乙基侧链氧化缺失形成主要活性代谢产物 AR C124910XX（M8），替格瑞洛及 AR C124910XX 的分子成分中均含有嘌呤。正常人体内的嘌呤主要在肝脏内氧化形成尿酸，替格瑞洛进入人体在一定程度上相当于增加外源性嘌呤。②此外，替格瑞洛的腺苷途径是使得替格瑞洛的临床疗效优于其他 P_2Y_{12} 受体拮抗剂的主要原因，而腺苷水平增高也会引起服药后血尿酸水平升高。③另外还有学者发现替格瑞洛及 AR C124910XX 都对尿酸盐转运蛋白1有弱的抑制作用，导致肾尿酸清除率下降，继而影响尿酸的排泄。

（二）常用降尿酸治疗药物的使用要点

根据《中国高尿酸血症与痛风诊疗指南》（2019年版），建议未服用降尿酸药时，痛风急性发作完全缓解后2～4周开始降尿酸药治疗，正在服用降尿酸药的痛风急性发作患者不建议停用降尿酸药。痛风患者应控制血尿酸 <360μmol/L，当痛风合并有痛风石、慢性痛风性关节炎、肾结石、慢性肾脏病、高血压、糖尿病、血脂异常、脑卒中、缺血性心脏病、心力衰竭和发病年龄 <40 岁时，血尿酸建议控制在 <300μmol/L。该患者急性痛风性关节炎期间使用非布司他可能会使血尿酸下降过快，促使关节内的痛风石表面溶解，形成不溶性结晶而加重炎症反应。药师建议医生关注该患者加用非布司他后四肢关节红肿疼痛缓解的程度，必要时停用非布司他片。

根据血尿酸水平和尿尿酸排泄情况，高尿酸血症分为以下3型：尿酸排泄不良型、尿酸生成过多型及混合型。别嘌醇和非布司他均为抑制尿酸合成类降尿酸药，具有良好的降尿酸效果，尤其适用于尿酸生成过多型患者，多国指南均推荐别嘌醇为高尿酸血症和痛风患者降尿酸治疗的一线用药。虽然其疗效显著、价格低廉，但在中国人群中使用应特别关注别嘌醇超敏反应，一旦发生致死率高达30%。因此使用别嘌醇之前应进行 *HLA-B*5801* 基因检测，特别是 eGFR <60ml/（min·1.73m²）的高尿酸血症和痛风患者。非布司他为临床常用的降尿酸药，但在合并心脑血管疾病的老年人中应谨慎使用，并密切关注心血管事件。苯溴马隆在白种人有引起暴发性肝坏死的报道，欧洲指南多作为二线药物推荐。

五、小结

患有心血管疾病的患者易在使用阿司匹林、替格瑞洛等药物时发生血尿酸升高的情况，尤其是合并痛风史的患者。若在药物治疗过程中出现痛风发作则继续降尿酸药治疗，否则应在痛风发作缓解 2～4 周起始降尿酸药治疗，在选择降尿酸药时应根据患者高尿酸血症的分型合理选择治疗药物。对于高尿酸血症、有痛风史且合并心血管疾病的患者需注意均衡饮食、减轻体重、控制饮食中的嘌呤含量及规律服药，将血尿酸长期控制在正常水平。

参 考 文 献

[1]　中华医学会内分泌学分会. 中国高尿酸血症与痛风诊疗指南（2019）. 中华内分泌代谢杂志，2020，36（1）：1-13.

[2]　张士庆，朱永宏. 替格瑞洛引起血尿酸升高机制及治疗策略. 中国循证心血管医学杂志，2016，8（4）：511-512.

[3]　中国医师协会心血管内科医师分会血栓防治专业委员会，中华医学会心血管病学分会介入学组，中华心血管病杂志编辑委员会. 替格瑞洛临床应用中国专家共识. 中华心血管病杂志，2016，44（2）：112-120.

[4]　严小燕. 对 1 例由药物引起的血尿酸升高病例的分析. 当代医药论丛，2017，15（16）：201-202.

[5]　TENG R，OLIVER S，HAYES M A，et al. Absorption，distribution，metabolism，and excretion of ticagrelor in healthy subjects. Drug metabolism and disposition，2010，38（9）：1514-1521.

[6]　BONELLO L，LAINE M，KIPSON N，et al. Ticagrelor increases adenosine plasma concentration in patients with an acute coronary syndrome. Journal of the American College of Cardiology，2014，63（9）：872-877.

[7]　NYLANDER S，FEMIA E A，SCAVONE M，et al. Ticagrelor inhibits human platelet aggregation via adenosine in addition to P2Y12 antagonism. Journal of thrombosis and haemostasis，2013，11（10）：1867-1876.

[8]　WANG K，ZHOU X，HUANG Y，et al. Adjunctive treatment with ticagrelor，but not clopidogrel，added to tPA enables sustained coronary artery recanalisation with recovery of myocardium perfusion in a canine coronary thrombosis model. Journal of thrombosis and haemostasis，2010，104（3）：609-617.

[9]　KLONER R A，FORMAN M B，GIBBONS R，et al. Impact of time to therapy and reperfusion modality on the efficacy of adenosine in acute myocardial infarction：the AMISTAD-2 trial. European heart journal，2006，27（20）：2400-2405.

[10] WITTFELDT A, EMANUELSSON H, BRANDRUP-WOGNSEN G, et al. Ticagrelor enhances adenosine-induced coronary vasodilatory responses in humans. Journal of the American College of Cardiology, 2013, 61(7): 723-727.

(赵 氚)

案例10 一例抗利尿激素使用不当致低钠血症加重的病例分析

一、案例背景知识简介

引起中枢性尿崩症的常见病因有下丘脑和垂体肿瘤、颅脑外伤、手术、放射治疗、颅内感染等。醋酸去氨加压素是治疗中枢性尿崩症的一线药物，可减少尿液排出、增加尿渗透压、减低血浆渗透压，从而减少尿频和夜尿。临床上常用于治疗大咯血的垂体后叶注射液是垂体后叶粉的稀醋酸灭菌溶液，其中有效成分包含缩宫素、赖氨酸加压素2种活性成分。由于赖氨酸加压素的结构与醋酸去氨加压素类似，使得垂体后叶注射液不仅具有对平滑肌强烈的收缩作用，达到止血效果，同时也可增加肾小管对水分的重吸收，产生抗利尿作用，但不影响尿钠的排出，若使用不当可导致稀释性低钠血症。其发生率和严重程度与用药剂量和疗程呈正相关。垂体后叶注射液的大部分不良反应是由本身的多重药理作用及剂量蓄积所致。本案例通过对一例抗利尿激素使用不当出现低钠血症的病例分析，探讨如何合理规范地使用该类药物，避免不良反应的发生，为临床提供参考。

二、病例基本情况

患者，男性，46岁。因"垂体细胞瘤术后2月余，多饮、多尿2周"入院。患者于2019年4月晚餐后活动过程中突发头晕、大汗，伴恶心、呕吐，伴有乏力，就诊于当地医院诊断为垂体细胞瘤，并行切除术，术后给予激素替代治疗。2019年8月初患者出现多饮、多尿，间断高热，体温最高39℃，先后在多家医院行激素、抗感染、高压氧、康复及中医治疗，仍多尿，每日尿量在5 000～6 000ml。为进一步治疗收入神经外科。患者自患病以来，精神状态较差，食欲可，大便正常，多饮、多尿，体重无明显减轻。

既往史： 高脂血症病史10余年；过敏性鼻炎病史10余年，间断服用氯雷他定片治疗；脂肪肝病史6年；2019年6月住院期间发现血糖升高，未予治疗；2019年8月8日发现右胫后静脉血栓，现服用利伐沙班片10mg q.d.。否认食物、药物过敏史。

入院查体： 体温38.1℃，脉搏88次/min，呼吸19次/min，血压142/92mmHg，

身高 177cm，体重 105kg。表情淡漠，神志清，反应迟钝，口齿表达欠清，精神稍差，自主体位。头颅无畸形，右额部可见长约 15cm 的术后瘢痕。右眼视物模糊，左眼正常。各瓣膜区未闻及病理性杂音。

辅助检查：胸部 CT 示双肺透过度正常，气管及支气管通畅，支气管血管束走形自然，双肺下叶见斑片影，纵隔内未见肿大淋巴结影，心脏形态、大小正常。头颅 CT 示垂体细胞瘤术后，右额部见术后痕迹，右侧额叶见条片状低密度影，似与鞍上池及第三脑室相通，脑室系统及脑沟、脑裂未见病变征象，中线结构无移位。

入院诊断：①垂体细胞瘤术后；②垂体功能减退；③中枢性尿崩症；④双眼视神经萎缩；⑤高脂血症；⑥脂肪肝；⑦右胫后静脉血栓；⑧2 型糖尿病。

三、主要治疗经过及典型事件

患者入神经外科第 2 日查垂体功能五项：促甲状腺激素 0.01mIU/L、促肾上腺皮质激素 1.13ng/L、卵泡刺激素 0.58IU/L、垂体催乳素 44.14mIU/L、睾酮 0.00nmol/L、黄体生成素 0.00IU/L。尿常规示尿糖定性试验 56mmol/L。血生化示血清钠 124.8mmol/L、血清氯 90.8mmol/L、血糖 6.40mmol/L、血清白蛋白 38.1g/L。给予氢化可的松片、左甲状腺素钠片、醋酸去氨加压素片激素替代治疗。患者的尿量仍在 6 000ml 左右，抽血化验示低钠血症，给予微量泵入浓氯化钠注射液纠正电解质紊乱，并嘱患者控制饮水量。入院后第 3～7 日监测患者的血钠 116.8～126.6mmol/L，每日尿量仍在 5 000～6 000ml，入院第 3～7 日除给予醋酸去氨加压素片 0.1mg p.o. t.i.d. 治疗外，还间断给予垂体后叶注射液 1ml i.h. b.i.d.。患者入院第 8 日请内分泌会诊，转入内分泌科，完善尿渗透压 660mmol/L、血浆渗透压 258mmol/L、监测出入量。临床药师与内分泌科医生讨论分析，在患者没有严格控制入量的情况下，抗利尿激素使用不当可能是血钠仍未达标的首要原因，建议首先停用垂体后叶注射液，改为单用醋酸去氨加压素片 0.05mg p.o. q.i.d. 治疗，密切监测血电解质水平，调整药物 2 日后电解质较前恢复。入院第 10 日复查血钠、血钾水平恢复正常，一般情况较前缓解出院。

四、讨论

（一）患者低钠血症与抗利尿激素使用的关联性评价

该患者有明确的头部手术史，入院后测垂体功能五项均低，提示腺垂体功能减退，很可能为入院前激素替代治疗不足，且手术后出现多饮、多尿等神经垂体受损的表现，补充抗利尿激素是必要的。但该患者治疗上不仅应用醋酸去氨加压素，同时还应用有效成分类似的垂体后叶激素。低血钠是垂体后叶激素的常见不良反应之一，使用不良反应与药物因果关系评价 5 条法分析，首先低钠血症符合上述 2 种药物的不良反应类型,经补充抗利尿激素后,患者的尿量仍多,而且血钠比入院前更低,虽然补充了高渗盐水,但是患者的血钠仍不能恢复到参考值范围内。停用垂体后叶注射液后患者的低钠血症好转并逐渐恢复至正常水平,结合该患者的具体情况,考虑与垂体后叶注射液与醋酸去氨加压素片联用有关。

(二)使用抗利尿激素导致低钠血症的原因

低钠血症是指血清钠 < 135mmol/L 的一种病理生理状态,钠盐摄入不足、利尿药过量使用、抗利尿激素分泌失调综合征及脑性耗盐综合征都是临床常见的引起低钠血症的原因。轻度的低钠血症会出现疲倦、乏力和性格改变,严重时会导致意识改变或癫痫发作,甚至诱发恶性心律失常,导致患者死亡。该患者有明确的头部手术史,结合入院后的垂体激素检查结果,垂体功能减退症的诊断明确。由于患者有多尿、多饮、尿渗透压明显降低,考虑为手术损伤引起的尿崩症,给予抗利尿激素补充,但该患者的治疗不仅应用口服的醋酸去氨加压素片,同时还应用垂体后叶注射液。垂体后叶注射液是垂体后叶粉的稀醋酸灭菌溶液,其中有效成分包含有缩宫素、赖氨酸加压素 2 种活性成分,由于赖氨酸加压素的结构与醋酸去氨加压素类似,加压素通过提高肾集合管上皮细胞的通透性而增加水的重吸收,使尿量减少,尿渗透压升高。两药联合使用会加大发生低血钠的风险,主要原因为加压素增加肾小管对水分的重吸收而产生抗利尿作用,但不影响尿钠的排出,从而导致稀释性低钠血症。其发生率和严重程度与用药剂量和疗程呈正相关。经补充抗利尿激素后,患者的尿量仍多,虽然补充了高渗盐水,患者的血钠仍不能恢复到参考值范围内,考虑血钠降低加重的原因与抗利尿激素用量过大有关。

(三)低钠血症的处理原则

轻、中度低钠血症只要早发现并积极治疗,就可以防止其进一步发展成为重度低钠血症,且预后良好;重度低钠血症如果发现不及时或治疗不当则可造成不可逆性脑损伤,甚至死亡。所以在治疗时应注意定期监测血钠浓度,限制液体入量。低钠血症在治疗上应注意血钠升高的速度不宜过快,将血钠纠正至130mmol/L 左右即可,血钠纠正过快容易引起渗透性脱髓鞘病变。这是因为血钠纠正过快后,细胞内的渗透浓度不能迅速纠正所致。渗透性脱髓鞘病变常在过快纠正血钠 1 日至数日出现,表现为功能障碍、癫痫、意识障碍甚至死亡,在合并营养不良、酒精中毒、肝病时更易发生。如果是因为使用垂体后叶激素等抗利尿激素类药物引起的低钠血症,首先应停用这类药物,控制入量及补充氯化钠,一般需经过 1~3 日的减量过程。该患者停用垂体后叶注射液后改为单用醋酸去氨加压素片 0.05mg p.o. q.i.d. 治疗,用药期间密切监测尿量、渗透压及体重,入院后第 10 日复查血钠、血钾水平恢复正常。

五、小结

该例患者因垂体瘤进行了经蝶颅脑手术,手术后出现神经垂体受损的表现,患者多尿、多饮考虑为手术损伤引起的中枢性尿崩症,给予抗利尿激素替代治疗,但对该患者的治疗不仅应用垂体后叶注射液,还联用治疗剂量的醋酸去氨加压素片。经补充抗利尿激素后,患者的尿量仍多,而且出现血钠下降,虽补充了高渗盐水,但患者的血钠仍不能恢复至参考值范围内。后经停用垂体后叶注射液,并适当控制液体入量,患者的血钠水平逐渐上升,入院后第10日复查血钠恢复正常。通过本病例,临床药师学习了对于腺垂体功能减退症患者应用激素替代治疗时应避免使用活性成分类似的激素,并根据患者的症状及相关监测指标逐渐调整激素的剂量。

<h2 style="text-align:center">参 考 文 献</h2>

[1] KRONENBERG H M, MELMED S, POLONSKY K S, 等. 威廉姆斯内分泌学. 11 版. 向红丁, 译. 北京: 人民军医出版社, 2011.

[2] 成人支气管扩张症诊治专家共识编写组. 成人支气管扩张症诊治专家共识. 中华结核和呼吸杂志, 2012, 35(7): 485-492.

[3] 李黎明. 664 例垂体后叶素致低钠血症文献分析. 中国药房, 2015(2): 231-234.

[4] 殷立新, 王绵, 张立辉. 内分泌科常见病用药处方分析. 北京: 人民卫生出版社, 2013: 33-34.

[5] 席楠, 郭梦园, 崔向丽, 等. 733 例咯血患者垂体后叶素致低钠血症文献分析. 临床药物治疗杂志, 2017, 15(4): 61-64.

[6] 陈适, 顾锋. 低钠血症诊疗中问题和处理经验. 中国实用内科杂志, 2014, 34(4): 351-353.

[7] 马超, 齐晓涟. 垂体后叶素引起严重低钠血症案例分析. 中国新药杂志, 2010, 19(11): 995-998.

[8] HANNON M J, THOMPSON C J. Neurosurgical hyponatremia. Journal of clinical medicine, 2014, 3(4): 1084-1104.

(赵 氚)

<h2 style="text-align:center">案例 11　一例 2 型糖尿病合并急性胰腺炎反复发作
患者降血糖治疗的药学监护</h2>

一、案例背景知识简介

2 型糖尿病(diabetes mellitus type 2, T2DM)是危害人类健康的主要疾病之一,是动脉粥样硬化性心血管疾病(atherosclerotic cardiovascular disease, ASCVD)

的独立危险因素。2 型糖尿病患者血脂异常的发生率明显高于非糖尿病患者，是 T2DM 患者心血管并发症发生率增加的重要危险因素。T2DM 患者的血脂谱以混合型血脂紊乱多见，其特征为甘油三酯（triglyceride，TG）水平升高，高密度脂蛋白胆固醇（high density lipoprotein cholesterol，HDL-C）水平降低，血清总胆固醇（total cholesterol，TC）水平和低密度脂蛋白胆固醇（low density lipoprotein cholesterol，LDL-C）正常或轻度升高。高血糖和甘油三酯水平升高均是导致急性胰腺炎反复发作的独立危险因素。因此，在甘油三酯控制达标的基础上，合理降血糖是治疗糖尿病合并急性胰腺炎反复发作的关键。本案例通过临床药师参与一例糖尿病合并胰腺炎反复发作患者的降血糖药的选用，发现潜在的用药风险，改善患者的药物治疗效果，保障临床用药安全、有效、经济。

二、病例基本情况

患者，男性，32 岁。主因"发现血糖升高 6 年余"入院。患者于 6 年前因口干、多饮，每日饮水量在 3 000ml 以上，排尿次数及每次尿量均增加（具体尿量未测），体重下降约 15kg，就诊于当地医院门诊，化验示空腹静脉血糖 > 20.0mmol/L，诊断为糖尿病，给予胰岛素联合二甲双胍治疗 6 个月，上述症状缓解，血糖控制尚可，具体值不详。之后停用胰岛素，长期口服二甲双胍 0.5g t.i.d. 单药治疗，平素生活不规律，不控制饮食，活动量少，未系统监测血糖，无酮症及酮症酸中毒发生。2020 年 1 月因胰腺炎复发，再次启动胰岛素治疗，不规律应用甘精胰岛素 16U i.h. q.d.～t.i.d. 联合二甲双胍 0.5g p.o. t.i.d. 控制血糖，未行生活方式干预，血糖控制不理想。自述 1 个月前开始喝饮料，300～500ml/d，饮食油脂含量偏高，运动量少。2020 年 12 月 30 日因再次出现口干、多饮、多尿症状，近 1 年内体重下降 8kg，就诊于当地医院门诊，化验结果为空腹血糖 18.07mmol/L，餐后 2 小时血糖 35.78mmol/L；空腹血清 C 肽 2.03μg/L，餐后 2 小时血清 C 肽 2.84μg/L；全血糖化血红蛋白 12.7%；血脂为 TC 9.52mmol/L，TG 14.04mmol/L，HDL-C 0.46mmol/L，LDL-C 1.40mmol/L；肌酸激酶及肌酸激酶同工酶均升高；肝、肾功能及电解质正常；快速微量尿白蛋白 / 肌酐比值 372mg/g；尿蛋白定量测定 0.047g/L（3.9L）。给予谷赖胰岛素注射液 8U i.h. t.i.d.、甘精胰岛素注射液 20U i.h. q.n.、二甲双胍 0.5g p.o. t.i.d.、恩格列净 10mg p.o. q.d. 降血糖治疗，自测血糖：空腹血糖波动在 8.0～9.0mmol/L，餐后 2 小时血糖 10.0mmol/L 左右。患者目前精神状态良好，体力正常，食欲正常，睡眠正常，大便正常，排尿正常。为进一步优化治疗方案及评估并发症入院。

既往史：2014 年至今，胰腺炎反复发作 9 次，每年 1～2 次，每次均于高脂饮食后发作，单纯住院输液治疗 1～2 周后可治愈，未手术治疗，平素无腹痛、无脂肪泻。2020 年 1 月末次发作。否认肝炎、结核、疟疾等传染病病史。有青霉素药物过敏史，否认食物过敏史。预防接种史不详。

入院查体：体温 36.5℃，脉搏 80 次 /min，呼吸 18 次 /min，血压 130/78mmHg。身高 167cm，体重 80kg，BMI 28.7kg/m²，腰围 96cm，臀围 102cm。发育正常，营养良好，表情自然，自主体位，神志清醒，查体合作。全身皮肤黏膜无黄染，无皮疹、皮下出血、皮下结节，毛发分布均匀。气管居中，甲状腺可触及，质软，无压痛，未闻及杂音。脊柱生理弯曲存在，四肢无畸形，关节活动自如。患者无四肢麻木、疼痛，双足压力觉、针刺痛觉、温度觉、振动觉无异常，10g 尼龙丝试验阴性，双下肢无凹陷性水肿。四肢肌力 5 级，肌张力无亢进。双侧足背动脉搏动可触及。

入院诊断：①糖尿病，糖尿病肾病？②血脂紊乱；③慢性胰腺炎。

三、主要治疗经过及典型事件

患者为青年男性，体型肥胖，起病时"三多一少"症状明显，既往胰腺炎反复发作多次，且每次均于高脂饮食后发作。患者既往因胰腺炎启动胰岛素治疗，后联用二甲双胍降血糖，不控制饮食，生活不规律，未测血糖，无酮症及酮症酸中毒发生，有糖尿病家族史，2 型糖尿病诊断明确。血脂紊乱病史 7 年，近 1 年规律服用非诺贝特，实验室检查示 TC 5.15mmol/L、TG 3.30mmol/L、HDL-C 0.75mmol/L、LDL-C 3.19mmol/L，近 1 年胰腺炎未复发。

入院第 1 日医生暂定降血糖方案为二甲双胍 0.5g p.o. t.i.d. 联合门冬胰岛素 8U、8U、8U 三餐前皮下注射 + 地特胰岛素 20U 睡前皮下注射，监测血糖。入院第 3 日进食正常餐评估胰岛 β 细胞功能，C 肽水平 1.11μg/L（空腹）、2.96μg/L（餐后 1 小时）、4.37μg/L（餐后 2 小时），C 肽峰值出现在餐后 2 小时，约为基础值的 4 倍，但其曲线呈高峰后移，存在明显的胰岛素抵抗。生化检查示 TG 3.30mmol/L、HDL-C 0.75mmol/L，肝、肾功能及电解质正常，血淀粉酶、脂肪酶正常，甲状腺功能正常。指尖血糖监测示空腹血糖波动在 5.0～6.0mmol/L，餐后 2 小时波动在 7.0～10.0mmol/L。胰腺核磁检查提示胰腺无钙化，胰管未见异常狭窄或扩张，未见结石征象。全血糖化血红蛋白 12.7%。入院第 4 日，患者平素饮食偏油腻、运动量少、腹型肥胖，可能存在胰岛素抵抗。药师考虑患者急性胰腺炎已控制，且胰岛功能尚可，应逐渐减少胰岛素的用量，改用减轻体重的降血糖药。遂改为口服二甲双胍 1.0g p.o. b.i.d.、恩格列净 10mg p.o. q.d.，地特胰岛素 24U i.h. q.n.（睡前）控制血糖，依据血糖监测结果调整药物剂量，预防低血糖。监测血糖：空腹血糖波动在 6.1～7.1mmol/L，餐后 2 小时波动在 5.3～10.6mmol/L。入院第 9 日患者的血糖控制平稳，出院。

四、讨论

（一）糖尿病与胰腺炎的关系

糖尿病与胰腺炎都是复杂的全身多系统功能紊乱性疾病，糖尿病与胰腺炎相辅相成，急性应激状态时能够促使血糖代谢紊乱而迅速地严重恶化血糖，因此胰腺炎可加重糖尿病。糖尿病患者体内相对或绝对缺乏胰岛素，导致葡萄糖利用障碍，使机体代偿性地增加脂肪动员，脂肪分解产生大量游离脂肪酸和甘油三酯，进而导致糖尿病患者的血脂进一步升高。高脂血症时机体的血液黏稠度增加，血液流变学异常，而血液流变学状态异常则是急性胰腺炎重症化的主要原因之一。免疫功能异常是急性胰腺炎病情恶化的另一个重要因素，糖尿病患者长期处于高糖状态，多伴随免疫功能紊乱。正常生理情况下，胰岛素信号蛋白通过结合细胞表面受体，使胰岛素受体的酪氨酸发生磷酸化，进而激活一系列信号通路，起到调节细胞增殖、葡萄糖合成、葡萄糖转运和蛋白质合成等生物学作用，进而提高机体免疫力；而在高血糖时，与代谢综合征有关的各种细胞通过识别相应的受体来激活炎症信号通路，并释放各种炎症因子和炎症介质，这些细胞因子可直接降低胰岛素诱导的胰岛素受体和胰岛素受体底物 -1 的磷酸化作用，或者通过减少葡萄糖转运蛋白 4 的表达，减少胰岛素介导的葡萄糖及脂肪转运，从而诱发胰岛素抵抗，进而造成胰腺感染的发生及糖尿病并发症，尤其是糖尿病酮症酸中毒的发生。众所周知，腹痛是糖尿病酮症酸中毒和急性胰腺炎的共同症状，而且腹痛的表现有时并不典型。所以当糖尿病酮症酸中毒患者合并高脂血症时，若出现腹痛，应及时排查急性胰腺炎的可能性，以免误诊、漏诊。

（二）2 型糖尿病合并急性胰腺炎反复发作患者降血糖药的选用

患者腹型肥胖，平素饮食偏油腻，运动量少，有反复胰腺炎病史，且考虑胰腺炎的反复发作与高甘油三酯有关，因此该患者的治疗应在加强糖尿病教育及生活方式干预的基础上，通过减重、减腰围，改善胰岛素敏感性来进行降血糖治疗，降血糖药应从安全降血糖、对体重的影响及无胰腺相关不良反应等方面选择。减重或对体重影响小的降血糖药主要包括双胍类、胰高血糖素样肽 -1（glucagon-like peptide 1，GLP-1）受体激动剂、二肽基肽酶 -Ⅳ（dipeptidyl peptidase-Ⅳ，DPP-Ⅳ）抑制剂和钠 - 葡萄糖耦联转运体 2（sodium-glucose linked transporter 2，SGLT-2）抑制剂。双胍类药物通过促进肌肉等外周组织摄取葡萄糖，抑制糖异生，抑制或延缓葡萄糖在胃肠道吸收。二甲双胍属于各大指南推荐的一线降血糖药，且该患者不存在使用禁忌。GLP-1 受体激动剂或 DPP-Ⅳ 抑制剂可抑制胰高血糖素释放，抑制胃排空，减少肠蠕动，不增加或可减轻体重。但是近年来美国 FDA 多次发出警示，艾塞那肽制剂可能具有诱发急性胰腺炎的风险,但是这些相关报道病例大都伴有急性胰腺炎风险因子,如酗酒、肥胖、高甘油三酯血症及胆石症等问题。在 DPP-Ⅳ 抑制剂的实际应用中,急性胰腺炎及胰腺癌也是国内外报道最多的严重不良反应。美国 FDA 曾经向公众发布一份药品安全信,其根据相关实验研究结果得出结论,肠促胰岛素类药物在治疗 2 型糖尿病时可能会增加糖尿病患者胰腺炎及胰腺癌的风险。该患者既往有反复胰腺炎病史,所以暂不考虑使用此类药物。SGLT-2 抑制剂通过阻断肾小管对葡萄糖的重吸收,降低肾糖阈值,促进葡萄糖从尿液中排出,从而达到降血糖的目的。SGLT-2 抑制剂除能有效降血糖外,还可降低体重、血压、血尿酸浓度、蛋白尿等与心血管疾病相关的危险因素。大量文献也证明,双胍类药物与 SGLT-2 抑制剂联合应用有协同降血糖、减重的作用。该患者本次住院选择口服二甲双胍 1.0g b.i.d.、恩格列净 10mg q.d.,皮下注射地特胰岛素 24U q.n.,空腹血糖波动在 6.1～7.1mmol/L,餐后 2 小时血糖波动在 5.3～10.6mmol/L,病情稳定后出院。

五、小结

本病例为一例体型肥胖的 2 型糖尿病患者,平素生活不规律,不控制饮食,活动量少,既往存在急性胰腺炎反复发作病史,选择降血糖药时应选择对胰腺影响较小的药物。因此,给予地特胰岛素联合口服二甲双胍和恩格列净。

通过本例患者的治疗过程及文献学习,药师对 2 型糖尿病合并急性胰腺炎反复发作患者降血糖药的选择有了更深入的了解和学习。

参 考 文 献

[1] 刘伟,卢帝君. 糖尿病酮症酸中毒并发高脂血症性急性胰腺炎. 中国临床医生杂志,2017,45(1):11-15.

[2] 王蓓蓓,廖山婴,布小玲,等. 急性胰腺炎合并糖尿病的临床特点研究. 中国全科医学,2018,21(28):3467-3470.

[3] 王彩平,段顺元,刘玮. 2 型糖尿病合并急性胰腺炎发病机制的研究进展. 当代医药论丛,2017,15(22):38-40.

[4] 郭红,何军华. 2 型糖尿病的免疫与炎症学说进展. 临床医药实践,2017,26(4):300-303.

[5] 段鹏羽,孙备,王刚,等. 糖尿病在急性胰腺炎发生发展中的作用. 中华胰腺病杂志,2018,18(1):59-61.

[6] 黄俊宇,韦宏成. 糖尿病酮症酸中毒并高脂血症及急性胰腺炎一例. 海南医学,2020,31(9):1211-1212.

[7] HUANG Y X, JIA L, JIANG S M, et al. Incidence and clinical features of hyperlipidemic acute pancreatitis from Guangdong, China: a retrospective multicenter study. Pancreas,

2014，43（4）：548-552.

[8] GALLO L A，WRIGHT E M，VALLON V. Probing SGLT2 as a therapeutic target for diabetes：basic physiology and consequences. Diabetes & vascular disease research，2015，12（2）：78-89.

[9] OANA A，DEIANA R，MIRELA F. Hypertriglyceridemia，an important and independent risk factor for acute pancreatitis in patients with type 2 diabetes mellitus. Therapeutics and clinical risk management，2017，13（13）：515-522.

[10] ABOUT-ASSI S，O' KEEFE S J. Nutrition support during acute pancreatitis. Nutrition，2002，18（11/12）：938-843.

[11] LEINONEN E，HURT-CAMEJO E，WIKLUNO O，et al. Insulin resistance and adiposity correlate with acute-phase reaction and soluble cell adhesion molecules in type 2 diabetes. Atherosclerosis，2003，166（2）：397-394.

[12] TARAPUÉS M，CEREZA G，FIGUERAS A. Association of musculoskeletal complaints and gliptin use：review of spontaneous reports. Pharmacoepidemiology and drug safety，2013，22（10）：1115-1118.

（宫雯雯）

案例12　从一例糖尿病患者降血糖方案调整探讨恩格列净的临床应用

一、案例背景知识简介

糖尿病是心脑血管疾病的独立危险因素，糖尿病可以使心脑血管疾病的发生率增加 2～7 倍。心血管疾病（cardiovascular disease，CVD）是导致 2 型糖尿病患者残疾和死亡的首要因素，降低 CVD 风险已成为糖尿病管理中最为核心的问题。钠-葡萄糖耦联转运体 2（sodium-glucose linked transporter 2，SGLT-2）抑制剂是具有独特作用机制的一类新型口服降血糖药，不依赖胰岛素进行降血糖，它主要通过抑制近端小管 SGLT-2 对葡萄糖的重吸收、增加尿糖的排泄而达到降低血糖的作用。同时，SGLT-2 抑制剂还有降血压、减重、降低甘油三酯水平及增加高密度脂蛋白胆固醇的作用。目前我国上市的药物主要有达格列净、卡格列净及恩格列净等，其中恩格列净对 SGLT-2 的抑制作用最强。本文通过一例患者的降血糖方案调整来探讨临床使用恩格列净的适应证及注意事项。

二、病例基本情况

患者，男性，60 岁。主诉"血糖升高 20 年，控制不佳 1 个月"。患者 20 年前因头晕就诊时发现血糖升高,空腹血糖 7.4mmol/L,无明显的"三多一少"症状,行 OGTT 试验诊断为 2 型糖尿病,给予二甲双胍片降血糖治疗,监测空腹血糖波动在 6～7mmol/L,未监测餐后 2 小时血糖及糖化血红蛋白。13 年前因耳聋就诊于当地医院,测空腹血糖 9mmol/L,后调整为二甲双胍片、阿卡波糖片及格列齐特缓释片等口服降血糖药治疗,未监测血糖。12 年前因血糖控制不佳调整为甘精胰岛素注射液、沙格列汀片、瑞格列奈片联合治疗,后又因餐后血糖控制欠佳,调整为门冬胰岛素 30 注射液、沙格列汀片治疗,血糖控制差,空腹血糖波动在 8～9mmol/L,餐后血糖在 11～14mmol/L。目前降血糖方案为门冬胰岛素 30 注射液早 28U、晚 18U 餐前皮下注射,西格列汀片 100mg p.o. q.d.,阿卡波糖片 50mg p.o. t.i.d.。患者平素饮食控制严格,活动量小,偶有午餐前及晚餐前低血糖反应,偶测血糖 4mmol/L。近 1 个月血糖控制欠佳,空腹血糖波动于 8～13mmol/L,餐后 2 小时血糖在 10～21mmol/L。使用胰岛素期间体重增加 4kg。4 年前出现视物模糊,1 个月前出现口干、多饮、多尿、多食、全身乏力症状,病程中患者有四肢远端麻木,无明显的间歇性跛行、心前区不适、四肢疼痛等症状。目前患者全身乏力,食欲、睡眠正常,大便 1 次/d,夜尿增多为 2～3 次/晚,为进一步治疗入院。

既往史: 20 余年前因车祸致头外伤行缝合,左腕部骨折行内固定术;高血压病史 10 年,血压最高 180/100mmHg,目前口服苯磺酸左氨氯地平片 2.5mg q.d.、缬沙坦胶囊 80mg q.d.;冠状动脉粥样硬化性心脏病病史 9 年,未行冠状动脉支架植入,口服阿司匹林、瑞舒伐他汀钙片、琥珀酸美托洛尔缓释片治疗;腔隙性脑梗死、颈椎病、椎间盘突出症病史 8 年。否认肝炎、结核、疟疾等传染病病史,否认精神疾病病史。否认输血史。对海鲜过敏,否认药物过敏。预防接种史不详。

入院查体: 体温 36℃,脉搏 80 次/min,呼吸 19 次/min,血压 110/72mmHg。身高 180cm,体重 83kg,BMI 25.6kg/m²。头顶部可见约 2cm×0.5cm 的瘢痕,左腕部可见约 10cm 长的瘢痕。心律齐,无杂音。双下肢无水肿。双下肢足背动脉搏动减弱。其余查体未见明显异常。

辅助检查: 入院随机指尖血糖 14.7mmol/L。

入院诊断: ①2 型糖尿病,糖尿病周围神经病变;②高血压(3 级,很高危);③冠状动脉粥样硬化心脏病;④腔隙性脑梗死;⑤颈椎病;⑥椎间盘突出症。

三、主要治疗经过及典型事件

患者为老年男性,糖尿病病史 20 年,起病缓,病程长,体型偏胖,无明显的"三多一少"症状。12 年前起始胰岛素联合口服降血糖药治疗,血糖控制差。4 年前患者出现视物模糊症状,考虑其已出现糖尿病视网膜病变。入院前降血糖方案为门冬胰岛素 30 注射液联合西格列汀片、阿卡波糖片口服,该方案中胰岛素的使用易引起患者体重增加,进一步加重胰岛素抵抗。患者有四肢远端麻木,无周身位置不固定的针刺样疼痛,查体双下肢振动觉、温度觉、针刺痛觉正常,左侧 10g 尼龙丝试验提示压力觉减退,考虑存在糖尿病周围神经病变,给予前列地尔、硫辛酸、甲钴胺联合治疗,嘱患者注意足部护理。入院后第 2 日降血糖方案调整为门冬胰岛素 50 注射液皮下注射联合口服二甲双胍和恩格列净治疗;药师告知患者如果出现胃肠道不适,可于餐后服用二甲双胍,并嘱咐患者多饮水,注意个人卫生,避免尿路感染。经过 10 日的降血糖治疗,患者的血糖控制平稳,空腹血糖波动在 5.7~7.0mmol/L,餐后血糖波动在 7.8~9.5mmol/L。住院期间进一步完善各项检查,糖化血红蛋白9.0%,提示患者近 2~3 个月血糖控制不佳;空腹 C 肽 0.213μg/L,提示患者的胰岛功能较差,仍需使用胰岛素继续治疗。

住院期间,患者 2 次检测快速微量尿白蛋白 / 肌酐比值测定均小于 7mg/g,结果正常,可除外糖尿病肾病。血管超声结果示颈动脉及双下肢动脉硬化,继续他汀类药物稳定斑块、改善内皮细胞功能。高血压方面,患者的血压波动在 130/70mmHg 左右,继续低盐饮食,给予苯磺酸左氨氯地平片及缬沙坦胶囊降血压,药师告知患者缬沙坦的疗效在 4~6 周后可达最大,并且在治疗 4 周后监测血肌酐和血钾水平。骨密度检查提示骨量正常,25- 羟维生素 D_3 14.0μg/L,考虑维生素 D 缺乏,药师嘱患者适当增加户外活动和日照,注意避免跌倒,特别避免因出现严重的低血糖而导致跌倒。甲状腺超声提示甲状腺多发结节,良性的可能性大,目前甲状腺功能正常,定期复查。心电图提示窦性心律,一度房室传导阻滞;心脏超声示左室舒张功能轻度减低。患者目前无心前区不适症状,可继续阿司匹林肠溶片、瑞舒伐他汀钙片、琥珀酸美托洛尔缓释片治疗,药师嘱患者定期监测血糖,避免因使用美托洛尔而掩盖低血糖引起的心动过速,出现不能及时发现低血糖的情况。患者既往有突发性耳聋病史,住院期间有过突发性头晕发作,考虑与体位改变有关,结合耳鼻喉科会诊建议,给予银杏叶提取物片 80mg t.i.d.、甲磺酸倍他司汀片 12mg t.i.d.。患者的血糖控制平稳、血压控制尚可,饮食、睡眠正常,准予出院。

四、讨论

(一)恩格列净的适用人群

传统降血糖药包括双胍类、磺脲类和格列奈类等,均是以胰岛素为靶点实现降血糖作用;GLP-1 受体激动剂和 DPP-Ⅳ 抑制剂是基于肠促胰岛素的降血糖药。恩格列净是一种创新型的 SGLT-2 抑制剂,是首个通过心血管结局研究证实具有心血管获益的新型口服降血糖药。多个大型临床试验结果均发现恩格列净是一个作用于全新靶点的具有心脏保护作用的降血糖药,能改善动脉硬化,使大动脉弹性增加,降低血管阻力,减轻心脏后负荷,使心血管获益,并且恩格列净可在标准治疗的基础上降低心血管与肾脏风险。

美国糖尿病协会和欧洲糖尿病研究协会均推荐使用 SGLT-2 抑制剂,该药不仅降血糖疗效确切,还能够减轻体重、降低血压,且无低血糖风险。最新欧洲糖尿病、糖尿病前期和心血管疾病指南中,SGLT2 抑制剂超越二甲双胍,成为糖尿病伴冠状动脉粥样硬化性心脏病或心血管高危/极高危患者单药治疗的首选。《中国 2 型糖尿病防治指南》(2020 版)指出,合并 ASCVD 或心血管风险高危的 2 型糖尿病患者不论其糖化血红蛋白是否达标,只要没有禁忌证,都应在二甲双胍的基础上加用具有 ASCVD 获益证据的 GLP-1 受体激动剂或 SGLT-2 抑制剂。该患者冠心病病史 9 年、高血压病史 10 年,未存在用药禁忌,因此在二甲双胍的基础上加用恩格列净,在降血糖的同时还可以起到降低血压、保护肾脏的作用。另外,患者体型肥胖,存在一定程度的胰岛素抵抗,应尽量减少磺脲类药物和胰岛素的使用,否则会造成高胰岛素血症,加重胰岛素抵抗,形成恶性循环。但是,患者的空腹 C 肽 0.213μg/L,提示患者的胰岛功能较差,需要胰岛素治疗。所以,在胰岛素治疗的基础上联用对体重影响较小的药物,用药合理。

(二)恩格列净的注意事项

随着恩格列净的临床应用,SGLT-2 抑制剂的不良反应也越来越受到大家的重视,如泌尿生殖系统感染、酮症酸中毒、低血糖等。因此,使用 SGLT-2 抑制剂时要注意这些不良反应发生的潜在风险。

1. 泌尿生殖系统感染 这种不良反应通常发生在起始 SGLT-2 抑制剂治疗 2～3 日或 2 个月后。应用 SGLT-2 抑制剂会导致患者尿液中的葡萄糖含量增多,从而增加泌尿生殖道发生细菌、霉菌感染的风险。回顾性研究显示,老年患者使用 SGLT-2 抑制剂与 30 日内生殖器真菌感染风险增加有关,但相关的泌尿道感染风险没有增加,多数是轻至中度感染,只需常规抗感染治疗。

2. 酮症酸中毒 SGLT-2 抑制剂所致的酮症酸中毒可为正常血糖酮症酸中毒,患者的血糖<14mmol/L,尿酮体阳性,动脉血气分析提示酸中毒,阴离子间隙增加。SGLT-2 抑制剂所致的酮症酸中毒机制不明,可能与以下几个方面有关:① SGLT-2 抑制剂使尿糖排泄增加,葡萄糖负平衡,脂肪分解加速,促进脂肪酸氧化和酮体生成;②在短期和长期使用 SGLT-2 抑制剂的患者中,血清胰高血糖素水平升高,胰岛素水平下降,胰岛素/胰高血糖素比值下降,促进肝脏脂肪酸氧化和酮体生成增加;③ SGLT-2 抑制剂使肾脏酮体的排出减少,血酮体进一步升高,在酮血症达到一定程度后出现酸碱平衡紊乱,发生酮症酸中毒。

3. 低血糖 SGLT-2 抑制剂单用时无低血糖风险,但在接受 SGLT-2 抑制剂联合治疗的患者中时有严重的低血糖事件发生。其中,SGLT-2 抑制剂联合胰岛素治疗发生严重低血糖事件的风险最高，其次是胰岛素联合促进胰岛素分泌剂，如磺脲类药物。这提示 SGLT-2 抑制剂发挥降低糖毒性作用的同时可能导致胰岛素效能的增强。所以，当 SGLT-2 抑制剂与胰岛素（或促进胰岛素分泌剂）联合使用时会增加低血糖风险。因此，如果 SGLT-2 抑制剂联合上述药物使用时，需考虑减少这些药物的剂量。

针对该患者目前的检查结果，患者暂时不存在尿路感染、糖尿病酮症酸中毒、低血糖的情况，所以出现以上不良反应的风险相对较小。

五、小结

本病例为一例体型肥胖的 2 型糖尿病患者，平素饮食控制严格，活动量小，院外使用胰岛素控制血糖期间体重有明显升高，而体重增加会进一步加重胰岛素抵抗，不利于血糖控制。此外，体重增加会使心血管疾病的发生风险增加。患者既往无尿路感染病史，因此给予门冬胰岛素 50 注射液皮下注射联合口服二甲双胍和恩格列净降血糖治疗。通过本例患者的治疗过程及文献学习，药师对 SGLT-2 抑制剂的适宜人群和注意事项有了更深入的了解。

参 考 文 献

[1] 张欣，郭艺芳. 钠-葡萄糖协同转运蛋白 2 抑制剂相关心血管益处的可能潜在机制. 心血管病学进展，2020，41（9）：903-906.

[2] 纪立农. 洞悉恩格列净心血管结局研究. 中华糖尿病杂志，2018，10（1）：92-94.

[3] 徐静. 恩格列净的临床研究进展. 医学理论与实践，2020，33（11）：1750-1752.

[4] 李小龙，李田昌，王琦. SGLT2 抑制剂心血管获益新进展. 中国循证心血管医学杂志，2020，12（6）：763-764，768.

[5] 谭湘姗，纪立伟，张弦. 钠-葡萄糖共转运蛋白 2 抑制剂对糖尿病患者心血管系统作用的研究进展. 中国新药杂志，2020，29（2）：152-157.

[6] 余彬，饶友义，余江平，等. 恩格列净治疗 2 型糖尿病的系统评价. 医药导报，2018，37（5）：613-619.

[7] 何煦，李洪焱，罗燕. 胰岛素类似物在治疗血糖不达标 2 型糖尿病患者中的疗效观察. 重庆医学，2016，45（34）：4811-4813.

[8] 徐飞，胡方勇，石旭峰. 恩格列净在老年糖尿病伴心血管疾病患者中的疗效研究. 实用临床医药杂志，2017，21（17）：189-190.

[9] 涂威，陈静，李亚玲，等. 钠-葡萄糖共转运蛋白 2 抑制剂导致正常血糖酮症酸中毒 2 例报道. 华中科技大学学报（医学版），2018，47（4）：496-498.

[10] ZINMAN B，WANNER C，LACHIN J M，et al. Empagliflozin，cardiovascular outcomes，and mortality in type 2 diabetes. New England journal of medicine，2015，373（22）：2117-2128.

[11] LEGA I C, BRONSKILL S E, CAMPITELLI M A, et al. Sodium glucose cotransporter 2 inhibitors and risk of genital mycotic and urinary tract infection: a population-based study of older women and men with diabetes. diabetes obesity & metabolism, 2019, 21（11）: 2394-2404.

（宫雯雯）

案例 13　一例达格列净致酮症酸中毒的病例分析

一、案例背景知识简介

钠 - 葡萄糖耦联转运体 2（SGLT-2）表达于近端肾小管中，是负责肾小管对葡萄糖重吸收的主要转运体。达格列净是一种 SGLT-2 抑制剂，可以选择性和强效性地抑制 SGLT-2，减少近曲小管对葡萄糖的重吸收，降低葡萄糖的肾阈值，增加葡萄糖在尿液中的排泄，从而降低血糖，这种降血糖机制不依赖胰岛素的作用。它在有效降低 2 型糖尿病患者的血糖的同时，还具有减轻体重、降低血压、减少尿微量蛋白等优点。SGLT-2 抑制剂的常见不良反应为泌尿生殖道感染，可能的不良反应包括急性肾损伤、骨折风险和足趾截肢，罕见的不良反应为酮症酸中毒。达格列净是首个在我国上市的 SGLT-2 抑制剂，本研究通过一例糖尿病患者使用达格列净引起糖尿病酮症酸中毒（diabetic ketoacidosis，DKA）的病例，分析和探讨该患者发生药品不良反应的相关因素及如何规避可能导致的药品不良反应。

二、病例基本情况

患者，女性，50 岁。主因"糖尿病 5 年，血糖控制不佳 1 个月"入院。患者于 2013 年体检发现血糖升高，测空腹血糖 8～9mmol/L，无"三多一少"症状，于外院就诊，行 OGTT 试验，诊断为"糖尿病"，给予二甲双胍片 0.5g p.o. t.i.d.，未规律监测血糖。2016 年 10 月调整降血糖方案为二甲双胍片 0.5g p.o. t.i.d.，甘精胰岛素注射液 8U i.h. q.n.（睡前）。2017 年因血糖波动大，患者自行改为三餐前皮下注射门冬胰岛素注射液 5U、5U 和 5U，睡前皮下注射甘精胰岛素注射液 10U，监测血糖示空腹血糖 3～17mmol/L、餐后血糖 13～15mmol/L。使用胰岛素期间体重增加 4kg。病程中无脚趾麻木，无肢端疼痛、乏力，无腹泻与便秘交替出现，无视物模糊、视力下降。为进一步诊治收入当地医院内分泌科。患者目前精神状态佳，食欲、睡眠良好，大便 1 次 /d，夜尿 0～1 次 / 晚。

既往史：患者既往体健。无吸烟、饮酒史。否认药物、食物过敏史。家族史无异常。

　　入院查体：体温 36.3℃，脉搏 68 次 /min，呼吸 18 次 /min，血压 116/65mmHg。身高 160cm，体重 66kg，BMI 25.8kg/m²。发育正常，营养良好，面容正常，自主体位，步态正常，神志清晰，应答切题，查体合作。心律齐，无杂音。双下肢无水肿。双下肢足背动脉搏动减弱。其余查体未见明显异常。

　　辅助检查：谷丙转氨酶 14U/L，谷草转氨酶 16U/L；血糖 18.34mmol/L，糖化血红蛋白 10.6%。

　　入院诊断：2 型糖尿病。

三、主要治疗经过及典型事件

　　患者入院前采用注射胰岛素的方式控制血糖，血糖控制不佳，结合患者体型肥胖，遂入院后给予盐酸二甲双胍肠溶片 0.25g p.o. t.i.d.，达格列净 10mg p.o. q.d.，门冬胰岛素注射液 5U、4U 和 4U i.h. 三餐前，甘精胰岛素注射液 8U i.h. q.n.（睡前）。住院期间妇科超声检查提示盆腔肿物，遂转入妇科行手术治疗，于 2019 年 4 月 23 日行腹腔镜下盆腔肿物摘除术，停用口服降血糖药。4 月 25 日患者主诉恶心，无呕吐，食欲、睡眠差，乏力不适，急查血糖 10.37mmol/L，进一步检查，尿常规示尿糖 3＋，酮体 4＋；血生化示空腹胰岛素 27mIU/L（参考值为 2.6～37.6mIU/L），空腹 C 肽 0.08μg/L（0.81～3.85μg/L）；动脉血气分析示 pH 7.15（参考值为 7.35～7.45），$PaCO_2$ 11（35～48），SB 3.8mmol/L（18～23mmol/L），BE－22.3mmol/L（－2～3mmol/L）；电解质示钾 4.8mmol/L（参考值为 3.5～5.5mmol/L），钠 140.7mmol/L（130～155mmol/L），氯 103.6mmol/L（95～108mmol/L）。结合患者的临床症状及辅助检查结果，考虑为 DKA。药师认为该患者属于血糖正常的酮症酸中毒，与典型的糖尿病酮症酸中毒不同，建议从治疗的初期开始补充足够的葡萄糖，遂给予 5% 葡萄糖注射液，胰岛素以 0.02～0.05U/（kg·d）的速度连续静脉滴注，胰岛素静脉滴注过程中需严密监测血糖，根据血糖来调整滴注速度。患者的尿量≥40ml/h 时开始给予静脉补钾，以维持血钾水平在 4～5mmol/L 之间。患者好转后评价胰岛功能，C 肽 0.07μg/L（空腹），提示患者的胰岛功能差，使用胰岛素控制血糖为宜。考虑待酮症酸中毒缓解后，加用盐酸二甲双胍片联合降血糖。二甲双胍联合胰岛素使用可以减少胰岛素的用量，避免胰岛素使用给患者带来的体重增加，以及经常使用胰岛素造成的低血糖，使血糖更加平稳。

四、讨论

（一）关联性评价

　　根据国家药品不良反应监测中心有关不良反应关联性评价标准：①该患者为降低血糖口服达格列净片 10mg q.d.，连续口服 12 日后，因行腹腔镜下盆腔肿物摘除术，停用达格列净片，手术后第 2 日患者主诉恶心，无呕吐，食欲、睡眠差,乏力不适,结合患者的尿常规、动脉血气分析、电解质等辅助检查结果,考虑为 DKA,达格列净的用药与不良反应出现有时间关联性;② DKA 是达格列净已知的不良反应类型;③出现 DKA 后及时给予患者心电监护、纠正酸中毒、补液、降血糖等对症治疗,患者病情好转。故判定该例患者出现 DKA 与达格列净的关联性为"很可能"。

（二）酮症酸中毒的原因

使用 SGLT-2 抑制剂时发生酮症酸中毒的患者症状往往不典型,血糖通常不超过 13.9mmol/L,往往不易被诊断。2013 年 3 月—2014 年 6 月美国 FDA 发现有 20 名 2 型糖尿病患者使用 SGLT-2 抑制剂后明确出现酮症、酮症酸中毒和 DKA,随后于 2015 年 5 月就 SGLT-2 抑制剂的酮症酸中毒情况发出警告。2017 年 9 月中国台湾地区报道我国首例使用 SGLT-2 抑制剂时出现 DKA 的 2 型糖尿病患者。目前认为,SGLT-2 抑制剂可能引起酮症酸中毒的原因有很多。胰岛素在体内起降血糖的作用,并且可以抑制脂类的分解和酮体的生成,服用 SGLT-2 抑制剂的患者可能会因血糖的下降减少胰岛素的注射用量,进而导致体内的胰岛素不足,造成外周组织无法利用葡萄糖,进一步促进脂类分解,脂肪酸水平升高,进而增加酮体的产生。人体内使血糖处于动态平衡的另一个重要激素是胰高血糖素,它可以促进体内的脂肪向脂肪酸转化,并催化脂肪酸的氧化分解,也能增加酮体的产生。服用 SGLT-2 抑制剂的患者可能会因血糖的下降,导致胰高血糖素的分泌。有研究表明,使用 SGLT-2 抑制剂的 2 型糖尿病患者内源性胰岛素的分泌减少而胰高血糖素水平增加,胰高血糖素与胰岛素比值可增加 25%。应用 SGLT-2 抑制剂治疗的患者可能因血糖的降低而减少胰岛素用量,导致体内的胰岛素缺乏,外周组织对葡萄糖的利用不足,进一步促进体内胰高血糖素生成及糖异生过程。除体内胰岛素不足和胰高血糖素水平升高导致酮体生成增加外,SGLT-2 抑制剂还可因利尿而降低血容量,也会增加酮症酸中毒的风险。SGLT-2 抑制剂通过抑制 SGLT-2,可以减少肾脏对葡萄糖的重吸收,并产生利钠和渗透性利尿作用。钠离子的流失和渗透性利尿作用可减少血容量,尽管血容量的减少可以降低血压,但是也可以促进酮症酸中毒的发生。所以,脂肪酸的氧化分解增多、酮体的生成过多和血容量减少均会导致酮体在体内蓄积。另外,许多试验和临床研究数据均显示,肾功能正常及慢性肾脏病 3 期以下的 2 型糖尿病或 1 型糖尿病患者在使用 SGLT-2 抑制剂后肾小球滤过率均降低。因此,肾脏对酮体的清除减少,也加剧酮体在体内蓄积。

该患者入院后的 C 肽水平表明其胰岛功能较差,自身胰岛素分泌不足,妇科手术前 1 日停用达格列净、餐时胰岛素并禁食,术后第 1 日即出现酮症酸中毒症状。同时,患者伴有术后低热、白细胞和中性粒细胞升高,可能存在手术、术后感染、禁食等多种应激因素。在应激状态下,机体的基础代谢可由碳水化合物转变为脂肪氧化,进而增加酮体生成,加速酮症酸中毒的发生。

(三)达格列净导致酮症酸中毒的处置与分析

临床上,DKA 的治疗原则为尽快补液以恢复血容量,纠正失水状态,降低血糖,纠正电解质及酸碱平衡失调。首先,患者停止达格列净治疗,并给予患者补液以纠正失水状态,恢复其血容量和肾灌注,定时测量患者的血压、心率、动脉血气分析等,观察意识、瞳孔等生命体征变化。根据患者的尿量、血压、血糖等具体情况,随时调整补液。患者发生 DKA 时血糖 <11mmol/L,所以从治疗初期就给予了 5% 葡萄糖注射液,之后给予葡萄糖氯化钠注射液。患者在补液的同时,还需及时补充胰岛素以促进葡萄糖的利用。患者意识清醒,药师嘱患者大量饮水。DKA 患者常常存在钾的丢失,除非患者的血钾水平高于 5.5mmol/L、心电图有高血钾表现或者明显的少尿、严重肾功能不全,否则应给予补钾。该患者发生 DKA 时血钾为 4.8mmol/L,需静脉补钾纠正电解质紊乱,每小时补充氯化钾 1.0~1.5g。补钾的同时进行心电图与血钾的监测,及时调整补钾的浓度和速度。目前患者的症状较轻,pH 7.15,酸中毒可随代谢紊乱的纠正而恢复,因此未进行补碱治疗。

五、小结

随着达格列净的广泛使用,临床药师下一步还需对达格列净的适用人群进行密切关注与用药教育。虽然临床上并不推荐对使用 SGLT-2 抑制剂的患者常规随访尿酮水平,但是酮体在血中升高比在尿中更早,有条件的患者可监测血酮水平,可早期诊断 DKA。

参 考 文 献

[1] 纪立农,郭立新,郭晓蕙,等. 钠 - 葡萄糖共转运蛋白 2(SGLT2)抑制剂临床合理应用中国专家建议. 中国糖尿病杂志,2016,24(10):865-870.

[2] 冯聪,李玲. SGLT-2 抑制剂治疗 2 型糖尿病的研究进展. 实用药物与临床,2019,22(7):673-676.

[3] 刘敏,苏娜,徐斑. 钠 - 葡萄糖共转运蛋白 2 抑制剂引发糖尿病酮症酸中毒机制的研究进展. 中国医院药学杂志,2018,38(3):330-333.

[4] 严颐丹,施芳红. SGLT2 抑制剂引起酮症酸中毒的机制及处理. 中国医院药学杂志,2018,38(14):1563-1565.

[5] NEUMILLER J J, WHITE J R, CAMPBELL R K. Sodium glucose co-transport inhibitors: progress and therapeutic potential in type 2 diabetes mellitus. Drugs,2010,70(4):377-385.

[6] NAIR S, WILDING J P. Sodium glucose co-transporter 2 inhibitors as a new treatment for diabetes mellitus. Journal of clinical endocrinology & metabolism,2010,95(1):34-42.

[7] MENG W, ELLSWORTH B A, NIRSCHL A A, et al. Discovery of dapagliflozin: a potent, selective renal sodium-dependent glucose cotransporter 2（SGLT2）inhibitor for the treatment of type 2 diabetes. Journal of medicinal chemistry, 2008, 51（5）: 1145-1149.

[8] CAI X L, JI L W, CHEN Y F, et al. Comparisons of weight changes between sodium-glucose cotransporter 2 inhibitors treatment and glucagon-like peptide-1 analogs treatment in type 2 diabetes patients: a meta-analysis. Journal of diabetes investigation, 2017, 8（4）: 510-517.

[9] WANNER C, INZUCCHI S E, LACHIN J M, et al. Empagliflozin and progression of kidney disease in type 2 diabetes. New England journal of medicine, 2016, 375（4）: 323-334.

[10] JI L N, MA J H, LI H M, et al. Dapagliflozin as monotherapy in drug-naive Asian patients with type 2 diabetes mellitus: a randomized, blinded, prospective phase Ⅲ study. Clinical therapeutics, 2014, 36（1）: 84-100.

[11] U.S. Food and Drug Administration. FDA warns that SGLT2 inhibitors for diabetes may result in a serious condition of too much acid in the blood.（2015-05-15）[2021-07-30]. https://www. fda.gov/media/92185/download.

[12] ZINMAN B, WANNER C, LACHIN J M, et al. Empagliflozin, cardiovascular outcomes, and mortality in type 2 diabetes. New England journal of medicine, 2015, 373（22）: 2117-2128.

[13] LIN Y H. Sodium-glucose cotransporter-2 inhibitors induced eu-glycemic diabetic ketoac-idosis: The first report in type 2 diabetic（T2D）Taiwanese and literature review of possible pathophysiology and contributing factors. Journal of the Formosan Medical Association, 2018, 117（9）: 849-854.

（宫雯雯）

案例 14　一例甲状腺功能亢进患者药物性肝损伤的药学监护

一、案例背景知识简介

甲状腺功能亢进（hyperthyroidism）简称"甲亢"，是由于甲状腺合成及释放过多的甲状腺激素，引起以神经、循环、消化等多个系统兴奋性增高和代谢亢进等为主要表现的一组临床综合征。甲亢是常见的内分泌疾病，虽然它可由多种病因导致，但临床上以毒性弥漫性甲状腺肿（即 Graves 病）最为常见。甲亢的患病率为 1%，以女性较多见。抗甲状腺药治疗是最基本的治疗方法，甲巯咪唑属于咪唑类抗甲状腺药，是治疗甲亢的一线用药，其副作用有皮疹、皮肤瘙痒、粒细胞减少症等，肝损伤较为少见，发生率为 0.1%～0.2%，但其后果严重。本案例对一例甲亢患者出现肝损伤的案例进行药学监护例，探讨临床药师在临床实践中如何分析肝损伤的原因、与药物的相关性，并在治疗肝损伤的过程中进行药学监护。

二、病例基本情况

患者，女性，50 岁。因"发现甲状腺结节，心悸、消瘦 7 月余"入院。患者于 2013 年因咳嗽就诊，行体格检查发现甲状腺结节，进一步完善甲状腺超声提示甲状腺多发结节（未见报告），未特殊处理。2020 年 6 月患者无明显诱因出现多次腹泻，平均每日排便 4～5 次，为不成形稀便，外院就诊，给予左氧氟沙星静脉滴注对症治疗后症状明显缓解，后给予中药（党参、白术、生甘草、藿香、黄连、木香、黄芪等，具体不详）调理。2020 年 7 月无明显诱因出现心悸。2020 年 9 月就诊于当地医院心内科，行动态心电图检查未见明显异常；查甲状腺功能提示 T_3 1.07μg/L（参考值为 0.66～1.61μg/L）、T_4 81.2ng/L（54.4～118.5ng/L）、FT_3 3.29ng/L（2.14～4.21ng/L）、FT_4 8.9ng/L（5.9～12.5ng/L）、TSH 0.05mIU/L（0.56～5.91mIU/L）；肝功能提示 GPT 81U/L（参考值为 0～40U/L）、GOT 53U/L（0～37U/L）、碱性磷酸酶（alkaline phosphatase，ALP）114U/L（25～110U/L）。给予双环醇片口服保肝治疗。2020 年 12 月复查甲状腺功能：T_3 1.45μg/L、T_4 148.5ng/L、FT_3 4.41ng/L、FT_4 15.1ng/L、TSH 0.01mIU/L，促甲状腺激素受体抗体（thyroid stimulating hormone receptor antibody，TRAb）0.58IU/L；甲状腺超声提示甲状腺肿大，伴多发结节，较大者位于右下极，呈低回声，大小约 23mm×18mm，形态规则，边界尚清；考虑诊断"甲状腺功能亢进"。2020 年 12 月复查肝功能：GPT 89.43U/L、GOT 55.86U/L，行肝、胆、胰、脾超声未见明显异常。起始口服甲巯咪唑 10mg q.d. 治疗，后再次复查肝功能较前明显升高，GPT 105.31U/L、GOT 228.46U/L、ALP 118.76U/L、GGT 91.7U/L。为进一步治疗于 2021 年 1 月就诊于当地医院，复查甲状腺功能：T_4 262.3nmol/L（参考值为 55.34～160.88nmol/L）、T_3 3.42nmol/L（1.01～2.95nmol/L）、FT_3 7.13pmol/L（2.76～6.3pmol/L）、FT_4 23.79pmol/L（10.42～24.32pmol/L）、TSH 0.01mU/L（0.35～5.50mU/L）、TRAb<0.3U/L；肝功能：GPT 182.6U/L、GOT 703.1U/L、ALP 165.0U/L、GGT 227.6U/L；甲状腺超声示双叶腺体内可见多发结节，大者位于左叶中部，呈囊实性，大小约 1.5cm×1.1cm×1.5cm，边界清楚，形态规则，建议停用中药及甲巯咪唑片。门诊以"药物性肝损伤、甲状腺毒症"收入院。患者近半年体重下降约 3.5kg，病程中无饮水呛咳、声音嘶哑、吞咽困难等不适。患者目前精神状态良好，体力正常，食欲较好，睡眠较差，大小便正常。

既往史：1995 年行剖宫产手术。否认外伤史，否认输血史。否认肝炎、结核、疟疾等传染病病史，否认高血压、心脏病病史、糖尿病、脑血管疾病、精神疾病病史。否认药物、食物过敏史。

入院查体：体温 36.7℃，脉搏 74 次 /min，呼吸 18 次 /min，血压 120/70mmHg。身高 152cm，体重 51kg，BMI 22.07kg/m²。发育正常，营养良好，表情自然，自主体位，神志清醒，查体合作。全身皮肤黏膜无黄染，下腹部可见一长约 9cm 的陈旧性手术瘢痕，毛发分布均匀，皮下无水肿。全身浅表淋巴结未触及，头颅无畸形，眼睑无水肿，结膜无充血水肿，眼球活动自如，巩膜无黄染，双侧瞳孔等大等圆、对光反射灵敏。颈软，颈静脉无怒张，肝颈静脉回流征阴性，颈动脉未闻及杂音。气管居中，甲状腺Ⅱ度，质软，右叶可触及结节，直径约 2.5cm，表面光滑，无压痛，未闻及杂音。脊柱生理弯曲存在，四肢无畸形，双手颤（+），关节活动自如，双下肢无凹陷性水肿。其余查体未见明显异常。

入院诊断：①药物性肝损伤；②甲状腺功能亢进症；③甲状腺多发结节。

三、主要治疗经过及典型事件

患者为中年女性，发现甲状腺结节病史 8 年，未治疗；2020 年 6 月出现频繁腹泻后予以中药治疗；2020 年 7 月出现心悸、多汗、体重下降，当地考虑为"甲亢"，给予甲巯咪唑片治疗。2020 年 9 月查肝功能提示氨基转移酶明显升高，未停药，并给予双环醇对症治疗；住院前 1 周复查肝功能提示氨基转移酶仍持续升高，甲状腺功能提示 FT_3 和 FT_4 升高、TSH 0.01mU/L、TRAb 阴性。患者入院后急查血生化结果回报 GPT 193.8U/L、GOT 522.5U/L、TP 68.7g/L、ALP 166.0U/L、GGT 253.7U/L；肾功能、电解质未见明显异常。给予双环醇片 100mg p.o. t.i.d.、多烯磷脂酰胆碱注射液 232.5mg i.v.gtt. q.d.、注射用谷胱甘肽 1.8g i.v.gtt. q.d. 保肝、降酶治疗。消化科急会诊，考虑为药物性肝损伤，药师建议停用双环醇片，加用异甘草酸镁注射液 200mg i.v.gtt. q.d. 治疗。根据患者的病史及入院检验结果，该患者为急性药物性肝损伤（肝细胞损伤型），根据肝功能 Child-Pugh 分级（肝性脑病、腹水、胆红素水平、白蛋白水平、凝血酶原时间延长），该患者为 5 分、A 级。入院第 5 日复查血生化：GPT 183.3U/L、GOT 296.4U/L、ALP 139.3U/L、GGT 243.7U/L、血钾 3.61mmol/L、血钠 144.4mmol/L，氨基转移酶较前明显下降，继续多烯磷脂酰胆碱注射液、异甘草酸镁注射液、注射用谷胱甘肽保肝治疗。患者目前未服用抗甲状腺药，其高代谢症状较前缓解，且入院后查甲状腺激素水平进一步下降，TRAb 阴性，考虑其甲状腺毒症为一过性。入院第 8 日复查甲状腺功能：FT_3 7.16pmol/L、FT_4 22.75pmol/L、TSH 0.26mU/L；肝功能：GPT 133.3U/L、GOT 88.0U/L、ALP 135.0U/L、GGT 204.1U/L、血钾 3.12mmol/L，氨基转移酶和血钾水平明显下降。药师考虑血钾水平的下降与异甘草酸镁注射液的副作用有关，建议停用异甘草酸镁注射液，改为双环醇片、氯化钾缓释片口服治疗。入院第 15 日复查血生化：GPT 120.3U/L、GOT 110.5U/L、TP 80.9g/L、STB 21.5μmol/L、CB 11.0μmol/L、ALP 142.2U/L、GGT 190.3U/L、血钾 3.57mmol/L、血钠 142.1mmol/L,患者的 GOT、胆红素、ALP 等指标较前升高,药师考虑可能与异甘草酸镁注射液改为双环醇片有关,建议继续使用异甘草酸镁注射液,停用双环醇片,同时注意补钾。入院第 17 日复查血生化:GPT 91.3U/L、GOT 173.9U/L、血钾 3.84mmol/L;甲状腺功能:FT$_3$ 6.62pmol/L、FT$_4$ 21.29pmol/L、TSH 0.01mU/L。患者目前未服用抗甲状腺药,甲状腺功能较入院前稍缓解,暂继续观察;GPT 水平继续下降,但 GOT 水平较前有所升高。消化科会诊建议:维持目前的保肝方案,氨基转移酶下降过程中出现波动属正常现象。药师考虑可能与更换双环醇有关,双环醇治疗期间可能出现 GOT 复常滞后于 GPT 复常的现象,建议维持此治疗方案,监测肝功能水平。患者目前病情平稳,予以出院。

四、讨论

(一)肝功能异常与药物的相关性

根据国家药品不良反应监测中心有关不良反应关联性评价标准:①患者 2020 年 6 月出现频繁腹泻后予以中药治疗;2020 年 7 月又因甲亢,口服甲巯咪唑治疗。2020 年 12 月多次复查肝功能,氨基转移酶明显升高,停用中药及甲巯咪唑。门诊诊断为"药物性肝损伤"。中药、甲巯咪唑与不良反应出现有时间关联性。②服用中药导致药物性肝损伤已有很多文献报道,药物性肝损伤也是甲巯咪唑使用的已知不良反应类型。③患者出现药物性肝损伤后,及时给予患者保肝、降酶等对症治疗,患者病情好转。故判定该例患者出现肝损伤与中药、甲巯咪唑的共同作用有关。

(二)肝功能异常的原因分析

1. 药物性肝损伤的类型 患者肝功能异常,既往无肝炎病史,长期口服中药调理,加用甲巯咪唑后氨基转移酶明显升高。入院后完善肝炎病毒系列检查、自身免疫病检查、癌胚抗原、全腹部 CT、腹部超声、遗传代谢性肝病等相关检查,检查结果均呈阴性,可初步排除由其他疾病引起的肝损伤,结合患者既往未有肝病和胆道病史,考虑药物性肝损伤的可能性大。根据《药物性肝损伤诊治指南》(2015 年版)中基于受损靶细胞类型的分类,该患者的 GPT 193.8U/L,超过 3 倍参考值上限,且新 R≥5,符合肝细胞损伤型药物性肝损伤。甲巯咪唑可导致短暂性、无症状性血清氨基转移酶升高,通常发生在最初治疗的 3 个月内;可导致有明显临床症状的特异性肝损伤,通常在用药后的 2~13 周发病,并以胆汁淤积型为主,亦有混合型的报道。该患者的临床表现不符合胆汁淤积型肝损伤。以往文献报道中药导致的药物性肝损伤多以肝细胞型常见,结合该患者为急性药物性肝损伤(肝细胞损伤型),倾向于中药引起的肝功能异常的可能性大。

2. 发生频率的对比 甲巯咪唑的相关肝毒性事件非常罕见,文献报道较少。而最新的在我国 308 个医疗中心进行的回顾性研究表明,我国药物性肝损伤的发病率约为 23.8/10 万,高于西方国家的报道。在我国,中药、膳食补充剂和抗结核药已经成为引起药物性肝损伤的主要药物。患者的年龄多集中在40～59 岁,可能这一年龄段的人群罹患各种疾病的概率较高,而滥用药物的机会也相对较高,如养胃药、美容保健品等。我国是全球最大的中药生产和使用国,且中药成分的复杂性、不合理用药及人们对中药尚存在"天然、无毒副作用"等认识误区等均导致中药引起的药物性肝损伤一直居高不下。中药肝损伤的机制有脂质过氧化损伤、细胞色素 P450 酶系代谢异常、线粒体功能失调、钙离子浓度平衡失调、肝循环障碍及胆汁淤积。因此,中药更容易引起肝功能异常。

综上,考虑该患者因中药导致药物性肝损伤的可能性大。

(三)药物性肝损伤的处理措施

《药物性肝损伤诊治指南》(2015 年版)指出药物性肝损伤的基本治疗原则:①及时停用可疑致肝损伤的药物,尽量避免再次使用可疑或同类药物;②应充分权衡停药引起原发病进展和继续用药导致肝损伤加重的风险;③根据药物性肝损伤的临床类型选用适当的药物治疗;④急性/亚急性肝衰竭等重症患者必要时可考虑紧急肝移植。

临床常用的降酶保肝药有抗炎类甘草酸制剂、肝细胞膜修复保护剂、解毒类药物、抗氧化类药物、利胆类药物等。保肝药的药理作用存在差异,不同药物其作用机制和作用位点不同,应结合病因、肝脏炎症的特点和不同药物的功能特性进行适当选择,合理搭配可更好地起到保肝作用。同时使用的保肝药种类不宜过多,常选用 1～2 种药物,一般最多不超过 3 种。《药物性肝损伤诊治指南》(2015 年版)明确指出,异甘草酸镁可用于治疗 GPT 明显升高的急性肝细胞型或混合型药物性肝损伤(推荐级别:1A)。但是《药物性肝损伤基层诊疗指南》(2019 年版)中也指出,原国家食品药品监督管理总局批准增加急性药物性肝损伤为异甘草酸镁的治疗适应证,一般成人剂量为 0.1～0.2g/d,可用于治疗 GPT明显升高的急性肝细胞损伤型或混合型药物性肝损伤。因此,患者的保肝治疗方案为异甘草酸镁注射液 200mg i.v.gtt. q.d.、多烯磷脂酰胆碱注射液 232.5mgi.v.gtt. q.d. 联合注射用谷胱甘肽 1.8g i.v.gtt. q.d.。但是,该患者在治疗过程中曾出现过低钾的情况,考虑为异甘草酸镁注射液引起的。因此,在使用异甘草酸镁注射液时要充分观察血清钾的变化,发现异常情况应停止给药。

五、小结

本例患者先后服用中药及抗甲状腺药甲巯咪唑,发生肝损伤,临床药师通过梳理患者的治疗过程,明确并评估患者的肝损伤类型,建议医生有针对性地选择保肝药。药物性肝损伤的处理关键是明确肝损伤的原因,注意监测并及时停用可疑药物和合理使用保肝药。临床药师在协助医生时应充分发挥其药学知识，做好药品不良反应的处置、治疗方案的优化及患者用药教育，为患者提供全程用药服务。

参 考 文 献

[1] 中华医学会肝病学分会药物性肝病学组. 药物性肝损伤诊治指南. 临床肝胆病杂志, 2015, 31（11）: 1752-1769.

[2] 朱黎, 钱方兴. 甲巯咪唑导致胆汁淤积性肝损害的临床观察. 肝脏, 2013, 18（5）: 354-355.

[3] 钱掩映, 杨升伟, 吴笑英, 等. 甲巯咪唑致肝内胆汁淤积性黄疸两例报道并文献复习. 中华内分泌代谢杂志, 2011, 27（1）: 89-90.

[4] 陈陶, 汤杰, 李娟, 等. 甲巯咪唑致混合性肝损伤 1 例. 医药导报, 2014, 33（10）: 1393-1394.

[5] 中华医学会感染病学分会, 肝脏炎症及其防治专家共识专家委员会. 肝脏炎症及其防治专家共识. 中国实用内科杂志, 2014, 34（2）: 152-1626.

[6] 朱春雾, 王海南, 袁继丽, 等. 445 例药物性肝损伤的临床分析. 临床肝胆病杂志, 2018, 34（2）: 354-358.

[7] 王新发, 刘映霞. 中药与西药源性药物性肝损害的临床特点分析. 肝脏, 2016, 21（1）: 13-16.

[8] 王一, 李燕妮, 张洁, 等. 免疫性和药物性肝损伤临床鉴别的新进展. 中华肝脏病杂志, 2017, 25（9）: 717-720.

[9] ISA S E, EBONYI A O, SHEHU N Y, et al. Antituberculosis drugs and hepatotoxicity among hospitalized patients in Jos, Nigeria. International journal of mycobacteriology, 2016, 5（1）: 21-26.

[10] ZHANG K, DONG XM, WANG Q, et al. Research progress on metabolism and toxicology of hepatotoxic components in common Chinese material medica. Chinese traditional and herbal drugs, 2018, 49（22）: 5435-54478.

（宫雯雯）

第五章
肿瘤专业临床药师药学监护案例

第一节　药学监护完整案例系统解析

案例1　一例胃癌合并深静脉血栓患者的药学监护

一、案例背景知识简介

全球每年至少有 95 万新发胃癌病例,胃癌在肿瘤相关死亡率中位列第 3 位。我国每年约有 67.9 万新发胃癌病例,在肿瘤相关死亡率中位列第 2 位,且胃癌在年轻人中的发病率有上升趋势。超过 90% 的胃癌患者诊断时已是局部晚期或转移性胃癌。目前化疗仍然是晚期胃癌的最主要的治疗手段,经过规范化化疗可使晚期胃癌的中位总生存期从不接受任何治疗的 3～4 个月延长到 1 年,并可以明显改善生活质量。

静脉血栓栓塞(venous thromboembolism,VTE)是癌症的常见并发症,已成为癌症患者的第二大死亡原因。胃癌由于其自身特点,被证实发生 VTE 的风险更高。抗肿瘤治疗、经外周静脉穿刺的中心静脉导管(peripherally inserted central venous catheter,PICC)置管也是 VTE 发生的重要危险因素。临床药师在关注抗肿瘤治疗的疗效的基础上,还应关注化疗药物的不良反应防治、肿瘤合并 VTE 的预防和治疗策略及辅助药物应用的合理性,协助改善患者的生存质量,延长患者的生存时间,降低经济费用。

二、病例基本情况

现病史:患者,女性,26 岁。2018 年 2 月无明显诱因出现腹胀,无腹痛、恶心、呕吐等症,2018 年 3 月 6 日就诊于当地医院,行胃镜检查示糜烂性胃炎? 病理示(胃)黏膜组织呈慢性炎急性变局部糜烂。给予口服"奥美拉唑"等药物治疗,腹胀未见缓解,并出现腹泻,2～3 次 /d,便前腹痛,便后缓解,食欲差,无恶心、呕吐、反酸,无发热、贫血等症。2018 年 3 月 16 日就诊于当地医院,行腹部超声检查示紧邻前腹壁后方实性包块；腹水；肝、胆、胰、脾、双肾未见明显异常。行胸部＋腹部＋盆腔 CT 示两肺 CT 平扫未见明显异常；胃窦及十二指肠全程壁增厚，建议结合临床；纵隔、胃周、腹膜、肠系膜根部多发增大淋巴结；大小网膜囊异常，不除外转移；腹腔及盆腔积液；结肠脾曲及乙状结肠均匀增厚。未予特殊治疗。为明确诊断及进一步治疗于 2018 年 3 月 23 日收入当地医院消化科，胃镜检查提示胃弥漫性病变（博尔曼分型 Ⅳ 型待排）；十二指肠降段狭窄，外压的可能性大。穿刺病理提示胃（体）低分化腺癌及印戒细胞癌。2018 年 3 月收入当地医院肿瘤科，头颅 MRI 提示：①颅内未见明确的转移征象；②左侧枕部皮下结节，良性（皮脂腺瘤）的可能性大。骨扫描：右侧第 9 后肋轻度放射性浓聚，请结合临床及其他检查，其他骨扫描未见明确的异常浓聚征象。2018 年 3 月 27 日当地医院病理结果：*HER-2* 基因未见扩增。并于 2018 年 3 月 30 日和 4 月 24 日行第 1～2 个周期的化疗，具体用药为多西他赛注射液 100mg，静脉滴注，第 1 日；注射用顺铂 60mg，腹腔注入，第 1 日；氟尿嘧啶注射液 1 000mg，腹腔注入，第 1 日（d1）；氟尿嘧啶注射液 3 000mg，静脉泵入（72 小时），第 2 日（d2）。疗效评价为部分缓解（partial response，PR）。化疗后的副作用为 Ⅳ 度中性粒细胞减少。2018 年 4 月 21 日超声检查提示左侧颈内静脉、锁骨下静脉、头臂静脉血栓形成，考虑导管相关 VTE，给予达肝素钠 5 000IU i.h. q.d. 抗凝。2018 年 5 月 16 日复查疗效评价为 PR，建议继续原方案化疗，目前患者无腹水，无需腹腔注药，全部改为静脉化疗。因患者上个周期出现 Ⅳ 度中性粒细胞减少，将多西他赛减量，并于 2018 年 5 月 17 日行第 3 个周期的化疗，具体用药为多西他赛注射液 80mg，静脉滴注，第 1 日；注射用顺铂 80mg，静脉滴注，第 1 日；氟尿嘧啶注射液 3 000mg，静脉泵入（72 小时），第 2 日。患者目前精神状态良好，体力正常，食欲、睡眠正常，体重无明显变化，大便、排尿正常。为进一步检查及治疗，门诊以"胃癌化疗"收入院。

入院查体：体温 36.9℃，脉搏 80 次 /min，呼吸 17 次 /min，血压 115/85mmHg。身高 167cm，体重 50kg，体表面积 1.47m²，卡诺夫斯凯计分（Kanofsky performance score，KPS）90 分。叩诊清音，呼吸规整，未闻及干、湿啰音及胸膜摩擦音。腹平坦，下腹部可见约 10cm 的横行手术切口，愈合良好。腹部柔软，无压痛、反跳痛，腹部无包块。肝脏未触及，脾脏未触及，墨菲征阴性，肾脏无叩击痛，无移动性浊音。肠鸣音正常，4 次 /min。

辅助检查：2018 年 6 月 8 日血常规示 WBC $4.67×10^9$/L，RBC $3.51×10^{12}$/L，N% 60.8%，Hb 94g/L，PLT $153×10^9$/L；血生化示 GPT 16.6U/L，GOT 25.3U/L，ALB 38.4g/L，STB 11.4μmol/L，CB 2.9μmol/L，Glu 4.35mmol/L，BUN 4.16mmol/L，Cr 83.5μmol/L，钙 2.34mmol/L；凝血功能示 D-D 11.68mg/L，TT 14.9 秒，余均正常；肿瘤标志物示癌胚抗原（carcinoembryonic antigen，CEA）1.44μg/L，糖

类抗原 19-9（carbohydrate antigen 19-9，CA19-9）365.00μ/ml，糖类抗原 72-4
（carbohydrate antigen 72-4，CA72-4）43.35μ/ml，细胞角质蛋白 19 片段抗原 21-1
（cyto-keratin 19 fragment antigen 21-1，CYFRA21-1）27.35μg/L。心电图检查示
窦性心律，正常心电图。

既往史：否认肝炎、结核、疟疾等传染病病史，否认高血压、心脏病、糖尿
病、脑血管疾病、精神疾病病史。2010 年行剖宫产手术，否认外伤史，否认输血
史。否认药物、食物过敏史。预防接种史不详。

家族史：父母健在，均体健，家族中无传染病及遗传病病史。

药物、食物过敏史：否认药物、食物过敏史。

药品不良反应及处置史：否认。

入院诊断：①胃低分化腺癌及印戒细胞癌（$cT_xN_xM_1$ Ⅳ期），腹水；②左侧颈
内静脉、锁骨下静脉、头臂静脉血栓。

出院诊断：①胃低分化腺癌及印戒细胞癌（$cT_xN_xM_1$ Ⅳ期），腹水；②左侧颈
内静脉、锁骨下静脉、头臂静脉血栓。

三、主要治疗药物

主要治疗药物见表 5-1。

表 5-1 主要治疗药物

起止时间	医嘱内容	给药方法
2018 年 6 月 9 日	多西他赛注射液	80mg i.v.gtt. q.d.
2018 年 6 月 9 日	注射用顺铂	80mg i.v.gtt. q.d.
2018 年 6 月 9—11 日	氟尿嘧啶注射液	3 000mg 静脉泵入 72 小时
2018 年 6 月 7 日	达肝素钠注射液	5 000IU i.h. q.d.
2018 年 6 月 7—12 日	达肝素钠注射液	7 500IU i.h. q.d.
2018 年 6 月 9—10 日	帕洛诺司琼注射液	0.25mg i.v.gtt. q.d.
2018 年 6 月 9—11 日	阿瑞匹坦胶囊	125mg p.o. d1；80mg p.o. d2～3
2018 年 6 月 9—12 日	注射用奥美拉唑	40mg i.v.gtt. q.d.
2018 年 6 月 9—12 日	多烯磷脂酰胆碱注射液	465mg i.v.gtt. q.d.
2018 年 6 月 9—11 日	地塞米松磷酸钠注射液	5mg i.v.gtt. q.d.
2018 年 6 月 9—11 日	盐酸甲氧氯普胺注射液	10mg i.m. q.d.
2018 年 6 月 9—11 日	盐酸苯海拉明注射液	1ml i.m. q.d.
2018 年 6 月 9 日	西咪替丁注射液	0.2g i.v. q.d.

续表

起止时间	医嘱内容	给药方法
2018 年 6 月 9 日	10% 氯化钾注射液	15ml i.v.gtt. q.d.
2018 年 6 月 9—10 日	地塞米松片	7.5mg p.o. b.i.d.
2018 年 6 月 9—11 日	托拉塞米注射液	10mg i.v. q.d.
2018 年 6 月 9 日	丙氨酰谷氨酰胺注射液	20g i.v.gtt. q.d.

注：q.d. 为每日 1 次；b.i.d. 为每日 2 次；d1 为第 1 日用药；d2～3 为第 2～3 日用药；i.m. 为肌内注射；i.v. 为静脉注射；i.v.gtt. 为静脉滴注。

四、治疗原则与治疗方案分析

（一）初始肿瘤治疗方案分析

患者诊断为胃低分化腺癌及印戒细胞癌（$cT_xN_xM_1$ Ⅳ期），腹水。分期较晚，大量腹水，暂不考虑手术治疗。*HER-2* 基因未见扩增，对于 *HER-2* 阴性的晚期胃癌的一线化疗方案，NCCN 胃癌指南Ⅰ类证据推荐首选两药方案（铂类＋氟尿嘧啶类）。对于 KPS 评分较好，能密切评估毒性反应的患者可考虑三药联合化疗。该患者为年轻女性，无基础疾病，KPS 评分为 90 分，故选择 DCF（多西他赛＋氟尿嘧啶＋顺铂）三药联合的治疗方案，符合指南推荐。患者自 2018 年 3 月 30 日起已行 3 个周期的一线 DCF 化疗，同时氟尿嘧啶 1 000mg 腹腔注入，第 2 个周期时疗效评价为 PR，腹水控制良好。本次入院继续 DCF 方案化疗，不再腹腔注入氟尿嘧啶，化疗方案选择合理。

（二）恶性肿瘤患者的抗凝治疗

患者行 PICC 置管后，左侧颈内静脉、锁骨下静脉、头臂静脉血栓形成，考虑导管相关性血栓。根据 2018 年 NCCN 癌症相关性静脉血栓栓塞指南推荐，对近端深静脉血栓形成（DVT）或肺栓塞（PE）患者，低分子量肝素（LMWH）单药治疗为首选方案，其中达肝素钠为Ⅰ类推荐。其他可选药物有磺达肝癸钠、利伐沙班等。对于导管相关性血栓，抗凝时间至少 3 个月。达肝素钠的推荐剂量为急性期 200IU/kg，慢性期（30 日后）150IU/kg。该患者诊断为 VTE 的时间超过 30 日，剂量应为 7 500IU。该患者的给药剂量仅为 5 000IU，给药剂量偏小。

五、药物治疗监护计划

（一）抗肿瘤治疗的有效性评价

患者本次为第 4 个周期的一线化疗，2 个周期后疗效评价为 PR，因此本周期继续应用原化疗方案，下次入院行全面复查，评价项目包括肿瘤标志物、腹部 CT 平扫＋增强、盆腔 CT 平扫、肺部 CT 平扫。通过与基线水平结果进行比较，评估患者的肿瘤和腹水控制情况，评价化疗方案的疗效。

（二）安全性监护

1. 化疗药物相关的胃肠道反应的监护 由化疗药物引起的恶心、呕吐，根据2018 年 NCCN 肿瘤相关镇吐指南，顺铂为高度致吐风险的药物，多西他赛和氟尿嘧啶为低度致吐风险的药物，对于多药联合方案，镇吐方案的选择基于其中致吐风险最高的药物。指南中对高度致吐风险的药物所致的恶心、呕吐的预防策略包括 5- 羟色胺 $_3$ 受体拮抗剂（5-hydroxytryptamine 3 receptor antagonist，5-HT$_3$RA）+地塞米松 + 神经激肽 1 受体拮抗剂（neurokinin-1 receptor antagonist，NK-1RA）；奥氮平 +5-HT$_3$RA + 地塞米松；奥氮平 +5-HT$_3$RA + 地塞米松 +NK-1RA，并可酌情联合使用劳拉西泮（含奥氮平的方案，仅限口服制剂）及 H$_2$ 受体拮抗剂 / 质子泵抑制剂。患者既往应用 5-HT$_3$RA + 地塞米松 +NK-1RA + 质子泵抑制剂的镇吐方案，化疗后的胃肠道反应 1 级。本次应监护患者在化疗期间和化疗结束后是否发生胃肠道反应，包括恶心、呕吐、食欲不佳等症状。

2. 化疗引起的骨髓抑制的监护 顺铂的血液学毒性主要表现为白细胞和 / 或血小板减少，一般与药物的剂量有关。若剂量≤100mg/m^2，发生概率为10%～20%；若剂量≥120mg/m^2，则发生概率约40%。亦与联合化疗中其他抗肿瘤药的骨髓毒性的重叠有关，骨髓抑制一般在 3 周左右达到高峰。中性粒细胞减少是多西他赛最常见的不良反应，而且通常较严重（低于 500 个 /mm^3）。据文献报道，有与中性粒细胞减少相关的发热及感染发生。贫血可见于多数病例，少数病例发生重度血小板减少。氟尿嘧啶的血液学毒性主要表现为周围血白细胞减少（大多在疗程开始后的 2～3 周内达最低点，在 3～4 周后恢复正常），血小板减少罕见。在整个化疗过程中，需要密切关注患者的血常规指标。本患者前 2 个周期化疗后发生Ⅳ度中性粒细胞减少，从第 3 个周期起将多西他赛减量，化疗后Ⅲ度中性粒细胞减少。本次化疗期间应密切监测血常规，及时给予对症处理，化疗后第 2 日也可预防性给予粒细胞集落刺激因子以减轻药物血液毒性发生的风险。

3. 化疗药物致肾损伤的监护 顺铂单次中、大剂量给药后偶尔会发生轻微的可逆性肾功能障碍，可出现微量血尿；多次大剂量和短期内重复用药会出现不可逆性肾功能障碍，严重时发生肾小球坏死，导致无尿或尿毒症。为预防顺铂的肾脏毒性，需充分水化：顺铂使用前 12 小时静脉滴注等渗葡萄糖溶液 2 000ml，使用当日输等渗盐水或葡萄糖溶液 3 000～3 500ml，并应用氯化钾、甘露醇及呋塞米，保持每日尿量在 2 000～3 000ml。治疗过程中注意血钾、血镁变化，必要时纠正低钾、低镁。因此，应注意化疗前、当日和后 1 日患者的静脉液体量是否充足，在化疗后应定期监测肾功能指标如肌酐和尿素的变化，警惕肾损伤出现。患者化疗前血肌酐 83.5μmol/L，体重 47kg，肌酐清除率 70.99ml/min，无化疗禁忌证。多西他赛注射液和氟尿嘧啶注射液的主要代谢途径是肝脏,目前尚无严重肾损伤的报道。

4. 多西他赛过敏和体液潴留的监护 多西他赛注射液首次应用时需特别注意在开始滴注的最初几分钟内可能发生过敏反应,需严密监护并准备好治疗低血压和支气管痉挛的药品和设备。本患者为行第 4 个周期的化疗,既往无过敏反应,在化疗前 1 日、当日和化疗后 1 日口服糖皮质激素(地塞米松 8mg b.i.d.),以减轻体液潴留的发生率、严重程度及过敏反应的严重程度。

5. 化疗药物的输注时间和给药顺序 给药时应先给予多西他赛,再输注顺铂。研究发现,当多西他赛输注后紧接顺铂治疗,顺铂的药动学特性与其单一用药时相似。

六、药物治疗过程

2018 年 6 月 7 日

患者主因"确诊胃低分化腺癌及印戒细胞癌近 3 个月"入院,今日为住院第 1 日,患者主诉"颈部疼痛加重"。入院后完善相关检验、检查,血常规、肝与肾功能无明显异常;肿瘤标志物: CA19-9 365μ/ml, CYFRA21-1 27.35μg/L, CA72-4 43.35μ/ml; D-D 11.68mg/L, TT 14.9 秒。超声检查提示左侧颈内的静脉血栓较前增大。给予达肝素钠注射液 5 000IU i.h. q.d.。

治疗方案调整:给予醋酸地塞米松片 7.5mg p.o. b.i.d. 预防用药;达肝素钠注射液的剂量调整为 7 500IU i.h. q.d.。

药学监护点:为减轻体液潴留和过敏反应,除有禁忌证外,多西他赛治疗前须进行预处理,如地塞米松须在滴注 1 日前服用 8mg b.i.d.,持续 3 日。患者诉颈部疼痛加重,左侧颈内的静脉血栓较前增大,建议按照 NCCN 指南推荐剂量给予达肝素钠,医生采纳,将达肝素钠注射液的剂量调整为 7 500IU i.h. q.d.。

2018 年 6 月 9 日

患者入院第 3 日,一般情况良好,血常规和血生化提示无明显异常。患者今日行第 4 个周期的化疗,多西他赛注射液 80mg i.v.gtt. d1;注射用顺铂 80mg i.v.gtt. d1;氟尿嘧啶注射液 3 000mg 静脉泵入(72 小时)d1;辅以阿瑞匹坦胶囊、帕洛诺司琼注射液、地塞米松磷酸钠注射液镇吐,注射用奥美拉唑抑酸,多烯磷脂酰胆碱注射液保肝,10% 氯化钾注射液、托拉塞米注射液保钾利尿治疗。

治疗方案调整:停用丙氨酰谷氨酰胺注射液;化疗药物的给药顺序应为先用多西他赛,再用顺铂。

药学监护:观察患者使用达肝素钠治疗期间是否有不良反应发生,如出血情况发生。患者的化疗方案须配合高度致吐风险的药物的镇吐方案,嘱咐患者于化疗前 1 小时将 NK-1RA 类药物阿瑞匹坦服下,预防胃肠道反应。

多西他赛的药动学表明，在联合顺铂时，多西他赛的清除率与单一用药时相似；当多西他赛输注后紧接顺铂治疗，顺铂的药动学特性与其单一用药时相似。还有研究结果显示，先用多西他赛较先用顺铂的化疗方案可能有更低的毒性和不良反应发生率。因此推荐先给予多西他赛，再输注顺铂。

丙氨酰谷氨酰胺的适应证为肠外营养，为接受肠外营养的患者提供谷氨酰胺。使用时必须与 5 倍体积可与之配伍的氨基酸溶液或含有氨基酸的溶液相混合，一起输注。该患者一般状况可，可以正常饮食，并且溶媒选择 5% 葡萄糖溶液不适宜。药师建议临床停用丙氨酰谷氨酰胺。沟通后，医生表示接受，停用丙氨酰谷氨酰胺注射液。

2018 年 6 月 10 日

患者化疗后第 1 日，过程顺利，诉化疗后食欲、睡眠正常，恶心，未呕吐，继续给予保肝、镇吐、抑酸等对症治疗。

治疗方案调整：停用帕洛诺司琼注射液。

药学监护：帕洛诺司琼注射液的半衰期长达 40 小时，因对多日（每日连续或隔日交替）给药的有效性数据有限，因此不推荐 7 日内重复用药。2018 年 NCCN 肿瘤相关镇吐指南对本品的推荐为 1 次给药，医生采纳建议，给予停用帕洛诺司琼注射液。

2018 年 6 月 12 日

患者化疗后第 3 日，过程顺利，食欲、睡眠正常，轻度恶心，余未诉特殊不适。患者目前病情稳定，今日查血常规及血生化无明显异常；GPT 22.9U/L、GOT 30.9U/L、Cr 93.2μmol/L、ALB 40.8g/L。患者出院，出院带药为达肝素钠注射液 7 500IU i.h. q.d.；复方皂矾丸 8 丸 p.o. t.i.d.。

出院教育：患者既往有Ⅳ度骨髓抑制的不良反应史，且都发生在院外（化疗后 7～10 日），应特别警惕化疗药物致骨髓抑制的发生。嘱本次出院后按时预防性口服复方皂矾丸，三餐后即服，可减轻胃肠道副作用。定期复查血常规，当白细胞低于 2.0×10^9/L 时应皮下注射重组人粒细胞刺激因子注射液 2～5μg/kg，每日 1 次，连续 3 日后再次复查血常规，直到白细胞上升至 10.0×10^9/L；如果白细胞下降同时合并高于 38.0℃ 的发热，则在升白细胞的同时及时使用抗生素。定期复查肝功能，如果氨基转移酶升高，可以口服保肝药，如多烯磷脂酰胆碱等。患者化疗后血 Cr 93.2μmol/L，体重 50kg，肌酐清除率 63.61ml/min，出院后应定期复查肾功能。建议患者按照指南要求按时、按量注射达肝素钠注射液，明确抗凝治疗的必要性，避免血栓不良事件的发生。

七、药物治疗总结

患者为 26 岁的女性，确诊胃低分化腺癌及印戒细胞癌（$cT_xN_xM_1$ Ⅳ期）。入院后完善血常规、肝与肾功能、肿瘤标志物等相关检查，无化疗禁忌证，行第 4 个周期的一线化疗，具体方案为多西他赛注射液 80mg i.v.gtt. d1；注射用顺铂 80mg i.v.gtt. d1；氟尿嘧啶注射液 3 000mg 静脉泵入（72 小时）d1。化疗过程顺利，患者 2018 年 6 月 7 日入院，2018 年 6 月 12 日出院，共住院 6 日，该患者的药物治疗总结如下。

（一）化疗方案的选择

患者被诊断为胃低分化腺癌及印戒细胞癌（$cT_xN_xM_1$ Ⅳ期），腹水。分期较晚，大量腹水，暂不考虑手术治疗。*HER-2* 基因未见扩增，对于 *HER-2* 阴性的晚期胃癌的一线化疗方案，NCCN 胃癌指南Ⅰ类证据推荐首选两药方案（铂类＋氟尿嘧啶类）。对于 PS 评分较好，能密切评估毒性反应的患者可考虑三药联合化疗。由 Ajania 和 van Custem 带领的多中心Ⅲ期临床试验 V325 研究比较了 DCF 方案与 CF（顺铂、氟尿嘧啶）方案在晚期胃癌化疗中的疗效，显示 DCF 方案的总生存期为 9.2 个月，优于 CF 方案的 8.6 个月（$P=0.02$），但是Ⅲ/Ⅳ度不良反应的发生率以三药方案更高（81% *vs.* 75%）。该患者为年轻女性，无基础疾病，KPS 评分为 90 分，故选择 DCF 三药联合的治疗方案，符合指南推荐。患者自 2018 年 3 月 30 日起已行 3 个周期的一线 DCF 化疗，同时氟尿嘧啶 1 000mg 腹腔注入；2 个周期时疗效评价为 PR，腹水控制良好。本次入院继续 DCF 方案化疗，不再腹腔注入氟尿嘧啶，化疗方案选择合理。

（二）镇吐方案的选择

根据 2018 年 NCCN 肿瘤相关镇吐指南，顺铂为高度致吐风险的药物，多西他赛和氟尿嘧啶为低度致吐风险的药物，多药方案基于最高风险药物选择镇吐方案。指南对高度致吐风险的药物的预防用药原则为 5-HT$_3$RA＋地塞米松＋NK-1RA±劳拉西泮±H$_2$ 受体拮抗剂/质子泵抑制剂；奥氮平＋帕洛诺司琼＋地塞米松±劳拉西泮±H$_2$ 受体拮抗剂/质子泵抑制剂；奥氮平＋5-HT$_3$RA＋地塞米松＋NK-1RA±劳拉西泮±H$_2$ 受体拮抗剂/质子泵抑制剂。其中 NK-1RA 类药物阿瑞匹坦作为新型强效镇吐药，目前已经广泛用于肿瘤患者放化疗的镇吐治疗。本患者选择阿瑞匹坦＋帕洛诺司琼注射液＋地塞米松磷酸钠注射液＋注射用奥美拉唑四联方案预防和治疗呕吐，患者化疗后胃肠道反应耐受良好，食欲正常，恶心，无呕吐，胃肠道反应 1 级，提示该镇吐方案的治疗效果较好。但指南推荐帕洛诺司琼仅 1 次给药，增加给药频次是否可以提高镇吐的有效性目前并未明确。

（三）恶性肿瘤患者 VTE 的初级预防及抗凝治疗

恶性肿瘤住院患者由于长期卧床、肿瘤细胞释放促凝物、血管壁损伤、血管受压所致的血流变慢、合并外科操作及化疗，患者的血液常常处于高凝状态，是发生静脉血栓栓塞性疾病的高危患者。2018 年版 NCCN 癌症相关 VTE 防治指南、《肿瘤相关静脉血栓栓塞症的预防与治疗中国专家指南》（2015 版）均鼓励所有住院的肿瘤患者接受 VTE 风险评估，如果患者的活动量不足以降低 VTE 风险（例如卧床）或属于 VTE 高危患者，均应进行预防性抗凝治疗（推荐级别 1 级）。根据恶性肿瘤患者的静脉血栓风险 Khorana 评分，该患者诊断为胃癌，血红蛋白 <10g/L，Khorana 评分为 3 分，属于 VTE 高危患者，且患者无抗凝禁忌证，首次住院期间就应行预防性抗凝治疗。预防性抗凝药物首选低分子量肝素，如达肝素钠（5 000IU i.h. q.d.）；也可选用磺达肝癸钠（2.5mg i.h. q.d.）（1 级推荐）、普通肝素（5 000IU i.h. q.8h～12h，1 级推荐）及华法林。

2018 年 NCCN 癌症相关性静脉血栓栓塞指南中推荐，对近端 DVT 或 PE 患者，低分子量肝素单药治疗作为首选，其中达肝素钠为 I 类推荐。其他可选药物有磺达肝癸钠、利伐沙班等。对于导管相关性血栓，抗凝时间至少 3 个月。达肝素钠的推荐剂量为急性期 200IU/kg i.h. q.d.，慢性期（30 日后）150IU/kg i.h. q.d.。该患者诊断为 VTE 的时间超过 30 日，达肝素钠的剂量应为 7 500IU/d。该患者的给药剂量仅为 5 000IU/d，给药剂量偏小。

（四）临床药师在本次治疗中参与药物治疗工作的总结

1. 关注患者的抗凝治疗方案和用药依从性　本患者 PICC 置管后于 2018 年 4 月 21 日发现置管一侧颈内静脉（左侧）、锁骨下静脉、头臂静脉血栓形成，入院后患者主诉颈部疼痛加重，超声提示左侧颈内的静脉血栓较前增大。根据 2018 年版 NCCN 癌症相关 VTE 防治指南的推荐，患者应用低分子量肝素的剂量不足，与医生沟通后，医嘱改为达肝素注射液 7 500IU i.h. q.d.。出院时与患者积极沟通，明确抗凝治疗的必要性，提高患者用药依从性。

2. 关注化疗药物的给药顺序　为降低不良反应，建议先多西他赛后顺铂的给药顺序，医生已采纳。

3. 关注化疗药物预处理和不良反应　为减轻多西他赛导致的体液潴留和过敏等不良反应，治疗前需预服药物，如地塞米松须在滴注 1 日前服用 8mg b.i.d.，持续 3 日。为预防顺铂的肾脏毒性，需充分水化：顺铂使用前 12 小时静脉滴注等渗液体 2 000ml；使用当日输等渗盐水或葡萄糖溶液 3 000～3 500ml，并用氯化钾、甘露醇及呋塞米，保持每日尿量在 2 000～3 000ml。治疗过程中注意肌酐清除率、血钾、血镁的变化，药师及时提醒医生开具相关医嘱，本次住院过程患者没有发生相关不良反应。

4. 关注丙氨酰谷氨酰胺的适应证和溶媒　丙氨酰谷氨酰胺的适应证为肠外营养，为接受肠外营养的患者提供谷氨酰胺。使用时必须与 5 倍体积可与之配伍的氨基酸溶液或含有氨基酸的溶液相混合，一起输注。该患者一般状况尚可，可以正常饮食，且溶媒选择 5% 葡萄糖溶液也不适宜。临床药师建议临床停用丙氨酰谷氨酰胺，沟通后医生表示接受，停用丙氨酰谷氨酰胺注射液。

参 考 文 献

[1] 郭英华，孟繁会，王仁本. 恶性肿瘤患者与血栓症. 中华肿瘤防治杂志，2006，13（11）：875-878.

[2] 钟洁，刘小孙. 低分子肝素对胃癌术后静脉血栓栓塞预防性治疗的价值. 临床医药文献电子杂志，2018，5（20）：5-8.

[3] 李俊英，于春华. 肿瘤患者 PICC 相关性血栓的研究进展. 华西医学，2008，23（4）：893-894.

[4] 中国临床肿瘤学会（CSCO）肿瘤与血栓专家共识委员会. 肿瘤相关静脉血栓栓塞症的预防与治疗中国专家指南（2015 版）. 中国肿瘤临床，2015，42（20）：979-991.

[5] FERLAY J, SOERJOMATARAM I, DIKSHIT R, et al. Cancer incidence and mortality worldwide: sources, methods and major patterns in GLOBOCAN 2012. International journal of cancer, 2015, 136（5）: E359-E386.

[6] COLQUHOUN A, ARNOLD M, FERLAY J, et al. Global patterns of cardia and non-cardia gastric cancer incidence in 2012. Gut, 2015, 64（12）: 1881-1888.

[7] CHEN W Q, ZHENG R S, BAADE P D, et al. Cancer statistics in China, 2015. Cancer journal for clinicians, 2016, 66（2）: 115-132.

[8] SUN Z Q, WANG Q S, YU X B, et al. Risk factors associated with splenic hilar lymph node metastasis in patients with advanced gastric cancer in northwest China. International journal of clinical and experimental medicine, 2015, 8（11）: 21358-21364.

[9] WAGNER A D, SYN N L, MOEHLER M, et al. Chemotherapy for advanced gastric cancer. Cochrane database of systematic reviews, 2017, 8（8）: CD004064.

[10] KHORNANA A A. Venous thromboembolism and prognosis in cancer. Thrombosis research, 2010, 125（6）: 490-493.

[11] VAN CUSTEM E, MOISEYENKO V M, TJULANDIN S, et al. Phase III study of docetaxel and cisplatin plus fluorouracil compared with cisplatin and fluorouracil as first-line therapy for advanced gastric cancer: a report of the V325 study group. Journal of clinical oncology, 2006, 24（31）: 4991-4997.

[12] National Comprehensive Cancer Network. NCCN clinical practice guidelines in oncology: cancer-associated venous thromboembolic disease. [2021-09-30]. http://www.guide medlive. cn/guideline/16265.

（王伟兰）

第二节 药学监护精华案例解析

案例 2 一例非小细胞肺癌透析患者抗肿瘤治疗的药学监护

一、案例背景知识简介

目前非小细胞肺癌（non-small cell lung carcinoma，NSCLC）的内科治疗进展很快，尤其是分子靶向治疗的发展已给 NSCLC 特别是腺癌的治疗带来革命性改变，但是化疗仍是晚期非小细胞肺癌的药物治疗方案的基石。抗肿瘤药治疗作为一种全身治疗方案，不可避免地会作用于除肿瘤组织外的机体正常组织，从而产生多样的毒副作用。药物的分泌、代谢、分布和吸收等药动学均受器官功能尤其是肾功能的影响。肾功能不全导致以肾排泄为主的药物的血药浓度峰值增高，排泄延迟，不良反应增加。而有些化疗药物不能通过透析被清除，透析患者化疗时就需要减少药物的用量；相反，对于能很快通过透析而被清除的药物则需要在透析治疗期间补充剂量。对于肾功能不全的透析患者，如果治疗方案选择不慎，易导致药物的毒性增加，给患者带来用药风险。因此对于此类肿瘤患者，进行抗肿瘤治疗是否安全，一直是临床所关注的问题。目前透析患者接受抗肿瘤药治疗的研究少见报道，本文讨论一例 NSCLC 透析患者拟接受抗肿瘤治疗，讨论临床药师如何根据药物的药动学特点选择安全有效的治疗药物，以期为临床提供参考。

二、病例基本情况

患者，男性，52 岁。2014 年 10 月初无明显诱因出现咳嗽症状，在当地医院行胸部 CT 示右肺下叶占位，考虑周围型肺癌的可能性大；两肺多发转移。腹部 CT 示右侧肾上腺转移瘤可能；腹膜后多发淋巴结。骨发射计算机断层显像（emission computed tomography，ECT）示枕骨、第 5 腰椎椎体右缘、右侧肩胛骨放射性浓聚，不除外骨转移性病变。2014 年 11 月 6 日在当地医院行 CT 引导下穿刺活检，病理示（右肺）腺癌。穿刺病理组织（蜡块）行 EGFR 及 ALK 基因检测，结果显示 EGFR 未见突变、ALK 基因重排阳性。2014 年 12 月 14 日—2016 年 5 月 3 日患者开始口服克唑替尼胶囊（250mg b.i.d.），其间疗效评价均为部分缓解（PR）。服药期间肝损伤 1 级，无其他副作用。2016 年 6 月 11 日复查肺部 CT 提示肺部病灶较前相仿；腹部 CT 提示右肾上腺结节较前增大。考虑进展，给予入组塞瑞替尼（750mg p.o. q.d.）临床试验，因心悸，3 周后减量至 450mg p.o.

q.d.，之后规律复查，疗效评价为疾病稳定（stable disease，SD）。服药期间偶有轻度腹泻，余未见明显不适。2017 年 2 月中旬患者出现进食后呕吐，呕吐物为胃内容物。2017 年 2 月 19 日停用塞瑞替尼胶囊。近 1 个月来患者食欲差，体重减轻近 10kg，大便未解 10 日余（未通气），小便未见明显异常。为求进一步检查及治疗于 2017 年 3 月 18 日入院。

既往史：否认其他病史及食物、药物过敏史。

入院查体：体温 36.2℃，脉搏 74 次 /min，呼吸 18 次 /min，血压 110/70mmHg。身高 170cm，体重 60kg，体表面积 1.65m²，KPS 评分 70 分。

辅助检查：肾功能示肌酐 248.3μmol/L，尿素 12.57mmol/L，血清尿酸 579.9μmol/L。肝功能及血常规未见明显异常。

入院诊断：①右下肺高分化腺癌（Ⅳ期）双肺转移，右下肺淋巴管转移，纵隔及腹膜后淋巴结转移，右肾上腺转移，多发骨转移；②肠梗阻；③肾功能不全。

三、主要治疗经过及典型事件

患者入院后给予静脉营养、利尿、保肾、胃肠减压等对症治疗，3 日后复查肾功能：血肌酐 404.9μmol/L，尿素 23.54mmol/L，血清尿酸 552.9μmol/L。复查肺部 CT 提示肺部病灶稳定。腹部 CT 检查提示右肾改变，考虑转移瘤伴周围及腹膜后淋巴结转移；右侧肾上腺转移瘤；肝内多发小密度减低影，考虑转移瘤的可能性大。血管超声检查提示右侧肾动脉血流阻力指数增高。结合检查及临床表现，考虑患者肿瘤进展压迫十二指肠及右肾动脉，导致肠梗阻及肾功能异常。多学科会诊后建议行每周 3 次透析治疗，暂不考虑局部治疗。患者透析后血肌酐维持在 188.5～286.8μmol/L，患者及家属治疗愿望迫切，临床药师与临床医生反复评估，制订治疗方案为多西他赛＋顺铂。2017 年 4 月 7 日行第 1 个周期的化疗，具体用药为多西他赛（100mg i.v.gtt. d1）、顺铂（100mg i.v.gtt. d1），输注化疗后 1 小时给予透析，此后每隔 2～3 日给予透析。治疗后患者的血液学毒性反应 0 级、胃肠道反应 2 级，血肌酐波动在 167.3～298.7μmol/L。患者自觉症状改善不明显，要求出院，故未观察到患者治疗的疗效。

四、讨论

（一）ALK 阳性的肺腺癌患者治疗方案的选择

近几年针对 ALK 通路的药物在肺腺癌的治疗中取得较好的效果，FDA 已批准克唑替尼、塞瑞替尼用于治疗 ALK 阳性的转移性 NSCLC 患者。培美曲塞作为新型多靶点抗叶酸的化疗药物，主要是通过对细胞复制过程中叶酸代谢途径的干扰而发挥其抗癌作用，该药获批用于非鳞癌 NSCLC 的治疗。但是标准化疗在 ALK 阳性 NSCLC 患者中的疗效是否存在差异尚未确立。

PROFILE 1007 Ⅲ期临床研究亚组分析显示,在 ALK 阳性的晚期 NSCLC 患者中,培美曲塞组治疗的中位无进展生存期(progression-free survival,PFS)优于多西他赛组(4.2 个月 *vs.* 2.6 个月);一项回顾性研究显示,ALK 阳性患者接受含培美曲塞方案治疗,反应率更高,PFS 更长。因此,有学者建议 ALK 阳性的肺腺癌患者在 ALK 抑制剂无效后或不能使用 ALK 抑制剂时可以优先选择含培美曲塞的化疗方案。

(二)肾功能不全的肺腺癌患者治疗方案的选择

肺腺癌的主要治疗药物如吉西他滨、培美曲塞、顺铂 / 卡铂等均经肾脏代谢,随着肾功能降低,药物排泄减少,血药浓度增加,半衰期延长,其不良反应亦会明显增加。例如培美曲塞在肌酐清除率为 45ml/min 时,曲线下面积(area under curve,AUC)较肌酐清除率为 100ml/min 时增加 65%。临床研究中,曾有 1 例严重肾功能不全(肌酐清除率为 19ml/min)的患者未接受叶酸和维生素 B_{12} 补充治疗,接受培美曲塞单药治疗后死于药物相关不良反应。而多西他赛主要经肝脏代谢,随粪便排泄,罕见多西他赛单药化疗致肾功能异常的报道。因此,对于肾功能不全的 NSCLC 患者,选择不经肾脏排泄、肾毒性较小的多西他赛相对安全。

(三)肺腺癌透析患者治疗方案的选择

肿瘤压迫肾脏可导致肾损伤,合并有高血压、糖尿病等其他影响肾功能的疾病及某些化疗药物或分子靶向药物都可能导致肾功能不全或肾衰竭,从而需进行透析治疗。本例患者肾功能不全主要与肿瘤压迫肾脏导致的急性肾损伤有关,患者长期服用 ALK 抑制剂对肾功能亦有一定影响。肿瘤引起肾功能不全的透析患者化疗后肿瘤如果能得到有效控制,患者的肾功能也可逐渐改善甚至恢复。而其他并发症所致的肾功能不全透析患者也可选择合适的药物和适当的治疗方法在保证治疗安全的前提下进行化疗。因此,临床药师根据临床需求,查阅了肺腺癌常用化疗药物在透析患者中使用的相关文献,以期选择安全有效的化疗药物,降低患者的用药风险。

Mencoboni 等报道了 1 例前列腺癌透析并使用多西他赛单药化疗的 72 岁老年患者的病例,多西他赛的使用剂量为 $35mg/m^2$,第 1、8、15 日用药,化疗结束后 30 分钟透析或透析后 30 分钟化疗。结果发现透析前后多西他赛的 AUC 没有明显差别,提示多西他赛不能被透析所清除,患者也没有出现明显的不良反应。

培美曲塞说明书中提到通过透析清除药物的机制尚未确定。Brandes 等发现培美曲塞不能通过透析被清除,而培美曲塞主要通过肾脏代谢,因此作者建议对于肾功能不全的透析患者应谨慎使用培美曲塞。

Masumori 等报道了 2 例晚期尿路上皮癌并给予吉西他滨化疗的患者,化疗中使用吉西他滨的剂量为 $1mg/m^2$,输注吉西他滨结束后 24 小时给予透析。结果发现透析患者中吉西他滨的药动学参数[半衰期($t_{1/2}$)、曲线下面积(AUC)和血药峰浓度(C_{max})]与肾功能正常者相似,提示透析患者使用吉西他滨时不必调整剂量。

以铂类为基础的两药联合方案是 NSCLC 的标准治疗方案。由于顺铂的半衰期为 58～73 小时,因此肾功能不全患者应用顺铂容易发生蓄积。但对于透析患者,有多篇文献报道应用顺铂治疗,患者的耐受性良好。Murakami 等报道了 1 例 54 岁的食管小细胞癌的透析患者接受顺铂标准剂量 80mg/m² 第 1 日,依托泊苷 100mg/m² 第 1、3、5 日,化疗结束后立即给予透析,此后每周 3 次透析。没有观察到严重的不良反应,在 4 个周期的化疗后患者取得 PR 的疗效。通过药动学研究,研究者发现透析患者的药动学与正常肾功能患者相似,这可能与游离型顺铂很容易通过透析被清除,使得结合型顺铂不断地从血浆蛋白部位游离出来,并通过透析被清除有关。Tomita 和 Watanabe 等研究者也获得类似的研究结果。

五、小结

综上所述,临床药师通过查阅大量文献,结合化疗药物在透析患者中的药动学特点,认为吉西他滨联合顺铂和多西他赛联合顺铂在透析患者中是相对安全的治疗方案,两方案的有效率也相似。因此,尽管该患者为 ALK 阳性,培美曲塞治疗可能存在一定的优势,但考虑到培美曲塞可能无法通过透析被清除,应用该药存在一定的用药风险,临床最终选择不经肾脏排泄且不会被透析清除的多西他赛,以及经肾脏排泄但可以通过透析被清除的顺铂作为该患者的治疗方案;并且基于药动学研究结果,两药均给予标准剂量进行治疗。尽管未观察到药物的疗效,但治疗方案的不良反应可控。

总之,透析患者应用化疗药物是临床需要面对的问题,只有了解、掌握药物的药动学特点,选择合适的治疗方案,才能保证患者的治疗顺利进行,部分患者仍可以从化疗中获益。但目前我们对治疗方案的选择也仅基于有限的文献研究结果,因此如有条件可开展透析患者应用化疗药物的药动学研究,将为真正实现个体化治疗、临床精准药学服务提供更多的数据支持。

参 考 文 献

[1] 胡毅,陶海涛. 晚期非小细胞肺癌的药物治疗进展. 中国药物应用与监测,2014,11(6):329-333.

[2] 应红艳,林毅,陈书长. 化疗对肾功能不全老年肿瘤患者肾功能的影响. 癌症进展,2010,8(6):607-612.

[3] BOESLER B,CZOCK D,KELLER F,et al. Clinical course of haemodialysis patients with

malignancies and dose-adjusted chemotherapy. Nephrology dialysis transplantation, 2005, 20(6): 1187-1191.

[4] AWAD M M, SHAW A T. ALK inhibitors in non-small cell lung cancer: crizotinib and beyond. Clinical advances in hematology & oncology, 2014, 12(7): 429-439.

[5] SHAW A T, KIM D W, MEHRA R, et al. Ceritinib in ALK-rearranged non-small cell lung cancer. New England journal of medicine, 2014, 370(13): 1189-1197.

[6] SCAGLIOTTI G V, PARIKH P, VON PAWWL J, et al. Phase III study comparing cisplatin plus gemcitabine with cisplatin plus pemetrexed in chemotherapy-naive patients with advanced-stage non-small-cell lung cancer. Journal of clinical oncology, 2008, 26(21): 3543-3551.

[7] SHAW A T, KIM D W, NAKAGAWA K, et al. Crizotinib versus chemotherapy in advanced ALK-positive lung cancer. New England journal of medicine, 2013, 368(25): 2385-2394.

[8] PARK S, PARK T S, CHOI C M, et al. Survival benefit of pemetrexed in lung adenocarcinoma patients with anaplastic lymphoma kinase gene rearrangements. Clinical lung cancer, 2015, 16(5): e83-e89.

[9] BROSNAN E M, WEICKHARDT A J, LU X, et al. Drug-induced reduction in estimated glomerular filtration rate in patients with ALK positive non-small cell lung cancer treated with the ALK inhibitor crizotinib. Cancer, 2014, 120(5): 664-674.

[10] MENCOBONI M, OLIVIERI R, VANNOZZI M O, et al. Docetaxel pharmacokinetics with pre- and post- dialysis administration in a hemodyalized patient. Chemotherapy, 2006, 52(3): 147-150.

[11] BRANDES J C, GROSSMAN S A, AHMAD H. Alteration of pemetrexed excretion in the presence of acute renal failure and effusions: presentation of a case and review of the literature. Cancer investigation, 2006, 24(3): 283-287.

[12] MASUMORI N, KUNISHIMA Y, HIROBE M, et al. Measurement of plasma concentration of gemcitabine and its metabolite dFdU in hemodialysis patients with advanced urothelial cancer. Japanese journal of clinical oncology, 2008, 38(3): 182-185.

[13] MURAKAMI K, AKUTSU Y, MIYAZAWA Y, et al. A case of small cell esophageal cancer with chronic renal failure undergoing hemodialysis safely treated with cisplatin and etoposide. Esophagus, 2011, 8(3): 209-215.

[14] TOMITA M, KURATA H, AOKI Y, et al. Pharmacokinetics of paclitaxel and cisplatin in a hemodialysis patient with recurrent ovarian cancer. Anti-cancer drugs, 2001, 12(5): 485-487.

[15] WATANABE R, TAKIGUCHI Y, MORIYA T, et al. Feasibility of combination chemotherapy with cisplatin and etoposide for haemodialysis patients with lung cancer. British journal of cancer, 2003, 88(1): 25-30.

（王伟兰）

案例3 一例华法林联合卡培他滨致消化道出血病例分析

一、案例背景知识简介

肿瘤患者是血栓形成的高危人群,据统计肿瘤患者的 VTE 发生率为非肿瘤患者的 4～7 倍。华法林是双香豆素衍生物,是目前治疗及预防血栓栓塞的最有效的药物之一,且价格较为低廉,在实体瘤并发血栓形成的患者中,74% 的患者应用华法林作为一线抗血凝药。但华法林的治疗窗窄,药物代谢及作用过程易受多种因素影响,且个体差异大,出血风险高,在肿瘤患者中应用更需谨慎。卡培他滨是氟尿嘧啶的口服前体药物,可用于晚期乳腺癌和消化系统肿瘤等多种实体瘤的治疗,临床应用非常广泛。现通过对一例因乙状结肠癌肝转移伴肺栓塞患者服用华法林和卡培他滨致消化道出血的病例分析,以期为临床安全合理用药,减少或避免药物相互作用引起的不良反应提供参考。

二、病例基本情况

患者,女性,50 岁。2018 年 1 月无明显诱因出现上腹部疼痛,伴排便习惯改变、排便困难,渐加重。2018 年 4 月 7 日入当地医院治疗,行腹部 CT 平扫 + 增强示乙状结肠 - 降结肠交界处癌,伴肝多发转移。结肠镜示距肛门 28cm 乙状结肠处见隆起型肿物,表面糜烂,管腔狭窄,内镜不能通过,病检弹性差。活检病理示乙状结肠中分化腺癌。住院期间患者出现乏力、左下肢疼痛,查凝血指标示 D-D 10.47mg/L。4 月 12 日行肺动脉 CT 血管造影(CTA)示双肺动脉多发急性栓塞,肝多发转移瘤。患者无明显的胸闷、气短、呼吸困难,无胸痛、咯血,给予口服华法林钠片 3mg q.d. 抗凝。4 月 20 日开始口服卡培他滨片 1.0g b.i.d.(每个疗程 21 日,服用 14 日后停药 7 日)抗肿瘤治疗,其间未监测凝血指标。为进一步检查及治疗于 4 月 28 日入当地医院。

既往史: 否认其他病史及食物、药物过敏史。

入院查体: 体温 36.2℃,脉搏 98 次/min,呼吸 18 次/min,血压 115/80mmHg。身高 156cm,体重 48kg,体表面积 1.41m²,KPS 评分 70 分。

辅助检查: 无。

入院诊断: ①乙状结肠中分化腺癌肝转移;②肺栓塞。

三、主要治疗经过及典型事件

患者入院后查凝血功能: INR 3.41, PT 34.4 秒, APTT 83.1 秒, D-D 3.36mg/L; 血常规: RBC 4.13×10^{12}/L, Hb 110g/L, PLT 336×10^9/L; 便常规、尿常规未见异

常。将华法林钠片减量为 2.25mg q.d. 继续抗凝治疗。5 月 3 日复查 INR 4.56，患者当日已服用华法林片，给予停用次日华法林钠片医嘱。患者夜间排血便 4 次，量约 180ml，给予维生素 K_1、蛇毒血凝酶止血，质子泵抑制剂抑酸对症治疗，并嘱患者停服卡培他滨片。治疗期间患者仍排血便，5 月 4 日查凝血指标：INR 4.67，PT 44.0 秒，Hb 71g/L，PLT 250×10^9/L。5 月 6 日查血常规：RBC 1.86×10^{12}/L，Hb 51g/L。给予输注红细胞、血浆扩容、纠正贫血、止血、营养支持等对症治疗。5 月 8 日患者的凝血功能逐渐改善，INR 1.31，PT 16.3 秒，D-D 1.35mg/L，未继续便血。此后多次复查血常规，Hb 稳定在 80g/L 左右；多次复查凝血功能，INR 1～2，D-D 1～2mg/L。后调整抗凝方案为达肝素钠注射液 5 000IU i.h. b.i.d.，患者未再发生便血。

四、讨论

（一）患者出血原因分析

华法林为口服维生素 K（vitamin K，VK）拮抗剂，通过抑制肝脏环氧化物还原酶，使无活性的氧化型 VK 无法还原为有活性的还原型 VK，阻止 VK 的循环，干扰 VK 依赖性凝血因子 Ⅱ、Ⅶ、Ⅸ、Ⅹ 的羧化，从而达到抗凝目的。

华法林的治疗窗狭窄，剂量变异性差异大，量效关系与多种因素有关，主要包括疾病因素，如甲状腺功能减退、肝功能低下、充血性心力衰竭、营养不良；食物与华法林的相互作用；药物之间的相互作用；患者本身的 *CYP2C9* 和 *VKORC1* 遗传多态性。其中，药物因素在临床中较为常见。华法林是人工合成的消旋异构体（*R/S*），*S* 型经肝脏 CYP2C9 代谢，而 *R* 型除经 CYP3A4 和 CYP1A2 代谢外，尚有非酶介导途径代谢。其中，*S*- 异构体比 *R*- 异构体的抗凝效率高 3～5 倍。卡培他滨是肝药酶抑制剂，可抑制 CYP2C9 的活性，从而减少 *S* 型华法林的代谢，使其清除减慢，增加出血风险。两者合用时，凝血指标改变和 / 或出血多发生在卡培他滨应用数日至数月内，也可能在停止使用卡培他滨后的 1 个月内观察到。日本学者发现，INR 峰值主要出现在华法林和卡培他滨联合用药的第 32 日，INR 可较联合用药前单独应用华法林升高 3 倍。在停用卡培他滨后 15 日后，INR 方可恢复到联合用药前的水平。

本患者因诊断为肺栓塞和结肠癌给予华法林和卡培他滨联合治疗 13 日，4 月 28 日入院后查 INR 3.41，降低华法林的给药剂量至 2.25mg q.d.；5 月 3 日复查 INR 升高至 4.56，并出现消化道出血。患者发生出血的时间与研究发现出血多发生在卡培他滨应用数日至数月内的时间相符，降低华法林的给药剂量后 INR 仍持续升高也提示药物相互作用对凝血指标的影响。该患者近期饮食没有明显改变，其他药物应用也基本没有变化，故考虑卡培他滨影响华法林抗凝作用的可能性大。

（二）华法林在肿瘤患者中应用的安全性建议

1. 评估患者的出血风险　应用抗凝治疗之前应充分评估患者的出血风险，预防出血事件的发生。抗凝治疗的禁忌证主要包括近期中枢神经系统出血、颅内或脊髓高危出血病灶；活动性出血（大出血），24 小时内输血超过 2U；慢性有临床意义的可测量出血 >48 小时；血小板减少症（血小板 <50×10^9/L）；血小板严重功能障碍（尿毒症、用药、再生障碍性贫血）；近期进行出血风险很高的大型手术；凝血功能障碍的基础疾病；凝血因子异常（如Ⅷ因子缺乏症、严重肝病）；PT 或 APTT 升高（狼疮抑制剂除外）；腰椎麻醉或腰椎穿刺；高危跌倒（头部创伤）。

2. 关注华法林与其他药物的相互作用　除机体因素外，药物相互作用也是影响华法林的作用效果的重要因素。与华法林存在相互作用的药物非常多，其中抗肿瘤药包括厄洛替尼、吉非替尼、索拉非尼、他莫昔芬、卡培他滨、替吉奥、吉西他滨等，在增加华法林的出血风险方面都有相应报道。在卡培他滨说明书中也将其列为黑框警告，建议对同时服用卡培他滨和香豆素类衍生物抗凝血药的患者应密切监测凝血相关指标，以及时调整华法林的用量。

3. 监测 INR　口服华法林 2～3 日后开始每日或隔日监测 INR，直到 INR 达到治疗目标并维持至少 2 日。此后，根据 INR 结果的稳定性调整为数日至每周监测 1 次，出院后可每 4 周监测 1 次。

4. 出血时的处理　如果 INR >3.0 且 ≤4.5（无出血并发症），可以适当降低华法林的剂量（5%～20%）或停服 1 次，1～2 日后复查 INR；如果 4.5< INR <10.0（无出血并发症），应停用华法林，肌内注射维生素 K$_1$（1.0～2.5mg），6～12 小时复查 INR。INR<3 重新以小剂量的华法林开始治疗；如果出现与华法林相关的严重出血，应立即停用华法林，肌内注射维生素 K$_1$（5mg）及输注新鲜冰冻血浆等对症治疗。病情稳定后需要重新评估华法林治疗的必要性。根据《肿瘤相关静脉血栓栓塞症的预防与治疗中国专家指南》（2015 版），对于肿瘤合并 PE 的患者，建议应用低分子量肝素，优于华法林（2B 级）。2019 年欧洲呼吸学会与欧洲心脏学会联合发布的急性肺栓塞诊断与治疗指南也提到，对于恶性肿瘤合并肺栓塞的患者，新型口服抗凝血药可以作为低分子量肝素的替代；而对于胃肠道肿瘤患者，应用新型口服抗凝血药会增加胃肠道肿瘤患者的出血风险，因此对于此类患者推荐优先选择低分子量肝素。

五、小结

综上，该患者出现严重的消化道出血，考虑为卡培他滨影响华法林的抗凝作用的可能性大，因此建议对于使用华法林抗凝同时又接受卡培他滨化疗的患者应密切监测 INR，及时调整华法林的用量；也可选择低分子量肝素替代华法林进行抗凝治疗。如果出现严重的出血症状，应立即停用华法林，采取肌内注射维生素 K_1 及输注新鲜冰冻血浆等措施对症治疗。

参 考 文 献

[1] 何碧珊，林子超，黄红兵，等. 氟尿嘧啶类抗肿瘤药物与华法林相互作用研究现状. 药物不良反应杂志，2014，16（4）：232-236.

[2] 冀晓辉，滕燕，庞才双，等. 替吉奥胶囊和卡培他滨片用于转移性结直肠癌化疗后维持治疗的临床研究. 中国临床药理学杂志，2019，35（18）：2033-2035.

[3] 王江涛，王鹏，刘烨，等. 卡培他滨节拍化疗联合依西美坦对绝经后 PR 阳性乳腺癌患者的效果分析. 肿瘤药学，2019，9（1）：82-85.

[4] 钟伟，周舍典，彭俊，等. 影响华法林疗效诸因素的综合分析. 中国现代药物应用，2010，4（6）：29-31.

[5] 中华医学会心血管病学分会，中国老年学会心脑血管病专业委员会. 华法林抗凝治疗的中国专家共识. 中华内科杂志，2013，52（1）：76-82.

[6] 朱孔彩，薛文瑞. 1 例吉西他滨对华法林抗凝作用影响的案例分析. 中国药物应用与监测，2019，16（2）：116-118.

[7] 中国临床肿瘤学会（CSCO）肿瘤与血栓专家共识委员会. 肿瘤相关静脉血栓栓塞症的预防与治疗中国专家指南（2015 版）. 中国肿瘤临床，2015，42（20）：979-991.

[8] DELATE T，WITT D M，RITZWOLLER D，et al. Outpatient use of low molecular weight heparin monotherapy for first-line treatment of venous thromboembolism in advanced cancer. Oncologist，2012，17（3）：419-427.

[9] LI T，CHANG C Y，JIN D Y，et al. Identification of the gene for vitamin K epoxide reductase. Nature，2004，427（6974）：541-544.

[10] GUNES A，COSKUN U，BORUBAN C，et al. Inhibitory effect of 5-fluorouracil on cytochrome P450 2C9 activity in cancer patients. Basic & clinical pharmacology & toxicology，2006，98（2）：197-200.

[11] IKENISHI M，UEDA M，KURODA A，et al. A study on drug interaction between warfarin and capecitabine with special reference to the co-administered term or the discontinuation term of capecitabine. Gan to kagaku ryoho，2015，42（7）：833-839.

[12] HIRAIDE M，MINOWA Y，NAKANO Y，et al. Drug interactions between tyrosine kinase inhibitors（gefitinib and erlotinib）and warfarin：Assessment of international normalized ratio elevation characteristics and in vitro CYP2C9 activity. Journal of oncology pharmacy practice，2018，25（7）：1599-1607.

[13] SHIOZAWA K，WATANABE M，HIRANO N，et al. Gastrointestinal hemorrhage associated with concurrent use of sorafenib and warfarin for hepatocellular carcinoma. Gan to kagaku

ryoho，2011，38（10）：1713-1715.

[14] YAMAMOTO K，SUZUKI S，IKEGAWA K，et al. Evaluation of drug interaction between S-1 and warfarin. Gan to kagaku ryoho，2016，43（1）：65-68.

[15] KONSTANTINIDES S V，MEYER G，BECATTINI C，et al. 2019 ESC Guidelines for the diagnosis and management of acute pulmonary embolism developed in collaboration with the European Respiratory Society（ERS）：The Task Force for the diagnosis and management of acute pulmonary embolism of the European Society of Cardiology（ESC）. European respiratory journal，2019，54（3）：1901647.

（王伟兰）

案例 4　从一例溃疡型胃癌患者消化道出血探讨抗血管生成药物的安全应用

一、案例背景知识简介

全球范围内的胃癌发病率在恶性肿瘤中居于第 5 位，病死率居于第 3 位。中国的胃癌发病率远高于欧美国家，占全球胃癌患者的 44.2%。约有 70% 的胃癌患者在就诊时已到进展期，Ⅳ期胃癌患者的总生存期仅有 9～10 个月。抗血管靶向治疗为胃癌的治疗提供新的思路。甲磺酸阿帕替尼（apatinib）为我国自主研发的小分子血管内皮细胞生长因子受体 2（vascular endothelial growth factor receptor 2，VEGFR-2）酪氨酸激酶抑制剂，2014 年 10 月由国家食品药品监督管理总局批准上市，用于晚期胃癌或胃食管结合部腺癌的治疗。贝伐珠单抗（bevacizumab）是世界上首个被批准上市的血管内皮细胞生长因子（vascular endothelial growth factor，VEGF）抑制剂，常与标准化疗方案联用治疗结直肠癌、前列腺癌等，此外亦有研究通过腹腔灌注治疗恶性胸腔积液。

阿帕替尼和贝伐珠单抗均可引起消化道出血，联用可能增加出血风险。本文通过一例溃疡型胃癌患者口服阿帕替尼与腹腔灌注贝伐珠单抗致上消化道出血的病例探讨抗血管生成药物的安全应用，旨为临床合理用药提供参考。

二、病例基本情况

患者，男性，56 岁。2016 年 9 月因腹部不适就诊。胃镜检查结果提示胃底胃癌。病理活检结果提示胃腺癌。免疫组化：HER-2（1＋）。腹部 CT 提示肝内多发结节，考虑转移瘤的可能性大；胃壁增厚，符合胃癌的表现，腹腔及腹膜后淋巴结转移的可能性大。患者于 2016 年 11 月开始行化疗，具体方案为第 1～6 个周期给予注射用奥沙利铂＋口服卡培他滨片＋注射用盐酸表柔比星，疗效评价为 SD；第 7～10 个周期口服卡培他滨片，疗效评价为疾病进展（progressive disease，PD）；第 11～16 个周期给予注射用多西他赛＋口服替吉奥胶囊，疗效评价为 PD。2018 年 2 月 26 日开始口服甲磺酸阿帕替尼片 850mg q.d. 治疗，1 个月后复查疗效评价为 SD，但肿瘤标志物较前升高（CEA 162.50μg/L、CA19-9 2 134.00μ/ml、CA12-5 2 631.00μ/ml），因此第 17、18 个周期行口服阿帕替尼片＋注射用奥沙利铂治疗。患者在第 18 个周期出现恶性胸腔积液，于第 1、4 日腹腔注入氟尿嘧啶注射液 1 000mg 与地塞米松磷酸钠注射液 10mg。患者的精神状态、体力差，食欲正常，3 个月体重减轻 15kg，大小便正常。此次为行进一步检查及治疗入院。

既往史：否认其他病史及药物、食物过敏史。

入院查体：体温 36.3℃，脉搏 78 次 /min，呼吸 16 次 /min，血压 125/74mmHg。身高 176cm，体重 57kg，体表面积 1.71m²，BMI 18.4kg/m²，KPS 评分 70 分。心、肺查体无明显异常，腹软，无压痛，无包块。

辅助检查：血生化、血常规及凝血指标检查均正常。复查腹部 CT 提示腹水较前增多。

入院诊断：胃腺癌（$cT_xN_xM_1$ Ⅳ 期），腹膜后淋巴结转移，多发肝转移，腹水。

三、主要治疗经过及典型事件

患者本次入院因腹水较前增多，相关检查未见化疗禁忌证，在原方案的基础上腹腔灌注贝伐珠单抗，具体方案为第 1 日注射用奥沙利铂 200mg i.v.gtt.；甲磺酸阿帕替尼片 850mg p.o. q.d.；第 1、7 日贝伐珠单抗注射液 100mg、氟尿嘧啶注射液 1 000mg、地塞米松磷酸钠注射液 10mg 腹腔注入。化疗第 8 日患者进食差，消瘦明显，留置胃管注入胃肠营养液，下午腹胀明显，胃肠引流约 500ml 黄色黏稠液后腹胀缓解，后经胃管引流出约 10ml 鲜红血液，给予止血、抑酸等治疗。考虑阿帕替尼与贝伐珠单抗均有致出血风险，嘱患者停用，夜间观察未再出血。于第 10 日凌晨 3:30 患者出现意识不清，血压测不到，脉搏细速，呼吸 18 次 /min，经胃管引流鲜红色液体 340ml，给予补液、止血等治疗。8:00 胃管内引流约 750ml 血性液体，复查心率 145～150 次 /min，血压 98～105/56～60mmHg，呼吸 18 次 /min，SaO₂ 97%，PLT 66×10⁹/L。无法行内镜检查。中午 12:00 患者急诊行介入止血，并于手术时输注红细胞 2U。后根据患者的胃液引流状态，继续给予止血治疗，急诊复查血常规示 WBC 2.10×10⁹/L，Hb 143g/L、RBC 4.37×10¹²/L、PLT 76×10⁹/L。给予重组人粒细胞集落刺激因子和重组人血小板生成素注射液对症治疗，并继续给予补液、止血、抑酸治疗后患者精神好转，出血症状得到有效控制，生命体征平稳。

四、讨论

（一）患者出血原因分析

本报道为溃疡型胃癌患者联合使用阿帕替尼与贝伐珠单抗期间出现上消化道出血，结合国内外的相关文献报道，出血可能与溃疡型胃癌患者的机体因素、阿帕替尼与贝伐珠单抗的不良反应等因素有关。

1. 溃疡型胃癌是消化道出血的高危因素 上消化道出血是临床最常见的消化系统急症之一，病因主要为胃、十二指肠溃疡及胃癌等。胃血流供应丰富且黏膜毛细血管密布，易受溃疡侵蚀引发出血。胃癌进展伴随局部黏膜改变、微血管异生，一旦黏膜糜烂、坏死或形成溃疡则极易发生出血。溃疡型胃癌为常见的胃癌临床分型，合并溃疡与胃癌因素，大大加剧出血风险。孙钦立等分析胃癌伴上消化道出血病例，发现出血程度与胃癌大体分型有关，溃疡型胃癌（博尔曼分型Ⅱ、Ⅲ型）易致严重出血，占出血比例的半数以上。本病例患者属于局限性溃疡型胃癌（博尔曼分型Ⅱ型），具有较高的出血风险。此外该患者的恶性胸腔积液较前增多，肿瘤标志物（CEA、CA12-5 等）水平增高，提示肿瘤进展，新生血管增殖丰富，易受侵蚀出血。因而，溃疡型胃癌患者的机体因素及胃癌进展可能为上消化道出血的诱因。

2. 阿帕替尼与贝伐珠单抗联用增加出血风险 阿帕替尼高度选择性地抑制 VEGFR-2 酪氨酸激酶的活性，强效抑制肿瘤血管生成，同时其易引起血小板功能障碍及血管内皮细胞组织因子合成减少，损伤血管完整性而导致出血。在针对进展期实体瘤的Ⅰ期临床研究中发现，其出血发生率达 23.9%，以 1～2 级出血为主。在阿帕替尼治疗晚期胃癌的Ⅱ/Ⅲ期临床研究中，3、4 级消化道出血的发生率分别为 1.35% 和 2.88%，但该研究排除了有出血倾向的受试者，因此阿帕替尼是否会增加有出血倾向受试者的出血风险尚不可知。阿帕替尼致严重出血不良反应已见报道。尽管至今阿帕替尼与其他抗血管生成药物联用引起出血不良反应未见报道，但根据其作用机制及其他抗血管生成药物的副作用报道，联用可能增加出血风险。

恶性胸腔积液的产生与 VEGF 分泌增加有关。贝伐珠单抗竞争性地抑制 VEGF 与 VEGFR 结合，抑制新生血管生成，降低组织间液压力及血管通透性，从而控制积液。Bellati 等、Hamilton 等报道，卵巢癌诱发恶性胸腔积液的患者腹腔灌注贝伐珠单抗后积液得到有效缓解。同时贝伐珠单抗腹腔灌注后吸收入血可能具有一定的全身疗效及不良反应。Yagi 等报道，腹膜转移的胃癌小鼠腹腔注射贝伐珠单抗后，腹水中的贝伐珠单抗分布最高（约占 20%），其次为血浆（约占 10%）。Shah 等报道，卵巢癌大鼠腹腔灌注贝伐珠单抗后迅速吸收，生物利用度达 92.8%。Rein 等则进一步报道贝伐珠单抗的疗效或不良反应与静脉注射或腹腔灌注等给药方式无明显的相关性。贝伐珠单抗因降低内皮细胞的再生能力而易致出血，其出血事件范围广、发生率高，轻度出血的发生率高达 40%，3～4 级出血的发生率高达 9%。考虑给药剂量与组织分布比例，本例患者行低剂量腹腔灌注贝伐珠单抗旨在控制恶性胸腔积液，但其最佳剂量、疗程尚不明确，有致出血风险。

本例患者口服阿帕替尼 3 月余，此次化疗第 1、7 日腹腔灌注贝伐珠单抗，第 8 日即发生上消化道出血，停药后给予对症治疗，出血情况好转。可见出血不良反应与阿帕替尼、贝伐珠单抗的应用有合理的时间相关性，且符合阿帕替尼、贝伐珠单抗的不良反应类型。考虑该患者有较长的阿帕替尼用药史，同时腹腔灌注贝伐珠单抗，可能不良反应叠加，加剧出血风险。根据我国药品不良反应监测中心对不良反应关联性评价五项原则，该出血事件可能与阿帕替尼与贝伐珠单抗联用有关。同时，考虑该患者的出血不良反应与奥沙利铂的主要不良反应不相符，并且该患者既往使用奥沙利铂未见出血症状，出血与奥沙利铂应用无合理的时间相关性，判断出血不良反应与奥沙利铂应用可能无关。

（二）抗血管生成药物的出血风险及防治建议

多数实体瘤的发生、发展与肿瘤血管生成密不可分。VEGF 是血管形成机制中的重要因子，可促进新生血管的生成，对肿瘤细胞的生存、生长和远处转移起重要作用。VEGFR-2 是 VEGF 促血管新生的主要受体，能介导新生血管形成所需的所有内皮细胞功能。因此，阻断 VEGF/VEGFR-2 介导的信号转导途径成为抑制血管生成的关键环节，但阻断后正常血管内皮细胞的生成和增殖会受到影响，更新能力下降，易引起出血；且 VEGF 可增加纤维蛋白酶原的表达和组织型纤溶酶原的活性，抑制 VEGF 可能造成凝血功能障碍；血小板是 VEGF 的载体，抑制 VEGF 也可以直接导致血小板功能障碍而干扰止血。因此抗血管生成药物有致出血不良反应的风险，临床医生应密切关注出血事件。

在应用抗血管生成药物时，应充分考虑患者的出血风险。对有高出血风险的患者，包括溃疡型胃癌患者、凝血功能异常者、正在使用抗凝或非甾体抗炎药的患者等，应慎用抗血管生成药物（尤其慎用 2 种或 2 种以上联用），以免加剧出血风险。用药前与用药期间应充分了解患者的出血倾向及相关症状，包括凝血指标、大便潜血、有无黑便或呕血等因素，一旦出现严重出血倾向，应立即停药，并按照临床常规积极治疗出血。

五、小结

本例溃疡型胃癌患者自身具有消化道出血风险，且属于胃癌晚期，肿瘤进展与血管增生加剧出血风险。在治疗过程中给予阿帕替尼与贝伐珠单抗，分别具有诱发出血的风险，联合应用加剧该风险。上述因素协同导致溃疡型胃癌患者上消化道出血。本病例提示临床在应用抗血管生成药物时,应充分考虑患者的机体因素,密切关注其出血倾向及相关症状;对于高出血风险患者应慎用抗血管生成药物(尤其慎用 2 种或 2 种以上联用);应用过程中若发生严重出血倾向,建议立即停用,并予以积极治疗。

参 考 文 献

[1] 马鲜. 上消化道出血病因及相关因素临床探析. 中国卫生产业, 2014, 11 (13): 150-151.

[2] 孙钦立, 高发会. 胃癌出血的临床分析及诊治讨论. 河北医学, 1998, 4 (4): 7-9.

[3] 李涛, 鲁喦. 新药I期临床试验中不良事件关联性评价存在的问题与对策. 中国新药杂志, 2011, 20 (2): 101-105.

[4] 施剑鸣, 薛嵋, 吴洪斌, 等. 奥沙利铂不良反应 336 例分析. 中国临床药学杂志, 2014, 23 (5): 313-315.

[5] BRAY F, FERLAY J, SOERJOMATARAM I, et al. Global cancer statistics 2018: GLOBOCAN estimates of incidence and mortality worldwide for 36 cancers in 185 countries. Cancer journal for clinicians, 2018, 68 (6): 394-424.

[6] MACEDO F, LADEIRA K, LONGATTO-FILHO A, et al. Gastric cancer and angiogenesis: is VEGF a useful biomarker to assess progression and remission? Journal of gastric cancer, 2017, 17 (1): 1-10.

[7] JORDAN K, LUETKENS T, GOG C, et al. Intraperitoneal bevacizumab for control of malignant ascites due to advanced-stage gastrointestinal cancers: A multicentre double-blind, placebo-controlled phase II study -AIO SUP-0108. European journal of cancer, 2016, 63: 127-234.

[8] VERHEUL H M, PINEDO H M. Possible molecular mechanisms involved in the toxicity of angiogenesis inhibition. Nature reviews cancer, 2007, 7 (6): 475-485.

[9] LI J, ZHAO X M, CHEN L, et al. Safety and pharmacokinetics of novel selective vascular endothelial growth factor receptor-2 inhibitor YN968D1 in patients with advanced malignancies. BMC cancer, 2010, 10: 529.

[10] LI J, QIN S K, XU J M, et al. Apatinib for chemotherapy-refractory advanced metastatic gastric cancer: results from a randomized, placebo-controlled, parallel-arm, phase II trial. Journal of clinical oncology, 2013, 31 (26): 3219-3225.

[11] QIN S. Phase III study of apatinib in advanced gastric cancer: a randomized, double-blind, placebo-controlled trial. Journal of clinical oncology, 2014, 32 (15 Suppl): 4003.

[12] LI X F, TAN Y N, CAO Y, et al. A case report of gastrointestinal hemorrhage and perforation during apatinib treatment of gastric cancer. Medicine (Baltimore), 2015, 94 (39): e1661.

[13] QI W X, TANG L N, SUN Y J, et al. Incidence and risk of hemorrhagic events with vascular

endothelial growth factor receptor tyrosine-kinase inhibitors: an up-to-date meta-analysis of 27 randomized controlled trials. Annals of oncology, 2013, 24 (12): 2943-2952.

[14] TAMSMA J. The pathogenesis of malignant ascites. Cancer treatment and research, 2007, 134: 109-118.

[15] BELLATI F, NAPOLETANO C, RUSCITO I, et al. Complete remission of ovarian cancer induced intractable malignant ascites with intraperitoneal bevacizumab. Immunological observations and a literature review. Investigational new drugs, 2010, 28 (6): 887-894.

[16] HAMILTON C A, MAXWELL G L, CHERNOFSKY M R, et al. Intraperitoneal bevacizumab for the palliation of malignant ascites in refractory ovarian cancer. Gynecologic oncology, 2008, 111 (3): 530-532.

[17] YAGI Y, FUSHIDA S, HARADA S, et al. Biodistribution of humanized anti-VEGF monoclonal antibody/bevacizumab on peritoneal metastatic models with subcutaneous xenograft of gastric cancer in mice. Cancer chemotherapy and pharmacology, 2010, 66 (4): 745-753.

[18] SHAH D K, VEITH J, BERNACKI R J, et al. Evaluation of combined bevacizumab and intraperitoneal carboplatin or paclitaxel therapy in a mouse model of ovarian cancer. Cancer chemotherapy and pharmacology, 2011, 68 (4): 951-958.

[19] REIN D T, VOLKMER A K, VOLKMER J, et al. Systemic administration of bevacizumab prolongs survival in an in vivo model of platinum pre-treated ovarian cancer. Oncology letters, 2012, 3 (3): 530-534.

[20] SHORD S S, BRESSLER L R, TIERNEY L A, et al. Understanding and managing the possible adverse effects associated with bevacizumab. American journal of health-system pharmacy, 2009, 66 (11): 999-1013.

[21] HANAHAN D, WEINBERG R A. Hallmarks of cancer: the next generation. Cell, 2011, 144 (5): 646-674.

[22] SHINKARUK S, BAYLE M, LAÏN G, et al. Vascular endothelial cell growth factor (VEGF), an emerging target for cancer chemotherapy. Current medicinal chemistry: anti-cancer agents, 2003, 3 (2): 95-117.

[23] ROODHART J M, LANGENBERG M H, WITTEVEEN E, et al. The molecular basis of class side effects due to treatment with inhibitors of the VEGF/VEGFR pathway. Current clinical pharmacology, 2008, 3 (2): 132-143.

[24] KAMBA T, MCDONALD D M. Mechanisms of adverse effects of anti-VEGF therapy for cancer. British journal of cancer, 2007, 96 (12): 1788-1795.

（王伟兰）

案例5 一例重度癌性疼痛患儿应用阿片类药物 镇痛治疗的药学监护

一、案例背景知识简介

随着诊疗水平提升等多个方面因素的影响，儿童癌症的诊断率逐年升高。据统计，全球每年超 25 万儿童确诊癌症。现代医学的迅速发展和医疗体系的完善使患儿的生存率明显升高，5 年存活率接近 80%，但伴随性疼痛仍是制约患儿生存质量的重大难题，70% 以上的患儿经历重度疼痛，对患儿的生理及心理造成很大的负担，易出现心理症状如焦虑、情绪低落、抑郁症等，常伴随睡眠障碍，还会造成患儿家属的长期不良情绪，形成恶性循环。儿童癌性疼痛的控制刻不容缓，鉴于儿童人群的特殊性，目前针对儿童癌性疼痛的规范性诊疗数据缺乏，给临床药物使用的安全性带来重大挑战。本文旨在通过临床药师参与一例重度癌性疼痛患儿疼痛的治疗方案选择及调整，探讨低龄人群阿片类药物的安全使用，为临床提供一定参考。

二、病例基本情况

患儿，男性，13 岁。2020 年 10 月初发现左侧阴囊拇指大小肿块，未重视，肿块 1 个月后增大至约拳头大小，伴左侧腹股沟淋巴结肿大，无红肿热痛，当地医院 MRI 检查考虑阴囊肿瘤。11 月 16 日入当地医院，患者自发病以来精神状态良好，体力、睡眠情况良好，食欲、食量正常，体重无变化，大小便正常。

既往史：否认肝炎病史；否认高血压史；否认心血管病史；否认糖尿病病史。否认手术史；否认输血史；否认外伤史。否认药物、食物过敏史。

入院查体：体温 36.5℃，脉搏 76 次/min，呼吸 18 次/min，血压 119/84mmHg，身高 172cm，体重 55kg。神志清醒，查体合作。左侧腹股沟淋巴结增大，约 3cm×3cm，质硬无压痛，表面无破溃；左侧腰部皮下触及约 1cm×1cm 的肿块，质硬，无压痛；左侧阴囊触及 2.5cm×1cm 的肿块，质硬，固定，边界可。其余查体未见异常。

辅助检查：11 月 18 日 CT 示①左侧坐骨肛门窝占位，考虑恶性；②上中下腹膜后、左侧髂血管旁、左侧腹股沟淋巴结肿大伴融合，考虑恶性，转移可能。左侧阴囊上份结节，恶性？③胰腺内结节，考虑恶性，转移？建议 MRI 检查。11 月 21 日 MRI 示①左侧坐骨肛门窝占位，考虑恶性；中下腹膜后、左侧髂血管旁、左侧腹股沟淋巴结肿大伴融合，考虑恶性；左侧阴囊上份结节，考虑恶性。②双侧髂骨、部分骨盆骨及双侧股骨骨质信号不均。③左侧腹股沟区软组织肿胀。

入院诊断：阴囊肿物性质待查。

三、主要治疗经过及典型事件

患者入院后完善检查，CT 及 MRI 均提示恶性可能。11 月 19 日"左侧腹股沟肿块"活检示恶性肿瘤，免疫组织化学支持横纹肌肉瘤。11 月 23 日患者出现间断左侧腰部疼痛，医生给予洛芬待因片 2 片 p.o. q.8h. 治疗，疼痛控制可。11 月 30 日查 PLT $36 \times 10^9/L$，考虑与疾病相关，立即行血小板输注，同日行注射用硫酸长春新碱 2mg 化疗。当日化疗结束 2 小时后患儿疼痛加重，数字分级评分法（numerical rating scale，NRS）评分 6 分，临床药师建议调整疼痛治疗方案，选用强阿片类药物盐酸羟考酮缓释片 10mg p.o. q.12h. 滴定，当日疼痛控制较好。12 月 1 日上午 8:00 患儿翻身出现疼痛加剧，NRS 评分 7 分，立即予盐酸吗啡注射液 2.5mg 肌内注射，后 NRS 评分 2 分；中午 13:00 和 16:20 出现暴发痛，NRS评分分别为 6 分和 7 分，遂分别予盐酸吗啡注射液 2.5mg 肌内注射；晚 22:10 患儿起床再次疼痛加剧，大哭吵闹，NRS 评分 8 分，立即予盐酸吗啡注射液 2.5mg肌内注射，后安静入睡。12 月 1 日出现 4 次暴发痛，12 月 2 日当日调整背景剂量为盐酸羟考酮缓释片 20mg p.o. q.12h.，当日 17:00 出现 1 次暴发痛，给予盐酸吗啡注射液 5mg 肌内注射后疼痛缓解。后续疼痛控制较好，12 月 4 日患儿出院，院外继续原方案控制疼痛。患儿的疼痛治疗方案见表 5-2。

表 5-2　癌性疼痛患儿的镇痛药使用与疗效

治疗时间/（日期/日）	NRS（治疗前）/分	药物	剂量	解救治疗	NRS（治疗后）/分
2020 年 11 月 23—29 日/d1～7	3	洛芬待因片	2 片 p.o. q.8h.	—	1～2
2020 年 11 月 30 日/d8	6	羟考酮缓释片	10mg p.o. q.12h.	—	2
2020 年 12 月 1 日/d9	7	羟考酮缓释片	10mg p.o. q.12h.	—	—
d9 8：00	7	—	—	吗啡注射液 2.5mg i.m. s.t.	1
d9 13：00	6	—	—	吗啡注射液 2.5mg i.m. s.t.	1
d9 16：20	7	—	—	吗啡注射液 2.5mg i.m. s.t.	1

续表

治疗时间/（日期/日）	NRS（治疗前）/分	药物	剂量	解救治疗	NRS（治疗后）/分
d9 22：10	8	—	—	吗啡注射液 2.5mg i.m. s.t.	2
2020 年 12 月 2 日 /d10	2	羟考酮缓释片	20mg p.o. q.12h.	—	—
d10 17：00	7	—	—	吗啡注射液 5mg i.m. s.t.	1
2020 年 12 月 3 日 /d11	2	羟考酮缓释片	20mg p.o. q.12h.	—	2
2020 年 12 月 4 日 /d12	2	羟考酮缓释片	20mg p.o. q.12h.	—	2

注：p.o. 为口服；i.m. 为肌内注射；q.8h. 为每 8 小时 1 次；q.12h. 为每 12 小时 1 次；s.t. 为临时 1 次。

四、讨论

儿童癌性疼痛管理的发展较成人明显落后，主要存在以下误区：①患儿家属大多更关注癌症的治疗，对癌性疼痛及其后果未足够重视。家属对麻醉性镇痛药理解不足，担心其对患儿的生长发育产生影响，尤其是对智力发展产生负面影响。②儿童癌症患者对疼痛描述不准确，无法准确评估疼痛程度。③由于儿童是生长发育的个体，不同阶段的儿童病理生理及发育程度有差异，医务人员对于疼痛的评估缺乏准确性，也担忧阿片类药物对儿童生长造成影响。④儿童使用阿片类药物的经验尚不成熟，适用于儿童的剂型缺乏，临床可供选择的药物种类较少，禁忌证、不良反应等尚不明确。

（一）儿童癌性疼痛评估方法

癌性疼痛评估是合理且有效进行镇痛治疗的前提，评估过程应尽可能做到准确、全面，并遵循"常规、量化、全面、动态"的原则。癌性疼痛是患者的主观感受，最常用的评估方式是自述评估。相对于成人，儿童对疼痛的感知不同，对疼痛感受的描述不理解，受表达能力限制，造成疼痛的主观描述不准确，使得评估的难度较大。临床经典的评估方法主要分为一维量表及多维量表。一维量表主要包括：①视觉模拟评分法（visual analogue scale，VAS）；②数字分级评分法（NRS）；③语言分级评分法（verbal rating scale，VRS）。多维量表包括：①简明疼痛量表（brief pain inventory，BPI）；②麦吉尔疼痛问卷（McGill pain questionnaire，MPQ）；③简式麦吉尔疼痛问卷（short form McGill pain questionnaire，SF-MPQ）；

④疼痛评估卡片(memorial pain assessment card,MPAC)。

针对儿童患者,主要根据年龄选择合适的评估方法。年龄<3岁或不能进行自我评价的患儿由医护人员及家属完成评估,采用CRIES评分法、新生儿面部编码系统或婴儿面部量表、FLACC量表;3岁≤年龄<7岁的患儿采用东大略儿童医院疼痛评分(CHEOPS)、Wong-Baker面部表情疼痛分级量表;年龄≥7岁的患儿可采用NRS或VRS等。近年,癌症儿童复合式疼痛自我报告评估系统逐渐运用于>8岁患儿的癌性疼痛评估。患儿治疗过程中疼痛可能随疾病的变化而改变,因此需动态评估。儿童处于生长发育时期,个体化评估更重要。医务人员应结合临床观察,选择合适的评估方法,经过综合性评估,更准确地指导癌性疼痛管理工作。

该患者年龄13岁,已具备较为完善的语言表达能力及理解能力,因此采用NRS及BPI对其进行疼痛评估。患者的配合度高,评分较准确。

(二)儿童疼痛治疗的药物选择

癌性疼痛规范化治疗的目标是将癌性疼痛缓解至患者可接受的生活质量水平。癌性疼痛的治疗分为临床治疗、药物治疗、非药物治疗。临床治疗主要针对原发病治疗,原发病的控制与癌性疼痛控制明显相关;药物治疗主要通过药物控制癌性疼痛;非药物治疗包括支持疗法、认知疗法、行为疗法、物理疗法及神经阻滞等。本部分内容主要针对癌性疼痛的药物治疗进行阐述。

WHO癌性疼痛三阶梯治疗原则已使用数十年,在成人癌性疼痛的控制中发挥很大的作用,有文献提出该原则同样适用于患儿。三阶梯治疗药物主要涉及非阿片类、弱阿片类、强阿片类药物及辅助治疗药物。阿片类药物在癌性疼痛控制中的地位不可动摇,但临床常用的吗啡、羟考酮、芬太尼等制剂均为成人剂型,且大部分说明书描述在儿童使用的有效性和安全性尚未明确,致使临床对于儿童是否可选用该类药物存在困扰。国内外对儿童使用阿片类药物有一些研究及推荐,2018年WHO成人和青少年癌性疼痛的药物治疗和放射治疗管理指南指出,对于成人及青少年癌性疼痛患者,NSAID及任何阿片类药物都可根据评估结果及疼痛程度进行选择,以期稳定、有效及安全地控制疼痛,合适的药物剂量以能够控制患儿疼痛到理想程度为准。2012年WHO内科疾病儿童持续性疼痛药物治疗指南指出,强阿片类药物可用于儿童患者中至重度持续性疼痛的治疗,对于1~12岁儿童,即释口服吗啡的初始剂量为200~500μg/kg(最大5mg)q.12h.,缓释口服吗啡的初始剂量为200~800μg/kg q.12h.。中山大学肿瘤防治中心等机构研究表明,目前国内成人用镇痛药根据其组分及儿童对该组分的耐受剂量计算能用于绝大部分患儿,只要规范使用,可有效缓解患儿疼痛,改善患儿的精神状态和生存质量,疗效确切,安全性高。

综上所述,儿童癌性疼痛患者可参考成人的药物治疗方案进行选择。该患儿入院初期 NRS 评分 3 分,选用洛芬待因片疼痛控制良好。后续疼痛加剧,为中度疼痛,使用强阿片类药物盐酸羟考酮缓释片滴定,其间出现暴发痛,使用吗啡即释制剂解救,后续调整患者的背景剂量,疼痛控制良好。在院期间未出现明显的不良反应,院外继续原方案控制疼痛。

(三)儿童癌性疼痛治疗的用药教育

癌性疼痛的治疗是一个长期的过程,可能伴随整个治疗周期。治疗过程中除药物的合理选择外,其伴随的不良反应、用药规范性及可能出现的问题同样对药物使用的安全性及有效性造成一定影响。积极有效的癌性疼痛治疗能提高患儿的生活质量,使其充分配合治疗,争取治愈,同时避免对心理发育的负面影响。因此,如何安全有效地使用药物至关重要,尤其对于需持续用药的患儿,应对患者及其家属进行用药教育,以提高用药依从性,保证治疗的安全有效。

五、小结

相对于成人,低龄肿瘤患者的存活率相对较高,但癌性疼痛管理水平却明显滞后,医务人员除重点关注提高患儿癌症治疗的效果外,还应重视癌性疼痛,加强癌性疼痛评估。由于低龄人群的药动学特点与成人相比有明显差异,临床药师在药学监护中要进行重点关注,协助医生进行个体化镇痛方案的制订,并密切关注药品不良反应。癌性疼痛的规范管理需要多学科密切合作,临床药师要积极参与其中,进一步加强多模式控制癌性疼痛及个体化方案的研究,使低龄患者的癌性疼痛管理更加规范合理,以期达到满意的治疗效果,明显改善癌症患儿的生活质量。

参 考 文 献

[1] 王佳姝,沈南平,戈晓华,等. 中文版复合式癌症儿童疼痛自我报告评估系统的构建. 解放军护理杂志,2017,34(22):8-13.

[2] 赵霄卿,刘端祺,战淑珺. 中国癌痛治疗十年回顾. 中国药物依赖性杂志,2008,17(4):252-254.

[3] SHARP D W,王晓蕾,马建华. 儿童癌症幸存者的远期并发症. 科学观察,2015,10(2):65-66.

[4] 甄子俊,孙晓非,夏奕,等. 成人常用镇痛药治疗儿童癌痛的可行性及疗效. 癌症,2007,26(8):866-869.

[5] 朱思颖,叶茂,徐颖. 儿童癌痛管理的研究进展. 重庆医学,2019,48(9):1569-1571,1575.

[6] 陈柳群,李珊珊,邹丹. 临床药师参与 1 例儿童神经母细胞瘤的疼痛治疗体会. 北方药学,2019,16(7):188-190.

[7] 何秋娟，贾英萍. 不同剂量盐酸氢吗啡酮用于小儿术后癌痛的效果对比. 临床研究，2020，28（6）：97-99.

[8] 中华医学会儿科学分会康复学组. 儿童脑性瘫痪疼痛管理专家共识. 中国实用儿科杂志，2020，35（9）：673-677.

[9] KLINGER C A，HOWELL D，MARSHALL D，et al. Resource utilization and cost analyses of home-based palliative care service provision：the Niagara West End-of-Life Shared-Care Project. Palliative medicine，2013，27（2）：115-122.

[10] LJUNGMAN G，GORDH T，SORENSEN S，et al. Pain variations during cancer treatment in children：a descriptive survey. Pediatric hematology and oncology，2000，17（3）：211-221.

[11] TUTELMAN P R，CHAMBERS C T，STINSON J N，et al. Pain in children with cancer：prevalence，characteristics，and parent management. Clinical journal of pain，2018，34（3）：198-206.

[12] OTHMAN A H，MOHAMAD M F，SAYED H A R. Transdermal fentanyl for cancer pain management in opioid-naive pediatric cancer patients. Pain medicine，2016，17（7）：1329-1336.

[13] DERBUSHIRE S W G. Fetal pain//GALST J P，VERP M S. Prenatal and preimplantation diagnosis. Berlin：Springer International Publishing，2015：119-130.

[14] PEIRCE D，BROWN J，CORKISH V，et al. Instrument validation process：a case study using the paediatric pain knowledge and attitudes questionnaire. Journal of clinical nursing，2016，25（11/12）：1566-1575.

[15] TOMLINSON D，ZUPANEC S，JONES H，et al. The lived experience of fatigue in children and adolescents with cancer：a systematic review. Supportive care in cancer，2016，24（8）：3623-3631.

[16] WHO guidelines approved by the Guidelines Review Committee. WHO guidelines for the pharmacological and radiotherapeutic management of cancer pain in adults and adolescents. Geneva：World Health Organization，2018.

[17] QIAO Y，YOU G，BAI J，et al. Pharmaceutical care for therapy in children with cancer pain by clinical pharmacists. Journal of modern oncology，2016（22）：3635-3637.

[18] WHO guidelines approved by the Guidelines Review Committee. WHO guidelines on the pharmacological treatment of persisting pain in children with medical illnesses. Geneva：World Health Organization，2013.

（邓　杰）

案例6　一例输卵管癌患者化疗后粒细胞缺乏伴感染的药学监护

一、案例背景知识简介

中性粒细胞减少症伴发热（febrile neutropenia，FN）患者是一组特殊的群体，由于免疫功能低下，炎症的症状和体征常不明显，病原体及感染灶也不明确，发热可能是感染的唯一征象，如未及时给予恰当的抗菌药物治疗，其感染的相关死亡率高。>80%的造血系统恶性肿瘤患者和10%～50%的实体肿瘤患者在≥1个疗程化疗后会发生FN。骨髓抑制期易发生感染，并与外周血中的中性粒细胞数量密切相关，即中性粒细胞数量越少，感染的发生率越高。国外文献报道，大于60%的FN患者并发感染，其病死率为4%～21%。感染是恶性肿瘤治疗过程中的严重障碍，而抗菌药物的合理应用是抗感染的关键因素。现探讨临床药师参与一例输卵管癌患者化疗后FN伴感染的治疗实践，为临床合理用药提供参考。

二、病例基本情况

患者，女性，57岁，体表面积$1.62m^2$。2019年1月底无明显诱因出现右侧腹股沟肿胀；3月超声检查示下腹部子宫下方及宫底前方实性病变，当月诊断为"输卵管癌（低分化腺癌）"；4月行注射用紫杉醇脂质体＋注射用卡铂方案化疗1个周期；5月行"全子宫双附件切除术＋大网膜切除术＋盆腔及腹膜后淋巴结清扫术"。

既往史：否认高血压、糖尿病、冠心病病史。有手术史；否认输血史。否认药物、食物过敏史。

入院查体：体温36.5℃，脉搏101次/min，呼吸20次/min，血压115/75mmHg，身高167cm，体重55kg。神志清晰，各浅表淋巴结未扪及肿大；双肺呼吸音清，未闻及干、湿啰音；下腹部有一长约26cm的手术瘢痕。

辅助检查：血常规示WBC 6.59×10^9/L，PLT 359×10^9/L，N% 67%，RBC 4.2×10^{12}/L，Hb 120g/L；肿瘤标志物示CA12-5 311.8KU/L，CA15-3 15.44KU/L，hCG 4.15IU/L；余无特殊。

入院诊断：右输卵管低分化腺癌（Ⅲc期）。

三、主要治疗经过及典型事件

患者入院完善检查无禁忌证后，于6月22日行TC方案（注射用紫杉醇脂质体270mg＋注射用卡铂540mg）化疗。超声检查示腹部包块伴包裹性积液。

6月23日行穿刺并行微生物培养，26日穿刺液培养结果为粪肠球菌；药敏试验结果示对替考拉宁、替加环素、莫西沙星、呋喃妥因、氨苄西林、左氧氟沙星、万古霉素、利奈唑胺和庆大霉素等抗菌药物敏感，给予左氧氟沙星注射液0.4g i.v.gtt. q.d. 治疗。6月27日患者体温36.6℃，WBC 0.61×10⁹/L，N 0.54×10⁹/L，PLT 234×10⁹/L，为Ⅳ度骨髓抑制，立即加用重组人粒细胞刺激因子注射液200μg i.h. q.d. 治疗，维持原抗感染方案。6月28日患者体温36.8℃，WBC 0.52×10⁹/L，N 0.44×10⁹/L，PLT 236×10⁹/L。临床药师会诊建议加用注射用头孢哌酮钠他唑巴坦钠2.5g i.v.gtt. q.8h.。当日再送穿刺液行微生物培养。6月29日患者体温38.0℃，WBC 0.87×10⁹/L，N 0.16×10⁹/L，PCT 0.38μg/L，明确诊断为FN，维持原抗感染治疗方案，密切观察相关指标。6月30日患者体温39℃，WBC 11.61×10⁹/L，N 4.44×10⁹/L，PLT 177×10⁹/L，PCT 6.06μg/L，CRP 265.95mg/L；血培养无细菌生长。因患者的感染情况控制不佳、高热，临床药师建议抗感染方案换为注射用盐酸万古霉素1g i.v.gtt. q.12h. 联合注射用头孢哌酮钠他唑巴坦钠2.5g i.v.gtt. q.8h.。7月1日患者体温38.8℃，WBC 11.28×10⁹/L，N 10.69×10⁹/L，PCT 36.65μg/L，CRP 224.12mg/L；血培养无细菌生长。患者的感染指标进一步升高，临床药师建议密切监测并做好调整用药准备。7月2日穿刺液培养结果为大肠埃希菌（ESBL阳性），药敏试验结果示对头孢哌酮钠舒巴坦钠、哌拉西林钠他唑巴坦钠、磷霉素、美罗培南、亚胺培南、阿米卡星和庆大霉素等敏感；当日下午患者腋温38.0℃，PCT 36.59μg/L，CRP 247.85mg/L，因当日原治疗方案完成，建议次日换药。7月3日患者腋温38.5℃，CRP 172.53mg/L，更改抗感染治疗方案为注射用美罗培南1g i.v.gtt. q.8h.，联合注射用盐酸万古霉素1g i.v.gtt. q.12h.。7月4日患者PCT 9.26μg/L，CRP 162.42mg/L，治疗有效。直至7月9日未再调整抗感染方案，患者未出现发热，感染指标平稳降低（7月6日PCT 2.46μg/L，CRP 47.11mg/L；7月8日PCT 0.69μg/L，CRP 11.86mg/L）。7月10日停用注射用盐酸万古霉素，继续注射用美罗培南治疗；当日患者PCT 0.28μg/L，CRP 6.16mg/L，感染指标在参考值范围内。7月13日患者出院。患者住院期间的抗感染治疗用药情况见表5-3；体温监测情况见图5-1；血常规检查结果见图5-2；感染相关指标监测结果见图5-3；微生物培养结果见表5-4。

表5-3 患者的抗感染治疗用药情况

药品	用法与用量	日期
左氧氟沙星注射液	0.4g i.v.gtt. q.d.	2019年6月26—29日
注射用头孢哌酮钠他唑巴坦钠	2.5g i.v.gtt. q.8h.	2019年6月29日—7月2日
注射用盐酸万古霉素	1g i.v.gtt. q.12h.	2019年6月30日—7月10日
注射用美罗培南	1g i.v.gtt. q.8h.	2019年7月3—13日

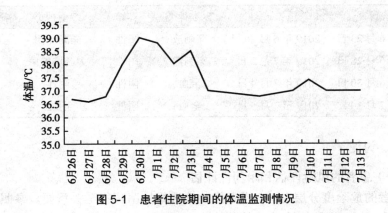

图 5-1　患者住院期间的体温监测情况

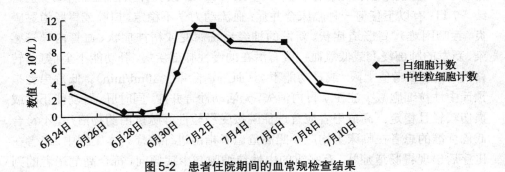

图 5-2　患者住院期间的血常规检查结果

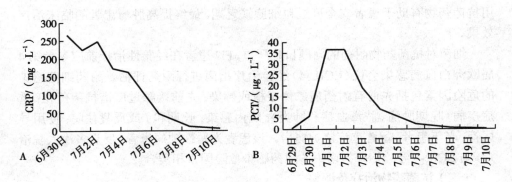

A. CRP；B. PCT。

图 5-3　患者住院期间的相关感染指标监测结果

表 5-4　患者住院期间的微生物培养结果

送检日期	报告日期	标本种类	培养结果	细菌种类	多重耐药
2019 年 6 月 23 日	2019 年 6 月 26 日	穿刺液	阳性	粪肠球菌	阳性
2019 年 6 月 28 日	2019 年 7 月 2 日	穿刺液	阳性	大肠埃希菌	阳性
2019 年 6 月 30 日	2019 年 7 月 4 日	全血	阴性	阴性	阴性
2019 年 7 月 1 日	2019 年 7 月 5 日	全血	阴性	阴性	阴性

四、讨论

（一）患者的风险评估和耐药性评估

患者的危险度分层对 FN 患者经验性选择抗菌药物至关重要。参照美国感染病学会 2010 年粒细胞缺乏的肿瘤患者抗菌药物使用指南，高危指符合以下任一项：严重的中性粒细胞减少症（N＜$0.1×10^9$/L）或预计中性粒细胞减少症持续＞7 日；有以下任何一种临床合并症：血流动力学不稳定、口腔或胃肠道黏膜炎（吞咽困难）、胃肠道症状、新发的神经系统病变或精神症状、血管内导管感染、新发的肺部浸润或低氧血症或有潜在的慢性肺部疾病、肝功能不全（氨基转移酶＞5 倍参考值上限）或肾功能不全（肌酐清除率＜30ml/min）。低危患者指预计中性粒细胞减少症在 7 日内消失，无活动性合并症，同时肝、肾功能正常或损伤较轻且稳定。高危患者应首选住院接受经验性静脉抗菌药物治疗，不符合低危标准的患者在临床上均应参照高危患者指南进行治疗。本案例中，患者在化疗后出现胃肠道症状，有严重的中性粒细胞减少症倾向，符合高危患者的判断，故立即静脉给予抗菌药物治疗。该患者化疗后出现Ⅳ度骨髓抑制，6 月 29 日 N $0.16×10^9$/L，在抗感染治疗的同时联合应用粒细胞集落刺激因子。及时应用抗菌药物有助于患者安全度过粒细胞缺乏期，最终提高肿瘤患者的临床治疗效果。

细菌对抗菌药物耐药的问题日趋严重，FN 患者在经验性治疗前应参考第 4 届欧洲白血病感染会议（ECIL-4）经验治疗指南进行耐药评估。耐药细菌感染的危险因素包括先前有耐药病原体定植或感染；先前接触过广谱抗菌药物；重症疾病（晚期肿瘤、脓毒血症和肺炎）；院内感染；长期和／或反复住院；使用导尿管；老年患者；留置重症监护病房。该患者为恶性肿瘤患者，反复多次入院治疗，与 ECIL-4 经验治疗指南中的耐药感染危险因素相契合。

（二）抗菌药物治疗及调整

6 月 26 日患者的穿刺液培养出粪肠球菌，体温正常，根据药敏试验结果选用左氧氟沙星注射液抗感染治疗。FN 高危患者推荐预防用药可选氟喹诺酮类、复方磺胺甲噁唑。对于该患者，目前使用的抗菌药物已在 FN 预防推荐用药范畴。6月28日患者的 WBC 及 N 进一步降低，骨髓抑制情况控制欠佳，感染风险大，经验性加用注射用头孢哌酮钠他唑巴坦钠抗感染治疗。初始经验性抗菌药物治疗旨在降低细菌感染所致的严重并发症和病死率。6月29日患者明确诊断为 FN，原 β- 内酰胺类联合氨基糖苷类或氟喹诺酮类抗菌药物的方案符合降阶梯用药策略。对于高危患者，推荐立即住院治疗，根据危险度分层、耐药危险因素、当地的病原菌和耐药流行病学数据及疾病的复杂性进行个体化评估。病情较危重者采取降阶梯策略，以改善预后。6月30日患者体温39℃，之前微生物检出粪肠球菌，换为注射用盐酸万古霉素联合注射用头孢哌酮钠他唑巴坦钠抗感染治疗。在某些特定的情况下，初始经验性用药应选择联合用药方案，即选择覆盖铜绿假单胞菌和其他严重革兰氏阴性菌（G⁻菌）的广谱抗菌药物，同时联合应用抗革兰氏阳性菌（G⁺菌）的药物。7月2日患者的穿刺液培养出大肠埃希菌（ESBL 阳性），体温未控，在获得准确的病原学培养结果后立即根据药敏试验结果及患者情况调整用药，将联合用药方案中的 β- 内酰胺类抗菌药物换为碳青霉烯类抗菌药物。患者病情平稳后停用注射用盐酸万古霉素，继续使用注射用美罗培南抗感染治疗，后患者未再发热，72 小时后停药出院。

临床药师在药学监护的过程中应利用专业优势，充分认识粒细胞减少症患者的特殊性，了解疾病的病原学特点，对药品的 PK/PD 特点、患者的病理生理状况和药物相互作用等综合分析，协助医生制订个体化治疗方案。该患者治疗过程还需关注以下内容：有研究系统评价了注射用美罗培南与注射用亚胺培南西司他丁钠在肿瘤患者 FN 治疗中的有效性及安全性，结果显示两者的有效性与安全性相当；但对于合并癫痫的患者优选注射用美罗培南，因其神经系统不良反应的发生概率更低一些。中性粒细胞缺乏是注射用盐酸万古霉素血药浓度偏低的危险因素，临床用药时可能需要适当增加其初始剂量，并建议进行血药浓度监测，及时调整用量。治疗中，该患者拒绝行血药浓度监测。纵观整个治疗过程，预防用药、初始经验性抗菌药物治疗、抗菌药物调整及抗菌药物疗程均合理、规范，最终患者获得有效的抗感染治疗。

五、小结

FN 是肿瘤化疗患者常见的并发症，部分患者常因此推迟或中断治疗，影响化疗的连贯性和有效性，还有患者因此并发重度感染而死亡。对于 FN 患者，临床药师需密切关注，及时进行风险评估和耐药性评估，进行经验性抗菌药物治疗；后根据危险分层、确诊的病原体和患者对初始治疗的反应等综合判断，根据不同药物的抗菌特性、感染部位和抗菌需求等，协助临床医生制订合理的个体化药物治疗方案，进行积极、有针对性的预防和及时、有效的抗感染治疗，最终提高患者的治疗效果和生活质量。

参 考 文 献

[1] 中华医学会血液学分会,中国医师协会血液科医师分会. 中国中性粒细胞缺乏伴发热患者抗菌药物临床应用指南(2016年版). 中华血液学杂志,2016,37(5):353-359.

[2] 司继刚,孙敏,曹凯. 107例中性粒细胞缺乏肿瘤患者抗菌药物应用分析. 中国医院用药评价与分析,2014,14(4):348-350.

[3] 左金曼,夏瑞祥. 重组人粒细胞集落刺激因子联合抗生素治疗急性白血病化疗后中性粒细胞缺乏合并感染患者的疗效. 中国老年学杂志,2016,36(20):5064-5066.

[4] 赵秀升,蔡向前,王江涛. 恶性肿瘤化疗后致粒细胞缺乏32例疗效分析. 医学综述,2012,18(20):3522-3523.

[5] 李军凯,窦岩,许文,等. 抗生素对恶性肿瘤患者粒细胞缺乏的临床效果及安全性. 实用癌症杂志,2015,30(2):308-310.

[6] 闫晨华,徐婷,郑晓云,等. 中国血液病患者中性粒细胞缺乏伴发热的多中心、前瞻性流行病学研究. 中华血液学杂志,2016,37(3):177-182.

[7] 朱骏,周一飞,白海涛,等. 中性粒细胞缺乏伴发热患者临床分离菌的分布及药敏分析. 中国感染与化疗杂志,2016,16(3):241-246.

[8] 杨培,缪玮,魏晓晨. 1例化疗致中性粒细胞缺乏伴发热患者的药学监护. 天津药学,2017,29(2):22-25.

[9] 邓冬梅,杨雪,杨程,等. 临床药师参与1例中性粒细胞缺乏伴发热白血病患儿的个体化药物治疗实践. 中国药房,2017,28(35):4999-5003.

[10] 沈绍清,任浩洋. 1例粒细胞缺乏伴发热患者抗感染治疗的药学监护. 药学实践杂志,2016,34(4):363-365.

[11] 化怡纯,罗心宇,王婧. 碳青霉烯类抗菌药物治疗肿瘤化疗相关中性粒细胞减少症并发感染的临床研究进展. 中国医院用药评价与分析,2017,17(9):1160-1161,1164.

[12] 周璨,王婧,苏强,等. 2种碳氢酶烯类抗生素对粒缺肿瘤患者伴感染治疗的Meta分析. 中国抗生素杂志,2014,39(7):544-548.

[13] 李萍,陈恳,刘维,等. 中性粒细胞缺乏患者的万古霉素临床抗感染治疗分析. 临床药物治疗杂志,2017,15(3):1-4.

[14] MORRISON V A. Infections in patients with leukemia and lymphoma. Cancer Treatment and Research,2014,161:319-349.

[15] Shi Y,DU B,Xu Y C,et al. Early changes of procalcitonin predict bacteremia in patients with intensive care unit-acquired new fever. Chinese medical journal,2013,126(10):1832-1837.

[16] CHOI C W,SUNG H J,PARK K H,et al. Early lymphopenia as a risk factor for chemotherapy-induced febrile neutropenia. American journal of hematology,2003,73(4):263-266.

[17] Infectious Diseases Society of America. Clinical practice guideline for the use of antimi-

crobial agents in neutropenic patients with cancer: 2010 Update by the Infectious Diseases Society of America. Clinical infectious diseases, 2011, 52(4): 427-431.

[18] AVERBUCH D, ORASCH C, CORDONNIER C, et al. European guidelines for empirical antibacterial therapy for febrile neutropenic patients in the era of growing resistance: summary of the 2011 4th European Conference on Infections in Leukemia. Haematologica, 2013, 98(12): 1826-1835.

[19] GAFTER-GVILI A, FEASER A, PAUL M, et al. Antibiotic prophylaxis for bacterial infections in afebrile neutropenic patients following chemotherapy. Cochrane database of systematic reviews, 2012, 1(1): CD004386.

[20] ZHAI W, ZHANG X, WEI J, et al. A Prospective Observational Study of Antibiotic Therapy in Febrile Neutropenia Patients with Hematological Malignances from Multiple centers in Northeast China. Int J Infect Dis, 2015, 37: 97-103.

(邓 杰)

案例 7 一例结肠癌患者多次应用奥沙利铂 化疗后致发热的病例分析

一、案例背景知识简介

奥沙利铂（oxaliplatin，L-OHP）是第三代铂类抗肿瘤药，与顺铂和卡铂相比，其抗肿瘤作用更明确、毒性更低，在临床主要用于治疗晚期结直肠癌。L-OHP 的不良反应主要为神经毒性、消化道反应及血液毒性，过敏反应及发热较少见。过敏反应常伴有红斑、皮疹、瘙痒，甚至呼吸困难、血压下降等特征。而发热与一般过敏反应不同，缺少关联的症状与体征。本文通过对一例结肠癌患者多次使用奥沙利铂化疗后出现发热的病例，探讨其发热的规律、处理措施及可能的作用机制，以期提醒医护工作者在临床实践中对多周期使用奥沙利铂的患者需进行特别关注，减少该不良反应的发生。

二、病例基本情况

患者，男性，73 岁。2019 年 5 月确诊"结肠中分化腺癌（$cT_xN_xM_1$ Ⅳ期），肝转移"。2019 年 5 月 21 日—10 月 22 日给予第 1～9 个周期的一线化疗，方案为贝伐珠单抗注射液 300mg i.v.gtt. d1，注射用奥沙利铂 150mg i.v.gtt. d2，注射用左亚叶酸钙 200mg i.v.gtt. d2～3，氟尿嘧啶注射液 500mg i.v. d2～3，2 000mg，持续静脉注射（CIV），46 小时。用药后出现Ⅱ度骨髓抑制、Ⅰ度胃肠道反应。第 3、6 个周期后疗效评价为 PR，第 9 个周期后疗效为 SD。2019 年 11 月 9 日—2020

年 2 月 1 日行 4 个周期的贝伐珠单抗注射液联合卡培他滨片维持治疗。2020 年 4 月 10 日复查病情进展后行肝脏介入栓塞化疗，1 个月后复查病情再次进展，故于 2020 年 5 月 23 日—9 月 20 日行 5 个周期的二线化疗，方案为贝伐珠单抗 + FOLFIRI（伊立替康 + 氟尿嘧啶 + 左亚叶酸钙），用药后白细胞 I 度抑制。2020 年 10 月再次入院复查。

既往史：否认高血压病、糖尿病病史；否认手术史、输血史；否认药物、食物过敏史。

入院查体：体温 36.5℃，脉搏 78 次 /min，呼吸 17 次 /min，血压 115/79mmHg，身高 171cm，体重 52kg。神志清醒，查体合作。双肺呼吸音清，其余查体未见明显异常。

辅助检查：血常规示 WBC 6.8×10^9/L，N% 46%。尿常规、粪便常规未见明显异常。

入院诊断：结肠中分化腺癌（$cT_xN_xM_1$ Ⅳ 期），肝转移。

三、主要治疗经过及典型事件

患者 2020 年 10 月复查病情进展（PD），遂更换方案，于 10 月 25 日—12 月 25 日行 3 个周期的三线化疗，方案为贝伐珠单抗注射液 300mg i.v.gtt. d1，注射用奥沙利铂 200mg i.v.gtt. d2。患者于 2020 年 10 月 25 日上午输注注射用奥沙利铂约 30 分钟出现发热、寒战，体温最高达 39℃，立即给予地塞米松磷酸钠注射液 5mg 静脉注射、盐酸苯海拉明注射液 1ml 肌内注射、吲哚美辛栓 100mg 纳肛，后寒战症状缓解，体温于 2 小时后恢复正常。患者既往多次使用奥沙利铂均未出现不良反应，此次反应不能明确为其引起，故未停用。后患者于 2020 年 11 月 14 日使用奥沙利铂再次出现类似症状。仔细询问患者及查阅病历，既往 9 次使用奥沙利铂期间未合并使用氨磷汀，该 2 次输注奥沙利铂之前均使用了氨磷汀，考虑出现症状可能与并用药物氨磷汀相关，故 2020 年 12 月 25 日使用奥沙利铂化疗时停用氨磷汀，但患者再次出现发热、寒战，给予积极的对症处理后，症状好转。之后未再使用奥沙利铂。

四、讨论

（一）药品不良反应关联性评价

注射用奥沙利铂属于第三代铂类抗肿瘤药，目前广泛应用于结直肠癌的化疗。以奥沙利铂联合氟尿嘧啶 / 亚叶酸组成的联合化疗方案对结直肠癌有较好的疗效，其最常见的不良反应主要为神经系统反应、胃肠道反应及血液系统反应。使用过程中偶见畏寒、发热等症状。奥沙利铂导致的过敏反应严重程度不一，临床表现多种多样，症状轻微者仅表现为皮肤过敏，严重者可发生过敏性休克,甚至心搏与呼吸骤停。罗红报道了 1 例结肠癌肝转移患者在使用奥沙利铂后出现过敏性休克的案例。

国家药品不良反应监测中心的药品不良反应因果关联性评价标准共分为肯定、很可能、可能、可能无关、待评价、无法评价 6 级。该患者在使用奥沙利铂30 分钟后出现发热,用药与不良反应有合理的时间关系;发热为该药已知的不良反应;停药后患者反应减轻;患者再次使用可疑药品也出现同样的反应事件。临床药师按照 5 条原则综合评估,该不良反应评价为"肯定"。

(二)奥沙利铂引起的发热与治疗周期

奥沙利铂过敏反应的临床表现具有多样性,有呼吸道症状(咳嗽、胸闷、呼吸困难、喉痉挛等),皮肤症状(颜面潮红、皮疹、瘙痒等)和其他全身系统症状(发热、寒战、心动过速等)。为了给临床提供一定的参考,临床药师通过查阅文献,发现奥沙利铂引起的发热与治疗周期具相关性。随着奥沙利铂在临床的广泛应用,其致过敏反应的报道逐渐增多,有报道其过敏反应发生率已升高至10%~12%,引起人们的重视。Ulrich 等报告了 1 例 74 岁的结肠癌患者的化疗方案为奥沙利铂联合丝裂霉素,前 3 次输注奥沙利铂无异常,第 4 次输注后 2 小时出现发热,体温 39℃,持续 3 日。楼海舟等报道了 2 例患者在第 5 次输注奥沙利铂时出现发热,1 例在第 6 次出现,另 1 例在第 7 次出现发热,无皮疹、胸闷、气急、腹痛和腹泻等症状,体温最高达 38.5~39.3℃。夏勇等报道 1 例使用以奥沙利铂为基础的化疗方案共 8 个周期,在第 6、7、8 个周期时发生明显的不良反应,表现为畏寒、发热、胸闷、气急、恶心、呕吐。

本病例患者第 10 次使用奥沙利铂后出现体温升高,最高达 39℃伴寒战,与相关文献报道中奥沙利铂引起的发热一般出现在多次用药后一致。由于发生不良反应的影响因素较多,如机体因素(性别、年龄、种族、个体差异、病理生理等)、药物因素(剂量、剂型、药理作用等)、相互作用及给药速度等,故用药后是否发生不良反应不可预测。对于多周期使用奥沙利铂的患者,临床药师尤其需要关注该药相关不良反应的关联性分析。

(三)奥沙利铂引起发热的可能机制及处理

目前化疗药物引起发热的机制尚不明确。Tonini 等报道 5 例晚期结直肠癌患者在接受以奥沙利铂为基础化疗时,奥沙利铂输注结束后出现寒战、发热、低血压、腹痛、恶心、腹泻等。反应开始及其后的 15 分钟和 30 分钟分别抽取静脉血检测 IL-6 和肿瘤坏死因子水平,然后静脉注射地塞米松 8mg,再抽取静脉血(反应开始后的 180 分钟和 360 分钟)。检测结果发现所有患者静脉血中的 IL-6和肿瘤坏死因子浓度在给予地塞米松后显著降低,随着临床症状和体征的完全缓解而降至最低。Ulrich 等报告 1 例在第 4 次输注奥沙利铂后 2 小时出现发热,体温 39℃,持续 3 日,第 5 次输注奥沙利铂时出现同样反应的患者,发热期间血清 IL-6 升高程度与体温曲线平行,峰值水平与最高体温一致,同时测定 CRP 却无明显变化。没有临床研究或者试验表明其引起的发热和感染相关。

该患者在出现体温升高后,给予糖皮质激素及非甾体药物治疗后体温下降,与 S.W.K SIU 指出的奥沙利铂引起的发热对退热药不敏感,通常 48 小时后会自行缓解的特点不完全一致。由于奥沙利铂引起的发热通常出现在多个治疗周期以后,那么对于多周期使用奥沙利铂的患者,有无必要预防性使用药物预防发热也存在争议。有学者提出,在使用奥沙利铂之前提前使用抗组胺药、激素和退热药并不能阻止其引起的发热。日本的一项对照研究认为,奥沙利铂化疗 6 个周期后增加预处理地塞米松和抗组胺药的剂量可以显著降低过敏反应的发生率。而国内赵阳等提出药物预处理并不能完全防止奥沙利铂再次过敏的出现。

五、小结

临床药师参与该患者药品不良反应全过程的评估及监测,结合患者情况,通过查阅文献,为临床合理、安全用药提供一定的参考。发热是奥沙利铂过敏反应的其中一个表现,目前还没方法可预测,且过敏反应可发生于化疗的任一周期,故临床应用奥沙利铂时应加强监测,密切观察;结合奥沙利铂过敏反应的药物处理,不同患者对于使用药物缓解症状的反应具有差异,故在患者用药过程中要关注患者的临床表现,以保证用药安全、有效;用药前应对患者进行个体化评估,详细了解患者的药物过敏史及既往病史;对多次输注奥沙利铂的患者,应备好抢救器材和药品;对于过敏反应程度较轻的患者,可以通过尝试应用抗组胺药、糖皮质激素及延长奥沙利铂的滴注时间等措施来确保患者的治疗;而对于危及生命的严重反应,如过敏性休克,应该停用奥沙利铂。

参 考 文 献

[1] 张洁. 奥沙利铂联合氟尿嘧啶及亚叶酸钙治疗转移性大肠癌 120 例疗效评价. 中国药业, 2014, 23(23): 19-21.

[2] 李建群, 朱云根. 奥沙利铂联合 5- 氟尿嘧啶、亚叶酸钙化疗晚期胃癌的临床研究. 临床医学工程, 2014, 21(11): 1447-1448.

[3] 楼海舟, 潘宏铭, 郑宇, 等. 奥沙利铂致药物热 4 例报告. 实用肿瘤杂志, 2006, 21(2): 176.

[4] 罗红. 注射用奥沙利铂致过敏性休克. 中国药物应用与监测, 2013, 10(4): 238-239.

[5] 韩永鹏. 奥沙利铂过敏反应的防治研究进展. 药物不良反应杂志, 2012, 14(5): 299-301.

[6] 贺景焕, 彭杰文, 萧剑军, 等. 奥沙利铂致 25 例胃肠肿瘤患者过敏反应分析. 中国医院用药评价与分析, 2009, 9(7): 553-554.

[7] 夏勇, 王红, 曾志文, 等. 奥沙利铂致药物热 1 例及文献复习. 江西医药, 2009, 44(12): 1226-1227.

[8] 赵阳,安欣,向晓娟,等. 中国结直肠癌患者奥沙利铂过敏反应的临床特征. 癌症,2010,29(1):102-105.

[9] 苏圆,刘贤铭. 奥沙利铂致过敏反应的文献分析. 中国医院用药评价与分析,2015,15(1):131-134.

[10] TONINI G, SANTINI D, VINCENZI B, et al. Oxaliplatin may induce cytokine-release syndrome in colorectal cancer patients. Journal of biological regulators & homeostatic agents, 2002, 16(2): 105-109.

[11] SIU S W K, CHAN R T T, AU G K H. Hypersensitivity reactions to oxaliplatin: experience in a single institute. Annals of oncology, 2006, 17(2): 259-261.

[12] MADRIGAL-BURGALETA R, BERGES-GIMENO M P, ANGEL-PEREIRA D, et al. Desensitizing oxaliplatin-induced fever: a case report. Journal of investigational allergology & clinical immunology, 2013, 23(6): 435-436.

[13] KIDERA Y, SATOH T, UESA S, et al. High-dose dexamethasone plus antihistamine prevents colorectal cancer patients treated with modified FOLFOX6 from hypersensitivity reactions induced by oxaliplatin. International journal of clinical oncology, 2011, 16(3): 244-249.

[14] ULRICH-PUR H, PENZ M, FIEBIGER W C, et al. Oxaliplatin induced fever and release of IL-6. Oncology, 2000, 59(3): 187-189.

（邓　杰）

案例8　一例利妥昔单抗治疗淋巴瘤合并乙肝患者的药学监护

一、案例背景知识简介

中国是乙型病毒性肝炎（简称乙肝）高发国家,《中国卫生健康统计年鉴 2020》数据显示 2019 年我国乙肝新发人数 100.75 万人。非霍奇金淋巴瘤（non-Hodgkin lymphoma, NHL）的发病率也呈上升趋势, 由于乙型肝炎病毒（hepatitis B virus, HBV）有亲肝细胞和淋巴细胞的特性, 加之患者的免疫功能异常, 导致其比普通人群甚至其他肿瘤患者更易感染。研究显示 HBV 在 NHL 中的发病率较一般人群高, 感染率为 2.46%～30.88%, 较其他肿瘤患者更高。NHL 合并 HBV 感染的患者化疗和免疫治疗后可使体内的 HBV 再激活的风险增高, 激活率为 20%～70%, 且乙型肝炎表面抗原（hepatitis B surface antigen, HBsAg）(+)患者的肝炎发生率和再激活现象明显较 HBsAg(-)多见。以利妥昔单抗为基础的治疗方案可明显提高患者的总生存期及无进展生存期, 但病毒再激活的风险也较高, 其导致的死亡率在 30%～38%。HBV 再激活一方面增加患者的肝炎发病率及病死率,另一方面导致淋巴瘤的有效治疗中断,影响患者的生存与预后。因此,本文临床药师通过对一例淋巴瘤合并乙型病毒性肝炎患者使用利妥昔单抗治疗的病例进行分析,旨在对 HBV 再激活的危险因素及预防进行分析,为临床提供一定的参考。

二、病例基本情况

患者,男性,43 岁。主因"弥漫大 B 细胞淋巴瘤"入院。患者于 2019 年 8 月因"无诱因上腹疼痛 4 个月"就诊。11 月腹痛加剧,胸腹 CT 示胃底部及胃体部大弯侧胃壁不均匀增厚并向胃腔内部规则隆起,多系淋巴瘤。病理诊断:(胃底、胃体活检)弥漫大 B 细胞淋巴瘤。12 月苏木精 - 伊红(hematoxylin and eosin, HE)染色并免疫组织化学支持 B 细胞非霍奇金淋巴瘤(高增殖活性),考虑弥漫大 B 细胞淋巴瘤[非生发中心 B 细胞(germinal center B cell, GCB)型]。

既往史:乙型病毒性肝炎病史 4 年;否认高血压、心血管病、糖尿病病史。2015 年行胆囊切除术;否认输血史;否认外伤史。否认药物、食物过敏史。

入院查体:体温 36.5℃,脉搏 88 次 /min,呼吸 21 次 /min,血压 99/63mmHg,身高 163cm,体重 52kg。神志清醒,查体合作。腹软,有压痛,无反跳痛。其余查体未见明显异常。

辅助检查:PET/CT 示胃底及胃体部胃壁不均匀稍增厚,伴弥漫性代谢增高,符合淋巴瘤征象。感染免疫学示 HBsAg(+),乙型肝炎 e 抗体(hepatitis B e antibody, HBeAb)(+),乙型肝炎核心抗体(hepatitis B core antibody, HBcAb)(+),HBV-DNA < 100IU/ml。

入院诊断:①胃非霍奇金淋巴瘤,弥漫大 B 细胞淋巴瘤(非 GCB 型,CD20⁺,ⅣEB 期);②慢性乙型病毒性肝炎;③胆囊切除术后。

三、主要治疗经过及典型事件

患者入院检查无化疗禁忌证,行 R-CHOP 方案化疗,同时给予恩替卡韦片 50mg p.o. q.d.。患者自 2019 年 12 月至 2020 年 5 月行 6 个周期的化疗,其间复查 HBV-DNA 均 < 100IU/ml,未出现 HBV 再激活情况,具体情况见表 5-5。

表 5-5　患者的乙型肝炎病毒免疫学标志物

时间	HBsAg	HBeAb	HBcAb	HBV-DNA/(IU/ml)
2019 年 12 月 19 日	+	+	+	< 100.0
2020 年 1 月 13 日	+	+	+	—
2020 年 2 月 11 日	+	+	+	—

续表

时间	HBsAg	HBeAb	HBcAb	HBV-DNA/(IU/ml)
2020 年 3 月 9 日	+	+	+	< 100.0
2020 年 4 月 15 日	+	+	+	< 100.0
2020 年 5 月 12 日	+	+	+	59.8

四、讨论

(一) 利妥昔单抗与 HBV 再激活

HBV 激活尚无统一定义,目前最常采用的诊断标准为满足以下 3 条中的任一条:①发生肝炎且血清 HBV-DNA 较基线升高大于 10 倍及 10 倍以上;② HBV-DNA 绝对值增加超过 10^6;③血清 HBV-DNA 从阴性到阳性。HBV 再激活可发生在化疗期间、化疗结束后,甚至在抗病毒治疗停止后。HBV 激活的临床表现各异,可无症状,也可出现典型的肝炎表现,严重者可为急性重型肝炎,出现肝性脑病、肝肾综合征,甚至死亡。在淋巴瘤患者的治疗过程中,化疗的强度影响治疗效果及预后,且存在活动性乙肝的淋巴瘤患者的化疗效果明显差于非感染患者。因此,避免 HBV 再激活对延长患者的生存期意义重大。

HBV 再激活与许多因素相关,主要包括机体、病毒及治疗相关因素。血液恶性肿瘤接受利妥昔单抗、皮质类固醇、肿瘤坏死因子抑制剂或其他免疫抑制剂治疗后更易引起 HBV 再激活。激素的使用是再激活的单独危险因素。文献报道 HBsAg(+)患者化疗后的 HBV 激活率为 24%～88%,中位发生时间为 16 周。接受含利妥昔单抗方案治疗的患者的 HBV 激活率更高。Evens 等研究发现,在化疗的基础上加用利妥昔单抗较单纯化疗的 HBV 激活率增加 3.65 倍。目前认为利妥昔单抗易引起 HBV 再激活是由于 CD20 在所有前 B 细胞和成熟 B 细胞上表达,用药后成熟 B 细胞的减少使 B 细胞终末分化成的浆细胞减少。CD20+ 细胞的持续减少导致 B 细胞介导的抗原提呈功能下降,继而使抗体产生减少,从而不能有效地对抗 HBV。

利妥昔单抗更易引起 HBV 激活,但又可极大地改善淋巴瘤患者的疗效和预后,特别是弥漫大 B 细胞淋巴瘤,其与标准化疗方案联合后能将患者 3 年内的 PFS 从 33% 提高到 68%。多个研究结果显示 R-CHOP 方案治疗弥漫大 B 细胞淋巴瘤较 CHOP 方案有较高的 PFS 和总生存期,可延长无病生存时间 12～20 个月。该患者的 HBsAg(+)、HBeAb(+)、HBcAb(+)、HBV-DNA < 100IU/ml,选用 R-CHOP 方案治疗。临床药师通过查阅文献,分析该患者选用的方案具有相对较好的疗效,但同时具有高度易感、再激活的风险,所以建议在提高患者治疗效果的同时应该采用积极的抗病毒治疗,同时密切关注患者的肝功能相应指标

及乙肝病毒变化情况,尽量避免乙肝病毒再激发。

(二)淋巴瘤合并 HBV 感染患者的抗病毒治疗原则

临床药师在给临床提供抗病毒治疗方案的建议中发现,淋巴瘤合并 HBV 感染患者的抗病毒治疗原则与普通 HBV 感染患者的治疗原则有所差异。针对接受免疫抑制和细胞毒性治疗的患者的乙肝的预防及治疗,国内外指南均有相应的推荐。综合意见如下:①在接受免疫抑制、细胞毒性或免疫调节治疗前,所有人群均应检测乙型肝炎表面抗原(hepatitis B surface antigen,HBsAg)和 HBcAb。② HBsAg(+)和 HBcAb(+)者在接受免疫抑制剂或细胞毒性药物治疗前应启动预防性抗 HBV 治疗。③ HBsAg(-)但 HBcAb(+)者应密切监测 GPT、HBV-DNA 和 HBsAg,以便适时开始抗 HBV 治疗;但对于接受抗 CD20 治疗或干细胞移植的患者,推荐接受预防性抗 HBV 治疗。④在符合治疗指征的情况下,应尽可能在接受免疫抑制剂治疗前或最晚同时开始预防性抗 HBV 治疗。一旦治疗开始,预防性抗 HBV 治疗应贯穿于免疫抑制治疗的始终,并持续至免疫抑制治疗完成后至少 6 个月(接受抗 CD20 治疗者应持续至少 12 个月)。⑤优先选用耐药屏障高的抗 HBV 药。⑥对仅接受监测但未行预防性抗 HBV 治疗的患者每 1～3 个月检测 HBV-DNA 水平,预防性抗 HBV 治疗结束后仍应监测至 12 个月。

很多学者针对是否使用抗病毒治疗对患者乙肝发生率结果的影响做了研究,多数结果显示预防性用药可降低患者的乙肝发生率及再激发率。HBsAg(+)患者接受预防性抗病毒治疗具有降低肝炎发生率的趋势(33.3% *vs.* 46.2%),同时也有降低再激活率的趋势(11.1% *vs.* 23.1%)。

针对该患者,临床药师建议接受免疫抑制剂治疗的同时开始预防性抗 HBV 治疗,且贯穿于免疫抑制治疗的始终,同时监测 HBV-DNA 水平。

(三)抗 HBV 方案的选择

NCCN 非霍奇金淋巴瘤治疗指南(2019 年第 1 版)中指出,HBsAg 或 HBcAb 阳性的淋巴瘤患者在化疗和利妥昔单抗治疗期间易发生 HBV 再激活、肝功能异常甚至肝衰竭死亡,因此应监测病毒负荷量,并预防性予抗病毒治疗。治疗乙肝的药物有干扰素 α 和核苷类似物两大类。干扰素 α 的病毒应答率低,不良反应多,骨髓抑制明显,不适用于淋巴瘤患者。核苷类似物有拉米夫定、阿德福韦酯、替比夫定、恩替卡韦、替诺福韦。

拉米夫定通过抑制 HBV 逆转录酶发挥作用。由于拉米夫定的耐药基因屏障低,出现 1 个原发耐药位点突变即可显著降低药物的敏感性,长期治疗易导致耐药性,耐药后易导致病毒复发、肝功能异常、急性重型肝炎等,故 NCCN 已不推荐其作为淋巴瘤合并 HBV 感染患者的一线预防用药,但也有临床获益的报道;替比夫定的耐药率低于拉米夫定,高于恩替卡韦和替诺福韦酯,但其耐药基因屏障低,也非最佳选择;替诺福韦酯是多个国内外临床指南推荐的具有强效、低耐药性特点的药物,但其是否优于拉米夫定或能否达到恩替卡韦的效果有待进一步研究;恩替卡韦在已上市的药物中耐药基因屏障最高,需同时出现 3 个氨基酸位点突变才可导致药物的敏感性下降,其抗病毒效力较强且耐药性发生率低。中山大学附属肿瘤医院的一项前瞻性研究表明,HBsAg(+)的弥漫大 B 细胞淋巴瘤患者经 R-CHOP 方案化疗后,与拉米夫定相比恩替卡韦预防 HBV 激活的效果更好。综上所述,临床药师建议患者优先选用恩替卡韦进行抗病毒治疗。

临床医生采纳临床药师意见,该患者自第 1 个周期的化疗即选用恩替卡韦治疗,选用药物及治疗时机均规范合理,整个化疗期间肝功能未见明显异常,未出现乙肝病毒再激发,乙肝病毒控制较为成功,同时抗肿瘤治疗过程顺利,效果较好。

五、小结

淋巴瘤患者合并乙肝的发生率较高,在化疗前应常规筛查血清学指标。针对淋巴瘤的治疗,免疫抑制剂的使用会增加乙肝的发生率及 HBV 再激活的风险。以利妥昔单抗为基础的治疗方案显著延长患者的总生存期及 PFS,但同时也使 HBV 再激活发生率显著升高。对于接受免疫化疗的患者,尤其是 HBsAg(+)的患者,临床药师建议应在治疗前预防性应用合适的抗病毒药,同时治疗期间密切监测患者体内的 HBsAg 水平,降低 HBV 再激活的风险,以保证治疗的顺利进行,提高治疗效果。

参 考 文 献

[1] 张晶巧,李苗苗,祁兴顺,等.《2018 年美国肝病学会乙型肝炎指引声明意见:慢性乙型肝炎的预防、诊断和治疗》摘译. 临床肝胆病杂志,2018,34(12):2563-2567.

[2] 陈炎,陈亚蓓,陶荣芳. 2018 年美国《慢性乙型肝炎指导意见》介绍:慢性乙型肝炎特殊人群管理及治疗推荐更新. 中国实用内科杂志,2018,38(S1):35-38.

[3] 盛秋菊,韩超,丁洋,等. 慢性乙型肝炎抗病毒治疗与疾病长期预后——慢性乙型肝炎防治指南(2019 年版)更新要点解读. 中国实用内科杂志,2020,40(6):441-445.

[4] 张静,颜丽华,许伟,等. 利妥昔单抗联合 CHOP 方案治疗合并慢性 HBV 感染的 B 细胞非霍奇金淋巴瘤患者的安全性分析. 中国合理用药探索,2020,17(7):49-52.

[5] 吴玮. 探讨乙肝病毒感染的肿瘤患者围化疗期抗病毒治疗策略. 临床医药文献电子杂志,2019,6(64):33.

[6] 彭子云. 预防性使用核苷类药物治疗对恶性肿瘤化疗后 HBV 再激活的影响分析. 医学检验与临床,2018,29(10):43-44.

[7] 张烨. 乙型肝炎病毒感染与弥漫大 B 细胞淋巴瘤关系的探讨. 杭州:浙江大学,2012.

[8] WANG F, XU R H, HAN B, et al. High incidence of hepatitis B virus infection in B-cell subtype non-Hodgkin lymphoma compared with other cancers. Cancer, 2007, 109 (7): 1360-1364.

[9] BORENTAIN P, COLSON P, COSO D, et al. Clinical and virological factors associated with hepatitis B virus reactivation in HBsAg-negative and anti-HBc antibodies-positive patients undergoing chemotherapy and/or autologous stem cell transplantation for cancer. Journal of viral hepatitis, 2010, 17 (11): 807-815.

[10] TSYTSUMI Y, YAMAMOTO Y, SHIMONO J, et al. Hepatitis B virus reactivation with rituximab-containing regimen. World journal of hepatology, 2013, 5 (11): 612-620.

[11] HUI C K, CHEUNG W W W, AU W Y, et al. Hepatitis B reactivation after withdrawal of pre-emptive lamivudine in patients with haematological malignancy on completion of cytotoxic chemotherapy. Gut, 2005, 54 (11): 1597-1603.

[12] CHEN J, WANG J M, YANG J M, et al. Concurrent infection of hepatitis B virus negatively affects the clinical outcome and prognosis of patients with non-Hodgkin's lymphoma after chemotherapy. PLoS one, 2013, 8 (7): 69400.

[13] KUSUMOTO S, ARCAINI L, HONG X, et al. Risk of HBV re-activation in patients with B-cell lymphomas receiving obinutuzumab or rituximab immunochemotherapy. Blood, 2019, 133 (2): 137-146.

[14] SMALLS D J, KIGER R E, NORRIS L B, et al. Hepatitis B virus reactivation: risk factors and current management strategies. Pharmacotherapy, 2019, 39 (12): 1190-1203.

[15] CICCULLO A, PONZIANI F R, MAIOLO E, et al. Late reactivation of hepatitis B virus after rituximab-containing chemotherapy for mantle cell lymphoma: a case report. Infection, 2019, 47 (2): 313-316.

[16] YEO W, CHAN T C, LEUNG N W, et al. Hepatitis B virus reactivation in lymphoma patients with prior resolved hepatitis B undergoing anticancer therapy with or without rituximab. Journal of clinical oncology, 2009, 27 (4): 605-611.

[17] EVENS A M, JOVANNOVIC B D, SU Y C, et al. Rituximab-associated hepatitis B virus (HBV) reactivation in lymphoproliferative diseases: meta-analysis and examination of FDA safety reports. Annals of oncology, 2011, 22 (5): 1170-1180.

[18] DONG H J, NI L N, SHENG G F, et al. Risk of hepatitis B virus (HBV) reactivation in non-Hodgkin lymphoma patients receiving rituximab-chemotherapy: a meta-analysis. Journal of clinical virology, 2013, 57 (3): 209-214.

[19] FWU C W, CHIEN Y C, YOU S L, et al. Hepatitis B virus infection and risk of intrahepatic cholangiocarcinoma and non-Hodgkin lymphoma: a cohort study of parous women in Taiwan. Hepatology, 2011, 53 (4): 1217-1225.

[20] HOCHSTER H，WWELLER E，GASCOYNE R D，et al. Maintenance rituximab after cyclo-
phosphamide，vincristine，and prednisone prolongs progression-free survival in advanced
indolent lymphoma: results of the randomized phase Ⅲ ECOG1496 Study. Journal of clinical
oncology，2009，27（10）：1607-1614.

（邓　杰）

案例9　一例卵巢癌化疗后重度血小板减少合并肺栓塞患者的药学监护

一、案例背景知识简介

肿瘤化疗相关性血小板减少症（chemotherapy-induced thrombocytopenia，CIT）为化疗的常见不良反应，可增加出血风险、延长住院时间、增加治疗费用、降低化疗效果和生存质量，影响预后；肿瘤患者是静脉血栓栓塞（venous thromboembolism，VTE）发生的高危人群，发病率为4%~20%。据流行病学统计，肿瘤患者的VTE发生率较非肿瘤患者高4~7倍，且逐年上升。VTE是肿瘤的重要并发症，也是导致肿瘤患者死亡的原因之一。而肺血栓栓塞症（pulmonary thromboembolism，PTE）是VTE的较严重的临床表现，其致死率及致残率都很高，PTE患者的病死率显著高于单纯静脉血栓患者。于肿瘤患者而言，血小板减少及血栓形成均对其后续治疗及预后产生严重影响，而如何平衡好血小板减少和抗凝治疗可能出现的出血风险及选择合适的抗凝治疗方案至关重要。本文就一例卵巢癌化疗后重度血小板减少合并肺栓塞患者的病例进行分析，旨在对治疗方案进行分析，为临床提供参考。

二、病例基本情况

患者，女性，44岁。主因"卵巢恶性肿瘤"入院。患者于2020年7月无明显诱因出现腹胀，伴间断腹痛、恶心、纳差、乏力、下肢水肿。8月10日首次入院，行腹腔穿刺引流、盆腔穿刺活检及对症治疗。下腹部MRI示双侧附件占位，考虑恶性；腹膜、大网膜及肠系膜增厚，考虑转移；腹水。腹水细胞学检出腺癌细胞，根据病情诊断为卵巢癌可能。穿刺活检结果未回，为控制病情，与家属沟通后暂按卵巢癌治疗，故于2020年8月24日行卡铂注射液腹腔灌注，8月26日行紫杉醇注射液全身化疗，患者症状减轻后出院。9月5日患者再次腹胀加重，9月10日入院。盆腔穿刺免疫组织化学结果支持恶性肿瘤，倾向低分化腺癌，支持卵巢来源。自发病以来，患者精神状况一般、食欲、食量差，睡眠较差，体重下降10kg，大便难解，小便正常。

既往史：否认肝炎、结核、高血压、冠心病、糖尿病病史。否认手术史；否认外伤史；否认输血史。否认药物、食物过敏史。

入院查体：体温36.4℃，脉搏95次/min，呼吸20次/min，血压92/60mmHg，身高166cm，体重58kg。神志清醒，查体合作。腹部膨隆，上腹部及脐周有压痛，无明显的反跳痛，肝、脾未触及，移动性浊音阳性。双下肢水肿。其余查体未见明显异常。

辅助检查：血常规示PLT 20×10^9/L。凝血相关指标示D-D 17.79μg/ml，纤维蛋白降解产物（fibrin degradation product，FDP）112.18μg/ml，PT 14.6秒，APTT 34.4秒，TT 15.3秒，纤维蛋白原（fibrinogen，FIB）5g/L。超声检查提示①门静脉主干及分支内径增宽，其内实质性低回声，性质待查，不除外癌栓形成可能；②腹腔大量积液。

入院诊断：①卵巢恶性肿瘤；②恶性胸腔积液；③腹腔继发恶性肿瘤。

三、主要治疗经过及典型事件

患者入院行腹腔穿刺引流后症状缓解。9月5日患者的PLT 20×10^9/L，考虑为化疗后骨髓抑制，患者全身无瘀点、瘀斑、出血点，给予IL-11治疗。9月6日患者的PLT进一步下降，为5×10^9/L，暂无便血、咯血、皮下出血情况。7日临床药师会诊建议调整升血小板治疗方案为重组人血小板生成素注射液（rhTPO）300U/(kg·d)i.h.，同时输注血小板。9月9日患者的血小板恢复正常，为148×10^9/L。9月6日CT示门静脉主干及左右支内充盈缺损，考虑栓子形成，较前新出现；肺动脉干、左右肺动脉内充盈缺损，考虑栓子形成，较前新出现。9月6日超声检查示右侧股总静脉留置管周围异常实质回声包绕，考虑血栓；左侧腘静脉、双侧腓静脉、双侧肌间静脉考虑血栓。9月9日开始依诺肝素钠注射液抗凝治疗。由于患者依从性较差，9月13日换用利伐沙班口服治疗。抗凝6日后复查CT（9月15日）示门静脉主干及左右支内充盈缺损，考虑栓子形成，大致同前；肺动脉干、左右肺动脉及分支充盈缺损，考虑肺动脉栓塞，双肺上叶肺动脉内的栓子范围较前增大，左肺上叶前段不规则片块影，较前新出现，考虑肺梗死。患者抗凝治疗的效果不佳，考虑下腔静脉滤器植入，但患者月经来潮无法手术。9月21日患者月经结束，数字减影血管造影（digital subtraction angiography，DSA）示下腔静脉未见显示，髂静脉周围大量侧支循环形成，下腔静脉闭塞，无法植入滤器，继续原抗凝方案治疗。

四、讨论

（一）CIT的治疗

患者入院后出现重度血小板减少，考虑化疗所致，理由如下：①发病前有确切使用的可能引起血小板减少的药物。导致 CIT 的常见方案包括含吉西他滨、铂类、蒽环类和紫杉类的化疗方案，该患者使用含紫杉类方案且有时间相关性。②排除其他可导致血小板减少的原因，患者无再生障碍性贫血、急性白血病、放射病、免疫性血小板减少性紫癜、肿瘤侵犯骨髓和脾功能亢进等。③未使用可能引起血小板减少的非化疗药物，如磺胺类等。④警惕肝素诱导的血小板减少，该患者先前无肝素暴露史。在 CIT 的治疗决策中，判断患者的出血风险及程度对于治疗措施的选择较为重要。根据修订的 WHO 出血分级标准判断，该患者目前无皮肤瘀点、瘀斑及出血，等级 0 级。输注血小板为治疗重度血小板减少症的最快、最有效的方法，能够有效降低大出血的发生风险和死亡率。对于 WHO 出血分级 0～1 级且血小板计数达到预防性输注指征的患者可输注血小板。对于成人白血病和多数实体瘤患者，当 PLT≤$10×10^9$/L 时需预防性输注血小板，特别是患白血病、恶性黑色素瘤、妇科肿瘤和结直肠肿瘤等高出血风险的肿瘤时。但输注的血小板消耗迅速，维持期短。

9 月 5 日患者的 PLT $20×10^9$/L，医生立即予以 IL-11 3mg i.h. q.d. 治疗。9 月 6 日复查血小板 $5×10^9$/L。患者目前血小板重度减少且降低较快，rhTPO 可减轻肺癌、乳腺癌和卵巢癌等实体肿瘤和淋巴瘤患者接受化疗后血小板计数下降的程度，并缩短血小板减少的持续时间，减少血小板输注次数。临床药师建议调整治疗方案为 rhTPO 联合输注血小板。患者的治疗用药见表 5-6。

表 5-6　CIT 的治疗用药

	IL-11	rhTPO	A 型血小板
2020 年 9 月 5—6 日	3mg i.h. q.d.	—	—
2020 年 9 月 7—8 日	—	15 000U i.h. q.d.	1U
2020 年 9 月 9 日	—	15 000U i.h. q.d.	—

调整治疗方案后患者的血小板较快恢复正常，该治疗方案也符合相关指南推荐。

（二）抗凝治疗方案的选择

1. PTE 的治疗　无抗凝治疗禁忌证的患者一旦确诊 PTE，应立即启动抗凝治疗并行风险评估，部分患者需溶栓治疗，NCCN 癌症相关静脉血栓栓塞性疾病指南（2017 年版）及美国胸内科医师学会（The American College of Chest Physicians，ACCP）静脉血栓栓塞抗栓指南（2016 年版）对溶栓条件有明确的限定。

9 月 6 日患者 CT 示 PTE，通过 PE 严重指数简化版（sPESI）评估，评分为 1 分，为中风险人群，需立即治疗。患者目前无溶栓治疗的指征，行单纯抗凝治疗。但由于患者的血小板（$5×10^9$/L）重度降低，存在抗凝禁忌证，目前升血小板治疗中,拟无禁忌证后立即启动抗凝治疗。9月9日患者的血小板正常,立即启动抗凝治疗。推荐用于癌症 VTE 患者的抗凝血药包括肠外抗凝剂、普通肝素、低分子量肝素、磺达肝癸钠及口服直接 Xa 因子抑制剂。对于初始抗凝治疗,低分子量肝素和磺达肝癸钠优于普通肝素,发生大出血和肝素诱导的血小板减少的风险也低。

该患者使用依诺肝素钠注射液 60mg i.h. b.i.d. 治疗,建议前 14 日至少每 2～3 日检测血红蛋白和血小板计数。患者使用依诺肝素钠注射液的依从性较差,9月12日调整为利伐沙班片 15mg p.o. b.i.d. 治疗,择日复查胸部血管 CT。9 月 15 日 CT 结果提示肺动脉干、左右肺动脉及分支充盈缺损,考虑肺动脉栓塞,双肺上叶肺动脉内的栓子范围较前增大,左肺上叶前段不规则片块影,较前新出现,考虑肺梗死。且患者合并胸腔积液、心包积液,凝血相关指标异常,效果不佳,考虑调整治疗方案。

对有禁忌证的 PTE 患者或溶栓后不稳定的患者,可考虑使用导管或手术取栓术、溶栓治疗或考虑使用下腔静脉滤器。对于抗凝无效的 PTE、非依从性抗凝治疗、心功能或肺功能障碍患者,复发 PTE 可严重到危及生命,有多发 PTE 和慢性血栓栓塞性肺动脉高压的患者也应考虑使用下腔静脉滤器。该患者目前抗凝治疗的效果不佳,考虑行介入治疗,但患者月经来潮,暂未行手术,拟月经期后行下腔静脉滤器植入,等待期间抗凝方案不变。9月21日 DSA 提示髂静脉周围大量侧支循环形成,下腔静脉闭塞,无法植入滤器,故继续利伐沙班片治疗。后续患者要求出院,嘱继续抗凝治疗,自使用利伐沙班片第 1 日起 3 周后调整剂量为 20mg p.o. q.d.,按时复查相关指标。

综上,患者一旦确诊 PTE,应立即启动抗凝治疗并行风险评估,选择合适的治疗手段。特定条件下还可考虑溶栓治疗及下腔静脉滤器植入。

2. 疗程　肿瘤 DVT 患者应接受 3～6 个月的抗凝治疗,而合并 PTE 的患者应接受 6～12 个月的治疗。对于患有活动性肿瘤或持续危险因素的患者应考虑无限期抗凝。对于该患者,应接受 6～12 个月的治疗,且治疗期间密切关注抗凝效果,必要时可再次评估是否有介入治疗的指征,以期最大限度地控制患者的 PTE 病情。

（三）出血风险评估

抗凝策略和出血症状的进退是临床较棘手的问题。抗凝治疗通过抑制凝血减少血栓形成,然而凝血功能过度抑制会导致出血。因此,如何在有效抗凝的同时又避免出血的发生尤为关键。癌症患者使用抗凝血药,复发静脉血栓栓塞和出血的风险都较高,在一项静脉血栓栓塞接受抗凝治疗患者的前瞻性随访研究中,有无恶性肿瘤的患者 12 个月严重出血的累计发生率分别为 12.4% 和 4.9%(风险比 2.2;95%CI 1.2～4.1)。

根据中国临床肿瘤学会《肿瘤患者静脉血栓防治指南》(2020),内科住院患者出血的危险因素有以下判断标准:①有以下 1 项则为出血高危,活动性消化性溃疡;入院前 3 个月内有出血事件;PLT $< 50 \times 10^9$/L。②具有以下 3 项及 3 项以上为出血高危,年龄≥85 岁;肝功能不全(INR > 1.5);严重肾功能不全;入住 ICU 或 CCU;中心静脉置管;风湿性疾病;现患恶性肿瘤;男性。

该患者启动抗凝治疗时血小板已恢复正常且无其余危险因素,因此该患者为非出血高危患者,但仍应密切监测患者的凝血相关指标,减少出血事件的发生风险。

五、小结

CIT 及 VTE 是肿瘤患者治疗过程中的常见并发症,同时也对肿瘤的后续治疗及预后产生重要影响。对于严重 CIT 合并 PTE 的患者,快速有效地控制并发症且平衡两者的关系意义重大。临床药师通过参与临床治疗,调整 CIT 的治疗方案,使患者的 PLT 水平迅速上升,为患者 PTE 的抗凝治疗争取了时间、提供了必需的条件;同时对患者抗凝治疗的出血风险进行及时评估,密切关注患者的血栓控制情况。在后续调整治疗方案遇到不可控因素时再次评估患者情况,及时转变治疗方向,选择合适的治疗方式,对患者的整体治疗起到积极作用。

参 考 文 献

[1] 中国临床肿瘤学会肿瘤与血栓专家委员会. 肿瘤相关静脉血栓栓塞症预防与治疗指南(2019 版). 中国肿瘤临床, 2019, 46(13): 653-660.

[2] 中国抗癌协会肿瘤临床化疗专业委员会, 中国抗癌协会肿瘤支持治疗专业委员会. 中国肿瘤化疗相关性血小板减少症专家诊疗共识(2019 版). 中国肿瘤临床, 2019, 46(18): 923-929.

[3] 张竹, 王增慧, 高倩. 2018 版中国《肺血栓栓塞症诊治与预防指南》解读之四: 特殊情况下肺血栓栓塞症的处理. 中国实用内科杂志, 2018, 38(11): 1019-1023, 1080.

[4] 白春梅, 徐光勋, 赵永强, 等. 重组人血小板生成素治疗实体肿瘤患者化疗后血小板减少的多中心临床试验. 中国医学科学院学报, 2004, 26(4): 437-441.

[5] 中华医学会心血管病学分会肺血管病学组. 急性肺栓塞诊断与治疗中国专家共识(2015). 中华心血管病杂志, 2016, 44(3): 197-211.

[6] VADHAN RAJ S, MURRAY L J, BUESO RAMOUS C, et al. Stimulation of megakaryocyte and platelet production by a single dose of recombinant human thrombopoietin in patients with cancer. Annals of internal medicine, 1997, 126(9): 673-681.

[7] KEARON C, AKL E A, COMEROTA A J, et al. Antithrombotic therapy for VTE disease: antithrombotic therapy and prevention of thrombosis, 9th ed: American college of chest

physicians evidence-based clinical practice guidelines. Chest, 2012, 141 (2 Suppl): e419S-
e496S.

[8] JAFF M R, MCMURTRY M S, ARCHER S L, et al. Management of massive and submas-
sive pulmonary embolism, iliofemoral deep vein thrombosis, and chronic thromboembolic
pulmonary hypertension: a scientific statement from the American heart association. Circula-
tion, 2011, 123 (16): 1788-1830.

[9] ELTING L S, ESCALANTE C P, COOKSLEY C, et al. Outcomes and cost of deep venous
thrombosis among patients with cancer. Arch Intern Med, 2004, 164 (15): 1653-1661.

[10] DECOUSUS H, LEIZOROVICZ A, Parent F, et al. A clinical trial of vena caval filters in
the prevention of pulmonary embolism in patients with proximal deep-vein thrombosis. New
England journal of medicine, 1998, 338 (7): 409-415.

[11] ANSELL J, HIRSH J, PLOLLER L, et al. The pharmacology and management of the vitamin
K antagonists: the seventh ACCP conference on anti-thrombotic and thrombolytic therapy.
Chest, 2004, 126 (3 Suppl): 204-233.

[12] BERGQVIST D, AGNELLI G, COHEN A T, et al. Duration of prophylaxis against
venous thromboembolism with enoxaparin after surgery for cancer. New England journal of
medicine, 2002, 346 (13): 975-980.

[13] KARTHAUS M, KRETZACHMAR A, KRONONG H, et al. Dalteparin for prevention of
catheter-related complications in cancer patients with central venous catheters: final results
of a double-blind, placebo-controlled phase Ⅲ trial. Annals of oncology, 2006, 17 (2):
289-296.

[14] KOVACS M J, KAHN S R, RODGER M, et al. A pilot study of central venous catheter
survival in cancer patients using low-molecular-weight heparin (dalteparin) and warfarin
without catheter removal for the treatment of upper extremity deep vein thrombosis (the
catheter study). Journal of thrombosis and haemostasis, 2007, 5 (8): 1650-1653.

[15] PRANDONI P, LENSING A W A, PICCIOLI A, et al. Recurrent venous thromboembolism
and bleeding complications during anticoagulant treatment in patients with cancer and venous
thrombosis. Blood, 2002, 100 (10): 3484-3488.

（邓　杰）

案例 10　一例肾癌术后伴发热性粒细胞缺乏患者的药学监护

一、案例背景知识简介

肾癌的发病率约占全身肿瘤的 3%，早期可进行根治性肾切除手术。但肾脏位于腹膜后，被腹腔内脏器和腰背肌肉所包绕，因此肾癌往往缺乏早期表现。

约 30% 的晚期肾癌患者已无法通过手术进行根治,术后常继续化疗或者化疗联合生物治疗。但无论是化疗还是生物治疗,在抑制和杀伤肿瘤细胞的同时,也会对机体的正常细胞有毒副作用,导致骨髓抑制、感染等不良反应,影响治疗的顺利进行,严重时甚至危及患者生命。本文拟通过介绍一例肾癌术后出现发热性中性粒细胞减少症患者的药学监护实践,并对药物治疗过程进行分析总结,探讨合理用药的重要性,为更好地开展药学监护工作提供参考。

二、病例基本情况

患者,男性,56 岁。2015 年 3 月发现左下腹一包块。2015 年 4 月 9 日在全麻下行"左肾切除术",术后病理示左肾细胞癌。术后给予干扰素(3MIU i.h. q.o.d.)治疗 2 个半月,之后定期复查,病情稳定。2018 年 2 月 20 日无明显诱因感腹胀、进食差、排便困难,行全身正电子发射计算机体层显像仪(positron emission tomography and computed tomography,PET/CT)检查示:①左侧肿瘤切除术后改变;左侧中下腹、盆腔膀胱直肠陷凹、脐下腹壁、腹主动脉左侧多发囊实性肿块,首先考虑转移灶。CT 示肝脏Ⅳ段低密度灶。②右肾小结石,前列腺钙化。2018 年 3 月 5 日行剖腹探查 + 腹腔内肿块切除术,术中见脐周腹壁下一囊性肿块,直径约 7cm,左肾窝一囊性肿块,直径约 10cm,完整切除肿块,探查腹腔,见肿瘤腹腔内广泛转移。术后病理:(腹腔)符合肾细胞癌浸润;(脐部)腺癌浸润或转移。结合病史及免疫组织化学,肾细胞癌来源的可能性大。2018 年 3 月 17 日开始舒尼替尼(50mg p.o. q.d.)治疗,2018 年 4 月 2 日给予重组人干扰素 α-2b(3MIU i.h.)、白介素 -2(1MIU i.h.)间隔使用,第 2 日出现鲜红色血便、发热,体温最高 40.2℃,使用 5 日后因严重不良反应而停药,给予胸腺肽 α_1(1.6mg i.h.)每周 2 次治疗。2018 年 4 月 30 日复查肺转移,给予化疗联合靶向治疗 2 个周期,方案为吉西他滨(1.4g vd d1、8)+ 贝伐珠单抗(300mg,vd d1、14),同时给予舒尼替尼治疗,第 1 个周期出现Ⅲ度骨髓抑制,第 2 个周期出现Ⅰ度骨髓抑制,均在升白细胞治疗后白细胞恢复正常。

既往史:既往体健。否认药物及食物过敏史。

入院查体:身高 167cm,体重 52kg,体表面积 $1.53m^2$。神志清醒,查体合作。一般情况尚可,近半年体重减轻约 7kg,血象基本正常,肝、肾功能基本正常。入院诊断为左肾细胞癌术后 $T_1N_XM_0$,现腹腔转移。

三、主要治疗经过及典型事件

2018 年 6 月 11 日给予患者第 3 个周期的化疗联合靶向治疗控制全身病情,方案为吉西他滨(1.4g i.v.gtt. d1、8)+ 培美曲塞二钠(0.5g i.v.gtt. d2、9)+ 贝伐珠单抗(300mg i.v.gtt. d8)。治疗第 5 日患者出现Ⅰ度骨髓抑制,给予人粒细胞刺激因子升白细胞治疗。治疗第 8 日出现Ⅳ度骨髓抑制，故推后使用化疗药物，于开始治疗第 11 日给予原计划第 8 日的吉西他滨。7 月 9 日开始第 4 个周期的化疗联合靶向治疗，方案同前。7 月 22 日患者出现咳嗽，咳白色黏痰。7 月 24 日患者间断出现发热，体温最高 39.2℃。7 月 25 日血象提示中性粒细胞减少，按照发热性中性粒细胞减少症指南首先考虑细菌感染的可能性较高，给予亚胺培南西司他丁钠经验性抗感染治疗，同时进行痰培养。5 日后培养结果提示毛霉菌感染，药敏试验结果提示对两性霉素 B 敏感，故调整为抗真菌方案进行治疗，选用两性霉素 B 脂质体。患者使用两性霉素 B 脂质体 2 日，均在输液中途出现寒战，故停用两性霉素 B 脂质体，于 8 月 2 日改用伏立康唑。8 月 9 日患者持续发热，Ⅰ型呼吸衰竭，肺部感染加重，肺功能差，再次行胸部 CT 检查，结果示病情无明显好转，故停用伏立康唑，改用卡泊芬净加复方磺胺甲噁唑，同时加用亚胺培南西司他丁钠。8 月 11 日患者抗感染治疗的效果好，肺部感染较前好转。8 月 17 日复查胸部 CT 结果显示双肺感染控制好，对比 8 月 9 日的 CT 结果双肺感染灶明显吸收，停用复方磺胺甲噁唑注射液，改用口服复方磺胺甲噁唑片。8 月 30 日肺部感染控制好，停用抗感染药，患者的肝、肾功能无明显变化。

四、讨论

（一）发热性中性粒细胞减少的治疗

发热性中性粒细胞减少在接受化疗的患者中的发生率为 25%～40%，其严重程度取决于化疗方案的剂量、患者的放化疗病史和其他并发疾病等，常伴有呼吸道、皮肤黏膜、肛周及各种导管引流管部位的感染，是肿瘤患者死亡的主要原因之一。中性粒细胞减少时的大部分原发感染都是由细菌引起的。革兰氏阴性杆菌占 50% 以上，包括大肠埃希菌、肺炎克雷伯菌、铜绿假单胞菌和鲍曼不动杆菌等。发热性中性粒细胞减少初期难以与非感染性发热相鉴别，治疗原则是只要有发热即开始经验性治疗，不发热的患者若存在感染症状时也应及时处理。对于高危患者不鼓励早期终止抗生素治疗，应仔细查找潜在的感染原，并依据临床或微生物学证据更换抗生素，增加经验性抗真菌治疗，行胸部 CT 检查是否有侵袭性真菌疾病。本例患者在行第 4 个周期的化疗联合靶向治疗后出现Ⅳ度骨髓抑制，并伴有间断性发热。考虑患者的免疫功能低下，为及早控制感染、防止病情恶化，根据美国传染病学会 2010 年版中性粒细胞减少肿瘤患者抗菌药物应用临床实践指南和《中国中性粒细胞缺乏伴发热患者抗菌药物临床应用指南》（2020 年版），应用的抗菌药物必须是能覆盖铜绿假单胞菌和其他严重革兰阴性杆菌的广谱抗菌药物。

此患者选用亚胺培南西司他丁钠针对发热性中性粒细胞减少最常见的细菌性感染经验性治疗。亚胺培南的抗菌谱较广，对革兰氏阳性、阴性需氧和厌氧菌均具有抗菌作用；西司他丁可减少亚胺培南的排泄并减轻其肾毒性。但是抗感染控制效果并不好。

（二）抗真菌治疗及其疗效评价

患者的培养结果提示其发热性中性粒细胞减少为真菌感染引起，故更换治疗方案。此患者使用两性霉素 B 不能耐受，使用伏立康唑仍发热，考虑曲霉菌感染的可能性大，不能排除肺孢子虫病。肺孢子虫病属真菌性疾病，多发生于免疫功能缺陷或长期接受免疫抑制剂治疗者，最常见于获得性免疫缺陷综合征（acquired immunodeficiency syndrome，AIDS）、肿瘤化疗及器官移植患者。肺孢子虫病的痰液阳性检出率低，而支气管肺泡灌洗和经支气管肺活检的灵敏度高。但是由于肿瘤患者化疗后骨髓抑制，在极度血小板减少，不能进行纤维支气管镜检查、肺泡灌洗及经皮肺穿刺活检时无法获得病理学诊断依据。所以肺孢子虫病的诊断多依赖于宿主因素、临床表现、动脉血气分析、影像学检查等进行临床拟诊，给予经验性治疗。研究表明，卡泊芬净联合复方磺胺甲噁唑治疗肺孢子虫病有协同作用，疗效较理想且毒副作用小。患者经此方案治疗后，胸部 CT 结果显示双肺感染灶明显吸收，未再发热，双肺感染控制较好。

患者经过多个疗程的化疗，同时需要使用抗感染药，临床药师更需密切关注药物之间的相互作用和不良反应，尽量不选用严重损伤肾脏的抗菌药物。但此患者的药敏试验结果提示对两性霉素 B 最敏感，故虽然两性霉素 B 有直接肾毒性，权衡利弊后还是使用了该药，注意密切监测肾功能，同时给予钙通道阻滞剂以减轻其毒性。另外复方磺胺甲噁唑导致的尿酸结晶引起尿路结石，造成梗阻性肾病，病变持续存在可出现慢性肾功能不全，为防止长期服用可能造成的结石，需同时加用碳酸氢钠碱化尿液。通过密切监测患者的肾功能，及时停药或根据肌酐清除率调整用药剂量。本例患者的肾功能在用药期间基本保持在参考值范围内。

五、小结

肿瘤化疗患者出现发热性中性粒细胞减少的比率很高，及时判断细菌还是真菌感染，针对患者的不同情况制订合理的给药方案，在治疗过程中密切监测患者的血象及肝、肾功能指标，及时根据指标调整给药方案，可预防或者减轻不良反应的发生。临床药师应对患者进行全程药学监护，保障用药安全、有效、经济。

参 考 文 献

[1] 郭长城，顾闻宇，郑军华. 2015 年欧洲泌尿外科学会年会热点：肾细胞癌的研究进展. 上海医学，2015，38（7）：607-610.

[2] 范少东. 老年肿瘤患者医院肺部感染危险因素与预防对策. 中华医院感染学杂志, 2013, 23（4）: 784-786.

[3] 中华医学会血液学分会, 中国医师协会血液科医师分会. 中国中性粒细胞缺乏伴发热患者抗菌药物临床应用指南. 中华血液学杂志, 2020, 41（12）: 969-978.

[4] 刘长民, 张雁. 艾滋病并发卡氏肺孢子菌肺炎二例. 中华实验和临床感染病杂志（电子版）, 2014, 8（6）: 854-855.

[5] 刘亮, 许庆宏. 艾滋病人卡氏肺囊虫肺炎的 CT 表现. 世界最新医学信息文摘, 2014, 14（27）: 187-188.

[6] 魏月霞, 相巧丽, 姚彦芬, 等. 卡泊芬净联合胸腺肽及小剂量复方新诺明治疗肺孢子菌肺炎 25 例体会. 临床合理用药, 2015, 8（10A）: 162-163.

[7] 李爱新, 王莉琳, 画伟, 等. 卡泊芬净联合复方磺胺甲噁唑治疗艾滋病合并中重度肺孢子菌肺炎 9 例报告. 北京医学, 2015, 37（9）: 892-894.

[8] 王俊锋. 2007—2014 年我国药物性急性肾损伤文献调查与分析. 临床误诊误治, 2014, 27（10）: 54-57.

[9] 季泽俊. 抗感染药物导致的急性肾损伤. 中国实用医药, 2015, 10（34）: 176-177.

[10] 王清海, 石冰冰, 李永强. 肾细胞癌新辅助靶向治疗的不良反应及其防治. 临床药物治疗杂志, 2013, 11（2）: 41-43, 47.

[11] AAPRO M S, BOHLIUS J, CAMERON D A, et al. 2010 update of EORTC guidelines for the use of granulocyte-colony stimulating factor to reduce the incidence of chemotherapy-induced febrile neutropenia in adult patients with lymphoproliferative disorders and solid tumours. European journal of cancer, 2011, 47（1）: 8-32.

（王明媚）

案例11　一例食管癌术后并发感染患者的药学监护

一、案例背景知识简介

食管癌是发生于食管入口至贲门口的上皮组织的恶性肿瘤, 以食管中段最为多见, 下段次之, 上段最少, 组织学类型多为鳞状细胞癌。食管癌早期进行手术切除效果良好, 但由于早期症状轻微和间歇性出现易被忽视, 诊断时大部分患者已无法通过手术进行根治, 因此术后辅助放化疗就非常重要。但是化疗药物在抑制和杀伤肿瘤细胞的同时, 也对机体的正常细胞有毒副作用, 导致不良反应, 影响治疗的顺利进行, 严重时甚至危及患者生命。以合理用药为核心的临床药学工作是患者安全用药的关键。本文将介绍一例食管癌术后化疗并发肺炎克雷伯菌感染患者的药学监护实践, 并对药物治疗过程进行分析总结, 探讨合理用药的重要性, 为更好地开展药学监护工作提供参考。

二、病例基本情况

患者,男性,50岁。2017年年底无明显诱因出现间断性进食哽咽感。2018年1月底该症状加重,同时伴有进食后胸骨后闷胀感。2018年2月14日行胃镜检查为食管癌,病理结果为(食管)低分化鳞状细胞癌。2018年2月22日于全麻下行经左胸食管下段癌切除,术后病理为(食管下端)中分化鳞状细胞癌。2018年3月29日开始放疗,共5次。于2018年4月11日收入当地医院。患者自发病以来,一般情况尚可,精神、睡眠尚可,不能进食2日,大小便尚正常,体重减轻6kg。

既往史:无高血压、糖尿病等慢性病病史。否认药物、食物过敏史。

入院查体:体温,脉搏,呼吸,血压。身高169cm,体重57kg,体表面积1.64m²。一般情况尚可。

辅助检查:胸部X线检查示食管中下段占位性病变;十二指肠球部形态不规则,球溃疡?胃镜检查示食管癌(2型);胃多发溃疡(H1);慢性浅表性胃炎。Hp(+),病理结果示(幽门前区)胃黏膜急慢性炎伴糜烂;(胃底)胃黏膜慢性炎;(食管)低分化鳞癌。2月22日SPECT示全身骨显像未见明显异常。2月24日食管癌术后,双中下肺炎症,建议治疗后复查。双侧胸腔积液?2月27日B超示双侧胸腔积液伴右侧肺实变。血象基本正常,肝、肾功能及肿瘤标志物均正常。

入院诊断:①食管癌($T_3N_1M_0$ Ⅲ期);②慢性十二指肠溃疡;③胃多发溃疡。

三、主要治疗经过及典型事件

2018年3月29日开始拟针对病灶行放疗6次,放疗5次后自觉咽部刺痛感明显,考虑为放射性食管炎,给予治疗后无明显改善,症状逐渐加重至无法进食,故第6次放疗未完成。4月11日因咽部疼痛无法正常进食,给予脂肪乳、复方氨基酸、丙氨酰谷氨酰胺及胎盘多肽等免疫增强及营养支持治疗。为缓解疼痛、减轻局部炎症反应,给予盐酸利多卡因注射液+维生素B_{12}注射液+中性胰岛素注射液+硫酸庆大霉素注射液同溶于氯化钠注射液漱口,同时给予康复新液口服,抗菌药物采用广谱阿莫西林钠氟氯西林钠(3g i.v.gtt. b.i.d.)。4月16日开始化疗,方案为吉西他滨单药(1.4g i.v.gtt. d1、8)。4月1日患者食管钡餐造影结果报食管术后改变,吻合口狭窄。血常规和血生化结果显示白细胞$2.1×10^9$/L,中性粒细胞绝对值$1.7×10^9$/L,血小板$83×10^9$/L,钾3.35mmol/L。给予人粒细胞集落刺激因子升白细胞治疗(0.3mg i.h. b.i.d.)、IL-11升血小板治疗(0.3mg i.h. q.d.)、氯化钾溶液口服。4月19日患者进食时咽部疼痛明显,给予氟比洛芬酯镇痛。复查血钾2.8mmol/L,继续给予氯化钾溶液口服。4月23日在原化疗方案的基础上加用靶向治疗，具体方案为吉西他滨（1.4g i.v.gtt. d8）+尼妥珠单抗（150mg i.v.gtt. d1）。4月24日血常规显示白细胞、中性粒细胞和血小板低，继续给予人粒细胞刺激因子和 IL-11。4月26日患者出现发热，体温38.0℃，给予赖氨匹林退热。查体结果示听诊双肺呼吸音低，可闻及散在湿啰音，给予头孢哌酮钠他唑巴坦钠+万古霉素治疗。4月27日血常规结果示白细胞和血小板低，继续给予人粒细胞集落刺激因子和 IL-11。5月1日血常规和血生化结果示白细胞 10.1×10^9/L，中性粒细胞绝对值 9.2×10^9/L，血小板 83×10^9/L，钾 2.84mmol/L。停用升白细胞及升血小板治疗，继续给予氯化钾溶液口服。胸片结果示左肺感染，左侧胸腔积液。药敏试验结果示肺炎克雷伯菌，对碳青霉烯类敏感，故抗菌药物改为比阿培南（0.3g i.v.gtt. b.i.d.）。5月4日更换抗菌药物后已有3日未出现发热，停用抗菌药物，给予口服布洛芬行咽部镇痛治疗。5月7日，停用抗菌药物后再次出现发热，胸片结果对比5月1日无显著变化，继续使用原抗菌药物抗感染治疗。5月8日行食管扩张治疗。5月10日，近2日可进食大块状食物，血常规、肝与肾功能正常，患者的胸腹部、背部红斑、丘疹考虑为过敏性皮炎，给予复方倍他米松注射液+左西替利嗪+盐酸多塞平+糠酸莫米松乳膏治疗。5月11日行第2个周期的化疗，方案为吉西他滨（1.4g i.v.gtt. d1、8）+尼妥珠单抗（150mg i.v.gtt. d1）。5月14日复查血常规、血生化和肝、肾功能等各项指标基本正常。5月18日患者恢复良好，近日未再发热，胸片结果对比5月1日有所吸收、好转，皮疹较5月10日好转。

四、讨论

（一）食管癌治疗方案的选择及疗效评价

化疗是内科治疗食管癌的最常用的手段，对于适宜进行联合化疗的患者，一般采用以铂类为主的二联方案。吉西他滨联合铂类药物用于晚期食管癌的治疗，可以取得良好疗效。Kroep 等的研究显示，顺铂联合吉西他滨治疗晚期食管癌的有效率为41%；Millar 等报道，顺铂联合吉西他滨治疗鳞癌的有效率明显高于腺癌。本例患者经过5次放射治疗后体质较差，考虑患者无法承受标准方案、正常剂量的化疗，拟定单药吉西他滨化疗。治疗过程中检测患者的 EGFR 高表达。Boone 等通过免疫组织化学微阵列分析方法研究证实食管鳞癌有 40% 的 EGFR 表达，考虑患者因化疗所致的不良反应较轻，为提高疗效，在患者身体可承受的前提下，决定在原方案的基础上加用尼妥珠单抗。尼妥珠单抗是一种以 EGFR 为靶点的单抗药物，大量研究显示其用于食管癌的治疗获益率较高，可增强化疗的疗效。

吉西他滨及尼妥珠单抗的血液系统毒性较常见，多为中性粒细胞、血小板减少，故用药前后及治疗期间应密切监测血常规，必要时采取预防感染或出血等对症支持治疗措施。化疗药物所致的药物性肝损伤亦是化疗最常见的不良反应之一。由于大多数化疗药物主要经肝脏代谢，所致的药物性肝损伤给患者带来极大的痛苦，影响化疗的剂量和化疗给药的进程，严重者导致肝纤维化和肝硬化，甚至暴发性肝衰竭。化疗期间密切监测肝功能变化，观察患者的临床症状，如出现乏力、食欲减退等，可使用护肝药；如出现药物性黄疸，应停止化疗，进行护肝排毒治疗。此患者住院期间还出现低钾、胸腹部和背部红斑等不良反应，考虑为化疗及抗菌药物所致。通过持续补钾，建议患者加强皮肤护理、采用抗过敏药积极进行过敏性皮炎的治疗，不良反应均好转。

（二）及时、合理地进行抗感染治疗

绝大多数化疗药物均具有细胞毒性，在杀伤、杀灭肿瘤细胞的同时，也对人体正常的组织细胞有杀伤作用，这其中也包括免疫细胞。患者经反复化疗后，化疗药物对免疫系统的损伤增大，医院环境也内存在多种病原体，从而使其感染的风险增高，需要积极给予抗感染治疗。此患者化疗后出现感染症状，考虑患者的免疫功能低下，为及早控制感染、防止病情恶化，及时给予 β- 内酰胺类抗菌药物 + 万古霉素治疗，可有效覆盖可能的革兰氏阴性菌及阳性菌。初期选用头孢哌酮钠他唑巴坦钠 + 万古霉素，用药 5 日后细菌培养试验结果示肺炎克雷伯菌感染，停用头孢哌酮钠他唑巴坦钠，改为针对性效果更好的抗菌药物比阿培南，但是由于比阿培南的给药疗程不足致感染反复是此病例治疗中的一个不足之处。

五、小结

药学监护服务主要由临床药师提供，根据药物作用特点选择合适的药物，减少药品不良反应，实现个体化给药，其核心内容仍然是药学知识的临床应用。肿瘤化疗患者并发感染的发生率较高，与临床医生相比，药师的优势在于对药品的熟悉和把握，以及对药品在临床实际应用相关问题的高度敏感性。针对患者情况，临床药师应及时发现问题，捕捉药学监护的切入点，协同医生进行给药方案的调整，促进临床合理用药。

参 考 文 献

[1] 龙国贤, 吴洁, 石磊, 等. 奈达铂联合放射治疗对老年食管癌患者的疗效观察. 医药导报, 2014, 33（1）: 54-56.

[2] 张蕾, 郑义同, 庄明, 等. 吉西他滨联合顺铂治疗晚期食管癌的临床观察. 肿瘤, 2012, 32（11）: 925-928.

[3] 张贵芳. 吉西他滨联合奈达铂治疗老年晚期食管癌 30 例. 中国老年学杂志, 2013, 33（8）: 1941-1942.

[4] 纪媛媛，李军扩，王俊生. 吉西他滨联合奈达铂治疗老年晚期食管癌疗效观察. 现代肿瘤医学，2011，19（12）：2442-2443.

[5] 王军，于金明，景绍武，等. EGFR 过表达与食管鳞癌临床病理特征相关性研究 Meta 分析. 中华肿瘤防治杂志，2013，20（22）：1767-1772.

[6] 蓝玉玲，冯林春，蔡博宁，等. 放疗同步联合尼妥珠单抗靶向治疗食管癌的初步临床观察. 解放军医学院学报，2013，34（10）：1013-1015，1035.

[7] 徐珍，陈嘉，陶敏，等. 尼妥珠单抗联合 PF 方案治疗晚期食管鳞癌的探索性研究. 实用肿瘤杂志，2013，28（6）：650-653.

[8] ZHAO K L，HU X C，WU X H，et al. A phase Ⅰ dose escalation study of nimotuzumab in combination with concurrent chemoradiation for patients with locally advanced squamous cell carcinoma of esophagus. Investigational new drugs，2012，30（4）：1585-1590.

[9] RAMOS-SUZARTE M，LORENZO-LUACES P，LAZO N G，et al. Treatment of malignant，non-resectable，epithelial origin esophageal tumours with the humanized anti-epidermal growth factor antibody nimotuzumab combined with radiation therapy and chemotherapy. Cancer biology & therapy，2012，13（8）：600-605.

[10] AAPRO M S，BOHLIUS J，CAMERON D A，et al. 2010 update of EORTC guidelines for the use of granulocyte-colony stimulating factor to reduce the incidence of chemotherapy-induced febrile neutropenia in adult patients with lymphoproliferative disorders and solid tumours. European journal of cancer，2011，47（1）：8-32.

（王明媚）

案例 12　一例应用卡培他滨继发手足综合征患者的药学监护

一、案例背景知识简介

众所周知，化疗药物的缺点是它对肿瘤细胞的选择性抑制作用不强，全身毒性较大，在抑制或杀伤肿瘤细胞的同时，对正常的细胞、器官也会产生毒害。常见的化疗药物不良反应有骨髓抑制、胃肠道反应、肾及膀胱毒性、心脏毒性、肝毒性、神经毒性、毛发脱落、过敏反应等。因此，预防及减轻抗肿瘤药的不良反应是恶性肿瘤治疗的一个重要方面。

卡培他滨是新一代口服氟尿嘧啶类广谱抗肿瘤药，具有高效、低毒性、用药方便等优势，目前已广泛应用于结直肠癌、胃癌、乳腺癌等的临床治疗中。其不良反应主要包括手足综合征（hand and foot syndrome，HFS）、恶心、腹泻、中性粒细胞减少等。其中手足综合征的发生率最高可达 45%～68%，是卡培他滨的剂量限制性毒性之一。典型的手足综合征主要表现为麻木、感觉迟钝、麻刺感，皮肤肿胀、红斑、脱屑、水疱或严重疼痛。手足综合征可直接导致卡培他滨给药减量或被迫中断治疗，降低治疗效果，严重者甚至影响日常生活。本文拟通过对一例应用卡培他滨后继发手足综合征患者的药学监护，探讨卡培他滨导致手足综合征的相关危险因素、发生机制、防治措施，以期为老年、肾功能不全等特殊人群患者的个体化药学监护提供参考。

二、病例基本情况

患者，男性，67 岁。主因"腹痛 4 年余，结直肠癌术后 4 年，肺转移 4 月余"于 2018 年 10 月 31 日入院。2014 年 4 月患者无明显诱因出现排便习惯改变，表现为大便次数增多，由 2 次 /d 增至 7～8 次 /d，偶有里急后重及肛门坠胀感，伴暗红色血便，无明显的反酸、嗳气、恶心、呕吐、呕血、头晕、乏力等症状，于当地医院就诊，行肠镜检查提示乙状结肠癌，病理结果示乙状结肠腺癌（中分化）。于 6 月 12 日在当地医院普外科行"直肠癌前切除 + 腹腔镜左肝部分切除"术，病理结果：①直肠溃疡型腺癌（低分化）；②（左）肝转移性腺癌结节。病理分期为 $pT_{4a}N_2M_{1a}$，ⅣA 期。$KRAS$ 基因检测 12、13、61 密码子及 $BRAF$ 基因均未见突变，复测 $KRAS$、$BRAF$、$NRAS$ 均为野生型。2014 年 7 月给予一线 FOLFOX 方案（奥沙利铂 150mg i.v.gtt. d1、氟尿嘧啶 750mg i.v.gtt. d1、氟尿嘧啶 4.5g 静脉泵入 46 小时 d2）化疗 8 个周期。2014 年 12 月给予 XELOX 方案（奥沙利铂 250mg i.v.gtt. d1、希罗达 3.5g p.o. d1～14）化疗 2 个周期。此后定期复查未见新发病灶。2016 年 10 月完善相关检查，经详细对比腹部未见新发病灶。2018 年 6 月底定期复查胸部 CT 示：①双肺多发结节，考虑转移可能，较前（2017 年 11 月 14 日）为新发；②肝内多发低密度影。PET/CT：直肠术后复查，①双肺多发小结节，考虑转移；②脂肪肝，肝内多发囊肿；③脑部 PET/CT 检查未见明显的异常代谢征象。考虑患者肺多发转移，为控制病情于 2018 年 6 月给予伊立替康（140mg i.v.gtt. d1、6）+ 亚叶酸钙（300mg i.v.gtt. d1～5）+ 氟尿嘧啶（500mg i.v.gtt. d1～5）+ 贝伐珠单抗（400mg i.v.gtt. d1）全身化疗联合分子靶向治疗 2 个周期，过程顺利。复查病灶较前缩小，肿瘤疗效评价为 PR。根据病情于 8 月继续按原方案治疗 4 个周期，过程顺利，4 个周期后复查病灶缩小，评价为 PR。近来精神、饮食、睡眠一般，大小便正常，体重无明显变化。

既往史：既往体健，否认慢性支气管炎、冠心病、高血压、糖尿病、哮喘、肾病等病史。2008 年因急性阑尾炎并穿孔行阑尾切除术。否认药物及食物过敏史。

入院查体：体温 36.2℃，脉搏 78 次 /min，呼吸 16 次 /min，血压 118/72mmHg。身高 171cm，体重 78kg，BMI 26.67kg/m²。一般情况可，全身浅表淋巴结未触及。双肺呼吸音清，未闻及干、湿啰音。心律齐，各瓣膜听诊区未闻及病理性杂音。腹平软，右下腹可见斜形陈旧性长约 5cm 的术后瘢痕，腹正中可见长约 15cm 的纵行术后瘢痕，愈合可。无腹壁静脉曲张，无压痛，无反跳痛及肌紧张，未触及包块，肝、脾肋下未及肿大。腹部叩诊鼓音，肝浊音界位于右锁骨中线第5肋间，移动性浊音阴性，肠鸣音正常。双下肢无水肿。生理反射存在，病理反射未引出。

辅助检查：WBC $5.2 \times 10^9/L$，N% 54%，HGB 136g/L，PLT $236 \times 10^9/L$，GPT 26U/L，TP 71.4g/L，ALB 42.6g/L，Glu 5.66mmol/L，Cr 136μmol/L。2017年11月15日胸部CT示心、肺未见明确异常，肝内多发低密度影；对比2016年10月9日CT无显著变化，建议行腹部增强CT等进一步检查。腹部MRI示结直肠癌术后，盆腔未见明确的异常强化灶，建议随诊复查；前列腺增生。2018年6月22日胸部CT示双肺多发结节，考虑转移可能，较前（2017年11月14日）为新发。腹部MRI示肝左叶部分切除术后，与2017年3月21日的MRI相比较大致相仿，建议定期复查；脾大；肝脏多发囊肿，门静脉高压；双肾多发小囊肿；腹膜后、腹主动脉周围多发肿大淋巴结；双下肺多发结节，请结合CT检查结果。盆腔增强MRI示结直肠癌术后，吻合器下方直肠壁略显增厚，建议随访观察或必要时行肠镜检查；前列腺增生；肝内多发低密度影。

入院诊断：①溃疡型结直肠腺癌（低分化，$pT_{4a}N_2M_{1a}$ ⅣA期），直肠局部黏膜增厚，肝转移切除术后，肺转移；②结肠多发息肉并切除；③阑尾切除术后；④脾大；⑤肝囊肿；⑥胃溃疡；⑦高脂血症；⑧双肾囊肿；⑨慢性肾功能不全。

三、主要治疗经过及典型事件

患者为老年男性，溃疡型结直肠腺癌（低分化，ⅣA期）的诊断明确，已接受6个周期的以奥沙利铂、卡培他滨联合贝伐珠单抗为基础的治疗，根据权威指南建议，之后可选用以氟尿嘧啶类为基础的化疗方案。2018年11月5日给予卡培他滨3 500mg p.o. 联合贝伐珠单抗400mg i.v.gtt. 治疗1个周期，符合指南推荐，药物选择适宜。同时给予奥美拉唑抑酸、托烷司琼镇吐、异丙嗪及地塞米松抗过敏等辅助治疗。

此患者的肌酐清除率为51μmol/L，在51～80μmol/L范围内，虽然属于肾功能轻度损伤，但考虑到其为老年患者，并且肾功能接近中度损伤，同时需行化疗联合靶向治疗，故药师推荐卡培他滨片按标准剂量的75%给药。整个化疗期间为防止出现严重的不良反应或肾功能进一步恶化，对血象及肾功能等各项指标进行密切监护，保证了整个化疗周期顺利完成，未发生严重不良反应。患者用药3周后（即出院2周后）出现双足疼痛伴大面积脱屑、有色素沉着症状，患者自诉严重不适，不能日常活动，故返回医院就诊，判断出现3级手足综合征。药师考虑为卡培他滨引起的手足综合征，建议停用卡培他滨治疗，直到恢复至0～1级水平时，下一疗程按初始剂量的75%调整；第2次出现，按初始剂量的50%

调整；第 3 次出现，永久停止治疗。医生采纳停药，但考虑卡培他滨引起手足综合征呈剂量依赖性，且 3 级的发生率较低，此患者的初始用药剂量并不大，仅为常规初始剂量的 75%，首次使用无累积毒性，但发生较严重的手足综合征，故讨论后决定短期内暂不使用该药治疗。

给予地塞米松 8mg p.o. b.i.d.、维生素 B_6 200mg p.o. b.i.d.、涂抹 10% 尿素软膏及中药浸泡双足进行手足综合征的对症支持治疗。环氧合酶 2（cyclooxygenase-2，COX-2）抑制剂也是治疗方案之一，目前在文献报道中推荐程度最高的是口服塞来昔布 200mg/d，但是需要注意塞来昔布的心脏毒性，长期使用塞来昔布可能增加严重心血管血栓性不良事件、心肌梗死和卒中的风险，其风险可能是致命性的。因与本次治疗方案中贝伐珠单抗也有相同的毒性反应，故不推荐使用此方案。患者通过以上综合方案对症治疗 1 周后，双足脱屑、疼痛症状已基本消失，可正常行走。

四、讨论

（一）卡培他滨引起的手足综合征

卡培他滨可引起 HFS，是一种皮肤毒性反应。转移性肿瘤患者接受卡培他滨单药治疗，HFS 出现的中位时间为 79 日（范围为 11～360 日），严重程度为 1～3 级。根据美国国家癌症研究所（NCI）对 HFS 的分级，1 级手足综合征定义为出现下列任一现象：手和 / 或足麻木、感觉迟钝 / 感觉异常、麻刺感、红斑和 / 或不影响正常活动的不适；2 级手足综合征定义为手和 / 或足疼痛性红斑、肿胀和 / 或影响患者日常生活的不适；3 级手足综合征定义为手和 / 或足湿性脱屑、溃疡、水疱或严重疼痛和 / 或使患者不能工作或进行日常活动的严重不适。出现 2 或 3 级手足综合征时应暂停使用卡培他滨，直至恢复正常或严重程度降至 1 级。出现 3 级手足综合征后，再次使用卡培他滨时应减低剂量。

本例患者为老年患者，用药 3 周（即出院 2 周后）出现双足疼痛伴大面积脱屑、有色素沉着症状，患者自诉严重不适，不能日常活动。虽然已经按照肾损伤患者调整了初始给药剂量，但因患者出现不良反应时在家中，未能及时了解具体情况，直到出现严重反应时，患者才联系医生。停用卡培他滨，对症治疗后上述症状逐渐好转，考虑为卡培他滨引起的严重手足综合征。

（二）卡培他滨的药动学特点

卡培他滨在体外相对无细胞毒性，在体内肝药酶的作用下转化为氟尿嘧啶发挥作用。卡培他滨及其代谢产物大部分随尿液排泄，服用的卡培他滨 95.5% 出现于尿中，从尿中排泄的主要代谢产物是 α- 氟 -β- 丙氨酸（FBAL）。口服卡培他滨标准剂量后，肾功能中度损伤（肌酐清除率为 30～50ml/min）和重度损伤（肌酐清除率 <30ml/min）患者体内的 FBAL 含量比肾功能正常（肌酐清除率

>80ml/min）的患者分别高85%和258%，中度和重度肾损伤患者体内的卡培他滨含量均比正常患者高约25%。

基于卡培他滨的药动学特点，其药品说明书指出"对轻度肾损伤患者（肌酐清除率为51～80μmol/L）可不调整卡培他滨的起始剂量；对中度肾损伤患者（基线肌酐清除率为30～50μmol/L），建议卡培他滨的起始剂量减为标准剂量的75%"。此患者的肌酐清除率为51μmol/L，虽然属于肾功能轻度损伤，但接近中度损伤，又为老年患者，并且同时联合贝伐珠单抗靶向治疗，也会加重不良反应的发生。贝伐珠单抗说明书明确指出虽然某些不良反应是化疗中常见的反应（例如采用卡培他滨治疗时发生的HFS），但是不能排除贝伐珠单抗治疗使反应加重的可能性。也提醒临床两药联合使用时，更需要关注HFS的发生。

（三）卡培他滨引起的手足综合征的防治

HFS的处理措施主要包括：①维生素类，应用于HFS的预防和处理，其毒副作用小、价格低、经济安全。治疗手足综合征时需加大维生素的用量。多项meta分析评估了维生素B_6对卡培他滨相关性HFS的预防作用，结论是维生素B_6对预防HFS无显著性差异，但使用维生素B_6治疗组的治疗获益率明显高于对照组，差异有统计学意义（$P<0.001$），且对疗效无明显的不利影响。②糖皮质激素，使用地塞米松是常用的手足综合征的处理措施之一。③外用中药浸泡手足，也是一种临床应用较广泛的支持性缓解措施。

文献调研发现，发生手足综合征的患者总体预后好。卡培他滨的累积剂量和治疗周期等因素并不影响其与总生存期的相关关系。发生HFS的患者的无病生存率和总生存率都较高。在症状缓解后，可重新或继续使用卡倍他滨，必要时可考虑适当减量，因为这些患者很可能从卡培他滨治疗中获益。

五、小结

与肾功能正常的患者相比，化疗药物的毒性对于肾脏功能不全的患者有相当程度的增高。这是由于药物清除能力降低，机体暴露于化疗药物的时间延长。在肿瘤的治疗过程中不良反应发生率普遍较高，严重时会给患者带来很大的困扰，而正确的不良反应管理是不给癌症患者在使用抗肿瘤药期间带来新的伤害，并保证药物能持续发挥疗效。

手足综合征常见且不危及生命，但是其发生和严重程度直接影响患者的生存质量，关系着患者抗肿瘤用药的连续性。及时干预手足综合征，根据患者的耐受性调整抗肿瘤药的剂量，缓解疾病症状，有重要的临床意义。临床药师需协助医生做好治疗期间的方案调整、药学监护和患者的用药教育等工作，从而提高患者整个化疗期间的治疗效果。

参 考 文 献

[1] 蒲绘华,王洪源.卡培他滨治疗肿瘤引起手足综合征的 Meta 分析.中国医药指南,2013,11(5):31-33.

[2] 李响,刘铎,吴东媛,等.卡培他滨相关基因多态性与手足综合征关系的研究进展.实用肿瘤学杂志,2018,32(2):149-153.

[3] 廖鑫. COX-2/PGES/EP 通路和卡培他滨代谢通路相关基因的单核苷酸多态性与手足综合征相关性研究.武汉:华中科技大学,2014.

[4] 孙子期.中医药干预卡培他滨相关性手足综合征的 Meta 分析.成都:成都中医药大学,2008.

[5] 陈州华,周胜涟,徐娄,等.手足浸泡方防治卡培他滨相关性手足综合征的临床观察.中国中医药科技,2016,23(3):329-330.

[6] 赵德华,楚明明,陈静,等.维生素 B_6 用于预防卡培他滨所致手足综合征的 Meta 分析与GRADE 评价.实用药物与临床,2018,21(10):1132-1136.

[7] MURUGAN K, OSTWAL V, DEO CARVALHO M, et al. Self-identification and management of hand-foot syndrome(HFS): effect of a structured teaching program on patients receiving capecitabine-based chemotherapy for colon cancer. Supportive care in cancer, 2016, 24(6): 2575-2581.

[8] GUO Y, XIONG B H, ZHANG T, et al. Xelox *vs*. folfox in metastatic colorectal cancer: an updated meta-analysis. Cancer investigation, 2016, 34(2): 94-104.

[9] CHEN M, CHEN J, PENG X M, et al. The contribution of keratinocytes in capecitabine-stimulated hand-foot-syndrome. Environmental toxicology and pharmacology, 2017, 49: 81-88.

[10] DEGEN A, ALTER M, Schenck F, et al. The hand-foot-syndrome associated with medical tumor therapy-classification and management. Journal der deutschen dermatologischen gesellschaft, 2010, 9(8): 652-661.

（王明媚）

案例 13 一例尤因肉瘤儿童患者的药学监护

一、案例背景知识简介

尤因肉瘤（Ewing sarcoma, ES）是一种少见的小圆细胞恶性肿瘤,属于尤因肉瘤家族肿瘤（Ewing sarcoma family of tumors, ESFT）。目前多数学者认为ESFT 具有相似的组织学、免疫组织化学特征和共同的非随机染色体易位,认为这些肿瘤是同一细胞起源的。ESFT 包括骨尤因肉瘤、骨外尤因肉瘤、原始神经外胚层肿瘤和胸壁小细胞恶性肿瘤。尤因肉瘤的好发年龄为 10~15 岁，男孩较女孩多见。该病虽然少见，但发生于骨的尤因肉瘤是影响儿童和青少年的第二常见原发性恶性骨肿瘤，且恶性程度高、易复发、预后差。如果通过规范的化疗、手术及放疗，很多患者可达到痊愈。但不当的治疗过程可能造成严重的不良后果，非常值得我们关注。

本文就一例儿童尤因肉瘤患者术前应用 VDC/IE 交替方案（长春新碱、多柔比星和环磷酰胺与异环磷酰胺和依托泊苷交替）进行化疗的全过程进行分析，并针对相应药物的使用提出药学监护点，以期为医护人员或者临床药师提供帮助。

二、病例基本情况

患者，男性，11 岁。主因"右大腿疼痛 2 个月，进行性加重伴跛行 1 月余"于 2020 年 7 月 13 日收治入院。2 个月前患儿无明显诱因出现右大腿远端疼痛不适，表现为行走时疼痛，休息后可缓解；随后病情发展，疼痛逐渐加重，负重行走时疼痛感明显，且出现步态跛行。前往当地医院就诊，拍片示右股骨远端骨折破坏，考虑肿瘤性病变可能。现患儿及家属为求进一步诊治来当地医院就诊。近期患儿精神、饮食、睡眠好，大小便正常，自诉体重稍有增长。

既往史： 患儿既往一般状况良好；否认先天性心脏病等慢性病病史；否认"水痘、猩红热"等传染病病史。否认其他重大外伤及手术史；否认输血史。否认药物及食物过敏史。

入院查体： 体温 36℃，脉搏 74 次 /min，呼吸 18 次 /min，血压 102/70mmHg。身高 165cm，体重 60kg，BMI 22.04kg/m²。VAS 疼痛评分 3 分。发育正常，神志清楚，查体合作。双下肢基本等长，未见明显的畸形，右大腿远端压痛（+），局部未见明显的红肿热痛及破溃渗出，右下肢轴向叩击痛（+），双下肢各关节主、被动活动基本正常，双下肢末梢运动及感觉功能可、血运佳，其余肢体未见明显异常。

辅助检查： 膝关节 MRI（2020 年 7 月）示右股骨远端及骨骺团片状异常信号，累计骺线，并周围软组织异常信号，考虑占位并病理性骨折。

入院诊断： ①右股骨远端占位；②右股骨病理性骨折。

三、主要治疗经过及典型事件

患儿男性，右股骨高度怀疑骨肉瘤可能。2020 年 7 月 16 日行穿刺活检，病理切片回报倾向于原始神经外胚叶肿瘤 / 尤因肉瘤，但由于样本量小，病理不能完全明确。2020 年 7 月 17 日行右股骨远端病变穿刺检术，术后病理提示尤因肉瘤。2020 年 7 月 18 日按尤因肉瘤的治疗方案进行化疗，方案为多柔比星＋顺铂，继续给予补液、异甘草酸镁保肝等对症治疗。2020 年 7 月 20 日化疗第 3 日，患者一般状况尚可,无发热等不良反应,诉近日出现上腹部疼痛不适、恶心,考虑为顺铂引起的消化系统不良反应,故给予注射用兰索拉唑抑制胃酸、注射用托烷司琼抑制恶心症状,对症治疗后,患者的症状较前略缓解。2020 年 7 月 22 日患者一般状况可,无发热等不良反应,诉上腹部不适症状较前明显缓解。查体示生命体征尚平稳,大体同前。复查血常规基本正常,故继续按原定方案给予环磷酰胺、长春新碱等化疗药物治疗。2020 年 8 月 4 日行异环磷酰胺、依托泊苷化疗。至此,本周期的化疗结束。2020 年 8 月 10 日血常规示 WBC 3.2×10^9/L,N 1.3×10^9/L,Hb 106g/L,PLT 86×10^9/L。出现骨髓抑制,随即给予重组人粒细胞刺激因子进行升白细胞及血小板生成素升血小板治疗。因患儿的骨髓抑制较轻微,自身身体条件较好,对症治疗后血常规很快恢复至参考值范围内。随后患者于 2020 年 9 月 4 日在全麻下行右股骨远端尤因肉瘤段骨截除假体置换术,术后给予镇痛、消肿等对症治疗。

四、讨论

(一)尤因肉瘤的特点及药物治疗原则

2020 年 NCCN 临床实践指南推荐,该类患者的主要治疗原则采用尤因肉瘤的一线治疗方案,VDC/IE 交替方案(长春新碱、多柔比星和环磷酰胺与异环磷酰胺和依托泊苷交替)是局部尤因肉瘤的首选方案。由于化疗与患者的生存率密切相关,并且 ESFT 多为化疗高度敏感的肿瘤,因此尤因肉瘤的术后化疗时间必须足够,根据具体方案,时间一般为 28~49 周。初始治疗包括多药化疗,至少 12 周,并在化疗后对肿瘤进行再次分期。同时需注意药学监护,此患儿的治疗方案中最值得药师关注的不良反应是多柔比星相关的心脏毒性。药师与医生共同讨论使用该药引起不良反应的可能性,当累积剂量 >400mg/m² 时患者可出现充血性心力衰竭,所以有心脏病病史的患者慎用。本例患者为 11 岁的儿童,虽然无心脏基础疾病,但特殊人群用药仍需特别关注,每次使用前均应监测心电图或心脏彩超。使用时以低浓度持续静脉滴注,这样在保持治疗药物浓度的同时,避免因一过性浓度过高而造成严重的毒性反应,在一定程度上可以起到保护心脏的作用。另外需要特别关注的不良反应是骨髓抑制。方案中的环磷酰胺、依托泊苷、多柔比星都有骨髓抑制的不良反应,在治疗期间需对患者进行密切的血液学监测,防止因骨髓抑制导致重复感染或出血等症状,同时化疗期间须进行预防性升白细胞治疗。儿童用药需要更加谨慎,此患儿无心脏病病史,未见明显的化疗禁忌证,拟行 VDC/IE 交替方案化疗 12 周,属合理方案。

化疗的开展,特别是新辅助化疗的应用大大提高了恶性骨肿瘤患者的生存率和保肢率,成功保肢对儿童患者日后的生活质量至关重要。根据术前化疗的疗效,可指导术后化疗和判断预后。患者行新辅助治疗后出现Ⅱ度骨髓抑制,经及时有效的对症支持治疗后，患儿的血常规恢复正常。随后成功进行"右股骨远端尤因肉瘤段骨截除假体置换术"，获得较大的治疗收益。

（二）儿童的镇痛治疗

对癌性疼痛患者的镇痛治疗应遵循 WHO 提出的"三阶梯"镇痛原则。疼痛评分 1～3 分为轻度疼痛，可给予非阿片类镇痛药或非甾体抗炎药 ± 辅助用药；4～6 分为中度疼痛，给予弱阿片类药物 ± 非阿片类镇痛药 ± 辅助用药；7～10 分为重度疼痛，给予强阿片类药物 + 非阿片类镇痛药 + 辅助用药。此患者为 11 岁的儿童，VAS 评分为 3 分，属于轻度疼痛。对于儿童患者，需严格参照特殊人群的用药标准给药。本病例患者为 6～12 岁儿童，给予对乙酰氨基酚 0.25g，镇痛方案合理。非甾体抗炎药是 WHO 倡导的癌性疼痛"三阶梯"镇痛治疗的第一阶梯用药，也是第二、三阶梯的重要辅助用药，与阿片类药物联用于缓解中、重度疼痛，可以增强阿片类药物的镇痛效果，减少阿片类药物的用量；但需关注非甾体抗炎药的消化性溃疡、消化道出血、血小板功能障碍、肾损伤、肝损伤等不良反应。因患者的疼痛评分为 3 分，症状轻微，因此药师建议给药间隔为 12 小时；如果疼痛加重，可改为每 8 小时 1 次，24 小时内最多不得超过 4 次。临床药师通过参与癌性疼痛的治疗，既能给临床医护人员提供用药建议、参与药物治疗方案的制订及用药监护，又能为患者及其家属提供用药教育。通过个体化药学服务，使患儿的疼痛控制较好，未发生严重不良反应，改善了生活质量。

五、小结

典型的尤因肉瘤的发病年龄比较小，常发生于青少年；转移发生早，病情进展快，预后比较差，严重影响患者的生活质量。根据儿童患者的个体情况，制订合理的化疗方案及治疗过程中周密的药学监护，直接影响患儿的预后。笔者经过全面合理的药学服务，努力提高药物治疗效果，控制病灶大小，增加患者保肢手术的机会；同时通过合理的特殊人群镇痛用药指导，提高患儿的生活质量，减少不良反应的发生。

参 考 文 献

[1] 倪鑫，马晓莉，王焕民，等. 儿童及青少年尤因肉瘤诊疗规范（2019 年版）. [2021-10-10]. http://www.nhc.gov.cn/yzygj/s3593/201909/5f1d3329606e4cd2aa6e501603703ee4/files/6d-204c195e2a48f3abff1265c511c41f.pdf.

[2] 郭卫，王臻，郭征，等. 尤因肉瘤肿瘤家族（ESFT）临床循证诊疗指南. 中华骨与关节外科杂志，2018，11（4）：260-275.

[3] 周慧峰. 尤因肉瘤的诊断和治疗进展. 国际儿科学杂志，2017，44（3）：196-199.

[4] 于海泉,田玉良,路宁.尤因肉瘤预后相关因素及诺模图的构建.实用骨科杂志,2019,25(7):602-606.

[5] 牛晓辉.骨与软组织肿瘤的治疗进展.肿瘤防治研究,2020,47(1):1-5.

[6] 中国抗癌协会肿瘤营养专业委员会.镇痛药物不良反应专家共识.肿瘤代谢与营养电子杂志,2021,8(2):139-143.

[7] National Comprehensive Cancer Network. NCCN clinical practice guidelines in oncology: bone cancer. [2021-10-10]. http://www.nccn.org/patients.

[8] WHO Guidelines Approved by the Guidelines Review Committee. Guidelines on the management of chronic pain in children. Geneva: World Health Organization, 2020.

[9] Harrison D J, Geller D S, Gill J D, et al. Current and future therapeutic approaches for osteosarcoma. Expert review of anticancer therapy, 2018, 18(1): 39-50.

（王明媚）

案例 14　一例恶性黑色素瘤伴胸腔积液患者的药学监护

一、案例背景知识简介

黑色素瘤在我国虽然是少见的恶性肿瘤,但病死率高,发病率也在逐年增加,严重威胁患者的生命健康和生活质量。随着基础免疫学和肿瘤生物学的迅速发展,治疗方式除传统的手术治疗、放化疗外,也产生了针对黑色素瘤发生与发展、侵袭转移过程的靶向药物和免疫疗法,为不可切除或伴有全身转移的患者提供新的治疗方法。

西方人的恶性黑色素瘤中皮肤型(非肢端)约占 95% 以上,而中国的黑色素瘤患者以肢端型和黏膜型为主。本例患者为中国少见的非肢端型黑色素瘤,同时伴有胸腔积液。现结合一例恶性黑色素瘤患者使用帕博利珠单抗,同时胸腔灌注铂类药物加贝伐珠单抗治疗胸腔积液和腹水的病例,探讨药学监护的合理方法,为临床安全、有效地进行该类患者的治疗提供参考。

二、病例基本情况

患者,女性,45 岁。主因"发现腋窝淋巴结肿大,确诊恶性黑色素瘤、甲状腺癌 1 年,胸闷、憋气、呼吸困难 1 周"于 2019 年 1 月 10 日收治入院。2018 年 1 月患者初无意中发现左腋窝包块,大小约 3cm×4cm,质地硬,活动度尚可,无触痛。超声检查示左侧甲状腺下级低回声结节,左腋下低回声包块,左侧腋窝淋巴结肿大,右腋窝淋巴结肿大。于 2018 年 1 月中旬查体发现左侧背部一 1cm×1cm 的黑痣,于 1 月 15 日行"左侧腋窝肿物活检术",活检病理免疫组织化学支持恶性黑色素瘤。于 1 月 23 日行"背部黑色素瘤切除、左腋窝淋巴结清扫术 + 甲状腺左叶切除、右叶部分切除 + 左侧喉返神经探查术"。术中发现左侧腋窝可触及约 5cm×3cm 的肿大的融合淋巴结，质硬，边界不清，表面欠光滑；左侧腋窝可见多发肿大淋巴结，呈葡萄状；左侧背部可见一大小约 1cm×1cm 的黑痣，形态不规则，边界不清，周边可见卫星灶；甲状腺双侧中下极可见多枚结节。术后病理：①（甲状腺左叶）微小乳头状癌，滤泡亚型；（甲状腺右叶）结节性甲状腺肿，未见癌组织。免疫组织化学示 TTF-1（++）、CK19（+）、vimentin（+）、Ki-67（+，约 5%）、CD44v6（+）、galectin-3（+）、MC（+，少数细胞）、Tg（+）。②（背部）皮内痣并恶变（恶性黑色素瘤）；（左侧腋窝）恶性黑色素瘤；（左侧残余甲状腺及峡部）未见癌组织；（左侧腋窝）淋巴结未见肿瘤转移（0/28）。免疫组织化学示 HMB-45（+）、S-100（+）、AE1/AE3（−）、MITF（−）、Ki-67（+，约 10%）。2018 年 2 月 23 日 PET/CT 结果示残余甲状腺伴放射性摄取；前颈部皮肤及皮下组织内可见索条影，伴放射性摄取；双颈根部及双锁骨上可见多发小淋巴结，伴放射性摄取；背部皮肤及皮下可见索条影，放射性摄取；左腋窝可见不规则囊状密度影，放射性摄取略高；双上肺及左下肺可见小结节，右上肺可见片絮影，放射性摄取；纵隔 4R 区及两侧肺门可见对称性浓聚淋巴结；子宫内膜稍厚，左侧附件区可见囊性低密度影。给予维莫非尼治疗，服药期间给予对症支持治疗减轻药品不良反应；因血压偏高，给予降血压对症治疗；因患者患甲状腺癌，给予左甲状腺素钠治疗；并给予肿瘤疫苗；过程顺利。患者回当地后继续服用维莫非尼，服药期间出现腰腹部、双下肢、双上肢、双手出现皮疹，部分有水疱，伴明显的瘙痒，给予对症治疗、维莫非尼减量后皮疹消失，2018 年 4 月 20 日维莫非尼加量至每日 3 片，未出现新发皮疹。此后定期复查未见新发病灶。1 周前患者自觉胸闷、憋气、呼吸困难，且进行性加重，于 2019 年 1 月 4 日行 CT 检查提示：①左腋窝结节影，考虑肿大淋巴结；双腋窝、纵隔、两肺门区、腹膜后、双侧腹股沟多发淋巴结，部分较大。②两肺炎症，双侧胸腔积液伴两肺部分膨胀不全，局部胸膜粘连。③脂肪肝。④胆囊炎。⑤胆囊窝积液。左侧胸腔穿刺引流胸腔积液，胸腔积液病理发现腺癌细胞。近来患者精神、饮食、睡眠稍差，大小便正常，体重无明显变化。

既往史：既往体健，2 个月前查体发现高血压，血压最高 130/120mmHg，自服硝苯地平缓释片半片、美托洛尔半片。否认药物及食物过敏史。

入院查体：体温 36.6℃，脉搏 78 次/min，呼吸 18 次/min，血压 124/80mmHg，身高 160cm，体重 52kg。神志清醒，查体合作。皮肤有弹性，未见明显的水肿。左侧腋窝可见长约 10cm 的术后瘢痕，愈合可，局部皮肤触诊稍硬；左侧后背部可见长约 12cm 的术后瘢痕组织形成，愈合可；左侧后背部可见胸腔引流管，局部皮肤稍红，未引出胸腔积液；双侧腋窝、双侧腹股沟可触及肿大包块，边界不清，无触痛；其余浅表淋巴结无肿大及压痛。其余查体未见明显异常。

辅助检查： 2019 年 1 月 4 日胸部 CT 平扫＋强化示左腋窝见大小约 1.8cm×1.5cm 的结节状软组织密度影，边缘毛糙；双腋窝、纵隔、两肺门区见多发淋巴结，较大者约 1.3cm×0.9cm；双侧胸腔见片状液体密度影，右肺中叶、两肺下叶见片状高密度影，呈明显的强化，内见充气支气管影；余双肺野内见淡片状高密度影，支气管狭窄；肺门显示不清，双侧局部胸膜粘连。肝左内叶见一直径约 0.6cm 的类圆形低密度影。腹膜后、双侧腹股沟见多发小淋巴结。左腋窝淋巴结呈轻至中度不均匀强化，边缘毛糙；双腋窝、纵隔、两肺门区、腹膜后、双侧腹股沟多发淋巴结呈轻至中度强化，部分边界不清；两肺下叶高密度影呈明显的强化；肝左内叶低密度影未见强化，边界清，增厚的胆囊壁明显强化。查血常规示 Hb 99g/L，TP 58.7g/L，A 31.0g/L。

入院诊断： ①恶性黑色素瘤，左侧腋窝淋巴结转移术后复发，左肺转移，右侧腋窝淋巴结转移，纵隔淋巴结转移，双侧肺门淋巴结转移，腹膜后淋巴结转移，双侧腹股沟淋巴结转移，双侧癌性胸腔积液；②左侧甲状腺乳头状癌；③左侧声带麻痹；④肝囊肿，脂肪肝；⑤左腋窝包裹性积液；⑥高血压（3 级，高危）；⑦轻度贫血；⑧双肺慢性炎症；⑨胆囊炎；⑩低蛋白血症。

三、主要治疗经过及典型事件

患者恶性黑色素瘤晚期，多发转移诊断明确，因在家中出现胸闷、憋气，超声检查提示胸腔积液，行胸腔穿刺引流积液，为积极治疗就诊于当地医院肿瘤科，入科后给予保肝、静脉营养、维持电解质平衡治疗；考虑肿瘤进展，为积极控制胸腔积液，延缓胸腔积液生长速度，于 2019 年 1 月 11 日给予胸腔内灌注贝伐珠单抗、奈达铂进行对症治疗，胸腔积液控制尚可。目前贝伐珠单抗加铂类药物联合治疗胸腔积液和腹水的报道已经很多，方案的有效性较高。同时为积极治疗原发病，于 2019 年 1 月 18 日给予帕博利珠单抗 100mg i.v.gtt. 治疗。患者术后 1 年，现肺、淋巴等多处转移，可以考虑的治疗方案有化疗、靶向治疗及免疫治疗。因患者体质虚弱，并已行胸腔灌注化疗加靶向药物治疗胸腔积液，故选择帕博利珠单抗治疗原发病。帕博利珠单抗适用于经一线治疗失败的不可切除或转移性黑色素瘤的治疗，药物选择适宜。同时给予镇吐、保护胃黏膜、保肝等对症支持治疗。

2019 年 1 月 22 日化疗结束，患者自诉受凉后出现咳嗽、咳痰、咽部不适，偶感头痛。查体：咽部稍红，扁桃体不大，咽喉壁可见散在溃疡；双肺呼吸音粗，未闻及明显的干、湿啰音。血常规示 WBC 2.84×10⁹/L，Hb 86g/L，PLT 86×10⁹/L，CRP 49.1mg/L。因出现 WBC、Hb、PLT 减少，给予重组人粒细胞集落刺激因子注射液 300μg i.h. q.d. 升白细胞治疗；重组人血小板生成素注射液 15 000U i.h. q.d. 升血小板治疗；同时给予养血饮片、参芪扶正颗粒等进行补血、增强免疫力治疗。考虑患者的 CRP 高、免疫力差，细菌感染的可能性大，故给予头孢曲松经验性抗细菌感染治疗。因此时为流行性感冒的高发季节，考虑肿瘤患者的免疫力低下，属于易感人群，故同时对患者进行甲型流感病毒测试。1 月 24 日患者甲型流感病毒结果阳性，给予奥司他韦抗病毒治疗。3 日后患者咳嗽明显好转，未诉胸闷、憋气、呼吸困难，但自诉仍感觉虚弱、乏力；复查血常规提示已基本恢复至化疗及免疫治疗前的水平。

四、讨论

（一）黑色素瘤的治疗及其疗效评价

黑色素瘤的恶性程度较高，易发生淋巴转移，死亡率高，对已发生转移的患者治疗手段有限，并且预后较差。近年来，随着靶向药物和免疫疗法的产生，为不可切除或伴有全身转移的晚期黑色素瘤患者提供新的有效的治疗方法。帕博利珠单抗属于免疫检查点抑制剂，适用于经一线治疗失败的不可切除或转移性黑色素瘤患者的治疗。帕博利珠单抗是一种可与程序性死亡蛋白 -1（programmed death-1，PD-1）受体结合的单克隆抗体，可阻断 PD-1 与程序性死亡蛋白配体 -1（programmed death ligand-1，PD-L1）、程序性死亡蛋白配体 -2（programmed death ligand-2，PD-L2）的相互作用，解除 PD-1 通路介导的免疫应答抑制。根据流行病学分析，中国的黑色素瘤患者以肢端型和黏膜型为主，本例患者为中国少见的非肢端型黑色素瘤，与西方人的发病类型相同，帕博利珠单抗治疗的有效率较高。帕博利珠单抗治疗原发病符合指南推荐，药物选择合理。

文献调研发现，在进展期黑色素瘤患者的治疗中，帕博利珠单抗在安全性方面有一定的优势，所报告的大多数不良反应的严重程度为 1 级或 2 级，3 级以上不良反应的发生率较低。最常发生的免疫相关不良反应中，大部分会在给予适当的药物治疗或停药后缓解。免疫相关不良反应包括免疫相关性肺炎、免疫相关性肝炎、免疫相关性肾炎等。该患者为晚期肿瘤患者，体质虚弱，本身自诉乏力感严重，化疗、靶向治疗及免疫治疗同时进行，药师应更加关注，防止因免疫及靶向治疗后加重患者免疫力下降，从而出现一系列病症。此患者治疗后出现中度骨髓抑制及甲型流感病毒感染，提示需加强观察使用帕博利珠单抗患者的免疫功能情况，除应用增强免疫力的药物外，也需要注意用药后的个人防护。

（二）恶性胸腔积液的治疗

恶性胸腔积液多是由胸腹腔内外的恶性肿瘤引起的病理状态。血管通透性的改变是导致腹水的病理基础，在恶性肿瘤的影响下血管内皮生长因子（VEGF）的合成和分泌增加，在 VEGF 的影响下血管通透性改变，血浆清蛋白等大分子物质进入胸腹腔引起积液。目前恶性胸腔积液的最主要的治疗方法是药物治疗，全身给药达到局部的药物浓度低，效果不佳；局部用药能达到较高的药物浓度，毒副作用小，因此更为常用。腔内应用的药物主要有化疗药物，常用铂类、博来霉素等；抗肿瘤新生血管药物如贝伐珠单抗。贝伐珠单抗是合成的抗人 VEGF 单克隆抗体，能够特异性地抑制 VEGF 通路，降低血管通透性，抑制血管生成，对抑制恶性胸腔积液的形成有作用。腔内应用贝伐单抗联合顺铂治疗 NSCLC 引起的恶性胸腔积液的有效率可达 83%。本例患者肿瘤进展，为积极控制胸腔积液，延缓胸腔积液生长速度，给予铂类联合贝伐珠单抗治疗。考虑患者的消化功能较差，经讨论选用奈达铂进行治疗。奈达铂为第三代铂类化合物，抗瘤谱广，对多种实体瘤有较好的疗效，其胃肠道反应及肾毒性较顺铂轻，但骨髓抑制较顺铂明显。

五、小结

由于黑色素瘤的治疗涉及多种方法和多个学科，因此黑色素瘤的诊疗须重视多学科诊疗团队的模式，以避免单科治疗的局限性。对于恶性黑色素瘤患者的药学监护，需要重点关注增强机体的免疫功能，加强对症支持治疗，包括在晚期黑色素瘤患者中纠正贫血、纠正低蛋白血症、加强营养支持、处理胸腔积液和腹水等伴随症状。应根据肿瘤患者的个体差异，制订合理的给药方案，并进行全程药学监护。在治疗过程中密切监测患者的血常规及肝、肾功能指标，及时根据指标调整给药方案，可预防或者减轻不良反应的发生，保障患者用药安全、有效。

参 考 文 献

[1] 国家卫生健康委员会. 黑色素瘤诊疗规范（2018 年版）. [2021-10-10]. http://www.nhc.gov.cn/yzygj/s7659/201812/b21802b199814ab7b1219b87de0cae51.shtml.

[2] 广东省药学会. 免疫检查点抑制剂全程化药学服务指引（2019 年版）. 今日药学，2020，30（5）：289-307.

[3] 陈欣琪. 黑色素瘤靶向及免疫治疗新进展. 肿瘤预防与治疗，2020，33（12）：936-942.

[4] 陆兆卫，陈飞，江宇峰，等. 一例鼻腔恶性黑色素瘤患者使用阿帕替尼治疗所致手足综合征的药学监护. 中国医药科学，2020，10（4）：295-297.

[5] 张静，张文超，冯耘，等. 贝伐单抗局部应用治疗恶性胸腹水的 meta 分析. 国际呼吸杂志，2016，36（3）：196-202.

[6] 尹月，赵志刚，张艳华. 帕博利珠单抗注射液治疗恶性黑色素瘤安全性的 meta 分析. 中国新药杂志，2020，29（15）：1757-1763.

[7] Tang B X, Yan X Q, Sheng X N, et al. Safety and clinical activity with an anti-PD-1 antibody

JS001 in advanced melanoma or urologic cancer patients. Journal of hematology & oncology，2019，12（1）：7.

[8] Guo X Y，Zhu H，Liu T L，et al. Development of ^{99m}Tc-conjugated JS001 antibody for in vivo mapping of PD-1 distribution in murine. Bioorganic & medicinal chemistry letters，2019，29（16）：2178-2181.

（王明媚）

第六章

ICU 及肠外肠内营养专业临床药师药学监护案例

第一节　药学监护完整案例系统解析

案例 1　一例肾移植术后肺部感染患者的药学监护

一、案例背景知识简介

肺部感染是肾移植术后最主要的并发症,亦是造成肾移植患者死亡的主要原因。特别是重症肺炎,因为病情进展迅速,常危及患者生命,需要送到 ICU 治疗,致死率和致残率都非常高。据统计,肾移植受者的死亡病例中约 70% 死于肺部感染。

在发生肺部感染后,应及时采取有效的、针对多种病原体的检查,明确肾移植术后肺部感染的类型及特征,根据病原体检查结果有针对性地调整抗菌药物,同时合理使用免疫抑制剂,加强全身支持治疗和对症治疗,注意水、电解质平衡和营养支持治疗。临床药师在关注药物治疗有效性的基础上,还应关注和探讨该类患者的药品不良反应(adverse drug reaction, ADR)、药物相互作用等药学监护要点,以期为临床提供个体化的药学服务。

二、病例基本情况

患者,男性,31 岁。身高 170cm,体重 50kg,BMI 17.3kg/m^2。初次入院时间为 2020 年 2 月 2 日,第 3 次转入 ICU 的时间为 2020 年 3 月 18 日,死亡时间为 2020 年 5 月 4 日。

现病史: 患者初次入院 4 日前出现咳嗽、咳白色黏痰带少量血丝,无发热,无咽痛、鼻塞、流涕,无胸痛、心悸,未治疗。入院 2 日前出现呼吸困难、胸闷憋气,活动后加重,不伴胸痛等,就诊于青岛某医院。血液检验示 WBC 19.54×10^9/L,N% 94.80%,PCT 2.97μg/L,CRP 93.12mg/L,BNP 175.90ng/L,Cr 1 010.5μmol/L,BUN 1.98mmol/L;动脉血气分析(吸氧 5L/min)示 pH 7.34,PaO$_2$ 67mmHg,PCO$_2$

20.0mmHg，BE −15mmol/L，LAC 1.1mmol/L；胸部 CT 提示双肺感染性病变的可能性大。考虑重症肺炎、肾功能不全，给予静脉输液治疗 1 日（具体不详），效果欠佳。遂至当地医院就诊，急诊以"肺部感染、肾移植术后状态、移植肾功能不全"收入院。患者自患病以来精神、进食较差，睡眠一般，体重无明显变化，尿量较前减少，约 500ml/d。入院查体示体温 36.5℃，脉搏 126 次/min，呼吸 30 次/min，血压 143/73mmHg，SpO$_2$ 96%（面罩吸氧 10L/min）。精神差，满月脸，急性病容。双侧瞳孔等大等圆，直径约为 3mm，对光反射灵敏。呼吸急促，两肺呼吸音粗，可闻及湿啰音及管性呼吸音。心率 126 次/min，律齐，各瓣膜听诊区未闻及杂音。右腹部可见长约 15cm 的手术瘢痕，肠鸣音 2 次/min。双下肢凹陷性水肿。

患者入 ICU 后给予高流量吸氧进行呼吸支持，美罗培南 + 卡泊芬净 + 复方磺胺甲噁唑抗感染治疗，甲泼尼龙琥珀酸钠、乌司他丁抑制炎症反应，辅助化痰、保护胃肠道黏膜治疗，同时予连续性肾脏替代治疗（continuous renal replacement therapy，CRRT）、调控血压、输血等治疗。患者的巨细胞病毒 IgM（+）、支原体（+），停用复方磺胺甲噁唑片，加用更昔洛韦抗病毒及莫西沙星抗感染。经积极救治，患者病情改善后于 2020 年 2 月 11 日转至泌尿二科，继续持续吸氧、雾化及排痰等，给予卡泊芬净 + 复方磺胺甲噁唑 + 莫西沙星 + 哌拉西林钠他唑巴坦钠 + 更昔洛韦抗感染治疗，并给予甲泼尼龙琥珀酸钠抑制炎症反应及抑酸、保护胃肠道黏膜、输血、间断血液透析改善内环境等治疗。2020 年 2 月 21 日起患者出现活动后胸闷症状，SpO$_2$ 下降至 90% 左右，痰量较前增加，痰中带血，不伴胸痛、咽喉部疼痛等，体温最高 37.6℃，化验示 CRP 持续升高，复查肺部 CT 提示肺部感染病灶较前明显增加，停用莫西沙星、哌拉西林钠他唑巴坦钠，加用膦甲酸钠、利奈唑胺、美罗培南抗感染，并于 2020 年 2 月 24 日再次转至 ICU 继续治疗。入科后给予高流量吸氧进行呼吸支持、加强气道管理、促进痰液引流及卡泊芬净 + 利奈唑胺 + 莫西沙星抗感染、甲泼尼龙琥珀酸钠 + 乌司他丁抑制炎症反应、静注人免疫球蛋白提高机体免疫力等，并予以 CRRT、保肝等治疗，监测病原学及炎症指标等的变化。经积极救治，患者的病情明显好转，于 2020 年 3 月 10 日转回泌尿二科。复查肺部 CT 检查提示①两肺感染，较前（2020 年 2 月 24 日）部分病灶减少；两肺结节较前新出现，部分内见空洞，右下肺为著；两侧胸腔积液基本吸收。②心包少量积液，较前略增多；冠状动脉钙化。综合考虑在前期耶氏肺孢子菌肺部感染的基础上出现曲霉菌感染伴空洞形成，给予伏立康唑、甲泼尼龙琥珀酸钠及抑酸、护胃、输血、补充人血白蛋白、床旁无肝素血液透析等治疗。近 2 日患者出现发热、憋气、胸闷加重、咳血痰及 SpO$_2$ 下降，考虑肺部感染仍在进展，复查胸部 CT 示两肺弥漫磨玻璃影及斑片高密度影；两肺散在结节，部分内见空洞，右下肺为著；左肺下叶索条影；右侧胸腔见气体及液性密度影。第 3 次转入 ICU 继续治疗，患者入科时神志清楚，呼吸困难，给予经鼻高流量辅助呼吸（温度 34℃，流速 55L/min，FiO_2 70%），SpO_2 98%，心率 141 次 /min。

入院查体：体温 36.8℃，脉搏 141 次 /min，呼吸 25 次 /min，血压 176/116mmHg。贫血貌，全身散在青紫，神志清楚。双肺呼吸音粗，右肺呼吸音略低，双肺可闻及细湿啰音，未闻及明显的哮鸣音。腹软，右腹部可见长约 15cm 的手术瘢痕，肠鸣音 3 次 /min。双下肢轻度凹陷性水肿。

辅助检查：Cr 565.8μmol/L，BUN 29.21mmol/L，血淀粉酶 256IU/L，TP 64.0g/L，A 36.9g/L，STB 8.7μmol/L，CB 2.4μmol/L，GPT 21.9U/L，GOT 18.7U/L；BNP 1 342ng/L，CK-MB（质量法）1.0μg/L，cTnI 0.03μg/L；WBC 14.88×10^9/L，Hb 58g/L，PLT 95×10^9/L，N% 91.3%。胸部 CT 示两肺感染，较前（2020 年 3 月 14 日）病灶增多；两肺多发结节，较前右肺下叶结节伴空洞灶增大，余小结节大致相仿；右侧气液胸，较前新出现，空洞破裂的可能性大。

既往史：乙型病毒性肝炎病史 20 年［HBsAg（+）、HbeAb（+）、HbcAb（+）］，规律口服抗乙型肝炎病毒药［富马酸丙酚替诺福韦片 1 粒 p.o. q.d.（晚饭前）］。肾功能不全病史多年，于 2012 年 12 月在当地医院行"同种异体肾移植术"，术后常规监测肌酐等（近 2 年肌酐逐渐升高至 400μmol/L 以上），口服醋酸泼尼松片、他克莫司胶囊、吗替麦考酚酯胶囊等治疗，尿量在 2 000ml/d 左右。高血压病史 5 年余，收缩压最高 180～190mmHg，口服钙通道阻滞剂治疗，收缩压控制在 130～140mmHg。否认冠心病、糖尿病等病史，否认结核、疟疾等传染病史。否认外伤史，有输血史（具体不详），预防接种随当地进行。

家族史：父母健在，体健；1 哥 1 姐，体健；家族中无传染病及遗传病病史。

药物、食物过敏史：否认药物、食物过敏史。

药品不良反应及处置史：否认。

入院诊断：①肺部感染；②急性呼吸窘迫综合征；③移植肾衰竭；④肾移植术后状态；⑤肾性贫血；⑥高血压（3 级，很高危）；⑦慢性乙型病毒性肝炎。

死亡诊断：①肺部感染；②急性呼吸窘迫综合征；③血气胸；④胸腔感染；⑤移植肾衰竭；⑥肾移植术后状态；⑦肾性贫血；⑧胸腔积液；⑨慢性乙型病毒性肝炎，肝功能不全；⑩高血压（3 级，很高危）。

三、主要治疗药物

主要治疗药物见表 6-1。

表 6-1　主要治疗药物

起止时间	医嘱内容	给药方法
2020 年 3 月 18 日—4 月 6 日	注射用美罗培南	1g i.v.gtt. q.8h.
2020 年 3 月 18 日—4 月 3 日	注射用伏立康唑	200mg i.v.gtt. q.12h.
2020 年 3 月 19 日—4 月 8 日	注射用乌司他丁	100 000U i.v.gtt. t.i.d.
2020 年 3 月 18—22 日	注射用甲泼尼龙琥珀酸钠	80mg i.v.gtt. q.d.
2020 年 3 月 23—29 日	注射用甲泼尼龙琥珀酸钠	40mg i.v.gtt. q.d.
2020 年 3 月 30 日—4 月 3 日	注射用甲泼尼龙琥珀酸钠	30mg i.v.gtt. q.d.
2020 年 4 月 4—7 日	注射用甲泼尼龙琥珀酸钠	20mg i.v.gtt. q.d.
2020 年 3 月 18 日—5 月 4 日	注射用奥美拉唑钠	40mg i.v.gtt. q.d.
2020 年 3 月 18 日—5 月 4 日	盐酸氨溴索注射液	30mg i.v.gtt. t.i.d.
2020 年 3 月 18—22 日	托伐普坦片	15mg p.o. q.d.
2020 年 3 月 18 日—4 月 9 日	硝苯地平控释片	30mg p.o. q.d.
2020 年 3 月 24 日—4 月 3 日	利奈唑胺葡萄糖注射液	600mg i.v.gtt. q.12h.
2020 年 4 月 3 日—5 月 4 日	泊沙康唑口服混悬液	5ml p.o. q.6h.
2020 年 4 月 4—14 日	重组人促红素注射液	10 000U i.h. b.i.w.
2020 年 4 月 4 日 8：02	注射用两性霉素 B	1mg i.v.gtt.
2020 年 4 月 4 日 18：19	注射用两性霉素 B	3mg i.v.gtt.
2020 年 4 月 5 日 8：25	注射用两性霉素 B	3mg i.v.gtt.
2020 年 4 月 5 日 18：47	注射用两性霉素 B	5mg i.v.gtt.
2020 年 4 月 6 日 8：26	注射用两性霉素 B	10mg i.v.gtt.
2020 年 4 月 6 日 18：01	注射用两性霉素 B	10mg i.v.gtt.
2020 年 4 月 7—9 日	注射用两性霉素 B	25mg i.v.gtt.
2020 年 4 月 10 日—5 月 3 日	注射用两性霉素 B	10mg i.v.gtt.
2020 年 4 月 9—15 日	注射用两性霉素 B	5mg 雾化吸入 q.6h.
2020 年 4 月 16—29 日	注射用两性霉素 B	10mg 雾化吸入 b.i.d.
2020 年 4 月 7—11 日	盐酸莫西沙星氯化钠注射液	400mg i.v.gtt. q.d.
2020 年 4 月 7—8 日	注射用头孢曲松钠	2g i.v.gtt. q.d.
2020 年 4 月 8—25 日	注射用丁二磺酸腺苷蛋氨酸	1 000mg i.v.gtt. q.d.
2020 年 4 月 8—27 日	注射用重组人白介素 -11	1.5mg i.h. q.d
2020 年 4 月 11 日	注射用替加环素	100mg i.v.gtt.

续表

起止时间	医嘱内容	给药方法
2020 年 4 月 12—14 日	注射用替加环素	50mg i.v.gtt. q.12h.
2020 年 4 月 14 日—5 月 4 日	注射用美罗培南	1g i.v.gtt. q.8h.
2020 年 4 月 14 日—5 月 4 日	注射用头孢他啶阿维巴坦	1.25g i.v.gtt. q.6h.
2020 年 5 月 3—4 日	注射用替考拉宁	400mg i.v.gtt. q.12h.
2020 年 5 月 1—4 日	多烯磷脂酰胆碱注射液	20ml i.v.gtt. q.d.
2020 年 5 月 1—4 日	注射用还原型谷胱甘肽	1.2g i.v.gtt. q.d.
2020 年 5 月 1—4 日	注射用丁二磺酸腺苷蛋氨酸	1 000mg i.v.gtt. q.d.
2020 年 3 月 18 日—5 月 4 日	富马酸丙酚替诺福韦片	1 片 p.o. q.d.

注：i.h. 为皮下注射；i.v.gtt. 为静脉注射；p.o. 为口服；q.d. 为每日 1 次；b.i.d. 为每日 2 次；t.i.d. 为每日 3 次；b.i.w. 为每周 2 次；q.6h. 为每 6 小时 1 次；q.8h. 为每 8 小时 1 次；q.12h. 为每 12 小时 1 次。

四、治疗原则与治疗方案分析

肾移植受者肺部感染的病原体特点对应于肾移植术后感染的"时间轴"，主要分为 3 期：一期为术后 1 个月内，二期为术后 2～6 个月，三期为术后 6 个月以上。一期为术后早期感染，常与手术相关，包括手术切口感染、手术区感染、肺部感染、尿路感染等，主要病原体是细菌与真菌，导管相关性居多。少数感染来源于供肾，尤其是霉菌感染可能会直接引起血管吻合处的感染，甚至血管破裂大出血。二期常是机会性感染，由于肾移植受者的免疫功能低下，一些致病能力较弱的病原体乘虚而入，或原本潜伏在体内的病原体乘势而起，引发严重感染，包括巨细胞病毒（cytomegalovirus，CMV）、单纯疱疹病毒、带状疱疹病毒、EB 病毒（Epstein-Barr virus，EBV）、结核分枝杆菌、霉菌、耶氏肺孢子虫等。CMV 引起的肺炎最为重要，常常会引起严重的肺部感染。三期为术后晚期感染，与普通人群基本类似。最为常见的感染为流行性感冒、肺炎球菌肺炎、普通尿路感染等。其中 10%～15% 的患者可能存在慢性病毒感染，而出现过急性排斥反应并使用大剂量免疫抑制剂治疗的患者出现严重机会性感染的可能性也更高。临床上应针对不同时期感染的病原体特点，选择经验性药物治疗。

患者本次入院为肾移植术后 8 年，长期服用免疫抑制剂，免疫功能低下，此次转科已入院 44 日，结合前期的抗感染方案为美罗培南＋复方磺胺甲噁唑＋卡泊芬净及双侧多发边缘模糊的球形斑片影、右肺可见空洞形成及气液胸等影像学特点，重点怀疑的病原体为曲霉菌、耐甲氧西林类革兰氏阳性球菌、耐碳青霉烯类肺炎克雷伯菌、毛霉菌等，其中曲霉菌的可能性较大，故患者入科后暂予美罗培南＋伏立康唑抗感染治疗。治疗方案符合肾移植术后肺部感染在未明确病原菌时，应及早给予广谱抗生素治疗，尽可能覆盖所有可能的病原菌，待有效控制病情后或病原学诊断明确后及时调整抗感染治疗方案的基本原则。

患者的血氧饱和度能维持在 95% 以上，考虑患者存在气胸，不适合呼吸机正压通气，可继续予以高流量湿化氧疗呼吸支持。如患者呼吸困难再次急性加重，需警惕气胸范围进一步扩大，同时辅以甲泼尼龙琥珀酸钠、乌司他丁抗炎，减轻肺内炎性渗出，监测炎症指标变化，留取痰培养等送检，查找病原学依据。复查胸片，必要时复查 CT、行胸腔闭式引流；患者存在急性呼吸窘迫综合征（acute respiratory distress syndrome，ARDS），且移植肾功能不全，同时予 CRRT、化痰、促进痰液引流、保护胃肠道黏膜、加强营养支持、维持水与电解质平衡等治疗，及时评估患者的容量状态，维持循环稳定，保证组织灌注，继续密切观察病情变化。

五、药物治疗监护计划

（一）抗感染治疗的有效性评价

肾移植术后肺部感染病情危重、进展迅速，如未得到及时有效的治疗，常危及生命，故应 48～72 小时内监测患者的体温、感染指标、G 试验和 GM 试验结果、呼吸机参数、听诊呼吸音、胸腔闭式引流液性状、标本送检结果及肺部 CT 或床旁胸片等相关指标变化，评价抗感染治疗的有效性，及时调整抗感染治疗方案。

（二）多重用药对患者肝、肾功能的影响

肾移植受者肺部感染的治疗中移植肾的保护至为关键，除重点关注糖皮质激素与免疫抑制剂的合理使用，避免免疫抑制剂的浓度偏高或过低，导致移植肾损伤或排斥反应外，还应重点关注合并用药对移植肾的损伤，应尽量避免使用有肾毒性的药物或对肾功能有影响的药物。每间隔 3 日复查肾功能指标变化，每日严格监测出入量及尿液性状等的改变。

但该患者患乙型病毒性肝炎 20 年，肾移植术后 8 年，2 年前出现肌酐升高表现，移植肾部分失去功能。此次因肺部感染反复转入 ICU，肺内的病灶不断增多，感染难以控制，故暂停所有免疫抑制剂，仅保留小剂量的甲泼尼龙琥珀酸钠抗炎，每日行 CRRT 替代肾功能。一方面，该患者的基础疾病多，各脏器功能储备差，肺部感染严重且合并气胸，随时可能出现肺部感染加重导致感染性休克及多器官功能障碍，造成生命危险，故合并用药时更应在药物起效的同时，监护药物带给各脏器的负担；另一方面，患者联用的多种药物需经过肝脏代谢，且具有不同程度的消化系统不良反应，应重点关注消化道及肝功能等的变化，及时处理，确保抗感染等综合治疗方案的可持续性。

六、药物治疗过程

2020 年 3 月 19 日

患者神志清楚，日间无发热，仍间断咳嗽，咳暗红色稀薄痰液，自诉胸痛较入科时有所好转，仍有憋气不适，高流量通气（流速 30L/min，FiO_2 50%），心率 105～128 次/min，下肢血压 160～185/105～125mmHg，SpO_2 93%～97%，呼吸频率 20～30 次/min。昨日入量 1 050ml，出量 300ml（尿量 300ml），平衡 750ml。查体：双肺呼吸音粗，右肺呼吸音略低，双肺可闻及细湿啰音，未闻及明显的哮鸣音。肠鸣音 3 次/min，双下肢轻度凹陷性水肿。辅助检查：Cr 565.8μmol/L，BUN 29.21mmol/L，血淀粉酶 256IU/L，GPT 21.9U/L，GOT 18.7U/L，BNP 1 342ng/L，WBC 14.88×10^9/L，Hb 58g/L，PLT 95×10^9/L，N% 91.3%。

治疗方案调整：患者肾移植术后，移植肾功能不全，发热伴呼吸困难，CT 提示两肺感染，较前加重，右侧气液胸新出现。影像学表现可见双侧多发边缘模糊的球形斑片影，右肺可见空洞形成，符合肺曲霉病的影像学特征，故予以伏立康唑抗真菌治疗，同时予以美罗培南抗细菌治疗，并继续留痰培养送检，查找病原学依据。辅以甲泼尼龙琥珀酸钠、乌司他丁抗炎，同时给予氨溴索化痰、奥美拉唑钠护胃、托伐普坦利尿、硝苯地平控释片降血压治疗。

药学监护点：肝、肾功能指标变化，消化道反应，精神样症状，血糖、血钠变化。伏立康唑主要经 CYP450 酶代谢，可引起奥美拉唑的血药浓度及体内分布增加，监测患者是否会出现头痛、消化道不适等不良反应。伏立康唑本身易导致肝功能不全，还有幻听、幻视、视物模糊等不良反应。激素的用量较大，需监测消化道出血、精神样改变、血糖变化等。托伐普坦易引起高钠血症，注意监测血钠变化。

2020 年 3 月 24 日

患者神志清楚，日间无发热，咳嗽较前减少，咳少量暗红色稀薄痰液，持续高流量通气（流速 45～50L/min，FiO_2 50%～60%），心率 88～110 次/min，下肢血压 130～165/60～80mmHg，SpO_2 95%～97%，呼吸频率 16～23 次/min。昨日入量 3 562ml，出量 4 026ml，平衡 −464ml。查体：左中肺可闻及少量水泡音，未闻及明显的哮鸣音；右肺呼吸音低。腹软，双下肢略水肿。3 月 20 日行右侧胸腔闭式引流术，现右侧胸腔闭式引流管可见水柱波动，无明显的气泡逸出。检验结果：WBC 28.52×10^9/L，Hb 73g/L，PLT 167×10^9/L，N% 90.3%；ALB 34.4g/L，BUN 38.07mmol/L，Cr 517.0μmol/L、高敏 C 反应蛋白（highly sensitive C-reactive protein，hs-CRP）101.45mg/L；痰涂片：革兰氏阳性球菌（呈双排列）偶见。复查胸片，与 2020 年 3 月 20 日比较：新见右侧胸腔积液；右侧气胸较前明显减少；双肺炎症较前略吸收、改善；其余变化不明显。

治疗方案调整与药学监护点：患者行胸腔闭式引流后，近 2 日无明显的气泡逸出。近日炎症指标明显升高，痰涂片可见革兰氏阳性球菌，痰培养回报屎肠球菌，加用静脉用利奈唑胺抗感染，继续监测炎症指标变化。甲泼尼龙琥珀酸钠已应用 5 日，大剂量激素应用下不利于感染控制，今日减量至 40mg。利奈唑胺导致骨髓抑制、血小板降低的风险较高，密切监测患者的血小板变化。

2020 年 3 月 28 日

患者神志清楚，体温正常，咳嗽较前减少，咳少量暗红色稀薄痰液，持续高流量通气（流速 30～45L/min，FiO_2 40%～50%），心率 92～105 次/min，下肢血压 155～170/80～90mmHg，SpO_2 95%～97%，呼吸频率 15～20 次/min。昨日入量 2 560ml，出量 720ml，平衡 1 840ml。查体：左中肺可闻及少量水泡音，未闻及明显的哮鸣音；右肺呼吸音低。腹软，双下肢略水肿。右侧胸腔闭式引流管可见水柱波动，无明显的气泡逸出；右侧胸腔穿刺引流管无引流液。检验结果：WBC $23.68×10^9$/L，Hb 66g/L，A 29.7g/L。胸腔积液常规：颜色红色，透明度浑浊，比重 1.010，蛋白定性试验阳性（+），细胞满视野/HP，细胞计数 $1×10^6$/L，WBC $4.212×10^9$/L，单核细胞百分率 22%，多核细胞百分率 78%；胸腔积液生化：蛋白 46.8g/L，氯 94.07mmol/L，葡萄糖 4.18mmol/L。

治疗方案调整：患者的胸腔穿刺置管引流液呈血性，胸腔积液常规、生化提示为渗出液。监测血红蛋白较前下降，今日输注红细胞纠正贫血，给予人血白蛋白纠正低蛋白血症。继续 CRRT 维持酸碱及水、电解质平衡，监测血常规、生化，观察胸腔闭式引流是否通畅及有无气体引出。

2020 年 3 月 30 日

患者神志清楚，无明显发热，主诉右侧肩背部、右上臂外侧肌肉酸痛，呈持续性，给予镇痛贴膏局部外用后症状缓解；自诉咳嗽、咳痰较多，咳褐色稀薄痰液，持续高流量通气（流速 30L/min，FiO_2 45%），心率 88～115 次/min，下肢血压 160～180/80～85mmHg，SpO_2 94%～97%，呼吸频率 16～22 次/min。查体：左中肺可闻及少量水泡音，未闻及明显的哮鸣音；右肺呼吸音低。腹软，肠鸣音正常。双下肢略水肿。右侧胸腔闭式引流管可见水柱波动，无明显的气泡逸出；右侧胸腔穿刺引流管未见引流液。再次复查胸片，与 2020 年 3 月 23 日片比较：左肺炎症较前似有加重，其余变化不明显。胸腔超声：卧位探查，右侧胸腔可见 2.6cm 的液性暗区，左侧胸腔未见明显的液性暗区。胸腔积液培养暂未报阳性，继续监测细菌学变化，抗感染治疗方案暂不调整，继续送检痰涂片及培养，甲泼尼龙琥珀酸钠减量至 30mg，观察呼吸及氧合情况，其余监护同前。

2020 年 4 月 3 日

患者神志清楚，日间体温最高 37.7℃，右侧肩背部、右上臂外侧肌肉酸痛进一步缓解，右侧下胸部钝痛较前缓解，咳嗽、咳痰较前有所增多，咳稀薄痰液，多伴少量鲜红血丝。持续高流量通气（流速 40L/min，FiO$_2$ 45%～50%），心率 105～116 次 /min，下肢血压 145～185/72～95mmHg，SpO$_2$ 92%～94%，呼吸频率 17～22 次 /min。昨日入量 3 050ml，出量 4 730ml，平衡 -1 680ml。查体：左中肺可闻及少量水泡音，未闻及明显的哮鸣音；右肺呼吸音低。腹软，肠鸣音正常。双下肢略水肿。右侧胸腔闭式引流管切口处无渗血、渗液。右侧胸腔闭式引流管水柱波动不明显，无明显的气泡逸出，管内可见暗红色引流物；右侧胸腔穿刺引流管内可见少量淡血性引流液。检验：WBC 24.42×10^9/L，Hb 74g/L，PLT 95×10^9/L，N% 95.3%，G 试验 173.9pg/ml，PCT 5.49μg/L。痰培养可见少量丝状真菌。昨日复查胸部 CT 示两肺感染，较前（2020 年 3 月 27 日）病灶略扩大；两肺多发结节，较前增大；右肺下叶空洞灶较前似增大，壁变薄；右侧气液胸，较前均略减少。痰培养可见少量丝状真菌。

治疗方案调整：患者近日咳嗽、咳痰较前增多，痰液稀薄，黄白色，时有鲜红色血丝，时为暗红色，监测体温、炎症指标均有上升趋势，痰培养可见丝状真菌，抗曲霉菌治疗 2 周余，胸部 CT 示右肺病变无好转、左肺新发结节，提示肺部炎症仍呈进展趋势，结合患者的临床表现、化验、胸部影像学及目前抗感染治疗的效果，不除外毛霉菌感染，调整抗感染治疗方案，停用伏立康唑，给予两性霉素 B 联合泊沙康唑抗真菌治疗，停用利奈唑胺，美罗培南暂不调整。继续送检痰涂片及培养，追踪病原学变化。

药学监护点：两性霉素 B 应从小剂量"爬坡式"用起，密切监测输液相关的寒战、高热、头痛、恶心反应及肝与肾功能、血钾、心率、血常规、体温变化，泊沙康唑主要注意监护胃肠道不良反应。

2020 年 4 月 7 日

患者神志清楚，无明显的发热，胸痛好转，咳嗽、咳痰较前有所增多，咳暗红色痰液。持续高流量通气（流速 40L/min，FiO$_2$ 40%～45%），心率 88～105 次 /min，下肢血压 152～185/72～95mmHg，SpO$_2$ 94%～98%，呼吸频率 18～20 次 /min。昨日入量 3 549ml，出量 5 500ml，平衡 -1 951ml。查体：左中肺可闻及少量水泡音，未闻及明显的哮鸣音；右肺呼吸音低。腹软，肠鸣音正常。双下肢略水肿。右侧胸腔闭式引流管水柱波动不明显，无明显的气泡逸出；右侧胸腔穿刺引流管内可见少量淡血性引流液。检验结果回报：WBC 15.02×10^9/L，Hb 95g/L，PLT 59×10^9/L，N% 92.1%；STB 14.5μmol/L，CB 8.2μmol/L，ALB 28.3g/L，BUN 30.44mmol/L，Cr 381.9μmol/L，hs-CRP 100.54mg/L。痰培养及药敏试验结果：洛菲不动杆菌，头孢曲松≤1.0S、头孢吡肟≤1.0S、阿米卡星≤16.0S、环丙沙星≤0.25S、左旋氧氟沙星≤0.25S、亚胺培南≥16.0R。今日检验科回报丝状真菌形态像根霉，并将标本送去外院检验科行质谱鉴定。

治疗方案调整：患者病情危重，痰培养可见洛菲不动杆菌，根据药敏试验结果停用美罗培南，给予头孢曲松 + 莫西沙星抗感染。患者的 WBC、N%、CRP 均呈下降趋势，继续动态监测。化验示胆红素升高、血小板降低，全身可见散在瘀斑，左侧动静脉瘘穿刺处少量渗血，密切关注肝与肾功能、凝血及血小板情况，注意出血风险。患者的肺部渗出减少，今日停用甲泼尼龙琥珀酸钠。

药学监护点：头孢曲松和莫西沙星对肝功能的影响较大，重点监护患者的肝功能指标变化，如氨基转移酶或胆红素呈持续上升趋势，需调整抗感染方案。

2020 年 4 月 9 日

患者神志清楚，日间无明显的发热，胸痛好转，咳嗽、咳痰较前明显减少，主诉乏力。持续高流量通气（流速 35L/min，FiO_2 35%～40%），心率 90～115 次 /min，下肢血压 90～145/60～90mmHg，SpO_2 95%～98%，呼吸频率 18～22 次 /min。昨日入量 4 600ml，出量 5 040ml，平衡 -440ml。查体：左中肺可闻及少量水泡音，未闻及明显的哮鸣音；右肺呼吸音低。腹软，肠鸣音正常。双下肢无水肿。右侧胸腔闭式引流管水柱波动不明显，无明显的气泡逸出。检验结果：WBC 10.40×10^9/L，Hb 78g/L，PLT 42×10^9/L，N% 82.40%，CRP 79.02mg/L，STB 37.9μmol/L，CB 24.6μmol/L，ALB 26.5g/L。

治疗方案调整：患者未再发热，监测炎症指标较前下降，但三系均呈明显下降的趋势，不除外药物副作用，暂停用静脉用两性霉素 B，给予两性霉素 B 雾化吸入，胆红素升高，停用头孢曲松，并给予输血小板治疗，监测血常规三系是否进一步下降，监护两性霉素 B 对皮肤的刺激样表现。患者日间精神状态较差，血压偏低，予以停用硝苯地平控释片；蛋白低，加强营养支持，给予补充人血白蛋白；密切关注病情变化。

2020 年 4 月 11 日

患者精神状态差，日间发热，体温最高 39.2℃，送检血培养，间断咳嗽、咳痰，痰量多，自主经口咳出白色黏痰，偶有暗红色痰液。持续高流量通气（流速 35L/min，FiO_2 35%～40%），心率 90～121 次 /min，下肢血压 104～121/62～85mmHg，SpO_2 95%～98%，呼吸频率 18～20 次 /min。昨日入量 2 884ml，出量 4 550ml，平衡 -1 660ml。查体：左中肺可闻及少量水泡音，未闻及明显的哮鸣音；右肺呼吸音低。腹软，肠鸣音正常。双上肢散在瘀斑，双下肢无水肿。右侧胸腔闭式引流管水柱波动不明显，无明显的气泡逸出。今日化验：WBC 6.30×10^9/L，PLT 34×10^9/L，N% 77.50%，hs-CRP 147.27mg/L。痰培养结果：肺炎克雷伯菌肺炎亚种，药敏试验结果提示对阿米卡星、替加环素敏感。

治疗方案调整及药物监护：患者间断发热，体温 39.1℃，循环稳定，不除外肺炎克雷伯菌感染所致，今日起加用替加环素，停用莫西沙星。注意监护肝功能（尤其是胆红素水平）变化、消化道是否有腹泻症状。血小板偏低，输注同型血小板 1U。

2020 年 4 月 14 日

患者精神状态较差，食欲差，夜间再次出现发热，体温最高 39.2℃，伴寒战、全身不适、烦躁，给予物理和药物降温后 2 小时左右体温逐渐降至正常。仍有间断咳嗽、咳痰，咳白色黏痰，偶有暗红色痰液。鼻腔溃烂，基底淡红色，表面暗红色血痂；口腔舌体侧缘可见多个溃疡。昨日更换面罩吸氧（3～4L/min）。持续心电及血氧饱和度监测：心率 75～105 次/min，下肢血压 145～170/72～95mmHg，SpO₂ 95%～100%，呼吸频率 18～20 次/min。昨日入量 2 164ml，出量 300ml，平衡 1 864ml。查体：左肺呼吸音粗，左下肺可闻及少量湿啰音；右肺呼吸音低。腹软，肠鸣音正常。双上肢散在瘀斑，双下肢无明显水肿。右侧胸腔闭式引流管水柱波动明显，咳嗽时可见气泡溢出，引流红色浑浊液体。检验：WBC 5.72×10^9/L，Hb 63g/L，PLT 28×10^9/L，N% 76.94%，A 24.4g/L，Cr 567.5μmol/L，UA 704μmol/L，BUN 53.22mmol/L，hs-CRP 181.78mg/L，G 试验 176.7pg/ml。昨日复查胸部 CT 示两肺感染，较前（2020 年 4 月 2 日）增多；两肺多发结节，部分较前增大，左肺上叶部分结节空洞新出现；右肺下叶空洞灶较前似增大，壁变薄；右侧气液胸，较前积液减少、积气增多。今日外院检验科回报丝状真菌的质谱鉴定为根霉。

治疗方案调整与用药监护：患者间断高热，炎症指标明显升高，复查胸部 CT 示双肺感染仍较重。痰培养、伤口分泌物培养均为耐药肺炎克雷伯菌，考虑为丝状真菌合并肺炎克雷伯菌感染。此株肺炎克雷伯菌的基因检测结果为有碳青霉烯酶基因 *KPC*，没有测到毒力基因，根据产 KPC 酶的耐药肺炎克雷伯菌的推荐治疗方案，今日停用替加环素，给予头孢他啶阿维巴坦 + 美罗培南联合抗感染治疗；根据患者的肾衰竭情况，隔日透析，将头孢他啶阿维巴坦的应用剂量定为 1.25g q.6h.。继续监测血常规三系、肝与肾功能、体温及炎症指标变化情况。

2020 年 4 月 17 日

患者精神状态较差，食欲较差，日间无发热，仍间断咳嗽、咳痰，咳白色黏痰，偶有暗红色血痰。鼻腔溃烂，基底淡红色，表面有暗红色血痂；口腔舌体侧缘可见多个溃疡，较前好转。持续面罩吸氧（3～4L/min），持续心电及血氧饱和度监测：心率 70～80 次/min，下肢血压 145～165/70～92mmHg，SpO₂ 96%～100%，呼吸频率 17～21 次/min。昨日入量 2 740ml，出量 4 426ml，平衡 −1 686ml。查体：左肺呼吸音粗，左下肺可闻及少量湿啰音；右肺呼吸音低。腹软，肠鸣音正常。双上肢散在瘀斑，双下肢无明显水肿。右侧胸腔闭式引流管水柱波动明显，引流红色浑浊液体，可见气泡逸出。检验结果回报：WBC 4.63×10^9/L，Hb 69g/L，血细胞比容 0.20L/L，PLT 22×10^9/L，BUN 22.84mmol/L，Cr 331.3μmol/L，钠 134mmol/L，钾 3.50mmol/L，hs-CRP 78.37mg/L。痰培养结果提示根霉，对目前的抗感染方案均敏感。故继续目前的抗感染治疗方案，嘱患者变换体位，促进体位引流。PLT 仍偏低，注意观察出血倾向。密切注意患者的病情变化。

2020 年 4 月 20 日

患者精神状态较差，进食较前稍好转，日间无发热。鼻腔溃烂，基底淡红色，表面暗红色血痂大部分已脱落；口腔舌体侧缘可见多个溃疡。日间间断咳嗽，偶咯鲜血。持续面罩吸氧（4L/min），心率 65～89 次/min，下肢血压 155～185/76～89mmHg，SpO_2 96%～97%，呼吸频率 17～22 次/min。昨日入量 3 330ml，出量 800ml（大便 400ml，闭式引流 350ml，胸腔引流 50ml，引流液均为暗红色浑浊液体），平衡 2 580ml。查体：左肺呼吸音粗，左下肺可闻及少量湿啰音；右肺呼吸音低。腹软，肠鸣音正常。双上肢散在瘀斑，双下肢无明显水肿。右侧胸腔闭式引流管水柱波动明显，引流红色浑浊液体，可见气泡逸出。检验：WBC 5.46×10^9/L，Hb 54g/L，PLT 36×10^9/L，STB 14.4μmol/L，CB 7.7μmol/L，ALB 25.3g/L，hs-CRP 66.46mg/L。患者近日未再出现发热，监测炎症指标呈下降趋势，检验科回报胸腔积液培养可见根霉，考虑患者目前为肺炎克雷伯菌、根霉混合感染，继续目前的抗感染治疗方案，监测体温及炎症指标变化。右侧胸腔闭式引流可见大量气泡逸出，不除外右肺空洞破裂；近 2 日出现咯血量增多，不除外肺部感染侵犯血管，择日复查胸部 CT 进一步明确，动态观察咯血情况，注意大咯血窒息风险。化验示贫血、PLT 仍偏低，输血对症治疗。鼓励患者进食，增加免疫力。

2020 年 4 月 26 日

患者精神状态一般，食欲较前稍好转，体温正常，间断咳嗽、咳痰，为淡红色痰。鼻腔溃烂，基底淡红色，表面暗红色血痂大部分已脱落；口腔舌体侧缘可见多个溃疡。持续面罩吸氧（3～4L/min），心率 66～95 次/min，下肢血压 140～165/72～80mmHg，SpO_2 96%～100%。昨日入量 3 290ml，出量 1 290ml，平衡 2 000ml。查体：左肺呼吸音粗，左下肺可闻及少量湿啰音；右肺呼吸音低。腹软，肠鸣音正常。双上肢散在瘀斑，双下肢无明显水肿。右侧胸腔闭式引流管水柱波动明显，可见气泡逸出，引流红色浑浊液体。患者近日未再出现发热，呼吸相对平稳，胸腔闭式引流仍可见暗红色浑浊引流液及大量气泡逸出，胸腔积液培养仍为肺炎克雷伯菌，痰培养可见屎肠球菌，继续监测体温及炎症指标变化，必要时加用抗革兰氏阳性球菌的药物。

2020 年 4 月 28 日

患者精神状态一般，食欲较前稍好转，间断咳嗽、咳痰，为淡红色痰。鼻腔溃烂，基底淡红色，表面暗红色血痂大部分已脱落；口腔舌体侧缘可见多个溃疡，较前有愈合。持续面罩吸氧（3～4L/min），心率 62～96 次/min，下肢血压

152～161/70～80mmHg，SpO$_2$ 96%～100%。昨日入量3 409ml，出量7 590ml，平衡 -4 181ml。查体：左肺呼吸音粗，左下肺可闻及少量湿啰音；右肺呼吸音低。腹软，肠鸣音正常。双上肢散在瘀斑，双下肢无明显水肿。右侧胸腔闭式引流管水柱波动明显，可见气泡逸出，引流红色浑浊液体，颜色较前鲜红。今日化验：WBC 6.09×10^9/L，Hb 81g/L，PLT 48×10^9/L，STB 22.5μmol/L，CB 10.0μmol/L，hs-CRP 98.52mg/L。今日复查CT示两肺感染，较前（2020年4月13日）稍增多；两肺多发结节，较前大致相仿；左肺上叶部分结节空洞，空洞较前有缩小，局部空洞壁有增厚；右侧气液胸，较前积液、积气稍增多。

治疗方案调整与药学监护：患者未发热，炎症指标未升高，抗感染药治疗方案不做调整，密切观察患者的体温和炎症指标变化；患者呈免疫抑制状态，连用3日给予静注人免疫球蛋白10g q.d.增强免疫力，注意观察滴注时是否有头痛、心慌、恶心等不适。

2020年4月29日

今日10:14患者突然出现咯血100～200ml，主诉憋气，SpO$_2$下降至40%，立即抢救，上调面罩吸氧流速至10L/min；10:20出现意识模糊，呼之不应，双侧瞳孔不等大，左侧4mm，右侧3mm，对光反射消失，心率144次/min，血压140/98mmHg，SpO$_2$ 85%，即刻给予经口气管插管，呼吸机通气治疗；10:30心率0次/min，血压、SpO$_2$测不出，给予闭胸心脏按压，阿托品0.5mg、肾上腺素1mg静脉注射抢救治疗，应用去甲肾上腺素持续泵入维持血压[2μg/（kg•min）]；10:35心室颤动，血压、SpO$_2$测不出，持续闭胸心脏按压，给予利多卡因0.1g、阿托品0.1mg静脉注射，间断给予肾上腺素3mg静脉注射；10:45恢复自主心率，心率163次/min，下肢血压141/104mmHg，SpO$_2$ 88%（FiO$_2$ 100%），抢救成功。患者现呈昏迷状态，鼻腔溃烂、基底淡红色。气管插管接呼吸机辅助呼吸（PC模式，压力18～22cmH$_2$O，PEEP 3cmH$_2$O，FiO$_2$ 100%），心率110～130次/min，下肢血压100～120/50～61mmHg，SpO$_2$ 96%。

2020年5月1日

患者呈昏迷状态，气管插管接呼吸机辅助呼吸（PC模式，压力18cmH$_2$O，PEEP 5cmH$_2$O，FiO$_2$ 70%），给予去甲肾上腺素及垂体后叶注射液维持血压，持续心电及血氧饱和度监测：心率60～85次/min，下肢血压140～160/50～65mmHg（收缩压与上肢收缩压约差30mmHg），SpO$_2$ 99%～100%。昨日入量6 002ml，出量6 490ml，平衡 -488ml。查体：双侧瞳孔直径3mm，对光反射均迟钝。左肺呼吸音粗，左下肺可闻及少量湿啰音；右肺呼吸音低。肠鸣音弱。双上肢散在瘀斑，双下肢无明显水肿。右侧胸腔闭式引流管水柱波动明显，可见气泡逸出，可见暗红色液体引出（量较昨日减少）。化验：WBC 9.45×10^9/L，N% 85.4%，Hb 48g/L，PLT 20×10^9/L，GPT 1 898.4U/L，GOT 3 973.0U/L，STB

96.1μmol/L，CB 66.5μmol/L，ALB 22.3g/L，BUN 12.61mmol/L，Cr 131.6μmol/L，hs-CRP 72.43mg/L。

治疗方案调整及药学监护： 现患者病情仍危重，呼吸机支持条件仍较高，给予血管活性药维持血压、CRRT 维持内环境稳定，病情随时可能进一步加重。虽间断输血，但患者的血红蛋白、血小板仍呈下降趋势，凝血功能异常，肝衰竭，患者仍存在肺、消化道、鼻腔、口腔等部位活动性出血，日间继续止血、输血支持治疗，辅以多烯磷脂酰胆碱、还原型谷胱甘肽、丁二磺酸腺苷蛋氨酸等保肝药应用。密切监测患者的出血表现、三系及肝功能指标变化。

2020 年 5 月 3 日

患者呈昏迷状态，鼻腔溃烂、表面暗红色血痂，气管插管接呼吸机辅助呼吸（PC 模式，压力 18cmH$_2$O，PEEP 5cmH$_2$O，FiO$_2$ 40%～70%），心率 50～82 次 /min，下肢血压 132～159/51～67mmHg，SpO$_2$ 99%～100%。昨日入量 4 658ml，出量 5 092ml，平衡 −434ml。查体：左肺呼吸音粗，左下肺可闻及少量湿啰音；右肺呼吸音低。腹软，肠鸣音弱。双上肢散在瘀斑，双下肢轻度水肿。右侧胸腔闭式引流管水柱波动明显，可见气泡逸出，可见暗红色液体引出。化验：BNP 614ng/L，cTnI 0.04μg/L，CK 41U/L，乳酸脱氢酶（lactate dehydrogenase，LDH）919.5IU/L，Mb 147.1μg/L；WBC 10.25×10^9/L，RBC 2.4×10^{12}/L，Hb 71g/L，PLT 9×10^9/L，N% 90.7%；PT 19.1 秒，凝血酶原活动度 45%，INR 1.73，APTT 36.1 秒，FIB 1.85g/L，TT 20.8s，D-D 2 176μg/L；GPT 1 726.5U/L，GOT 1 442.6U/L，STB 153.7μmol/L，CB 96.9μmol/L，hs-CRP 40.15mg/L。痰培养为屎肠球菌。胸腔积液培养为屎肠球菌，有少量根霉生长。

治疗药物方案调整与药学监护： 患者病情危重，目前气管插管、机械通气，肝功能差。今日停用两性霉素 B，痰培养及胸腔积液培养均未再出现肺炎克雷伯菌，均为屎肠球菌，胸腔积液仍可见根霉，考虑为根霉合并屎肠球菌感染，继续应用泊沙康唑，并加用替考拉宁抗感染，继续监测患者的肝功能及炎症指标变化情况；患者的血小板偏低，今日给予血小板 1U 补充；患者的凝血功能差，给予纤维蛋白原补充，继续监测。患者病情危重，随时可能再次大出血、心搏骤停，注意观察患者的病情变化情况。

2020 年 5 月 4 日

患者病情危重，呈昏迷状态。昨日停用 CRRT 后，体温最高 38.0℃，循环相对稳定，鼻腔溃烂、表面暗红色血痂，气管插管接呼吸机辅助呼吸（PC 模式，压力 18cmH$_2$O，PEEP 5cmH$_2$O，FiO$_2$ 40%～70%），经气管插管可吸出少量暗红色血凝块。持续心电及血氧饱和度监测：心率 75 次 /min，下肢血压 130/72mmHg，SpO$_2$ 98%。昨日入量 2 558ml，出量 930ml，平衡 1 628ml。查体：双侧瞳孔直径 4mm，对光反射迟钝。左肺呼吸音粗，左下肺可闻及少量湿啰音；右肺呼吸音低。腹软,肠鸣音弱。双上肢散在瘀斑,双下肢轻度水肿。右侧胸腔闭式引流管水柱波动明显,可见气泡逸出,可见暗红色液体引出;胸腔闭式引流管置管处可见中等量渗血、渗液,局部可见坏死组织,给予清除坏死组织,送检坏死组织进行细菌培养。早上 8:40 患者的右侧胸腔闭式引流瓶突然引流暗红色血性液体约 700ml,患者的气管插管内可见血性液体引出。心电监护示窦性心律,心率 30 次 /min,血压和 SpO₂ 测不出。立即给予肾上腺素 1mg 静脉注射,持续胸外心脏按压,同时立即上调呼吸机氧浓度至 100%,同时给予去甲肾上腺素以 2μg/(kg•min)泵入,维持血压。急查动脉血气分析提示代谢性酸中毒,给予碳酸氢钠注射液 250ml 快速静脉滴注。床旁急行支气管镜检查,可见气管隆嵴以上大量血性液体涌出,给予持续负压吸引。查体:深昏迷,格拉斯哥昏迷指数(Glasgow coma scale, GCS)3 分,四肢皮肤湿冷;双侧瞳孔散大固定,对光反射消失;双肺呼吸音粗,可闻及大量水泡音。心电监护示心率 0 次 /min,血压及 SpO₂ 均测不出,持续闭胸心脏按压,每隔 3 分钟给予肾上腺素 3mg 静脉注射。患者始终无法恢复自主心律,心率 0 次 /min,血压及 SpO₂ 均测不出。9:30 患者的大动脉搏动消失,心电图呈直线,宣布患者死亡。

七、药物治疗总结

患者肾移植术后 8 年,因"咳嗽、咳痰 4 日,呼吸困难 2 日"入院。患者入院后予呼吸支持、抗感染、抑制炎症反应、化痰、保护胃肠道黏膜、CRRT、调控血压、输血等治疗,病情曾好转转入普通病房,后因病情加重反复入院。此次转科时已入院 44 日,结合前期的抗感染方案为美罗培南、复方磺胺甲噁唑、卡泊芬净及双侧多发边缘模糊的球形斑片影、右肺可见空洞形成及气液胸等影像学特点,重点怀疑的病原体为曲霉菌、耐甲氧西林类革兰氏阳性球菌、耐碳青霉烯类肺炎克雷伯菌、毛霉菌等,其中曲霉菌的可能性较大,故患者入科后暂予美罗培南 + 伏立康唑抗感染治疗。治疗方案符合肾移植术后肺部感染在未明确病原菌时,应及早给予广谱抗生素治疗,尽可能覆盖所有可能的病原菌,待有效控制病情后或病原学诊断明确后及时调整抗感染治疗方案的基本原则。

治疗期间药物治疗的突出问题为患者的基础疾病多,身体状态不佳,肺内空洞已持续存在一段时间,此次入科后,治疗初期虽给予广谱强效的抗感染治疗,但并未有效覆盖真菌病原体,待病原体分离出来后,给予两性霉素 B 静脉治疗后又出现三系减低等严重的骨髓抑制的不良反应,影响药物足量、足疗程应用。后期又合并耐碳青霉烯类肺炎克雷伯菌感染,虽然患者病情曾有好转,但肺部感染仍呈进展趋势,感染侵袭肺部血管,导致患者 2 次出现大咯血,最终于2020 年 5 月 4 日去世,共住院 91 日。总结该患者住院期间的药物治疗要点包括以下 3 个方面。

（一）根霉的特点及药物治疗原则

接合菌纲包括毛霉目和虫霉目，毛霉目可分为根霉属、毛霉属、根毛霉属、梨头霉属和小克银汉霉属等。毛霉目真菌是一类少见的机会致病菌，多发生于免疫力低下、慢性病、烧伤、造血干细胞移植和实体器官移植受者等；其菌丝易侵犯血管，引起血栓及周围组织坏死。肾移植术后毛霉目真菌感染的危险因素包括移植手术本身、术后免疫抑制剂的使用及未预防性应用抗真菌药或疗程过短。根霉是真核生物，根霉菌丝为单细胞多核，以包囊孢子繁殖。常见的致病性根霉有匍枝根霉、小孢根霉、少根根霉和米根霉等。本例患者为易感人群，治疗后期出现鼻腔溃烂及口腔溃疡，符合毛霉目真菌易侵犯鼻、脑和皮肤黏膜组织的特点。目前临床上可用的抗根霉药只有两性霉素 B、两性霉素 B 脂质体和泊沙康唑，首选两性霉素 B 或其脂质体。此外，两性霉素 B 使用过程中还可能诱发顽固性低钾血症。泊沙康唑为口服制剂，其肾毒性相对较小，尤其对于肾移植术后发生移植肾功能延迟恢复或急性排斥反应而导致无尿或少尿的受者更有优势。但单纯静脉或口服抗真菌药的效果可能较差，通常肺毛霉菌感染的治疗疗程一般较长，两性霉素 B 的总剂量可累积达到 2～3g。泊沙康唑维持200mg q.6h. 的剂量，可继续序贯治疗至 3～6 个月，根据症状及影像学结果调整疗程。

本例患者全程选用两性霉素 B 与泊沙康唑联合的治疗方案，两性霉素 B 每日静脉用量达到 25mg 后患者出现骨髓抑制的不良反应，导致静脉用两性霉素 B 减量，辅以两性霉素 B 雾化吸入。患者病情一度稳定，后合并多重耐药菌感染，血小板减低明显，肺内出血日渐加重，无法达到抗真菌治疗足量、足疗程的要求。

（二）耐碳青霉烯类肺炎克雷伯菌肺部感染的治疗原则

肺炎克雷伯菌是肠杆菌科细菌中引起院内感染的重要病原体之一，而碳青霉烯类药物是治疗肠杆菌科细菌感染的一类重要的抗菌药物。全国细菌耐药监测网（China Antimicrobial Resistance Surveillance System，CARSS）2005—2018 年的监测结果显示，肺炎克雷伯菌对碳青霉烯类的耐药率上升幅度高达 9倍。碳青霉烯类抗菌药物在肺炎克雷伯菌中的主要耐药机制是产碳青霉烯酶。常见的碳青霉烯酶类型有 KPC、IMP、VIM、NDM 和 OXA-48 等，KPC-2 是我国常见的碳青霉烯酶，占 76.5%。本例患者感染的耐碳青霉烯类肺炎克雷伯菌（carbapenems-resistant Klebsiella pneumoniae，CRKP）经鉴定即产 KPC 酶。

头孢他啶阿维巴坦为新型 β- 内酰胺类抗生素 /β- 内酰胺酶抑制剂复方制剂，2015 年在美国上市，2019 年进入中国市场。多项研究表明，其强大的抗革兰氏阴性杆菌活性，特别是针对碳青霉烯耐药的细菌，为耐药菌感染的治疗提供新的治疗方案。

2019 年碳青霉烯耐药肠杆菌科细菌诊治和防控专家共识中指出，体外药敏试验结果显示，耐碳青霉烯类肠杆菌属（carbapenems-resistant enterobacteriaceae, CRE）通常只对新型 β- 内酰胺酶抑制剂复合制剂头孢他啶阿维巴坦等敏感。本例患者的 CRKP 药敏试验结果提示美罗培南≥16.0R，《中国成人医院获得性肺炎与呼吸机相关性肺炎诊断和治疗指南》（2018 年版）推荐应尽量选用不含碳青霉烯类的联合方案，如替加环素 + 氨基糖苷类药物 / 磷霉素、多黏菌素 + 替加环素 / 磷霉素、氨基糖苷类 + 磷霉素 / 氨曲南。本患者为肾移植受者，合并用两性霉素 B，肝、肾负担都很重，以上联合用药方案对其来说均不适宜。指南中同时指出，针对产 KPC 酶的 CRKP，头孢他啶阿维巴坦是推荐用药。研究显示，头孢他啶阿维巴坦与碳青霉烯类药物联用治疗 CRKP 时具有协同作用，可恢复美罗培南 50%、亚胺培南 80% 的抗菌活性，但单药使用 1 个月以上也会出现耐药的混合亚群。故本例患者选用美罗培南与头孢他啶阿维巴坦联合的方案，并根据患者的肾功能情况调整个体化剂量，用药 2 周期间患者的肝、肾功能相对稳定，感染也得到有效控制。

（三）糖皮质激素的应用

肾移植术后的严重肺部感染均有不同程度的肺实变及纤维化。早期应用糖皮质激素有减少肺泡渗出，增强毛细血管通透性，减少肺泡通气和换气功能损伤，保护移植肾功能等作用。急性肺部病变控制后可逐渐减少糖皮质激素的用量，恢复免疫抑制剂的用量。本例患者初始应用甲泼尼龙琥珀酸钠 80mg/d，随着肺内渗出的减少，逐渐减量，后患者的感染控制不佳时给予停用。但另有文献报道不建议使用糖皮质激素作为常规治疗。因此，对于肾移植术后糖皮质激素的使用仍需要进一步的探究。

参 考 文 献

[1] 王鑫，崔向丽，杨辉，等. 肾移植术后肺部感染的研究现状. 中国临床药理学杂志，2017，33（3）：276-279.

[2] 杨锦然，龙成美，杨华，等. 肾移植围手术期肺毛霉病一例并文献复习. 中华移植杂志（电子版），2019，13（3）：236-238.

[3] 陈腊梅，李春阳. 毛霉菌病研究进展. 中国真菌学杂志，2007，2（4）：243-246.

[4] 牟向东. 接合菌病的诊断和治疗现状. 实用皮肤病学杂志，2011，4（4）：193-196.

[5] 许霞. 肾移植术后肺部感染的研究进展. 重庆医学，2013，42（1）：82-85.

[6] 王莹莹，张艳玲，刘亚，等. 肾移植术后肺部感染的临床表现及病原学分析. 华西医学，2012，27（6）：837-840.

[7] 《β- 内酰胺类抗生素 /β- 内酰胺酶抑制剂复方制剂临床应用专家共识》编写专家组. β- 内酰胺类抗生素 /β- 内酰胺酶抑制剂复方制剂临床应用专家共识（2020 年版）. 中华医学杂

志，2020，100（10）：738-747.

[8] 崔巧珍，王启，杨志宁. 碳青霉烯耐药肺炎克雷伯菌的药物敏感性及耐药基因检测. 中国药物与临床，2020，20（18）：3124-3127.

[9] 中华医学会呼吸病学分会感染学组. 中国成人医院获得性肺炎与呼吸机相关性肺炎诊断和治疗指南（2018 年版）. 中华结核和呼吸杂志，2018，41（4）：255-280.

[10] RUBIN R H, WOLFSON J S, COSIMI A B, et al. Infection in the renal transplant. American journal of medicine, 1981, 70（1）: 405-411.

[11] KHAN A, ELCHARABATY E, ELSAYEGH S. Fungal infections in renal transplant patients. Journal of clinical medicine, 2015, 7（6）: 371-378.

[12] KATRAGKOU A, WALSH T J, ROILIDES E. Why is mucor mycosis more difficult to cure than more common mycoses? Clinical microbiology and infection, 2014, 20（Suppl 6）: 74-81.

[13] SANTOS C A Q, BRENNAN D C. Infections in kidney transplant recipient//MCKAY B, STEINBERG S M. Kidney transplantation: a guide to the care of kidney transplant recipients. New York: Springer, 2010: 277-309.

（西　娜）

案例2　一例全胃切除患者术后十二指肠残端漏营养治疗的药学监护

一、案例背景知识简介

十二指肠残端漏（duodenal stump leakage）是胃癌根治术后早期最严重的并发症之一，其发生率为 1%～4%。十二指肠残端漏往往导致十二指肠内容物大量丢失，尤其是胆汁、胰液等消化液漏入腹腔，从而导致严重的腹腔内感染、休克等致命性并发症，危及患者生命。尽管随着对胃肠生理功能和营养支持研究的进步，十二指肠残端漏的治疗水平有了明显提高，但其病死率仍高达 10% 左右。一旦发现十二指肠残端漏，需及早处理，其基本治疗原则是保证漏口处引流通畅，同时控制全身性感染，合理营养支持，维持机体内环境的动态平衡。

合理的营养药物的应用对于十二指肠残端漏患者是一种有效的治疗手段，可使其在肠残端漏的情况下避免营养素缺乏，从而保证机体重要脏器的功能。在本案例临床营养支持的过程中，临床药师作为治疗团队中的一员，在营养支持治疗方面提出建设性意见。在营养治疗能量和蛋白质均达标的基础上，重点关注和探讨肠外营养（parenteral nutrition，PN）和肠内营养（enteral nutrition，EN）如何合理进行剂量调整，并做好管饲肠内营养逐渐加量过程中的药学监护，为患者提供良好的个体化药学服务，为改善患者的预后发挥积极作用。

二、病例基本情况

患者，男性，55 岁，汉族，已婚。因"间断反酸腹痛 20 余年，腹胀 1 月余"于 2020 年 4 月 24 日收入普通外科，2020 年 5 月 28 日出院，共住院 34 日。

现病史：患者自诉间断性反酸、腹痛 20 余年，餐后加重，自服奥美拉唑、碳酸氢钠片后症状缓解，未予重视，未行检查治疗；2020 年 3 月下旬出现上腹部胀满不适，伴进食哽噎感、乏力、纳差等症状，无恶心、呕吐、头晕、腹泻、黄疸、水肿、左肩背部放射痛等伴随症状。患者就诊于当地医院，行胃镜检查示食管下段条片状糜烂，贲门处可见 2 处 0.6cm×0.6cm 大小的扁平状隆起，胃窦幽门前区环状溃疡，表面凹凸不平，边缘隆起。病理提示胃窦中分化腺癌，贲门黏膜慢性炎，淋巴滤泡轻度增生。患者于 2020 年 4 月 24 日为行进一步诊治以"胃恶性肿瘤"收入院。患者目前精神状态一般，乏力，食欲差，睡眠一般，体重近 1 个月内下降 5kg，体重减轻约 6%，大便正常，排尿正常。

入院查体：体温 36.9℃，脉搏 100 次/min，呼吸 18 次/min，血压 111/83mmHg。身高 175cm，体重 80kg，BMI 26.1kg/m²。腹部平坦，无腹壁静脉曲张，未见胃肠型及蠕动波，腹部柔软，无压痛、反跳痛。双侧腹股沟区及锁骨上未触及肿大淋巴结，腹部叩诊呈鼓音，移动性浊音阴性，听诊肠鸣音正常，4～6 次/min，未闻及高调肠鸣音及气过水声。

辅助检查：血常规（2020 年 4 月 26 日）示血红蛋白 107g/L，红细胞计数 $3.81×10^{12}$/L，白细胞计数 $4.79×10^9$/L，中性粒细胞百分率 67.1%，淋巴细胞百分率 24.8%，血小板计数 $235×10^9$/L；血生化（2020 年 4 月 26 日）示无机磷 1.28mmol/L，钾 3.92mmol/L，钙 2.19mmol/L，总蛋白 61.7g/L，白蛋白 41g/L；肿瘤标志物（2020 年 4 月 26 日）示 CA19-9 130.60U/ml，CA72-4 16.52U/ml，血清铁蛋白 5.31ng/L。

胃镜检查（2020 年 4 月 6 日）：贲门可见 2 处 0.6cm×0.6cm 大小的扁平状隆起，表面不平；胃窦黏膜光滑，红白相间，幽门前区可见环状溃疡，表面凹凸不平，被污秽苔，边缘隆起；幽门变形、狭窄，镜头勉强通过；十二指肠球部及降部未见异常。镜下诊断：贲门癌？胃窦部溃疡型癌。

胃肠镜病理诊断（2020 年 4 月 8 日）：贲门黏膜慢性炎，淋巴滤泡轻度增生；胃窦中分化腺癌。

既往史：患者自诉 20 年前患十二指肠球部溃疡，后间断服用奥美拉唑肠溶片 40mg p.o. q.d.、碳酸氢钠片 0.5g p.o. t.i.d. 缓解症状。否认肝炎、结核、疟疾等传染病病史，否认高血压、糖尿病、冠心病等慢性病病史，否认精神疾病病史。否认手术史、外伤史，否认输血史。预防接种史不详。

家族史：母亲 10 年前已故，父亲健在，5 兄 2 姐 1 妹，自诉其兄 1 年前因胃癌去世，家族中无其他传染病及遗传病病史。

药物、食物过敏史：否认药物、食物过敏史。

药品不良反应及处置史：否认。

入院诊断：①胃窦癌；②胃食管反流病；③慢性浅表性胃炎。

出院诊断：胃癌（pT$_4$N$_3$M$_0$ Ⅲ期）。

三、主要营养治疗药物

主要治疗药物及操作见表6-2。

表6-2　主要治疗药物及操作

起止时间	营养治疗医嘱及手术内容	给药方法
2020年4月26—27日	流食 肠内营养乳剂（TPF-D）500ml	p.o. q.d. p.o. q.d.
2020年4月28日	胃癌根治术	
2020年4月29日—5月2日	复方氨基酸（15）双肽注射液500ml 10%葡萄糖注射液1 000ml 中长链脂肪乳注射液250ml 50%葡萄糖注射液250ml 鱼油脂肪乳注射液100ml 注射用多种维生素（12）1支 多种微量元素注射液1支 甘油磷酸钠注射液2.16g 肠内营养乳剂（TPF-D）500ml	i.v.gtt. q.d. i.v.gtt. q.d. p.o. q.d.
2020年5月2日	二次手术剖腹探查，空肠营养管植入	
2020年5月2—5日	肠外营养（非蛋白热量约1 400kcal，组成同2020年4月9日） 肠内营养乳剂（TPF-D）500ml	i.v.gtt. q.d. 管饲 q.d.
2020年5月6—9日	肠外营养（非蛋白热量约1 400kcal，组成同2020年4月9日） 肠内营养乳剂（TPF-D）1 000ml	i.v. q.d. 管饲 q.d.
2020年5月10—13日	肠外营养（非蛋白热量约1 400kcal，组成同2020年4月9日） 肠内营养乳剂（TPF-D）1 500ml	i.v. q.d. 管饲 q.d.
2020年5月14—15日	肠内营养乳剂（TPF-T）1 500ml 肠内营养乳剂（TPF-D）500ml	管饲 q.d. p.o. q.d.
2020年5月16—17日	肠内营养乳剂（TPF-T）1 250ml 肠内营养乳剂（TPF-D）500ml	管饲 q.d. p.o. q.d.

起止时间	营养治疗医嘱及手术内容	给药方法
2020 年 5 月 18—19 日	肠内营养乳剂（TPF-T）750ml 肠内营养乳剂（TPF-D）1 000ml	管饲 q.d. p.o. q.d.
2020 年 5 月 20 日	肠内营养乳剂（TPF-T）500ml 肠内营养乳剂（TPF-D）1 000ml	管饲 q.d. p.o. q.d.
2020 年 5 月 21 日	清流质饮食 肠内营养乳剂（TPF-T）500ml 肠内营养乳剂（TPF-D）1 000ml	p.o. t.i.d. 管饲 q.d. p.o. q.d.
2020 年 5 月 22 日	流食 肠内营养乳剂（TPF-T）500ml 肠内营养乳剂（TPF-D）1 000ml	p.o. t.i.d. 管饲 q.d. p.o. q.d.
2020 年 5 月 23—28 日	流食 肠内营养乳剂（TPF-D）500ml	p.o. t.i.d. p.o. q.d.
2020 年 5 月 27—28 日	普通饮食 肠内营养乳剂（TPF-D）500ml	p.o. t.i.d. p.o. q.d.

注：i.v.gtt. 为静脉滴注；p.o. 为口服；q.d. 为每日 1 次；t.i.d. 为每日 3 次。

四、治疗原则与治疗方案分析

十二指肠残端漏是腹腔镜胃癌根治术后的严重并发症，其关键在于早期诊断，一旦确诊发生十二指肠残端漏，其基本治疗原则是保证漏口处引流通畅，同时控制全身性感染，合理营养支持，维持机体内环境的动态平衡。早期采用剖腹探查、置管持续负压冲洗引流、空肠营养管植入并喂养等综合治疗手段，能够有效提高术后十二指残端瘘的治疗成功率，是一种有效可行的治疗方案。

本病例中，患者术后出现残端漏行二次剖腹探查手术、空肠营养管植入。治疗起始阶段禁饮食，采用肠外营养为主、滋养型肠内营养为辅的营养治疗方案，充分纠正渗透性紊乱、酸碱及电解质失衡等，改善机体内环境。初始治疗方案中肠外营养所含的营养素较为全面，总能量约为 1 500kcal，肠内营养的总能量约为 450kcal，肠内、肠外营养的总能量约 2 000kcal，基本能满足患者的能量及物质需求。中期过渡为管饲肠内营养为主、经口饮食为辅，通过将管饲营养制剂更换为高能量密度的肠内营养乳剂（TPF-T）提高喂养能量，满足患者需求。因肠内营养乳剂（TPF-T）为高能量密度制剂，脂肪含量较高，直接从 1 500ml/d 开始喂养，患者出现腹胀、腹泻、恶心、呕吐等不耐受的情况，肠内营养乳剂（TPF-T）减量为 500ml/d 后患者才慢慢适应；最后逐渐减少管饲肠内营养的量、增加经口摄取的肠内制剂的量，并恢复经口摄取一般食物。经过一段时间的治疗，患者的漏口愈合,拔除空肠营养管,患者完全经口摄取食物和肠内营养液。

五、药物治疗监护计划

(一)营养治疗的有效性监护

患者的营养风险筛查 2002(NRS 2002)评分为 4 分,营养风险较高,应该在术前进行 7～14 日的营养干预,等患者的身体状况好转之后再进行手术治疗。患者术前采用普通饮食联合口服肠内营养补充的方式进行营养干预,营养治疗过程中密切监测患者的体重、总蛋白、血清白蛋白、血清前白蛋白、肝功能(GPT、GOT、ALP、尿素、Cr、24 小时 BUN)、电解质(钠、钾、氯、钙)等指标,并定期测量三头肌皮褶厚度来评价患者的脂代谢功能,通过以上指标的监测评价患者的治疗效果。

(二)肠内营养的耐受性监护

在实施肠内营养时要特别注意把握 4 个"度",即速度(先慢后快,可以从10ml/h 开始,逐渐加快)、温度(要加温至 35～42℃)、浓度(自行配制的肠内营养液不能太稀,也不能太浓)、耐受程度(即量的问题,宜从 100ml/d 开始,逐渐增多)。临床使用中应特别注意观察"上""中""下"3 个表现:①上为上消化道症状,注意观察患者有无恶心、呕吐;②中为腹部本身,注意观察有无腹胀、腹痛;③下为下消化道症状,注意观察有无腹泻、便秘。

将管饲肠内营养制剂更换为高密度的肠内营养乳剂(TPF-T)之后患者出现腹痛、腹胀等不耐受的症状,严重影响患者的肠内营养喂养量。药师分析肠内营养不耐受的原因可能与肠内营养乳剂(TPF-T)中脂肪含量高,消化、吸收和排空时间相对慢而更容易出现腹胀有关;还可能与喂养方式有关,包括喂养量、喂养速度和营养液的温度。建议输注速度先慢后快,可以从 20ml/h 开始逐渐加快,在使用前通过水浴将肠内营养液预热至接近人体温度(37℃)。通过实施以上几个措施,患者的耐受性明显改善。

六、药物治疗过程

2020 年 4 月 26 日

今日患者病情平稳,一般情况尚可,神志清,精神、睡眠好。患者于外院行胃镜诊断为胃癌。病灶位于胃窦处,环周生长,胃镜尚可通过,考虑有幽门梗阻,目前进食无明显的哽咽感,可以进流食,待完善腹部 CT 检查、评估病情后择日手术。

治疗方案调整:肠内营养乳剂(TPF-D)450kcal q.d.。

药物监护点:患者术前的 NRS 2002 评分为 4 分,术前应该进行营养干预。建议患者在术前接受口服营养补充(oral nutritional supplement,ONS),优选肠内途径,对于大型腹部手术的高危患者和营养不良并诊断为癌症的患者,ONS

应被视为强制性。为了最大限度地提高效益，应该在术前进行 7～14 日的营养治疗。为了提高初次使用肠内营养的耐受性，可以采取以下措施，包括少量多次口服；在使用前通过水浴将肠内营养液预热至接近人体温度（37℃）。

2020 年 4 月 29 日

患者术后第 1 日，主诉无心悸，无呼吸困难，手术切口轻度疼痛，一般情况尚可，体重 80kg，体温 36.8℃，血压 121/69mmHg，脉搏 90 次 /min。腹软，切口敷料包扎固定好，无渗液。腹平坦，切口无红肿及渗出，全腹软，上腹轻压痛，无移动性浊音，肠鸣音弱。白细胞计数 8.21×10^9/L /L、中性粒细胞百分率 88.7%、血红蛋白 89g/L、红细胞计数 3.15×10^{12}/L、血清白蛋白 28.9g/L，余未见明显异常。患者开始饮水，下床活动，促进胃肠恢复。

治疗方案调整：营养方案为以肠外营养为主联合早期滋养型肠内营养。

药物监护点：患者体重 80kg，可以下床活动，每日大约需要 2 400kcal 能量，肠内联合肠外能量供给基本能满足患者的能量需求。因患者行全胃切除术后，经口摄取肠内营养不宜操之过急，建议少量多次逐渐增加进食量，避免因一次大量进食而引起不适。

2020 年 5 月 2 日

今日患者状况一般，精神一般，晨起体温 37.3℃，下腹及双侧季肋区隐痛，较昨日略缓解。患者术后腹腔引流突然增多，且颜色疑似肠液或胆汁色，建议复查腹部 CT，观察腹水情况、有无吻合口瘘或消化道穿孔。查引流液示总胆红素 167.6μmol/L，淀粉酶 26 755.0U/L，脂肪酶 11 082.0U/L。行腹部 CT 示术区可见致密影及引流管影，腹腔可见积液、积气；肝下、右侧结肠旁沟、左侧胸腔积液，盆腔内可见游离积液征象；结肠管腔扩张、积液，以盲肠为著。病情分析考虑腹腔感染，吻合口瘘的可能性大。

患者于今日在全麻下行三维腹腔镜探查、腹腔冲洗、置管引流、空肠营养管置入术。探查见十二指肠残端处见大量褐色脓性渗出，残端处见 2mm 的漏口。术中诊断为十二指肠残端漏。

2020 年 5 月 3 日

患者术后第 1 日，主诉无心悸，无呼吸困难。查体：平卧位，一般情况尚可，面色红润，精神好，体重 78kg，体温 37℃，脉搏 73 次 /min，血压 117/81mmHg。腹平坦，切口无红肿及渗出，全腹软，上腹轻压痛，腹部体征较前明显改善，肠鸣音弱。腹腔引流淡褐色引流液 300ml，盆腔引流橘黄色引流液 500ml，空肠营养管在位通畅。白细胞计数 7.97×10^9/L，中性粒细胞百分率 90.6%，红细胞计数 3.2×10^{12}/L，血红蛋白 87g/L，C 反应蛋白 119.67mg/L。

治疗方案调整：因患者出现十二指肠残端漏予以禁饮食，营养方案调整为肠外营养联合管饲（TPF-D）500ml，总能量约为 2 400kcal。

药物监护点：患者明确为十二指肠残端漏，术后应使用药物减少消化液分泌，从而合理控制消化液及胰酶分泌，降低十二指肠内压力，减轻漏出液对漏口的腐蚀，促进漏口愈合。患者的空肠营养管通畅，今日开始行早期肠内营养治疗，先进行滋养型喂养，保护肠黏膜屏障，避免菌群紊乱，速度为 10～15ml/h，观察肠道耐受情况，联合肠外营养治疗，观察患者肠内营养的耐受情况。建议密切监测体重及血红蛋白、血清白蛋白等检验指标的变化。

2020 年 5 月 6 日

一般状况欠佳，自述已排气，未排便。查体：神志清，表情淡漠，痛苦面容，精神差，体重 75.5kg，体温 36.3℃，呼吸浅慢，腹软，无明显的压痛及反跳痛，肠鸣音较弱，3 次 /min。腹腔持续冲洗通畅，冲洗液淡绿色，盆腔引流 60ml，淡黄色。右下腹引流管处局部轻压痛，挤压引流管时疼痛不能耐受。白细胞计数 $11.9×10^9/L$，中性粒细胞百分率 80.4%，红细胞计数 $3.61×10^{12}/L$，血红蛋白 102g/L。

治疗方案调整：肠外营养方案不变，管饲肠内营养增加为肠内营养乳剂（TPF-D）1 000ml。

药物监护点：患者无基础疾病，理论上所有肠内营养均可，但是考虑患者经过二次手术，术后可能出现应激性高血糖，所以选用肠内营养乳剂（TPF-D）。逐渐增加管饲肠内营养的量，密切观察患者的腹部症状，出现不耐受及时处理。患者的体重较入院时减轻 4.5kg，考虑为手术影响，目前每日供给的总能量为 2 400kcal，基本满足患者需要，建议密切监测体重及血红蛋白、血清白蛋白等检验指标的变化。

2020 年 5 月 14 日

患者病情稳定，精神、一般情况尚可，大小便正常，2～3 次 /d，大便成形，生命体征稳定，未诉不适症状，体重 75kg。化验示血红蛋白 94g/L，红细胞计数 $3.47×10^{12}/L$，白细胞计数 $13.5×10^9/L$，中性粒细胞百分率 84.8%，白细胞介素 -6 14.4ng/L，C 反应蛋白 12.55mg/L，降钙素原（发光法）0.076μg/L。

治疗方案调整：暂停肠外营养，管饲空肠营养剂调整为肠内营养乳剂（TPF-T），每日管饲 1 250ml，同时少量口服肠内营养乳剂（TPF-D）500ml。

药物监护点：患者目前每日能量补充在 2 400kcal 左右，基本满足患者需要。肠内营养乳剂（TPF-T）是目前院内能量密度最大的制剂，脂肪含量比较高且为肿瘤患者专用制剂。更换为 TPF-T 以后患者出现腹胀、腹痛的不耐受情况，建议减慢输注速度，密切监测体重，血红蛋白及血清白蛋白等的变化。

2020 年 5 月 16 日

患者今日病情平稳，诉腹痛、腹胀等不适，体重 75kg。血常规示白细胞计数 $10.54×10^9/L$，中性粒细胞百分率 81.9%，C 反应蛋白 8.9mg/L，血小板计数 $430×10^9/L$。

治疗方案调整：患者目前冲洗引流液持续为无色、清亮液体，提示漏口已愈合。因患者管饲肠内营养出现腹痛、腹胀，逐渐减少空肠营养液的量为 1 250ml，经口进食肠内营养乳剂不变。

药物监护点：患者目前每日能量补充在 2 000cal 左右，不能满足机体需要。建议增加经口肠内营养补充，增加活动量，密切监测体重、血红蛋白及血清白蛋白等的变化。

2020 年 5 月 21 日

患者今日病情平稳，未诉腹痛、腹胀等不适，精神、睡眠好，排气、排便正常，余未诉明显异常。查体：体重 72.5kg，体温 36.9℃，脉搏 80 次 /min，其他生命体征平稳，空肠营养管在位通畅，腹腔引流管在位通畅，近日持续清亮、无色。化验示血红蛋白 97g/L，白细胞计数 9.74×10⁹/L，中性粒细胞百分率 80.6%，C 反应蛋白 7.88mg/L。患者前日行逆行造影检查，肠腔内未见显影，目前冲洗引流持续无色、清亮，提示漏口已愈合。

治疗方案调整：管饲肠内营养制剂的量减为 500ml，经口行肠内营养补充的量增加为 1 000ml，同时患者的饮食调整为清流质饮食，患者目前每日能量补充在 2 000cal 左右，不能满足机体需要。

药物监护点：患者自入院以来体重持续降低，考虑为能量及蛋白质摄入过少所致，建议患者增加经口进食量，增加活动量，促进胃肠功能恢复。

2020 年 5 月 23 日

患者今日病情平稳，无不适，精神、睡眠好，排气、排便正常。查体：生命体征平稳，空肠营养管在位通畅，腹腔引流管在位，逐步向外脱出，近日间断引流少量褐色液体。化验示白细胞计数 9.86×10⁹/L，中性粒细胞百分率 80.1%，血红蛋白 91g/L，C 反应蛋白 41.61mg/L，白细胞介素 -6 11.98ng/L。

治疗方案调整：暂停空肠管饲营养治疗，口服肠内营养配合少量流食。

药物监护点：患者目前每日能量补充在 1 000kcal 左右，能量摄入不能满足机体需要。鼓励患者增加经口饮食量，满足机体的能量及蛋白质需求，少食多餐，增加活动量。

2020 年 5 月 28 日

患者今日病情平稳，未诉腹痛、腹胀等不适，精神、睡眠好，排气、排便正常，余未诉明显异常。查体：体重 71kg，体温 36.6℃，脉搏 86 次 /min，其余生命体征平稳。患者今日经引流管逆行造影，造影剂沿窦道入腹腔，肠腔内未见显影，提示漏口已愈合。患者目前病情平稳，今日出院。

用药教育：回家后少食多餐，注意休息，继续留置腹腔引流管，待其窦道逐步愈合向外退管，定期换药，酌情拔管，空肠营养瘘口定期换药，出院后持病理结果至肿瘤内科就诊确定下一步的治疗方案。

七、药物治疗总结

患者因"间断反酸、腹痛 20 余年,腹胀 1 月余",门诊以"胃癌"收入院。患者入院后完善相关检查,于 2020 年 4 月 28 日在全麻下行三维腹腔镜辅助根治性胃癌切除术,术后 4 日发现十二指肠残端漏,2020 年 5 月 2 日行三维腹腔镜探查、腹腔置管冲洗引流、空肠营养管置入术,术后持续负压冲洗,对患者进行肠外加肠内相结合的营养治疗方案。治疗期间的主要问题是患者对于肠内营养的耐受性。更换为高能量密度制剂以后患者出现腹胀、腹痛,逐渐减量以后患者的症状好转。后漏口愈合,恢复可,于 2020 年 5 月 28 日出院。据文献报道,十二指肠残端漏漏口 26～54 日可愈合,平均愈合时间为(35.22±5.84)日。本例患者 26 日漏口愈合出院,治疗成功。

2020 年 4 月 24 日,患者入院时的体重 80kg,血红蛋白 107g/L,总蛋白 61.7g/L,血清白蛋白 41g/L,钙 2.19mmol/L,磷 1.28mmol/L,钾 3.92mmol/L;2020 年 5 月 28 日,患者出院时的体重 71kg,血红蛋白 88g/L,总蛋白 67.1g/L,血清白蛋白 33.5g/L,钙 2.12mmol/L,磷 1.15mmol/L,钾 4.32mmol/L。住院 34 日体重减轻 11%(包括患者手术切除病理标本的重量),血清白蛋白、血红蛋白均不同程度地下降,说明在营养治疗方面还存在问题。总结该患者住院期间的药物治疗要点包括以下 2 个。

(一)十二指肠残端漏的营养治疗原则

十二指肠残端漏由于漏口受胆汁及胰液腐蚀,组织水肿严重,进行修补时往往因缝线切割导致更严重的损伤,使漏口进一步加大,因而不建议行确定性漏口修补手术。应用生长抑素及其类似物能够有效减少消化液分泌,从而降低十二指肠内压力,减轻漏出液对漏口的腐蚀,促进漏口愈合。通过延长各种营养要素在肠道内的运输时间,增加营养成分的吸收率,从而改善机体的营养状态,抑制机体的分解代谢。肠外营养是患者营养支持的常用选择,但长期使用全肠外营养会导致胆汁淤积、肠道黏膜屏障破坏等,使肠道细菌易位,发生腹腔感染。有研究表明,肠内营养的能量效益为肠外营养的 1.2 倍,肠内营养只要能提供人体需要的 20% 的非蛋白热量,就能够起到保护肠黏膜屏障、防止细菌易位的作用,因此要尽可能早地实施肠内营养。本病例起始阶段使用肠外营养联合低剂量的滋养型肠内营养,既充分纠正了渗透性紊乱、酸碱及电解质失衡等,改善了机体内环境;又起到维护肠屏障、预防肠道细菌易位、加强机体免疫调控功能的作用,进而促进十二指肠残端漏愈合,漏口愈合时间等恢复指标亦明显优于文献报道。

(二)患者体重减轻及其他提示营养状态的指标降低的原因分析

《胃癌围手术期营养治疗中国专家共识》(2019 版)指出胃癌患者能量的目标

需要量可以按照 25～30kcal/(kg·d) 计算，蛋白质的目标需要量推荐按照 1.2～1.5g/(kg·d) 计算。围手术期机体合成急性期蛋白质需要的必需氨基酸增加，充足的蛋白质供应十分重要，充足的能量和蛋白质摄入可明显降低危重患者的死亡风险。欧洲临床营养和代谢学会（ESPEN）推荐对恶性肿瘤患者按照 1.0～2.0g/(kg·d) 补充蛋白质。胃癌手术患者围手术期推荐按照 1.2～1.5g/(kg·d) 计算蛋白质需要量。接受大型手术的患者或处于重度应激反应的患者对蛋白质的需求量更高，围手术期按照 1.5～2.0g/(kg·d) 补充蛋白质，治疗效果更佳。

该患者接受 2 次手术，在营养治疗要实现的能量供给与蛋白质供给均要达到患者的日常需求，这样才能保证营养治疗的有效性。该患者在营养治疗过程中有相当长的一段时间能量和蛋白质均未达到指南推荐的需求量，才导致患者的体重减轻，血清白蛋白和血红蛋白均较入院有不同程度的下降。

十二指肠残端漏出现以后外科医生关注的重点往往是外科处理及症状控制相关的抗感染、抑酸治疗；虽然对营养治疗重要性的认识也逐渐提高，但是对于营养治疗的目标及效果评价的认识还有待提高。作为一名药师应该及时关注患者的能量和蛋白质达标情况，及时提醒医生通过相关检查、检验评价患者的营养治疗效果，根据治疗效果及时调整治疗方案。

参 考 文 献

[1] 许威，于建平，韩晓鹏，等. 胃癌根治术后十二指肠残端瘘的诊治体会. 中国普外基础与临床杂志，2017，24（7）：866-869.

[2] 石汉平，李苏宜，王昆华，等. 胃癌患者营养治疗指南. 肿瘤代谢与营养电子杂志，2015，2（2）：37-40.

[3] 中国抗癌协会胃癌专业委员会，中华医学会外科学分会胃肠外科学组. 胃癌围手术期营养治疗中国专家共识（2019 版）. 中国实用外科杂志，2020，40（2）：145-151.

[4] RINNINELLA E, ANNETTA M G, SERRICCHIO M L, et al. Nutritional support in acute pancreatitis: from physiopathology to practice. An evidence-based approach. European review for medical and pharmacological sciences, 2017, 21(2): 421-432.

[5] TAO Y, TANG C, FENG W, et al. Early nasogastric feeding *versus* parenteral nutrition in severe acute pancreatitis: a retrospective study. Pakistan journal of medical sciences, 2016, 32(6): 1517-1521.

[6] WILLCUTTS K F, CHUNG M C, ERENBERG C L, et al. Early oral feeding as compared with traditional timing of oral feeding after upper gastrointestinal surgery: a systematic review and meta-analysis. Annals of surgery, 2016, 264(1): 54-63.

（李金斌）

第二节　药学监护精华案例解析

案例3　一例脑出血术后颅内感染患者多黏菌素鞘内给药的药学监护

一、案例背景知识简介

肺炎克雷伯菌是肠杆菌科克雷伯杆菌属的一种细菌，是引起院内感染的重要机会致病菌。临床上广泛使用碳青霉烯类抗生素控制产超广谱 β- 内酰胺酶（extended-spectrum β-lactamase，ESBL）肠杆菌感染。随着碳青霉烯类药物的大量使用，耐碳青霉烯类肠杆菌属（carbapenems-resistant enterobacteriaceae，CRE）逐渐流行，以耐碳青霉烯类肺炎克雷伯菌（carbapenems-resistant Klebsiella pneumoniae，CRKP）最常见。尤其以重症医学科的 CRKP 检出率极高，感染控制难度大，患者病死率高。

注射用硫酸多黏菌素 B 是一组从多黏芽孢杆菌中分离出的抗菌性多肽。多黏菌素 B 数十年前就广泛应用于革兰氏阴性菌感染的治疗，而后因其抗菌谱窄、有严重的肾毒性和神经毒性而逐渐被停用。近年来由于多重耐药革兰氏阴性菌感染不断增长的严峻形势，多黏菌素 B 再次被重视，重新用于临床，且被认为是治疗 CRE 感染的最后一道防线。

各种类型颅内感染是神经外科术后常见的并发症，其病死率高、病情进展快。但由于血 - 脑脊液屏障可能导致多黏菌素无法达到有效的杀菌浓度，从而降低了疗效。研究显示，鞘内注射或脑室内注射多黏菌素能有效避免血 - 脑脊液屏障对其的滤过作用，从而在颅内达到较高浓度，达到满意的疗效。

二、病例基本情况

患者，女性，56 岁。主因"突发意识障碍 2 小时余"于 2019 年 7 月 16 日 20 时由急诊入院。患者 19 时左右突发大汗淋漓，随后逐渐出现意识障碍，伴恶心、呕吐，具体呕吐量及性状等不详。查头颅 CT 提示左侧颞叶、岛叶脑出血破入脑室。神经外科会诊：脑出血明确，出血量大，患者昏迷，有生命危险，手术指征明确。于 2019 年 7 月 17 日 0 时行脑室外引流＋脑内血肿清除＋去骨瓣减压术，术后转入 ICU。

既往史：2004—2012 年患者有多次脑出血、脑梗死病史，2008 年 7 月因"烟雾病"行"左侧颅内外血管融通术"；2017 年 2 月行"左股骨颈陈旧性骨折人工全髋关节置换术"。否认高血压、糖尿病、心脏病等病史，否认肝炎、结核、疟疾等传染病病史。2017 年术中输血 910ml，无输血不良反应。否认药物、食物过敏史。

入院查体：体温 37℃，脉搏 90 次 /min，呼吸 25 次 /min，血压 183/102mmHg，身高 165cm，体重 55kg。患者入 ICU 时呈麻醉未醒状态，经口气管插管、呼吸机辅助呼吸，SpO_2 在 98% 左右。心电监护示窦性心律，心率 90 次 /min。头部手术伤口敷料包扎固定，外观未见渗血、渗液。留置双侧脑室引流管，可见少量暗红色引流液引出。双侧瞳孔等大正圆，直径约 2.0mm，对光反射极迟钝。颈软，气管居中，颈部血管无异常搏动。双肺呼吸音粗，未闻及干、湿啰音。

辅助检查：血常规示白细胞 12.40×10^9/L，中性粒细胞 11.50×10^9/L，中性粒细胞百分率 92.30%，血红蛋白 107g/L，血小板 218×10^9/L。血生化示血清清蛋白 34.2g/L，尿素氮 4.25mmol/L，肌酐 52.5μmol/L，谷草转氨酶 21.3U/L，谷丙转氨酶 13.3U/L。头颅 CT 示右侧颞叶、岛叶脑出血破入脑室，脑室引流术后，引流管位于脑室内，左侧开颅术后改变。

入院诊断：①脑出血破入脑室（右侧），脑内血肿清除术后，侧脑室引流术后；②烟雾病术后；③陈旧性脑梗死；④脑室腹腔分流术后；⑤脑出血后遗症；⑥手术后颅骨缺失；⑦左侧髋关节置换术后。

三、主要治疗经过及典型事件

患者于 2019 年 7 月 17 日脑出血术后转入 ICU。术后留置双侧脑室引流管，患者呈昏迷状态，GCS 评分 8 分，经口气管插管、呼吸机辅助呼吸，体温 36.8℃，白细胞 12.40×10^9/L，给予注射用头孢曲松钠 1g b.i.d. 预防感染。

2019 年 7 月 22 日，患者近 2 日痰量偏多，痰涂片提示革兰氏阴性杆菌偶见，间断出现 38℃ 以上的体温。血常规提示白细胞 11.09×10^9/L，中性粒细胞百分率 80.5%。复查 CT 提示两侧胸腔内见液性密度影，相邻的肺组织少许膨胀不全，左侧胸膜钙化灶。考虑肺部感染，将头孢曲松调整为注射用头孢哌酮舒巴坦钠 1.5g q.6h. 抗感染治疗，并于 7 月 24 日行气管切开术。

2019 年 7 月 30 日患者发热，体温最高 40.2℃，呈昏迷状态，GCS 评分 5～6 分，考虑感染因素的可能性大。患者脑出血术后，头部开放性伤口，且留置脑室外引流的时间长，不排除颅内感染。经验性抗菌药物调整为注射用美罗培南 2g q.8h. 联合注射用万古霉素 1g q.12h. 抗感染治疗。

2019 年 7 月 31 日患者持续发热，脑脊液化验结果示蛋白定性试验阳性（+++）、脑脊液葡萄糖 0.05mmol/L；脑室引流液培养结果回报为耐碳青霉烯类肺炎克雷伯菌（美罗培南药敏试验回报 MIC≥8R），考虑颅内感染的可能性大，加用注射用硫酸多黏菌素 B 500 000U i.v.gtt. b.i.d. 抗感染治疗，注意监测肝、肾功能变化。因感染较重，临床药师建议美罗培南可 24 小时持续静脉滴注，增加抗感染效果,医生采纳。

2019 年 8 月 3 日更换脑室引流管,患者持续发热,体温多波动在 38℃ 左右,呈昏迷状态,GCS 评分 6 分。复查头颅 CT 提示脑出血术后改变,较前积血明显减少;脑室内见斑片高密度灶,脑室内见置管影,中线结构居中。脑脊液化验提示白细胞 $1.8 \times 10^9/L$,葡萄糖 1.24mmol/L。脑脊液培养鉴定结果为大量泛耐药肺炎克雷伯菌,药敏试验结果同前。经家属同意后,针对 CRE 给予鞘内注射硫酸多黏菌素 B 50 000U b.i.d.。因多次培养未有阳性菌回报,临床药师建议停用万古霉素,医生采纳。

2019 年 8 月 14 日患者的意识水平无明显变化,GCS 评分 7 分,仍有间断发热,今晨体温 37℃。复查生化示尿素氮 9.49mmol/L,肌酐 28.2μmol/L,谷草转氨酶 21.6U/L,谷丙转氨酶 30.5U/L。脑脊液生化提示葡萄糖 2.65mmol/L,考虑颅内感染未完全控制,继续多黏菌素 B(鞘内 + 静脉用药)联合美罗培南抗感染治疗。但多黏菌素 B 已连续应用 15 日,鞘内注射 10 日,依照注射用多黏菌素 B 说明书,药师建议将多黏菌素 B 鞘内注射调整为每日 1 次或隔日 1 次,考虑颅内感染未完全控制,医生将多黏菌素 B 鞘内注射调整为每日 1 次,同时继续静脉给药。

2019 年 9 月 2 日患者意识相对稳定,GCS 评分 7 分,吸氧 4L/min,SpO_2 维持在 99%。今晨体温 36.5℃。复查脑脊液提示葡萄糖 2.76mmol/L,抗感染治疗有效,患者病情稳定,转出 ICU,同时继续原抗感染方案治疗。

四、讨论

(一)耐碳青霉烯类肺炎克雷伯菌中枢神经系统感染的治疗方案

神经外科中枢神经系统感染(neurosurgical central nervous system infection,NCNSI)是指继发于神经外科疾病或需要有神经外科处理的颅内和椎管内感染。其中以细菌性感染最为常见,根据中国细菌耐药监测结果数据,中枢神经系统感染中革兰氏阳性菌占 55% 左右、革兰氏阴性菌占 45% 左右,近年革兰氏阴性菌所致的 NCNSI 呈现上升趋势,尤其是鲍曼不动杆菌及肺炎克雷伯菌。

对于耐碳青霉烯类菌株引起的中枢神经系统感染,推荐硫酸黏菌素或多黏菌素 B(通过静脉给药和脑室内给药)。研究表明,多黏菌素 B 对抑制耐碳青霉烯类肠杆菌科细菌有积极的作用。但最新有耐多黏菌素肺炎克雷伯菌暴发感染的报告,单独应用多黏菌素 B 仍不是治疗 CRKP 的最佳方案,建议联合用药。足量的以多黏菌素 B 为基础的联合用药能提高多黏菌素 B 治疗 CRKP 感染的细菌清除率及临床治疗的有效率。多黏菌素 B 联合替加环素与多黏菌素 B 联合其他用药物(包括碳青霉烯类、阿米卡星、磷霉素、哌拉西林他唑巴坦和左氧氟沙星)相比,治疗 CRKP 感染的总有效率及细菌清除率均无明显差异。但从药物经济学角度考虑，联合碳青霉烯类、阿米卡星、磷霉素、哌拉西林他唑巴坦和左氧氟沙星相对于联合替加环素存在明显的优势。

本病例中检出的 CRKP，其多次药敏试验结果均提示美罗培南的 MIC 为 8mg/L。文献调研发现，CRE 对碳青霉烯类低度耐药时（MIC 为 4～8mg/L）也可联用碳青霉烯类；且碳青霉烯类为时间依赖性药物，可通过增加给药次数、延长滴注时间提高 $\%T > MIC$，达到优化治疗的目的。鉴于美罗培南的稳定性较好，对于重症感染者可采用延长滴注时间（3～4 小时）或 24 小时持续滴注来提高疗效。本病例为颅内感染，考虑到美罗培南较易透过血脑屏障，最终确定抗 CRKP 治疗方案为多黏菌素 B（静脉给药和脑室内给药）联合美罗培南（持续静脉滴注）。

（二）多黏菌素 B 的不良反应及注意事项

多黏菌素属多肽类抗生素，是从多黏芽孢杆菌中分离得到的，通过破坏革兰氏阴性菌的外膜完整性而起抗菌作用。1959 年投入临床应用，对多种革兰氏阴性菌具有良好的抗菌活性，由于多黏菌素能引起严重的药品不良反应，曾经被氨基糖苷类等更有效、更安全的抗生素所取代。近几十年来，随着多重耐药革兰氏阴性菌的不断出现，多黏菌素再次被应用于临床。在我国，注射用硫酸多黏菌素 B 于 2017 年 1 月被批准作为注射药物用于治疗细菌感染，并于 2017 年年底被临床采用。

虽然本例患者在应用多黏菌素 B 治疗的过程中未发生明显的不良反应，但多黏菌素作为老药新用，仍存在很多问题。多黏菌素的常见不良反应主要包括肾毒性、神经毒性，临床关注及报道的药品不良反应可见嗜酸性粒细胞增多、过敏等。但最新研究显示，肾功能不全患者使用多黏菌素 B 时无需调整药物剂量。另有研究显示，多黏菌素 B 每日 1 次给药或者每 12 小时 1 次给药与是否发生急性肾损伤无直接相关性。而在给药剂量的选择上需要根据实际体重计算，而不是参考肾功能指标。此外，由多黏菌素 B 引起的皮肤色素沉着为说明书中未记载且国内报道较少的不良反应。多黏菌素 B 静脉应用后导致的色素沉着多见于面部和颈部，发生率为 8%～15%，但色素沉着不影响治疗效果，大部分患者在停药后肤色可恢复。

（三）多黏菌素 B 鞘内注射

多黏菌素类抗生素是目前临床用于治疗难治性革兰氏阴性菌感染的重要药物。对于全身用药 48～72 小时仍未取得预期效果的耐碳青霉烯类革兰氏阴性杆菌（特别是不动杆菌、铜绿假单胞菌及肠杆菌）所致的脑膜炎或脑室炎，可每日脑室内注射或鞘内注射 5mg（50 000U）多黏菌素 B 或 125 000U 多黏菌素甲磺酸盐（约含 4.1mg 多黏菌素 E）。脑室内给药或鞘内给药时药物直接进入脑池及蛛网膜下腔，缓慢向脑表面弥散，能够达到有效的药物治疗浓度，从而提高抗菌药物的疗效。本病例中，患者静脉滴注多黏菌素 3 日后感染症状及指标未见明显好转，继而经家属同意，给予注射用多黏菌素 B 鞘内注射给药。

所用的剂量及浓度应根据影像学所估测的脑室大小和脑脊液引流量进行调整，且需缓慢注射；如需要持续引流，注射后应将引流管夹闭 15～20 分钟，以使药物在整个脑脊液中均匀分布。脑脊液中的抗菌药物治疗浓度应是致病菌最低抑菌浓度的 10～20 倍。有文献报道，每日脑室内注射或鞘内注射 100 000U 多黏菌素 B 用于难治性革兰氏阴性菌颅内感染效果良好。

五、小结

多重耐药肺炎克雷伯菌已经成为颅脑外伤或神经外科手术后颅内感染最常见的致病菌之一，尤其近年来耐碳青霉烯类肺炎克雷伯菌感染率逐渐上升，单纯静脉给予多黏菌素疗效往往欠佳。静脉联合鞘内注射或脑室内注射能降低颅内感染及患者的临床死亡率，提高细菌清除率。在治疗过程中应密切监测患者的肾功能指标及神经系统阳性症状，及时调整给药方案，保障治疗安全、有效。

参 考 文 献

[1] 中华医学会神经外科学分会，中国神经外科重症管理协作组. 中国神经外科重症管理专家共识（2020 版）. 中华医学杂志，2020，100（19）：1443-1458.

[2] 中国医师协会神经外科医师分会神经重症专家委员会，北京医学会神经外科学分会神经外科危重症学组. 神经外科中枢神经系统感染诊治中国专家共识（2021 版）. 中华神经外科杂志，2021，37（1）：2-15.

[3] 周丽红，孙亚萍，刘进. 多黏菌素 B 治疗泛耐药肺炎克雷伯菌颅内感染疗效分析. 中国抗生素杂志，2019，44（12）：1414-1418.

[4] 徐玉辉，张诗昊，刘慧. 多黏菌素 B 联合用药对耐碳青霉烯肺炎克雷伯菌体外抗菌活性研究. 中国消毒学杂志，2020，37（4）：260-262.

[5] 车江鹏，黄瑾，茆长玥，等. 静脉联合鞘内或脑室内注射多黏菌素对多重耐药鲍曼不动杆菌颅内感染疗效及安全性 Meta 分析. 中国抗生素杂志，2020，45（9）：929-934.

[6] 叶冰，翁钦永，陈影，等. 以多黏菌素 B 为基础的抗感染方案治疗耐碳青霉烯类肺炎克雷伯杆菌感染的临床分析. 中国医药指南，2019，17（34）：1-4.

[7] 张雪，谢小芳，王敏，等. 碳青霉烯类耐药肠杆菌科细菌多黏菌素耐药性调查及分子机制分析. 临床检验杂志，2020，38（8）：592-596，602.

[8] MACEDO S K，GONÇALVES I P，BISPO G，et al. Intrathecal（intraventricular）polymyxin B in the treatment of patients with meningoencephalitis by *Acinetobacter baumanii* and *Pseudomonas aeruginosa*. Critical care，2011，15（Suppl 1）：235.

[9] PEYKO V，COHEN H. A Comparison of adjusted versus unadjusted doses of polymyxin B

based on renal function and incidence of acute kidney injury. Journal of pharmacy practice，
2020，33（3）：255-261.

[10] OKODUWA A，AHMED N，GUO Y，et al. Nephrotoxicity associated with intravenous
polymyxin B once-versus twice daily dosing regimen. Antimicrobial agents and chemo-
therapy，2018，62（8）：e00025.

[11] ZHENG G H，CAO L，CHE Z Q，et al. Polymyxin B-induced skin hyperpigmentation：a rare
case report and literature review. BMC pharmacology & toxicology，2018，19（1）：41.

[12] SHI X P，LV Q Z，WANG T，et al. 2 cases of pigmentation caused by polymyxin B. Adverse
drug reactions journal，2018，20（6）：460-462.

（西　娜）

案例 4　一例地芬尼多中毒后感染性休克患者的药学监护

一、案例背景知识简介

盐酸地芬尼多又名戴芬逸多、眩晕停，为非吩噻嗪类药物，化学名为 α，α-二苯基 -1- 哌啶丁醇盐酸盐。国外于 1967 年批准上市，广泛用于治疗与内耳疾病相关的眩晕，如迷路炎、前庭神经元炎和梅尼埃病，还可以减少前庭刺激，抑制迷路功能，抑制髓质化学感受性触发区的恶心和呕吐，以及改善椎动脉的血流量。感染性休克是重症医学科就诊的最常见的病种之一，而药物中毒引发的感染性休克不常见，回顾这些患者的诊治经过并总结经验和教训，可为今后类似患者的处理提供借鉴。本院重症医学科诊治过一例药物中毒后感染性休克合并菌血症的患者，现就其诊治经过报告如下。

二、病例基本情况

患者，男性，34 岁。因"发现意识不清 3 小时"急诊入院。2018 年 5 月 9 日 8:00 左右发现患者意识不清，无口唇发绀，床旁无呕吐物，急送急诊科，化验示尿素氮 8.18mmol/L、肌酐 193.71μmol/L、尿酸 825.8μmol/L、乳酸脱氢酶 252.0IU/L、白细胞计数 29.80×10^9/L、血小板 350×10^9/L、中性粒细胞百分率 85.90%、C 反应蛋白 4.82mg/L；动脉血气分析示 pH 7.34、二氧化碳分压 29mmHg、氧分压 69mmHg、乳酸 2.4mmol/L、碱剩余 −8.6mmol/L、碳酸氢盐 15.6mmol/L。脑钠肽、心肌酶正常，肝功能、凝血指标正常，行气管插、管呼吸机辅助呼吸，补液、扩容、抗休克，多巴胺维持血压，导尿后尿量 80ml。为进一步检查及治疗，急诊以"感染性休克"收入重症医学科。

既往史：有髋部、颊部手术史。否认高血压等病史，否认肝炎、结核、疟疾等传染病病史。否认手术史,否认外伤史,否认输血史。药物、食物过敏史不详。预防接种随当地进行。

入院查体:体温37.8℃,脉搏120次/min,呼吸30次/min,血压92/58mmHg,总尿量180ml。体型肥胖,腹部及前胸皮肤可见散在红色皮疹,镇静睡眠状态,呼吸正常,两肺呼吸音清,未闻及干、湿啰音。心率120次/min,律齐,各瓣膜听诊区未闻及杂音。腹部膨隆,腹壁紧张,腹部叩诊呈鼓音。肠鸣音减弱,1次/min。四肢浅感觉正常,双侧膝腱反射对称正常存在,双侧巴宾斯基征阴性。

辅助检查:肌红蛋白2 480.4μg/L、全血肌钙蛋白I 0.09μg/L、肌酸激酶同工酶14.77μg/L、空腹葡萄糖11.31mmol/L、肌酐252.14μmol/L、尿素氮10.98μmol/L、白细胞计数26.76×10⁹/L、中性粒细胞计数21.8×10⁹/L、中性粒细胞百分率81.40%、凝血酶时间>300秒、活化部分凝血活酶时间>400秒、降钙素原5.88μg/L、C反应蛋白36.78mg/L、脑钠肽125ng/L。动脉血气分析示pH 7.26、二氧化碳分压30mmHg、氧分压49mmHg、乳酸1.4mmol/L、碱剩余-12mmol/L、碳酸氢盐13.5mmol/L。脑CT未见异常,胸部CT提示双肺炎症及两侧胸腔积液。腹部和心脏超声未见异常。

入院诊断:①肺炎,呼吸衰竭,感染性休克;②意识障碍,中枢神经系统感染? ③肾功能不全。

三、主要治疗经过及典型事件

患者入科后急送毒物检测,结果回报:血、尿、胃液均检测出硝苯地平、地芬尼多,硝苯地平的血药浓为0.2mg/L、地芬尼多的血药浓度为4.3mg/L,考虑药物中毒,立即给予洗胃、导泻、灌肠、血浆置换降低血药浓度,水化治疗加速药物代谢,抑酸保护胃黏膜治疗,去甲肾上腺素由入科时的1μg/(kg•min)逐渐下调至0.5μg/(kg•min),患者肺部感染,同时给予抗感染治疗。5月10日患者的循环逐渐稳定,体温最高37.8℃,心电监护示心率80~100次/min,血压100~115/50~60mmHg,SpO₂ 93%~97%。复查化验:白细胞计数14.6×10⁹/L、中性粒细胞百分率75.6%、高敏C反应蛋白36.69mg/L、降钙素原1.38μg/L、脑钠肽233ng/L、肌酐149.0μmol/L、尿素氮7.72μmol/L、尿酸470μmol/L、鲎试验(内毒素检测)94.97EU/ml。TORCH病原体检查[TO即刚地弓形虫(*Toxoplasma gondii*, TOX),R即风疹病毒(rubella virus, RV),C即巨细胞病毒(cytomegalovirus, CMV),H即单纯疱疹病毒(herpes simplex virus, HSV)]阴性,G试验阴性(-),结核抗体阴性(-),脑脊液未见隐球菌。痰涂片回报:革兰氏阳性杆菌偶见,革兰氏阴性杆菌偶见。毒物检测回报:硝苯地平的血药浓度为0.1mg/L,地芬尼多的血药浓度为2.5mg/L。胃液标本定性为阳性,经积极的对症处理后较前明显下降,继续洗胃、导泻、灌肠通便、血浆置换、CRRT、连续性静脉-静脉血液滤过

（continuous veno-venous hemofiltration，CVVH）清除药物。患者的感染指标升高，依据痰涂片结果（革兰氏阳性杆菌偶见，革兰氏阴性杆菌偶见）给予美罗培南 + 利奈唑胺抗感染，反复送检痰培养，根据回报的结果调整后续治疗方案。患者的血肌酐偏高，尿量为 40ml/h 左右，继续予 CRRT（CVVH），循环稳定，停止去甲肾上腺素泵入。5 月 12 日患者未见明显发热，心电监护示心率 55～75 次分，血压 120～145/61～82mmHg，SpO$_2$ 93%～97%；听诊双肺呼吸音粗，未闻及明显的干、湿啰音；腹软肠鸣音弱，1 次 /min；四肢未见明显水肿。继续洗胃、CRRT（CVVH）、抗感染治疗，复查：白细胞计数 13.81×10^9/L、中性粒细胞百分率 74.6%、高敏 C 反应蛋白 13.73mg/L、降钙素原 1.31μg/L、肌酐 85.1μmol/L、尿素氮 3.98μmol/L、脑钠肽 144ng/L，指标和病情较前继续好转。5 月 13 日停用镇静药后患者神志清楚，拔除气管插管后持续低流量吸氧 3L/min，SpO$_2$ 维持在 97%～100%。体温正常，心电监护示心率 70～91 次分，血压 125～145/62～82mmHg。查体：双肺呼吸音粗，未闻及明显的干、湿啰音，痰液量不多，胸片明显改善，入院时送检的血标本病原学基因检测后回报为凝固酶阴性葡萄球菌，脑脊液病原学基因检测阴性（-），继续给予灌肠通便、CRRT（CVVH）、促进排毒治疗，复测地芬尼多的血药浓度为 0.3mg/L，硝苯地平未测出。复查：白细胞计数 10.80×10^9/L、中性粒细胞百分率 69.1%、高敏 C 反应蛋白 29.01mg/L、降钙素原 0.06μg/L。考虑到感染的不确定性，序贯比阿培南治疗，夜间停用 CRRT（CVVH）。5 月 15 日患者病情明显好转，化验各项指标正常，空腹葡萄糖 3.79mmol/L、尿素氮 5.79mmol/L、肌酐 68.0μmol/L、尿酸 308μmol/L、高敏 C 反应蛋白 17.61mg/L、降钙素原 0.05μg/L，安排出院。出院诊断：①肝功能不全；②慢性胃炎；③反流性食管炎；④肺炎，呼吸衰竭，感染性休克；⑤意识障碍，中枢神经系统感染？⑥药物中毒；⑦菌血症。

四、讨论

（一）地芬尼多中毒的判定

患者既往体健，久居于本地，此次急性起病，发现时已发生意识障碍、高热、休克，患者入院时降钙素原为 5.88μg/L，其余炎症指标也较参考值偏高，CT 未见明显的出血及梗死，最初怀疑中枢神经系统感染。腰椎穿刺用于脑脊液分析，相关的实验室检查最初被认为是诊断细菌性脑膜炎的金标准，检测项目包括脑脊液细胞总数、中性粒细胞分类计数、葡萄糖、乳酸和蛋白质浓度测定；细菌、真菌和分枝杆菌的涂片染色和培养，如墨汁染色、革兰氏染色、抗酸涂片及抗原抗体测定等。患者腰椎穿刺后的脑脊液常规结果示白细胞 3×10^6/L、细胞总数 6×10^6/L，蛋白定性试验（+）。脑脊液生化结果示葡萄糖 6.94mmol/L，乳酸脱氢酶 18.6IU/L。脑脊液标本细菌培养结果为阴性，真菌、细菌、隐球菌、抗酸杆菌等均未见,入院3日后送检的脑脊液病原二代测序结果也为阴性,以上结果均不支持中枢神经系统感染。此外,脑梗死初期CT虽可无明显变化,亦可突发意识障碍,但一般无高热,存在肢体定向或行动障碍,既往一般有慢性病病史。本例患者既往体健,无家族病史,故可排除脑梗死诊断。患者此次起病急、进展快,生活、病史不详,不能除外食物或药物中毒,留取血、尿、胃液急送毒物检测,后检测出地芬尼多,且血药浓度远高于参考值,最后确定为药物中毒。

(二)地芬尼多中毒的表现及对策

急性药物中毒是指人体在短时间内接触超过中毒剂量的药物后,机体产生的一系列病理生理变化及其临床表现。其发病凶猛、发展迅速,病死率水平始终居高不下,若未进行及时的急救处理,除会使患者伴发多种并发症外,还会直接导致患者死亡。

患者的血、尿、胃液均检测出地芬尼多。研究表明,地芬尼多制剂具有H_1受体拮抗、抗胆碱能和奎尼丁样作用。高剂量引起的严重副作用包括幻觉和困惑,偶尔还会出现嗜睡、口干、抑郁、烦躁、头痛和短暂性低血压。这些影响的确切机制尚不清楚。然而,大剂量给药引起的"抑制-兴奋-抑制"的三相模式可能促进中枢神经系统中连续的H_1受体拮抗剂和抗胆碱能作用,从而导致意识障碍、抽搐和呼吸衰竭。过量服用可引起心律失常,包括QT间期延长、T波改变、U波出现、房室传导阻滞、束支传导阻滞、室性期前收缩、室性心动过速和心室颤动。此外,地芬尼多可能会阻断突触传递,以保持中枢神经系统中高水平的胆碱酯酶。最后,随着浓度增加,呼吸抑制加重,最终导致呼吸和循环衰竭而死亡。

王声祥等测定服用超剂量的盐酸地芬尼多致死者的多种生理样品(包括心血、肝组织、胃内容物及尿液),结果显示浓度大小为胃部>肝组织>心血>尿液,可初步判定盐酸地芬尼多是由胃肠道吸收进入肝脏代谢,随后经肾排泄。本例患者既往体健,此次入院肌酐升高、尿量少,呈急性肾衰竭的表现,符合地芬尼多的排泄特征。地芬尼多具有改善椎基底动脉供血不足、调整前庭神经异常冲动、抑制呕吐中枢、改善眼球震颤等作用,用于抗晕和镇吐。成人剂量为25~50mg/d(分3次给药),每日剂量不得超过5.5mg/kg,高剂量时可降低血压或缓解心动过速。地芬尼多口服后可被快速吸收,文献报道其吸收半衰期为0.56小时,达峰时间为1~3小时,分布相半衰期短(3.16小时),消除半衰期长(9.15小时)。有关研究结果表明,健康志愿者口服盐酸地芬尼多普通片和口腔崩解片各50mg,达峰时间分别为2.5小时和2.9小时,生物半衰期分别为6.48小时和2.9小时,血药浓度峰值分别为0.094mg/L和0.092mg/L。药物说明书上标明单次顿服100mg后2小时达峰浓度0.35mg/L,而顿服1 200mg(48片)后的峰浓度可达3.97mg/L。本例患者入院时测得地芬尼多的血药浓度高达4.3mg/L,

该药在体内呈一级动力学代谢，故可推测患者服用了至少 50 片。

血液净化是临床治疗急性中毒的常用措施。通常净化治疗强调尽早，有文献报道中毒后 3 小时内效果最佳，12 小时后效果差。本文患者发现意识不清 3 小时入当地医院，接诊后予以血液净化治疗，中毒时间超过 6 小时，经积极的血液净化治疗后患者的凝血功能等指标明显改善，这提示中毒中晚期予以血液净化治疗也有显著疗效，对衰竭脏器功能的恢复亦有很大帮助。

近年来随着医疗技术的快速发展，血浆置换治疗药物中毒的效果越来越得到临床的肯定。血浆置换能够通过中心静脉置管将患者的血液从体内引出，而血浆置换机内设置有一个置换器，该器材主要由树脂或活性炭构成，可充分消除人体中引起药物中毒发作的致病因子，主要包括血液中的大分子、脂溶性物质，因此可有效缓解病情，达到治愈疾病的目的。

CVVH 是一种连续性血液净化治疗手段，可缓慢、等渗地清除各种溶质，对机体的内环境影响小，血流动力学稳定；血浆置换是将血液分离为血浆和细胞成分，弃去血浆，将细胞成分和所需补充的清蛋白、新鲜血浆及平衡液等输回体内，达到清除致病物质的目的。血浆置换主要是清除分子质量大、血浆蛋白结合率高、分布容积小的物质，在急性中毒时应用血浆置换不仅可以清除血浆中血浆蛋白结合率高的毒物、异常血红蛋白及红细胞的破坏产物，或合并肝衰竭时产生的大量血浆蛋白结合率高的内源性毒素，还可以清除炎症因子、补充血液中的有益成分如有活性的胆碱酯酶；但不能纠正水、电解质、酸碱平衡紊乱，因此血浆置换与 CVVH 联合应用于救治并发多脏器功能衰竭的患者效果更好。地芬尼多的分子量为 309.445Da，在水中略溶，中毒时无特殊解毒物质，血浆蛋白结合率高（42%～70%）；硝苯地平的分子量为 346.33Da，不溶于水，它在人体内的血浆蛋白结合率高达 92%～98%；单纯的血液透析对 2 种药物的清除能力有限，但采取血浆置换或血液灌流可在短时间内大量清除。本患者入科时多脏器功能衰竭，采取血浆置换与 CVVH 联合后，短时间内体内的药物得到大量清除。

（三）该患者并发症的评估与处理

文献报道，给予 441 例患者盐酸地芬尼多糖衣片 75～150mg/d（分 3 次给药）进行治疗，根据统计结果，该药对患者的舒张压影响不大，有部分患者的收缩压升高或下降 20mmHg，血压仅轻微改变，基本可认为正常服用量的盐酸地芬尼多对血压无影响。但有报道显示，超剂量服用盐酸地芬尼多极易引起低血压。除感染外，大剂量的地芬尼多亦有降血压作用，故患者严重休克考虑为感染及药物共同所致，血管活性药应首选去甲肾上腺素。经过积极的血液净化，患者体内的药物被迅速清除，加上抗感染药起效，5 月 11 日患者的循环稳定，即停止血管活性药去甲肾上腺素泵入。

患者入院时快速脓毒症相关性器官功能衰竭评价（qSOFA）3 分，入院时送检的血标本病原学基因检测回报为葡萄球菌。患者存在严重休克,脑、消化道、肾均处于低灌注状态,消化道低灌注导致肠道菌群移位入血,继发菌血症,且不能除外血中的细菌透过血脑屏障导致中枢神经系统感染,引起患者意识障碍、发热、炎症指标升高。C 反应蛋白是肝脏合并释放的急性期蛋白,在患者血液中以糖蛋白的形式存在,可促进白细胞吞噬作用的增强,是维持机体免疫平衡的重要物质,临床上常用于指导判断患者是否存在感染。临床实践研究证明,C 反应蛋白能够起到感染的早期预警作用,具有积极的临床价值,通常在炎症反应 6 小时后开始升高,48 小时达高峰,72 小时消退。本患者检测 C 反应蛋白接近参考值,24 小时后复查升高,符合这一规律。降钙素原是存在于人体血液中的降钙素前体,为功能性蛋白,由 114~116 个氨基酸组成,人体的降钙素原参考值范围为 <0.05μg/L,机体存在细菌感染或者毒素影响时其血清降钙素原水平异常升高,与患者细菌感染的严重程度呈正相关,寄生虫、真菌感染时降钙素原水平均会增高,但是细菌感染时降钙素原水平升高迅速、升高的幅度较大,而病毒感染对患者的血清降钙素原水平无显著影响。本患者入院时降钙素原为 5.88μg/L,支持患者存在程度较重的细菌感染。患者入院时炎症指标高,且中枢、肺、肾、消化道等多脏器功能不全,考虑患者无长期抗生素使用或免疫抑制病史,暂不考虑真菌感染,初始给予美罗培南 + 利奈唑胺可同时覆盖革兰氏阴性杆菌、革兰氏阳性球菌,使感染得到及时控制,降钙素原等各项感染指标均呈逐日下降的趋势。

五、小结

本病例提示我们在临床诊治、鉴别诊断中不要忽视对毒物的检测。药物中毒后继发菌血症导致的感染性休克在治疗上宜根据药物特点选用适合的血液净化手段,同时要结合感染指标,针对可能的病原菌选择较广谱的抗菌药物,为患者争取生存机会。

参 考 文 献

[1] 吴芬,郭真君,曾媛,等. 盐酸地芬尼多的研究进展. 中国药师,2019,22(7): 1323-1328.

[2] 严赫,代号,王雪尔,等. 大剂量地芬尼多中毒死亡法医学鉴定 1 例. 中国法医学杂志,2019,34(5): 511,513.

[3] 王声祥,刘俊亭. GC/MS 快速测定生物样本中地芬尼多及代谢物. 中国法医学杂志,2016,31(1): 87-88.

[4] 王子健,张洪志. 戴芬逸多的药理和临床. 中国药学杂志,1983,18(3): 20-24.

[5] 王晓英,李敬来,孔爱英,等. GC/MS 法测定人血浆中地芬尼多药物浓度及其在药代动力学研究中的应用. 解放军药学学报,2010,26(6): 500-502,512.

[6] 司锋,门保忠,蒋那彬,等. 5例致命性地芬尼多中毒病例分析. 中国中西医结合急救杂志,2021,28(2):216-218.

[7] 李瑞英,张丽云. 戴芬逸多治疗眩晕症441例疗效总结. 医药工业,1981(10):21-24,49.

[8] 张春妍,刘春峰. 小儿眩晕停中毒十例分析. 小儿急救医学,2001,8(1):43-44.

[9] ZIMMER A J, BURKE V E, BLOCH K C. Central nervous system infection. Microbiology spectrum,2016,4(3):1-21.

[10] NOBLE V, HARBARTH S, GRAF J D, et al. Use of procalcitonin to shorten antibiotic treatment duration in septic patients: a randomized trial. American journal of respiratory and critical care medicine,2008,177(5):498-505.

[11] BOUADMA L, LUYT C E, TUBACH F, et al. Use of procalcitonin to reduce patients' exposure to antibiotics in intensive care units(PRO-RATA trial): a multicentre randomized controlled trial. Lancet,2014,375(9713):463-474.

[12] OBERHOEFFER M, VOGELSANG H, RUSSWURM S, et al. PCT for early diagnosis and differentiation of SIRS,sepsis,severe sepsis,and septic shock. Intensive care medicine,2013,26(5):5148-5152.

[13] TRAUTNER B W, CAVINESS A C, GERLACHER G R, et al. Prospective evaluation of the risk of serious bacterial infection in children who present to the emergency department with hyperpyrexia(temperature of 106 degrees F or higher). Pediatrics,2016,118(1):34-40.

（西　娜）

案例5　一例劳力性热射病合并血小板减少患者的药学监护

一、案例背景知识简介

热射病是指机体处于高温、高湿、空气流动较差的条件下,长期或高强度参加训练及劳动,体内多余的热量不能及时排出而引发的意识障碍及多器官功能损伤。热射病可分为2种,一种是由高温环境引起的,主要发生于儿童、老年人,具有潜在疾病特征的非劳力性热射病;另一种是由高负荷训练或高温、高湿环境下劳动引起的,多发生于身体素质良好的青年人,以从事专业运动及军事、警务等工作为特征人群的劳力性热射病。

近年来,由于热射病的病死率高,发病率也日趋升高,越来越受到大众的关注。其中,热射病相关的凝血功能障碍,特别是弥散性血管内凝血(disseminated intravascular coagulation,DIC)是导致患者多器官功能衰竭甚至死亡的重要原因之一。了解热射病相关DIC的发病机制及治疗手段,规避药品不良反应,对于提高临床救治率、降低死亡率及致残率都具有重要意义。本文拟通过对一例劳力性热射病患者血小板减少的药学监护,探讨热射病相关 DIC 的发生机制、治疗措施及其中可能伴随的药品不良反应,以期为此类特殊人群的个体化药学监护提供参考。

二、病例基本情况

患者,男性,21 岁。主因"意识不清、恶心 7 小时"于 2019 年 7 月 29 日 23:12 入院。患者于当日 16:30 参加 5 000m 测试军事训练跑步,跑至 4 700m 时出现意识模糊、乏力、走路不稳,无咳嗽、咳痰,无胸痛、腹痛,无大小便失禁。战友立即给予解开衣物、物理降温等措施,患者口唇发白,仍乏力,意识不清,并出现恶心症状。在战友搀扶下患者被立即送至当地医院急诊科,测体温 39.5℃,给予物理降温、扩容补液等对症处理,给予肌内注射复方氨林巴比妥,复测体温降至 38.6℃。出现恶心、呕吐 2 次,呕吐物为黑色胃内容物,未给予处理,患者意识转清醒。急查血生化:谷丙转氨酶 20.4U/L、谷草转氨酶 35.9U/L、尿素氮 7.35mmol/L、肌酐 154.47μmol/L、尿酸 761.9μmol/L、总蛋白 85.5g/L、白蛋白 50.9g/L、钾 3.87mmol/L、二氧化碳总量 18.8mmol/L。心肌酶:肌酸激酶 440U/L、肌酸激酶同工酶 30.90U/L、乳酸脱氢酶 264.2IU/L、肌酸激酶同工酶 29.94μg/L、肌红蛋白 2 423.7μg/L、全血肌钙蛋白 I 0.23μg/L。血常规:血红蛋白 158g/L、白细胞 9.10×10^9/L、血小板 149×10^9/L。呕吐物:潜血(+++),颜色淡红色。便常规:便潜血(±)。为进一步检查及治疗,急诊以"横纹肌溶解综合征、热射病"收入院。患者目前精神尚可,食欲、睡眠正常,体重无明显变化,腹泻 1 次,为黄色水样便,就诊急诊后尿量 300ml。

既往史:否认高血压等慢性病病史,否认肝炎、结核、疟疾等传染病病史。否认手术史,否认外伤史,否认输血史。否认药物、食物过敏史。预防接种随当地进行。

入院查体:体温 37.8℃,脉搏 78 次/min,呼吸 18 次/min,血压 84/46mmHg。眼睑无水肿,咽部无充血,双侧扁桃体无肿大,胸廓无畸形,双侧呼吸运动对称,双肺呼吸音清,未闻及干、湿啰音。心率 78 次/min,心律齐,各瓣膜听诊区未闻及杂音。腹软,全腹无压痛及反跳痛,肝、脾未触及,肝、肾区无叩击痛,移动性浊音阴性,肠鸣音正常。双下肢无凹陷性水肿。

辅助检查:血生化示谷丙转氨酶 20.4U/L、谷草转氨酶 35.9U/L、尿素氮 7.35mmol/L、肌酐 154.47μmol/L、尿酸 761.9μmol/L、总蛋白 85.5g/L、白蛋白 50.9g/L、钾 3.87mmol/L、二氧化碳总量 18.8mmol/L、总钙 2.61mmol/L。心肌酶检查示肌酸激酶 440U/L、肌酸激酶同工酶 30.90U/L、乳酸脱氢酶 264.2IU/L、肌酸激酶同工酶 29.94μg/L、肌红蛋白 2 423.7μg/L、全血肌钙蛋白 I 0.23μg/L。血常规示血红蛋白 158g/L、白细胞 9.10×10^9/L、血小板 149×10^9/L。呕吐物:潜血

（+++），颜色淡红色。便常规：便潜血（±）。

入院诊断：①高温综合征，热射病；②横纹肌溶解综合征；③急性肾损伤；④应激性消化道出血；⑤心肌劳损；⑥代谢性酸中毒；⑦腹泻。

三、主要治疗经过及典型事件

患者转入肾内科后完善相关检查，7 月 30 日 7:30 复查血生化：谷丙转氨酶 27.6U/L、谷草转氨酶 58.8U/L、尿素氮 9.49mmol/L、尿酸 686.9μmol/L、肌酐 149.53μmol/L、总蛋白 67.9g/L、白蛋白 41.8g/L、钾 4.05mmol/L、二氧化碳总量 20.8mmol/L、肌酸激酶 1 645U/L、乳酸脱氢酶 241.7IU/L。血常规：白细胞 12.60×10^9/L、血红蛋白 140g/L、血小板 102×10^9/L。给予降温、保肝、抗感染、扩容、纠酸等治疗，患者的体温始终波动在 38.0℃左右，直至 7 月 30 日 10:00 体温降至 36.8℃。7 月 30 日 12:35 复查血生化：谷丙转氨酶 120.1U/L、谷草转氨酶 208.6U/L、尿素氮 8.63mmol/L、尿酸 584.6μmol/L、肌酐 128.91μmol/L、尿酸 584.6μmol/L、白蛋白 37.9g/L、钾 3.28mmol/L、二氧化碳总量 21.9mmol/L。血常规：白细胞 14.37×10^9/L、血红蛋白 144g/L、血小板 91×10^9/L。凝血功能：凝血酶原时间 27.2 秒、国际正常化比值 2.45、凝血酶原活动度 29%、纤维蛋白原含量 1.56g/L、活化部分凝血活酶时间 35.9 秒。患者肝损伤明显，血小板呈下降趋势，且出现严重的凝血功能异常，考虑患者为热射病急性期，现存在多器官功能衰竭，7 月 30 日 14:18 转入重症监护室继续治疗。

7 月 31 日患者神志清楚，未再出现恶心、呕吐、腹泻，经口进食，无腹胀等不适，小便清亮呈淡黄色。心率 51～70 次 /min，血压 105～125/65～75mmHg，血氧饱和度 98%～99%。查体：双肺呼吸音清，心律齐，心脏各瓣膜听诊区未闻及明显杂音，腹平软，双下肢无水肿。检验结果：白细胞 10.81×10^9/L、血红蛋白 134g/L、血小板 46×10^9/L、中性粒细胞百分率 82.10%、凝血酶原活动度 34%、纤维蛋白原含量 2.09g/L、活化部分凝血活酶时间 37.0 秒、D- 二聚体 297μg/L、谷丙转氨酶 979.5U/L、谷草转氨酶 938.6U/L、总胆红素 39.8μmol/L、结合胆红素 14.45μmol/L、清蛋白 37.0g/L、乳酸脱氢酶 709.1IU/L、肌酸激酶 3 867U/L。后续治疗方案包括：①监测核心温度，控制体温在 38.0℃以下；②适当扩容补液，维持容量、酸碱、电解质平衡；③白细胞、中性粒细胞百分率等炎症指标升高，且患者病情危重，病程中腹泻明显，给予比阿培南抗感染；④患者凝血功能异常，给予新鲜冰冻血浆、凝血酶原复合物、人纤维蛋白原、血小板补充底物，继续应用低分子量肝素抗凝，阻断 DIC，监测血红蛋白、血小板、纤维蛋白原、D- 二聚体、纤维蛋白原降解产物；⑤患者目前血流动力学相对稳定，尽早启动肠道功能，预防菌群移位，间断灌肠通便，促进肠道内容物排出；⑥密切关注患者病情变化。

8 月 1 日复查：白细胞 4.30×10^9/L、血小板 53×10^9/L、中性粒细胞百分率 67.90%、谷草转氨酶 702.7U/L、谷丙转氨酶 809.8U/L、总胆红素 63.5μmol/L、结合胆红素 24.4μmol/L、肌酸激酶 3 050U/L。通过输血浆、凝血酶原复合物、人纤维蛋白原、抗凝等支持治疗，患者的凝血功能逐渐改善，血小板今日呈上升趋势，但仍处低值，日间给予输注 1U 血小板及促血小板生成素治疗。

8 月 2 日复查：白细胞 2.70×10^9/L、中性粒细胞百分率 48.60%、血小板 55×10^9/L、谷丙转氨酶 655.4U/L、谷草转氨酶 426.6U/L、总胆红素 41.5μmol/L、结合胆红素 14.9μmol/L、乳酸脱氢酶 442IU/L、高敏 C 反应蛋白 0.48mg/L。今日检验提示氨基转移酶、胆红素、肌酐、肌红蛋白、肌酸激酶均较前下降，但血小板、白细胞仍偏低，患者总体病情好转，感染指标低，无发热，暂停比阿培南，排除药物性骨髓抑制因素，患者的凝血功能好转，暂停血浆输注。

8 月 3 日复查：白细胞 4.7×10^9/L、中性粒细胞百分率 60.90%、血小板 74×10^9/L、红细胞 4.3×10^{12}/L、谷丙转氨酶 587.1U/L、谷草转氨酶 255.2U/L、总胆红素 32.2μmol/L、结合胆红素 11.7μmol/L、乳酸脱氢酶 460IU/L、肌酸激酶 689U/L、高敏 C 反应蛋白 0.40mg/L。患者日间精神状态好，可正常进食，无恶心、呕吐，今日血小板上升，凝血功能正常，肌酸激酶、肌红蛋白、氨基转移酶、胆红素均呈下降趋势。患者的凝血功能恢复正常，经口进食无不适，生命体征平稳，转消化科给予抑酸、保肝等治疗。8 月 4 日复查白细胞 5.90×10^9/L、血小板 136×10^9/L，8 月 5 日复查白细胞 6.4×10^9/L、血小板 214×10^9/L。8 月 8 日患者病情平稳，予以出院。

四、讨论

（一）热射病相关 DIC 的表现及其发病机制

劳力性热射病主要是由于高强度体力活动引起机体产热与散热失衡而发病，常见于夏季剧烈运动的健康青年人，如在夏季参训的军人、运动员、消防员、建筑工人等。该患者即属于劳力性热射病。热射病后器官受损的表现主要有中枢神经系统障碍、凝血功能紊乱、心血管及肝与肾功能受损、呼吸急促、消化道出血、横纹肌溶解等。热射病合并 DIC 时，凝血功能障碍可表现为血小板计数和纤维蛋白原进行性下降，纤维蛋白降解产物和 D- 二聚体升高或阳性，凝血酶原时间和活化部分凝血活酶时间明显延长，抗凝血酶活性下降。这些常规凝血指标通常在热射病发生后的 1～3 日出现异常，合并 DIC 的患者亦可在数小时内出现明显异常。该患者发病初期主要以意识障碍、心肌和横纹肌受损为主要表现，随后血小板计数和纤维蛋白原呈进行性下降，多项凝血指标出现明显异常，消化道出现应激性出血，提示患者存在热射病相关 DIC。

热射病相关 DIC 的发生机制主要有 3 个方面：①凝血与抗凝血系统失衡。

研究发现，热射病是通过组织因子或依赖凝血因子Ⅶa 启动凝血途径。凝血功能障碍可加速器官损伤，体内的各种凝血因子、抗凝因子、纤溶因子的数量发生变化或功能障碍，血小板的质和量发生异常，均可使凝血与抗凝血功能紊乱。②炎症介质激活。热射病的病理生理过程表现为高热导致的热应激直接激活炎症反应系统，释放大量中性粒细胞、多种炎症介质和氧自由基，导致有效循环血量减少，组织灌注不足，蛋白质变性，从而引起 DIC 的发生。③血管内皮损伤。强烈的热应激可能诱导内皮细胞凋亡，即内皮细胞在对热应激的急性反应期表现出显著的细胞凋亡，从而引起凝血功能紊乱。凋亡的内皮细胞表现为凝血抑制剂的表达减少，如血栓调节蛋白、硫酸肝素和组织因子途径抑制剂，质膜中的蛋白 S 部分暴露，从而激活促凝通路，导致凝血功能紊乱。此外，损伤的血管内皮细胞暴露胶原，使血小板黏附、聚集，形成微血栓，出现微循环功能障碍，导致凝血功能严重紊乱，从而促进 DIC 的发生。

（二）热射病相关 DIC 的治疗

热射病相关 DIC 的治疗主要有 3 个方面：①补凝和抗凝治疗。有学者发现，早期发现和干预 DIC 的病理过程与改善热射病的预后密切相关。苏磊等提出早期脏器支持理论，即加强凝血功能的检测，对热射病患者作出早期诊断，同时针对性予以抗凝和血液制品替代、补充凝血物质等治疗。早期抗凝在热射病的治疗中也至关重要。低分子量肝素是由普通肝素酶解或化学降解得到的低分子碎片，较少引起血小板减少及功能障碍，常应用于热射病患者，不仅可以预防DIC，还可以降低出血发生率。②修复血管内皮治疗。研究表明，使用丹参酮ⅡA 磺酸钠治疗可以减少实验性大鼠模型中热射病诱导的 DIC 和多器官功能障碍，但其安全有效地推广到临床还需要更多的实践研究。③抗炎症反应治疗。热射病发生时，因为高热损伤人体组织细胞膜和细胞内结构，造成组织细胞损伤，同时机体会产生许多炎症介质，这些因素相互作用产生全身炎症反应综合征，从而进一步放大炎症反应，所以有效地控制炎症反应可阻断热射病的进程。乌司他丁的药理作用为清除体内产生的超氧化物，抑制多种酶及炎症介质过度释放，保护脏器功能，减轻脏器损伤。乌司他丁在治疗热射病相关 DIC 时可以缩短重症监护病房的住院时间，降低患者病死率，其对热射病的治疗具有重要意义。有研究证明，对于严重的热射病合并器官功能衰竭的患者连续血液净化联合乌司他丁的治疗能够显著改善高热症状，加速患者意识的恢复。

本例患者转入重症监护室后及时给予新鲜冰冻血浆、血小板输注，持续静脉补充人纤维蛋白原、人凝血酶原复合物、维生素 K_1，同时应用低分子量肝素与乌司他丁，及时纠正凝血功能紊乱。

（三）药物诱导的血小板减少

治疗过程中，临床药师发现在第 5 日病情和指标好转的基础上，该患者的血小板、白细胞仍持续减低，判断与原发病关联不大，不能排除是药物影响。该患者既往无药物及食物过敏史，此次应用的药物主要有注射用奥美拉唑、羟乙基淀粉 40 氯化钠注射液、人血白蛋白、碳酸氢钠注射液、注射用比阿培南、注射用乌司他丁。临床药师分析认为其中主要可能引起骨髓抑制的药物为比阿培南和奥美拉唑。

比阿培南是一种新型 1β- 甲基碳青霉烯类抗菌药物，抗菌谱覆盖革兰氏阳性菌、革兰氏阴性菌及厌氧菌，对肾脱氢肽酶的稳定性强于亚胺培南和美罗培南。碳青霉烯类抗菌药物在血液系统的不良反应主要表现为溶血危象、白细胞减少、嗜酸性粒细胞增多、血小板增多或血小板减少、凝血酶原时间延长。有文献报道，比阿培南的临床疗效确切，不良反应较少，停药后大多均可恢复，药品不良反应发生率约为 10%，与其他碳青霉烯类药物的差异无统计学意义，不良反应主要表现为药物性肝损伤、血白细胞减少、胃肠道反应、中枢神经系统症状及皮疹。另一项多中心随机对照临床试验显示，比阿培南的不良反应和药物相关实验室异常发生率分别为 4.65% 和 17.05%，主要为胃肠道反应、精神 / 神经症状、皮疹、肝功能和血常规异常，停药后均可恢复。

奥美拉唑为抑制胃酸分泌的质子泵抑制剂，不良反应主要表现为消化系统症状，如腹胀、恶心、消化不良、便秘及肝功能异常；中枢神经系统症状，如头痛、头晕，甚至抑郁、焦虑等；血液系统的不良反应较为少见，主要表现为白细胞、粒细胞、血小板减少及溶血性贫血。目前文献报道中对奥美拉唑导致血小板减少的机制尚不明确，可能与下列因素有关：①骨髓抑制。奥美拉唑抑制巨核细胞生成或对巨核细胞有直接毒性作用，引起造血干细胞数量减少和功能缺陷，引起造血功能障碍。②变态反应。药物具有抗原性，进入机体后，机体产生药物依赖性抗体，作用于血小板使其破坏，少数患者使用奥美拉唑后出现皮肤损害、瘙痒、斑丘疹等过敏症状，因此存在变态反应导致血小板减少的可能性。

本例患者的感染指标和症状明显好转，但血小板数量较少，机体处于应激状态，为避免出现应激性溃疡，奥美拉唑有更强的应用指征，同时奥美拉唑引起骨髓抑制的概率相对更低，因此临床药师建议先停用比阿培南，同时动态观察指标变化再决定下一步的药物调整方案。停药后连续 3 日监测，该患者的白细胞、中性粒细胞及血小板均逐步回升至正常水平，进一步验证了很可能是比阿培南导致骨髓抑制的不良反应，也为临床使用该药时的药学监护点提供新的临床依据。

五、小结

热射病最具破坏性的后果之一为凝血功能紊乱和 DIC 形成，合并 DIC 往往提示预后不良。如何有效地干预热射病相关凝血功能紊乱，降低致残率和病死率成为亟待解决的问题。临床用药时应严格掌握适应证，科学制订给药方案，并进行全程药学监护，密切监测患者的凝血功能指标及阳性症状改变，及时调整给药方案，及早发现药物影响凝血功能的不良反应并给予相应的干预措施，保障患者用药安全。

参 考 文 献

[1] 全军热射病防治专家组，全军重症医学专业委员会. 中国热射病诊断与治疗专家共识. 解放军医学杂志，2019，44（3）：181-196.

[2] 杨晓丽，邬明辉，焦晓静，等. 热射病并弥漫性血管内凝血、多系统器官功能衰竭致死亡报告. 临床误诊误治，2017，30（8）：50-52.

[3] 王全顺，周飞虎，潘亮，等. 劳力性热射病并发弥散性血管内凝血的治疗. 临床血液学杂志，2012，25（3）：153-156.

[4] 苏磊，童华生. 重症中暑转化医学研究回顾与展望. 解放军医学杂志，2017，42（2）：103-108.

[5] 胡丹凤，叶文. 热射病相关弥散性血管内凝血的研究进展. 医学综述，2019，25（8）：1593-1597.

[6] 卢纪杰，王春亭. 乌司他丁治疗热射病的疗效分析. 中国处方药，2016，14（5）：70-71.

[7] 季焱，翟金键，万朝琪. 连续性血液净化联合乌司他丁治疗热射病的疗效分析. 中国继续医学教育，2017，9（23）：152-153.

[8] 韦凤华，梁河，钟丽球. 新一代碳青霉烯类抗生素比阿培南临床研究进展. 中国药业，2016，25（1）：126-128.

[9] 陈玲园，李岩. 比阿培南临床应用的研究进展. 广西医科大学学报，2018，35（12）：1741-1744.

[10] 马序竹，侯芳. 比阿培南致药物热. 中国临床药理学杂志，2016，32（9）：853-854.

[11] 杨帆，赵旭，吴菊芳，等. 比阿培南治疗细菌性肺炎和尿路感染的多中心随机对照临床试验. 中国感染与化疗杂志，2007，7（2）：73-78.

[12] 李庆华，唐静怡. 奥美拉唑致老年患者血小板减少 16 例. 临床军医杂志，2015，43（2）：215.

[13] 孙忠，董佃良，高晓光，等. 奥美拉唑的不良反应. 中国医药指南，2012，10（16）：70-71.

[14] BOUCHAMA A，AL-MOHANNA F，ASSAD L，et al. Tissue factor/factor Ⅶ a pathway mediates coagulation activation in induced-heat stroke in the baboon. Critical care medicine，2012，40（4）：1229-1236.

[15] CHEN F，LI H M，ZHU G G，et al. Sodium tanshinone Ⅱ A sulfonate improves inflammation，aortic endothelial cell apoptosis，disseminated intravascular coagulation and multiple organ damage in a rat heat stroke model. Molecular medicine reports，2017，16（1）：87-94.

（西　娜）

案例 6 一例过敏反应相关急性心肌缺血综合征患者的药学监护

一、案例背景知识简介

过敏反应相关急性心肌缺血综合征即 Kounis 综合征,是指由严重过敏反应诱发的心绞痛、急性心肌梗死或急性冠脉综合征,可发生于多地区、多人种和各年龄段,在过敏性休克患者中应尤为注意。本案例通过对一例使用鹿瓜多肽后出现过敏反应相关急性心肌缺血综合征患者的药物治疗分析,为 Kounis 综合征的合理治疗提供参考。

二、病例基本情况

患者,男性,47 岁。因"多关节肿痛 16 年余,左膝肿痛 2 月余"于 2016 年 8 月 22 日收入院。16 年前患者于饮酒后出现双侧第一跖趾关节红、肿胀、疼痛,伴有皮温升高,夜间疼痛明显,无晨僵、口腔溃疡、光过敏等不适,可自行缓解,未诊治。2 个月前患者食肉汤后出现左膝关节肿痛、皮温升高、活动受限,就诊于当地医院,化验示血常规异常、尿酸升高(未见报告),多次行左膝关节穿刺术,穿刺液为淡黄色液体伴絮状物,并注射曲安奈德 2 次,关节穿刺积液减少,自诉吹空调后积液再次增多。现为进一步诊治收入风湿科。患者自发病以来,精神、睡眠可,大小便正常,体重较前无明显变化。

既往史:高血压病史 16 年余,血压最高 150/100mmHg,服用厄贝沙坦 0.15g q.d.,血压控制于 130～140/80～90mmHg。自诉 1 个月前食用杨梅致口唇红肿,现已好转;1 周前体检发现 HPV16 阳性,服用伐昔洛韦缓释片 0.6g q.d. 治疗。否认冠心病、糖尿病病史,否认药物过敏史。吸烟 30 年余,20 支 /d;饮酒 16 年余,已戒酒 6 年余。

入院查体:体温 36.8℃,心率 97 次 /min,呼吸 17 次 /min,血压 140/97mmHg,身高 172cm,体重 85kg。心律齐,心音正常,心脏瓣膜区未闻及病理性杂音;双肺呼吸音粗,未闻及干、湿啰音;腹软,无压痛、反跳痛。左膝关节周围肿胀、皮温升高,伴压痛,浮髌试验阳性;其他关节无压痛。

辅助检查:血生化示尿素 8.18mmol/L、肌酐 102μmol/L、尿酸 810μmol/L、高敏 CRP 62.8mg/L、免疫球蛋白 E(immunoglobulin E,IgE)238IU/ml;红细胞沉降率 39mm/h;降钙素原 0.055μg/L;尿微量白蛋白 6mg/L;血常规、便常规、术前检查三项(丙型病毒性肝炎、艾滋病、梅毒)未见明显异常。心电图、腹部超声正常。泌尿系超声示双肾尿酸盐结晶。

入院诊断:①急性痛风性关节炎,痛风性肾病;②高血压(2 级,很高危)。

三、主要治疗经过及典型事件

入院后患者继续服用厄贝沙坦片降血压、伐昔洛韦抗病毒治疗、非布司他片 20mg p.o. q.d. 抗高尿酸治疗，行左膝关节腔穿刺术，患者无不适。

入院第 3 日患者诉左膝关节屈膝时仍有疼痛，肿胀较前好转。查体：体温 36℃，脉搏 74 次 /min，呼吸 18 次 /min，血压 140/82mmHg。患者的红细胞沉降率及 C 反应蛋白升高，关节腔穿刺液涂片未见细菌，无感染征象，且外院以痛风性关节炎治疗效果不明显，结合患者肥胖，入院关节超声提示滑膜炎，考虑患者为痛风性关节炎合并骨关节炎，给予注射用鹿瓜多肽 24mg + 氯化钠注射液 250ml i.v.gtt. q.d. 治疗。

患者于 12:01 输注鹿瓜多肽 1 分钟后出现胸闷、憋气、口唇发绀后立即停药，同时给予吸氧、心电监护，地塞米松 5mg 入壶，患者的症状无改善，并出现面色苍白、四肢脉搏减弱、血压测不出，过程中意识清晰，经皮动脉血氧饱和度波动于 97%～98%，给予葡萄糖氯化钠注射液 500ml 补液、多巴胺 20mg 入壶升血压治疗。12:25 患者意识清、四肢发冷、血压仍测不出，再次给予地塞米松 5mg 入壶，心电监护示心率降至 50～60 次 /min，给予肾上腺素 1mg 入壶。12:27 心电监护示心律不齐、阵发性室性心动过速，给予利多卡因 0.1g 入壶。13:10 患者意识清，心电监护示心率 97 次 /min、血压 59/38mmHg，经皮动脉血氧饱和度 98%。心电图示心率 130～140 次 /min，Ⅱ、Ⅲ、aVF 导联 ST-T 段抬高，急送入 ICU，观察一段时间后上述导联 ST-T 段回落。急查心肌梗死三项：超敏肌钙蛋白 I 0.792μg/L，肌酸激酶同工酶 12.1μg/L，N 端脑钠肽前体 541ng/L；床旁超声心动图未见明显异常。医生考虑为过敏反应相关急性冠脉综合征，肾上腺素在此类患者中应慎用，药师建议使用多巴胺升血压，继续补液治疗。14:04 患者意识清，心电监护示心率 120 次 /min、血压升至 100/56mmHg。继续密切观察患者的病情变化，根据血压调整多巴胺的剂量。患者神志清楚，多巴胺以 7ml/h 的速度持续静脉泵入，心电监护示心率波动于 90～100 次 /min、血压波动于 98～118/60～80mmHg、经皮动脉血氧饱和度 97%～98%。

入院第 4 日患者自诉胸闷、憋气明显缓解，多巴胺已停用。查体：体温 36.5℃，脉搏 76 次 /min，呼吸 17 次 /min，血压 139/81mmHg；神志清楚，精神可；听诊双肺呼吸音减低，双下肺无明显的干、湿啰音；心率 65 次 /min，律齐，未闻及瓣膜杂音；腹平坦，无压痛；双下肢无水肿。复查心肌梗死三项：超敏肌钙蛋白 I 1μg/L，肌酸激酶同工酶 11.2μg/L，N 端脑钠肽前体 306ng/L。患者现生命体征较前稳定，心电图 ST 段较前下降，给予低分子量肝素钠注射液 0.4ml i.h. q.d. 抗凝、硫酸氢氯吡格雷片 75mg p.o. q.d. 抗血小板、地尔硫卓片 30mg p.o. t.i.d. 改善冠状动脉痉挛及心肌缺血。入院第 7 日患者无不适主诉，体征平稳，复查心肌酶示肌钙蛋白 T 0.023μg/L、肌酸激酶同工酶 1.57μg/L，均在参考值范围内，遂转出 ICU。

四、讨论

（一）过敏反应相关急性心肌缺血综合征的主要表现及类型

食物、药物、环境等多种因素可诱发过敏反应相关急性心肌缺血综合征（Kounis 综合征），在过敏性休克患者中更容易出现，其主要表现为急性冠状动脉事件及过敏反应。急性冠状动脉事件表现为突然发生的胸部疼痛、胸部不适、呼吸困难、心悸、晕厥、感觉异常等，查体可有低血压、皮疹、血管性水肿、心律失常、肺部哮鸣音、肺部啰音，严重者可有心搏与呼吸骤停等。辅助检查：心电图可表现为心房颤动、ST 段抬高或压低、T 波倒置或平坦、QT 间期延长、窦性心动过速或过缓等。实验室检查：嗜酸性粒细胞、血清心肌酶、肌钙蛋白、C反应蛋白、免疫球蛋白 E、肿瘤坏死因子、干扰素、白介素 -6 等均可增高。

过敏反应相关急性心肌缺血综合征可分为 3 种类型。Ⅰ类为冠状动脉正常型，即在无冠状动脉疾病高危因素或冠状动脉结构正常的患者中发生冠状动脉痉挛，导致不稳定型心绞痛或急性心肌梗死；Ⅱ类为冠状动脉粥样硬化型，在已有冠状动脉粥样硬化的患者中因过敏反应导致斑块破裂、糜烂，从而诱发急性心肌梗死；Ⅲ类为冠状动脉内支架血栓型，即过敏反应导致支架内血栓形成。

本例患者既往无冠心病病史，有急性心肌缺血的症状（胸闷、憋气、意识不清）和体征（呈休克表现，如四肢脉搏减弱、血压测不出、心律失常），心电图表现为 ST 段抬高、阵发性室性心动过速，心肌梗死三项中超敏肌钙蛋白 I 及肌酸激酶同工酶均有不同程度的升高，为Ⅰ类过敏反应相关急性心肌缺血综合征。

（二）过敏反应相关急性心肌缺血综合征的治疗及用药监护

过敏反应相关急性心肌缺血综合征病例多为个案报道，缺乏循证医学研究，治疗尚缺乏指南，目前认为其治疗主要包括 2 个方面，即同时进行急性心肌缺血及急性过敏反应的治疗。

急性过敏反应按过敏性疾病的相关指南进行救治，主要包括及时脱离变应原、补充血容量、维持血流动力学稳定。常用药物：① H 受体拮抗剂。对于轻症过敏反应的效果较好，可缓解皮肤瘙痒、荨麻疹、血管性水肿。H_1 受体拮抗剂（苯海拉明、异丙嗪等）和 H_2 受体拮抗剂（雷尼替丁、法莫替丁等）常联合应用，并可一定程度地预防胃肠道应激出血。但应注意静脉滴注过快时可能导致低血压和冠状动脉血流障碍，加重急性心肌缺血。②糖皮质激素。严重或持续的过敏反应的二线治疗药物，有研究显示对重症Ⅰ型和Ⅱ型过敏反应相关急性心肌缺血综合征患者可能有较好的疗效，但仍需进一步的大样本研究。③肾上腺素。治疗常规过敏反应的首选药，但在过敏反应相关急性心肌缺血综合征患者应慎用,尤其是左冠状动脉主干严重病变的患者。肾上腺素可能恶化冠状动脉缺血情况并加重痉挛,延长 QT 间期,出现心律失常;含有亚硫酸盐防腐剂和抗氧化剂,可诱发新的过敏反应;β 受体拮抗剂的抗心肌缺血作用也可能被抵消。④肥大细胞膜稳定剂。其能够拮抗肥大细胞介质或抑制介质合成,拮抗介质受体,稳定肥大细胞,可减轻过敏反应和减少晚期血栓形成事件。主要包括色甘酸钠、酮替芬、白三烯拮抗剂等。由于作用较弱,仅推荐辅助抗急性过敏反应和预防冠状动脉内支架血栓形成时选用。

该患者在出现过敏性休克后,给予多巴胺升血压、地塞米松抗过敏及补液治疗,血压回升不良,随后按照常规抗过敏性休克的治疗方案给予肾上腺素后出现心律失常(阵发性室性心动过速)。在医生明确过敏反应相关急性心肌缺血综合征的诊断后,药师查阅文献提示肾上腺素在此类患者中为慎用药物,随后使用多巴胺维持血压,未再出现心律失常。

急性心肌缺血的治疗:按照急性冠脉综合征相关指南进行救治,需密切注意常用药物是否会诱发新的过敏反应,从而导致已发生的急性过敏反应恶化。①抗血小板药:阿司匹林具有抑制血小板聚集和抗炎作用,但也是最常见的致过敏的药物之一,未知是否过敏者应在密切监护(至少 8~10 小时)下使用。也有研究表明 I 型过敏反应相关急性心肌缺血综合征患者更适合使用氢氯吡格雷。②硝酸酯类:可以缓解高敏感性诱发的血管痉挛,可改善心肌供血,并能缓解缺血性胸痛、控制高血压或减轻肺水肿。其致过敏反应不常见,且多为荨麻疹等皮肤表现,在无禁忌证时推荐静脉给药或舌下含服应用。③肝素:普通肝素和低分子量肝素均有引起过敏反应的报道,由肝素引起的过敏反应多数能被 H_1 受体拮抗剂或皮质激素缓解,肝素过敏者推荐使用直接凝血酶抑制剂比伐芦定或 Xa 因子抑制剂磺达肝癸钠。④钙通道阻滞剂:非二氢吡啶类钙通道阻滞剂(如维拉帕米、地尔硫草)适用于无明显左心功能不全或其他禁忌证的冠状动脉痉挛性心绞痛,尤其适用于 β 受体拮抗剂无效或禁忌者,其过敏反应较为少见。⑤吗啡:可缓解急性心肌缺血引起的剧烈胸痛、交感神经过度兴奋、焦虑等症状。但应注意吗啡、可待因等阿片类药物可诱发肥大细胞大量脱颗粒,引发和加重过敏性心肌缺血,须谨慎使用,必要时可用芬太尼及其衍生药物(仅偶有轻度激活肥大细胞的作用)替代吗啡。⑥β 受体拮抗剂:可减慢心率、降低血压、减弱心肌收缩力和降低心肌氧耗量,指南推荐无禁忌证时于发病后 24 小时内早期使用,怀疑冠状动脉痉挛或可卡因诱发的胸痛患者应避免使用。在上述药物治疗无效的情况下,可考虑给予支架植入治疗。

该患者的休克纠正后,针对急性心肌缺血情况,给予低分子量肝素抗凝、氯吡格雷抗血小板(考虑阿司匹林诱发再次过敏的风险高);I 型过敏反应相关急性心肌缺血综合征患者有冠状动脉痉挛的可能性,根据急性冠脉综合征指南,β

受体拮抗剂不建议使用,给予地尔硫草改善冠状动脉痉挛及心肌缺血,并有一定的降血压作用。

五、小结

过敏反应相关急性心肌缺血综合征属于过敏诱发的急性心肌缺血综合征,按一般急性冠脉综合征治疗的同时,应评估患者的过敏状态,并对所用的药物进行评价分析,评价是否可能诱发新的过敏反应,尽可能保证患者脱离变应原,避免加重病情。

参 考 文 献

[1] 中国医师协会急诊医师分会,国家卫健委能力建设与继续教育中心急诊学专家委员会,中国医疗保健国际交流促进会急诊急救分会. 急性冠脉综合征急诊快速诊治指南(2019). 中华急诊医学杂志,2019,28(4):421-428.

[2] 中华医学会心血管病学分会,中华心血管病杂志编辑委员会. 急性 ST 段抬高型心肌梗死诊断和治疗指南. 中华心血管病杂志,2019,47(10):766-783.

[3] BITEKER M. Current understanding of Kounis syndrome. Expert review of clinical immunology,2010,6(5):777-788.

[4] LOPEZ P R,PEIRIS A N. Kounis syndrome. Southern medical journal,2010,103(11):1148-1155.

[5] KILIC D,EVRENG H,OZCAN A V,et al. Acute ST segment elevation myocardial infarction after sulbactam-ampicillin induced anaphylactic shock in an adult with significant coronary artery disease: a case report. International journal of cardiology,2009,135(1): e30-e33.

[6] SOAR J. Emergency treatment of anaphylaxis is in adults: concise guidance. Clinical medicine,2009,9(2):181-185.

[7] CAKAR M A,GÜNDÜZ H,KOCAYIĞIT I,et al. Acute coronary syndrome due to diclofenac potassium induced anaphylaxis: two Kounis syndrome variants in the same patient. Anadolu kardiyoloji dergisi,2011,11(1):88-89.

[8] FASSIO F,LOSAPPIO L,ANTOLIN-AMERIGO D,et al. Kounis syndrome: a concise review with focus on management. European journal of internal medicine,2016,30:7-10.

[9] CEVIK C,NUGENT K,SHOME G P,et al. Treatment of Kounis syndrome. International journal of cardiology,2010,143(3):223-226.

[10] KOUNIS N G. Kounis syndrome: an update on epidemiology,pathogenesis,diagnosis and therapeutic management. Clinical chemistry and laboratory medicine,2016,54(10):1545-1559.

[11] MAZARAKIS A,ALMPANIS G C,PAPATHANASIOU P,et al. Kounis syndrome uncovers

critical left main coronary disease: the question of administering epinephrine. International journal of cardiology, 2012, 157(3): e43-e45.

[12] CEPEDA P R, HERREJÓN E P, AGUIRREGABIRIA M M R. Kounis syndrome. Medicina intensiva, 2012, 36(5): 358-364.

（王心慧）

案例 7　一例脓毒症心肌病患者的药学监护

一、案例背景知识简介

某些非心源性严重疾病如重症感染、重症胰腺炎、严重创伤等随着疾病进展，均有可能累及心肌，严重者可出现心力衰竭、心源性休克及心律失常等并发症，加重原有病情，甚至导致死亡。此类报告在脓毒症患者中多见（发生率可能超过 50%），称为脓毒症心肌病。本文拟通过此案例了解脓毒症心肌病的药物治疗，为临床用药提供参考。

二、病历内容简介

患者，男性，26 岁。主因"发热伴头痛、全身疼痛 6 日，腹泻 3 日"于 2019 年 11 月 19 日入院。6 日前夜间患者自觉发热，伴头痛、全身酸痛，自测体温 38.5℃，自服"板蓝根、感冒冲剂、酚麻美敏片"后无效。3 日前进食盒饭后腹泻，为稀水样便，3～10 次 /d，纳差，就诊于当地医院急诊，给予莫西沙星片 0.4g p.o. q.d.，体温仍在 38.5～39.5℃。11 月 19 日 5:00 再次就诊于急诊，神志清，血压 70/40mmHg，心率 120 次 /min，少尿，给予美罗培南抗感染和补液治疗，血压无明显上升，为 68/44mmHg，以"脓毒症休克"收入当地医院 ICU。

既往史："肛周脓肿" 2 次（5 年前及 8 年前），手术治疗已痊愈；5 个月前出现"牙周炎"，目前无疼痛。

入院查体：体温 38.3℃，脉搏 112 次 /min，呼吸 24 次 /min，血压 68/44mmHg，身高 178cm，体重 80kg。神志清，精神萎靡，声音低微，对答切题。全身皮肤黏膜无黄染及出血点，皮肤弹性差。双侧锁骨上淋巴结未触及肿大。两肺呼吸音清，未闻及明显的干、湿啰音。心律齐，心音低，听诊无异常。腹部饱满，腹软，上腹部轻压痛，无反跳痛，肝、脾肋下未触及，移动性浊音阴性，肠鸣音弱。双下肢无水肿。

辅助检查：WBC 14.24×10^9/L，粒细胞百分率（percentage of granulocyte G%）91.7%，Hb 142g/L；PCT 12.810ng/ml，CRP＞240mg/L；Cr 323.0mg/L，GPT 22U/L，GOT 40U/L；Na^+ 127mmol/L，Ca^{2+} 2.02mmol/L，K^+ 3.38mmol/L。胸部 CT 示①双

肺多个微小结节影,考虑良性病灶;双侧胸膜局限性增厚。②少量心包积液。心电图(2019 年 11 月 19 日 5:07)示窦性心动过速,临界性下壁导联 T 波异常,ST 段抬高,考虑前侧壁损伤。

入院诊断:①脓毒症休克;②发热原因待查;③急性肾损伤;④电解质紊乱。

三、主要治疗经过及典型事件

转入 ICU 第 1 日,根据 2021 脓毒症与脓毒症休克管理的国际指南,患者存在感染,脓毒症相关性器官功能衰竭评价(sepsis-related organ failure assessment,SOFA)评分≥2 分,初步复苏后的平均动脉压(mean arterial pressure,MAP)≤65mmHg 脓毒症休克的诊断明确,行血培养完善病原学检查,继续补液、去甲肾上腺素泵入维持循环、美罗培南抗感染及雾化、抑酸等对症支持治疗。转入 ICU 第 2 日体温 37.1~39.5℃,间断冰毯降温,心率 85~138 次/min,血压 105~85/60~70mmHg(去甲肾上腺素泵入 3μg/min),呼吸 22~30 次/min。患者诉憋喘明显,呕吐 1 次 200ml,仍有腹泻,大便 650ml,稀水样便。查体:神志清,精神欠佳,皮肤弹性差,腹部膨隆,轻微压痛,无反跳痛及肌紧张,肝区压痛,墨菲征可疑阳性,肠鸣音未闻及。中心静脉压(central venous pressure,CVP)9~10cmH_2O,辅助检查示 WBC 18.9×10^9/L,G% 94.4%,Hb 119g/L,PCT 8.120ng/ml hs-CRP 317.6mg/L,Cr 207μmol/L,GPT 171U/L;D-D 1.204mg/L;NT-proBNP 24 501ng/L,cTnT 0.225μg/L,CK-MB 3.00ng/ml,Mb 225.50ng/ml。心脏彩超提示射血分数 41%,左室壁运动近乎弥漫性减弱。患者既往无心脏疾病病史,补液充分,尿量 3 020ml,不排除脓毒症心肌病可能。医生调整治疗方案,送基因测序明确感染的病原体,控制心力衰竭病情,去甲肾上腺素 2 μg/min 泵入维持血压,去乙酰毛花苷注射液 0.4mg i.v. q.d. 强心,托拉塞米利尿,观察患者的心功能变化,同时监测患者的视力变化。

入院第 4 日患者神志清,诉憋喘较前好转,精神欠佳,头痛,汗多。体温 36.7~40.5℃,间断冰毯降温,心率 80~140 次/min,血压 120~140/60~70mmHg(去甲肾上腺素泵入 2μg/min),呼吸 22~32 次/min,CVP 15~16cmH_2O,入量 3 214ml,尿量 2 240ml,大便 3 次约 80ml。查体:声音低微,对答切题,皮肤弹性差,心、肺听诊(-),腹部膨隆,有压痛,无反跳痛及肌紧张,肝区轻压痛,墨菲征可疑阳性,脾肋下未触及,移动性浊音阴性,肠鸣音未闻及,双下肢及腰骶部轻度水肿。辅助检查示:WBC 20.0×10^9/L,G% 92.2%,Hb 128g/L,PCT 3.780ng/mlg/L,CRP 61.2mg/L;NT-proBNP 31359ng/L,cTnT 0.097μg/LCK-MB 1.90ng/ml,Mb 81.4ng/ml;Cr 65μmol/L,GPT 244U/L;D-D 4.13mg/L。心脏彩超提示射血分数 36%,左室壁运动仍近乎弥漫性减弱,去乙酰毛花苷已使用 2 日,强心效果不佳。药师查阅文献后,建议医生改用左西孟旦 12.5mg,考虑患者同时应用正性肌力药，推荐治疗初期负荷剂量为 6μg/kg，至少持续 10 分钟。患者体重 80kg，左西孟旦 12.5mg 入 50ml 5% 葡萄糖注射液，泵入速度为 11.5ml/h，持续 10 分钟。较高的负荷剂量会产生较强的血流动力学效应，并可能导致不良反应的发生率短暂升高。密切观察患者的反应，如反应过度（低血压、心动过速），应将滴注速度减至 0.05μg/（kg•min）或停止给药；患者的耐受性良好，10 分钟后泵入速度改为 2.5ml/h[0.13μg/（kg•min）]，持续给药约 19 小时，患者未出现头痛、心律失常等不良反应。基因测序示厌氧梭杆菌、痢疾志贺菌，考虑痢疾可能，加用环丙沙星。入院第 6 日患者诉无喘憋，体温 36.8～38.2℃，心率 66～93 次/min，血压 92～112/50～62mmHg，呼吸 15～20 次/min，CVP 10～12cmH$_2$O。心脏彩超示射血分数 50%，左室壁运动轻度弥漫性减弱，右室壁运动轻度减弱，NT-proBNP 1 380ng/L，PCT 0.913ng/ml 血压 105/67mmHg，停用去甲肾上腺素，心功能较前明显好转，继续抗感染等治疗。入院第 10 日感染指标恢复正常，心功能指标无异常，转出 ICU。

四、讨论

（一）脓毒症心肌病的表现及其诊断

目前多数研究认为脓毒症心肌病是脓毒症发病过程中的一个环节，炎症反应不仅直接损伤心肌，还可影响心肌细胞的线粒体、肾上腺素受体、钙离子转运、凋亡及心脏微循环等环节，导致心功能障碍。其发生并非慢性心肌疾病的急性恶化，也并非冠状动脉疾病导致心肌坏死从而导致左心室收缩和/或舒张失调所致，它往往在患病之前并不存在，是随着危重病的发生而出现，又随着危重病的治愈而恢复的一种可逆性病变。也有研究认为，脓毒症心肌病的表现主要有 3 个特点：左心室扩张，射血分数降低，在 7～10 日内可恢复。该患者的左心室无扩张，左室壁运动近乎弥漫性减弱提示心脏运动障碍，射血分数降低，在第 10 日恢复正常。

（二）脓毒症心肌病的药物治疗

积极治疗原发病、去除诱因是治疗的首要原则，同时控制心力衰竭及心律失常，并进行脏器支持。

1. 早期容量复苏　脓毒症心肌病患者多数存在心功能不全，早期容量复苏是必要的，对维持一定的前负荷有重要作用，应在严密监测血流动力学指标如心率、每搏输出量及中心静脉压等的情况下进行复苏。

2. 血管加压药及强心药的选择　对于充分复苏后血压仍无法维持的脓毒症患者，去甲肾上腺素被推荐为一线血管活性药；一些研究报道血管升压素也可能对脓毒症休克有效，在所有患者的 28 日和 90 日死亡率中，血管升压素和去甲肾上腺素之间没有显著性差异，但低剂量的血管升压素可降低病情较轻患者的死亡率。目前脓毒症指南推荐去甲肾上腺素可以联合低剂量的血管升压素，目的是提高平均动脉压或减少去甲肾上腺素的剂量，但是不建议作为一线用药。本患者脓毒症休克的诊断明确，使用去甲肾上腺素维持循环符合指南要求，并且单药可维持循环稳定，未联合其他血管加压药。

也有研究使用如下升压方案：去甲肾上腺素 + 多巴酚丁胺；去甲肾上腺素 + 多巴胺。但需要注意此类药物容易引起心动过速，增加心肌氧耗量，影响心肌舒张，甚至可能诱发心律失常。有报道指出，用多巴酚丁胺和多巴胺进行血流动力学治疗以达到心脏指标的超正常值，但未能降低危重患者的发病率或死亡率。

脓毒症心肌病患者使用血管加压药时不建议联合使用洋地黄类（地高辛等）及磷酸二酯酶抑制剂类（米力农等）强心药，而钙离子增敏剂在临床应用中展现出一定的优势。2016 年 ESC 急慢性心力衰竭指南和《中国心力衰竭诊断和治疗指南 2018》均提及左西孟旦，左西孟旦不易引起心律失常或增加氧耗量，并且通过抑制 ATP 敏感性钾通道，引起平滑肌细胞膜超极化，导致血管舒张；同时与心肌肌钙蛋白 C 结合增加收缩时钙对肌丝的作用，使心肌收缩力增加，舒张时钙浓度降低，从而不影响舒张功能，对平均动脉压的影响较小。本例患者明确脓毒症心肌病的诊断后加用强心药，最初选择去乙酰毛花苷，属于洋地黄类药物，因其效果差且诱发心律失常多见，相关研究并不推荐此类药物用于脓毒症心肌病患者。该患者使用 2 日无明显改善后根据指南及文献推荐换用左西孟旦单次给药，同时加强控制感染后，患者的心功能明显好转。

3. β 受体拮抗剂 已广泛应用于慢性心力衰竭的治疗，可拮抗儿茶酚胺对心肌的毒性作用；减慢心率，减少心肌氧耗量；抗心律失常，尤其是降低心源性猝死的风险；艾司洛尔可优化脓毒症伴心动过速患者的容量状态，降低病死率。但也有研究提示，兰地洛尔在降低心率的同时，可能对脑部氧合产生有害影响，同时由于其负性肌力作用可能加重急性心力衰竭的症状，导致病情恶化。总之，β 受体拮抗剂的剂量、剂型及应用时机都有待进一步研究，本患者未使用此类药物。

五、小结

脓毒症心肌病是炎症反应在心脏的表现，在脓毒症患者尤其是脓毒症休克及严重脓毒症患者中发生率较高。在充分的容量复苏后如患者仍血压回升不良或循环不稳定，应使用去甲肾上腺素；如仍未恢复，可加用低剂量的血管升压素。对于多巴胺及多巴酚丁胺的使用，因其诱发心律失常等不良反应的可能性较大，指南及各项研究对其使用均保持谨慎态度。对于此类患者，强心药的选择应更为谨慎，对于同时使用血管加压药的患者，左西孟旦为较好的选择，初始使用 30~60 分钟应密切注意患者的血压及心率，及时调整给药速度。

参 考 文 献

[1] 中华医学会心血管病学分会心力衰竭学组，中国医师协会心力衰竭专业委员会，中华心血管病杂志编辑委员会. 中国心力衰竭诊断和治疗指南 2018. 中华心血管病杂志，2018，46（10）：760-789.

[2] RHODES A，EVANS L E，ALHAZZANI W，et al. Surviving sepsis campaign：international guidelines for management of sepsis and septic shock：2016. Intensive care medicine，2017，43（3）：304-377.

[3] MEHTA S，GRANTON J，Gordon A C，et al. Cardiac ischemia in patients with septic shock randomized to vasopressin or norepinephrine. Critical care，2013，17（3）：R117.

[4] PONIKOWSKI P，VOORS A A，ANKER S D，et al. 2016 ESC guidelines for the diagnosis and treatment of acute and chronic heart failure of the European society of acute and chronic heart failure of the European society of cardiology（ESC）developed with the special contribution of the heart failure association of the ESC. European journal of heart failure，2016，18（8）：891-975.

[5] RUSSELL J A，WALLEY K R，Singer J，et al. Vasopressin versus norepinephrine infusion in patients with septic shock. New England journal of medicine，2008，358（9）：877-887.

[6] ZANGRILLO A，PUTZU A，MONACO F，et al. Levosimendan reduces mortality in patients with severe sepsis and septic shock：a meta-analysis of randomized trials. Journal of critical care，2015，30（5）：908-913.

[7] CELES M R N，MALVESTIO L M，SUADICANI S O，et al. Disruption of calcium homeostasis in cardiomyocytes underlies cardiac structural and functional changes in severe sepsis. PLoS one，2013，8（7）：e68809.

[8] GORDON A C，PERKINS G D，SINGER M，et al. Levosimendan for the prevention of acute organ dysfunction in sepsis. New England journal of medicine，2016，375（17）：1638-1648.

[9] KURITA T，KAWASHIMA S，MORITA K，et al. Use of a short-acting beta1 blocker during endotoxemia may reduce cerebral tissue oxygenation if hemodynamics are depressed by a decrease in heart rate. Shock，2017，47（6）：765-771.

（王心慧）

案例 8 一例尿路感染致脓毒症休克患者的血管活性药选择与药学监护

一、案例背景知识简介

脓毒症为重症监护室常见的疾病，由感染引起机体反应失调而造成威胁生命的器官功能障碍，可进一步进展为脓毒症休克，此类患者在进行充分的容量复苏后仍需要血管活性药维持血压。如何选择合适的血管活性药是脓毒症休克患者救治中的重要环节。本文拟通过一例尿路感染导致脓毒症休克老年患者的病例分析，探讨脓毒症休克患者血管活性药的选择与药学监护，为合理应用血管活性药提供一定的参考。

二、病例基本情况

患者，女性，75 岁。主因"突发性右下腹痛 1 日余，加重 8 小时"于 2019 年 10 月 11 日由急诊收入 ICU。患者于 10 月 10 日突发性右下腹疼痛，疼痛难忍，伴有重度恶心、呕吐，呕吐多次，呕吐物为胃内容物；伴有低热，自服布洛芬后疼痛稍微缓解。21 时于外院急诊行 CT 检查，发现右侧输尿管结石、胆囊结石，外院给予抗感染治疗（具体不详）。今日上午再次发热，最高体温达 40℃，继续予以对症处理（具体不详），于下午 4:30 转入当地医院急诊后出现休克，泌尿外科立即给予抢救治疗，补液后血压仍低，为 84/45mmHg，给予血管活性药去甲肾上腺素维持血压。行床边超声检查提示右肾结石。予以急诊膀胱镜检查，置入双 J 管，发现有脓液喷出，后转入 ICU 病房。

既往史：平素身体一般，有高血压病史 10 余年，未规律诊治，口服"牛黄降压片"2～4 片 /d，自述控制良好，血压波动于 130/80～140/90mmHg；糖尿病病史 25 年，用胰岛素治疗，早 30IU 或 28IU，晚 28IU 或 26IU。否认冠心病及输血史，2 年前行"白内障摘除术"（具体不详）。无食物、药物过敏史。

入院查体：体温 38.3℃，心率 100 次 /min，呼吸 24 次 /min，血压 84/45mmHg，身高 163cm，体重 80kg。患者意识模糊，查体欠配合；双肺呼吸音粗，无干、湿啰音；腹部平软，右上腹压痛明显，右腰部叩击痛。

辅助检查：WBC 24.46×10^9/L，N% 91.2%，L% 5.3%，RBC 3.68×10^{12}/L，Hb 112g/L，PLT 108×10^9/L；Glu 5.15mmol/L，钾 3.59mmol/L，钠 139mmol/L，GPT 11U/L，Cr 254μmol/L。CT 检查示右输尿管结石，胆囊结石。超声超示示右肾结石，右输尿管扩张，胆囊结石。

入院诊断：①脓毒症休克，尿路感染；②输尿管结石（右），肾积脓；③胆囊结石；④高血压（1 级，中危）；⑤ 2 型糖尿病；⑥白内障术后。

三、主要治疗经过及典型事件

患者转入 ICU 时体温 38.3℃，心率 >90 次 /min，呼吸 >20 次 /min，WBC $>12 \times 10^9$/L，全身炎症反应明确，急诊尿道膀胱镜检查引流出脓性尿液，伴低血压，急诊充分补液后血压回升不良。同时患者无尿（灌注异常），根据 2021 年脓毒症和脓毒症休克管理指南，脓毒症休克（感染性休克）的诊断明确。

转入 ICU 时使用 0.9% 氯化钠注射液、乳酸林格液补液纠正休克，输液速度为 120ml/h。19:20 使用去甲肾上腺素 2mg 溶于 0.9% 氯化钠注射液 50ml 中，以 0.03µg/（kg·min）（即 2.4µg/min）的速度泵入，患者的血压 90/65mmHg、CVP 3.5cmH_2O，仍无尿。19:30 去甲肾上腺素增加至 0.12µg/（kg·min），加用多巴胺 1.5µg/（kg·min），此时患者的尿量 10ml/h、CVP 4cmH_2O。19:42 增加血管活性药的剂量，多巴胺调整为 6µg/（kg·min），去甲肾上腺素为 0.2µg/（kg·min）（即 16µg/min）。22:00 患者的尿量 80ml/h，血压 110/70mmHg。22:00/24:00 患者的尿量波动于 80~200ml/h，血压 110~101/65~78mmHg，CVP 5cmH_2O，考虑灌注尚可，降低去甲肾上腺素至 0.1µg/（kg·min）（即 8µg/min）。2:15 患者的尿量波动于 200~450ml/h，血压 115~102/60~81mmHg，心率 119~124 次 /min，去甲肾上腺素降至 0.02µg/（kg·min）（即 1.6µg/min）。

患者同时使用美罗培南、利奈唑胺抗感染治疗，奥美拉唑预防应激性溃疡，胰岛素持续泵入控制血糖；符合 2016 国际脓毒症和脓毒症休克管理指南的要求。

入院第 2 日患者仍诉恶心、呕吐，应注意电解质平衡。昨日已补钾，目前钾 4.12mmol/L，钠 140mmol/L，钙 2.10mmol/L，Cr 216µmol/L，CVP 6cmH_2O，去甲肾上腺素下调至 0.02µg/（kg·min），多巴胺下调至 5µg/（kg·min）。9:00 血压 141/64mmHg，调整去甲肾上腺素为 0.01µg/（kg·min）；10:00 血压 127/66mmHg，尿量波动于 130~200ml/h，暂停去甲肾上腺素泵入；15:30 血压 146/79mmHg，多巴胺降至 3µg/（kg·min）；23:00 血压 138/63mmHg，多巴胺调整为 2µg/（kg·min），CVP 6cmH_2O。

尿培养示奇异变形杆菌，对美罗培南敏感，继续目前的抗感染治疗，注意患者的血常规、肾功能等指标的变化；控制血糖，加强营养支持。患者腹痛，给予曲马多 100mg 肌内注射镇痛。

入院第 3 日 7:30 血压 134/60mmHg，CVP 6cmH_2O，多巴胺已改为 2µg/（kg·min）泵入；18:10 血压 169/80mmHg，暂停多巴胺泵入；18:30 血压 145/75mmHg，患者突发心律不齐，心率波动于 123~151 次 /min，心律绝对不齐，考虑为心房颤动，急查血钾为 3.0mmol/L，不排除多巴胺及低钾诱发的可能性，给予补钾治疗，同时加用胺碘酮。1 日后恢复窦性心律，停用胺碘酮，后期患者未再出现心房颤动。入院第 9 日患者转出 ICU。

四、讨论

（一）脓毒症休克复苏及血管活性药的选择

根据 2016 年国际脓毒症和脓毒症休克管理指南，脓毒症患者初始几小时内的尽快识别与恰当处理可改善预后，诊断后的前 3 小时内至少以 30ml/kg 的速度进行容量复苏，并以乳酸正常化和平均动脉压（MAP）达到 65mmHg 作为早期复苏目标。指南推荐首选晶体液（平衡液或者生理盐水），必要时使用白蛋白，避免使用羟乙基淀粉。但是对于晶体液类型的选择，新指南也未提出进一步的意见。

脓毒症患者持续低血压可能引发肾功能持续恶化，针对容量复苏后血流动力学仍不稳定的患者，首选去甲肾上腺素并滴定剂量至目标血压（MAP＝65mmHg），也可加用血管加压素（最大剂量为 0.03U/min）或肾上腺素两者之一以达到目标MAP；或加用血管加压素（最大剂量为 0.03U/min）减少去甲肾上腺素的剂量。

对于合并急性肾损伤的患者使用去甲肾上腺素维持合理的 MAP 可增加肾氧输送，改善肾功能，并有助于恢复自主尿量。因此，对于持续低血压的患者，应尽早考虑使用血管加压药，保护肾功能的同时可避免过度的补液治疗；而多巴酚丁胺只有在充分的容量复苏及血管加压素应用之后，如果仍然存在持续的低灌注，才建议使用。

如果充分的容量复苏及血管活性药治疗能够恢复血流动力学稳定，则不建议静脉使用氢化可的松；如仍无法达到血流动力学稳定，建议静脉使用氢化可的松（剂量为每日 200mg）。从指南的推荐中可以看出，血管活性药的使用顺序一般为去甲肾上腺素—加血管加压素或肾上腺素—多巴酚丁胺，中间加用激素。

针对多巴胺的使用，指南指出只有针对特定群体，例如快速型心律失常风险较低及绝对和相对心动过缓的患者才推荐将多巴胺作为去甲肾上腺素的替代药物，同时不推荐使用小剂量的多巴胺用于肾脏保护。

（二）本患者血管活性药的应用评价

该患者在确诊 3 小时内使用晶体液及平衡液（0.9% 氯化钠溶液及乳酸林格液）复苏，血压仍难以维持（84/45mmHg），使用指南推荐的首选血管活性药去甲肾上腺素。去甲肾上腺素说明书中的成人常用剂量为从 8～12μg/min 的速度开始滴注，调整滴速以使血压升到理想水平，维持剂量为 2～4μg/min。本患者从维持剂量 2.4μg/min 起始，血压及中心静脉压仍偏低（90/65mmHg），增加去甲肾上腺素的剂量最高至 16μg/min；同时医生考虑患者无尿，加用小剂量的多巴胺，认为多巴胺作用于多巴胺受体，使肾及肠系膜血管扩张，肾血流量及肾小球滤过率增加，可增加尿量。多巴胺说明书指出开始时按体重 1～5μg/(kg•min)，10 分钟内以 1～4μg/(kg•min) 的速度递增，以达到最大疗效。本患者初始使用1.5μg/(kg•min)，最大用至 6μg/(kg•min)。

本患者使用去甲肾上腺素的起始剂量较低，去甲肾上腺素由于具有血管收缩作用而升高 MAP，相比于多巴胺，去甲肾上腺素对于心率的变化几乎没有影响，对于每搏输出量的增加作用也较小；而多巴胺增加 MAP 及心输出量主要是通过增加每搏输出量和心率。在脓毒症休克患者中，与多巴胺相比，去甲肾上腺素的作用更强，逆转低血压的作用可能更有效。多项研究及指南指出，去甲肾上腺素比多巴胺有更多的生存益处、更好的血流动力学改善和更少的不良事件发生率，去甲肾上腺素是治疗脓毒症休克的一线升血压药。在生存方面，去甲肾上腺素也可能优于多巴胺。

入院第2日患者的血钾无异常（补钾后），尿量逐渐增加，血压可维持，中心静脉压恢复正常，停用去甲肾上腺素，多巴胺的用量逐渐下调至 $2\mu g/（kg \cdot min）$。入院第3日血压、尿量均恢复，停用多巴胺20分钟后突发心房颤动，急查血钾低，同时不排除多巴胺诱发的可能性，补钾的同时使用胺碘酮，1日后恢复正常。

在心脏收缩功能受累的患者中多巴胺可能有效，但是可能增加心动过速的发生概率，与去甲肾上腺素相比其更容易引起心律失常。入院第1日患者无尿，考虑补液不充分导致肾脏灌注不足而诱发，患者为老年人且伴有低钾（恶心、呕吐导致），容易发生心律失常，因此多巴胺对于该患者并非优先选择药物；同时，多巴胺可能也会通过下丘脑 - 垂体轴影响内分泌反应，而且可能具有免疫抑制作用。

对于其他血管活性药疗效不佳的患者，低剂量的血管加压素在提升血压方面可能有效，而且可能存在其他潜在的生理学作用。该患者如增加去甲肾上腺素的剂量后仍难以维持血压，可考虑联合血管加压素或肾上腺素。在脓毒症休克的成年人中，与去甲肾上腺素相比，血管加压素的早期使用并不能延长肾衰竭的时间，但也有证据显示与去甲肾上腺素联合后具有独特的优势。

五、小结

脓毒症休克复苏是否成功取决于补液速度、溶液种类的选择、电解质补给及血管活性药的合理选择等多个环节，各个环节紧密相关，补液速度过快会造成容量负荷过大，可导致心力衰竭；电解质不稳定易诱发心律失常，增加救治难度；血管活性药的使用更应注意种类选择及剂量调整，才可实现有效救治。

参 考 文 献

[1] 晁彦公，中国重症超声研究组. 脓毒症急性肾损伤时血管活性药物的选择. 临床荟萃，2019，34（7）：599-603.

[2] 李国强，孙亮. 脓毒性休克如何使用血管活性药物. 中华结核和呼吸杂志，2019，42（9）：648-652.

[3] RHODES A，EVANS L E，ALHAZZANI W，et al. Surviving sepsis campaign：international guidelines for management of sepsis and septic shock：2016. Intensive care medicine，2017，43（3）：304-377.

[4] AVNI T，LADOR A，LEV S，et al. Vasopressors for the treatment of septic shock：systematic review and meta-analysis. PLoS one，2015，10（8）：e0129305.

[5] GORDON A C, MASON A J, THIRUNAVUKKARASU N, et al. Effect of early vasopressin vs norepinephrine on kidney failure in patients with septic shock: the VANISH randomized clinical trial. JAMA, 2016, 316 (5): 509-518.

[6] ZHOU F, MAO Z, ZENG X, et al. Vasopressors in septic shock: a systematic review and network meta-analysis. Therapeutics and clinical risk management, 2015, 11: 1047-1059.

[7] BADIN J, BOULAIN T, Ehrmann S, et al. Relation between mean arterial pressure and renal function in the early phase of shock: a prospective, explorative cohort study. Critical care, 2011, 15 (3): R135.

[8] REDFORS B, BRAGADOTTIR G, SELLGREN J, et al. Effects of norepinephrine on renal perfusion, filtration and oxygenation in vasodilatory shock and acute kidney injury. Intensive care medicine, 2011, 37 (1): 60-67.

（王心慧）

案例9 一例急性胰腺炎患者电解质管理的药学监护

一、案例背景知识简介

中至重度急性胰腺炎患者病情危急，常出现电解质紊乱，及时纠正电解质紊乱是药物治疗中的非常重要的环节。正确判断患者电解质紊乱的发生原因、持续时间及严重程度，及时补给患者所需的电解质量，注意合理的纠正速度，可避免出现脱髓鞘病变等严重的并发症。本文拟通过对一例中至重度急性胰腺炎患者的电解质紊乱纠正过程的药学监护，探讨急性胰腺炎患者的电解质管理。

二、病例基本情况

患者，女性，65 岁。主因"间断上腹痛伴呕吐 2 月余，加重 1 日"于 2020 年 4 月 10 日收入消化科。患者于 2020 年 2 月 14 日无明显诱因发作上腹痛，无腰背部放射，伴恶心、呕吐，呕吐物为胃内容物，无发热、黄疸，无呕血、黑便，自服"雷贝拉唑、铝镁加"，腹痛持续约 6 小时缓解，未予诊治。后间断发作上腹痛 3~4 次，性质同前。4 月 9 日夜间再次发作上腹痛，较前加重，持续 10 余小时不缓解，无排便、排气，无发热、黄疸。于当地医院就诊，血生化检验示淀粉酶（amylase，AMY）2 159U/L、脂肪酶（lipase，LPS）2 360.2U/L、GPT 174U/L、GOT 123.6U/L。腹部 CT 提示急性胰腺炎，以"急性胰腺炎"收入消化科。发病以来不规则发热，无皮肤和巩膜黄染、皮疹，无肉眼血尿，无尿频、尿急、尿痛，无咳嗽、咳痰。患者自 4 月 9 日再次发病以来精神、饮食、睡眠尚可，但小便少、大便未解；自诉因"减重"1 年来体重减少 10kg。

既往史：既往体健，否认有肝炎、结核、伤寒等传染病病史，否认有冠心病、高血压、糖尿病病史。无手术及输血史，无重大外伤史。否认药物及食物过敏史。

入院查体：体温 38.3℃，脉搏 90 次 /min，呼吸 20 次 /min，血压 135/93mmHg，体重 60kg，身高 162cm。神清语利，听诊双肺呼吸音清晰，未闻及干、湿啰音。心率 90 次 /min，律齐，各瓣膜听诊区未闻及病理性杂音。腹部无膨隆，上腹压痛、反跳痛，肝、脾肋下未触及，移动性浊音阴性，肠鸣音弱。余查体无异常。

辅助检查：血常规示 WBC 14.75×10^9/L，G% 93.6%；血生化示 AMY 2 159U/L，LPS 2 360.2U/L，GPT 174U/L，GOT 123.6U/L。腹部 CT 示符合急性胰腺炎，腹腔炎性渗出，建议诊治后复查；胆囊结石；腹腔及盆腔少量积液。腹部超声提示胰腺异常所见不除外炎症改变，胆囊多发结石。

入院诊断：①急性胰腺炎（中度重症，胆源性），全身炎症反应综合征，急性胰周液体积聚；②胆囊多发结石。

三、主要治疗经过及典型事件

入院第 1 日考虑患者为胆源性胰腺炎且白细胞高，根据《中国急性胰腺炎诊治指南》要求，给予头孢哌酮舒巴坦预防感染、奥美拉唑抑酸、奥曲肽抑酶、复方甘草酸苷降氨基转移酶治疗，禁食。入院时患者的尿量少，呈禁食状态，补液 3 200ml，其中晶体液 2 200ml、胶体液 1 000ml，约 2：1，符合指南要求。补液后患者的尿量 2 600ml（> 1 440ml/d），平均动脉压 MAP 70mmHg（> 65mmHg），中心静脉压 CVP $8cmH_2O$，初步复苏完成。

入院第 2 日患者呈禁食状态，血钙 2.16mmol/L，暂不给予补充；钾 4.71mmol/L，计划补氯化钾 6g，先补充生理需要量氯化钾 3g，注意滴注速度 < 10mmol/h；钠 143mmol/L，输液中氯化钠共 5.0g，满足生理需要量，未补充；患者使用复方甘草酸苷，提示医生其类醛固酮作用可能出现低钾血症及高血压等，关注患者的电解质变化。入院第 3 日钠 143mmol/L、钙 1.94mmol/L，患者无抽搐，给予葡萄糖酸钙 2g 静脉滴注，提示医生注意补钙速度 < 0.24g/h；钾 3.79mmol/L，较昨日下降较多，考虑与呕吐有关，继续补充生理需要量的氯化钾 3g，完成计划补充量；血压正常，GPT 134.0U/L、GOT 103.2U/L，使用甘草酸苷，注意钾及血压变化。

入院第 4 日钠 144mmol/L 保持正常、钙 1.83mmol/L 持续下降，考虑与胰腺炎进展有关，患者无肌肉抽搐，Chvostek 征（－），继续给予葡萄糖酸钙 2g 补充，注意输注速度；钾 3.23mmol/L，为轻度缺钾，计划补充氯化钾 8g，今日补充 4.5g。血压正常，GPT 112.0U/L、GOT 97.1U/L。入院第 5 日钠 145mmol/L 无异常、钙 1.86mmol/L，患者昨日腹胀、便秘严重，灌肠 1 次，不排除禁食、肠麻痹及补钙所致，继续补充葡萄糖酸钙 2g；钾 3.50mmol/L，血钾处于参考值低限，补充氯化钾 3.5g，2 日共补充 8g，完成补钾计划。血压无异常，GPT 102.6U/L、GOT 90.7U/L，血钾较前上升，继续甘草酸苷保肝。

入院第 6 日钠无异常、钙 1.87mmol/L，患者仍有便秘，自述腹胀较前好转，灌肠 1 次，肠鸣音仍低，3～4 次 /min，血钙较前略上升，继续补充葡萄糖酸钙 2g；钾 3.19mmol/L，血压无异常，GPT 90.6U/L、GOT 85.3U/L，钾离子已按需求补充 8g，仍下降，不排除甘草酸苷导致，建议医生换用多烯磷脂酰胆碱，计划补充氯化钾 8g，今日给予 5g。第 7 日钠无异常，患者诉腹胀明显减轻，排便 1 次，听诊肠鸣音 4 次 /min；钙 2.08mmol/L，给予葡萄糖酸钙 2g；钾 4.26mmol/L 达标，今日补充氯化钾 3g，完成补钾计划。入院第 8 日患者的电解质无异常，GPT 46.7U/L、GOT 51.3U/L，患者无腹胀及便秘，试进清流质饮食后无不适。

四、讨论

（一）急性胰腺炎患者常见的电解质紊乱类型及原因

急性胰腺炎患者尤其是重症患者入院时常因禁食或呕吐导致胃肠道丢失及腹腔内大量渗出，严重者出现低血容量、继发性醛固酮增多，可出现多种电解质紊乱。

急性胰腺炎患者的电解质紊乱以低血钙为主，重症患者更为明显。目前认为其发生与下列因素有关：①急性胰腺炎时甲状腺功能亢进，分泌降钙素增多，抑制钙自骨质内游离，使血钙降低；而甲状旁腺激素始终处于低水平分泌，致血钙持续低下。②急性胰腺炎时大量胰脂肪酶分泌入血及腹腔中，胰脂肪酶分解脂肪形成脂肪酸，后者与钙结合成脂肪酸钙沉积，使钙大量消耗、血钙降低。③钙转移至脂肪、肌肉和肝组织中。

此外，此类患者的低钾血症多见，有学者认为钾离子浓度的降低与病情严重程度相关。低钾常见的原因有严重的呕吐、胃肠减压丢失、摄入减少；另外，急性胰腺炎时存在肾素 - 醛固酮系统的启动，醛固酮浓度升高可使肾脏远曲小管、集合管的排钾量增多亦是血钾降低的另一因素。

低钠血症在急性胰腺炎患者中也常出现，患者的胰周、腹腔等常有明显的渗出、水肿，同时合并大量液体丢失，造成细胞外液丧失。炎症反应减轻后，渗出的细胞外液回输入血液，导致血液稀释，从而出现低钠血症。此外，急性胰腺炎常有不同程度的小胰管破裂，不仅含较多的淀粉酶、脂肪酶，而且含较多的钠离子和碳酸氢根离子等，导致钠离子丢失较多。尿渗透压再次升高，产生渗透性利尿现象，尿钠排出增加也导致低钠血症。

（二）电解质紊乱的症状及处理

1. 低钙血症的症状及处理 低钙血症是指血总钙≤2.13mmol/L。轻者仅有生化改变，无临床症状，主要表现为神经肌肉兴奋性增高；严重的低钙血症时患者会有感觉异常、抽搐、嗜睡、谵妄、癫痫等症状。

处理：对于急性低血钙患者，积极静脉补钙治疗，使用 10% 葡萄糖酸钙 10～20ml 缓慢静脉注射（注射时间为 10 分钟左右）通常可使症状立即消失；抽搐严重顽固难以缓解者可采用持续静脉滴注，速度不超过 4mg/（kg·h）元素钙，定期检测血清钙水平，维持在 2.0～2.2mmol/L，避免补充过多、过快发生高钙血症，2 周内曾应用洋地黄类药物的患者慎重使用钙剂；如患者可进食，此时可给予碳酸钙 0.5～1.0g p.o. t.i.d. 或联用维生素 D_3，肾衰竭患者选用 1, 25-$(OH)_2D_3$。需要注意的是，代谢性酸中毒患者纠正酸中毒后血游离钙降低，低钙症状加重，需注意及时补充。

2. 低钾血症的症状及处理 低钾血症是指血清钾 <3.5mmol/L 的一种病理生理状态。轻至中度低钾患者往往会有肌无力、疲劳、抽搐、便秘、肠梗阻等症状；重度低钾患者症状有弛缓性瘫痪、反射降低、二氧化碳潴留、手足搐搦，甚至横纹肌溶解。此外，低钾患者易出现各种心律失常，如期前收缩、室性心动过速，甚至心室颤动。对于低钾血症患者，除积极治疗原发病外，应及时补钾；如合并酸中毒，在纠正酸中毒前应先补钾。

处理：补钾的途径取决于低钾血症的急、慢性及严重程度。补钾时必须检查肾功能和尿量，每日尿量 >700ml，> 每小时 30ml 则补钾安全，也就是常说的"见尿补钾"。

《内科学》（第 9 版）指出成人每日需钾 3～4g，可以参照血清钾水平大致估计补钾量：①轻度缺钾为血清钾 3.0～3.5mmol/L，可补充钾 100mmol（相当于氯化钾 8.0g）；②中度缺钾为血清钾 2.5～3.0mmol/L，可补充钾 300mmol（相当于氯化钾 24g）；③重度缺钾为血清钾 2.0～2.5mmol/L，可补充钾 500mmol（相当于氯化钾 40g）。但一般每日补钾以不超过 200mmol（15g 氯化钾）为宜。需要注意的是，这些钾并非 1 日补足，应分 3～4 日补足。

如患者可进食，最好是经饮食补钾。肉、青菜、水果、豆类的含钾量高，100g 含钾 0.2～0.4g，而米、面含钾 0.09～0.14g，蛋含钾 0.06～0.09g。

药物补钾：氯化钾、枸橼酸钾、醋酸钾、谷氨酸钾、门冬氨酸钾镁都可用于补钾。①氯化钾：含钾 13～14mmol/g，最常用；②枸橼酸钾：含钾约 9mmol/g；③醋酸钾：含钾约 10mmol/g，枸橼酸钾和醋酸钾适用于伴高氯血症者（如肾小管性酸中毒）的治疗；④谷氨酸钾：含钾约 4.5mmol/g，适用于肝衰竭伴低钾血症者；⑤门冬氨酸钾镁注射液：含钾 3.0mmol/10ml、镁 3.5mmol/10ml，门冬氨酸和镁有助于钾进入细胞内。

补钾方法：①途径。轻症患者鼓励进食富含钾的食物。口服补钾以氯化钾为首选；为减少胃肠道反应，宜将 10% 氯化钾溶液稀释于果汁或牛奶中餐后服用，或改用氯化钾控释片，或换用 10% 枸橼酸钾，或鼻饲补钾。严重病例需静脉滴注补钾。②速度。一般静脉补钾的速度以10~20mmol/h为宜,其中周围静脉<10mmol/h、中心静脉<20mmol/h的钾进入细胞内较为缓慢,细胞内外的钾平衡时间约需15小时或更久,应特别注意输注中和输注后的严密观察,防止发生一过性高钾血症。③浓度。如以常规静脉滴注法补钾,静脉注射液体以含钾20~40mmol/L或氯化钾1.5~3.0g/L为宜。一般是将氯化钾加入生理盐水中静脉滴注,如血钾已基本正常,将氯化钾加入葡萄糖溶液中补充有助于预防高钾血症;如停止静脉补钾24小时后血钾正常,可改为口服补钾(血钾3.5mmol/L,仍缺钾约10%)。

有研究发现高浓度补钾可使危重的低钾血症患者获得更佳的疗效,但应重视影响高浓度补钾疗效的危险因素,如补钾前血钾过低、高龄等。对需要限制补液量和/或不能口服补钾的严重低钾患者可采用静脉微量输注泵,以较高浓度的含钾液体行深静脉穿刺或插管微量匀速输注,输注较高浓度钾溶液应进行持续心脏监护并每小时测定血钾,避免严重的高钾血症和/或心脏停搏。另外应注意的是,补钾后可因加重原有的低钙血症而出现手足搐搦,应及时补给钙剂。

3. 低钠血症的症状及处理 低钠血症是指血清钠<135mmol/L。患者可有神志改变、癫痫、昏迷、头痛及肌肉痉挛等。

处理:补钠时,氯化钠的每日生理需要量约4.5g,即75mmol Na$^+$。补钠的速度应≤0.5mmol/h[≤12mmol/(L·d)];参考《内科学》(第9版),如为低渗性失水导致低钠,则①补钠量=(125mmol/L-实测血清钠)×0.6×体重(kg);②补钠量=(142mmol/L-实测血清钠)×0.2×体重(kg)。0.6×体重(kg)表示机体的液体总量,0.2×体重(kg)表示细胞外液量。一般先给补钠量的1/3~1/2,复查生化指标后再确定后续方案。

补钠过快可导致脑桥脱髓鞘病变,慢性低钠患者更容易发生,应多加注意。

(三)本患者电解质紊乱的处理

该患者在入院第3日出现低钙血症,血钙最低至1.83mmol/L,但患者无明显不适及抽搐,给予10%葡萄糖酸钙20ml即2g葡萄糖酸钙静脉滴注治疗,4日后血钙基本恢复正常,其间患者出现便秘(胰腺炎可出现肠麻痹,同时不排除补钙导致),给予灌肠对症处理,随后好转;输液中的氯化钠为5g,满足生理需要量(4.5g),患者入院期间钠离子保持正常;入院后因患者禁食,给予生理需要量6g氯化钾(约3g钾);第4日患者的钾离子3.23mmol/L,为轻度低钾,不排除病情或甘草酸苷所致,分2日补氯化钾共8g(约4g钾),同时注意输液速度,随后恢复至参考值低值(3.50mmol/L);第6日患者的钾离子降低至3.16mmol/L,患者无呕吐、腹泻等持续丢失,考虑复方甘草酸苷诱发的可能性大,建议医生更换保肝药为多烯磷脂酰胆碱,随后给予氯化钾8g(约4g钾),分2日给予后恢复正常;第8日患者可进食后未再补充。

五、小结

急性胰腺炎患者常出现电解质紊乱，以低血钙为主，重症患者更为明显，同时可能出现低钾血症、低钠血症，在补充时除注意总量外，纠正速度也应予以关注，同时应避免使用可能导致电解质紊乱的药物，如利尿药、激素等。

参 考 文 献

[1] 王喜艳,徐新建,温浩,等. 重症急性胰腺炎急性反应期体液代谢变化的初步观察. 中国普通外科杂志,2014,13(10):780-782.

[2] 李剑,吴东. 内科住院医师手册. 北京:中国协和医科大学出版社,2013.

[3] 葛均波,徐永健,王辰,等. 内科学. 9版. 北京:人民卫生出版社,2018.

[4] 黄鹤光,冷希圣. 急性胰腺炎低钙血症的机制研究. 胰腺病学,2003,3(3):183-185.

[5] 张新斌,肖玲霞,姜椿法,等. 急诊科重度低钾血症患者采取高浓度钾溶液外周静脉给药治疗的临床研究. 罕少疾病杂志,2017,24(2):63-64,69.

[6] 王艳英,刘凤芹. 高浓度补钾对危重症低钾血症患者疗效及预后的危险因素分析. 中国综合临床,2015,31(z1):30-32.

[7] PEPE J, COLANGELO L, BIAMONTE F, et al. Diagnosis and management of hypocalcemia. Endocrine,2020,69(3):485-495.

[8] KIM G H, HAN J S. Therapeutic approach to hypokalemia. Nephron,2002,92(Suppl 1):28-32.

（王心慧）

案例 10　一例急性胆源性胰腺炎患者的镇痛管理与药学监护

一、案例背景知识简介

急性胰腺炎是一种常见的消化系统疾病，全球发病率均高，且有逐年增加的趋势，消耗大量医疗资源。在美国，急性胰腺炎的发病率为 5～30/10 万，死亡率大约 5%，重症患者的死亡率更高。急性胰腺炎最常见的病因为胆石症和酒精，占 80%，在国内 50% 以上为胆道疾病诱发，其他相对少见的原因包括药物反应、胰腺囊实性恶性肿瘤及高甘油三酯血症等。腹痛明显为多数急性胰腺炎患者就诊的原因。本文拟通过对一例胆源性胰腺炎腹痛患者镇痛的药学监护，探讨胰腺炎的镇痛管理，以期为镇痛的个体化药物治疗提供参考。

二、病例基本情况

患者，女性，48 岁。主因"上腹痛伴恶心、呕吐 3 日"于 2018 年 3 月 15 日收入ICU。患者于3日前晨起进食油腻食物后出现持续性上腹痛，疼痛逐渐加重，为绞痛，伴恶心、呕吐，呕吐物为胃内容物，非喷射性呕吐，未见皮肤发黄。就诊于外院，超声检查提示胆囊结石伴胆囊炎；腹部CT示胰周渗出，急性胰腺炎。GPT 179U/L，GOT 284U/L，淀粉酶6 956U/L。诊断为胆源性胰腺炎，给予输液治疗（具体不详），之后症状未见明显缓解，行磁共振胰胆管成像（magnetic resonance cholangiopancreatography，MRCP）检查提示胰管开口结石伴梗阻。现患者为求进一步诊治收入当地医院。患者自发病以来精神稍差，未进食及饮水，睡眠较差，小便正常，大便次数减少。

既往史： 否认高血压、糖尿病、冠心病病史。4年前因腹痛诊断为胆囊结石伴胆囊炎，入院20日前有胆囊炎发作病史。4年前诊断为"脑供血不足""脑梗死""脂肪肝"，未系统诊治。3年前因子宫肌瘤切除子宫，有术中输血史（具体不详）。否认药物、食物过敏史。

入院查体： 体温38.3℃，心率78次/min，呼吸18次/min，血压136/85mmHg，身高158cm，体重60kg。患者痛苦面容，腹部稍膨隆，未见腹壁静脉曲张，下腹部可见长约15cm的横行手术瘢痕，皮肤无破溃，无瘀点及瘀斑，腹软，中腹部压痛明显，有反跳痛，未触及明显的肌紧张，肝、脾未触及，墨菲征检查因疼痛不能配合，肝、脾区叩击痛阴性，肾区压痛及叩击痛阴性，肠鸣音4次/min。

辅助检查： 超声检查提示胆囊结石伴胆囊炎。腹部CT示胰周渗出，急性胰腺炎。生化示GPT 179U/L，GOT 284U/L，淀粉酶6 956U/L。MRCP示胰腺炎可能，腹水。WBC 14.35×10⁹/L，G% 87.5%，Hb 114g/L，PLT 238×10⁹/L，Glu 8.66mmol/L，钾4.08mmol/L，钠137mmol/L，钙1.62mmol/L，Cr 60μmol/L。

入院诊断： ①急性胰腺炎；②胆囊结石，胆囊炎；③腹水；④脑供血不足；⑤子宫切除术后。

三、主要治疗经过及典型事件

患者入院第1日，参考《中国急性胰腺炎诊治指南》，急性胰腺炎的治疗以禁食、抑酸、抑酶及补液治疗为主，给予奥美拉唑抑酸、醋酸奥曲肽及乌司他丁抑制胰酶分泌。因患者超声检查提示胆囊结石伴胆囊炎，考虑胰腺炎为胆源性，结合患者的血常规结果，使用头孢哌酮舒巴坦钠抗感染；氨基转移酶高，使用还原型谷胱甘肽保护肝脏；患者为短期禁食，故不需肠道或肠外营养，但患者禁食，来院之前有恶心、呕吐，容易发生电解质紊乱及体液失衡，故补充等渗晶体液及钠、钾电解质。

急性腹痛为急性胰腺炎的主要症状，患者诉腹痛剧烈，视觉模拟评分法（visual analogue scale，VAS）评分9分，属于重度疼痛，根据疼痛的"三阶梯"镇痛方案及急性胰腺炎指南，立即使用强阿片类药物盐酸哌替啶注射液50mg肌内注射；约 20 分钟后患者诉腹痛可忍受，未出现恶心、呕吐，VAS 疼痛评分 6 分。3 小时后患者诉腹痛严重，程度同前，考虑哌替啶可能增加胆道压力，未再增加剂量；因未见地佐辛收缩奥迪括约肌（Oddi sphincter）导致腹痛加重的报道，使用地佐辛注射液 10mg i.m. b.i.d.，密切注意患者的腹痛变化及血压、呼吸情况。

入院第 2 日患者腹痛无明显改善，主诉腹痛剧烈，VAS 评分 10 分，无法忍受，呼吸次数正常，肌内注射哌替啶后腹痛可缓解，每次可入睡 2～3 小时，随即疼痛惊醒，再次疼痛时较前无改变，共给予盐酸哌替啶注射液 3 次，50mg/ 次。哌替啶的极量为 150mg/ 次，600mg/d。哌替啶对胆道括约肌具有一定的兴奋作用，可使胆道压力升高，大剂量使用可能增加腹痛。地佐辛可在必要时每隔 3～6 小时给药 1 次，最高剂量为 20mg/ 次，最多不超过 120mg/d。考虑该患者有胆道疾病，增加剂量可能增加胆囊压力，有穿孔的风险，药师建议暂不做调整；患者疼痛仍明显，可考虑给予缓控释制剂缓解疼痛，加用无导致平滑肌痉挛作用的弱阿片类镇痛药，口服盐酸曲马多缓释片 0.1g p.o. q.12h.，观察患者的腹痛变化。

入院第 3 日患者腹痛仍明显，VAS 评分 9 分，恶心并呕吐 1 次，约 150ml，烦躁，拒绝口服曲马多（当地医院无注射剂型）。CT 提示胆囊结石，胆囊颈结石嵌顿，胆囊明显肿大，胰周积液；立即行经皮经肝胆囊穿刺引流，引流出胆汁后患者诉疼痛仍剧烈。昨日使用哌替啶镇痛 3 次，夜间烦躁，加用右美托咪定联合地佐辛，控制疼痛症状。患者体重 75kg，右美托咪定 200μg+0.9% 氯化钠溶液 48ml 以 8μg/h 的速度泵入，主要不良反应为低血压、心动过缓、窦性停搏及暂时性高血压。用药后血压波动于 112～132/71～78mmHg，主诉疼痛略减轻。入院第 5 日患者的腹痛 VAS 评分 7 分，地佐辛已应用 5 日，因不排除其奥迪括约肌的收缩作用，停用地佐辛，右美托咪定下调至 4μg/h。入院第 7 日患者主诉疼痛较前明显减轻，VAS 评分 4 分，夜间入睡可，停用右美托咪定。入院 11 日后患者腹痛消失，复查淀粉酶及血常规无异常，转出 ICU。

四、讨论

（一）急性胰腺炎的主要镇痛管理方案

腹痛是急性胰腺炎的首要症状，轻症胰腺炎也可伴有剧烈的腹痛，中度重症胰腺炎及重症的腹痛程度虽然和病情的严重程度不平行，但是剧烈的腹痛会导致患者精神烦躁、呼吸幅度受限甚至不能配合治疗，因此镇痛是急性胰腺炎的重要的辅助治疗措施。但应根据患者病情慎重选择镇痛药，目前各项指南及共识并没有统一的首选镇痛药和最佳给药方法。

目前多数疼痛治疗的原则基本遵循 WHO 的癌性疼痛"三阶梯"镇痛方案，

即轻度疼痛使用非阿片类药物 ± 辅助药物（皮质类固醇、抗惊厥、抗抑郁药等），中度疼痛使用弱阿片类药物 ± 非阿片类药物 ± 辅助药物，重度疼痛使用强阿片类药物 ± 非阿片类药物 ± 辅助药物。但实际上，胰腺炎的疼痛管理与"三阶梯"镇痛有很大的差异。

因胰腺炎疼痛有可能因十二指肠乳头水肿或奥迪括约肌痉挛等导致胰液引流不畅，与胰腺"自消化"有关。初始治疗与癌性疼痛的非阿片类药物选择不同，解痉镇痛药可能会发挥一定的作用，《外科学》（第 9 版）提及可使用的解痉药有山莨菪碱、阿托品等，而 2019 年版《中国急性胰腺炎诊治指南》则不推荐应用此类药物，认为容易诱发或加重肠麻痹；《普通外科围手术期疼痛管理上海专家共识》（2020 版）指出胰腺手术后疼痛多为重度，如患者的肝、肾功能无明显异常，血小板计数及其功能正常，镇痛药可以选择以常用的非阿片类药物对乙酰氨基酚和 / 或非甾体药物为基础。

参考"三阶梯"镇痛原则，急性胰腺炎患者在非阿片类药物控制腹痛效果不佳或 VAS 评分≥4 分时可使用弱阿片类镇痛药，如布桂嗪、曲马多等；如仍不能控制疼痛，可升级使用强阿片类镇痛药，如吗啡、芬太尼、哌替啶等。《2019 台湾共识建议：急性胰腺炎》也认为阿片类镇痛药可用于缓解急性胰腺炎疼痛；2019 年世界急诊外科学会重症急性胰腺炎诊治共识提出对未插管患者，盐酸氢吗啡酮优于吗啡或芬太尼，而 2019 年版《中国急性胰腺炎诊治指南》则认为吗啡类会收缩奥迪括约肌，不推荐应用吗啡类药物，建议可在严密观察下注射盐酸布桂嗪、盐酸哌替啶等。

虽然不同的阿片类制剂对奥迪括约肌有不同的作用，吗啡和可待因增加括约肌压力，喷他佐辛增加括约肌收缩和胆管压力的持续时间。然而，对 5 个随机对照试验（共 227 名患者）的 meta 分析发现，阿片类和非阿片类镇痛药增加胰腺炎或严重胰腺炎并发症或不良事件的风险没有差异，同时阿片类药物还可能会减少对辅助镇痛药的需求。

在常规药物对胰腺炎患者疼痛控制欠佳时也可考虑采用麻醉性镇静药，如右美托咪定、咪达唑仑等。对于创伤大、疼痛剧烈的开腹手术，可给予阿片受体激动剂静脉自控镇痛，并联合应用右美托咪定。

针对急性胰腺炎患者没有任何证据限制镇痛药的使用，目前也未形成统一的镇痛方案。在患者没有特别禁忌证的情况下，急性胰腺炎临床实践指南及相关研究均推荐多模式的镇痛方案，可使用的药物包括非阿片类药物（非甾体药物对乙酰氨基酚）、阿片类药物及麻醉药，给药方式也较为灵活，可实行硬膜外或自控镇痛。

（二）本患者的镇痛方案评价

综合以上指南及"三阶梯"镇痛原则，该患者的 VAS 评分为 9～10 分，属于重度疼痛,可选择强阿片类药物±非阿片类药物±辅助药物镇痛方案,具体疗程各指南均无推荐,目前临床实践以控制疼痛症状至消失或基本为标准。

1. 阿片类药物的选择 患者疼痛剧烈,采用强阿片类药物与弱阿片类缓控释制剂联合镇痛方案。对于强阿片类药物,考虑吗啡对呼吸的抑制作用强,且收缩奥迪括约肌,影响胰液流出,加重患者腹痛及病情,选用呼吸抑制作用较轻及对奥迪括约肌影响较小的阿片类药物地佐辛及哌替啶。地佐辛为中枢神经系统μ受体及κ受体激动剂,成瘾性小,其镇痛强度、起效时间和作用持续时间与吗啡相当。地佐辛说明书指出有呼吸抑制、支气管哮喘、呼吸梗阻的患者使用要减量;因其收缩奥迪括约肌,胆囊手术者慎用本品。本案例中患者用药5日后停药,避免长期用药加重症状。哌替啶的效力为吗啡的1/10~1/8,同样作用于中枢神经系统μ受体及κ受体而产生镇痛、镇静作用,对胆道括约肌的兴奋作用可使胆道压力升高,但亦较吗啡弱。哌替啶的作用时间短(2~4小时),代谢产物去甲哌替啶的清除半衰期长,易引起中枢神经毒性,成瘾性较强。该患者为临时使用1次,未用至极量。弱阿片类药物曲马多缓释片为弱阿片类中枢性镇痛药,主要作用于中枢与疼痛相关的特异性受体,无致平滑肌痉挛的作用,在推荐剂量下不会产生呼吸抑制作用,对血流动力学亦无显著影响,耐药性和依赖性很低。但因患者呕吐,口服药物困难,而院内无注射剂型,使用1日后停药。

2. 非阿片类药物 对胆道的影响较小,比较适合选用。因患者呕吐严重,口服药物困难,且氨基转移酶较高,未使用。

3. 辅助镇痛药 主要包括皮质类固醇、抗惊厥药(加巴喷丁、普瑞巴林等)、抗抑郁药(阿米替林等)、抗心律失常药,适用于镇痛治疗的任何阶段,可减少阿片类药物镇痛的用药量及不良反应,但缺乏统一的用药标准,且显效多较为缓慢(除皮质醇类外),该患者没有采用。

根据指南及专家共识,如常规药物控制疼痛欠佳,最后镇痛可采用麻醉药。患者前期药物镇痛效果差,最后采用右美托咪定泵入,同时引流胆汁,右美托咪定泵入3日后疼痛明显减轻,随后停药。

五、小结

目前指南及外科学均没有明确急性胰腺炎的首选镇痛药、给药方案及用药疗程,在临床实践中应结合"三阶梯"镇痛原则及患者的实际情况选择适合的药物,尤其是胆源性胰腺炎患者,关注镇痛药的不良反应,选择对胆道及胆囊压力影响小的药物如曲马多等,如常规镇痛效果不佳,可使用麻醉药品右美托咪定等,合理完成镇痛。

参 考 文 献

[1] 陈孝平，汪建平，赵继宗. 外科学. 9 版. 北京：人民卫生出版社，2018.

[2] 中华医学会消化病学分会胰腺疾病学组，中华胰腺病杂志编辑委员会，中华消化杂志编辑委员会. 中国急性胰腺炎诊治指南（2019 年，沈阳）. 中华消化杂志，2019，39（11）：721-730.

[3] 上海市医学会麻醉科专科分会，上海市医学会普通外科专科分会. 普通外科围手术期疼痛管理上海专家共识（2020 版）. 中国实用外科杂志，2021，41（1）：31-37.

[4] LEPPÄNIEMI A，TOLONEN M，TARASCONI A，et al. 2019 WSES guidelines for the management of severe acute pancreatitis. World journal of emergency surgery，2019，14：27.

[5] GREENBERG J A，HSU J，BAWAZEER M，et al. Clinical practice guideline：management of acute pancreatitis. Canadian journal of surgery，2016，59（2）：128-140.

[6] LIAO W C，TU T C，LEE K C，et al. Taiwanese consensus recommendations for acute pancreatitis. Journal of the Formosan Medical Association，2020，119（9）：1343-1352.

[7] STARITZ M，PORALLA T，MANNS M，et al. Effect of modern analgesic drugs（tramadol，pentazocine，and buprenorphine）on the bile duct sphincter in man. Gut，1986，27（5）：567-569.

[8] SHERMAN S，ASTASTTLIEB K，UZER M F，et al. Effects of meperidine on the pancreatic and biliary sphincter. Gastrointestinal endoscopy，1996，44（3）：239-242.

[9] PEZZILLI R. Pharmacological options for acute pancreatitis：an overview. Pancreatic disorders and therapy，2014，4（3）：1.

[10] MENG W B，YUAN J Q，ZHANG C L，et al. Parenteral analgesics for pain relief in acute pancreatitis：a systematic review. Pancreatology，2013，13（3）：201-206.

[11] STIGLIANO S，STERNBY H，DE MADARIA E，et al. Early management of acute pancreatitis：a review of the best evidence. Digestive and liver disease，2017，49（6）：585-594.

（王心慧）

案例 11　一例药物性肝衰竭合并非结核分枝杆菌感染患者的药学监护

一、案例背景知识简介

非结核分枝杆菌（nontuberculous mycobacteria，NTM）是广泛存在于自然界中的机会致病菌，近年来非结核分枝杆菌感染的发病率增多，尤其是在免疫力低下的患者中。其病理改变与结核病相仿，但毒力较结核分枝杆菌弱，有诊断难、疗程长、花费高等特点。根据 NTM 的生长速度分为快速生长型和缓慢生长

型,脓肿分枝杆菌为快速生长型分枝杆菌,易侵犯肺部、淋巴结、皮肤软组织等
部位引起病变,也可全身播散。迄今腹腔脓肿分枝杆菌感染的病例报道较少,
尤其对于已存在药物性肝衰竭的患者,可借鉴的个体化治疗经验不足,药物选
择存在较大的挑战。本文以临床药师参与的一例药物性肝衰竭合并腹腔脓肿分
枝杆菌感染的药学实践为例进行分析,以期为该类患者的治疗方案选择和药学
监护提供参考。

二、病例基本情况

患者,女性,52 岁。因"间断咳嗽、咳痰 5 个月,发热 20 日,皮肤、巩膜黄染
10 日"于 2019 年 5 月 11 日入院。患者 5 个月前无明显诱因出现咳嗽,呈阵发
性,伴少许白色稀薄痰。2 个月前 T-SPOT.TB 阳性,肺 CT 提示右肺上叶炎症改
变,诊断为"继发性肺结核",开始抗结核治疗(异烟肼 + 利福平 + 乙胺丁醇 + 吡
嗪酰胺)。20 日前发热,体温最高 39.5℃,伴恶心、食欲减退,间断服用布洛芬
退热,查肝功能异常,停用抗结核药。10 日前出现皮肤、巩膜黄染,伴乏力,查
肝功能示 STB 363.8μmol/L、CB 239.7μmol/L、GPT 655U/L、GOT 731U/L;凝血
功能示 PTA 29%。5 月 11 日以"肝衰竭"转入 ICU 治疗。患者自发病以来,精神
不佳,食欲下降,睡眠、大小便正常,体重无明显变化。

既往史:否认传染病、慢性病等病史。否认药物、食物过敏史。

入院查体:体温 37.1℃,脉搏 88 次 /min,呼吸 24 次 /min,血压 119/72mmHg,
氧饱和度 95%～100%(吸氧 2L/min)。身高 162cm,体重 70kg。神志清楚,精神
欠佳,面色晦暗,皮肤、巩膜重度黄染。腹部饱满,腹软,无压痛、反跳痛。其余
查体未见明显异常。

辅助检查:血常规示 WBC 4.87×10⁹/L, N% 43%, PLT 83×10⁹/L;血生化示
ALB 26g/L, STB 431.5μmol/L, CB 312.5μmol/L, GPT 357U/L, Cr 120μmol/L;
PCT 0.822μg/L;凝血功能示 PTA 27.6%。肺部放射 X 线检查示双肺部分不张,
双肺陈旧性病变。腹部超声提示肝实质弥漫性损伤,脾大,腹水。

入院诊断:①肝衰竭;②药物性肝损伤。

三、主要治疗经过及典型事件

入院后给予保肝、间断血浆置换等对症支持治疗。5 月 19—22 日每日一过
性发热,体温峰值 37.9～38.3℃,无其他不适症状。结核抗体(金标法)弱阳性,
T-SPOT.TB 阴性, PCT 0.713μg/L, CRP 19.0mg/L, Cr 81μmol/L,血常规、肝功能
较前无明显变化;肺部 CT 示左下肺局限性肺不张,左侧少量胸腔积液可能,双
肺尖陈旧性病变。给予注射用哌拉西林钠他唑巴坦钠(4.5g i.v.gtt. q.8h.)经验
性抗感染,患者的体温无明显改善。5 月 24 日行腹腔穿刺,腹水常规示细胞总

数 1.429 × 10^9/L、白细胞计数 429 × 10^6/L、分类淋巴细胞 0.8,Rivalta 试验弱阳性、透明度微浑浊,考虑患者有结核病病史,且腹水以淋巴细胞为主,加用乳酸左氧氟沙星氯化钠注射液(0.6g i.v.gtt. q.d.)覆盖分枝杆菌,患者仍间断发热(体温 38℃左右),轻微咳嗽、咳痰。5 月 26 日因体温未控制(38.6℃),加用利奈唑胺注射液(600mg i.v.gtt. q.12h.)联合抗结核治疗。5 月 31 日患者的体温峰值降至 37.5℃,无明显诱因出现血乳酸偏高(5.4mmol/L),药师分析不能排除为利奈唑胺的不良反应,建议暂时停用。6 月 4 日再次发热至 39.2℃,乳酸恢复正常,PCT 0.614μg/L,CRP 22.60mg/L,痰、血、腹水标本的微生物检测均阴性,腹水宏基因检测提示"脓肿分枝杆菌",停用哌拉西林他唑巴坦和左氧氟沙星,依据指南推荐调整抗感染方案为注射用亚胺培南西司他丁钠(1g i.v.gtt. q.12h.)、硫酸阿米卡星注射液(1g i.v.gtt. q.d.)、注射用阿奇霉素(0.5g i.v.gtt. q.d.)。临床药师认为亚胺培南西司他丁为时间依赖性抗菌药物,建议改为 0.5g q.6h.,患者能正常进食,建议阿奇霉素改为口服剂型,医生采纳。至 6 月 12 日,患者的体温峰值稳定在 38℃以下,胆红素等肝功能指标较前恶化,药师考虑不除外阿奇霉素的不良反应,建议停用,医生采纳。6 月 14 日发热至 38.3℃,加用注射用替加环素(首剂 100mg,维持剂量 25mg i.v.gtt. q.12h.)。至 6 月 23 日患者仍反复午后低热,无咳嗽、咳痰、腹痛等;复查肺部 CT 示双肺多发局限性肺不张,较前变化不大;腹部 CT 提示脾大、少量腹水、胆囊炎。感染科会诊建议加用左氧氟沙星联合治疗,遂加用乳酸左氧氟沙星氯化钠注射液(0.6g i.v.gtt. q.d.)。至 7 月 5 日,患者的体温基本正常,且左氧氟沙星注射剂使用 10 余日,药师建议改为口服序贯治疗,患者改用乳酸左氧氟沙星分散片 0.6mg 顿服后出现恶心、呕吐,更改为 0.2mg b.i.d. 后可耐受。7 月 19 日血生化示 ALB 29g/L,STB 136.3μmol/L,CB 107.3μmol/L,PCT 0.28μg/L,CRP 8.5mg/L,PLT 45 × 10^9/L;凝血功能示 PTA 36.8%。结核科会诊,考虑患者的肝功能恢复缓慢,不除外药物影响,目前感染症状不明显,建议停用抗菌药物,继续保肝治疗。至 8 月 23 日患者未再发热,PLT 116 × 10^9/L,STB 97.1μmol/L,CB 67.1μmol/L,PTA 66.5%,肝功能较前明显好转,出院。

四、讨论

(一)脓肿分枝杆菌感染的抗感染方案分析

大多数 NTM 对常用的抗分枝杆菌药均耐药,该患者未能获得药敏试验结果,且前期使用四联方案抗肺结核治疗后继发药物性肝衰竭,增加药物选择的难度。有报道显示,脓肿分枝杆菌对克拉霉素、阿米卡星、头孢西丁、利奈唑胺有较好的敏感性,对替加环素、亚胺培南中度敏感,此外新型氟喹诺酮类药物(如环丙沙星、左氧氟沙星和莫西沙星等)、复方磺胺甲噁唑对脓肿分枝杆菌也有一定的抗菌作用。依据《非结核分枝杆菌病诊断与治疗专家共识》，由于单药容易诱发耐药，可选择 5~6 种药物联合治疗，但具体联用方案未有推荐。

有报道显示，约有 7% 的肺结核确诊患者可分离出 NTM。患者 2 个月前曾诊断肺结核，因发生药物性肝损伤而治疗中断，现腹水检出脓肿分枝杆菌可能是肺部播散或因肝衰竭后免疫力低下而继发。临床药师提议可参考肺部脓肿分枝杆菌感染的治疗方案，《热病》推荐亚胺培南（2~3g/d）/ 头孢西丁（8~12g/d）+ 克拉霉素（500mg b.i.d.）+ 阿米卡星（7~10mg/kg，每周 3 次），疗程至少 12 个月；2017 年英国胸科协会非结核分枝杆菌肺病管理指南推荐初始方案（≥1 个月）为阿米卡星（15mg/kg，q.d. 或每周 3 次）+ 替加环素（50mg b.i.d.）+ 亚胺培南（1g b.i.d.）+ 克拉霉素（500mg b.i.d.）/ 阿奇霉素（250~500mg q.d.），维持方案为阿米卡星（400mg b.i.d. 雾化吸入）+ 克拉霉素（500mg b.i.d.）/ 阿奇霉素（250~500mg q.d.），联用以下药物中的 1~3 种，包括氯法齐明（50~100mg q.d.）、利奈唑胺（600mg q.d. 或 b.i.d.）、米诺环素（100mg b.i.d.）、莫西沙星（400mg q.d.）、复方磺胺甲噁唑（960mg b.i.d.）。因本例患者的肝功能较差、胆红素偏高，替加环素和大环内酯类药物均通过胆道排泄，两者联用可能加重肝毒性。根据《终末期肝病合并感染诊治专家共识》，终末期肝病（end-stage liver disease，ESLD）合并感染的患者应考虑覆盖 ESBL 细菌的药物。因此，药师建议初始采用亚胺培南 + 阿米卡星 + 阿奇霉素的三联方案，在考虑阿奇霉素发生肝损伤的不良反应后换用替加环素替代。根据抗菌药物的 PK/PD 特点，亚胺培南属于时间依赖性抗菌药物，每日多次给药可提高 %$T>$MIC 的值，从而获得更佳的疗效。因此，药师建议将亚胺培南 1g q.12h. 改为 0.5g q.6h. 给药。注射剂一般用于无合适口服剂型的药物、有吞咽障碍或需快速起效的患者，该患者能正常进食，且病情非危急状态，阿奇霉素优先选择口服制剂较为适宜。替加环素主要经胆道排泄，重度肝损伤时清除率减少、半衰期延长。本例患者存在严重的胆汁淤积，呈肝衰竭状态，维持剂量予以减半。

本例患者的发病特点为咳嗽、发热，采用亚胺培南 + 阿米卡星 + 阿奇霉素 / 替加环素的三联方案，用药 20 日后患者的体温仍未完全恢复。除上述 3 类药物外，在 NTM 敏感的药物中，该患者对阿奇霉素和利奈唑胺均不耐受，复方磺胺甲噁唑的不良反应较多，使用左氧氟沙星期间未发生明显的不良反应，且与利奈唑胺联用期间体温得到控制，说明左氧氟沙星有效，且该患者能耐受。患者使用亚胺培南（0.5g q.6h.）+ 阿米卡星（1g q.d.）+ 替加环素（25mg q.12h.）+ 左氧氟沙星（0.2g q.12h.）的四联方案有效，在权衡药物治疗的获益性和致肝损伤的利弊后，在抗脓肿分枝杆菌感染的总疗程 46 日后予以停药，虽未达到指南推荐的疗程，但是随访 1 年未提示复发，可能与患者的肝功能好转后免疫力恢复有关。

(二) 不良反应监护

1. 药物性肝损伤的评价及分析　本例患者无基础肝病,此次肝功能异常与抗结核药的使用有明确的时间关系,其中异烟肼和利福平致肝损伤的发生率较高,因果关系评价量表(RUCAM)评分 7 分,药物性肝损伤为"极可能"。患者使用常规剂量的抗结核药约 40 日(≤6 周)后出现肝功能异常,依据《药物性肝损伤诊治指南》(2015 年版),符合超敏性免疫特异质药物性肝损伤(drug-induced liver injury, DILI),严重程度 4 级,再次用药可快速导致肝损伤,且使用其他肝毒性药物也应谨慎。

患者以肝衰竭入院,经对症治疗后胆红素呈下降趋势,提示治疗有效。但 6 月 4 日加用亚胺培南西司他丁钠＋阿奇霉素＋阿米卡星后胆红素等肝功能指标较前变差,不排除药品不良反应所致。经筛查,亚胺培南和阿米卡星主要经肾脏排泄,肝损伤的不良反应罕见;而阿奇霉素主要经肝脏清除,引起肝功能异常的不良反应较常见,临床表现可为胆汁淤积性黄疸、肝坏死或肝衰竭等,与患者的胆红素升高相符,停用阿奇霉素后患者的肝功能指标未再恶化,阿奇霉素致肝损伤的不良反应分级为"可能"。

6 月 14 日后患者采用亚胺培南＋阿米卡星＋替加环素＋左氧氟沙星的抗感染方案,保肝治疗 1 月余肝功能无明显好转。其所用的药物中,替加环素和左氧氟沙星均具有一定的肝毒性,尤其是替加环素,主要经胆汁排泄,肝功能异常和凝血功能异常是该药常见的不良反应。停用后继续保肝治疗 1 个月,患者的胆红素稳定、凝血活动度恢复正常、肝功能明显好转,提示在治疗过程中持续存在药物性肝损伤的可能性。

2. 药物相关性血小板减少的评价及分析　5 月 31 日患者在无神志改变、生命体征平稳、体液灌注良好、肝功能无恶化的情况下血乳酸明显升高,药师发现利奈唑胺的使用与血乳酸升高趋势有明显的时间相关性。利奈唑胺有发生乳酸酸中毒的不良反应,发生机制尚不明确,推测可能是在杀菌的同时损坏线粒体,产生大量乳酸所致。其中,老年人(>70 岁)和肝、肾功能不全是其高危因素。该患者肝功能不全,用药期间需严密监测乳酸水平,发生乳酸显著升高时宜换用其他替代药物,必要时可补充维生素 B_1 保护线粒体功能,促进乳酸水平的修复。该患者未使用维生素 B_1,停用利奈唑胺第 2 日血乳酸由 5.4mmol/L 降至 4.4mmol/L,第 4 日降至 2.2mmol/L。此外,以血小板减少为特征的骨髓抑制是利奈唑胺较常见的不良反应,该患者使用利奈唑胺前血小板已呈下降趋势,用药期间血小板下降幅度无明显变化,提示该患者的血小板减少与利奈唑胺关系小,但仍需密切监测患者的血小板计数。

3. 药物引起胃肠道不适的评价及分析　患者顿服 3 片乳酸左氧氟沙星分散片后出现恶心、呕吐,喹诺酮类药物过量时易出现消化道不适症状。药师建议减少单次给药剂量，嘱患者饭后服用，用于送服分散药片的水量可以适当增多。改变给药方式后患者的消化道症状消失，耐受性良好。

五、小结

该患者为药物性肝损伤合并脓肿分枝杆菌感染，在药物治疗过程中存在抗感染治疗需求和治疗药物所致的不良反应的矛盾点，这使得在选择抗感染药时需多方权衡。临床药师通过参与查房，协同医生制订治疗方案，提出用药意见和个体化药物治疗建议；并全程对患者实施药学监护，密切监测不良反应，当患者出现异常化验指标时立即梳理用药相关性，对已有疾病与用药风险进行全面评估，并将中立、客观的药物信息提供给临床医生。总之，临床药师积极开展临床实践工作，可以在用药实践中发现、解决、预防潜在或实际存在的用药问题，促进临床更加规范、合理地用药，进而提高医疗质量。

参 考 文 献

[1] 陈灏珠，林果为，王吉耀. 实用内科学. 14 版. 北京：人民卫生出版社，2013：604-606.

[2] 中华医学会结核病学分会，《中华结核和呼吸杂志》编辑委员会. 非结核分枝杆菌病诊断与治疗专家共识. 中华结核和呼吸杂志，2012，35（8）：572-580.

[3] 孙丽芳，刘立宾，范大鹏，等. 脓肿分枝杆菌肺病误诊为肺结核 35 例临床分析. 中华临床感染病杂志，2016，9（3）：274-276.

[4] 中华医学会感染病学分会. 终末期肝病合并感染诊治专家共识. 临床肝胆病杂志，2018，34（9）：1862-1872.

[5] 中华医学会肝病学分会. 药物性肝损伤诊治指南（2015 年版）. 临床肝胆病杂志，2015，31（11）：1752-1768.

[6] 郝杰，李玉旺. 利奈唑胺所致高乳酸血症的相关因素分析. 中国药物与临床，2017，17（4）：514-516.

[7] GILBERT D N，CHAMBERS H F，ELIOPOULOS G M，et al. 热病：桑福德抗微生物治疗指南. 范洪伟，主译. 新译第 48 版. 北京：中国协和医科大学出版社，2019.

[8] BENWILL J L，WALLACE R J. Mycobacterium abscessus: challenges in diagnosis and treatment. Current opinion in infectious diseases，2014，27（6）：506-510.

[9] HAWORTH C S，BANKS J，CAPSTICK T，et al. British Thoracic Society guidelines for the management of non-tuberculous mycobacterial pulmonary disease（NTM-PD）. Thorax，2017，72（Suppl 2）：ii1-ii64.

（杜春辉）

案例 12　一例三磷酸腺苷二钠氯化镁致严重 心脏不良反应的病例分析

一、案例背景知识简介

　　腺苷三磷酸（adenosine triphosphate，ATP）为体内广泛存在的一种辅酶，是组织细胞所需能量的主要供给者。在缺血与缺氧状态下可直接给细胞供能，从而改善细胞能量代谢，减轻细胞肿胀，改善微循环障碍，恢复脏器功能。三磷酸腺苷二钠氯化镁是 ATP 的药物形式之一，临床上广泛用于肝脏疾病及心脏疾病的辅助治疗，用药过程中其心血管和呼吸系统的不良反应时有发生。本文通过一例肝功能不全患者使用三磷酸腺苷二钠氯化镁过程中发生严重心脏不良反应的病例，探讨三磷酸腺苷二钠氯化镁诱发心律失常、血压下降甚至心搏骤停的发生机制、危险因素及防治措施，以期为临床个体化药学监护提供参考。

二、病例基本情况

　　患者，男性，63 岁。主因"乏力、腹泻、尿黄、皮肤黄染半个月"于 2017 年 2 月 10 日经急诊入院。患者于 2013 年发现乙肝肝硬化，间断使用恩替卡韦抗病毒治疗。半个月前出现腹泻（5～8 次 /d，黄色稀水便），伴乏力、尿黄、巩膜和皮肤黄染、右上腹疼痛不适，于外院治疗 12 日后腹泻缓解，但皮肤、巩膜黄染较前加重，上腹疼痛未缓解。于 2 月 10 日上午转至当地医院，急诊根据化验结果诊断为"肝衰竭"，给予对症治疗，当晚出现定向力、计算力、记忆力下降，收入 ICU。自本次发病以来，患者精神、食欲、睡眠差，神志逐渐变差，体重减轻。

　　既往史：无心、脑、肺、肾等脏器慢性病病史。否认药物、食物过敏史。

　　入院查体：体温 36.4℃，脉搏 84 次 /min，呼吸 20 次 /min，血压 136/62mmHg，身高 165cm，体重 46.6kg。神志清，精神差，查体合作，计算力、记忆力、定向力轻度降低，双肺呼吸音正常，心脏各项检查正常。其余查体未见明显异常。

　　辅助检查：肝功能检验示 GPT 284U/L，GOT 433U/L，CB 446.8μmol/L，STB 781.7μmol/L；凝血功能示 PTA 29.3%，PT 24.2 秒；血氨 79.80μmol/L。

　　入院诊断：乙型肝炎肝硬化，慢加急性肝衰竭，肝性脑病（1 期）。

三、主要治疗经过及典型事件

　　入院后给予对症支持治疗，患者的生命体征尚平稳，肝功能无明显改善。2 月 15 日加用注射用三磷酸腺苷二钠氯化镁（200mg i.v.gtt. q.d.）护肝。2 月 15 日 14:38 患者开始烦躁不安，15:47 出现全身抽搐、牙关紧闭、眼球上翻，呼之不应，心率、血压急速下降，最低降至心率 22 次/min、血压 45/29mmHg，未触及颈动脉搏动，血氧饱和度 78%，给予心脏按压等抢救措施后，15:53 患者意识恢复，颈动脉搏动可触及，生命体征恢复正常。2 月 16 日 12:48 患者再次出现心率下降，最低心率 30~40 次/min、血压 40~50/20~30mmHg，呼叫唤醒后心率和血压逐渐恢复。2 月 17 日 15:40 患者出现心慌、冒虚汗，血压、心率正常，停止输液后于 16:00 心慌缓解，遂继续输液；17:25 再次出现心慌、冒虚汗的症状，心率 50 次/min、血压 113/60mmHg，遂弃用正在输注的三磷酸腺苷二钠氯化镁，17:40 患者心慌缓解，此后未再出现上述类似症状。

患者自 2 月 15—17 日多次发生心率缓慢、血压下降、心慌、冒虚汗，甚至心搏骤停等症状，出现上述症状时急查电解质钠、钾、氯、钙均正常，心肌损伤标志物、心脏超声未见明显器质性结构异常，头颅 CT 未见异常。临床药师查阅护理记录发现，患者出现上述心脏不良反应与三磷酸腺苷二钠氯化镁输注有一定的时间相关性，且滴注三磷酸腺苷二钠氯化镁前 2~3 小时均输注异甘草酸镁注射液 150mg，3 次不良反应发生对应的注射用三磷酸腺苷二钠氯化镁输注时间分别为 2 月 15 日 13:17—14:07，2 月 16 日 12:45—13:10，2 月 17 日 15:25—15:40，16:00—17:25；异甘草酸镁注射液输注时间分别为 2 月 15 日 9:40—10:52，2 月 16 日 10:39—11:12，2 月 17 日 12:40—14:00。

四、讨论

（一）三磷酸腺苷二钠氯化镁的心脏不良反应相关性分析

该患者入院至 2 月 15 日加用三磷酸腺苷二钠氯化镁前，治疗过程中未出现任何药物相关的不适；2 月 15 日输注三磷酸腺苷二钠氯化镁后 30 分钟出现抽搐、心搏骤停，给予相应的对症处理后好转；2 月 16 日输注三磷酸腺苷二钠氯化镁时再次出现心率、血压下降；2 月 17 日输注三磷酸腺苷二钠氯化镁的过程中反复出现心慌、冒虚汗，停止输液后自行好转。患者无基础心脏病，心脏不良反应的发生与 3 次三磷酸腺苷二钠氯化镁的使用具有高度的时间吻合性，停药后反应停止，反复用药反复发生，且有类似的文献报道。药品不良反应关联性评价为"肯定"。

（二）三磷酸腺苷二钠氯化镁导致心脏不良反应的理论和实验基础

低血压是三磷酸腺苷二钠的已知不良反应，转复心律时有短暂的心脏停搏；三磷酸腺苷二钠氯化镁静脉滴注速度过快有降血压作用，可引起胸闷、全身灼热感。三磷酸腺苷所致的不良反应/事件报告主要累及心血管系统（22.12%）和呼吸系统（21.66%）等，严重不良反应表现为心悸、胸闷、呼吸困难和严重缺氧。三磷酸腺苷因具有麻痹血管平滑肌的作用而使血压和肺动脉压下降，因具有增强迷走神经作用和延长房室传导系统不应期的效果，从而可以终止房室结折返和旁路折返机制引起的心律失常，其起效迅速，用药后 1 分钟左右即可降血压和减缓心率，作用过度可致严重的低血压或心室停搏。镁是体内许多酶的激动剂，与三大物质代谢、氧化磷酸化、离子转运等生命活动息息相关。血镁浓度偏高可抑制房室和心室内传导，降低心肌兴奋性，引起传导阻滞，早期表现为低血压和心动过缓，严重者可出现昏迷、心搏和呼吸骤停等严重危及生命的情况。

（三）本例患者心脏不良反应的防治

该患者在第一次滴注三磷酸腺苷二钠氯化镁（总输注时长 50 分钟）半小时后出现心率缓慢、血压降低；第二次滴注（总输注时长 25 分钟）过程中立即出现上述相同症状；第三次滴注过程中（总输注时长约 100 分钟）仅出现心慌、冒虚汗，心率及血压相对稳定，由此说明三磷酸腺苷二钠氯化镁发生心律失常的时间及心脏不良反应的严重程度与输注速度可能有极大的关系。另有研究显示高浓度的三磷酸腺苷对迷走神经有强烈的兴奋作用、负性传导及负性频率作用，易致心律失常。该患者所用的三磷酸腺苷二钠氯化镁 200mg 溶于 5% 葡萄糖注射液 100ml 中是说明书推荐的稀释浓度（将 100mg 溶于 250～500ml 溶剂中）的 5～10 倍，这可能也是该患者反复发生心脏不良反应的原因之一。此外，该患者在输注三磷酸腺苷二钠氯化镁（每 100mg 中镁含量 8.08mg）前均有输注异甘草酸镁（每 100mg 中镁含量 2.84mg），虽然使用这 2 种药物摄入的镁量远低于推荐的成人每日需镁量（360～480mg），但在药物浓度偏高、输注速度较快的情况下可能出现瞬时血镁浓度偏高，因患者发生心脏不良反应时未检测血清镁浓度，无法确定是否因一过性镁浓度过高引起或推动患者的心率缓慢，甚至心脏停搏。

五、小结

通过该病例可见，在使用三磷酸腺苷制剂时首先应严格掌握药物配制浓度和滴注速度，用药期间及用药后至少 30 分钟内需密切观察患者的用药反应，配备心电监护系统实时监护患者的生命体征，以便及时发现患者的异常并实施抢救；其次需注意药物中所含电解质的情况，避免同种电解质输注过多导致心脏不良反应；最后需严格掌握药物的适应证、禁忌证、相互作用及不良反应，减少因药物滥用所致的不良反应。若发生心律失常、低血压、心慌、胸闷等不良反应应立即减慢滴速或停药，心脏停搏患者需予以心脏按压，必要时静脉注射异丙肾上腺素等药物抢救。

参 考 文 献

[1] 刘金玉，闫子麒，游如旭，等. 145 例三磷酸腺苷不良反应 / 事件报告分析. 药学与临床研究，2016，24（3）：253-256.

[2] 赵福云. 静脉滴注三磷酸腺苷二钠致高热、寒战 1 例. 实用医学杂志, 2007, 23 (5): 644.

[3] 胡翠芝, 李旭. 三磷酸腺苷致严重心律失常和过敏反应. 人民军医, 1999, 42 (9): 532-533.

[4] 张华, 李霞. 三磷酸腺苷致低血压休克 1 例. 社区医学杂志, 2005, 3 (8): 88.

[5] 李吉萍. 静滴三磷酸腺苷二钠氯化镁致急性呼吸衰竭 3 例. 西北药学杂志, 2014, 29 (3): 282.

[6] 谢柏璋. 麻醉手册. 北京: 人民卫生出版社, 1995: 429.

[7] 陈主初. 病理生理学. 北京: 人民卫生出版社, 2005: 96-100.

[8] 阮淑珍, 孙秀娟. 静滴三磷酸腺苷导致体位性低血压症 2 例报道. 杭州医学高等专科学校学报, 1995 (1): 15-16.

[9] 刘友林. 三磷酸腺苷致过敏性休克 1 例. 药物流行病学杂志, 2004, 13 (2): 96.

[10] 尤华, 王维中, 苏荣华. ATP 静脉注射的严重不良反应. 临床荟萃, 1995, 10 (17): 815-816.

[11] DUBTAVA J, JURKOVICOVA O. Effectiveness and safety of adenosine in the therapy and diagnosis of arrhythmias. Vnitr Lek, 2003, 49 (4): 267-272.

（杜春辉）

案例 13　一例肝移植术后发生耐碳青霉烯类肠杆菌感染及急性排斥反应患者的药学监护

一、案例背景知识简介

急性排斥反应是致肝移植失败的主要原因，由于个体疾病状态和药物代谢的差异，免疫抑制方案个体化是肝移植术后综合治疗的难点和重点。由于移植手术创伤大、使用免疫抑制剂等，感染成为肝移植术后早期常见的并发症和主要死亡原因。随着广谱抗生素的广泛使用，多重耐药菌已成为肝移植术后感染的主要病原体，尤其是耐碳青霉烯类肠杆菌（CRE），极大地增加了感染控制的难度。而对于继发感染的患者，其免疫抑制方案的制订面临着更大的挑战。本文通过对一例肝移植术后治疗过程中发生耐碳青霉烯类肺炎克雷伯菌（CRKP）感染和急性排斥反应的患者进行用药分析，探讨临床药师对肝移植术后患者抗感染和抗排斥药物进行药学监护的工作思路。

二、病例基本情况

患者，男性，57 岁。主因"发现乙型病毒性肝炎 31 年，肝占位 4 月余"于 2019 年 2 月 12 日入院。患者于 1998 年发现 HbsAg 阳性; 2012 年超声提示肝硬化伴腹水; 2018 年 10 月 30 日腹部 MRI 提示小肝癌，行化疗栓塞术; 2019 年 1 月 30 日 MRI 示肝癌仍存少量活性。2019 年 2 月 12 日以"原发性肝癌, 乙型肝炎肝硬化代偿期"入院。2 月 13 日行肝移植术,术前及术中使用哌拉西林他唑巴坦预防感染,给予注射用巴利昔单抗(20mg,术前 2 小时和术后第 4 日)和注射用甲泼尼龙琥珀酸钠(500mg,术中)诱导免疫,术后 19 小时神志转清,拔除气管插管。化验示 N% 94.8%,PLT 15×10^9/L,PCT 63.37μg/L,CRP 72.8mg/L,G 试验 211ng/L,Cr 218μmol/L;痰涂片见革兰氏阳性球菌,继续注射用甲泼尼龙琥珀酸钠(自 200mg/d 逐日减量至 40mg/d)抗排斥反应,换用亚胺培南、替考拉宁、卡泊芬净联合抗感染治疗。患者的氨基转移酶、胆红素较术后下降,Cr、N%、CRP、PCT 持续偏高,2 月 18 日加用他克莫司胶囊(0.5mg p.o. q.12h.)。2 月 19 日凌晨发热至 40℃,伴畏寒、寒战,意识模糊,大便失禁,血压 60/40mmHg,血 Cr 511μmol/L,补液后血压略平稳,供肝保存液培养出肺炎克雷伯菌,仅对氨基糖苷类和复方磺胺甲噁唑敏感(替加环素和多黏菌素未检测),停用亚胺培南西司他丁,换为注射用美罗培南(1g i.v.gtt. q.8h.);停用他克莫司,换为泼尼松片(20mg p.o. q.d.,1 周后减量为 10mg/d)。2 月 21 日患者诉胸闷,血 Cr 568μmol/L,以"肾功能不全"转至 ICU 治疗。入院前 1 个月患者精神尚可,食欲、睡眠、大小便正常,体重无明显变化。

既往史:糖尿病病史 1 年余,口服阿卡波糖治疗。否认药物、食物过敏史。

转入情况:体温 37.5℃,脉搏 69 次/min,呼吸 17 次/min,血压 101/60mmHg,血氧饱和度 95%。身高 169cm,体重 80kg。皮肤、巩膜重度黄染,全身可见多发瘀斑。双肺呼吸音粗。腹部无压痛、反跳痛,手术切口未见明显渗血、渗液,引流管引流通畅。双下肢中度水肿。

辅助检查:血常规示 WBC 19.35×10^9/L,N% 97.5%,RBC 2.85×10^{12}/L,Hb 83.00g/L,PLT 28.00×10^9/L;血生化示 STB 239.0μmol/L,CB 196.8μmol/L,Cr 568μmol/L;PCT > 100μg/L;CRP 120.3mg/L。肺 CT 提示双肺下叶炎症病变可能。腹部超声提示移植肝正常。血初检肺炎克雷伯菌。

转入诊断:①肝移植术后状态;②重症感染;③急性肾损伤;④贫血;⑤2 型糖尿病;⑥血小板减少症。

三、主要治疗经过及典型事件

患者入 ICU 后给予连续性肾脏替代治疗(CRRT),注射用美罗培南(2g i.v.gtt. q.8h.),注射用替加环素(首剂 100mg,维持剂量 25mg i.v.gtt. q.12h.),继续注射用醋酸卡泊芬净(50mg i.v.gtt. q.d.)联合抗感染治疗。2 月 23 日体温 38.1℃,化验示 Cr 272μmol/L、STB 159.6μmol/L、CB 136.2μmol/L、A 29g/L;PCT > 100.0μg/L;CRP 120.3mg/L。血培养(2 月 19 日标本)示肺炎克雷伯菌,药敏试验结果为美罗培南 MIC≥16R、阿米卡星 MIC≤2S、多黏菌素 16S、替加环素 20S。肺 CT 提示双肺下叶炎症病变可能,较前略进展。患者肺部感染加重，胆红素较前降低，考虑肝功能有所好转，药师建议替加环素的剂量调整为 50mg q.12h.，加用注射用硫酸多黏菌素 B（500 000U i.v.gtt. q.12h.）。遵照移植专家的建议加用他克莫司胶囊（0.5mg p.o. q.12h.）抗排斥反应。2 月 26 日凌晨患者发热至 39.8℃，血压 80/50mmHg[重酒石酸去甲肾上腺素注射液 0.1～0.2μg/（kg·min）]，伴寒战、高热，动脉血气分析示 PaO_2 39mmHg、LAC 5.1mmol/L。血常规示 WBC 15.29×10^9/L，LYM 0.25×10^9/L，N% 97.40%，PLT 7.00×10^9/L，Hb 89.00g/L；生化示 STB 143.9μmol/L，CB 120.9μmol/L，A 31g/L，Cr 182μmol/L；PCT > 100μg/L；血浆 EB 病毒 DNA 3.168×10^3IU/ml。腹水常规示白细胞总数 1.055×10^9/L，分类中性粒细胞 0.81。血、骨髓、腹水培养均为肺炎克雷伯菌，药敏试验结果同前。给予气管插管，更换深静脉导管。美罗培南的血药浓度分别为 17.53mg/L（用药前 3 小时）和 9.12mg/L（用药前 30 分钟）（对 MIC≤4mg/L 的感染菌能达到抗感染疗效），现有浓度对该患者的肺炎克雷伯菌感染无效，药师建议延长输注至 3 小时；他克莫司的血药浓度为 1.0μg/L，停用泼尼松和他克莫司，加用静注人免疫球蛋白（pH 4）。3 月 1 日患者的呼吸、循环稳定，拔除气管插管；化验示 N% 83.10%，PLT 8.00×10^9/L，WBC 2.94×10^9/L，Hb 112.00g/L，Cr 99μmol/L，STB 73.9μmol/L，CB 58.1μmol/L，ALB 36g/L；暂停 CRRT。3 月 4 日患者仍有发热，体温峰值 38℃ 以上，拔除腹腔引流管，余生命体征平稳，痰培养结果示肺炎克雷伯菌（药敏试验结果同前），胸片示左下肺炎症范围较前增大。药师考虑患者目前未发现明显的替加环素相关不良反应，建议替加环素加量至 100mg q.12h.，停用卡泊芬净。3 月 9 日患者出现活动后气促，夜间发热至 39℃，心率 120 次 /min，无咳嗽、咳痰，近几日尿量 > 4 000ml/d。化验示 LYM 0.324×10^9/L，$CD4^+$ T 淋巴细胞绝对计数 50 个 /μl；A 27g/L，STB 336.5μmol/L，CB 258.7μmol/L，Cr 114μmol/L；PT 16.3 秒，PTA 49.9%，PCT 39.16μg/L；美罗培南的血药浓度分别为 13.36mg/L（用药前 3 小时）和 5.95mg/L（用药前 30 分钟）（对 MIC≤4mg/L 的感染菌能达到抗感染疗效）；血培养仍为耐药肺炎克雷伯菌，考虑肝功能异常不排除急性排斥反应的可能性，加用他克莫司胶囊（1mg p.o. q.12h.），根据浓度调整剂量，他克莫司的剂量及相应浓度见图 6-1。药师建议停用多黏菌素 B，换用硫酸依替米星注射液（0.15g i.v.gtt. q.12h.），美罗培南的剂量增至 2g q.6h.。3 月 14 日患者精神差，体温 36.3℃，心率 137 次 /min，呼吸 25 次 /min，血压 126/78mmHg，胆红素下降，凝血功能好转，肺部 CT 提示双肺炎症部分较前吸收。3 月 21 日，体温正常 1 周，血培养连续 3 次阴性，N% 78.60%，PCT 1.21μg/L，LYM 0.630×10^9/L，$CD4^+$ T 淋巴细胞绝对计数 158 个 /μl；停用替加环素。3 月 26 日 N% 50.8%、PCT 0.7μg/L，停用美罗培南。4 月 1 日停用依替米星。5 月 12 日患者的肝功能基本正常，PLT 20.00×10^9/L，病情好转出院，出院时他克莫司的用量为 4mg q.12h.，血药浓度为 3.1μg/L。

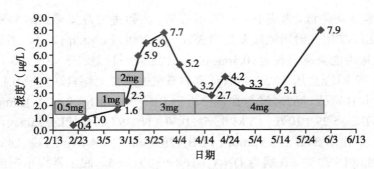

图 6-1　他克莫司的浓度与剂量关系
（标示剂量为单次剂量，2 次 /d）

四、讨论

（一）抗感染方案分析

肝移植术后第 1 个月是细菌感染的高峰期，发生率可达 6%～30%。对于有感染征兆的肝移植患者应立即启动经验性抗感染治疗，高耐药医疗区应覆盖 MRSA、ESLB。患者术后的 N%、PCT、CRP、G 试验等感染指标较高，结合当地医院耐药率高的特点，需全面覆盖细菌、真菌。患者血检出肺炎克雷伯菌，单用碳青霉烯类药物无效，为 CRKP 的可能性大。共识提出，对于泛耐药肠杆菌科细菌推荐以替加环素或多黏菌素为基础的联合治疗方案，对于碳青霉烯类 MIC≤8mg/L 的病原菌可通过加大剂量、延长滴注时间、联用有协同作用的药物等方式提高疗效。患者转入 ICU 时肾功能差，不宜使用氨基糖苷类药物，因此药师建议暂加大美罗培南的剂量，联用替加环素，必要时申购多黏菌素 B。

用药 2 日后（2 月 23 日）患者感染未好转，考虑替加环素的血浆蛋白结合率高，受低蛋白血症的影响较大，患者的移植肝状态良好，药师建议将替加环素的剂量增加至 50mg q.12h.。多黏菌素 B 易被 CRRT 清除，药师认为可参照国际共识给予首剂 2 万～2.5 万 U/kg（160 万～200 万 U）和维持 1.25 万～1.5 万 U/kg（100 万～120 万 U）q.12h. 的大剂量，医生考虑该药在本医疗中心的用药经验较少，且费用较贵，最终按国内说明书给予 50 万 U q.12h. 的剂量。药敏试验结果提示对美罗培南耐药，但仍有临床研究显示含碳青霉烯类药物的方案较不含碳青霉烯类的方案更有效。目前患者感染较重，血流动力学波动大，药师建议暂时保留美罗培南，并监测血药浓度，医生采纳。

调整方案 3 日后（2 月 26 日）患者感染仍未控制，多部位标本检出 CRKP，淋巴细胞计数低，EB 病毒 DNA 阳性，提示免疫功能很差。多学科会诊后，决定暂停抗排斥药，并使用免疫球蛋白提升免疫力；根据美罗培南的血药浓度监测结果，药师鉴于美罗培南的现有剂量已较大，且肾功能仍较差，建议延长美罗培南的滴注时间，以期增加 %T>MIC 的时间而提高疗效。3 月 4 日患者的肺部炎症进展，研究显示替加环素高剂量（100mg b.i.d.）组比低剂量（50mg b.i.d.）组在治疗 ICU 患者 CRKP 感染和医院获得性肺炎时获益更多，因此药师在评估患者未发生替加环素相关肝损伤及其他可能不良反应之后，建议继续加大替加环素的剂量为 100mg q.12h.，医生采纳。

3 月 9 日，患者已使用多黏菌素 B 14 日，血中的肺炎克雷伯菌仍检出阳性，考虑国内外的剂量差异较大，该患者所用的剂量是否达有效血药浓度具有不确定性，且该药易产生异质性耐药，药师建议换为氨基糖苷类治疗，医生采纳，停用多黏菌素 B，换用依替米星。美罗培南的血药浓度较前偏低，分析原因可能是患者的肾功能好转，且进入多尿期，加速美罗培南的排泄，药师建议加量至 2g q.6h.，调整方案后患者感染控制良好，根据临床症状及化验指标逐渐停药，抗感染疗程总计 46 日。

（二）免疫抑制方案分析

抗排斥药可提高移植物和患者的存活率，但也会产生药物毒副作用及增加机会性感染的风险或加重感染。该患者术后肌酐升高、血小板较低，肾毒性和骨髓抑制分别是钙调神经蛋白抑制剂（如他克莫司）和霉酚酸酯类（如吗替麦考酚酯）的常见不良反应，因此术后 5 日内仅使用激素抗排斥反应，后根据患者感染和移植肝状态间断加用他克莫司。一般情况下，他克莫司用于肝移植术后的起始剂量为 0.1mg/（kg·d），目标浓度建议为移植后第 1 个月 10～15μg/L，第 2、3 个月为 7～11μg/L，3 个月以后为 5.0～8.0μg/L。该患者因感染初始给予较低剂量的他克莫司，以致血药浓度多处于偏低的状态，但最终急性排斥反应得到控制，肝功能恢复良好。但从他克莫司的浓度监测曲线可见，相同剂量下血药浓度呈现较大的波动。他克莫司通过细胞色素酶 CYP3A4 代谢，因此诱导或抑制 CYP3A5 的药物均可对其代谢产生影响。在该患者联用的药物中，泼尼松龙可升高他克莫司的浓度，卡泊芬净可降低他克莫司的浓度。此外，他克莫司的血浆蛋白结合率高（>98.8%），低蛋白血症患者可出现较高的峰浓度和较低的谷浓度，从而增加不良反应、降低疗效。患者使用他克莫司期间血清蛋白基础水平偏低，经外源性补充后呈波动趋势，也可能也是导致他克莫司的血药谷浓度偏低及波动的原因之一。食物（特别是高脂饮食）可降低他克莫司的吸收速度和吸收量，因此药师交代患者需在空腹（餐前 1 小时或餐后 2～3 小时）时服药，并注意加强营养，多食蛋白丰富的食物。

（三）不良反应监护

1. 药物相关性高血糖的评价及分析 糖皮质激素和他克莫司均有升高血

糖的作用,术中即开始使用糖皮质激素,后加用他克莫司,患者肝移植术后血糖长期偏高,停用他克莫司和激素期间血糖控制相对平稳,不排除与上述药物有关。出院时服用单药他克莫司,需告知患者监测血糖,注意调整降血糖药或他克莫司的剂量。

2. 药物性肝损伤的评价及分析 肝功能异常(GOT 升高、GPT 升高、高胆红素血症)是替加环素的常见不良反应,且该药的血浆蛋白结合率较高(71%~89%),同上述的他克莫司,血清蛋白水平对药物代谢的影响较大。患者使用大剂量替加环素(100mg q.12h.)的同时合并低蛋白血症,用药 5 日后胆红素较前升高,不排除是不良反应所致。但当时患者感染未控制,且排斥反应和感染加重较难区分,经综合评估对患者先采取抗排斥治疗,加用他克莫司后患者的黄疸下降,结果证实 3 月 9 日的肝功能异常为急性排斥反应引起的可能性大,遂继续使用替加环素抗感染治疗。

五、小结

研究显示供肝来源的病原菌进入受体,当受到手术刺激、免疫抑制等因素影响时,病原菌可能在受者体内增殖暴发,进而造成术后细菌感染及其并发症的发生。本例患者即因供体携带 CRKP,在肝移植术后全身多部位受到感染,治疗过程中面临感染和排斥两大相互对立的问题,抗感染和免疫的平衡对获得成功的治疗结局至关重要。总体原则是在发生严重感染时,通过减少或停用免疫抑制剂,使患者重建自身免疫,达到炎症控制和疾病恢复的目的。临床药师作为医疗团队中的一员,对于耐药菌抗感染药、器官功能不全或合并基础疾病的患者的抗排斥药品种选择、剂量制订、血药浓度跟踪及不良反应监控方面均应发挥专业特长,提升患者治疗的有效性和安全性。

参 考 文 献

[1] 中华医学会器官移植学分会. 中国肝移植免疫抑制治疗与排斥反应诊疗规范(2019 版). 器官移植,2021,12(1):8-14,28.

[2] 申存毅,王婧,林婷,等. 肝移植术后多重耐药菌感染分布特征及危险因素. 肝胆胰外科杂志,2020,32(6):355-360.

[3] 陈灏珠,林果为,王吉耀. 实用内科学. 14 版. 北京:人民卫生出版社,2013:2048-2050.

[4] 王明贵. 广泛耐药革兰氏阴性菌感染的实验诊断、抗菌治疗及医院感染控制:中国专家共识. 中国感染与化疗杂志,2017,17(1):82-92.

[5] 中华医学会器官移植学分会. 器官移植免疫抑制剂临床应用技术规范(2019 版). 器官移植,2019,10(3):213-226.

[6] 中华医学会器官移植学分会. 他克莫司在临床肝移植中的应用指南. 临床肝胆病杂志, 2015, 31（9）: 1372-1374.

[7] SUJI B T, POGUE J M, ZAVASCKI A P, et al. International consensus guidelines for the optimal use of the polymyxins: endorsed by the American College of Clinical Pharmacy （ACCP）, European Society of Clinical Microbiology and Infectious Diseases（ESCMID）, Infectious Diseases Society of America（IDSA）, International Society for Anti-infective Pharmacology（ISAP）, Society of Critical Care Medicine（SCCM）, and Society of Infectious Diseases Pharmacists（SIDP）. Pharmacotherapy, 2019, 39（1）: 10-39.

[8] KIRATISIN P, KEEL R A, NICOLAU D P. Pharmacodynamic profiling of doripenem, imipenem and meropenem against prevalent Gram-negative organisms in the Asia-Pacific region. International journal of antimicrobial agents, 2013, 41（1）: 47-51.

[9] GENG T T, XU X, HUANG M. High-dose tigecycline for the treatment of nosocomial carbapenem-resistant Klebsiella pneumoniae bloodstream infections: a retrospective cohort study. Medicine, 2018, 97（8）: e9961.

[10] XU L, WANG Y L, DU S, et al. Efficacy and safety of tigecycline for patients with hospital-acquired pneumonia. Chemotherapy, 2015, 61（6）: 323-330.

[11] CHENG S, TANG M, DU J, et al. Effects of antifungal drugs on the plasma concentrations and dosage of tacrolimus in kidney transplant patients. European journal of hospital pharmacy. （2020-10-05）[2021-10-20]. https://ejhp.bmj.com/content/early/2020/10/05/ejhpharm-2020-002385.long. DOI: 10.1136/ejhpharm-2020-002385.

[12] PEDERSEN M, SEETHARAM A. Infections after orthotopic liver transplantation. Journal of clinical and experimental hepatology, 2014, 4（4）: 347-360.

（杜春辉）

案例 14　一例肝移植术后患者抗感染治疗的药学监护

一、案例背景知识简介

随着肝移植技术的日益成熟，肝移植已成为各种病因导致的急、慢性肝衰竭的标准治疗方案之一，也是目前治疗终末期肝胆系统疾病的主要手段。基于疾病本身、手术的复杂程度及免疫抑制剂的应用，感染成为肝移植的常见并发症和主要死亡原因，因此肝移植术后抗感染的正确与否是决定肝移植成败的最重要的因素之一。临床药师通过对一例肝移植术后患者的抗感染方案进行分析，探讨肝移植术后病原菌感染的药物品种选择和剂量制订，以期为肝移植术后抗感染的经验性防治提供用药依据。

二、病例基本情况

患者，男性，46岁。主因"发现肝癌5年，综合治疗后5年"入院。患者于5年前发现"肝癌合并肝硬化"，行经导管动脉化疗栓塞术（transcatheter arterial chemoembolization，TACE）、肿瘤射频消融术；1年前发现肝癌复发，因突发肝性脑病，介入治疗未实施；2个月前新见"肝左、右叶转移瘤"。2016年10月17日以"原发性肝癌"收入院，10月27日在全麻下行"肝、胰、十二指肠移植术"，术中给予注射用甲泼尼龙琥珀酸钠（500mg i.v.gtt.）、注射用巴利昔单抗（20mg i.v.gtt.）抗排斥，注射用头孢哌酮钠舒巴坦钠（3g i.v.gtt.）预防感染。10月28日凌晨术毕带气管插管转入ICU监护治疗。

既往史： 糖尿病5年，用胰岛素控制血糖；乙型病毒性肝炎5年，服用恩替卡韦1年。否认药物、食物过敏史。

入院查体： 转入ICU时体温、心率正常，血压183/89mmHg，身高175cm，体重60kg。心脏可闻及期前收缩，带腹腔引流管3条，分别在肝门、右膈下和网膜孔，引流通畅，引流液色淡红，量不多。其余查体未见明显异常。

辅助检查： 血常规示WBC和CRP正常，N% 90.5%，PCT 8.67μg/L，STB 141.1μmol/L，CB 86.4μmol/L，GPT 1 105U/L，Cr 62μmol/L。

转入诊断： ①乙肝肝硬化失代偿期，肝移植术后；②原发性肝癌综合治疗后，门静脉癌栓形成；③2型糖尿病。

三、主要治疗经过及典型事件

入科后立即留取引流液培养，并继续予以注射用头孢哌酮钠舒巴坦钠（3g i.v.gtt. q.8h.）、注射用醋酸卡泊芬净（首剂70mg，维持剂量50mg i.v.gtt. q.d.）、注射用更昔洛韦（250mg i.v.gtt. q.12h.）联合预防感染。10月29日患者出现低热，最高体温37.8℃，PCT 17.31μg/L，引流液培养示革兰氏阳性球菌和热带念珠菌，加用注射用盐酸万古霉素（1g i.v.gtt. q.12h.）。10月30日患者出现高热，体温峰值达38.6℃，PCT 9.59μg/L。10月31日查体双肺呼吸音粗，右肺呼吸音弱，腹胀明显；化验示CRP 139mg/L，PCT 6.66μg/L；数字X射线显影（digital radiography，DR）示双侧胸腔少量积液，双下肺渗出性病变；引流液培养示屎肠球菌（仅对万古霉素、替加环素、利奈唑胺敏感），将头孢哌酮钠舒巴坦钠改为注射用亚胺培南西司他丁钠（1g i.v.gtt. q.8h.），之后患者虽仍持续高热，但N%、PCT、CRP缓慢下降。11月1日拔除气管插管，改为鼻导管吸氧，STB 76.5μmol/L，CB 30.6μmol/L，GPT 151U/L。11月4日下午患者开始出现寒战，体温最高达40.3℃，意识模糊，血氧饱和度逐渐下降，双肺呼吸音粗，可闻及较明显的湿啰音。化验示N%、PCT较前升高，G试验283.1ng/L，STB 59.5μmol/L，CB 35.2μmol/L，GPT 457U/L；动脉血气分析示 pH 7.57，PaO_2 56mmHg，$PaCO_2$ 40mmHg。再次行气管插管，考虑抗感染效果欠佳，停用亚胺培南西司他丁钠和万古霉素，换用注射用哌拉西林钠他唑巴坦钠（4.5g i.v.gtt. q.6h.）联合注射用替加环素（首剂 100mg，维持剂量 75mg i.v.gtt. q.12h.），化验示氨基转移酶较前明显升高，不除外排斥反应，加用注射用甲泼尼龙琥珀酸钠（40mg i.v.gtt. q.12h.）抗排斥。11 月 5 日患者的体温降至正常，意识恢复，继续加用他克莫司胶囊（1mg 鼻饲 q.12h.）抗排斥。11月 6 日再次发热，WBC $29.21×10^9$/L，G 试验 282ng/L，GM 试验 4.4（参考范围为0.0～0.9），伤口渗出液（11 月 3 日取样）示酵母样真菌、热带念珠菌，将卡泊芬净改为注射用伏立康唑（200mg i.v.gtt. q.12h.）。换药后患者的体温、血常规、肝脏氨基转移酶均逐渐下降，感染指标较前明显好转。11 月 7 日由呼吸机改为鼻导管吸氧；11 月 10 日凌晨 3 时左右开始出现发热，最高体温 39.8℃，伴寒战，他克莫司的血药浓度 16.20μg/L（参考范围为 5.00～15.00μg/L），目前患者感染严重，暂停他克莫司。11 月 11 日经物理降温后患者的体温可逐渐下降至正常，且已拔除引流管，生命体征平稳，整体病情好转，停用伏立康唑和更昔洛韦，转入普通科室继续专科治疗。11 月 13 日停用哌拉西林他唑巴坦和替加环素，之后患者病情平稳，予以出院。

四、讨论

（一）肝移植术后感染的危险因素评估

美国肝病学会和美国移植学会 2012 年制定的成人肝移植成功后的长期管理指南指出，肝移植术后的 3～6 个月是感染的高风险期，感染的病原体包括疱疹病毒（尤其是巨细胞病毒）、真菌（包括曲霉菌、隐球菌）和一般的细菌（如诺卡菌、李斯特菌和分枝杆菌）。由于大部分肝移植患者有严重的基础疾病，全身营养状况差，加之手术时间长、术中大量血液制品输入、术后各种有创操作等因素，使其成为感染发生的高危人群，其中肺部和腹腔是最常见的感染部位。肝移植术后感染的发生率可高达 53%～80%，成为肝移植术后死亡的主要原因之一。因此，评估肝移植术后感染的危险因素，预防性使用抗菌药物，降低肝移植术后感染的发生率，对于提高肝移植的成活率至关重要。

（二）肝移植术后常见的病原体

1. 细菌感染 研究发现，3/4 的细菌感染发生在移植后的第 1 个月内，其中革兰氏阴性需氧杆菌占细菌感染总数的 60% 以上，分离出的革兰氏阴性菌主要有铜绿假单胞菌、肺炎克雷伯菌、大肠埃希菌、鲍曼不动杆菌、嗜麦芽窄食单胞菌等，敏感药物主要有抗假单胞菌的第三代头孢菌素、抗假单胞菌的 β- 内酰胺类 /β- 内酰胺酶抑制剂、碳青霉烯类、阿米卡星等。分离出的革兰氏阳性菌主要有金黄色葡萄球菌和耐甲氧西林金黄色葡萄球菌，对耐甲氧西林金黄色葡萄球菌敏感的药物主要有万古霉素、利福平、氯霉素。

2. 真菌感染 据统计，肝移植术后侵袭性真菌感染（invasive fungal infection，IFI）的发生率在 4%～42%。2009 年《实体器官移植患者侵袭性真菌感染的诊断和治疗指南》指出，术后 1 个月、1～6 个月及 6 个月以后是实体器官移植患者易发生侵袭性真菌感染的 3 个阶段，术后 1 个月内的院内获得性真菌感染主要与术中大量输血、手术时间长、肝脏原发病（如丙型病毒性肝炎、肝硬化、脾功能亢进导致白细胞数减少等）有关，IFI 和非侵袭性念珠菌在此阶段均可发生，曲霉菌感染多见于移植前有定植的患者，对于存在上述高危因素的移植患者推荐在移植术后尽早启动预防性治疗。侵袭性念珠菌感染首选氟康唑或棘白菌素类，侵袭性曲霉菌感染则首选伏立康唑，少数处于免疫抑制状态和肝损伤严重的患者可考虑选用两性霉素 B 脂质体。

3. 病毒感染 病毒感染的发病时间通常在实体器官移植术后 6 个月内，巨细胞病毒（cytomegalovirus，CMV）感染是实体器官移植后最常见的病毒感染，能产生多种多样的临床症状并造成很高的发病率和病死率。现有资料显示，预防性抗病毒治疗可有效减少 CMV 感染的发生。移植术后未接受预防的患者，CMV 感染的发病时间多在术后 3 个月内，因此推荐在 CMV 高感染风险患者中至少预防性治疗 3 个月。抗病毒药是预防和治疗病毒感染的主要方法之一，代表药物有更昔洛韦、阿昔洛韦和膦甲酸钠等，在一些非对照性临床研究中，更昔洛韦用于各种实体器官移植的 CMV 感染性疾病均显示出较好的疗效，已被纳入 CMV 感染的标准治疗方案中。

（三）抗感染方案分析

1. 初始抗感染药的选择 细菌感染、IFI 和 CMV 感染是引起移植术后患者死亡的主要原因。该患者术中使用大剂量甲泼尼龙和巴利昔单抗预防排斥反应，术后处于继发性免疫抑制宿主状态，易感染各种病原体（细菌、真菌），具有预防性应用抗菌药物的指征。头孢哌酮钠舒巴坦钠可同时覆盖肠杆菌、肠球菌和假单胞菌，卡泊芬净对常见的念珠菌和曲霉菌均能有效覆盖，且该药不经过肝药酶代谢，与他克莫司等经肝药酶代谢的药物相互作用较小，更昔洛韦对 CMV 及乙型肝炎病毒感染的疗效高于其他同类药物，因此该患者初始选择头孢哌酮钠舒巴坦钠（3g q.8h.）＋卡泊芬净（50mg q.d.）＋更昔洛韦（250mg q.12h.）预防感染选药合理。患者术后肾功能正常、肝功能良好，药物剂量均为常规剂量。

2. 抗感染药的调整 患者术后第 2 日（10 月 29 日）出现低热，最高体温 37.8℃，腹腔引流液初步回报革兰氏阳性球菌和热带念珠菌，患者的初始抗感染方案中的头孢哌酮钠舒巴坦钠和卡泊芬净已分别覆盖敏感革兰氏阳性球菌和念珠菌。根据 2010 年美国感染病学会（IDSA）（成人及儿童 MRSA 感染的临床实践指南），患者入住 ICU、留置导管、使用广谱抗生素，具备多项 MRSA 感染的高危因素，临床药师建议加用抗 MRSA 药，患者的肾功能正常，选择万古霉素合适，给予常规剂量 1g q.12h.，随后根据血药浓度结果进行剂量调整。

10 月 30—31 日患者出现高热，体温峰值达 38.6℃，CRP 较前明显升高，查体双肺呼吸音变粗，胸片示双下肺渗出性病变，引流液培养示屎肠球菌（仅对万古霉素、替加环素、利奈唑胺敏感），感染加重，将头孢哌酮钠舒巴坦钠升级为亚胺培南西司他丁钠，考虑患者感染多重耐药菌的可能性大，给予较大剂量 1g q.8h.，虽然患者的体温无明显下降，但 N%、PCT、CRP 缓慢下降。

患者 11 月 4 日下午突发感染性休克，肺部感染明确。依据 2014 年《铜绿假单胞菌下呼吸道感染诊治专家共识》，患者此次入院已 10 余日，术后转入 ICU 留置 PICC 等导管，使用激素等免疫抑制剂抗排斥，存在铜绿假单胞菌或鲍曼不动杆菌感染的高危因素，我国院内获得性铜绿假单胞菌对碳青霉烯类的耐药率高于哌拉西林钠他唑巴坦钠，且亚胺培南已用药 5 日疗效欠佳，临床药师建议将亚胺培南西司他丁钠改为哌拉西林钠他唑巴坦钠，考虑替加环素的抗菌谱较万古霉素广，除覆盖 MRSA 等耐药革兰氏阳性球菌外，对其他革兰氏阴性菌及厌氧菌均有良好的敏感性，与哌拉西林钠他唑巴坦钠可协同互补，将万古霉素替换为替加环素可能获益更多。依据《热病》推荐，哌拉西林钠他唑巴坦钠用于耐药菌感染的治疗时采用 4.5g q.6h. 的剂量。文献研究显示替加环素高剂量（100mg b.i.d.）组比低剂量（50mg b.i.d.）组在治疗医院获得性肺炎时可取得更好的疗效，因患者移植术后肝功能指标尚未正常，替加环素主要经胆汁排泄，容易引起肝功能异常，因此在兼顾疗效和不良反应的同时，医生与药师商议使用 75mg q.12h. 的折中剂量，并加用免疫抑制剂抗排斥，用药过程中密切监护肝功能的变化。之后患者的体温得到控制，但其余感染指标未见明显改善，肝功能也恢复良好，未发生替加环素相关肝损伤。

患者 11 月 6 日下午再次高热，GM 试验 4.4，不排除曲霉菌感染的可能性，伤口渗出液示热带念珠菌（对伏立康唑敏感，MIC = 0.125mg/L）。临床药师分析，患者的感染部位以肺部为主，肺部致病真菌以曲霉菌居多，卡泊芬净治疗 7 日疗效不佳，可更换为对曲霉菌疗效更强的伏立康唑，但需密切监测免疫抑制剂他克莫司的血药浓度，必要时将他克莫司更换为受唑类药物影响较小的钙调磷酸酶抑制剂西罗莫司，以保证抗排斥效果。之后患者的感染指标持续好转，病情趋于稳定。

五、小结

该患者术后入住 ICU 的 16 日内经历 4 次抗感染方案的调整，与移植术后感染的临床表现不典型有密切联系。由于细菌耐药性的不断增加，抗生素的选择日趋困难，甚至面临无药可选的境地，这对临床药师和临床医生均是极大的挑战。药师在参与该患者的诊疗过程中深切体会到临床用药的复杂性,药物品种的选择、给药剂量、给药时机等都是临床药师需要特别关注的问题。通过实践不断提高自身的专业水平,为临床医生改进诊疗提供有针对性的建议,为患者的治疗提供有效的帮助,这是临床药师永恒的职业目标。

参 考 文 献

[1] 周霞,刘鸿凌. 欧洲肝病研究学会《2015 年肝移植临床实践指南》解读. 浙江医学,2016, 38(2): 73-74.

[2] 高国栋. 肝移植术后早期肺部细菌感染危险因素分析. 福州:福建医科大学,2014.

[3] 郝秀红,马骢. 肝移植术后细菌感染特点及药敏结果分析. 海军总医院学报,2006,19(3): 169-170.

[4] 中华医学会器官移植学分会. 实体器官移植患者侵袭性真菌感染的诊断和治疗指南(续). 中华器官移植杂志,2009,30(8): 503-506.

[5] 马玉奎,严律南,李波,等. 肝移植术后肺部细菌感染的诊治. 中华器官移植杂志,2004, 25(5): 288-290.

[6] 张丽华,刘宝琴,刘明月. 肝移植患者抗感染治疗的临床观察. 中国现代药物应用, 2012,6(15): 39-40.

[7] GRUSON D, HILERT G, VARGAS F, et al. Strategy of antibiotic rotation: long-term effect on incidence and susceptibilities of Gram-negative bacilli responsible for ventilator-associated pneumonia. Critical care medicine, 2003, 31(7): 1908-1914.

[8] LIN Y H, CAI Z S, JIANG Y, et al. Perioperative risk factors for pulmonary complications after liver transplantation. Journal of international medical research, 2010, 38(5): 1845-1855.

[9] XU L, WANG Y L, DU S, et al. Efficacy and safety of tigecycline for patients with hospital-acquired pneumonia. Chemotherapy, 2015, 61(6): 323-330.

[10] RAZONABLE R R, HUMAR A. Cytomegalovirus in solid organ transplantation. American journal of transplantation, 2013, 13(Suppl 4): 93-106.

(杜春辉)

案例 15　一例重症脑型疟疾并发多器官功能障碍患者的药学监护

一、案例背景知识简介

疟疾是由疟原虫引起的寄生虫病,可经按蚊叮咬或输入带原虫的血液传播,主要在热带和亚热带地区流行,具有传播快、易复发、死亡率高的特点,2017 年以来我国病例均为境外输入性。脑型疟疾是疟疾凶险发作(重症疟疾)

的常见类型之一，易并发多器官功能障碍，及时抢救及合理的药物治疗是减少后遗症及死亡率的重要措施。临床药师通过对一例输入性重症脑型疟患者的药物治疗方案进行分析，以期为该类患者的药学监护思路提供参考。

二、病例基本情况

患者，男性，50 岁。因"发热 6 日，意识模糊 8 小时"于 2018 年 11 月 19 日入院。患者 6 日前无明显诱因发热，体温最高 38.5℃，无明显的畏寒、寒战，伴食欲减退、恶心，自服退热药无好转。11 月 19 日下午出现意识模糊，小便橘红色，急诊血压 81/50mmHg，给予乳酸钠林格液补液后上升至 103/65mmHg，血涂片见疟原虫（30%～50% 的红细胞可见环状体），收入 ICU 继续治疗。患者起病以来，初期大便正常，今日解黄稀便 3 次，小便如上所述，体重无明显变化。

既往史：32 年前曾行阑尾切除术，近 3 年内多次至非洲多个国家出差，4 周前至乌干达共和国，周围有疟疾患者，2 周前回国。病前半年内无输血及血液制品应用史，病前 3 个月内无不洁饮食史，否认伤寒、结核、猩红热等传染病病史，否认心、脑、肺、肾等脏器慢性病病史，否认药物、食物过敏史。

入院查体：体温 39.5℃，脉搏 115 次 /min，呼吸 27 次 /min，血压 125/75mmHg，血氧饱和度 97%～100%（吸氧 3L/min）。身高 175cm，体重 75kg。轮椅送入病房，嗜睡，精神欠佳，意识模糊，全身皮肤、巩膜轻度黄染，余查体未见明显异常。

辅助检查：动脉血气分析示 BE −6.2mmol/L，LAC 6.7mmol/L；血常规示 N% 73.60%，PLT 13×10^9/L；血生化示 STB 83.8μmol/L，CB 43.9μmol/L，GPT 75U/L，Cr 194μmol/L，Glu 8.4mmol/L；凝血功能示 D-D > 35.2μg/L；PCT 35.71μg/L；CRP 171.86mg/L；尿常规示蛋白质 5g/L，RBC 250/μl。头颅 CT 提示左侧上颌窦及筛窦囊肿。肺 CT 考虑双肺下叶肺通气不均可能，不除外炎症。腹部超声提示肝实质弥漫性损伤，脾大，腹水。

入院诊断：①疟疾，脑型疟疾？②急性肾损伤；③急性肝损伤；④血小板减少症；⑤阑尾切除术后。

三、主要治疗经过及典型事件

入科后立即给予蒿甲醚注射液（160mg i.m. q.d.）抗疟、注射用头孢曲松钠（2g i.v.gtt. q.d.）抗感染治疗，同时给予丁二磺酸腺苷蛋氨酸和复方甘草酸单铵 S 保肝、输血小板、补液改善肾灌注等对症支持治疗。11 月 20 日凌晨患者烦躁不安，心率 125～130 次 /min，呼吸 45 次 /min，血氧饱和度下降至 86%，给予地西泮镇静后血压下降至 80/50mmHg。急查动脉血气分析示 BE −9.5mmol/L，LAC 3.8mmol/L；血常规示 WBC 15.94×10^9/L，N 10.98×10^9/L；Cr 255μmol/L；PCT 80.30μg/L；胸片示肺部感染。考虑感染性休克，补液后血压无改善，加用去甲肾上腺素升血压，行CRRT纠正酸碱失衡，停用头孢曲松，换为注射用美罗培南（1g i.v.gtt. q.8h.）。11月21日LAC 8.6mmol/L，意识障碍加重，体温39℃，心率130次/min，呼吸30次/min，血压117/69mmHg［重酒石酸去甲肾上腺素注射液0.1μg/（kg·min）］，血氧饱和度92%～98%（吸氧10L/min），Glu 1.8mmol/L，Hb 70g/L。血涂片示疟原虫大量（每视野＞15个）；疟疾分型为恶性疟＋三日疟混合感染；脑脊液常规未提示颅内感染。给予气管插管，加用注射用替考拉宁（800mg i.v.gtt. q.12h.）及注射用醋酸卡泊芬净（70mg＋50mg i.v.gtt. q.d.）联合抗感染，感染科专家会诊建议给予蒿甲醚注射液（80mg i.m. q.12h.）加双氢青蒿素哌喹片（2片胃管注入 b.i.d.，2日）抗疟、地塞米松磷酸钠注射液（20mg i.v.gtt. q.d.）抗炎、甘露醇注射液（250ml i.v.gtt. q.8h.）脱水治疗。11月23日患者体温最高38.2℃，尿量555ml/d；血常规示RBC $1.96×10^{12}$/L，Hb 57.00g/L；血生化示GPT 173U/L，GOT 658U/L，Cr 220μmol/L。血涂片示偶见疟原虫，考虑患者的肝、肾功能变差，调整美罗培南的剂量为1g q.12h.、卡泊芬净的剂量为35mg q.d.。11月25日患者神志转清，拔除气管插管，吸氧3L/min。化验示PLT $54.00×10^9$/L、WBC $11.34×10^9$/L、Hb 71.00g/L、GPT 116U/L、STB 12.9μmol/L、Cr 114μmol/L、PCT 5.74μg/L、CRP 29.38mg/L，连续2日血中未见疟原虫，蒿甲醚减量至80mg q.d.，停止CRRT。停用替考拉宁，美罗培南的血药浓度分别为2mg/L（用药前3小时）和0.96mg/L（用药前30分钟），经计算仅对MIC≤0.25mg/L的感染菌能达到抗感染疗效，考虑药物浓度较低，药师建议剂量调整为1g q.8h.。11月28日患者可正常进食，感染指标正常，停用美罗培南和卡泊芬净。11月30日停用蒿甲醚，因氨基转移酶较高，保肝治疗至12月12日出院。

四、讨论

（一）抗疟方案分析

据美国疾病控制与预防中心认定，乌干达共和国是旅行者疟疾感染高危区，该流行区内85%以上为恶性疟，且对氯喹耐药。该患者有疫区接触史，入科时血涂片见疟原虫，有意识障碍、虚弱、酸中毒、肝与肾功能不全等，满足WHO第3版疟疾治疗指南对重症疟疾的诊断标准，恶性脑型疟疾的可能性大。

蒿甲醚对红细胞内期疟原虫有较强的杀灭作用，肌内注射后吸收快且完全，在体内广泛分布，尤以脑组织中最多，能迅速控制临床发作与症状，且副作用较少，是重症疟疾的一线治疗药物之一，对氯喹耐药的恶性疟也能达到良好的治疗效果。我国《抗疟药使用规范》推荐剂量为首剂160mg，此后80mg/d，可进食后及时改为口服青蒿素类复方（ACT）序贯治疗，疗程至少7日。本病例在确诊后即给予蒿甲醚注射液160mg/d，药物选择适宜。青蒿素类药物主要经细胞色素 P450 肝药酶代谢,连续给药后可导致自身清除、排泄加快,出现时间依赖性动力学特征,且蒿甲醚注射液的半衰期较短,因此在患者单用蒿甲醚注射液 160mg q.d. 的疗效不佳时改为 b.i.d.,理论上可取得更好的临床疗效。

蒿甲醚和双氢青蒿素均为青蒿素衍生物,通过产生自由基,对疟原虫蛋白进行烷基化或共价修饰,使疟原虫死亡,起效快。哌喹通过影响疟原虫红细胞内期裂殖体的超微结构,使滋养体食物泡膜和线粒体肿胀,导致其生理功能破坏,从而杀死疟原虫,是治疗三日疟的推荐药物之一,但起效较慢。两者联合用药可提高抗疟效果,降低青蒿素的复燃率,延缓对哌喹的耐药性,已被证实可取得满意的临床疗效。该患者抗疟治疗 6 日后(11 月 24 日)血疟原虫转阴,11 月 28 日已能进食,应改为口服,考虑到 7 日前已使用双氢青蒿素哌喹片,哌喹的半衰期约 9 日,再次给药可能造成蓄积,药师与医生讨论后继续使用蒿甲醚注射液,总疗程为 12 日。1 年后随访,患者无后遗症、无复燃。

(二)抗感染方案分析

疟疾与感染的临床症状有较多的相似之处,WHO 建议疟疾合并肺炎的患者应及早启动广谱抗菌治疗。患者入科时不排除有颅内和肺部感染,高热、意识障碍、PCT 和 CRP 水平较高,临床药师认为可直接使用美罗培南抗感染。美罗培南为亲水性小分子药物,极易被 CRRT 清除,半衰期短,为时间依赖性药物,其药物疗效与 %T>MIC 值有关。Chaijamorn W 建议亚洲重症患者行 CRRT 时美罗培南的给药剂量采用 750mg q.8h.,对 MIC<2mg/L 的细菌可有较好的治疗效果。11 月 23 日因患者的肾功能变差将美罗培南的剂量调整为 1g q.12h.,11 月 25 日血药浓度结果提示该剂量仅对 MIC≤0.25mg/L 的感染菌有较好的疗效。该患者虽未获得美罗培南的相关药敏试验结果,但感染较重,CRRT 状态下血流动力学不稳定,结合我医疗中心耐药率较高的现状,增加美罗培南的剂量为 1g q.8h.,以降低长期低浓度所致的耐药风险,医生采纳。卡泊芬净在中度肝功能不全(Child-Pugh 评分 7~9 分)时,因曲线下面积(AUC)上升而建议维持剂量减为 35mg/d。该患者无基础肝病,仅表现为氨基转移酶升高的急性肝损伤,Kurland S 建议没有肝硬化的重症患者不应降低卡泊芬净的剂量。因是预防性用药,综合考虑经济因素,继续给予 35mg/d 的维持剂量。抗感染治疗 8 日后患者感染好转,予以停药。

五、小结

重症恶性疟疾发病凶险、病死率高,对于多器官功能受累的患者,除积极抗疟和抗感染外,对症支持治疗也是提高治疗成功率的关键。临床药师作为治疗团队成员之一,在药物种类选择、剂量制订、不良反应监护及评估方面应发挥专业所长,为临床医生提供合理的个体化治疗建议,提高药学服务的质量。

参 考 文 献

[1] 高琪. 输入性疟疾对巩固消除疟疾成果防止再传播的挑战和对策. 中国热带医学, 2021, 21(1): 1-4.

[2] 王梦, 王娜娜, 吕志跃. 脑型疟疾的病因、症状和诊治进展. 热带医学杂志, 2016, 16(11): 1465-1467, 1479.

[3] 中华人民共和国国家卫生和计划生育委员会. 抗疟药使用规范: WS/T 485—2016. (2016-05-20) [2021-10-10]. http://www.nhc.gov.cn/ewebeditor/uploadfile/2016/05/20160530143429328.pdf.

[4] 刘甜. 青蒿素类抗疟药的生物转化及其时间依赖性药动学研究. 济南: 山东大学, 2012.

[5] 沈伟伟, 尉怀怀, 蒲中枢, 等. 蒿甲醚联合复方双氢青蒿素片治疗维和任务区非重症疟疾的疗效. 中国热带医学, 2020, 20(6): 565-568, 594.

[6] KLIONSKY D J, ABDELMOHSEN K, ABE A, et al. Guidelines for the use and interpretation of assays for monitoring autophagy(3rd edition). Autophagy, 2016, 12(1): 1-222.

[7] CHAIJAMORN W, RUNGKITWATTANAKUL D, PATTHARACHAYAKUL S, et al. Meropenem dosing recommendations for critically ill patients receiving continuous renal replacement therapy. Journal of critical care, 2020, 60: 285-289.

[8] KURLAND S, FUREBRING M, LOWDIN E, et al. Pharmacokinetics of caspofungin in critically ill patients in relation to liver dysfunction: differential impact of plasma albumin and bilirubin levels. Antimicrobial agents and chemotherapy, 2019, 63(6): e02466-18.

(杜春辉)

案例16 一例体外膜氧合支持治疗重症社区获得性肺炎患者的药学监护

一、案例背景知识简介

体外膜氧合(extracorporeal membrane oxygenation, ECMO)是辅助心脏和 / 或呼吸衰竭患者进行体外呼吸与循环的一种生命支持方式。随着 ECMO 的应用增加,危重症患者使用 ECMO 的过程中复杂的药动学和药效学问题愈加突出,导致药物剂量和疗效关系的改变。尤其是 ECMO 支持治疗过程中相关管路对药物的吸附作用、药物表观分布容积的增加、药物消除的减少及危重患者的特殊病理与生理状态使得抗感染药的药动学缺乏可预测性改变,进而影响药效。本节以一例静脉 - 静脉 ECMO(veno-venous ECMO, VV ECMO)支持治疗鹦鹉热衣原体感染的重症社区获得性肺炎患者的药学监护为例,分析 ECMO 造成抗感染药的药动学改变的影响因素与治疗方案调整,以期为该类患者的治疗方案提供参考。

二、病例基本情况

患者，男性，58岁。主诉"发热，咳嗽9日，加重1日"。患者于2019年3月14日无明显诱因出现发热，体温最高38.7℃，咳嗽，咳黄色黏痰，量不多，畏寒，无寒战，无胸闷、胸痛，无咯血及痰中带血，无呼吸困难，就诊于当地诊所，给予"退热热及抗菌药物治疗"（具体药物不详），症状未缓解，于2019年3月17日入当地医院，给予抗感染、抗病毒、退热治疗，症状未缓解且加重。患者持续发热，体温最高40℃，呼吸困难，咳黄痰，痰中带血，肺CT示右肺下叶炎症，3日后原右肺片状高密度影增大、右肺中上叶及左肺新见斑片状高密度影。2019年3月22日以"呼吸衰竭、肺部感染、肝硬化"收入急诊抢救室，予以气管插管、有创机械通气高参数支持，血氧饱和度难以维持，3月23日收入重症医学科。

既往史：肝硬化、门静脉高压、食管-胃底静脉曲张病史10年，白癜风病史7年。有手术史，曾输注血小板。否认药物过敏史。无饮酒、吸烟史。

入院查体：体温36.5℃，脉搏110次/min，呼吸40次/min，血压130/60mmHg，身高165cm，体重55kg。急病面容，表情痛苦，被动体位，神志镇静，查体不合作。口唇略显发绀，双肺呼吸音低，可闻及湿啰音。心率110次/min，律齐，各瓣膜听诊区未闻及杂音。

辅助检查：血常规示 WBC $12.32×10^9$/L，N% 96.8%，Hb 144g/L，RBC $4.69×10^{12}$/L，PLT $154×10^9$/L；血生化示 BUN 7.75mmol/L，Cr 65.9μmol/L，BNP 1 182ng/L，STB 16.1μmol/L，CB 11.5μmol/L，GGT 56.5U/L，A 28.9g/L；CRP 141.4mg/L；IL-6 > 5 000ng/L；PCT 2.76μg/L；凝血功能示 APTT 71.9 秒，D-D 3.87mg/L，FIB 7.11g/L，PTA 53%；动脉血气分析示 pH 7.33，PCO_2 48mmHg，PO_2 44mmHg，LAC 2.1mmol/l，PaO_2/FiO_2 48mmHg。胸片示双肺炎症。尿常规、粪便常规未见明显异常。甲型流感、乙型流感病原学检测均为（−）。

入院诊断：①重症肺炎；②呼吸衰竭；③感染性休克；④肝硬化；⑤门静脉高压；⑥食管-胃底静脉曲张；⑦白癜风。

三、主要治疗经过及典型事件

入院后给予持续生命体征监测，呼吸机辅助呼吸，初始氧浓度为100%，置管行静脉-静脉体外膜氧合改善氧合，给予适当的镇痛、镇静、补液、抗感染等对症支持治疗。初始抗感染治疗给予利奈唑胺（0.6g i.v.gtt. q.12h.）、美罗培南（1g 静脉泵入 q.8h.）、伏立康唑（200mg i.v.gtt. q.12h.，首剂负荷剂量）、更昔洛韦（0.5g i.v.gtt. q.12h.）。3月24日患者体温36.7℃，血常规及血生化示 WBC $6.64×10^9$/L，N% 89.7%，Hb 117g/L，RBC $3.78×10^{12}$/L，PLT $72×10^9$/L；A 28.5g/L；CRP 118.7mg/L；IL-6 1 299ng/L；PCT 2.84μg/L。痰涂片、痰培养阴性，呼吸道病原体九项检测均阴性，人类免疫缺陷病毒抗体检测阴性，G 试验检测回报 275.8ng/L。3 月 26 日患者呈镇静状态，体温 36.5℃，血乳酸增加，肺水肿明显，停用利奈唑胺，改万古霉素，同时第 4 剂给药前测定血药谷浓度；考虑到伏立康唑的非线性动力学特征，且受 ECMO 和患者的病理与生理状态的影响较多，药师建议临床第 5 剂给药前测血药谷浓度；同时根据患者的体重，建议更昔洛韦减量（0.25g i.v.gtt. q.12h.），继续病原学检查，行相关免疫功能、巨细胞病毒及 EB 病毒等检测；此外，临床医生考虑患者发病前有严重疲劳，早期症状不典型，目前未明确病原体的情况下不能排除耶氏肺孢子菌肺炎，当日加用复方磺胺甲噁唑（1.44g 胃管注入 q.6h.）。3 月 27 日患者体温 36.5℃，行病原学检查后进行纤维支气管镜检查、吸痰及肺泡灌洗。当日伏立康唑的血药浓度监测回报谷浓度为 10.92mg/L，明显高于治疗窗，STB 和 CB 均出现大幅增高，STB 由基线值 16.1μmol/L 升高到 67.9μmol/L，CB 由 11.5μmol/L 增至 49.7μmol/L，药师建议伏立康唑减量 50%，同时等待 GM 试验结果。3 月 28 日患者体温 36.7℃，血氧分压较前好转，降低 ECMO 参数，适当增加容量，患者的血清肌酐较前 24 小时上升 41μmol/L，当日万古霉素的血药谷浓度回报 28.85mg/L，药师建议暂停 1 剂，监测随机浓度；同时患者的三系呈下降趋势，巨细胞病毒 DNA 测定回报 <1 000copies/ml 且没有明确的耶氏肺孢子菌肺炎的证据，建议停用更昔洛韦、复方磺胺甲噁唑，同时继续监测血常规、尿常规、肝与肾功能、叶酸水平等，临床部分采纳。3 月 29 日患者体温 36.5℃，呈镇静状态，伏立康唑的二次血药浓度监测（therapeutic drug monitoring, TDM）结果回报 12.99mg/L，且 GM 试验阴性，药师建议停用伏立康唑；万古霉素的血药浓度结果回报 17.08mg/L，考虑患者体重 55kg，血清白蛋白水平偏低，血肌酐持续增高，病原学检测未明且仍未脱机等综合情况，药师建议万古霉素调整为 0.5g q.8h.，临床采纳，并当日停用复方磺胺甲噁唑。4 月 1—4 日 G 试验分别为 140.5ng/L 和 146ng/L，考虑到 ECMO 管路真菌感染的风险，加用氟康唑注射液（0.4g i.v.gtt. q.12h.）。4 月 6 日综合评估患者情况，停体外膜氧合，患者呼吸平稳，逐渐降低呼吸机支持力度，逐渐减少及停用镇静药，患者的意识状态及肢体活动未见好转，当日痰培养回报凝固酶阴性葡萄球菌和鲍曼不动杆菌。4 月 10 日患者体温 38.3℃，肺泡灌洗液二代测序回报鹦鹉热衣原体、大肠埃希菌，其间反复中心导管及血培养阴性。4 月 12 日患者体温持续升高，胸片见透光度较前减弱，停用万古霉素，加用替加环素（100mg 静脉泵入 q.12h.），联合美罗培南、氟康唑继续抗感染治疗。4 月 30 日停抗感染药，体温、血常规基本正常，复查 CT，肺部情况较前好转；行康复治疗后肌力逐渐好转。5 月 9 日停机械通气，呼吸平稳，患者神志清，自主呼吸，生命体征平稳，右侧肢体肌力 3 级以上，左侧肢体肌力 2 级以上，出院康复治疗。

四、讨论

（一）ECMO 对抗感染药的药动学的影响

ECMO 装置的材料主要为聚氯乙烯等有机物，已有研究表明其会对药物产生吸附作用，影响吸附的药物因素包括药物的亲脂性和血浆蛋白结合率，亲脂性药物在有机材料中的溶解度较高，可被循环回路大量吸附，而亲水性药物则损耗较少；此外，ECMO 可能通过循环通路增加药物的表观分布容积，尤其是危重患者的炎症反应、体液潴留本身就会导致表观分布容积增加。有研究显示，30% 左右的使用 ECMO 的患者会出现肾和/或肝损伤，可能导致药物的清除率降低。

本例患者院外已给予莫西沙星、头孢他啶联合抗感染治疗，基本覆盖现有的病原体，但病情进展迅速，不除外社区获得性 MRSA 和 ESBL 阴性杆菌及其他未明确的病原体；患者的免疫低、临床症状不典型，故不能排除侵袭性曲霉菌感染。先启动器官功能支持，初始治疗方案相对合理，但患者的右肱动脉、左股动脉、右颈内静脉、双侧股静脉留置多重管路，具有导管相关性血流感染的风险，于转入 ICU 第 3 日及时将利奈唑胺调整为万古霉素是优化选择。此外，ECMO 支持治疗期间先后使用利奈唑胺、美罗培南、更昔洛韦、伏立康唑、万古霉素、氟康唑进行抗感染治疗，药师需要考虑 PK 改变带来的量效关系变化。其中美罗培南为低血浆蛋白结合率的亲水性药物，临床研究表明，ECMO 患者与非 ECMO 患者的美罗培南浓度和 PK 参数差异相比无统计学差异，提示 ECMO 回路本身对该药的 PK 的影响较小。利奈唑胺和氟康唑的体外研究显示 24 小时 ECMO 体外回路的平均回收率均为 91%，表明 ECMO 回路可能对这 2 种药物的吸附效应很小。更昔洛韦的亲水性良好，有文献报道其在治疗巨细胞病毒肺炎时可达谷浓度且无累积现象。万古霉素为亲水性抗生素，血浆蛋白结合率为 50%，24 小时体外回路的平均回收率亦为 90%，且 48 小时内保持稳定。虽然吸附效应较小，但有研究表明与未使用 ECMO 的患者相比，使用 ECMO 的患者达到目标血药浓度需要的时间可能更长。总体来看，ECMO 患者的万古霉素表观分布容积增加、清除率降低，仍需通过治疗药物的血药浓度监测进行剂量调整。本例患者在行 ECMO 支持治疗期间，3 月 26—29 日给予万古霉素（1g 静脉泵入 q.12h.），血药谷浓度为 28.85mg/L，48 小时血肌酐升高超过 50%。3 月 29 日根据患者的年龄、性别、体重及估算肌酐清除率，综合考虑持续增高的血清肌酐、组织灌注情况和 ECMO 支持状态，建议适当减量使用（0.5g 静脉泵入 q.8h.），根据感染控制情况和肾功能水平再做调整，后续监测下机前的血药浓度谷维持在 15mg/L 左右，血肌酐回落至参考值范围内。

（二）伏立康唑在 ECMO 支持治疗危重症患者中的用药安全性评估

伏立康唑为血浆蛋白结合率为 58% 的亲脂性药物，容易被 ECMO 循环回路吸附，且具有非线性 PK 特征和 *CYP2C19* 基因多态性。体外研究发现，在血液预冲的 ECMO 回路运转 24 小时后，伏立康唑损失高达 71%，其浓度可低至无法检测，但随着治疗时间延长，其峰浓度和谷浓度明显升高，推测为回路吸附饱和所致，导致量效关系的不可预测性增加，所以推荐对该药进行 TDM 以保证疗效和减少 ADR。伏立康唑的血药谷浓度与其临床疗效和安全性显著相关，国内外的个体化用药指南均推荐该药的目标血药谷浓度范围大致为 0.5～5.5mg/L。A meta 分析结果显示当谷浓度超过 5.5mg/L 时，包括视觉障碍、幻听、脑病等神经毒性不良反应的发生率将显著增加；而当谷浓度超过 3mg/L 时，发生肝脏毒性的风险明显升高。

结合该例患者，伏立康唑的血药浓度较高，可能会有几个影响因素：一是患者有肝硬化病史 10 年，轻至中度肝硬化患者（Child-Pugh A 和 B 级）推荐伏立康唑的负荷剂量不变，维持剂量减半。二是合用质子泵抑制剂（proton pump inhibitor，PPI），伏立康唑主要经 CYP2C19 代谢，并次要经 CYP3A4 和 CYP2C9 代谢，有报道 PPI 可能使患者的平均血药浓度增加约 30%，该患者合用兰索拉唑。三是该患者初始血浆白蛋白水平较低和炎症状态都会减少伏立康唑的代谢而导致血药浓度升高。四是患者用药第 4 日检测血药浓度，ECMO 回路吸附药物的能力有可能饱和，存在致使伏立康唑的血药浓度骤升的可能性。因伏立康唑的血药浓度达稳态的时间分别为给药第 2 日末和第 5 次给药前（第 3 日），所以建议临床首次监测时机应不早于第 5 次给药前。根据《伏立康唑个体化用药指南》推荐伏立康唑稳态的血药谷浓度高于 10mg/L 时停药 1 次，之后维持剂量减半。该患者减量后胆红素水平转归明显，后因曲霉菌感染的证据不足而停药。

五、小结

在对该例 ECMO 支持治疗的重症社区获得性肺炎患者的药学监护过程中，临床药师主要参与初始经验性抗感染治疗的方案优化、ECMO 支持治疗对抗感染药的药动学的影响下的药物调整、药品不良反应的处置及少见病原体的目标治疗药物的选择。尤其是通过对伏立康唑的血药浓度的监测和个体化用药服务，结合该例危重患者的既往病史、合并用药和疾病进展情况，协助临床明确该药物的 TDM 时机、目标值和剂量调整，保障患者用药安全。

参 考 文 献

[1] 侯雅琴，封永丽，张晓勤，等. 体外膜肺氧合对成人抗感染药物药动学的影响. 实用药物与临床，2018, 21（9）：965-969.

[2] 陈恩，张相林，克晓燕，等.《伏立康唑个体化用药指南》解读. 临床药物治疗杂志，2019，17（3）：47-52，78.

[3] LEMAITRE F, HASNI N, LEPRINCE P, et al. Propofol, midazolam, vancomycin and cyclosporine therapeutic drug monitoring in extracorporeal membrane oxygenation circuits primed with whole human blood. Critical care, 2015, 19(1): 40.

[4] HA M A, SIEG A C. Evaluation of altered drug pharmacokinetics in critically ill adults receiving extracorporeal membrane oxygenation. Pharmacotherapy, 2017, 37(2): 221-235.

[5] WU C C, SHEN L J, HSU L F, et al. Pharmacokinetics of vancomycin in adults receiving extracorporeal membrane oxygenation. Journal of the formosan medical association, 2016, 115(7): 560-570.

（陈　超）

案例 17　一例卡左双多巴相关免疫性血小板减少症患者的药学监护

一、案例背景知识简介

血小板减少在重症患者中较常见，近 50% 的 ICU 患者会在住院期间出现血小板减少，5%～20% 的患者会进展为重度血小板减少症。ICU 患者中出现血小板减少症的原因较多，临床上可资鉴别的依据有限，当药物因素混杂其中时，临床决策更为困难，所以明确血小板计数下降的潜在原因是成功治疗 ICU 患者血小板减少的关键。在 ICU 患者中药物诱导的免疫性血小板减少症（drug-induced immune thrombocytopenia, DITP）需要被关注和监测，尤其对于罕见病例的早期识别与处置将直接影响患者的救治与预后。本文以一例罕见的卡左双多巴相关免疫性血小板减少症的药学实践为例，探讨 ICU 患者中药物诱导的免疫性血小板减少症的临床特征、发生机制、关联评价和处置。

二、病例基本情况

患者，男性，76 岁。主诉"右髋部摔伤后疼痛、肿胀、活动受限 3 日"。3 日前患者不慎摔倒伤及右髋部，当即感到右髋部疼痛明显、活动受限。主因"右股骨粗隆间骨折"入院，考虑患者高龄、耐受能力较差，手术的风险较高，行保守治疗、预防下肢深静脉血栓等对症处理，长期 ICU 卧床；于 2018 年 5 月 8 日因呼吸衰竭无法脱机拔管而行气管切开术；2019 年 2 月 3 日脱机并维持脱机状态，给予对症支持治疗，包括肺部护理、保持气道通畅、防治肺部感染和下肢深静脉血栓等，定期神经内科专科评估。

既往史：帕金森病病史 16 年，冠心病、高血压、高血脂病史 10 年。家族史、过敏史无特殊。否认药物过敏史。无饮酒、吸烟史。

入院查体： 体温 36.6℃，脉搏 62 次/min，呼吸 19 次/min，血压 100/53mmHg。身高 176cm，体重 70kg。卧床，意识内容减少，有效交流少，四肢肌张力增高，右上肢静止性震颤。神志清楚，精神可，生命体征尚平稳，气管切开已脱机，双肺听诊呼吸音粗，未闻及干、湿啰音。

辅助检查： 血常规示 WBC $2.83×10^9$/L，N% 75.2%，Hb 88g/L，RBC $3.42×10^{12}$/L，PLT $108×10^9$/L；血生化示 Cr 57.6μmol/L，BNP 194.9ng/L，ALB 33.2g/L；CRP 11.86mg/L；PCT 0.041μg/L；凝血功能示 APTT 45.6 秒，D-D 1.04mg/L，FIB 4.2g/L；动脉血气分析指标稳定。

入院诊断： ①右股骨粗隆间骨折；②帕金森病；③冠心病；④高血压；⑤高血脂；⑥精神障碍；⑦青光眼；⑧结肠黑病变。

三、主要治疗经过及典型事件

患者既往帕金森病病史 10 余年，长期卧床，入院后持续服用多巴丝肼片（125mg 胃管注入 t.i.d.）、盐酸普拉克索（0.25mg 胃管注入 t.i.d.）、卡左双多巴缓释片（0.5 片胃管注入 t.i.d.）控制原发病症状。2018 年 8 月 30 日因病情进展在原方案的基础上加用卡左双多巴缓释片 0.5 片 q.i.d.，辅以营养支持、保持气道通畅等对症支持治疗，包括肠内营养混悬液、复合维生素 B、维生素 C、吸入用乙酰半胱氨酸溶液、多潘立酮和枸橼酸莫沙必利。2019 年 2 月 28 日患者开始出现无明显诱因的血小板持续降低，而白细胞、红细胞和淋巴细胞水平维持在参考值下限，当日血小板计数 $75×10^9$/L，此前（2 月 25 日）血小板计数 $109×10^9$/L；3 月 3 日患者一般情况可，呼吸 22 次/min，脉搏 67 次/min，体温 36.8℃，血压 137/53mmHg，血红蛋白 98g/L，红细胞计数 $3.67×10^{12}$/L，白细胞计数 $2.82×10^9$/L，中性粒细胞百分率 73.8%，血小板计数 $17×10^9$/L。3 月 4 日动脉血气分析示 pH 7.41，PaO_2 68mmHg，$PaCO_2$ 49mmHg，BE 5.6，LAC 2.1mmol/L，PaO_2/FiO_2 323mmHg。查体示肺呼吸音清，可闻及少量干、湿啰音；腹胀，肠鸣音可。复查血小板计数 $17×10^9$/L，给予重组人血小板生成素（30 000U i.h.）、利可君片（20mg 胃管注入 t.i.d.）、输血小板 1U，因考虑近期增减医嘱仅为多潘立酮，患者长期卧床并使用抗帕金森病药，胃黏膜屏障功能弱，其加用可能导致胃痉挛性收缩引发出血且影响左旋多巴制剂的吸收，故 3 月 4 日停用多潘立酮。3 月 5 日晨起血常规示血红蛋白 91g/L、红细胞计数 $3.51×10^{12}$/L、白细胞计数 $2.46×10^9$/L、中性粒细胞百分率 71.6%、淋巴细胞百分率 19.1%、血小板计数 $16×10^9$/L，患者的生命体征尚平稳，未观察到明显的出血，继续加强吸痰、气道湿化，预防肺部感染。当日复查血小板计数 $11×10^9$/L。血液科会诊嘱查叶酸、维生素 B_{12} 水平，排查重度营养性贫血所致的三系减少，继续重组人血小板生成素治疗，嘱必要时输注血小板支持治疗，如治疗效果欠佳，建议考虑骨髓穿刺涂片及白血病免疫分型。3 月 6

日血常规示白细胞计数 $2.84 \times 10^9/L$、中性粒细胞百分率 77.4%、淋巴细胞百分率 12.0%、血小板计数 $12 \times 10^9/L$，查维生素 B_{12} 938.80ng/L、叶酸 12.85μg/L 无异常，腹部超声示脾脏未见明显异常。药师考虑患者白细胞和淋巴细胞减少水平与前类似，仅血小板减少程度明显，输注血小板和重组人血小板生成素后无改善，不排除药物相关性抗体的产生所引发的免疫性血小板减少症的可能性，具体药物可能与长期服用的左旋多巴制剂——卡左双多巴缓释片有关，有报道其可能导致罕见的免疫性血小板减少症，潜伏期可能出现在长期服药后，故建议专科评估后停用卡左双多巴缓释片并更换帕金森病治疗方案。当日神经内科会诊重新评估患者的帕金森病控制情况，停用卡左双多巴缓释片，改方案为多巴丝肼片 187.5mg（早）、187.5mg（午）、125mg（晚），适当补充 B 族维生素。患者继续输注重组人血小板生成素和重组人粒细胞集落刺激因子，予以辐照去白细胞血小板 1U，并加用人免疫球蛋白 20g q.d. 治疗，连用 5 日。同时完善血清转铁蛋白、血栓弹力图、血小板抗体、抗球蛋白试验（Coombs test）、抗核抗体 5 项检查。3 月 7—12 日血小板计数回升明显，分别为 $39 \times 10^9/L$、$57 \times 10^9/L$、$79 \times 10^9/L$、$115 \times 10^9/L$、$170 \times 10^9/L$ 和 $190 \times 10^9/L$。其间检查、检验回报抗球蛋白试验阴性，不规则抗体筛查阴性，抗核抗体阴性，抗双链 DNA 抗体阴性，抗中性粒细胞胞质抗体阴性，抗着丝粒抗体阴性，抗增殖细胞核抗原抗体阴性。

四、讨论

（一）危重症患者血小板减少鉴别 DITP 需考虑的临床因素

血小板减少是危重患者正常生理变化的敏感指标，也是与病死率增加相关的原因。ICU 患者中血小板减少症常见的发生机制包括假性血小板减少、血液稀释、血小板消耗、血小板生成减少和免疫介导的血小板破坏。明确血小板计数下降的潜在原因是成功治疗 ICU 患者血小板减少症的关键，需鉴别是存在由于大量失血、严重创伤、DIC 或体外环路导致的血小板消耗，还是由于原发/继发免疫性血小板减少症、血栓性微血管病等引发的血小板破坏。通常 ICU 患者的病情变化较快，临床混杂因素多，鉴别药物诱导的免疫性血小板减少症需要在排除血小板减少的其他原因，且证实停药后血小板减少缓解才可确立，其可导致单纯性血小板减少，而无贫血和白细胞减少，所以需要关注的临床线索包括血小板计数是否急性下降、近期是否手术、是否存在感染、有无凝血功能异常、有无肝素暴露、近期是否有大量血栓形成或输血等。

（二）药物诱导的免疫性血小板减少症的发生机制、临床特征与鉴别诊断

DITP 在重症、高龄、使用特殊药物的患者中发生率增高，如替罗非班、阿昔单抗首次用药的发生率为 0.2%~1%，二次用药的发生率可达 10%；肝素和万古霉素达 5% 和 1%。DITP 的发生机制涉及药物暴露引起的药物依赖性血小板反

应性抗体介导的血小板破坏,此外也可能产生药物依赖性巨核细胞抗体(罕见)引起免疫介导的血小板生成抑制。主要包括如下几种类型:经典的药物依赖性血小板抗体(如奎宁),半抗原诱导的抗体(如青霉素),纤维依赖性抗体(如替罗非班),Fab 结合单克隆抗体(如阿昔单抗),药物诱导的自身抗体形成(如金)等。药物依赖性抗体靶向的血小板抗原可能包括多种表面糖蛋白,Liang 及 Bougie 等建立的 DITP 小鼠模型发现被药物依赖性血小板反应性抗体结合的血小板在小鼠体内会被迅速清除。

DITP 的鉴别诊断需要在排除血小板减少的其他原因,且证实停药后血小板减少缓解,并且不再复发的情况下确立。其临床特征主要包括:①存在严重的血小板减少,急剧下降到非常低的水平(PLT 的最低值 $< 20 \times 10^9/L$);②伴有或不伴有出血并发症;③首次接触药物后 5～10 日或者暴露后数小时,间歇性药物暴露亦有可能;④大多数 DITP 患者停药后血小板计数迅速恢复,到停药后 1 周时恢复正常。除用药史和典型的临床表现外,一些实验室检查也可辅助诊断,但目前临床一线应用有限,包括流式细胞术、免疫共沉淀、单克隆抗体特异性俘获血小板抗原技术,但需要注意的是药物依赖性血小板抗体的体外试验阳性,亦不排除 DITP 的可能性。DITP 涉及多种机制,可以由 100 多种不同的药物引发,其中相对明确的常见药物包括奎宁、奎尼丁、复方磺胺甲噁唑、万古霉素、青霉素、利福平、卡马西平、头孢曲松、布洛芬、米氮平、奥沙利铂、替罗非班、哌拉西林他唑巴坦等。还有一些最新被检测出药物依赖性血小板反应性抗体的临床常用药物需要被关注,如氨曲南、达托霉素、他克莫司等。

(三)卡左双多巴诱导免疫性血小板减少症的相关性与临床处置

结合本例患者,首先考虑排除临床因素,如患者并未见明显的瘀斑和出血风险;腹部超声示脾脏未见明显异常;体温、血生化、动脉血气分析结果无异常;未出现凝血功能紊乱;抗球蛋白试验、抗核抗体检测均为阴性;叶酸、维生素 B_{12} 指标均正常,排除了重度营养性贫血、营养障碍等。在时间关联性上已有多篇文献提示需考虑左旋多巴制剂长期使用后或剂量增加所引发的相关血小板减少症的可能性,Ku-Eun Lee 等报道了一名韩国老年女性帕金森病患者在卡左双多巴增量 22 个月后出现肉眼血尿和急性血小板下降,并通过实验室检测发现血小板相关 IgG,经药物停用和输血后 9 日内血小板计数恢复正常。本例患者在停用卡左双多巴、更改药物方案后仅单独使用多巴丝肼,左旋多巴的总剂量下调,并给予免疫球蛋白相应处理后 6 日好转,综合病史和转归情况,Naranjo 评分 7 分,关联性评价为"很可能"。

如 DITP 急性期发生严重的出血,应先给予免疫球蛋白,再静脉输注血小板,给予免疫球蛋白治疗后血小板清除过程迅速减缓,可快速升高患者的血小板计数。

五、小结

在危重症患者中，由于临床因素的复杂性和病情变化的特殊性，增加对罕见药品不良反应的甄别难度，临床药师应积极参与其中，从药物治疗角度协助临床尽快明确病因。与其他药物介导的血小板减少症相比，本例患者是在长期使用卡左双多巴治疗后发生相关性血小板减少症，基于先前少量的文献报告佐证，这种容易被忽略的时间关联性会进一步增加对危重症患者血小板减少诱因鉴别的难度而贻误治疗时机。虽然受检测手段所限未能有实验室证据的支持，但亦不能除外复方制剂中的卡比多巴药物依赖性血小板反应性抗体的产生和左旋多巴增量的叠加因素。所以对于长期进行药物治疗的帕金森病患者，需注意加强药物剂量评估和患者病情变化，如果存在不明原因的出血，应考虑 DITP 的可能性。

参 考 文 献

[1] ASTER R H，CURTIS B R，MCFARLAND J G，et al. Drug-induced immune thrombocytopenia: pathogenesis，diagnosis，and management. Journal of thrombosis and haemostasis，2009，7（6）：911-918.

[2] ASTER R H，BOUGIE D W. Drug-induced immune thrombocytopenia. New England journal of medicine，2007，357（6）：580-587.

[3] ARNOLD D M，NAZI I，WARKENTIN T E，et al. Approach to the diagnosis and management of drug-induced immune thrombocytopenia. Transfusion medicine reviews，2013，27（3）：137-145.

[4] WANAMAKER W M，WANAMAKER S J，CELESIA G G，et al.. Thrombocytopenia associated with long-term levodopa therapy. JAMA，1976，235（20）：2217-2219.

[5] GINER V，RUEDA D，SALVADOR A，et al. Thrombocytopenia associated with levodopa treatment. Archives of internal medicine，2003，163（6）：735-736.

[6] KU-EUN L E E，HYUN SEOK K A N G，et al. Thrombocytopenia associated with levodopa treatment. Journal of movement disorders，2013，6（1）：21-22.

（陈　超）

案例 18　一例结肠癌术后吻合口炎患者营养治疗相关再喂养综合征的药学监护

一、案例背景知识简介

肠系膜静脉血栓形成（mesenteric venous thrombosis，MVT）是一种未被充分认识的结直肠手术的并发症，据报道术后的发生率为 3%～10%。MVT 具有多种临床表现，可以表现为非特异性腹痛，也可以为严重到威胁生命的肠缺血。通常是通过腹部 CT 和静脉造影来诊断 MVT 的。出现 MVT 的局部危险因素包括肠系膜血管相关外科手术、脾静脉结扎引起的静脉血流改变。迄今为止，只有 3 项研究评估过结直肠手术患者 MVT 的危险因素，包括结肠癌、直肠癌、憩室炎、溃疡性结肠炎（ulcerative colitis，UC）、克罗恩病（Crohn disease，CD）和息肉病患者。MVT 的术前危险因素包括年龄较小、肥胖、低白蛋白血症和使用激素；手术危险因素包括修复性结肠切除术。

再喂养综合征（refeeding syndrome，RFS）是指营养不良患者在积极营养康复期间因液体和电解质转移而引发的临床并发症，这些并发症对患者来说可能是致命性的。RFS 的症状包括低磷血症、低镁血症、低钾血症、水钠潴留和维生素 B_1 缺乏导致的症状。RFS 引起的大多数死亡都是由于心脏并发症，包括心肌收缩力受损、每搏输出量减少、心力衰竭和心律失常。

本文通过对一例发生术后吻合口炎患者的营养治疗过程，探讨 RFS 发生的相关危险因素、发生机制、防治措施，以期为需要营养治疗的患者的个体化药学监护提供参考。

二、病例基本情况

患者，男性，55 岁。主因"消化道出血"于 2018 年 9 月 8 日入住当地医院普通外科。患者自诉 1 个月前无明显诱因出现便血，排黑便，数次，每次 150g～200g，伴腹部不适、恶心（未呕吐）、乏力等不适症状，到当地医院就诊，给予止血、补液对症治疗后便血症状缓解。于 1 周前行肠镜（当地医院）检查：升结肠近结肠肝曲处见 1～2cm 长的环周生长肿物，表面呈结节样凹凸不平，活检 5 块；距肛门 50cm 处见 1 处约 0.6cm×0.6cm 大小的扁平息肉样隆起，活检 1 块。诊断：结肠癌？结肠息肉；病理（当地医院）：①（升结肠近结肠肝曲）腺癌，中度分化；②（结肠距肛门 50cm）增生性息肉，部分腺体呈腺瘤性增生。患者于 1 日前突然便血，排黑便，量不多，伴乏力、纳差、恶心（未呕吐），遂为进一步检查及手术治疗入院。患者目前精神状态良好，略感乏力，食欲、睡眠正常，体重降低 2kg（下降比例为 2.8%），大便、排尿正常。

既往史： 左腹股沟疝病史 3 年。否认肝炎、结核、疟疾等传染病病史，否认高血压、心脏病病史，否认糖尿病、脑血管疾病、精神疾病病史。否认手术史，否认外伤史，否认输血史。否认药物、食物过敏史。预防接种史不详。

个人史： 久居于当地，无疫区、疫情、疫水居住史，无牧区、矿山、高氟区、低碘区居住史，无化学物质、放射性物质、毒物接触史，无毒品接触史，无吸烟史，无饮酒史。否认药物、食物过敏史。适龄结婚，配偶的健康状况良好，育有 1 子。

入院查体：36.4℃，脉搏 72 次 /min，呼吸 18 次 /min，血压 125/73mmHg。身高 173cm，体重 70kg，BMI 23.4kg/m²。发育正常，营养良好，正常面容，表情自然，自主体位，神志清醒，查体合作。专科检查示腹平坦，无腹壁静脉曲张，未见胃肠型及蠕动波，腹部柔软，右下腹压痛弱阳性，无反跳痛，腹部未触及包块。肝脏未触及，脾脏未触及，墨菲征阴性，肾脏无叩击痛，无移动性浊音。双侧腹股沟及锁骨上区未触及肿大淋巴结，腹部叩诊呈鼓音，移动性浊音阴性。肝区及胆囊区叩击痛阴性，肾区及输尿管区叩击痛阴性。听诊肠鸣音正常，4 次 /min，未闻及高调肠鸣音及气过水声。其余查体未见明显异常。

辅助检查：血常规示红细胞 3.55×10^9/L，白细胞 8.26×10^9/L，中性粒细胞百分率 57.0%，血红蛋白 101g/L，血小板 245×10^9/L。血生化示总蛋白 66.6g/L，血清白蛋白 30.0g/L，尿素 5.02mmol/L，肌酐 99.8μmol/L，无机磷 1.07mmol/L，钾 4.21mmol/L，钙 2.20mmol/L。

腹部 CT（2018 年 9 月 8 日）：升结肠占位可能，间位结肠，请结合临床；胃体小弯毛糙，建议胃镜进一步检查；前列腺增生。肠镜病理（2018 年 9 月 8 日）：（吻合口）送检为炎性肉芽组织，可见炎性渗出物及大量浆细胞浸润。病理提示（升结肠近肝曲）腺癌，中度分化；（结肠距肛门 50cm）增生性息肉，部分腺体呈腺瘤性增生。

入院诊断：①升结肠癌；②消化道出血；③左腹股沟疝。

三、主要治疗经过及典型事件

患者入院后的 NRS 2002 评分为 1 分，不存在营养风险，不需要进行术前营养支持。术前 Hb 86g/L，RBC 3.19×10^{12}/L，中度贫血。患者完善术前检查无手术禁忌证，于 9 月 13 日行三维腹腔镜辅助右半结肠切除术，手术顺利。应用哈里斯 - 本尼迪克特公式（Harris-Benedict formula），计算患者的每日基础能量消耗为 1 522.2kcal，术后预计禁食时间为 5～7 日，给予肠外营养 1 750kcal/d。

术后第 3 日患者出现腹胀，轻微腹痛，恶心、呕吐，呕吐物为褐色胃液，量约 500ml；体格检查：腹软，无明显的压痛及反跳痛，肠鸣音弱，3 次 /min。血常规：Hb 149g/L、WBC 27.19×10^9/L、N% 86.2%、PLT 327×10^9/L，提示存在血液浓缩的可能性。腹腔及盆腔 CT 提示腹水。行腹腔穿刺置管，引流淡红色腹水 2 680ml。腹部 CT 提示肠系膜见脂肪密度增高，回肠管壁肿胀，部分肠管内见气液平面。腹部 MRI 提示局部肠管扩张，缺血的可能性存在。综合患者的症状及检查、检验，考虑肠系膜上静脉血栓可能，因为栓塞部位处于较小的静脉分支，也没有出现腹膜炎，遂行抗凝、抗感染及营养支持保守治疗。在明确诊断为 MVT 后禁食 8 日，给予全肠外营养约 1 750kcal/d。患者连续多日血磷低于 0.5mmol/L、血钾低于 3.0mmol/L、血镁低于 0.6mmol/L，同时患者间断出现谵妄、幻觉、腹胀、腹泻等症状，临床药师综合分析之后考虑 RFS 的可能性较大，建议医生及时纠正低磷血症、低钾血症、低镁血症。患者目前肠外营养中添加复方维生素注射液（3），维生素 B_1 的含量极低，仅为 10mg，建议每日额外经静脉补充维生素 B_1 200～300mg，并且建议将复方维生素注射液（3）更换为多种复合维生素。医生给予听从药师建议，经过几日补充之后患者的症状逐渐减轻，除腹泻次数较多外，其余症状均消失或好转。待患者能经口进食，立即给予清流质饮食及尝试性的可耐受剂量的肠内营养粉（TP），肠内营养能量约为从 386kcal/d 升至 771kcal/d，肠外营养从 1 643kcal/d 降至 486kcal/d。

经过静脉血栓急性期的对症治疗，患者的病情趋于稳定。胃肠镜提示吻合口近端黏膜充血，水肿明显，表面覆薄白苔，长度约 15cm，肠管仍然水肿严重，处于功能逐渐恢复的阶段。这一阶段的营养支持以肠外营养为主，肠内营养为辅。肠外营养支持提供每日所需要的大部分能量，肠内营养从 15ml/h 开始进行营养支持。随着患者的肠管功能逐步改善，以可耐受肠内营养的量为给予依据逐渐加量。

肠管功能进一步恢复，肠外营养过渡到肠内营养时期，随着患者的肠管功能进一步恢复，肠内营养供给能量逐渐超过肠外营养，并逐渐摆脱肠外营养。这一阶段周平均肠内营养增加到 2 300kcal/d。患者口服肠内营养后排稀便，考虑患者对肠内营养剂不耐受，进一步调整肠内营养的浓度，更换为渗透压较低的肠内营养混悬液（TPF-FOS）口服，间断补充肠外营养、纠正低蛋白血症及电解质紊乱后无发热。

患者住院治疗历经 85 日，在抗凝、抗感染及营养支持共同治疗下，患者诉偶有右下腹疼痛，可耐受，睡眠良好，经口饮食无障碍，排气正常，排便约 3 次 /d，呈黏稠糊状便，尿量正常，无发热，肠管恢复良好，切口愈合良好，予以出院。出院 1 周复检血红蛋白 85g/L、白蛋白 33.5g/L，余正常。

四、讨论

吻合口炎是结直肠癌患者在手术治疗后出现的并发症，常见癌性便血、腹泻、便秘、腹胀、疼痛、肠梗阻、发热、肛门坠胀等症状。可以通过内镜检查、病理学确诊为结直肠癌术后吻合口炎，肠镜下可见结直肠黏膜慢性炎，有或无肉芽组织形成及腺上皮轻度异型增生。不仅严重影响患者的生活质量，而且对其生存期有较大影响。

（一）再喂养综合征的危险因素

本例患者行结肠根治术，术后给予全肠外营养及禁食 8 日，虽然每日通过肠外营养给予甘油磷酸钠注射液 2.16g，但患者仍然连续 5 日血磷低于 0.5mmol/L，患者出现谵妄、幻觉、腹胀、腹泻等症状。结合患者存在禁食（>5～7 日）、肠系膜血栓使得营养物质吸收障碍、结肠癌部根治术后营养物质消耗增加、持续腹泻与呕吐造成维生素 B_1 快速缺乏等因素,判断患者极可能发生了 RFS。

文献报道,磷、维生素 B_1 缺乏时患者极易诱发 RFS,腹泻既是 RFS 的诱发因素,同时也是 RFS 的临床症状。当患者维生素 B_1 缺乏时,蛋白质合成受阻,血支链氨基酸增多,其生酮、氧化途径亦增强,同时酮体脱羧、脱氢反应受阻,导致乳酸盐和酮酸盐积聚及代谢性酸中毒,加剧呼吸衰竭,使小动脉、静脉扩张,严重的可能出现充血性心力衰竭。维生素 B_1 缺乏时可导致乙酰胆碱分解增多,神经传导受阻,典型表现为上升性对称性感觉、运动、反射障碍和记忆障碍,如麻痹、肌痛、韦尼克脑病。

肿瘤患者发展为 RFS 的风险增加,当再喂养综合征以低磷血症的发生为标志时,没有其他单一的临床或复合参数能准确预测 RFS 的发展。给予全肠外营养治疗的住院患者的 RFS 发生率为 42%,需格外注意。实施大手术、围手术期较长时间禁食(> 5 日)或摄入不足容易引发维生素不足,更易引发 RFS。

(二)再喂养综合征的预防和治疗

《维生素制剂临床应用专家共识》指出围手术期不能经口摄食连续 5~10 日以上的患者,在给予肠外营养时配方中应加入常规剂量的多种维生素及微量营养素。微量营养素是肠外营养的基本成分,没有微量元素,营养是代谢不完全的,因此应从肠外营养生效的第 1 日起加入直至肠外营养停止为止。

2008 年欧洲临床营养杂志发表的《临床营养实践——再喂养综合征指南》指出,营养治疗开始前至少 30 分钟补充钾、磷、镁及维生素 B_1 200~300mg。2019 年美国肠外肠内营养学会(ASPEN)在《成人患者提供肠外营养素专家共识》中指出,由于有再喂养风险的患者存在广泛的微营养素易受损的风险,补充微量营养素对接受肠外营养的患者至关重要。但接受肠外营养并不是静脉注射微量营养素的唯一指示,其他高风险群体(如肠道摄入不足、损失过大)也需要额外的补充。维生素 B_1 是再喂养综合征并发症的相关的主要微量营养素,其使用应在营养开始前给予负荷剂量(300mg/d),在营养期间的维持剂量为 100mg/d(静脉注射或口服),以避免出现缺乏症等并发症。

本例患者在每日肠外营养方案中均加入复方维生素注射液(3)10ml,但维生素 B_1 的含量极低,仅为 10mg,远低于指南推荐的剂量,同时缺乏对患者血清维生素水平的监测。

临床药师建议有 RFS 高危因素的患者应当及时监测血磷及维生素水平,发现缺乏及时补充,需注意最好在早期喂养的前 3~7 日开始定期监测血常规血生化指标,包括体重、摄入液体量、尿量、血糖和血电解质的变化,特别是钾、磷、镁的检验指标,以便不足时随时调整。

五、小结

肠系膜血栓导致吻合口炎是一个肠管功能慢慢恢复的过程，可以通过肠内、肠外营养的共同治疗取得很好的效果。肠内营养治疗是必须有的，以维持肠道屏障功能为主，肠外营养提供能量及微量营养素需求。结合患者病情进行合理的营养支持，最后实现全肠内乃至进食。本例患者虽然在每日肠外营养方案中均加入复方维生素注射液（3）10ml，但该种制剂不但维生素种类较少，而且维生素 B_1 的含量极低，仅为 10mg，远低于指南推荐的剂量；同时缺乏对患者的维生素水平的监测，导致患者仍然出现以低磷为主要表现的 RFS。

临床药师建议有 RFS 高危因素的患者应当及时监测血磷及维生素水平，发现缺乏及时补充，需注意最好在早期喂养的前 3～7 日开始定期监测相关指标，包括体重、摄入液体量、尿量、血糖、维生素水平、血电解质的变化，特别是钾、磷、镁的检验指标，以便发现缺乏时随时调整。

维生素、电解质离子对于能量代谢的作用很大，在临床实际中也极易被忽视。临床药师建议临床医生应该加强对患者维生素及电解质离子水平的监测，做到常规补充和监测，发现缺乏及时纠正，让患者从营养治疗中获益，尤其是疑难重症患者的营养治疗应该引起足够的重视。

参 考 文 献

[1] 史英钦，王春城，唐宇菲，等. 癌症晚期病人肠外营养再喂养综合征的预防和治疗. 肠外与肠内营养, 2016, 23（4）: 223-225.

[2] 石汉平，孙冠青. 重视再喂养综合征的诊断与治疗. 新医学, 2009, 40（10）: 631-633.

[3] 中华医学会肠外肠内营养学分会, 北京医学会肠外肠内营养学分会. 维生素制剂临床应用专家共识. 中华外科杂志, 2015, 53（7）: 481-487.

[4] 吴本俨. 营养支持与再喂养综合征. 中华保健医学杂志, 2011, 13（5）: 361-363.

[5] 范朝刚，任建安，黎介寿. 消化道瘘病人的再喂养综合征. 中国实用外科杂志, 2003, 23（11）: 677-679.

[6] 张洪芬，张琪韵. 高龄重度营养不良合并再喂养综合征 16 例临床护理. 齐鲁护理杂志, 2017, 23（3）: 88-89.

[7] MIAO J P, QUAN X Q, ZHANG C T, et al. Comparison of two malnutrition risk screening tools with nutritional biochemical parameters, BMI and length of stay in Chinese geriatric inpatients: a multicenter, cross-sectional study. BMJ open, 2019, 9（2）: e22993.

[8] BLAAUW R, OSLAND E, SRIRAM K, et al. Parenteral provision of micronutrients to adult patients: an expert consensus paper. Journal of parenteral and enteral nutrition, 2019, 43（Suppl 1）: S5-S23.

[9] FAINTUCH J, SORIANO F G, LADEIRA J P, et al. Refeeding procedures after 43 days of total fasting. Nutrition, 2001, 17(2): 100-104.

[10] KRAAIJENBRINK B V, LAMBERS W M, MATHUS-VLIEGEN E M, et al. Incidence of refeeding syndrome in internal medicine patients. Netherlands journal of medicine, 2016, 74(3): 116-121.

（李金斌）

案例19　一例胃癌合并幽门梗阻患者营养治疗的药学监护

一、案例背景知识简介

世界卫生组织于 2018 年 9 月发布的全球癌症统计数据显示，全球每年新增胃癌病例 103 万例。中国每年新增胃癌病例 41 万例。胃癌患者发生营养不良的原因及机制复杂，与肿瘤本身的特点及抗肿瘤治疗对机体的影响有关。恶性肿瘤导致进食调节中枢功能障碍，手术、放化疗等抗肿瘤治疗导致的疼痛、恶心、呕吐、焦虑、抑郁等引起厌食和早饱，影响营养物质的摄入。同时，肿瘤患者的营养物质代谢特点不同于非肿瘤患者，碳水化合物代谢异常、蛋白质转化率增加、脂肪分解增加、脂肪储存减少、肌肉及内脏蛋白质消耗、体重减少、水与电解质平衡紊乱、能量消耗改变等均会诱发和加重营养不良。除以上全身性因素外，胃癌患者还可能面临消化道梗阻、胃排空延迟、胃切除及消化道重建导致的消化吸收障碍等局部因素，导致营养摄入进一步减少。在这些因素的共同作用下，营养不良不断进展，骨骼肌蛋白减少，甚至发展为恶病质。

在进展期胃癌，营养治疗是改善机体营养状况或纠正营养不良，使机体能够承受手术、放化疗等抗肿瘤治疗的基础。合理的营养治疗是对伴有营养不良的胃癌手术患者实施有效治疗的突破口，了解患者的机体代谢变化特点及营养不良的发生机制，有利于对胃癌患者的营养不良进行有针对性的预防和治疗。通过对一例胃癌合并幽门梗阻患者的营养治疗过程，探讨胃癌患者发生幽门梗阻之后营养治疗策略的制订及实施，为患者的个体化药学监护提供参考。

二、病例基本情况

患者，女性，70 岁。患者于半年前无明显诱因开始出现上腹部胀痛不适，呈间断性，可自行缓解，无放射痛，反酸、嗳气症状不明显，未在意。此后上述症状缓慢加重，出现消化不良、腹胀，无法进食，无呕血、黑便。1 周前于当地医院就诊，行胃镜检查发现胃窦隆起性溃疡性病变。现为行进一步诊治就诊当地医院，门诊以"胃癌"收入当地医院。患者目前精神状态良好，半年以来体重减轻 10kg。

既往史：平素体健，否认肝炎、结核、疟疾等传染病病史，否认高血压、心脏病病史，否认糖尿病、脑血管疾病、精神疾病病史。否认手术史，否认外伤史，否认输血史。否认药物、食物过敏史。预防接种史不详。

入院查体：体温 36.3℃，脉搏 89 次 /min，呼吸 18 次 /min，血压 116/79mmHg。身高 156cm，体重 35kg，BMI 14.4kg/m^2。NRS 2002 评分 5 分。专科查体示患者腹部平坦，脐部正常，无腹壁静脉曲张，未见胃肠型及蠕动波，腹部无压痛、反跳痛及肌紧张，肝、脾肋下未触及，墨菲征阴性，腹部未触及包块，双侧锁骨上未触及肿大淋巴结，腹部叩诊呈鼓音，无移动性浊音，肝脏叩击痛阴性，双肾叩击痛阴性。听诊肠鸣音正常，4～6 次 /min，未闻及气过水音，直肠指诊未见异常，指套退出不带血。

辅助检查：血常规示白细胞 3.73×10^9/L，中性粒细胞百分率 67.0%，血红蛋白 131g/L。血生化示总蛋白 65.1g/L，血清白蛋白 38.1g/L，总胆红素 36.2g/L，结合胆红素 13.1g/L，葡萄糖 3.28mmol/L，尿素 9.82mmol/L，肌酐 51.8μmol/L。腹部 CT 提示胃窦胃壁不均匀增厚、管腔局部狭窄，增强扫描后呈持续性不均匀强化，浆膜面欠光整；肝脏的大小、形态未见异常，肝实质内可见多发 15mm 以下的略低密度结节，动脉期病变边缘结节样中至重度显著异常强化，门静脉期持续充填强化。胃镜检查提示胃体、胃腔内有大量食物残渣，胃窦见幽门肿物生长侵犯十二指肠球部，幽门狭窄，镜身可勉强通过，经鼻腔置入三腔营养管至胃腔，以异物钳夹持营养管头端，前段营养管置入十二指肠腔，胃管端置于幽门口附近。于肿物表面活检 1 瓶，质脆、弹性差。病理检查提示胃（幽门）印戒细胞癌。

入院诊断：胃癌，幽门梗阻。

三、主要治疗经过及典型事件

患者间断上腹部胀痛不适半年余，胃镜及病理诊断明确为胃癌、幽门梗阻。因患者幽门梗阻、腹胀、胃排空差，入院后禁饮食，首先给予全肠外营养支持。完善相关检查后决定行胃镜下经鼻三腔营养管置入术，后给予管饲肠内营养混悬液（TPF）从 20ml/h 开始逐渐增量，并在 3 日之内增加到 100ml/h，患者出现腹胀、腹痛、恶心、呕吐感。临床药师考虑为肠内营养增加太快所致的不耐受，于是建议医生将肠内营养减量为 40ml/h，医生采纳建议，经过缓慢加量尝试患者逐渐耐受。药师同时对患者进行管饲喂养的用药教育，建议患者卧床时采用头高脚低的体位，降低恶心、呕吐及误吸的风险，同时鼓励患者积极下地活动，通过适当运动增加胃肠蠕动及排空速度。管饲肠内喂养顺利，逐渐满足患者的营养需求，药师及时建议医生暂停肠外营养。营养治疗的同时同步行 XELOX 方案化疗，过程顺利，患者无不适反应。出院时患者一般状况良好，精神、饮食、睡眠良好,幽门梗阻缓解能经口进食流质饮食。患者带营养管出院,出院继续行经口和管饲相结合的营养支持治疗。建议患者最好自购肠内喂养泵进行恒速喂养;也可使用注射器进行每日多次,每次 100ml～200ml 的肠内营养喂养。建议患者无论是使用喂养泵还是注射喂养,都应该在使用营养管后及时使用温水进行冲管,避免因为堵管影响患者的营养治疗。

四、讨论

(一)患者化疗期间是否需要行营养支持治疗

化疗也会引起明显的毒性反应,影响患者肠道微生物的组成,破坏肠黏膜屏障。放化疗的不良反应导致营养摄入不足或吸收障碍,导致体重下降,影响患者的生活质量。营养不良也会增加放化疗相关不良反应的发生率,降低患者对治疗的耐受性,影响抗肿瘤治疗的效果。在放化疗期间,定期进行营养风险筛查及营养评估,制订营养治疗计划,对于治疗前已存在营养不良或营养风险的患者,以及治疗期间出现严重不良反应、无法正常进食或进食量明显减少的患者应及时给予营养治疗。吞咽及胃肠道功能正常者建议选择口服营养补充(oral nutritional supplement,ONS)。进食障碍但胃肠道功能正常或可耐受者可选择管饲。肠道功能障碍、肠内营养(EN)无法施行或无法满足能量与蛋白质目标需要量时,应选择部分肠外营养(PPN)、补充性肠外营养(SPN)或全肠外营养(TPN)。

入院后对患者进行 NRS 2002 评分,患者的评分为 5 分,营养风险较高;完善相关检查后评估患者的肿瘤分期较晚,决定先行术前化疗,根据化疗效果确定后续治疗方案。文献报道没有证据显示营养支持会影响肿瘤生长,因此营养支持可以与化疗同步进行。因为化疗期间的营养支持对治疗反应或不良反应没有影响,所以不常规推荐于所有化疗患者,但是对于因摄入不足导致体重丢失的患者,营养支持可改善和维持营养状态。患者的 NRS 2002 评分较高,BMI 仅为 14.4kg/m²,半年以来体重丢失严重。根据指南建议,对 NRS 2002 评分≥5 分的患者肠内营养应该在 24～48 小时达到患者能量需求的 60%;如果达不到,需要尽快启动肠外营养治疗。

(二)幽门梗阻患者的营养支持方案选择

胃癌营养治疗的选择主要有 ONS、EN 和 PN;能够经口进食的患者应首先通过加强营养指导来增加食物摄入,当经口进食无法满足营养需求时应首选给予 ONS。若无法经口进食或 ONS 仍无法满足营养需求,应及时给予人工营养制剂,在肠道功能允许的前提下优先选用 EN 进行营养治疗,方式可选择口服或管饲。若无法实施 EN 或 EN 仍未达到患者的能量目标需要量,则建议加用 PN来补充 EN 摄入不足的部分,如 PPN 或 SPN。无法实施 EN、因各种原因无法经肠道途径进行营养治疗或经肠道营养治疗无法满足能量或蛋白质目标需要量的50%、持续 7～10 日时，联合 PN 能使患者获益。对于存在 EN 绝对禁忌证的患者，例如完全性机械性梗阻、难以控制的腹膜炎、肠缺血、重度休克等情况，应及时进行 TPN 治疗。对 EN 联合 PN 的患者，随着对 EN 的耐受性增加，PN 的需要量降低，需谨慎过渡，防止过度喂养。当 EN 提供能量和蛋白质＞50% 的目标需要量时可停用 PN。

对于接受化疗的患者可经鼻置管或造瘘建立喂养管道，经皮造瘘术可以使用的时间更长，似乎更合适。肠内营养使用标准配方，富含 ω-3 脂肪酸的配方对恶病质有积极作用，但能否改善营养状况或者一般状况仍有争议，但是对于生存率没有明确改善。

患者营养支持首先选用的制剂是肠内营养混悬液（TPF），该营养液为含纤维素的整蛋白制剂，能量密度为 1kcal/ml，适用于有胃肠功能的患者。该患者虽然幽门梗阻，但是肠道功能良好，所选的品种适合患者病情。患者出现腹胀、腹痛，考虑为输注速度过快导致的不耐受引起的，经过调整速度等措施后患者逐渐耐受。

五、小结

当胃癌患者发生上消化道恶性梗阻时，长期不能正常进食，营养状况及生活质量进一步恶化。由于营养不良、血浆蛋白水平降低，机体对化疗药物的吸收、分布、代谢及排泄均产生障碍，明显影响化疗药物的药动学，导致化疗药物的毒性作用增加，机体的耐受性下降，对抗肿瘤治疗效果也有明显影响。有研究表明，与体重没有下降的化疗患者相比，体重下降的化疗患者的生存时间明显缩短。由此可见，营养不良直接影响肿瘤患者的预后及生活质量。因此，在肿瘤患者的治疗过程中，重视营养支持、改善营养状况是非常必要的。

胃癌伴幽门梗阻的患者虽然不能以口进食，但梗阻以下的消化道功能是存在的，应该首先考虑进行 EN 支持，因为 EN 具有保护肠黏膜屏障功能、减少细菌易位、降低机体高代谢、改善免疫功能及营养、缓解急性炎症反应等优点。本例患者采用胃镜放置鼻三腔营养管以建立 EN 通路，并顺利开展 EN 支持。患者入院时均已不能正常进食，营养状况差，很难度过术前的新辅助化疗阶段。建立 EN 通路后即开展 EN 支持，患者的营养状况改善、生活质量提高。在此基础上，实施新辅助化疗，患者的耐受性良好。

但因患者幽门梗阻，营养管远端放置于十二指肠，如果喂养速度过快极易造成反流而引起患者恶心、呕吐乃至误吸。因此，对于该类患者在肠内喂养过程中应该抬高头部，采用头高脚低的姿势，并鼓励患者下地活动，促进肠管蠕动及胃肠排空，降低腹胀、恶心、呕吐等肠内喂养并发症的发生率。

参 考 文 献

[1] 吴国豪，曹冬兴，魏嘉，等．恶性肿瘤患者能量、物质代谢及机体组成变化．中华外科杂志，2008，46（24）：1906-1909．

[2] 宋家木．新辅助化疗联合营养支持治疗进展期胃癌合并幽门梗阻的研究．医药论坛杂志，2020，41（8）：61-64．

[3] 中国抗癌协会胃癌专业委员会．胃癌诊治难点中国专家共识（2020版）．中国实用外科杂志，2020，40（8）：869-904．

[4] 中国抗癌协会胃癌专业委员会，中华医学会外科学分会胃肠外科学组．胃癌围手术期营养治疗中国专家共识（2019版）．中国实用外科杂志，2020，40（2）：145-151．

[5] 汪志明，李国立，王震龙，等．肠内营养支持在胃癌伴幽门梗阻患者的应用．医学研究生学报，2010，23（11）：1182-1183．

[6] 石汉平，许红霞，李苏宜，等．营养不良的五阶梯治疗．肿瘤代谢与营养电子杂志，2015，2（1）：29-33．

[7] BRAY F，FERLAY J，SOERJOMATARAM I，et al. Global cancer statistics 2018：GLOBOCAN estimates of incidence and mortality worldwide for 36 cancers in 185 countries. CA：a cancer journal for clinicians，2018，68（6）：394-424．

[8] CHEN W Q，SUN K X，ZHENG R S，et al. Cancer incidence and mortality in China，2014. Chinese journal of cancer research，2018，30（1）：1-12．

[9] HORSTMAN A M，SHEFFIELD-MOORE M. The nutritional/metabolic response in older cancer patients. Nutrition，2015，31（4）：605-607．

[10] ARENDS J，BACHMANN P，BARACOS V，et al. ESPEN guidelines on nutrition in cancer patients. Clinical nutrition，2017，36（1）：11-48．

（李金斌）

案例20　一例胃癌患者术后加速康复营养治疗的药学监护

一、案例背景知识简介

近10余年来，加速康复外科（enhanced recovery after surgery，ERAS）理念及其路径在我国有了较为迅速的普及和应用，在以学科为基础及导向下，相继成立了ERAS相关的学术团体，发表了若干专家共识，对推动我国ERAS的开展起到很好的促进作用。ERAS以循证医学证据为基础，以减少手术患者的生理及心理创伤应激反应为目的：①提高治疗效果；②减少术后并发症；③加速患者康复；④缩短住院时间；⑤降低医疗费用；⑥减轻社会及家庭负担。ERAS以在结直肠手术中的应用最为成功，还有助于提高结直肠癌患者的术后 5 年存活率。开展 ERAS 应该秉承安全第一、效率第二的基本原则，使 ERAS 更为健康、有序地开展和实施。

本文通过对一例胃癌患者加速康复过程的药学监护，探讨围手术期营养支持的方法和监护要点，以期为更多患者的个体化药学监护提供参考。

二、病例基本情况

患者，女性，64 岁。主诉"上腹部不适 10 年，加重伴疼痛 2 个月"。患者 10 年以来常出现上腹部不适，自行服用胃药。近 2 个月来患者的不适症状加重，伴有上腹疼痛、反酸，偶尔腹胀，无全身乏力、出汗、头晕、黑便等症状。胃镜检查示胃窦环绕幽门口全周见一不规则溃疡，表面覆厚白苔，周边不规则隆起。病理诊断为胃窦印戒细胞癌。现患者为求进一步治疗来当地医院，门诊以"胃占位"收入当地医院普通外科。自入院以来患者精神状态良好，体力、食欲、睡眠正常，体重下降约 3kg（下降约 6%），大便、排尿正常。

既往史：否认肝炎、结核、疟疾等传染病病史，否认高血压、心脏病病史，否认糖尿病、脑血管疾病、精神疾病病史。否认手术史，否认外伤史，否认输血史。否认药物、食物过敏史。预防接种史不详。吸烟 30 年，每日约 10 支；无饮酒史。

入院查体：体温 36.5℃，脉搏 80 次 /min，呼吸 18 次 /min，血压 145/89mmHg。身高 162cm，体重 47.2kg，BMI 18kg/m²。腹部平坦，脐部正常，无腹壁静脉曲张，无压痛、反跳痛及肌紧张。肝、脾肋下未触及，墨菲征阴性，腹部未触及包块。双侧腹股沟及锁骨上区未触及肿大淋巴结，腹部叩诊呈鼓音，无移动性浊音，腹部振水音阴性。肝区及胆囊区叩击痛阴性，肾区及输尿管区叩击痛阴性。听诊肠鸣音正常，4 次 /min，未闻及气过水音及血管杂音。

辅助检查：血常规示白细胞计数 4.94×10^9/L，中性粒细胞百分率 52.9%，血红蛋白 128g/L，红细胞 4.41×10^{12}/L，血小板计数 323×10^9/L。血生化示总蛋白 61g/L，血清白蛋白 34.7g/L，尿素 4.58mmol/L，肌酐 67.9μmol/L，钾 3.98mmol/L，钙 2.22mmol/L，磷 1.23mmol/L。胃镜提示胃窦环绕幽门口全周见一不规则溃疡。病理诊断为胃窦印戒细胞癌。腹部 CT 提示胃大弯侧可见胃壁不规则增厚。胸部 CT 提示右肺上叶小结节影，建议随诊复查；轻度肺气肿，两肺散在少许炎性条索灶。

入院诊断：胃印戒细胞癌。

三、主要治疗经过及典型事件

患者因"上腹部不适 10 年，加重伴疼痛 2 个月"入院，病理诊断为胃窦印戒细胞癌。患者身高 162cm，体重 47.2kg，BMI 18kg/m²，NRS 2002 评分 4 分，近 6

个月体重减轻 6%，饮食未受影响，血清白蛋白 34.7g/L，血红蛋白 128g/L。该患者存在营养风险，药师建议术前应给予患者 7～10 日的营养治疗，以改善患者的营养状况，降低术后并发症的发生率。医生认为术前营养支持的周期较长，未采纳药师建议。患者入院后完善相关检查，给予清流质饮食；于 2019 年 7 月 11 日在全麻下行三维腹腔镜辅助根治性远端胃切除术，术后给予短暂禁饮食，行经口清流食或流质饮食联合 PN，再加上经口摄取 EN 的联合营养治疗方案，患者恢复可，无严重并发症，伤口愈合Ⅱ类甲级，于 2019 年 7 月 14 日出院。

四、讨论

（一）该患者术前是否需要营养治疗

术前营养支持对于营养状况良好或低度营养风险的患者并无益处，只有严重营养不良的患者才能从中获益。重度营养不良的患者或中等程度营养不良而需要接受大手术的患者，尤其是重大、复杂手术后预计出现严重应激状态的危重患者往往不能耐受长时间的营养缺乏，须在术前进行营养治疗。

ESPEN 指南推荐对下列患者术前给予 7～14 日的营养治疗，并建议推迟此类患者的手术时间：①过去的 6 个月内体重下降 > 10%；②血浆清蛋白 < 30g/L；③主观全面评定（subjective global assessment，SGA）为 C 级或 NRS 2002 评分 > 5 分；④ BMI < 18.5kg/m^2。

《胃癌胃切除手术加速康复外科专家共识》建议在下列情况下须考虑进行≥7 日的术前营养治疗：①血浆白蛋白 < 30g/L；②过去的 6 个月内体重下降 > 10%；③ BMI < 18.5kg/m^2；④ SGA 为 C 级。

本例患者为老年患者，术前 BMI 18kg/m^2，NRS 2002 评分 4 分，近 6 个月体重减轻 6%，饮食未受影响，血清白蛋白 34.7g/L，血红蛋白 128g/L。根据《加速康复外科中国专家共识及路径管理指南》，该患者存在营养风险，应该进行术前营养支持，治疗时间一般为 7～10 日，有严重营养风险的患者可能需要更长时间的营养支持，以改善患者的营养状况，降低术后并发症的发生率。对该类患者应进行支持治疗，首选肠内营养；当口服不能满足营养需要或合并十二指肠梗阻时，可行静脉营养支持治疗。对于营养状态良好的患者，RCT 研究结果显示术前营养治疗并不能使患者获益。

研究表明，营养不良是患者发生术后并发症的独立预后因素。药师发现该病例患者术前存在营养风险，及时对医生进行提醒，建议对于患者进行充足疗程的术前营养支持治疗。考虑到术前营养支持的时间较长、医院床位紧张等因素，医生并未采纳药师建议。如果对该患者进行营养治疗建议首选肠内营养，可以采取正常饮食加口服肠内营养制剂的形式开展，并评估患者的营养风险。

（二）术后早期营养治疗如何开展

术后早期肠内营养可促进肠道功能尽早恢复，维护肠黏膜功能，防止菌群失调和易位，还可以降低术后感染的发生率及缩短术后住院时间。推荐术后即可少量饮水，术后第 1 日开始口服液体或少量清流质食物 500～1 000ml，口服液体量达到 2 000～2 500ml/d 的生理需要量时可以考虑停止静脉输液。一旦患者恢复通气可由流质饮食转为半流饮食，进食量根据胃肠耐受量逐渐增加。术后康复阶段推荐口服营养制剂进行补充。对于术前营养不良的患者按原则进行肠内或肠外营养支持治疗，直至口服营养量能满足患者的 60% 的能量需要。

传统胃手术后患者须禁饮食数日。研究发现术后第 1 日进食并不增加术后并发症和病死率，相反会促进肠道恢复。meta 分析提示胃手术后早期进食亦有缩短住院时间的优势。胃手术后第 1 日可进清流质饮食，第 2 日可进半流质饮食，然后逐渐过渡至正常饮食。出现发热或吻合口瘘、肠梗阻及胃轻瘫的患者不主张早期进食。对于无潜在并发症的患者推荐术后第 1 日进清流质饮食，逐渐过渡至正常饮食。

该患者术后曾给予短暂禁饮食，行经口清流质饮食、EN 和 PN 的联合营养治疗方案，患者的耐受性好，经过 2 日的营养治疗逐渐过渡为流质饮食和 EN 的方案，患者于术后第 3 日顺利出院。

（三）手术治疗后 3 日患者即出院是否符合出院标准

患者在术后早期进食的情况下没有出现不适、耐受性良好，顺利摆脱 PN 过渡到流质饮食和口服肠内营养补充，伤口愈合良好，无疼痛症状，符合出院标准。患者应加强出院后的随访和监测，通过电话或门诊指导患者对切口的护理。出院后 1 周到门诊接受医生随访，并且根据病理学检查结果针对患者的辅助治疗进行指导。

五、小结

所有肿瘤都会在不同程度上干扰营养素的摄入和 / 或利用，从而造成营养不良。不同肿瘤的营养不良发生率不同，大体上消化系统肿瘤高于非消化系统肿瘤、上消化道肿瘤高于下消化道肿瘤。有报道指出，胃癌患者中营养不良的比例占 87%，恶病质的发病率高达 65%～85%，超过其他所有肿瘤，营养不良及恶病质发病率均占所有肿瘤的第 1 位。

术前营养治疗能带给患者益处，能够降低手术并发症发生率，如吻合口瘘、外科手术部位感染，减少住院时间，提高患者的生活质量，尽早为术后放化疗做好准备。术前营养治疗期间应对体重、血浆清蛋白水平等进行监测，评价术前营养治疗的效果，结合肿瘤情况选择适宜的手术时机。

该患者术前存在营养风险，应该进行最少 1 周的营养治疗，可为患者的疾病预后带来获益。术前营养治疗的证据充足、获益明显，因为与临床治疗存在时间冲突，推广实施难度较大。术前营养治疗可以经口进食肠内营养制剂，餐间服用，用量由少到多，以能耐受为主要原则。术后早期进食理念被临床普遍接受，饮食过渡的速度过快，建议严密监控术后并发症，保证患者安全。患者出院后如有不适随时就诊，警惕肠瘘的发生，并做好患者的营养教育和回访工作。

参 考 文 献

[1] 中华医学会外科学分会，中华医学会麻醉学分会. 加速康复外科中国专家共识及路径管理指南（2018版）. 中国实用外科杂志，2018，38（1）：1-20.

[2] 石汉平，李苏宜，王昆华，等. 胃癌患者营养治疗指南. 肿瘤代谢与营养电子杂志，2015，2（2）：37-40.

[3] DEWYS W D，BEGG C，LAVIN P T，et al. Prognostic effect of weight loss prior to chemotherapy in cancer patients. Eastern Cooperative Oncology group. American journal of medicine，1980，69（4）：491-497.

[4] BOZZETTI F，MARIANI L. Perioperative nutritional support of patients undergoing pancreatic surgery in the age of ERAS. Nutrition，2014，30（11/12）：1267-1271.

[5] WEIMANN A，BRAGA M，CARLI F，et al. ESPEN guideline: clinical nutrition in surgery. Clinical nutrition，2017，36（3）：623-650.

[6] FUJITANI K，TSUJINAKA T，FUJITA J，et al. Prospective randomized trial of preoperative enteral immune nutrition followed by elective total gastrectomy for gastric cancer. British journal of surgery，2012，99（5）：621-629.

[7] YANG R，TAO W，CHEN Y Y，et al. Enhanced recovery after surgery programs versus traditional perioperative care in laparoscopic hepatectomy: a meta-analysis. International journal of surgery，2016，36（Pt A）：274-282.

（李金斌）

第七章
神经内科及疼痛药物治疗专业临床药师药学监护案例

第一节　药学监护完整案例系统解析

案例1　一例动脉瘤性蛛网膜下腔出血合并血流感染患者的药学监护

一、案例背景知识简介

蛛网膜下腔出血（subarachnoid hemorrhage，SAH）是指脑底部或脑表面的血管破裂后，血液流入蛛网膜下腔引起相应临床症状的出血性脑卒中，尤以动脉瘤性蛛网膜下腔出血（aneurysmal subarachnoid hemorrhage，aSAH）所占的比例最高（约85%），发病凶险，院前死亡率较高。高达20%的aSAH患者合并各类感染和癫痫发作，重症感染合并癫痫持续状态与高病死率、高凝血功能异常发生率相关，需严密监测，积极诊疗。

该类患者在原发病治疗的基础上，通常需要联合应用多种抗感染药和抗癫痫药，并关注深静脉血栓的防治、电解质平衡和营养支持。临床药师应根据合理用药原则，关注药品品种选择和药物间相互作用，防范药品不良反应并将其作为aSAH患者的药学监护重点。

二、病例基本情况

患者，女性，39岁。身高170cm，体重53kg，BMI 18.3kg/m²。入院时间为2021年2月6日，出院时间为2021年3月7日。

现病史：患者于2021年1月27日如厕后出现四肢抽搐，口吐白沫，双眼上翻，伴有意识障碍，持续5分钟后自行缓解，意识恢复后主诉有剧烈头痛，性质不详，伴有恶心、呕吐症状，呕吐物为咖啡色胃内容物，呈喷射状。当地医院行颅脑CT检查后考虑为SAH，进一步行脑动脉计算机体层血管成像（CT angiography，CTA）提示前交通动脉瘤，给予甘露醇注射液、尼莫地平注射液、注射用丙戊酸钠和注射用泮托拉唑钠治疗,症状无明显改善。1 月 29 日于全麻下行前交通动脉瘤栓塞术,术后患者病情加重,呈昏迷状态,持续高热,体温最高39.5℃,考虑"吸入性肺炎",给予注射用哌拉西林钠他唑巴坦钠和盐酸溴己新注射液治疗,症状缓解不明显。2 月 6 日转入急诊科,给予气管插管、呼吸机辅助呼吸,留置导尿管,乌拉地尔注射液控制血压,甘露醇注射液降低颅内压,注射用兰索拉唑预防消化道应激性溃疡,注射用头孢哌酮舒巴坦抗感染,而后为进一步检查及治疗转入神经内科监护室。

入院查体:体温 39.4℃,脉搏 116 次 /min,呼吸 19 次 /min,血压 115/89mmHg。镇静状态,左侧瞳孔 2.0mm,右侧瞳孔 1.5mm,间接、直接对光反射迟钝,双侧巴宾斯基征阳性,余均未见异常。

辅助检查:2021 年 2 月 6 日血常规示 WBC 12.12×10^9/L,N% 83.2%,CRP 20.78mg/L,IL-6 35.91ng/L,Hb 103g/L,余未见异常。PCT 0.388μg/L。内毒素0.024 4EU/ml。血生化示 Glu 16.13mmol/L,CK 372.3U/L,LDH 357.7U/L,钠154.4mmol/L,LPS 353.3U/L。Mb 446.3μg/L,BNP 471.1ng/L,余未见异常。凝血功能筛查示 D- 二聚体 >20mg/L,余未见异常。新型冠状病毒核酸检测(−)。

腰椎穿刺测压:初压 >320mmH$_2$O,终压 100mmH$_2$O。脑脊液常规:红色,浑浊,细胞总数 5.094×10^9/L,WBC 94×10^6/L,蛋白定性(+)。脑脊液生化:葡萄糖 6.3mmol/L,氯化物 152.8mmol/L,蛋白 1 288.2mg/L。脑脊液免疫:IgA 0.977mg/dl,IgG 4.17mg/dl,IgM 0.151mg/dl。粪、尿常规未见异常。动脉血气分析:pH 7.51,SaO$_2$ 99%,PaO$_2$ 145mmHg,PaCO$_2$ 31mmHg,BE 2.1mmol/L,LAC 3.3mmol/L,SB 6.6mmol/L,AB 24.7mmol/L。

心电图未见异常。胸部 CT:双侧胸腔积液伴肺组织膨胀不全,考虑坠积性肺炎可能。颅脑 CT:脑动脉瘤栓塞术后改变;蛛网膜下腔出血;多组鼻旁窦炎;顶部皮下血肿。

既往史:高血压病史 2 年,平素口服"牛黄降压丸"治疗,血压控制在 120～160/70～110mmHg,最高 180/110mmHg。2010 年行剖宫产手术。否认传染性疾病病史,否认心脏病、糖尿病、脑血管疾病和精神疾病病史。否认外伤史、输血史。预防接种史不详。

家族史:母亲因脑出血已故,父亲、弟弟健在。

药物、食物过敏史:否认药物、食物过敏史。

药品不良反应及处置史:否认。

入院诊断:①蛛网膜下腔出血;②继发性癫痫;③肺部感染;④动脉瘤栓塞术后;⑤高血压(3 级,很高危);⑥鼻旁窦炎。

转科诊断:①蛛网膜下腔出血;②继发性癫痫;③肺部感染;④动脉瘤栓塞术后;⑤高血压(3 级,很高危);⑥肺部感染;⑦交通性脑积水;⑧高钠血症。

三、主要治疗药物

主要治疗药物见表 7-1。

表 7-1 主要治疗药物

起止时间	医嘱内容	给药方法
2021 年 2 月 6—16 日	注射用头孢哌酮钠舒巴坦钠	3g i.v.gtt. q.8h.
2021 年 2 月 6—20 日	注射用兰索拉唑	30mg i.v.gtt. q.12h.
2021 年 2 月 6—20 日	左乙拉西坦片	1 500mg p.o. q.12h.
2021 年 2 月 6—20 日	甘露醇注射液	250ml i.v.gtt. q.8h.
2021 年 2 月 6—20 日	甘油果糖氯化钠注射液	250ml i.v.gtt. q.12h.
2021 年 2 月 6—20 日	盐酸氨溴索注射液	30mg i.v.gtt q.8h.
2021 年 2 月 6—20 日	碳酸钙 D_3 片	0.6g p.o. q.d.
2021 年 2 月 6—20 日	盐酸乌拉地尔注射液	100μg/min i.v.vp.
2021 年 2 月 6—20 日	尼莫地平注射液	0.5～1mg/h i.v.vp.
2021 年 2 月 6—20 日	吸入用乙酰半胱氨酸溶液	3ml inh. t.i.d.
2021 年 2 月 7—10 日	注射用盐酸万古霉素	500mg i.v.gtt. q.12h.
2021 年 2 月 11—14 日		1g i.v.gtt. q.12h.
2021 年 2 月 8—20 日	达肝素钠注射液	2 500IU i.h. q.d.
2021 年 2 月 9—20 日	多烯磷脂酰胆碱注射液	465mg i.v.gtt. b.i.d.
2021 年 2 月 9—20 日	注射用还原型谷胱甘肽	1.8g i.v.gtt. q.d.
2021 年 2 月 9—20 日	双歧杆菌三联活菌胶囊	420mg p.o. b.i.d.
2021 年 2 月 9—20 日	肠内营养混悬液（TPF-DM）	1 000ml p.o. b.i.d.
2021 年 2 月 16—20 日	重组人促红素 -β 注射液	5 000IU i.h. q.o.d.
2021 年 2 月 16—20 日	甲钴胺注射液	500μg i.v.gtt. q.d.

注：i.h. 为皮下注射；i.v.gtt. 为静脉滴注；i.v.vp. 为静脉泵入；inh. 为雾化吸入；p.o. 为口服；q.d. 为每日 1 次；b.i.d. 为每日 2 次；t.i.d. 为每日 3 次；q.o.d. 为隔日 1 次；q.8h. 为每 8 小时 1 次；q.12h. 为每 12 小时 1 次。

四、治疗原则与治疗方案分析

患者为中年女性，急性起病，总病程 11 日余，以癫痫为首发症状，后出现剧烈头痛、恶心、喷射状呕吐，呕吐物为咖啡色胃内容物，伴有意识不清。急查颅脑 CT 提示蛛网膜下腔出血，CTA 显示前交通动脉瘤，结合患者的高血压病史，SAH 的诊断基本明确。

患者转入神经内科监护室后继续给予气管插管、呼吸机辅助呼吸、持续面罩吸氧、留置导尿管、间断胃肠减压，隔日行腰椎穿刺术监测颅内压，并行脑脊液置换以预防并发症，积极控制血压、降低颅内压、控制癫痫、防治消化道应激性溃疡和抗感染（药物同前），监测感染指标、动脉血气指标、出入量，送痰培养、血培养寻找感染的病原学证据。

五、药物治疗监护计划

（一）动脉瘤栓塞术围手术期的血压管理

控制血压可降低动脉瘤再出血的风险，但栓塞术围手术期的血压控制目标尚不明确，业内推荐术前以将收缩压控制在 140～160mmHg 为宜。动脉瘤栓塞术后 1 周患者入院治疗，再破裂风险显著降低，血压控制可较前放宽，结合患者的基础血压，设置收缩压的目标值为 110～130mmHg，并通过调整抗高血压药的剂量和给药频次，避免再出血的同时维持足够的灌注，防止继发缺血性损伤。

（二）aSAH 患者的水与电解质平衡

一方面，aSAH 患者常伴有离子紊乱，如尿钠增多常引起低钠血症；另一方面，aSAH 患者常需要高渗液体治疗来控制颅内压，如该患者使用甘露醇和甘油果糖注射液，还可因渗透性利尿降低血容量而导致症状性脑血管痉挛，继发脑水肿、癫痫等。无论是高钠血症还是低钠血症，均会对 aSAH 患者的预后产生不利影响，药师应予以积极监测和主动预防。

（三）合并用药对患者肝、肾功能的影响

该患者伴有意识障碍、血流动力学不稳定、多药联用等药物性肝、肾损伤的危险因素，应用甘露醇脱水控制颅内压、万古霉素控制感染、兰索拉唑预防应激性溃疡，上述药物均可能导致急性间质性肾损伤，且多药联合的风险更高。药师需重点关注并提示医生、护士关注药物的单次剂量、给药频次和滴注时间，并持续监测肝、肾功能指标变化，及时处置，确保综合治疗方案的稳定、持续。

六、药物治疗过程

2021 年 2 月 7 日

患者体温最高 39.0℃，呼吸 19 次/min，心率 110 次/min，血压 126/75mmHg，气管插管，呼吸机辅助呼吸。神经系统查体：浅昏迷，疼痛刺激可见肢体活动；双侧瞳孔 2.0mm，对光反射迟钝；四肢肌张力降低，腱反射减弱；双侧病理征阳性，脑膜刺激征阴性。

再次行腰椎穿刺检查,初压 > 320mmH$_2$O,终压 90mmH$_2$O,置换脑脊液 25ml。脑脊液常规:红色,微浑浊,细胞总数 5.546 × 10^9/L,WBC 46 × 10^6/L,蛋白定性(+)。脑脊液生化:葡萄糖 6.7mmol/L,氯化物 162.1mmol/L,蛋白 1 586.2mg/L。血培养:急报危急值,革兰氏阳性球菌。

治疗方案调整:患者动脉瘤栓塞术后颅内高压,脑脊液中有大量红细胞存在,隔日行腰椎穿刺术进行监测,并行脑脊液置换以降低脑血管痉挛的发生率;患者的血培养结果回报革兰氏阳性球菌,综合患者的手术史、体温及感染指标变化,不能排除菌血症,加用万古霉素 500mg q.12h. 抗感染治疗;继续保护胃黏膜,纠正电解质紊乱、脱水。复查血培养,监测感染指标。

药学监护点:①稳定血压。乌拉地尔为颅内病变围手术期高血压的首选药,安全性较高,剂量依赖性明显,给药剂量应根据目标血压个体化调整,该患者的状态较为平稳,已达到目标血压,给予 100μg/min 静脉泵入维持治疗。尼莫地平的血脑屏障透过率高,高度选择性地扩张脑血管,是预防和治疗脑血管痉挛的首选药,应遵循早期、全程、足量使用,合并乌拉地尔时有协同降血压作用,需密切监测血压变化;尼莫地平注射液中含有 23.7% 的乙醇,有增加患者肝损伤的风险,长时间使用时需监测患者的肝功能变化。②控制感染。万古霉素是治疗革兰氏阳性球菌血流感染的首选药,考虑到患者多药联合治疗,药物性肾损伤的风险增大,选择日剂量为 1g;重症患者的万古霉素谷浓度差异性较大,输注速度较快时易引起红斑样或荨麻疹样反应(红人综合征)、急性肾损伤等不良反应,静脉滴注时间不少于 1 小时,血药浓度监测是预测疗效和不良反应的有效手段,宜在第 4 次给药前 30 分钟内采血检测谷浓度。③控制癫痫。患者偶见癫痫小发作,肌酸激酶升高,癫痫发作有引起颅内压增高、脑血流量改变、加重脑水肿和脑血管痉挛的可能性,考虑到患者癫痫为 aSAH 继发,应以脑脊液置换减轻血性物质及其降解产物对脑膜和血管的刺激性为主。从药物相互作用的角度考虑,如患者感染控制不佳,抗菌药物有很大可能升级为碳青霉烯类,与丙戊酸盐存在相互作用;患者需长期使用尼莫地平,与苯巴比妥、丙戊酸等存在相互作用,因此选用相互作用少、安全性相对较高的左乙拉西坦单品种治疗。

2021 年 2 月 8 日

患者体温最高 38.5℃,呼吸 19 次/min,心率 102 次/min,血压 136/80mmHg,气管插管,呼吸机辅助呼吸。神经系统查体结果同前。

行腰椎穿刺检查,初压 > 320mmH$_2$O,终压 90mmH$_2$O,置换脑脊液 25ml。脑脊液常规:红色,微浑浊,细胞总数 2.440 × 10^9/L,WBC 48 × 10^6/L,蛋白定性(+)。脑脊液生化:葡萄糖 9.1mmol/L,氯化物 155.8mmol/L,蛋白 1 254.1mg/L。

血常规:WBC 18.29 × 10^9/L,N% 0.918,CRP 7.44mg/L,IL-6 3.32ng/L,Hb 109g/L,余未见异常。PCT 0.452μg/L。内毒素 0.018 9EU/ml。血生化:Glu

20.77mmol/L，CK 276.3U/L，LDH 337.1U/L，钠 161.0mmol/L，AMY 100.6U/L，LPS 515.2U/L；Mb 385.3μg/L。BNP 125ng/L，余未见异常。凝血功能筛查：D-D 7.66mg/L。万古霉素的血药浓度 11.92mg/L。尿常规：潜血试验阳性，余未见异常。

痰涂片示革兰氏阳性球菌中量，革兰氏阴性杆菌中量，培养结果为产气肠杆菌（对除头孢唑林外的抗菌药物均敏感）和甲型溶血性链球菌；血培养示人葡萄球菌，药敏试验结果显示除对红霉素为中介外，对青霉素类、喹诺酮类、四环素类、利奈唑胺和万古霉素均敏感。

治疗方案调整：患者的痰涂片结果考虑定植菌的可能性大，血培养提示为定植菌感染，目前抗菌药物可覆盖，万古霉素的谷浓度虽然超过 10mg/L，但对于血流感染患者建议以维持在 15～20mg/L 更为适宜。患者的随机血糖偏高，适当加大胰岛素泵入量。患者的 D- 二聚体升高，考虑卧床易引起静脉血栓形成，请超声科会诊行双下肢血管超声，加用低分子量肝素治疗和预防深静脉血栓。患者的血钠偏高，给予 2L/d 温水经胃管注入。患者的肌酸激酶、肌红蛋白水平仍高，但与入院时相比有下降趋势，考虑为发病时继发性癫痫引起的肌肉损伤，目前患者未见癫痫发作，抗癫痫方案暂不做调整，观察上述指标变化。

药学监护点：低分子量肝素较为安全，考虑到患者的出血风险较高，给予半量进行深静脉血栓的预防；低分子量肝素对 APTT 只有中度延长作用，不能用于监测疗效，建议有条件的医疗机构进行抗 Xa 因子水平监测；该药存在血小板减少的风险，注意观察患者有无皮下瘀斑等出血倾向，动态监测血小板计数变化。

2021 年 2 月 9 日

患者体温最高 37.8℃，呼吸 18 次 /min，心率 95 次 /min，血压 110/67mmHg，气管插管，呼吸机辅助呼吸。神经内科查体：左侧瞳孔 2.5mm，右侧瞳孔 3.0mm，余同前。

血常规：WBC $18.29×10^9$/L，N% 0.921，Hb 100g/L，余未见异常。CRP 276mg/L，IL-6<2ng/L，PCT 0.317μg/L。内毒素 0.022 6EU/ml。血生化：GPT 468.2U/L，GOT 264.1U/L，GGT 70.4U/L，Glu 20.85mmol/L，BUN 12.74mmol/L，CK 623.0U/L，LDH 670.0U/L，钠 149.2mmol/L，LPS 440.3U/L，余未见异常。Mb 505.2μg/L，CK-MB 8.67μg/L，BNP 57.8ng/L。痰涂片示革兰氏阴性杆菌少量。血浆渗透压 368mOsm/（kg•H_2O）。

治疗方案调整与药学监护点：患者呈高渗状态，考虑与高血糖、高血钠有关，继续降血糖、补液，严格控制出入量及营养制剂摄入。行右侧颈内静脉穿刺置管并放置输液港。患者的肝功能指标突现明显异常，除感染引起的全身炎症反应综合征外，不排除如万古霉素、尼莫地平等药物因素叠加，继续现有的抗感染方案，并加用保肝药对症处理，保肝药品种选择含有巯基并具有解毒作用的还原型谷胱甘肽和促进肝细胞再生的原料药多烯磷脂酰胆碱。

2021 年 2 月 10 日

患者体温最高 37.1℃，呼吸 18 次 /min，心率 75 次 /min，血压 129/77mmHg，气管插管，呼吸机辅助呼吸。神经内科查体：左侧瞳孔 3.0mm，右侧瞳孔 3.5mm，对光反射灵敏，余同前。

行腰椎穿刺检查，初压 300mmH$_2$O，终压 100mmH$_2$O，置换脑脊液 20ml。脑脊液常规：淡红色，微浑浊，细胞总数 2.024×10^9/L，WBC 24×10^6/L，蛋白定性（+）。脑脊液生化：葡萄糖 9.0mmol/L，氯化物 144.2mmol/L，蛋白 637.8mg/L。

血常规：WBC 15.95×10^9/L，N% 90.9%，CRP 1.00mg/L，IL-6 4.11ng/L，Hb 92g/L，余未见异常。PCT 0.221μg/L。血生化：GPT 269.2U/L，GOT 35.2U/L，GGT 47.2U/L，Glu 13.93mmol/L，BUN 11.0mmol/L，CK 403.1U/L，LDH 388.6U/L，钠 144.3mmol/L，LPS 432.6U/L。Mb 703μg/L，CK-MB 8.21μg/L，BNP 218.3ng/L，余未见异常。凝血功能筛查：D- 二聚体 4.5mg/L，余未见异常。血浆渗透压 346mOsm/（kg•H$_2$O）。

治疗方案调整与药学监护点：患者的肌酸激酶有下降趋势，除既往癫痫病史外，考虑为发热导致的肌肉损伤。氨基转移酶同时明显下降，提示系统性脏器损伤有所好转，患者的高渗状态有所缓解，血钠恢复至参考值范围内，继续复查血清渗透压及离子，今日开始尝试脱机训练。

2021 年 2 月 12 日

患者体温最高 37.7℃，呼吸 18 次 /min，心率 79 次 /min，血压 120/62mmHg，气管插管，呼吸机辅助呼吸。

血常规：WBC 20.8×10^9/L，N% 84.7%，Hb 95g/L，余未见异常。CRP 16.19mg/L，IL-6 63.25ng/L，PCT 0.251μg/L。血生化：GPT 111.9U/L，GOT 28.0U/L，GGT 48.9U/L，Glu 10.11mmol/L，BUN 7.70mmol/L，CK 575.3U/L，LDH 424.3U/L，钠 138.8mmol/L，LPS 247.8U/L。Mb 520μg/L，CK-MB 8.67μg/L，BNP 230.7ng/L，余未见异常。痰涂片示革兰氏阴性杆菌少量，痰培养为不动杆菌属和克雷伯菌属。血培养示人葡萄球菌。血浆渗透压 328mOsm/（kg•H$_2$O）。

治疗方案调整与药学监护点：患者的血培养结果仍有人葡萄球菌，将万古霉素加量至 1g q.12h.；痰培养示不动杆菌属和克雷伯菌属，为万古霉素筛选后的优势定植菌的可能性大，考虑到万古霉素加量后的脏器压力，暂不进行针对性治疗，密切观察患者的感染指标变化，继续监测万古霉素的血药浓度。

2021 年 2 月 14 日

患者体温最高 37.9℃，呼吸 18 次 /min，心率 90 次 /min，血压 120/67mmHg，气管插管，持续脱机状态。神经内科查体同前。

血常规：WBC 13.16×10^9/L，N% 83.6%，Hb 86g/L，余未见异常。CRP 1 789mg/L，IL-6 16.16ng/L，PCT 0.161μg/L。ESR 71mm/h。G 试验 19.4ng/L。GM 试验 0.437μg/L。

血生化：GPT 80.5U/L，GOT 43.6U/L，GGT 57.9U/L，Glu 15.91mmol/L，BUN 6.39mmol/L，CK 460.9U/L，LDH 411.9U/L，钠 135.1mmol/L，LPS 159.0U/L。Mb 840.6μg/L，CK-MB 6.59μg/L，BNP 39ng/L，余未见异常。

行腰椎穿刺检查，初压 >320mmH$_2$O，终压 70mmH$_2$O。脑脊液常规：黄色，透明，细胞总数 370×10^6/L，WBC 5×10^6/L，蛋白定性（±）。脑脊液生化：葡萄糖 5.6mmol/L，氯化物 128.0mmol/L，蛋白 599.4mg/L。

治疗方案调整与药学监护点：患者的整体情况明显向好，给予持续脱机训练。感染指标明显下降，提示万古霉素的剂量调整有效。患者的脑脊液性状、细胞数、蛋白量均明显好转，提示脑脊液置换有效，但患者始终呈现高颅内压，提示脑脊液循环障碍，会同医生与家属沟通，告知患者交通性脑积水的可能性大。

2021 年 2 月 16 日

患者体温最高 37.5℃，呼吸 18 次 /min，心率 84 次 /min，血压 127/72mmHg，气管插管，持续脱机状态。神经内科查体：意识清醒，内容物减少。

血常规：WBC 10.69×10^9/L，N% 83.1%，Hb 83g/L，余未见异常。CRP 0.72mg/L，IL-6 10.57ng/L，PCT 0.120μg/L。ESR 63mm/h。血生化：GPT 77.5U/L，GOT 32.9U/L，GGT 64.2U/L，Glu 10.47mmol/L，BUN 5.29mmol/L，LPS 101.0U/L。Mb 605.8μg/L，CK-MB 6.90μg/L，余未见异常。万古霉素的血药浓度 17.12mg/L。痰涂片示抗酸杆菌阴性；导管培养示表皮葡萄球菌，药敏试验结果提示头孢西丁筛选试验阳性，对青霉素及苯唑西林耐药，对其余抗菌药物均敏感。

治疗方案调整与药学监护点：患者的感染指标进一步下降，万古霉素的谷浓度达到预期目标且未出现相关不良反应，证实抗感染方案调整有效。患者的血红蛋白持续偏低，考虑与感染消耗有关，必要时给予交叉输注同型去白细胞悬浮红细胞。

2021 年 2 月 20 日

患者体温最高 37.3℃，呼吸 17 次 /min，心率 75 次 /min，血压 120/67mmHg，气管插管，持续脱机状态。神经系统查体：意识清醒，余同前。

血常规：WBC 6.83×10^9/L，N% 70.5%，Hb 88g/L，余未见异常。CRP 1.00mg/L，IL-6 34.21ng/L，PCT 0.149μg/L。血生化：GPT 45.4U/L，GGT 50.4U/L，Glu 11.34mmol/L，LPS 70.6U/L。Mb 227.0μg/L，余未见异常。凝血筛查：D- 二聚体 3.9mg/L，血浆纤维蛋白原 4.45g/L，余未见异常。

行腰椎穿刺检查，初压 320mmH$_2$O，终压 70mmH$_2$O。脑脊液常规：淡红色，透明，细胞总数 511×10^6/L，WBC 8×10^6/L，蛋白定性（±）。脑脊液生化：葡萄糖 5.4mmol/L，氯化物 125.1mmol/L，蛋白 294.9mg/L。

治疗方案调整与药学监护点：患者的意识恢复明显，血压平稳，未见明显的电解质紊乱，感染得到有效控制，但脱机困难并伴有四肢无力，床旁肌电图检查提示神经源性损伤，考虑与危重症相关多发性神经病变有关，请高压氧及康复科会诊，继续给予甲钴胺、维生素 B_1 等治疗；患者持续高颅内压，影像学检查显示交通性脑积水，经神经外科会诊并与家属充分沟通后，转入神经外科行腰大池-腹腔引流术。

七、药物治疗总结

患者 aSAH 发病 11 日，前交通动脉瘤栓塞术后 9 日，伴继发性癫痫、肺部感染入院。入神经内科监护室后给予气管插管、呼吸机辅助呼吸，隔日行腰椎穿刺术监测颅内压并行脑脊液置换，积极控制血压、降低颅内压、控制癫痫及抗感染治疗。治疗期间经历血流感染、肝损伤、癫痫发作和离子紊乱，经权衡利弊并合理治疗均明显好转。患者治疗期间意识恢复，血压平稳，感染及癫痫控制良好，但高颅内压无明显改善，神经病变导致脱机困难，考虑患者病情平稳，外科治疗指征明显，于 2021 年 2 月 20 日转至神经外科行手术治疗，在神经内科监护室共住院 15 日。总结该患者住院期间的药物治疗难点主要包括以下 3 个方面。

（一）动脉瘤性蛛网膜下腔出血患者的血压管理

aSAH 患者的血压控制分为动脉瘤处理前和处理后 2 个阶段。《中国动脉瘤性蛛网膜下腔出血诊疗指导规范》（2016 年）指出，在 aSAH 发生后至动脉瘤闭塞处理前，将收缩压降至 <160mmHg 是合理的，控制血压的目的是降低高血压相关再出血的风险；而在处理动脉瘤后，患者再破裂继发出血的风险显著降低，脑水肿、高颅内压及脑血管痉挛成为临床主要面临的问题，血压管理则要以兼顾预防再破裂和防止低灌注造成缺血性损伤为目标。《重症动脉瘤性蛛网膜下腔出血管理专家共识》（2015）指出，目前尚无最佳的术后血压控制目标值，一般应该参考患者发病前的基础血压来修正目标值，如高于基础血压的 20% 左右。

该患者存在高血压病史，平素血压控制在 120～160/70～110mmHg，术后至入院前收缩压维持在 110～120mmHg，入院后给予乌拉地尔静脉泵入控制血压，尼莫地平在预防脑血管痉挛的同时也起到联合降血压作用，考虑到多药联合的协同降血压效能并结合患者的基础血压，将收缩压目标值设定在 110～130mmHg。

（二）神经重症患者的抗感染治疗

感染是神经重症患者的常见并发症，以呼吸系统感染、尿路感染、血流感染和中枢神经系统感染为主。该患者入院初期已处于呼吸系统感染和血流感染阶段，入院后存在意识障碍、机械通气、既往抗菌药物应用史等危险因素，呼吸系统感染几乎不可避免，行大静脉置管也增加血流二次感染的风险。无论是医院获得性肺炎还是呼吸机相关性肺炎，对于神经重症患者，在抗菌药物管理上都应做到数量少而覆盖精准，经验性方案应覆盖金黄色葡萄球菌、铜绿假单胞菌和其他革兰氏阴性杆菌，只有局部分离菌株的耐甲氧西林率超过 20% 时，

MRSA 覆盖才有必要。

　　该患者多次痰培养结果回报均不一致，结合医院的监护室微生物流行病学数据，考虑多为标本污染或定植非致病菌，即呼吸道并非患者的主要感染部位，以第三代头孢菌素联合酶抑制剂头孢哌酮舒巴坦单品种控制，在得到血流感染结果回报后果断加用万古霉素，并根据血药浓度调整剂量，未盲目升级抗革兰氏阴性菌药物，同时积极控制并发症，维持脏器功能，尽量缩短监护室住院时间，为下一步的治疗创造有利条件。

（三）aSAH 患者的血糖控制

　　高血糖在 aSAH 患者中极为常见，其不仅是 aSAH 严重程度的标志，更是继发感染的危险因素，高血糖与感染死亡率密切相关。对于 aSAH 患者，血糖过低继发脑损伤同样不能忽视。在严格控制血糖时，采用胰岛素严格控制血糖引发低血糖事件更多见，且脑血管痉挛的发生率增高，3 个月时患者的转归更差。尽管目前最大限度地减少继发性脑损伤的血糖范围尚不确定，但必须对 aSAH 患者进行血糖管理，控制葡萄糖入量，并尽力避免低血糖，推荐血糖水平维持在 8～10mmol/L。该患者否认糖尿病病史，入院后糖化血红蛋白始终在参考值范围内，考虑持续高血糖主要与原发病和继发感染等应激因素有关，为避免低血糖影响线粒体功能造成不可逆性脑损伤，治疗上始终以小剂量胰岛素泵入维持，在应激和感染得到有效控制后，患者的血糖水平明显回落。

参 考 文 献

[1] 国家卫生计生委脑卒中防治工程委员会. 中国动脉瘤性蛛网膜下腔出血诊疗指导规范. 中国脑血管病杂志, 2016, 13（7）: 384-392.

[2] 徐跃峤, 王宁, 胡锦, 等. 重症动脉瘤性蛛网膜下腔出血管理专家共识（2015）. 中国脑血管病杂志, 2015, 12（4）: 215-225.

[3] 中华医学会神经病学分会, 中华医学会神经病学分会脑血管病学组, 中华医学会神经病学分会神经血管介入协作组. 中国蛛网膜下腔出血诊治指南（2019）. 中华神经科杂志, 2019, 52（12）: 1006-1021.

[4] CONNOLLY E S, RABINSTEIN A A, CARHUAPOMA J R, et al. Guidelines for the management of aneurysmal subarachnoid hemorrhage: a guideline for healthcare professionals from the American Heart Association/American Stroke Association. Stroke, 2012, 43（6）: 1711-1737.

[5] DIRINGER M N, BLECK T P, CLAUDE HEMPHILL J 3rd, et al. Critical care management of patients following aneurysmal subarachnoid hemorrhage: recommendations from the Neurocritical Care Society's Multidisciplinary Consensus Conference. Neurocritical care, 2011, 15（2）: 211-240.

（王天琳）

案例2　一例难治性癌性疼痛患者植入中枢靶控
药物输注系统的药学监护

一、案例背景知识简介

　　疼痛是癌症患者最常见和难以忍受的并发症之一,严重影响癌症患者的生活质量,甚至影响生存期。初诊癌症患者的疼痛发生率约为25%,而晚期癌症患者的疼痛发生率可达60%~80%,其中1/3的患者为重度疼痛。难治性癌性疼痛是指由肿瘤本身或肿瘤治疗相关因素导致的中、重度疼痛,经过规范化药物治疗1~2周,患者疼痛缓解仍不满意和/或不良反应不可耐受。癌性疼痛患者中有10%~20%属于难治性癌性疼痛。

　　鞘内药物输注系统植入术(implantable drug delivery system,IDDS)是指将镇痛药注入蛛网膜下腔,经脑脊液循环直接作用于脊髓、脑而产生镇痛作用的技术,具有起效快、镇痛效果确切、药物用量小、药品不良反应少等优点。该治疗方式应用于难治性癌性疼痛患者,可明显提高镇痛效果,提高患者的生存质量,甚至延长患者的生存期。

　　鉴于难治性癌性疼痛患者的个体差异大,且鞘内药物输注系统用药极小剂量即可产生巨大的效应,药物调整相对复杂,临床药师在关注药物镇痛治疗有效性的基础上,应重点关注和探讨该类患者的全方位和全程化管理、潜在药物相互作用、药品不良反应等药学监护要点及患者和家属的健康宣教,以期为临床提供精准的个体化药学服务。

二、病例基本情况

　　患者,男性,48岁。身高165cm,体重75kg,BMI 27.5kg/m²。入院时间为2020年12月25日,出院时间为2021年1月18日。

　　现病史:患者于1年前无明显诱因出现下腹部及腰部酸胀痛,曾多次就诊于当地医院,怀疑为腰椎间盘病变,给予镇痛药、针灸、药敷及营养针治疗(具体不详),效果不佳,口服"氨酚羟考酮片"镇痛。后于某院行腰椎神经阻滞治疗,疼痛未见好转且逐渐加重,范围逐渐扩大至小腹部,疼痛性质为酸胀痛。2020年10月于某院行腰椎小关节射频消融治疗,疼痛未见好转后怀疑为肿瘤性疼痛。患者于2020年12月23日于门诊就诊,就诊时镇痛方案为口服盐酸吗啡片(24小时总量约160mg),但爆发痛次数较多,夜间睡眠可疼醒,便秘严重。门诊调整镇痛方案为盐酸羟考酮缓释片、普瑞巴林胶囊等药物治疗,疼痛稍缓解,但不良反应难以耐受,为进一步检查及治疗,以"癌性疼痛;胆管细胞癌切除术后"收入院。

入院查体：体温 36.2℃，脉搏 74 次 /min，呼吸 18 次 /min，血压 118/68mmHg。右上腹部有长约 20cm 的手术瘢痕，其余无特殊。

辅助检查：血常规示血红蛋白 128g/L，红细胞计数 3.95×10^{12}/L，单核细胞百分率 8.2%，嗜酸性粒细胞百分率 0.8%，血细胞比容 0.371L/L。生化检查示葡萄糖 7.33mmol/L，高密度脂蛋白胆固醇 0.89mmol/L，血清脂蛋白（a）392.8mg/L。肿瘤标志物筛查示癌胚抗原 6.12μg/L，CA19-9 862.50u/ml，CYFRA21-1 4.89μg/L，人胃蛋白酶原 147.30μg/L。腹部磁共振（2020 年 11 月 23 日外院）示①肝内胆管术后改变，术区未见明确的肿物；②肝尾状叶见异常信号，同前大致相仿；③腹膜后淋巴结较前部分缩小；④扫描所及右肾实质局部凹陷，同前；⑤未见腹水。便常规及凝血功能检查未见明显异常。

既往史：2016 年 5 月 2 日于外院行开腹探查左半肝切除术 + 胆囊切除术 + 肝门淋巴结清扫术，术后于 2019 年 3 月 8 日开始化疗，末次化疗时间为 2019 年 5 月 29 日（具体方案不详）。余无特殊。预防接种史不详。

家族史：父亲因脑梗死病故，母亲体健，兄弟姐妹健在，均体健。家族中无传染病及遗传病病史。

药物、食物过敏史：否认药物、食物过敏史。

药品不良反应及处置史：否认。

入院诊断：①癌性疼痛；②胆管细胞癌切除术后。

出院诊断：②癌性疼痛；②胆管细胞癌切除术后多发转移。

三、主要治疗药物

主要治疗药物见表 7-2。

表 7-2　主要治疗药物

起止时间	医嘱内容	给药方法
2020 年 12 月 26—28 日	普瑞巴林胶囊	75mg p.o. t.id.
2020 年 12 月 26—27 日	盐酸羟考酮缓释片	30mg p.o. q.12h.
2020 年 12 月 26 日—2021 年 1 月 13 日	依托考昔片	60mg p.o. q.n.
2020 年 12 月 27 日—2021 年 1 月 14 日	奥美拉唑镁肠溶片	20mg p.o. q.d.
2020 年 12 月 27 日—2021 年 1 月 7 日	盐酸羟考酮缓释片	30mg p.o. q.n.（22:00）
2020 年 12 月 27 日—2021 年 1 月 7 日	盐酸羟考酮缓释片	20mg p.o. q.d.（14:00）
2020 年 12 月 27 日—2021 年 1 月 7 日	盐酸羟考酮缓释片	30mg p.o. q.d.（6:00）
2020 年 12 月 29 日—2021 年 1 月 18 日	普瑞巴林胶囊	150mg p.o. b.i.d.

续表

起止时间	医嘱内容	给药方法
2020 年 12 月 29—30 日	四磨汤口服液	10ml p.o. t.i.d.
2020 年 12 月 30 日—2021 年 1 月 18 日	四磨汤口服液	20ml p.o. t.i.d.
2020 年 12 月 26 日—2021 年 1 月 13 日	乳果糖口服溶液	15ml p.o. b.i.d.
2021 年 1 月 12—17 日	甲钴胺注射液	1 000μg 滴斗入 q.d.
2021 年 1 月 14—18 日	盐酸坦索罗辛缓释胶囊	0.2mg p.o. q.n.

注：p.o. 为口服；q.d. 为每日 1 次；q.n. 为每晚 1 次；b.i.d. 为每日 2 次；t.i.d. 为每日 3 次。

四、治疗原则与治疗方案分析

癌性疼痛的治疗应在常规、量化、全面评估的基础上进行，采用综合治疗的原则，根据患者的病情和身体状况，应用恰当的镇痛治疗手段，及早、持续、有效地消除疼痛，预防和控制药品不良反应，降低疼痛和有关治疗带来的心理负担，提高患者的生活质量。药物治疗是癌性疼痛镇痛的基石，应遵循 5 项基本原则：①首选口服给药；②有规律按时给药；③按阶梯给药；④个体化给药；⑤注意具体细节。难治性癌性疼痛的药物治疗在以阿片类药物为镇痛治疗的基础上，尚需联合使用非甾体抗炎药和 / 或辅助镇痛药。

本例患者癌性疼痛，胆管细胞癌切除术后，诊断明确。疼痛持续时间 1 年多，入院前曾行多种治疗手段干预疼痛，口服盐酸吗啡片（24 小时总量约 160mg），但爆发痛次数较多，夜间睡眠可疼醒，镇痛药治疗持续时间长，效果不满意，同时出现由阿片类药物诱导的便秘情况，为阿片类药物导致的不良反应，药物不耐受，为难治性癌性疼痛患者。入院后先调整口服镇痛药综合治疗方案为普瑞巴林胶囊 75mg p.o. t.i.d.、盐酸羟考酮缓释片 30mg p.o. q.12h.、依托考昔片 60mg p.o. q.n.。根据患者的疼痛情况逐步调整阿片类药物的使用剂量，并完善相关检查排除禁忌证后给予 IDDS，改善镇痛效果，以减少阿片类药物的使用，从而减少由于阿片类药物带来的不良反应。

五、药物治疗监护计划

（一）疼痛控制的评价

癌性疼痛患者由于个体差异明显，在使用阿片类药物时并无标准的用药剂量，应按照患者的疼痛缓解情况动态调整个体化用药方案。根据视觉模拟评分法（VAS）、爆发痛问卷（breakthrough pain questionnaire），将主观的疼痛客观化、量化进行评估，根据评分结果进行患者镇痛药剂量的调整。

（二）药品不良反应的记录与处理

患者入院前使用盐酸吗啡缓释片进行镇痛，但整体镇痛效果不佳，入院后调整为盐酸羟考酮缓释片，两者虽然同为阿片类药物，但后者的效价更高，可减少服药片数，从而提高患者依从性。但在阿片类药物轮换过程中不良反应有可能减少，也有可能增加，因此应予以密切关注并及时处理不良反应。

（三）患者及家属用药教育

患者的病史长、疼痛时间长，尝试过多种治疗手段及药物。患者可能存在焦虑、抑郁状态，应准确掌握患者的镇痛治疗预期，与患者详细交代病情及目前药物治疗方案的目的与意义，争取患者及家属最大程度的配合，以便取得最佳的治疗效果。

六、药物治疗过程

2020 年 12 月 27 日

查体：体温 36.6℃，脉搏 74 次 /min，血压 117/87mmHg。患者的疼痛控制不佳，VAS 评分 5～6 分，效果欠佳。爆发痛常于中午时段发生，VAS 评分 7～8分。胃部不适感强烈，1 周无大便，便秘难处理。

治疗方案调整：盐酸羟考酮缓释片的使用剂量从 60mg/d 调整为 80mg/d。患者的疼痛控制效果不佳，且出现爆发痛，表明目前阿片类药物的用药剂量不足，应适当调整。根据《癌症疼痛诊疗规范》（2018 年版），疼痛的 VAS 评分为5～6 分，剂量调整幅度是在上一次用药剂量的基础上增长 25%～50%。患者目前盐酸羟考酮缓释片的使用剂量为 60mg/d，增加的药物剂量应为 15～30mg，现有的盐酸羟考酮缓释片规格为 10mg 和 40mg，为方便给药与计算，本例患者调整给药剂量为 80mg/d，继续监测患者的疼痛控制情况。加用奥美拉唑镁肠溶片20mg p.o. q.d.，用于预防非甾体抗炎药相关胃溃疡、胃黏膜糜烂或消化不良症状；加用乳果糖口服液 15ml p.o. b.i.d. 改善便秘。

药学监护点：随着阿片类药物的剂量增加，镇痛效果应提高，VAS 评分将下降，但同时阿片类药物带来的不良反应亦可能会增加，应密切观察。阿片类药物导致的便秘症状可能会伴随治疗的始终，故应持续使用轻泻药进行处理。根据乳果糖的作用机制，1～2 日可取得临床效果，如 2 日后仍未有明显效果，可考虑加量或调整治疗方案。

依托考昔为非甾体抗炎药，患者入院前曾长期使用此类药物，其胃肠道毒性可能导致胃肠道出血、溃疡等不良反应。质子泵抑制剂（proton pump inhibitor，PPI）是预防非甾体抗炎药相关上消化道损伤的首选药，预防性使用 PPI 首选奥美拉唑，可迅速控制并减少胃酸分泌，明显降低胃酸对黏膜的进一步损伤作用。奥美拉唑肠溶片必须整片吞服，至少用半杯液体（≥50ml）送服。药片不可咀嚼或压碎,可将其分散于水或微酸液体中(如果汁),分散液必须在 30 分钟内服用。

便秘是阿片类药物最常见的不良反应且不易耐受,在整个阿片类药物镇痛治疗中应持续关注此反应并及时对症处理。乳果糖在结肠中被消化道菌群转化成低分子量的有机酸,导致肠道内的 pH 下降,并通过保留水分增加粪便体积,从而刺激结肠蠕动,保持大便通畅,缓解便秘,同时恢复结肠的生理节律。

2020 年 12 月 29 日

患者今日体温 36.6℃,脉搏 76 次 /min。疼痛控制有所改善,VAS 评分 3~4 分,镇痛仍不满意。便秘症状持续存在。

治疗方案调整:追问患者疼痛细节,目前疼痛以内脏不适感、酸胀感为主,胸膝卧位能缓解,给予药物调整,即普瑞巴林胶囊 75mg p.o. t.i.d. 调整为 150mg p.o. b.i.d.。针对便秘症状,加用四磨汤口服液 10ml p.o. t.i.d.。

药学监护点:普瑞巴林是 γ- 氨基丁酸的结构类似物,与电压门控钙通道的 $\alpha_2\delta$ 亚基结合,从而起镇痛作用。阿片类药物能通过激活电压门控钙通道起作用,因此联合使用普瑞巴林类钙通道调节剂,能增强阿片类药物的镇痛作用。同时抑制兴奋性神经递质释放,对内脏神经病理性疼痛有效,减少中枢敏化。在改善疼痛的同时,为提高患者耐受性,应逐步增加剂量,在 1 周内根据疗效及耐受性增加至每次 150mg,最大日剂量 600mg。该药最常见的不良反应为头晕,本例患者应用阿片类药物,可能存在药效叠加,需关注患者药效叠加可能导致不良反应明显的状况。四磨汤有顺气降逆、消积止痛的作用,可用于中老年气滞、食积证,症见脘腹胀满、腹痛、便秘,成人的用法为 20ml p.o. t.i.d.。该患者为 2 种轻泻药联合使用,为避免药物使用过量,故给予剂量减半开始使用。

2021 年 1 月 2 日

查体:体温 36.6℃,脉搏 78 次 /min,血压 120/84mmHg。患者因爆发痛自行口服吗啡片 20mg,仍存在便秘情况。

治疗方案调整:因便秘情况缓解仍欠佳,调整四磨汤口服液 10ml p.o. t.i.d. 为 20ml p.o. t.i.d.。

药学监护点:根据患者的疼痛情况及用药史,爆发痛的解救剂量为前 24 小时给予用药总量的 10%~20%。患者目前使用盐酸羟考酮缓释片 80mg/d,根据药物等效剂量换算,口服吗啡:羟考酮 = 1:(1.5~2.0),故吗啡的剂量为 120~160mg/d,爆发痛的解救剂量为 12~32mg,理论上本次患者自行服用 20mg 应能及时控制爆发痛。便秘情况未得到改善,调整四磨汤口服液的用量,增加剂量后观察便秘缓解效果。

2021 年 1 月 7 日

患者于 2021 年 1 月 7 日 16:00 在局麻下行中枢药物灌注系统植入术,泵内有吗啡 400mg/40ml,调整泵注速度为 0.48mg/d,术后严密观察病情,根据患者的疼痛情况随时调整中枢药物灌注系统的泵注速度。

治疗方案调整：术后鞘内持续泵入盐酸吗啡注射液，口服药物盐酸羟考酮缓释片直接停用。根据等效剂量换算，鞘内输注 1mg 吗啡相当于口服 300mg 吗啡，据此可通过患者口服或静脉吗啡剂量换算出鞘内给药剂量。根据阿片类药物转换时的相对镇痛效能比，口服吗啡转换为口服羟考酮，相对镇痛效能比为 1∶(1.5～2.0)。患者在植入中枢靶控药物输注系统之前盐酸羟考酮缓释片的口服剂量为 80mg/d，其镇痛效能相当于口服吗啡 120～160mg/d，仍有夜间爆发痛需服用吗啡 20mg 缓解疼痛的情况，因此认为服用剂量应相应上调，换算为日剂量吗啡 140～180mg/d，因此换算为鞘内给药剂量为 0.47～0.6mg/d。换算为鞘内给药时宜从小剂量开始逐渐上调，初始泵注剂量给予 0.48mg/d。

药学监护点：鞘内镇痛与药物相关的不良反应有皮肤瘙痒、恶心、呕吐、尿潴留、便秘、呼吸抑制等，且药品不良反应的程度与药物剂量大小明显相关，因此给药剂量应严格控制。若患者仍存在便秘问题，建议开具相应的药物改善患者的便秘状态，改善生活质量。患者口服吗啡直接停药，替换为鞘内吗啡镇痛，减少阿片类药物的外周作用，但直接撤药可能带来戒断反应，应密切观察是否出现戒断症状。

2021 年 1 月 10 日

患者的切口无明显渗出，愈合良好。术后中枢药物灌注系统的泵注速度为 0.48mg/d，患者 1 月 8 日爆发痛 3 次，VAS 评分 6～8 分，主诉流泪难控制，伴有轻微流涕。9 日和 10 日患者主诉夜间爆发痛 1～2 次，持续时间约半小时，VAS 评分 6～7 分。

治疗方案调整：1 月 8 日调整泵注速度，爆发痛的解救剂量为前 24 小时给予用药总量的 10%～20%。鞘内给药剂量上调为前 24 小时给予用药总量的 10%～20%，0.48mg/d×(1+20%)=0.576mg/d。8 日调整后，9 日和 10 日患者于夜间仍有爆发痛发作，再次调整中枢药物灌注系统的给药速度，为避免药物剂量增加过快，泵注速度为 0.60mg/d。

药学监护点：患者自 1 月 7 日停用口服盐酸羟考酮缓释片，发生流泪、流涕的不可控症状，可能因为停用口服阿片类药物盐酸羟考酮缓释片后血药浓度逐渐下降，导致阿片类药物戒断反应，观察反应若症状不减轻或加重则再给予小剂量阿片类药物口服。阿片类药物鞘内给药合适的给药剂量不断调整中，剂量小但反应明显，需严密观察鞘内药物调整剂量后患者的疼痛控制及不良反应情况。

2021 年 1 月 13 日

患者今日体温 36.4℃，脉搏 72 次/min，切口愈合良好，便秘改善，流泪、流涕症状已明显改善。血常规：血红蛋白 127g/L，红细胞计数 $3.98×10^{12}$/L，单核细胞百分率 9.1%，血细胞比容 0.368L/L。但目前疼痛有所反复，VAS 评分 4～6 分。

治疗方案调整：1 月 11 日再次调整泵注速度，剂量上升 25%，速度为 0.75mg/d，调整后 1 小时患者疼痛缓解，VAS 评分 2～3 分。12 日发生 3 次爆发痛，再次调整中枢药物灌注系统的给药剂量，剂量上升 15%，给药速度为 0.86mg/d，调整后 1 小时患者疼痛缓解，VAS 评分 2～3 分，无爆发痛。

药学监护点：鞘内吗啡持续输注药物调整后，及时评估疼痛情况。

2021 年 1 月 14 日

患者今日体温 36.5℃，脉搏 74 次 /min。患者自述排尿时疼痛、不流畅，伴尿等待。

治疗方案调整：阿片类药物可能引起患者排尿困难，目前患者情况不能排除为药品不良反应所致。加用盐酸坦索罗辛缓释胶囊 0.2mg p.o. q.n. 改善症状。

药学监护点：坦索罗辛为 α_1 受体亚型 α_{1A} 的特异性拮抗剂，因此对尿道、膀胱颈部及前列腺平滑肌具有高选择性的拮抗作用，使平滑肌松弛、尿道压迫降低，从而改善排尿障碍问题。此类药物应用需注意直立性低血压的不良反应。

2021 年 1 月 18 日

患者体温 36.5℃，脉搏 76 次 /min，病情平稳，一般情况良好，睡眠尚可，大小便正常，疼痛控制良好，VAS 评分 2～3 分。患者的切口愈合良好，已拆线，今日出院。

出院带药：普瑞巴林胶囊 150mg p.o. t.i.d.，依托考昔片 60mg p.o. q.n.，盐酸坦索罗辛缓释胶囊 0.2mg p.o. q.n.。

用药教育：叮嘱患者按医嘱服药，关注镇痛情况，及时调整中枢靶控药物输注系统的泵注速度，防止镇痛不足或过量引起不良反应。疼痛情况改变及时就诊。若药品未使用完，术后半年更换泵内的盐酸吗啡注射液。普瑞巴林胶囊及依托考昔在本次的镇痛治疗综合方案中和中枢靶控药物输注系统一样重要，请勿自行停用。

生活方式教育：①养成每日固定时间规律排便的习惯，即使吃的食物较少，也应该会有大便排出，最好保证每 1～2 日有 1 次排便；②多饮水（通常约 2 000ml/d，特殊情况下调整饮水量）；③多摄取含纤维素的食物（如蔬菜、水果、杂粮等）；④保持心情愉悦，适当运动，但不适宜剧烈活动，防止泵管折断；⑤必要时预防性使用通便药，如番泻叶、乳果糖、聚乙二醇等。

七、药物治疗总结

患者于 2020 年 12 月 23 日来诊，就诊时镇痛方案为口服盐酸吗啡片镇痛（24 小时约 160mg），爆发痛次数较多，夜间睡眠可疼醒。为进一步检查及治疗，12 月 25 日门诊以"癌性疼痛；胆管细胞癌切除术后"收入院，患者的 VAS 评分 4～6 分，爆发痛时的 VAS 评分 7～8 分。初始镇痛综合方案为普瑞巴林胶囊

75mg p.o. t.i.d.、盐酸羟考酮缓释片 30mg p.o. q.12h.、依托考昔片 60mg p.o. q.n.。12 月 25 日晚患者因疼痛难忍口服盐酸吗啡 20mg 缓解疼痛，但效果欠佳。12 月 27 日将盐酸羟考酮缓释片的使用剂量从 60mg/d 上调为 80mg/d，之后患者的疼痛控制效果尚可。阿片类药物的常见不良反应有便秘、排尿困难等，患者治疗过程中出现相关症状，给予四磨汤口服液、乳果糖口服液恢复胃肠功能、缓解便秘。依托考昔可能导致胃肠道出血、溃疡和穿孔等不良反应，因此使用奥美拉唑镁肠溶片进行预防治疗。患者于 2021 年 1 月 7 日在局麻下行中枢药物灌注系统植入术，以鞘内给药的形式替代口服阿片类药物，初始给药剂量为 0.48mg/d，后根据患者的疼痛控制情况逐渐上调至 0.86mg/d。术后患者出现流泪、流涕等戒断症状，未给予治疗，随口服药物的代谢逐渐缓解。在疼痛明显控制的情况下，身体其他部位的不适主诉可能会表现出来，患者主诉排尿困难并尿等待，排除器质性障碍后给予盐酸坦索罗辛缓释胶囊治疗排尿困难。疼痛控制良好、无明显的不良反应，后于 2021 年 1 月 18 日出院，共住院 24 日。总结该患者住院期间的药物治疗要点包括以下 3 个方面。

（一）难治性癌性疼痛的特点及药物治疗原则

难治性癌性疼痛属于混合性疼痛，兼具伤害感受性疼痛和神经病理性疼痛的特点。持续性疼痛可维持交感神经兴奋，造成脊髓背角突触可塑性改变而引起中枢敏化，此类特征的疼痛对阿片类药物的敏感性较差，且难治性癌性疼痛的爆发痛更难以预估及控制。难治性癌性疼痛应考虑联合使用辅助镇痛药，以阿片类药物为基础，辅助镇痛药以抗惊厥药和 / 或抗抑郁药为首选，加用非甾体抗炎药或类固醇激素，有微创介入治疗的适应证者推荐早期应用，以提高镇痛效果，改善躯体功能，降低药物剂量。对于阿片类药物使用剂量大、疼痛控制不佳及不良反应难以耐受的患者，给予鞘内药物输注系统植入术与全身阿片类药物的使用相比，鞘内注射镇痛药的用量明显减小，不良反应更小，可明显改善患者的生存质量。

（二）癌性疼痛患者的阿片类药物个体化剂量调整

疼痛为主观感受，但可以使用疼痛程度评估量表等量化标准来评估患者疼痛的主观感受程度，需要患者密切配合。癌性疼痛量化评估可使用 VAS 评分。动态评估是指对患者的疼痛症状及其变化进行持续、动态的评价，包括对疼痛的原因、部位、性质、程度、爆发痛、疼痛缓解和加重因素的评价，以及对镇痛治疗不良反应的评价。动态评估对镇痛药的剂量滴定具有重要意义。癌性疼痛患者的药物剂量调整应在量化评估的基础上逐步进行，且遵照严格的调整步骤，方可有效镇痛且避免不良反应。有时药品说明书推荐的常规给药剂量或频次与患者的实际镇痛情况并非完全相符，如盐酸羟考酮常规给药应为每 12 小时 1 次，但本例患者按照常规用药并未达到理想的镇痛效果。通常来说，阿片类药物的镇痛效能口服:鞘内 = 300:1,但是从本例患者的镇痛治疗来看,并不符合此换算比例。因此在原则性给药的基础上,仍需密切观察、动态调整。

(三)癌性疼痛患者药品不良反应的处理

非甾体抗炎药通常会引起消化性溃疡、胃肠道出血、血小板功能障碍、肝与肾损伤和心脏毒性等不良反应。上述不良反应的发生与药物剂量和持续时间有关,因此使用非甾体抗炎药和对乙酰氨基酚应定期进行风险评估和监测,项目包括基础血压、尿素氮、肌酐、肝功能、全血细胞计数、大便隐血等。

阿片类药物的不良反应很常见,主要包括便秘、恶心、呕吐、嗜睡、瘙痒、头晕、尿潴留、谵妄、认知障碍、呼吸抑制等。因此,需要重视并积极预防和处理阿片类药物的不良反应,平衡疗效与不良反应,使患者获益最大化。便秘是阿片类药物最常见且不可耐受的不良反应,通常会持续发生于阿片类药物镇痛治疗的全过程,因此持续应用安全有效的轻泻药与使用镇痛药同等重要。随着阿片类药物的使用剂量减少,可以适当调整轻泻药的剂量。阿片类药物全身用药是通过与脑内脊髓排尿中枢的阿片受体结合,引起膀胱括约肌痉挛和促使抗利尿激素释放所致的排尿反射抑制而导致尿潴留,药源性尿潴留的处理药物有盐酸纳洛酮、坦索罗辛。坦索罗辛是 α_1 受体亚型 α_{1A} 的特异性拮抗剂,而膀胱颈、尿道和前列腺部位存在 α_{1A} 受体,因此该药对尿道、膀胱颈及前列腺平滑肌具有高选择性的拮抗作用,能使平滑肌松弛、尿道压迫降低,从而减轻梗阻,治疗尿潴留。

参 考 文 献

[1] 中华人民共和国国家卫生健康委员会. 癌症疼痛诊疗规范(2018 年版). 临床肿瘤学杂志, 2018, 23(10): 937-944.

[2] 章沿锋, 杨旖欣, 冯智英. 鞘内药物输注系统植入术适应证和药物选择的进展. 中国疼痛医学杂志, 2018, 24(10): 723-728.

[3] 中国抗癌协会癌症康复与姑息治疗专业委员会(CRPC)难治性癌痛学组. 难治性癌痛专家共识(2017 年版). 中国肿瘤临床, 2017, 44(16): 787-793.

[4] 王军. 药源性尿潴留的危害及防治措施. 山西医药杂志, 2016, 45(7): 851-852.

[5] 刘洪梅. 坦洛新联合间歇性导尿防治宫颈癌根治术后尿潴留的疗效观察. 广西医学, 2017, 39(1): 123-124, 126.

[6] SWARM R A, PAICE J A, ANGHELESCU D L, et al. Adult cancer pain, version 3. 2019, NCCN clinical practice guidelines in oncology. Journal of the national comprehensive cancer network, 2019, 17(8): 977-1007.

[7] DUARTE R, RAPHAEL J, ELDABE S. Intrathecal drug delivery for the management of pain and spasticity in adults: an executive summary of the British Pain Society's recommen-

dations for best clinical practice. British journal of pain，2016，10（2）：67-69.

[8] AFSHARIMANI B，KINDL K，GOOD P，et al. Pharmacological options for the manage-
ment of refractory cancer pain- what is the evidence. Supportive care in cancer，2015，23（5）：
1473-1481.

[9] VAYNE-BOSSERT P，AFSHARIMANI B，GOOD P，et al. Interventional options for the
management of refractory cancer pain-what is the evidence. Supportive care in cancer，2016，
24（3）：1429-1438.

[10] NELSON A D，CAMILLERI M. Opioid-induced constipation：advances and clinical
guidance. Therapeutic advances in chronic disease，2016，7（2）：121-134.

（梁锦湄）

第二节　药学监护精华案例解析

案例3　一例心源性急性卒中溶栓患者的药学监护

一、案例背景知识简介

缺血性卒中是世界范围内最常见的急性脑血管疾病，我国的患病人数庞
大，因其高致死率和高致残率，给国家和人民带来极重的健康和经济负担。鉴
于该病起病迅速，尽快使闭塞的脑血管再通，恢复缺血性半暗带的血流供给，恢
复脑组织代谢成为早期治疗的核心目标。静脉溶栓是解决上述问题的一种高
效、快捷的治疗手段，但鉴于相关药物可能引起继发性出血等严重不良反应，临
床使用必须严格评估、准确操作、严密监护。本案例通过对一例心源性卒中患
者的溶栓监护，探讨临床药师如何协助医护评价患者是否应该进行溶栓、溶栓
药的剂量如何选择，特别是对于既往接受过抗血小板聚集药或抗凝血药治疗的
患者，明确恢复或调整药物治疗方案的最佳时机。

二、病例基本情况

患者，男性，68 岁。于 2020 年 6 月 3 日 15:00 无明显诱因突发左侧下肢抬
腿无力，步态不稳，无意识不清，无恶心、呕吐，无肢体抽搐，无头晕、头痛及肢
体疼痛。卧床休息 1 小时后出现说话吐字不清、反应迟钝，左侧肢体无力加重，
行走时左下肢拖拽，身体向左侧倾倒。19:00 家人急送至医院急诊。

既往史：高血压病史 9 年余，血压最高 185/106mmHg，目前服用苯磺酸氨氯
地平片 5mg q.d.，自诉血压控制可；高脂血症病史 3 年，曾服用普伐他汀 1 年余

后停药，自诉定期复查血脂正常；2019 年 3 月和 12 月 2 次出现一过性晕厥，被诊断为慢快综合征、阵发性心房颤动，规律服用盐酸普罗帕酮片 150mg t.i.d. 控制，达比加群酯胶囊 110mg q.12h. 抗凝治疗，最后一次服用达比加群酯的时间为 7 小时前。否认肝炎、结核、疟疾等传染病病史，否认糖尿病、精神疾病病史。否认外伤史，否认输血史。自诉对磺胺类药物、芒果过敏。预防接种史不详。

入院查体： 体温 36℃，脉搏 88 次 /min，呼吸 18 次 /min，血压 170/98mmHg。身高 175cm，体重 86.3kg，BMI 28.2kg/m^2。正常面容，表情自然，自主体位，神志清醒，查体合作。叩诊清音，呼吸规整，双肺呼吸音清，未闻及干、湿啰音及胸膜摩擦音。心前区无隆起，心尖搏动正常，心浊音界正常，心率 88 次 /min，律齐，各瓣膜听诊区未闻及杂音，无心包摩擦音。

神经系统查体：言语减少，欠流利，左侧肢体肌力 4 级，深、浅感觉减退，左侧腱反射较右侧活跃，病理征阴性。美国国立卫生研究院卒中量表（NIHSS）评分 9 分。有吞咽功能障碍，Essen 卒中风险评分量表（ESRS）评分 1 分，洼田饮水试验 2 级。

辅助检查： 急诊查血常规示 WBC 13.17×10^9/L，N% 87%，PLT 185×10^9/L；Glu 6.92mmol//L。凝血功能筛查示 PT 123.8s，APTT 51.6s，D-D 0.38mg/L，INR 1.16。颅脑 CT 示脑内少许缺血灶，双侧上颌窦炎。血管超声示双侧颈动脉粥样硬化，椎动脉未见明显异常。

入院诊断： ①急性缺血性脑血管病；②心律失常，慢快综合征，阵发性心房颤动；③高血压（3 级，很高危）。

三、主要治疗经过及典型事件

询问既往史、用药史并结合急查血常规、血糖结果判断无溶栓禁忌证后，给予注射用阿替普酶 0.6mg/kg 溶栓治疗，总量给予 50mg，按照国内 TUCC 研究的方法，用灭菌注射用水溶解为 1mg/ml 后于 6 分钟内静脉注射 8ml，后续剂量用 0.9% 氯化钠注射液稀释后以 30mg/h 的速度完成静脉滴注，共计用时 90 分钟。给予普罗帕酮片 150mg q.8h. 抗心律失常，阿托伐他汀钙片 20mg q.d. 调节胆固醇并稳定斑块，丁苯酞软胶囊 0.2g t.i.d. 改善线粒体功能，暂停达比加群酯胶囊和苯磺酸氨氯地平片，给予盐酸乌拉地尔注射液控制血压，行心电监护。

溶栓过程中监测患者的肌力、NIHSS 评分，并根据血压变化调整乌拉地尔的泵入速度（0～2mg/h），患者的收缩压维持在 160～180mmHg。溶栓 30 分钟后，患者的左侧肌力恢复至 5 级，重新评估吞咽功能示无吞咽障碍，NIHSS 评分 3 分。

溶栓后 24 小时复查颅脑 CT 未见出血，提示多发缺血灶，转入神经内科继续治疗。转入普通病房后停用乌拉地尔，加用阿司匹林肠溶片 100mg q.n.，恢复苯磺酸氨氯地平片，4日后恢复达比加群酯胶囊治疗。查颅脑 MRA 提示右侧颈内动脉虹吸段重度狭窄，远端分支未见明显减少，不排除本次卒中为心房颤动微栓子引起右侧颈动脉闭塞性病变，给予合理用药及生活方式教育，建议患者于心内科就诊控制心房颤动，神经内科介入组评估血管内治疗，继续控制低密度胆固醇、同型半胱氨酸等危险因素，嘱患者的血压不宜过低，观察2日未见明显异常后患者出院。出院时患者的肢体无力较前明显改善，可独立行走，言语流利，表达清楚，意识反应正常。

四、讨论

（一）阿替普酶的合理使用

目前，临床试验和 meta 分析已证实在急性缺血性卒中发生后采用静脉阿替普酶溶栓治疗的有效性和安全性。关于阿替普酶低剂量（0.6mg/kg）的效果并不劣于标准剂量（0.9mg/kg）的比较研究也为数众多，但在时间窗内，哪些临床亚组患者获益更多尚需研究。在2020年欧洲卒中组织和世界卒中组织联合大会上，有台湾学者表明，在急性缺血性卒中发生后的3~4.5小时内，阿替普酶的标准剂量和低剂量静脉溶栓均有效，标准剂量适合年龄<70岁或有心源性栓塞的患者，低剂量更适合70岁以上或无心房颤动的患者。该患者虽更适合标准剂量，但考虑到患者距离服用最近一剂达比加群酯的时间较短，经治医生与临床药师商议并与家属充分沟通后，选择 0.6mg/kg 阿替普酶以国内 TUCC 研究的方法进行溶栓。

（二）心房颤动患者溶栓后恢复使用抗凝血药的时机

直接口服抗凝血药（direct oral anticoagulant，DOAC）被越来越多地用于预防栓塞性疾病，在预防缺血性卒中和血栓栓塞方面的疗效与华法林相似或更好。尽管 DOAC 有潜在的益处和安全性，但目前缺少对于正在服用的患者在急性缺血性卒中后进行静脉溶栓治疗安全性方面的研究。

美国心脏协会和美国卒中协会在2018年的指南中指出，在阿替普酶治疗24小时内抗血栓治疗的风险尚不明确，应由患者合并治疗的风险与获益来决定。《急性缺血性卒中血管内治疗中国指南2018》中指出，对于心房颤动导致的急性缺血性卒中，在发病后的4~14日内开始口服抗凝血药治疗是合理的，抗血小板治疗前应复查颅脑 CT 排除颅内出血，我们认为抗凝治疗前也应如此。该患者溶栓24小时后的颅脑 CT 未见异常出血，遂于溶栓后4日恢复达比加群酯抗凝治疗。

（三）服用达比加群的患者能否溶栓

毫无疑问，服用 DOAC 势必会增加患者溶栓过程中出血和溶栓后出血转化的风险，但对轻症患者进行溶栓治疗病情好转快、血管再通率高，特别是对于以大面积皮质损害为特点的心源性卒中患者和 / 或孤立性远端肢体受损的患者,溶栓可能获益更多。长期服用 DOAC 的患者静脉溶栓的数据很少,2017 年 *Circulation* 杂志发表的一项研究表明,与服用华法林和未溶栓相比,服用 DOAC 的患者采用阿替普酶静脉溶栓治疗的耐受性较好,且未见到高风险的不良事件。欧洲卒中组织在 2021 年的急性缺血性脑卒中静脉溶栓治疗指南中指出,如果患者在卒中发病前 48 小时内使用达比加群,目前没有足够的证据推荐或反对使用依达赛珠单抗(达比加群特异性逆转剂)和阿替普酶静脉溶栓联合治疗,而非不溶栓。日本卒中学会静脉溶栓指南于 2019 年指出,对于服用 NOAC 后 INR＜1.7、APTT＜1.5× 基线值(≤40)的患者,建议可以进行溶栓,且该指南将最近一次摄入 DOAC 的时间间隔缩小到 4 小时,但建议使用低剂量的阿替普酶代替标准剂量。该患者长期规律服用达比加群酯,最近一次服药距离溶栓仅 7 小时,明确存在出血风险,但综合考虑到患者的出血风险和临床获益,在无依达赛珠单抗的情况下,选择 0.6mg/kg 阿替普酶进行溶栓,过程中密切监测患者的肌力变化和瞳孔对光反射等情况。在溶栓进行 30 分钟内每 10 分钟测量 1 次血压,溶栓结束后 3 小时内每隔 30 分钟测量 1 次,每 10 分钟与患者进行 1 次交流并进行 NIHSS 评分,患者恢复良好,未出现继发出血,抢救成功。

五、小结

静脉溶栓是抢救缺血性半暗带、时间依赖性恢复血流、改善组织代谢的有效手段。临床用药时,应严格根据适应证、禁忌证筛选患者并尽快治疗。药师应协助医生迅速判断患者是否应该进行溶栓,并建议溶血栓药的剂量;溶栓过程中给予患者密切的药学监护,根据患者的血压变化调整抗高血压药;对于既往接受过抗血小板聚集药或抗凝血药治疗的患者,应明确恢复时机或建议调整方案,尽最大努力确保临床获益最大化。

参 考 文 献

[1] 中国卒中学会,中国卒中学会神经介入分会,中华预防医学会卒中预防与控制专业委员会介入学组. 急性缺血性卒中血管内治疗中国指南 2018. 中国卒中杂志,2018,13(7):706-729.

[2] XIAN Y, FEDERSPIEL J J, HERNANDEZ A F, et al. Use of intravenous recombinant tissue plasminogen activator in patients with acute ischemic stroke who take non-vitamin k antagonist oral anticoagulants before stroke. Circulation, 2017, 135(11): 1024-1035.

[3] BERGE E, WHITELEY W, AUDEBERT H, et al. European Stroke Organisation(ESO) guidelines on intravenous thrombolysis for acute ischaemic stroke. European stroke journal, 2021, 6(1): I-LXII.

[4] TOYODA K，KOGA M，IGUCHI Y，et al. Guidelines for intravenous thrombolysis（recombinant tissue-type plasminogen activator），the third edition，march 2019：a guideline from the Japan Stroke Society. Neurologia medico-chirurgica，2019，59（12）：449-491.

（王天琳）

案例 4　一例慢性炎性脱髓鞘性多发性神经病患者的药学监护

一、案例背景知识简介

慢性获得性脱髓鞘性多发性神经病的主要类型包括慢性炎性脱髓鞘性多发性神经病（chronic inflammatory demyelinating polyneuropathy，CIDP）、抗髓鞘相关糖蛋白（myelin associated glycoprotein，MAG）性神经病变、多灶性运动神经病（multifocal motor neuropathy，MMN）、POEMS 综合征（polyneuropathy，organmegaly，endocrinopathy，M-protein，skin changes syndrome）及骨硬化性骨髓瘤。其中 CIDP 为慢性获得性脱髓鞘性多发性神经病最常见的一种类型，是一类由免疫介导的运动、感觉周围神经病，目前公认的 CIDP 的治疗方法包括糖皮质激素、静注人免疫球蛋白（IVIG）与血浆置换。前瞻性研究显示，血浆置换疗法的有效率为 53%～80%，糖皮质激素的有效率为 40%～60%，IVIG 的有效率为 54%～63%。临床治疗中每位患者对不同治疗手段的效果有差异，应结合患者情况个体化选择治疗方案。现通过对一例慢性炎性脱髓鞘性多发性神经病患者的病例分析，探讨 CIDP 患者治疗过程中的药学监护。

二、病例基本情况

患者，女性，48 岁。于 1 年前（2017 年 2 月 6 日）接触冰冻鱼后出现双手针刺样疼痛，肢体活动正常；后逐渐出现双足麻木并疼痛，双下肢力弱，在他人帮助下可行走，于外院诊断为吉兰-巴雷综合征。发病 1 个月后于医院给予注射用甲泼尼龙琥珀酸钠 500mg 静脉滴注 5 日后逐渐减量（250mg q.d.×3 日，120mg q.d.×3 日，60mg q.d.×3 日，之后给予甲泼尼龙片 44mg p.o. q.d. 并逐渐减量），联合丙种球蛋白 22.5g i.v.gtt.×5 日，患者出现一过性好转，可独自行走，四肢麻木感退至腕、踝关节，吞咽可。半年前患者出现症状反复，再次于医院给予丙种球蛋白联合注射用甲泼尼龙琥珀酸钠治疗症状无明显改善，并出现吞咽困难、呼吸困难，行血浆置换后呼吸困难的症状明显缓解，吞咽困难及四肢无力稍有改善。近 1 个月患者的无力症状加重，双上肢不能抬起，双下肢仰卧位抬起困难，四肢麻木症状明显加重，并出现大便无力。

既往史：否认高血压、糖尿病、冠心病、肝病、肾病等病史。否认手术、外伤史,否认输血史。无食物、药物过敏史。预防接种史按计划进行。

入院查体:体温 36.5℃,脉搏 88 次/min,呼吸 20 次/min,血压 113/85mmHg。神志清,语言流利,面肌痉挛;双侧瞳孔等大等圆,直径为 3mm,对光反射灵敏,眼球各方向活动自如;鼻唇沟对称,伸舌居中。双侧三角肌、前臂肌、骨间肌、股四头肌、小腿肌肉明显萎缩,双上肢近端肌力 1 级、远端肌力 3 级,双下肢近端肌力 2 级、远端肌力 2 级;双侧肘关节以远浅感觉减退,双膝关节以远浅感觉减退,双侧肱二头肌反射、肱三头肌反射、桡骨膜反射、膝腱反射、跟腱反射消失,共济检查无法配合,步态检查无法配合,双侧霍夫曼征阴性,巴宾斯基征阴性,脑膜刺激征(-)。

辅助检查:肌电图检查提示上、下肢周围神经明显损伤,感觉、运动纤维均受累,可见脱髓鞘及轴索损伤。腰椎穿刺示压力 85mmH$_2$O,脑脊液蛋白 1.12g/L,余未见明显异常。血常规示白细胞计数 10.91×10^9/L,淋巴细胞计数 0.49×10^9/L,中性粒细胞计数 10.26×10^9/L,中性粒细胞百分率 94%;血生化示谷丙转氨酶 12U/L,谷草转氨酶 14U/L,碱性磷酸酶 100U/L,γ-谷氨酰转移酶 15U/L,总蛋白 55.74g/L,清蛋白 34.74g/L,前白蛋白 345mg/L,肌酐 27μmol/L,钾 3.9mmol/L,钠 141mmol/L。

入院诊断:慢性炎性脱髓鞘性多发性神经病。

三、主要治疗经过及典型事件

患者入院后完善各项检查,继续予以甲泼尼龙片 44mg q.d. 免疫治疗,以及枸橼酸钾 1 袋 t.i.d. 补钾,法莫替丁片 20mg b.i.d. 抑酸,碳酸钙 0.75g t.i.d. 补钙,叶酸片 5mg q.d.、维生素 B$_1$ 片 10mg b.i.d.、甲钴胺 0.5mg t.i.d. 营养神经等对症治疗。入院第 3 日 14:20 开始给予血浆交换治疗,术前给予地塞米松 5mg 静脉注射预防过敏反应,并给予依诺肝素钠注射液 0.4ml 抗凝。置换液总量 2 050ml,其成分为血浆 800ml、5 支 20% 人血白蛋白 250ml,以及 1 000ml 生理盐水,配制成 4%~5% 的人血白蛋白,操作过程顺利,患者无明显不适及输血反应。入院第 6 日按疗程继续给予血浆置换治疗,甲泼尼龙的剂量未调整。患者大便费力,一方面由于 CIPD 导致腹肌肌力下降,引起腹肌收缩无力,腹内压不能增高;另一方面由于患者活动受限,长期卧床,胃肠蠕动减慢,因此出现排便困难的并发症。药师建议给予乳果糖口服溶液 15ml p.o. t.i.d.,嘱咐护士可适当给予患者腹部按摩,加强胃肠道蠕动,医生采纳。入院第 7 日患者的凝血四项结果回报纤维蛋白原 1.88g/L,凝血酶时间 >240 秒。凝血酶时间明显延长,患者的左侧上臂散在多发小出血点,右侧股静脉置管位置无渗血,无明显的出血倾向。药师考虑血浆置换过程中白蛋白置换液消耗凝血因子导致凝血功能减退,亦要考虑低分子量肝素钙所致的药品不良反应,可暂不予处理,择期复查凝血功能。

患者于第 14 日出院。血浆置换结束，凝血功能较前恢复，四肢肌力较前好转，予以办理出院，于外院继续康复治疗。

四、讨论

（一）CIDP 的诊断与治疗

CIDP 的诊断目前仍为排除性诊断。符合以下条件的可考虑本病：①症状持续进展超过 8 周，慢性进展或缓解复发；②临床表现为不同程度的对称性肢体无力，少数为非对称性，近端和远端均可累及，四肢腱反射减低或消失，伴有深、浅感觉异常；③脑脊液蛋白 - 细胞分离；④电生理检查提示周围神经传导速度减慢、传导阻滞或异常波形离散；⑤除外其他原因引起的周围神经病；⑥除伴有 IgM 型 M 蛋白的远端获得性脱髓鞘性对称性神经病外，大多数患者使用糖皮质激素治疗有效。

CIDP 和急性炎性脱髓鞘性多发性神经病（AIDP）的病理特点及临床症状较为相似，两者的区别点主要在于 AIDP 在发病前常有前驱感染病史，而 CIPD 少见；AIDP 起病迅速，一般 4 周内达到高峰后逐渐好转，而 CIDP 发展缓慢，症状在 8 周后仍在进展，常在数月或数年后达到高峰，而且不能理解为 AIDP 的慢性化；AIDP 的运动症状和感觉症状不平行，感觉症状以主观为主，客观感觉障碍少，而 CIDP 的运动症状与感觉症状一般平行；AIDP 的脑脊液蛋白水平在发病早期不高，一般于 2～4 周有不同程度的升高，治疗缓解后下降，而 CIDP 患者经治疗症状缓解后脑脊液蛋白水平仍较高；AIDP 的治疗主要是 IVIG 或血浆置换，多项临床试验结果均显示单独应用糖皮质激素治疗 AIDP 无明确疗效，糖皮质激素和 IVIG 联合治疗与单独应用 IVIG 治疗的效果也无显著性差异。因此，国内外指南均不推荐应用糖皮质激素治疗 AIDP。

该患者病情反复复发，逐渐进展，病程 1 年，主要表现为对称性上、下肢无力，肌张力减低，手套袜套样感觉减退，四肢腱反射未出，有吞咽困难、饮水呛咳，呼吸困难。辅助检查提示脑脊液蛋白高、细胞数正常，肌电图检查上、下肢周围神经明显损伤，感觉、运动纤维均受累，可见脱髓鞘及轴索损伤，前几次治疗对糖皮质激素敏感，血浆置换治疗有效，故考虑为 CIDP。

《中国慢性炎性脱髓鞘性多发性神经根神经病诊治指南 2019》中 CIDP 治疗的推荐意见：①首选糖皮质激素或 IVIG，但纯运动型首选 IVIG。②结旁抗体相关 CIDP 首选血浆置换或糖皮质激素。需要注意的是，血浆置换和 IVIG 通常不同时使用。③其他免疫抑制治疗，包括硫唑嘌呤、环磷酰胺、环孢素、吗替麦考酚酯等是重要的辅助治疗方法。具体剂量与疗程如下。

糖皮质激素的使用方法：对于症状较为严重的患者可选用糖皮质激素短期冲击后改口服的方法，其他患者选择糖皮质激素口服治疗。甲泼尼龙 500～1 000mg/d

静脉滴注，连续 3～5 日后改为泼尼松 1～1.5mg/（kg·d）晨起顿服；维持 1～2 个月后渐减，一般每 2～4 周减 5～10mg/d，至 20mg/d 后每 4～8 周减 5mg/d，或小剂量维持。或者口服泼尼松 1～1.5mg/（kg·d）晨起顿服，维持和减量方法同前。3 个月症状无改善可认为激素治疗无效。在使用激素过程中注意补钙、补钾和保护胃黏膜。一般激素的疗程在 1.5～2.0 年。

IVIG 的使用方法：400mg/（kg·d）静脉滴注，连续 5 日，每月 1 次，一般需要连续治疗 3 个月，3 个月后症状完全缓解或稳定时可停用，改善不充分或无法使病情稳定时可每月复治 1 次（剂量可减半），或使用小剂量糖皮质激素维持。

血浆置换（或双膜法血液过滤）：一般每个疗程 3～5 次，其间间隔 2～3 日，每次交换量为 30ml/kg，每月进行 1 个疗程。需要注意的是，在应用 IVIG 后的 3 周内不要进行血浆置换治疗。

如出现一线治疗无效、激素依赖或糖皮质激素无法耐受等情况，可选用或加用硫唑嘌呤、环磷酰胺、环孢素、吗替麦考酚酯等。对于顽固病例，还可考虑使用利妥昔单抗。治疗过程中需随访肝、肾功能及血常规等，并密切观察可能并发的感染。

目前患者口服甲泼尼龙片 44mg p.o. q.d. 行免疫治疗，为防止长期使用糖皮质激素可能造成的低钾血症、骨质疏松、消化道溃疡等不良反应，给予碳酸钙片预防骨质疏松、枸橼酸钾颗粒预防低钾血症、法莫替丁预防消化道溃疡，同时给予 B 族维生素营养神经。由于 CIPD 导致患者的腹肌肌力下降，引起腹肌收缩无力，腹内压不能增高，且患者活动受限，长期卧床，胃肠蠕动减慢，因此出现排便困难的并发症，给予乳果糖口服溶液治疗便秘。

（二）CIDP 患者的血浆置换治疗与药学监护

2010 年欧洲神经病学会联盟（European Federation of Neurological Societies，EFNS）和周围神经病学会（Peripheral Nerve Society，PNS）对经典型 CIDP 的治疗建议中，给予大剂量 IVIG、血浆置换均为 A 级推荐，糖皮质激素为 C 级推荐。《中国慢性炎性脱髓鞘性多发性神经根神经病诊治指南 2019》指出，CIDP 的治疗首选糖皮质激素、IVIG（纯运动型 CIDP 首选 IVIG），如两者均无效，可考虑血浆置换（或双膜法血液过滤）。

该患者发病 1 年，先后给予甲泼尼龙联合丙种球蛋白治疗，病情反复，患者的四肢麻木无力再次加重，前来就诊，再次予丙种球蛋白冲击治疗及甲泼尼龙口服逐渐减量治疗后症状无明显减轻，并出现吞咽困难、呼吸困难，半年前行血浆置换后呼吸困难症状明显缓解，吞咽困难及四肢无力稍有改善。近 1 个月患者的无力症状加重，双上肢不能抬起，双下肢仰卧位抬起困难，四肢麻木症状明显加重，因此本次入院拟再次行血浆置换。

CIDP 患者血浆置换的剂量与疗程：根据《中国慢性炎性脱髓鞘性多发性神经根神经病诊治指南 2019》，一般血浆置换每个疗程 3～5 次，其间间隔 2～3

日,每月进行1个疗程。需要注意的是,在应用IVIG后的3周内不要进行血浆置换治疗。

根据体重(kg),该患者的置换液总量2 050ml在合理范围内。本次入院计划行5次血浆置换,每次间隔2～3日。

血浆置换液的选择:①人血清白蛋白(HAS),是最常用的置换液种类,没有感染病毒及变态反应的风险,但缺乏凝血因子及免疫球蛋白。浓度为4%～5%的白蛋白可提供比较理想的血浆渗透压,一般交换量要限制在2L以内。HAS内的钠离子水平在145mmol/L左右,钾离子则低于2mmol/L,在临床中应注意补充。因为缺乏凝血因子,所以应与新鲜冰冻血浆联合使用。②新鲜冰冻血浆(FFP),含有正常血液中的所有非细胞成分,不会引起凝血功能障碍或免疫球蛋白丢失。但同时也有自身的缺点,容易引起变态反应,所以建议在使用时预防性给予地塞米松等药物。

该患者体重45kg,理论上置换液总量2 050ml在合理范围内。因为医院每次血浆供应量为800ml,剩余量可用人血白蛋白替代,其成分为血浆和人血白蛋白,分别为800ml和1 250ml(5支10g 20%人血白蛋白250ml,以及1 000ml生理盐水,配置成4%～5%的人血白蛋白溶液),术前给予地塞米松5mg静脉注射预防过敏反应,并给予依诺肝素钠注射液0.4ml抗凝。

该患者在血浆置换过程中出现皮肤散在出血点,主要考虑为血浆置换过程中白蛋白置换液消耗凝血因子,置换1个血浆量后凝血时间延长30%,而活化部分凝血活酶时间延长1倍,这些改变通常在置换后4小时恢复正常,但是短期内多次置换往往会加重凝血功能减退。亦要考虑低分子量肝素钙所致的药品不良反应。因此该患者在血浆置换过程中,除密切监测患者的凝血功能外,同时亦要加强对患者的护理,避免磕碰。

五、小结

目前CIDP公认的治疗方法包括糖皮质激素、静注人免疫球蛋白与血浆置换。前瞻性研究显示,血浆置换疗法的有效率为53%～80%,选择血浆置换液时由于大部分医院的血浆供应有限,因此常采取新鲜冰冻血浆常与人血白蛋白联合使用。但人血白蛋白置换液消耗凝血因子,短期内多次置换往往会加重凝血功能减退,该患者即出现凝血时间延长、皮肤有出血点的现象,因此药师应重点监护血浆置换患者的凝血功能,加强监护,必要时暂停血浆置换或更换置换液。

参 考 文 献

[1] 中华医学会神经病学分会,中华医学会神经病学分会周围神经病协作组,中华医学会神经病学分会肌电图与临床神经电生理学组,等.中国慢性炎性脱髓鞘性多发性神经根神

经病诊治指南 2019. 中华神经科杂志，2019，52（11）：883-888.

[2] 李海峰. 欧洲神经病学会联盟和周围神经病学会对慢性炎性脱髓鞘性多神经根神经病
（CIDP）诊治的联合建议. 中国神经免疫学和神经病学杂志，2012，19（2）：147-148.

[3] 中华医学会神经病学分会，中华医学会神经病学分会周围神经病协作组，中华医学会神
经病学分会肌电图与临床神经电生理学组，等. 中国吉兰 - 巴雷综合征诊治指南 2019.
中华神经科杂志，2019，52（11）：877-882.

[4] 鹿群先，赵玉凤，徐开林，等. 治疗性血浆置换治疗血栓性血小板减少性紫癜和不良反应
分析. 徐州医学院学报，2007，27（4）：248-250.

[5] KLEYMAN I，BRANNAGAN Ⅲ T H. Treatment of chronic inflammatory demyelinating
polyneuropathy. Current neurology and neuroscience reports，2015，15（7/8）：47.

[6] MARKVARDSEN L H，HARBO T，SINDRUP S H，et al. Subcutaneous immunoglobulin
preserves muscle strength in chronic inflammatory demyelinating polyneuropathy. European
journal of neurology，2014，21（12）：1465-1470.

（张　琰）

案例 5　一例奥卡西平引起低钠血症患者的药学监护

一、案例背景知识简介

奥卡西平是一种新型抗癫痫药，可单独使用或者联合使用治疗部分性癫
痫，具有耐受性好、安全性高、起效快、长期应用对认知功能的影响小等优点。
但在临床应用中，奥卡西平常见低钠血症等不良反应。现通过对一例癫痫患者
接受奥卡西平治疗诱发低钠血症的案例分析，探讨奥卡西平诱发低钠血症的作
用机制及应对措施，为临床用药提供建设性意见，体现临床药师的价值。

二、病例基本情况

患者，女性，28 岁。以"突发四肢强直 2 年"收入院。2 年前患者无明显诱
因出现呼之不应，双眼上翻，四肢强直，无舌咬伤、嘴唇咬伤，无大小便失禁，具
体持续时间不详，发作后神志模糊。1 年前至外院就诊，脑电图提示右额可见散
在慢波、尖慢波。服用奥卡西平，逐渐加量至早上450mg（1.5 片）、下午 600mg
（2 片），控制尚可，未再发作。2 日前突然倒地伴意识障碍，醒来后不能回忆上
述过程，为求进一步的治疗收入院。

既往史：否认高血压、糖尿病、冠心病、肝病、肾病等病史。否认手术、外伤
史，否认输血史。无食物、药物过敏史。预防接种史按计划进行。

入院查体：体温 36.5℃，呼吸 18 次 /min，脉搏 78 次 /min，血压 115/70mmHg。

神志清，言语流利，高级皮质功能正常，计算能力差；眼球运动正常，双侧瞳孔等大等圆，直径 3.0mm，对光反射灵敏；四肢肌张力正常，肌力 5 级，病理征未引出。

辅助检查：血常规示白细胞计数 $5.42 \times 10^9/L$，中性粒细胞百分率 50.4%，淋巴细胞百分率 57.9%；血生化示钾 4.50mmol/L，钠 131.0mmol/L，氯 93.0mmol/L；脑脊液生化示脑脊液蛋白 490mg/L，氯 116mmol/L。

入院诊断：局灶性癫痫。

三、主要治疗经过及典型事件

患者入院第 1 日实验室检查提示低钠血症（131.0mmol/L），药师建议饮食可增加钠盐摄入，复查血钠，必要时口服补钠。医生嘱继续服用奥卡西平 0.45g p.o. q.d.（6:00）、0.6g q.d.（18:00），同时加用丙戊酸钠缓释片 0.25g p.o. b.i.d.（6:00、18:00），密切观察病情变化。入院第 3 日患者无发作，实验室检查示钠 128.0mmol/L，钾 4.43mmol/L。医生嘱继续口服抗癫痫药，密切关注病情变化。复查血常规、钾、钠、清蛋白、奥卡西平及丙戊酸钠的血药浓度。实验室提示患者持续低钠，药师考虑为奥卡西平的不良反应，建议患者口服 10% 浓氯化钠溶液 10ml t.i.d.（7:00、11:00、17:00），医生采纳。入院第 5 日实验室检查示钠 132.0mmol/L，钾 4.30mmol/L，血氨 1.05mg/L；丙戊酸钠的血药浓度 62.18mg/L，奥卡西平的血药浓度 14.10μg/L。医生考虑到患者口服补钠后血钠有所回升，且目前抗癫痫治疗提示有效，未调整抗癫痫方案，建议患者出院后继续口服补钠，可办理出院。

四、讨论

（一）奥卡西平引起低钠血症的作用机制及诱发因素。

有文献报道，服用奥卡西平的癫痫患者出现低钠血症的发生率为 22.20%～50.00%，但症状性低钠血症仅见于 5.89% 的癫痫患者，发生机制可能与奥卡西平通过诱导神经垂体释放抗利尿激素或提高肾脏对抗利尿激素的敏感性有关。其诱发低钠血症的危险因素包括①剂量相关性低钠血症：Lin 等观察 73 例服用奥卡西平的癫痫患者，发现奥卡西平的剂量每增加 1mg，发生低钠血症的风险即增加 0.20%；②高龄：Ortenzi 等对 414 例单纯应用或联合应用奥卡西平的癫痫患者进行观察发现，发生低钠血症的患者的年龄显著高于未发生低钠血症的患者；③联合应用利尿药、5-羟色胺选择性重摄取抑制剂或 5-羟色胺和去甲肾上腺素重摄取抑制剂等可能诱发低钠血症的药物。

患者院外长期口服奥卡西平（1 年）抗癫痫治疗，入院前的剂量为 0.45g q.d.（6:00）、0.6g q.d.（18:00）；入院后的治疗方案为继续服用奥卡西平，同时加用丙戊酸钠缓释片 0.25g p.o. b.i.d.（6:00、18:00）。入院第 1 日实验室检查示钾 4.50mmol/L、钠 131.0mmol/L，提示低钠血症，药师嘱患者不宜一次大量饮水，饮食可增加钠盐摄入。入院第 3 日复查血钠 128.0mmol/L，药师建议患者口服 10% 浓氯化钠溶液 10ml t.i.d.（7:00、11:00、17:00），医生采纳。入院第 5 日实验室检查提示丙戊酸钠的血药浓度 62.18mg/L，奥卡西平的血药浓度 14.10μg/L，尚在有效范围内（奥卡西平的有效血药浓度范围为 3～35μg/L）；复查患者的血钠 132.0mmol/L。

　　根据不良反应的判断标准，从患者服用的药物奥卡西平和丙戊酸钠缓释片分析，患者长期外院口服奥卡西平，入院第 1 日实验室检查提示低钠血症，患者的低钠血症与服用奥卡西平有时间相关性。奥卡西平的不良反应之一为低钠血症，符合已知不良反应，而丙戊酸钠引发低钠则较为罕见。入院第 2 日加用丙戊酸钠后患者的血钠未有明显波动，且患者未有呕吐、饮食不佳等临床表现，低钠血症不能由其他疾病来解释。因此判断奥卡西平引起低钠血症的可能性大。考虑到患者口服补钠后血钠有所回升，且目前抗癫痫治疗提示有效，未调整抗癫痫方案，建议患者出院后继续口服补钠。

（二）奥卡西平引起低钠血症的治疗

　　奥卡西平致低钠血症的患者多无临床症状，出现症状时常表现为嗜睡、头痛、头晕、认知功能减退、淡漠、全身乏力、共济失调、步态障碍，严重者可致昏迷、癫痫发作频率增加或癫痫持续状态。奥卡西平引起低钠血症的治疗原则为无症状患者可无需治疗；症状性低钠血症患者可采取奥卡西平减量或停用、改用其他抗癫痫药、减少液体摄入量、补钠以迅速纠正低钠血症；当服用奥卡西平的癫痫患者出现癫痫发作时，须高度警惕是否为奥卡西平相关性严重低钠血症所致，需注意与奥卡西平的剂量不足相鉴别；临床上应尽量避免奥卡西平与利尿药联合应用。

　　该例患者的诊断与治疗经验提示，癫痫患者服用奥卡西平时，即使小剂量也有可能诱发低钠血症，需定期检查血钠水平，及时给予口服补钠，纠正血钠水平，防止低钠血症导致类似于癫痫发作。

五、小结

　　奥卡西平是最易诱发低钠血症的抗癫痫药，在治疗癫痫初期阶段和维持治疗中均可诱发低钠血症，若不及时调整治疗方案，其所诱发的低钠血症可持续存在并引发不良后果。因此对于存在低钠血症相关症状及危险因素的患者，应根据临床症状和实验室指标及时调整药物治疗方案，采取有效的治疗措施，发挥临床药师的作用。

参 考 文 献

[1] 王根娣,钟建国,罗容. 奥卡西平致低钠性昏迷二例. 中华神经科杂志,2012,45(3):162.

[2] GUMBREVICIUS G, SVEIKATA A. A case of severe hyponatremia in a patient suffering from epilepsy and using oxcarbazepine. Medicina,2006,42(8):649-652.

[3] LIN C H, LU C H, WANG F J, et al. Risk factors of oxcarbazepine-induced hyponatremia in patients with epilepsy. Clinical neuropharmacology,2010,33(6):293-296.

[4] ORTENZI A, PAGGI A, FOSCHI N, et al. Oxcarbazepine and adverse events: impact of age, dosage, metabolite serum concentrations and concomitant antiepileptic therapy. Functional neurology,2008,23(2):97-100.

[5] TEBB Z, TOBIAS J D. New anticonvulsants--new adverse effects. Southern medical journal,2006,99(4):375-379.

(张　琰)

案例6　一例癫痫共患精神障碍患者药物治疗的药学监护

一、案例背景知识简介

癫痫共患精神障碍是指癫痫患者同时患有以精神病性症状为主要临床表现的精神疾病或综合征。共患精神障碍与癫痫患者过早死亡有关,这可能是由多种原因造成的,包括药物滥用或酒精滥用的风险增加、受伤的风险增加、药物依从性差和自杀率上升等。精神障碍的治疗与癫痫的治疗密切相关,适宜的抗癫痫药仍应继续使用。癫痫后精神障碍短期使用抗精神病药可以减少并发症和病死率,癫痫发作间期精神障碍可能需要在精神专科医生的参与下进行较长时间的抗精神病药治疗。现将对一例癫痫共患精神障碍患者的治疗过程进行分析,探讨该类患者的抗癫痫药及抗精神病药的选择。

二、病例基本情况

患者,男性,24岁。主因"突发四肢乱动4年"入院。4年前患者无明显诱因于睡眠中突然出现身体翻滚、四肢乱动,不伴喊叫,无舌咬伤、嘴唇咬伤,无大小便失禁,具体持续时间不详,发作后继续睡眠,醒来后不能回忆,每1~2月1次,每次症状相似。3年前至外院就诊,脑电图提示左颞、额尖波、尖 - 慢波,右颞、额偶见尖波、尖 - 慢波。服用奥卡西平,逐渐加量至早上450mg、下午450mg,控制尚可,未再发作。2年前患者出现情绪激动、大喊大叫、行为异常,急送至当地精神卫生院就诊,给予地西泮稳定情绪,给予奥氮平等口服,上述症状缓解，但间断出现精神行为异常、偏执，表现为强迫自己做某事，并将其与家人安危相联系，为求进一步的治疗收入院。

既往史：否认高血压、糖尿病、冠心病、肝病、肾病病史。否认手术、外伤史，否认输血史。无食物、药物过敏史。预防接种史按计划进行。无金属植入物。否认肝炎、结核等传染病病史及密切接触史。

入院查体：体温 36.8℃，呼吸 20 次 /min，脉搏 79 次 /min，血压 120/70mmHg。神志清，言语流利，高级皮质功能正常；眼球运动正常，双侧瞳孔等大等圆，直径 3.0mm，对光反射灵敏；四肢肌张力适中，肌力 5 级，腱反射正常，浅感觉无异常，关节位置觉、振动觉存在，龙贝格征阴性，共济检查阴性；双侧巴宾斯基征阴性，脑膜刺激征均阴性。内科查体无明显异常。

辅助检查：血常规示白细胞计数 5.46×10^9/L，中性粒细胞百分率 35.4%，淋巴细胞百分率 57.9%，红细胞计数 5.97×10^{12}/L，血红蛋白测定 164g/L；脑脊液生化示脑脊液蛋白 450mg/L，氯 113mmol/L；肿瘤全项（男）示神经元特异性烯醇化酶 21.22μg/L；尿常规、粪便常规、潜血试验、凝血功能未见异常；传染病四项，脑脊液查新型隐球菌、抗酸染色、革兰氏染色均未见异常；心脏超声提示三尖瓣反流（轻度），左室假腱索，左室射血分数 63%。

入院诊断：癫痫，局灶性发作伴意识障碍。

三、主要治疗经过及典型事件

入院第 1 日，患者体温 36.5℃，呼吸 18 次 /min，心律 78 次 /min，血压 115/70mmHg。患者反复发作性、刻板性、短暂性起病，符合癫痫发作特点。病程 4 年，2 种发作形式，外院给予奥卡西平后未再发生翻身、四肢乱动，既往脑电图提示左颞、额尖波、尖 - 慢波，右颞、额偶见尖波、尖 - 慢波，支持该诊断。继续完善检查，今日行腰椎穿刺查自身免疫性脑炎相关抗体、5- 甲基四氢叶酸以排除相关脑炎、代谢相关脑病；评估认知功能及情绪状态；考虑行 24 小时视频脑电监测。患者院外服用奥卡西平 0.45g p.o. q.d.（6:00）、0.45g q.d.（18:00），继续使用该方案，密切观察病情变化。药师建议测奥卡西平的血药浓度，同时密切监测患者的电解质水平，谨防药品不良反应，医生采纳。

入院第 2 日，患者约 8:00 失神发作 1 次，发作期间计算能力及理解力下降，任务定向模糊，持续约 2 分钟，无大小便失禁、肢体抽搐等，清醒后不能回忆上述内容。今日加用丙戊酸钠缓释片 0.25g p.o. b.i.d.（6:00、18:00）。

入院第 3 日，患者自述近几日情绪低落，家属诉其情绪激动、睡眠差。继续口服抗癫痫药，密切关注病情变化。下午 15:00 左右患者出现强迫症状，自述看到物体会恐惧、越来越强大等描述，不能正常对答（答非所问），四处跑动，情绪激动，似哭似笑，焦躁不安，给予地西泮注射液 10mg 静脉注射（＞5 分钟）改善癫痫持续状态、苯巴比妥钠注射液 0.1g 肌内注射，患者较前安静。19:00 起患者的强迫症状明显，不停在病房内外走动、到室内外抽烟等，自身焦躁不安，情绪激动，性格偏执，行为过激，不听劝告，于 19:40 给予氟哌啶醇 5mg 肌内注射，改善不明显，认定床旁患者夜间有生命危险，反复在房间内走动，药师建议给予患者奥氮平 5mg，同时严密监测患者服用抗癫痫药的依从性，防止癫痫再次发作，医生采纳。服用奥氮平约 1 小时后患者开始入睡。

入院第 4 日，患者癫痫未再发作，奥卡西平的血药浓度 18.10μg/L。患者自述情绪抑郁，建议转心理科咨询就诊。

四、讨论

(一)癫痫共患精神障碍患者的抗癫痫药选择

精神病性障碍属于癫痫患者相对少见但严重的共病，从神经生物学的角度来看，对抑郁症或精神分裂症等原发性精神病患者进行的神经影像学研究显示，这些患者的大脑网络异常与颞叶癫痫相关的神经网络异常是重叠的，尤其是杏仁核和海马部位。精神障碍可能是由于共同的神经生物学机制导致的，也可能是癫痫的后果，亦或仅仅是由于两种不幸的情况发生在同一个人身上。癫痫患者也可能在发作期、发作间期或发作后期出现精神症状，或者由于抗癫痫药的使用和癫痫手术而出现精神症状。因此，癫痫共患精神障碍患者管理的第一步在于澄清精神病性症状出现的场景，尤其是这些症状是否与癫痫活动及抗癫痫药的使用存在明确关系。美国 FDA 对所有抗癫痫药发布黑框警告：抗癫痫药会提高自杀率。同时也应注意巴比妥类、托吡酯、拉莫三嗪、苯二氮䓬类、氨己烯酸、噻加宾、唑尼沙胺和左乙拉西坦等对精神合并症的影响，如巴比妥类可导致抑郁、易激惹等，苯二氮䓬类可导致多动症、攻击性，左乙拉西坦可导致焦虑、抑郁、精神错乱等。共患精神病性障碍的治疗与癫痫的治疗密切相关，一旦排除抗癫痫药引起的精神方面的不良反应，适宜的抗癫痫药仍应继续使用。除此之外，药师还应警惕癫痫共患精神障碍患者因为药物依从性差而导致癫痫控制不佳。

该患者癫痫病史 4 年，服用奥卡西平控制尚可，未再发作。2 年前患者出现情绪激动、大喊大叫、行为异常急送至当地精神卫生院就诊，给予地西泮稳定情绪，给予奥氮平等口服，但仍间断出现精神行为异常。本次住院期间多次出现焦躁不安、情绪激动、行为过激等，给予抗癫痫药、镇静药无效，给予抗精神病药有所缓解，因此不排除为癫痫共患精神障碍。患者的癫痫发作类型为局灶性发作伴有意识障碍，初始治疗方案选择使用奥卡西平抗癫痫治疗，后加用精神副作用较小的丙戊酸钠。有文献报道，抗癫痫药卡马西平能选择性地抑制边缘系统点燃效应所致的电活动，且能有效地控制颞叶癫痫和精神症状，可防止精神障碍的发生。因此该患者选择与卡马西平化学结构相似的化合物奥卡西平，其耐受性较卡马西平更好，头晕、乏力症状少见，嗜睡的发生率也远较卡马西平少，酶诱导作用出现更少。

（二）癫痫共患精神障碍患者使用抗精神病药的原则

癫痫共患精神障碍的治疗应在抗癫痫治疗的基础上，根据精神障碍的特点选用不同的抗精神病药。对癫痫性精神障碍患者，如仅应用抗癫痫药或增加抗癫痫药的剂量有时并不能控制精神症状，反而可能使精神症状加剧。共病患者的抗精神病药使用剂量取决于患者的耐受性和疗效。一般要遵循以下原则：小量起始，缓慢加量；关注药物相互作用；关注对癫痫发作阈值的影响；考虑抗精神病药与抗癫痫药的相互作用。

共病患者的抗精神病药使用时间与精神症状的发作和持续时间有关，一般认为症状完全缓解 6 个月以上可以考虑缓慢减量，若为多次发作则用药时间更长。共病患者的治疗决策还取决于精神症状的严重程度及对生活的影响。若患者的精神症状并未影响正常生活，社会心理功能依然保持，可以暂不用抗精神病药；若患者完全沉浸其中，并会因此造成对自己和他人的伤害，则有必要使用抗精神病药。关于抗精神病药的证据很少，利培酮、奥氮平和喹硫平通常被认为是原发性精神病的一线治疗药物。

一些抗癫痫药可强效诱导肝药酶，如苯妥英、卡马西平、巴比妥类。此类药物可降低几乎所有抗精神病药的血药浓度，受此影响最为显著的可能是喹硫平。喹硫平主要经由 CYP3A4 代谢，与卡马西平联用时，即便使用 700mg/d 的高剂量，血药浓度也可能低至检测不到。与卡马西平相比，奥卡西平对 CYP3A4 的诱导效应更轻，与抗精神病药的药动学相互作用也更柔和，通常不具有临床意义。

该患者使用抗癫痫药奥卡西平、丙戊酸钠的同时，合并应用抗精神病药氟哌啶醇、奥氮平。由于患者住院期间多次出现夜间精神症状，因此精神症状发作时给予肌内注射氟哌啶醇迅速控制阳性症状的效果较强，且诱发癫痫的作用较小，后患者口服奥氮平长期控制精神症状，并建议其就诊心理科精准治疗。

五、小结

精神病性障碍属于癫痫患者相对少见但严重的共病，管理此类症状的首要原则是要弄清楚这些症状是否与癫痫活动及抗癫痫药的使用存在明确关系；其次适宜的抗癫痫药仍应继续使用，尽量选择精神副作用较小的抗癫痫药，药师还应警惕癫痫共患精神障碍患者因为药物依从性差而导致癫痫控制不佳。就抗精神病药治疗而言，应根据精神障碍的特点个体化选择抗精神病药，一般要遵循以下原则：小量起始，缓慢加量；关注药物相互作用；关注对癫痫发作阈值的影响；考虑抗精神病药与抗癫痫药的相互作用。

参 考 文 献

[1] 中华医学会. 临床诊疗指南: 癫痫病分册. 北京: 人民卫生出版社, 2007: 7-10.

[2] 任婉文, 胡晨玲, 胡德凤. 癫痫性精神障碍 147 例临床用药分析. 上海精神医学, 2002, 14(1): 34-35, 40.

[3] MULA M, KANNER A M, JETTÉ N, et al. Psychiatric comorbidities in people with epilepsy. Neurol Clin Pract, 2021, 11(2): e112-e120.

[4] CHEN B B, CHOI H, HIRSCH L J, et al. Psychiatric and behavioral side effects of antiepileptic drugs in adults with epilepsy. Epilepsy & behavior, 2017, 76: 24-31.

[5] COYLE H, CLOUGH P, COOPER P, et al. Clinical experience with perampanel: focus on psychiatric adverse effects. Epilepsy & behavior, 2014, 41: 193-196.

[6] AGRAWAL N, MULA M. Treatment of psychoses in patients with epilepsy: an update. Therapeutic advances in psychopharmacology, 2019, 9(1): 2045125319862968.

（张　琰）

案例 7　一例结核性脑膜炎患者使用糖皮质激素治疗的药学监护

一、案例背景知识简介

结核性脑膜炎（以下简称结脑）作为严重的肺外结核疾病，具有很高的死亡率及致残率，即使应用抗结核药，其致死率仍然高达 20%～32%。糖皮质激素能够减少蛛网膜下腔和小血管炎症，减轻脑、脊髓水肿及颅内高压，因而常用于辅助治疗结脑。但糖皮质激素也会抑制机体的免疫反应，妨碍结核分枝杆菌的清除，并增加其他感染机会。糖皮质激素在减轻脑膜炎症反应的同时使血脑屏障功能改善，也可导致药物进入中枢神经系统的通透性下降。加之糖皮质激素有导致胃肠道出血、电解质紊乱、高血压等不良反应的可能性，目前结脑患者应用糖皮质激素治疗仍存在争议。因此，临床药师应重视糖皮质激素在结核性脑膜炎患者中的应用与注意事项，为临床用药提供建设性意见。

二、病例基本情况

患者，男性，19 岁。以"头痛、头晕 20 日，间断发热 12 日"收入院。患者于 20 日前无明显诱因出现头痛、头晕，伴有恶心、呕吐，无视物旋转等症状。12 日前患者出现间断发热，体温在 37.6～38.5℃，于外院行头颅 MRI 平扫＋增强示左侧中央沟、左侧顶叶脑沟内异常强化影，结合平扫，考虑感染性病变。腰椎穿刺检查: 压力不详，白细胞 25×10⁶/L，多核细胞百分率 90%，蛋白 0.56g/L，葡萄糖 2.5mmol/L，氯 118mmol/L。给予头孢曲松、阿昔洛韦等治疗，头晕、头痛无明显好转，为进一步诊治以"颅内感染"收入医院。患者自入院以来，神志清，头痛，间断发热，呕吐 1 次，饮食和睡眠较差，近 20 日体重下降 4kg。

既往史：否认高血压、糖尿病、冠心病、肝病、肾病病史。否认手术、外伤史，否认输血史。无食物、药物过敏史。预防接种史按计划进行。无金属植入物。否认肝炎、结核等传染病病史及密切接触史。

入院查体：体温 37.9℃，脉搏 95 次 /min，呼吸 18 次 /min，血压 115/77mmHg。神志清，言语流利，高级皮质功能正常；双侧瞳孔等大等圆，直径 3mm，直接、间接对光反射灵敏，眼球活动自如；双侧额纹、鼻唇沟对称，伸舌居中，双侧咽反射灵敏，悬雍垂居中；颈项强直二横指，克尼格征、布鲁津斯基征阴性；头部、躯干四肢深、浅感觉未发现明显异常；共济运动稳准。

辅助检查：血常规（外院）示白细胞计数 10.56×10^9/L，中性粒细胞百分率 76.2%。凝血功能（外院）示活化部分凝血活酶时间 44.3 秒，D- 二聚体 0.52mg/L。红细胞沉降率 74mm/h。腰椎穿刺检查（外院）示压力不详，白细胞 25×10^6/L，多核细胞百分率 90%，蛋白 0.56g/L，葡萄糖 2.5mmol/L，氯 118mmol/L。头颅 MRI 平扫＋增强（外院）提示左侧中央沟、左侧顶叶脑沟内异常强化影。

入院诊断：颅内感染，结核性脑膜炎的可能性大。

三、主要治疗经过及典型事件

患者入院后体温波动在 37.5～38.2℃，伴头晕、头痛。复查腰椎穿刺检查：脑脊液压力 $210mmH_2O$，颜色呈淡黄色，欠清亮；脑脊液常规：白细胞 29×10^6/L，多核细胞百分率 60%；脑脊液生化：蛋白 0.73g/L，葡萄糖 2.3mmol/L，氯 102mmol/L。肺部 CT 提示右上肺钙化结节，纵隔淋巴结钙化。考虑到外院抗病毒、抗细菌治疗的效果不佳，结合患者的临床表现、实验室检查结果及影像学，诊断为结核性脑膜炎的可能性大。给予异烟肼注射液 0.6g＋0.9% 氯化钠注射液 500ml i.v.gtt. q.d.、利福平胶囊 0.45g p.o. q.d.、吡嗪酰胺片 0.5g p.o. t.i.d. 抗结核，同时给予 20% 甘露醇注射液 125ml i.v.gtt. q.6h. 脱水降颅内压治疗。

入院第 4 日患者自感头痛加重，周身乏力。脑脊液常规：白细胞 21×10^6/L，多核细胞百分率 56%；脑脊液生化：蛋白 0.63g/L，葡萄糖 2.4mmol/L，氯 112mmol/L；测颅内压：冒管。考虑到患者病情加重，给予地塞米松 10mg＋0.9% 氯化钠注射液 250ml i.v.gtt. q.d.，同时预防性给予氯化钾缓释片 0.5g p.o. b.i.d.、法莫替丁片 20mg p.o. b.i.d.、碳酸钙片 0.75g p.o. t.i.d.。药师建议加大甘露醇静脉滴注频次，调整为 125ml i.v.gtt. q.4h.，医生采纳。

入院第 10 日患者未诉头痛，体温在参考值范围内，自感症状明显好转。脑脊液常规：白细胞 16×10^6/L，多核细胞百分率 55%；脑脊液生化：蛋白 0.50g/L，葡萄糖 2.5mmol/L，氯 115mmol/L；测颅内压：200mmHg。甘露醇注射液调整为 125ml i.v.gtt. q.8h.，继续抗结核治疗。患者已静脉滴注地塞米松 7 日，药师建议停用地塞米松，给予口服醋酸泼尼松片 60mg p.o. q.d.，逐渐减量，医生采纳。患者于第 17 日出院。

四、讨论

（一）糖皮质激素在结核性脑膜炎患者治疗中的作用

结核性脑膜炎属于严重的中枢神经系统感染性疾病，是结核分枝杆菌感染所致的非化脓性脑膜疾病。患者可出现面神经麻痹、精神萎靡不振、食欲减退、低热、意识模糊等表现。另外，结核性脑膜炎患者的脑神经和循环受到炎症渗出刺激、粘连影响，病变可进一步进展，甚至可蔓延至脊髓、脑干等部位，使得患者出现脑实质及脑神经损伤，转归较差。糖皮质激素为肾上腺皮质激素，是人体肾上腺皮质分泌及化学人工合成的甾体激素，具有良好的抗炎、抗过敏和抗病毒作用。其在结核性脑膜炎患者中的主要作用机制：①抗炎作用。通过增加血管张力，降低毛细血管通透性，达到抑制病灶区血管扩张的作用，减轻充血；抑制白细胞释放与炎症有关的酶，减少白细胞渗出和浸润；抑制吞噬细胞功能，减少炎症区细胞损伤，从而缓解局部炎症。②抗毒素作用。糖皮质激素与细菌内毒素结合，改变其化学结构，减轻细胞损伤，稳定溶酶体膜，保护线粒体，稳定补体系统，阻止致敏毒素释放，抑制毒物代谢；同时糖皮质激素抑制白细胞致热原的生成和释放，对发热有较好的作用。③抗过敏、免疫抑制作用。糖皮质激素能减轻致敏淋巴细胞与抗原发生反应，抑制体液免疫，减少抗体产生；减轻杀伤性 T 细胞的作用。④抗纤维化作用。糖皮质激素能减少胶原纤维和细胞间物质的形成，阻碍细胞分裂，抑制成纤维细胞增生，抑制结缔组织的黏多糖合成，抑制肉芽组织中的脯氨酸羟化酶而抑制前胶原合成，从而有利于减轻、防止肉芽组织增生、纤维粘连和瘢痕形成。在结核性脑膜炎患者中，对于病情严重，颅内压增高明显，有潜在的抗结核治疗后病情加重的风险，并且合并结核瘤的患者可以用糖皮质激素，但是一定要在充足的抗结核药治疗的基础上才能加用糖皮质激素治疗。2016 年一项发表于 Cochrane 网站的系统综述就糖皮质激素使用是否能降低结脑患者的死亡风险、减少幸存结脑患者的神经系统后遗症发生和增加结脑患者的糖皮质激素相关不良反应等方面给出循证医学证据。数据显示，糖皮质激素辅助治疗降低结脑患者的短期死亡风险的效果是明确的，尽管并未证实糖皮质激素可以降低神经系统后遗症的发生率，但是考虑到后遗症的发生率相对较低，而糖皮质激素对降低死亡风险的获益较大，故仍然支持使用糖皮质激素。对于 HIV 阳性的结脑患者，目前尚无充分的证据显示糖皮质激素辅助治疗的效果，仍需更多的临床数据才能得到可靠的结论。

该患者的临床表现为头痛、头晕、间断发热（午后为主）、周身乏力、食欲减退等类似于结核中毒症状。查体示脑膜刺激征阳性，颈项强直二横指。腰椎穿刺提示脑脊液细胞数增多，蛋白含量增高，葡萄糖和氯明显下降。头颅 MRI（平扫＋弥散加权成像＋增强）提示左侧中央沟、左侧顶叶脑沟内异常强化影，提示炎症改变；肺部 CT 提示右上肺钙化结节、纵隔淋巴结钙化，提示陈旧性结核可能。结合患者前期外院抗病毒、抗细菌治疗的效果不佳，症状持续加重，因此临床诊断为结核性脑膜炎的可能性大。虽然入院第 2 日患者已启动抗结核治疗，但头痛症状有所加重，且颅内压冒管，因此具有使用糖皮质激素的适应证。

（二）糖皮质激素治疗结核性脑膜炎的剂量与疗程

临床上常用于辅助治疗结核性脑膜炎的糖皮质激素中，地塞米松、泼尼松龙、泼尼松、甲泼尼龙等都有效，但地塞米松是最主要的药物，其途径主要有静脉注射、口服、鞘内注射 3 种。Thwaites 主张根据 Gorden-Parsons 分期使用地塞米松阶梯递减方案（Gorden-Parsons 分期分为 I 期，患者清醒、合作，无局限性神经体征或脑积水症；II 期，患者清醒，可有局限性神经体征如斜视、偏瘫等；III 期，患者意识不清，深昏迷或谵妄，完全瘫痪），先静脉，再口服，总疗程为 6～8 周。Gorden-Parsons 分期为 II、III 期的患者自 0.4mg/（kg·d）开始静脉滴注地塞米松，每周减量 0.1mg/（kg·d），用 4 周；随后 4mg/d 开始口服，每周减量 1mg，直至停药。Gorden-Parsons 分期为 I 期的患者给予静脉滴注地塞米松 2 周，0.3mg/（kg·d）和 0.2mg/（kg·d）各 1 周，然后 0.1mg/（kg·d）口服 1 周，再从 3mg/d 口服，每周减量 1mg 至停药。这种方案适用于 14 岁以上的结核性脑膜炎患者，可明显降低死亡率，被许多临床医生采纳。Prasad 主张能口服者给予口服，不能口服者静脉滴注至能口服时改为口服。他提出的 HIV 阴性的结核性脑膜炎患者的糖皮质激素方案为：①地塞米松，成人 12～16mg/d，用 3 周后逐渐减量至第 6 周后停药；儿童 0.3～0.4mg/（kg·d），用 1～2 周，在接下来的 2 周中逐渐减量至停药。②泼尼松龙，成人 60mg/d，儿童 2mg/（kg·d），均用 3 周，接下来的 3 周中逐渐减量。

根据中华医学会《临床诊疗指南：结核病分册》，糖皮质激素治疗的原则如下：①糖皮质激素的品种及剂量。成人常选用泼尼松 60mg 口服或用地塞米松 10mg/d 静脉注射，维持时间不宜过长。②糖皮质激素减量的时间。应根据具体病情而定，一般推荐口服泼尼松 3～4 周后逐渐减量，2～3 周内停药；或地塞米松应用 1 周后改为口服糖皮质激素，整个用药疗程为 1～1.5 个月。在糖皮质激素减量过程中，有时因减量过快脑膜炎症尚未得到控制，或由于患者对糖皮质激素产生依赖性，可重新出现脑膜刺激征或高颅压症状，脑脊液检查也可出现"反跳现象"。观察数日后，如此种情况仍未改善，应增加糖皮质激素的用量至最低有效量，待上述症状完全消失、脑脊液基本恢复到原来水平时再缓慢减量。该患者使用地塞米松静脉滴注 7 日，头痛症状改善明显，后改为口服泼尼松龙片

60mg，每2周减5片，直至停用，预计整个糖皮质激素使用疗程为1个月左右。

（三）糖皮质激素治疗结核性脑膜炎的注意事项

糖皮质激素的副作用包括消化道出血、感染和高血糖，但均较轻微且可以预防。在结核性脑膜炎的治疗中，糖皮质激素的使用应注意以下几点：①早期诊断和早期开始合理的应用抗结核治疗至关重要，糖皮质激素应在积极抗结核的情况下应用。该患者入院第2日即启动抗结核治疗，入院第4日头痛症状加重、颅内压冒管，因此立即给予静脉滴注地塞米松10mg进行治疗。②注意糖皮质激素的使用禁忌证，如耐多药结核病、糖尿病、高血压、消化性溃疡等；该患者既往体健，无糖尿病、高血压、消化性溃疡等明确的禁忌证，但使用糖皮质激素期间仍需注意不良反应，注意补钾、补钙、预防应激性溃疡。③根据病情轻重选择糖皮质激素的剂量和疗程、用药途径，以改善中毒症状、脑脊液常规及生化等为主。糖皮质激素的副作用和使用的剂量、时间相关，衡量利弊，重视个体化的选择。Ⅰ期患者由于无合并症，可以不使用糖皮质激素；Ⅱ期患者由于合并神经功能损伤，需要使用糖皮质激素治疗；Ⅲ期患者由于合并严重的意识和严重的神经系统功能损伤，可以大剂量使用激素冲击治疗。该患者目前处于Ⅱ期（脑膜刺激征、轻度神经系统功能受损、运动功能异常），且患者存在高颅压、头痛、发热、呕吐等中毒症状，因此选择糖皮质激素冲击治疗。④治疗过程中注意糖皮质激素减量的时机和疗程，过快和过早减量可能会使病情加重或者反复，地塞米松静脉给药一般不超过1周，改为口服或减量的时机主要参考患者结核中毒症状、脑膜刺激征、脑脊液的改善情况逐步进行，但目前尚缺乏指南或权威的意见，需在以后临床工作中进一步探讨和积累经验。该患者启动抗结核治疗后的第3日给予糖皮质激素治疗，时机合理。初始使用地塞米松静脉滴注7天，后改为口服泼尼松龙片60mg，每2周减5片，直至停用，住院期间未出现反跳现象。

五、小结

目前大多数临床试验支持糖皮质激素辅助抗结核治疗可降低结核性脑膜炎的病死率，但对改善临床症状和降低致残率的影响尚有争议，还存在许多值得更深一步研究探讨的问题，如不同类型糖皮质激素辅助治疗的效果差异、具体剂量、疗程等。需要更多的循证医学结果进一步正确指导糖皮质激素辅助治疗结核性脑膜炎。

通过对该患者的治疗过程的分析，我们注意到对于结核性脑膜炎患者，应根据患者的具体病情个体化使用糖皮质激素。对于抗结核后病情持续加重且无明显的禁忌证的患者，应尽早选用激素冲击治疗，但务必注意时机，确保在启动抗结核治疗后再使用激素。除此之外，要保证激素的剂量、疗程正确，预防激素的不良反应，防止出现病情反跳。

参 考 文 献

[1] 王焱烽,陈冰,姚茂元. 糖皮质激素冲击治疗Ⅲ期结核性脑膜炎疗效观察. 临床医学,
2009,29(12):21-22.

[2] 中华医学会. 临床诊疗指南:结核病分册. 北京:人民卫生出版社,2005.

[3] KIM D W,JUNG S J,HA T K,et al. Individual and combined diagnostic accuracy of ultra-
sound diagnosis,ultrasound-guided fine-needle aspiration and polymerase chain reaction in
identifying tuberculous lymph nodes in the neck. Ultrasound in medicine and biology,2013,
39(12):2308-2314.

[4] PRASAD K,SINGH M B,RYAN H. Corticosteroids for managing tuberculous meningitis.
Cochrane database of systematic reviews,2016,4(4):CD002244.

[5] THWAITES G E,NGUYEN D B,Nguyen H D,et al. Dexamethasone for the treatment of
tuberculous meningitis in adolescents and adults. New England journal of medicine,2004,
351(17):1741-1751.

（张　琰）

案例 8　一例颅内念珠菌感染患者抗真菌治疗的药学监护

一、案例背景知识简介

中枢神经系统念珠菌感染相对少见,多发生于免疫功能缺陷的人群或脑外伤患者。近年来,随着艾滋病发病率的增高、免疫抑制剂应用的增多、器官移植术后患者生存期的延长、恶性肿瘤化疗药物的应用及糖尿病患者的增多等,导致该病有明显增加的趋势。详细了解中枢神经系统念珠菌感染的临床特点、病变部位、易感因素,同时正确选择抗真菌药,足疗程、足量的抗真菌药治疗,对提高诊疗水平及改善患者预后至关重要。

二、病例基本情况

患者,男性,26 岁。主因"颅脑外伤术后 30 日,间断发热 2 周"收入神经外科 ICU。30 日前患者因颅脑外伤在外院行手术治疗,术后患者意识不清,言语不能,肺部感染,行气管切开术,遗留有左侧额颞顶部大面积颅骨缺损,伴有局部脑组织膨出。术后 2 周患者间断发热,考虑为颅内感染,行"穿刺引流术"(具体不详),并给予"美罗培南 + 利奈唑胺"抗感染治疗效果不佳。现为进一步的治疗转院。患者自起病以来,意识不清,言语不能,鼻饲流食,留置尿管。左侧额颞顶部大面积颅骨缺损,伴有局部脑组织膨出,伤口缝线 2 根未拆除,间断有

脑脊液渗出；右侧额颞顶部可见弧形手术瘢痕，长约 11cm。头颅 CT（2020 年 5 月 20 日，外院）提示左侧顶部硬膜外血肿清除术后，左侧额颞顶、右侧顶叶挫裂伤，左侧脑膜脑膨出，双侧额颞部、左侧镰旁硬膜下积液，脑积水。

既往史：否认高血压、糖尿病、冠心病、肝病、肾病病史。否认手术、外伤史，否认输血史。无食物、药物过敏史。预防接种史按计划进行。无金属植入物。否认肝炎、结核等传染病病史及密切接触史。

入院查体：体温 37.4℃，脉搏 101 次 /min，呼吸 21 次 /min，血压 124/89mmHg。双侧瞳孔等大等圆，直径约 4.5mm，直接、间接对光反射灵敏。双侧睑裂对称，双侧眼睑无下垂，双侧眼球无突出或凹陷，双侧眼球运动不合作。双侧额纹、鼻唇沟对称，伸舌不合作。感觉检查不合作。四级肌张力增高，肌力检查不合作，无肌营养不良，无不自主运动。双侧腹壁反射、足趾反射存在。双侧肱二头肌反射、桡骨膜反射、膝腱反射、跟腱反射、踝阵挛存在。

辅助检查：血常规示白细胞计数 $10.56 \times 10^9/L$，中性粒细胞百分率 76.2%；凝血功能示活化部分凝血活酶时间 44.3 秒，D- 二聚体 0.52mg/L；红细胞沉降率 74mm/h；腰椎穿刺示脑脊液压力 $210mmH_2O$，颜色呈淡黄色，欠清亮；脑脊液常规示细胞总数 $29 \times 10^6/L$，白细胞 $29 \times 10^6/L$，多核细胞百分率 60%；脑脊液生化示蛋白 0.73g/L，葡萄糖 2.3mmol/L，氯 102mmol/L。

入院诊断：①开放性颅脑损伤重型（术后）；②手术后颅骨缺失；③脑膜脑膨出；④颅内感染？⑤脑积水；⑥肺部感染。

三、主要治疗经过及典型事件

患者以"颅脑损伤术后 30 日，间断发热 2 周"收入院。入院第 1 日患者的意识状态为浅昏迷，体温最高 38.5℃，白细胞 $13.15 \times 10^9/L$，中性粒细胞百分比 82.10%，PCT 0.37ng/L。脑脊液外观黄色浑浊，脑脊液白细胞 $538 \times 10^6/L$、中性粒细胞百分比 82%。脑脊液生化示葡萄糖 1.64mmol/L，蛋白 1.06g/L。头颅 CT 示双侧颅骨呈术后改变，左侧脑膨出；双侧颞部硬膜下积液，双侧额部硬膜外积液及血肿；左双侧顶叶、左额叶及颞叶软化灶形成；左额顶叶血肿并周围少许积气，脑干低密度影，考虑水肿，建议结合临床；透明隔间腔增宽；双侧脑室扩大，右侧上颌窦、左侧筛窦炎症。胸部 CT 示左肺上叶尖后段、右肺上叶尖段、右肺中叶、双肺下叶高密度影，考虑感染并双肺下叶渗出性病变。结合患者的临床表现及实验室检查结果，经验性给予头孢曲松 2g q.d. 抗感染治疗。

入院第 3 日患者的意识状态为浅昏迷，痰培养提示 ESBL 鲍曼不动杆菌，根据药敏试验结果停用头孢曲松，静脉给予头孢哌酮舒巴坦钠 3g q.8h.。G 试验 428.06ng/L，GM 试验未见异常。脑脊液培养提示白念珠菌，对氟康唑、伏立康唑、两性霉素 B 等敏感，医生根据药敏试验结果静脉滴注氟康唑负荷剂量

800mg，维持剂量 400mg i.v.gtt. q.24h.；联合氟胞嘧啶片 25mg/（kg•d），分 4 次口服。考虑到患者有脑积水，行腰大池置管引流术，持续引流脑脊液，监测脑脊液指标变化及头部伤口渗出情况。

入院第 6 日患者的意识状态为浅昏迷，仍间断发热，最高体温 38℃，临床药师建议停用氟康唑，静脉滴注两性霉素 B 脂质体 3.0mg/（kg•d）并继续口服氟胞嘧啶片。用药期间密切监测患者的肾功能、电解质，谨防药品不良反应，同时复查脑脊液培养。

入院第 10 日患者的意识状态为浅昏迷，近 2 日体温正常，腰大池引流通畅，脑脊液培养回报白念珠菌，对氟康唑、伏立康唑耐药，对氟胞嘧啶、两性霉素 B 敏感，继续目前的抗真菌方案。患者的血钾 2.5mmol/L，临床药师考虑为两性霉素 B 脂质体的不良反应，建议给予静脉补钾，密切监测患者的生命体征及心电监护指标。

入院第 15 日患者的意识状态为浅昏迷，血钾 3.3mmol/L，脑脊液培养结果回报阴性，脑脊液葡萄糖、氯、蛋白较前下降，G 试验正常，考虑抗真菌治疗有效，继续目前的抗感染方案。

入院第 16 日患者家属要求出院，回当地医院继续治疗。

四、讨论

（一）中枢神经系统念珠菌感染的药物选择

针对中枢神经系统念珠菌病，2020 年版《中国成人念珠菌病诊断与治疗专家共识》推荐两性霉素 B 0.5～0.7mg/（kg•d）或两性霉素 B 脂质体单用或联合氟胞嘧啶治疗。氟康唑每日 400～800mg（6～12mg/kg）单用或联合氟胞嘧啶作为次选方案，适用于两性霉素 B 不耐受或病情相对较轻的患者。此外，两性霉素 B 与氟康唑联合可用于补救治疗，氟康唑治疗失败者可加用两性霉素 B 治疗；或两性霉素 B 治疗过程中出现显著的不良反应时可减少两性霉素 B 的剂量或停用，同时加用氟康唑治疗。初始单用两性霉素 B 或联合氟胞嘧啶治疗后病情得到改善后，也可单用氟康唑每日 400～800mg 或氟康唑联合氟胞嘧啶维持治疗。由于伏立康唑在脑脊液中有较高的浓度，对于光滑念珠菌或克柔念珠菌所致的中枢神经系统感染者，可考虑初始治疗应用两性霉素 B 联合氟胞嘧啶，病情稳定后改用伏立康唑维持治疗。建议治疗数周后，待患者的症状、体征消失，脑脊液常规、生化恢复，以及颅脑炎症病灶均消失后停药。《神经外科中枢神经系统感染诊治中国专家共识》（2021 版）亦推荐中枢神经系统念珠菌感染使用两性霉素 B 脂质体单用或联合氟胞嘧啶治疗，其次为氟康唑。2016 年 IDSA 念珠菌感染管理指南推荐，中枢神经系统念珠菌感染的初始治疗方案为两性霉素 B 脂质体 5mg/（kg•d）单用或联合氟胞嘧啶 25mg/（kg•d）q.i.d.。对于初始治疗有效者,推荐氟康唑400～800mg/d(6～12mg/kg)降阶梯治疗方案。治疗应持续至所有症状、体征、脑脊液及影像学异常恢复。感染的中枢神经系统装置包括脑室造口引流和分流管、刺激器、神经假体重建装置、释放化疗药物的生物聚合晶片应尽可能移除;对于脑室内装置无法移除的患者,可以通过装置脑室内给予两性霉素B 0.01～0.5mg。

中枢神经系统念珠菌病的药物选择除考虑药物的敏感性外,也应考虑药物的血脑屏障透过率。两性霉素B的血脑屏障透过率<27%,一般用于鞘内给药。两性霉素B脂质体较两性霉素B的血脑屏障透过率增加30倍,一般作为首选药。氟康唑和伏立康唑的血脑屏障透过率也高达80%,但鉴于念珠菌对唑类的耐药性有所上升,可作为备选方案或降阶梯治疗。氟胞嘧啶单独使用时疗效不佳且容易引起耐药性,通常与两性霉素B联合应用可增强抗真菌疗效。

本例患者颅内念珠菌感染的诊断明确,因经济原因,初始治疗方案选择静脉滴注氟康唑联合氟胞嘧啶,后因治疗效果不佳停用氟胞嘧啶,更换为两性霉素B脂质体。经过1周多的抗真菌治疗,患者的体温正常,脑脊液培养未见真菌,脑脊液葡萄糖、氯、蛋白较前下降。

(二)两性霉素B的药品不良反应

两性霉素B为广谱抗真菌药,对念珠菌具有高度、快速杀菌活性,主要限制为两性霉素B治疗的不良事件和该药物的肾毒性。两性霉素B的肾毒性多与大剂量应用有关,停药后数日至数月可逐渐恢复,永久性肾衰竭少见。有研究显示,24小时持续静脉注射或延长滴注时间可增加患者的耐受性,降低肾毒性。如出现肾脏基础疾病恶化、血肌酐进行性升高、使用糖皮质激素及抗组胺药等药物仍出现难以耐受的注射相关副作用应考虑换药。如果治疗中断7日以上,需重新自小剂量开始,逐渐递增剂量。新的脂质制剂(两性霉素B脂质体)虽可降低肾毒性,但仍不能消除该药的肾毒性,其导致严重且潜在的不可逆性肾小球滤过率下降并不少见。两性霉素B导致的电解质紊乱甚至更为常见,常表现为中至重度低钾血症。低钾血症的发生与疾病的进展和潜在的治疗相关。两性霉素B与肾小管集合管细胞的结合导致滤过裂孔增大,钾的排出增加,形成低血钾。患者在应用两性霉素B期间,一旦出现低钾血症应及时纠正血钾浓度。临床医生需要密切监测钾水平,主动积极补钾。在这些情况下往往需要静脉补钾。如果不注意补钾,可能会发生严重的临床后果,如危及生命的心律失常或横纹肌溶解综合征。在应用两性霉素B期间可能会出现即使积极进行补钾治疗也难以纠正的低钾血症,唯一的选择是换用其他抗真菌药进行治疗。

本例患者使用两性霉素B脂质体3日后,监测血钾为2.5mmol/L,考虑为两性霉素B导致的药品不良反应,积极给予的补钾治疗后血钾有所回升。

五、小结

尸解研究结果显示,在侵袭性念珠菌病死亡的患者中,半数累及中枢神经系统。临床表现常有发热、头痛和不同程度的意识障碍(如谵妄、昏迷等),可有脑膜刺激征、脑积水,脑脊液中细胞数轻度增多、糖含量正常或偏低、蛋白含量明显升高。确诊有赖于脑组织或脑脊液标本中找到真菌,但脑脊液检查早期不易发现真菌,需多次脑脊液真菌涂片和培养,脑脊液 G 试验检测有一定的参考价值。早期诊断和积极治疗可显著降低病死率。对于疑难患者,可酌情留取脑脊液或脑组织送检病原微生物宏基因组测序,及排除自身免疫性脑炎等非感染性疾病。中枢神经系统念珠菌病有多种药物治疗方案,国内外指南均推荐两性霉素 B/ 两性霉素 B 脂质体单用或联合氟胞嘧啶,氟康唑和伏立康唑可作为备选方案或降阶梯治疗。临床药师应结合患者情况,个体化制订药物治疗方案,用药期间密切监测药品不良反应。在使用伏立康唑和氟胞嘧啶时应监测血药浓度。抗真菌药的使用疗程尚无统一规范,建议治疗数周后待患者的症状、体征消失,脑脊液常规、生化恢复,以及颅内炎症病灶均消失后停药。除积极的抗真菌治疗外,部分患者还需外科手术治疗,其指征包括:①诊断不明的患者需做脑实质或脑膜活检;②急性或慢性颅内压增高者需行脑室引流(或分流)术;③脑脓肿或肉芽肿者也可考虑手术切除;④如果念珠菌脑膜炎系脑脊液置管引流术所致,建议在有效的抗真菌治疗的同时,应拔除或置换引流管。

参 考 文 献

[1] 中国医师协会神经外科医师分会神经重症专家委员会,北京医学会神经外科学分会神经外科危重症学组. 神经外科中枢神经系统感染诊治中国专家共识(2021 版). 中华神经外科杂志,2021,37(1):2-15.

[2] 中国成人念珠菌病诊断与治疗专家共识组. 中国成人念珠菌病诊断与治疗专家共识. 中华传染病杂志,2020,38(1):29-43.

[3] PAPPAS P G, KAUFFMAN C A, ANDES D R, et al. Executive summary: clinical practice guideline for the management of candidiasis: 2016 update by the Infectious Diseases Society of America. Clinical infectious diseases,2016,62(4):409-417.

[4] LANIADO-LABORÍN R, CABRALES-VARGAS M N. Amphotericin B: side effects and toxicity. Revista iberoamericana de micologia,2009,26(4):223-227.

(张 琰)

案例 9　一例疱疹后神经痛患者的药学监护

一、案例背景知识简介

带状疱疹是由水痘 - 带状疱疹病毒引起的急性感染性皮肤病,感染后病毒可长期潜伏于脊髓神经后根神经节的神经元内,当机体免疫功能低下时,病毒可再次生长繁殖,并沿神经纤维移至皮肤,受侵犯的神经和皮肤产生强烈的炎症反应,甚至坏死,临床表现为神经元功能紊乱、异位放电、外周及中枢敏化,导致疼痛并伴有红斑或水疱。目前临床对于疱疹后神经痛治疗方法的选择仍存在困难,部分患者即使采用多种方法联合治疗仍难以取得满意的镇痛效果。

二、病例基本情况

患者,男性,74 岁。主因"下肢疱疹伴有针刺样疼痛 2 个月"入院。患者 2 个月前无明显诱因出现左下肢水疱,伴有针刺样疼痛,于外院就诊,考虑"带状疱疹",给予抗病毒、营养神经、镇痛等药物治疗。10 余日后疱疹逐渐消退,但疼痛明显,继续口服布洛芬缓释胶囊和 B 族维生素治疗,患者疼痛未缓解,为求进一步的诊治住院治疗。

既往史:既往高血压病史 7 年,糖尿病病史 7 年,口服药物治疗,具体不详。否认冠心病病史。

入院查体:体温 36.6℃,脉搏 75 次 /min,呼吸 18 次 /min,血压 138/70mmHg。双上肢肌力 5 级,左下肢肌力 4 级,右下肢肌力 5 级,四肢肌张力正常,左侧共济运动欠稳准,四肢腱反射未引出。左上肢肩关节以下、右上肢肘关节以下痛觉减退,左下肢膝关节以下痛觉过敏,左侧巴宾斯基征阴性。

入院诊断:①疱疹后神经痛;②2 型糖尿病;③高血压。

三、主要治疗经过及典型事件

入院后患者的 NRS 评分 4 分,给予加巴喷丁胶囊 300mg p.o. q.d.、布洛芬缓释胶囊 0.5g p.o. q.d. 治疗疱疹后神经痛,给予甲钴胺营养神经,患者自带降血糖药。临床药师建议将加巴喷丁换成普瑞巴林并停用布洛芬,医生同意停用布洛芬缓释胶囊,但是仍然继续使用加巴喷丁治疗。第 2 日患者疼痛未改善,将加巴喷丁加量至 300mg t.i.d.。第 5 日患者自诉疼痛无明显改善且偶发头晕、恶心,监测血糖未见明显异常,临床药师再次建议将加巴喷丁胶囊改为普瑞巴林胶囊 75mg b.i.d.,医生采纳。第 8 日患者诉下肢疼痛稍改善,但夜间偶有阵发刺痛,NRS 评分降为 3 分,加用阿米替林片 12.5mg q.n.。第 15 日患者诉疼痛明显改善，NRS 评分降为 1 分，准予出院。

四、讨论

（一）疱疹后神经痛

带状疱疹是由水痘 - 带状疱疹病毒所致的以沿单侧周围神经分布的簇集性小水疱为特征的皮肤病，常伴有明显的神经痛。老年人随年龄增长，免疫力有所下降，尤其在创伤、感冒、心脑血管疾病、糖尿病等应激和器质性疾病状态下，免疫力往往更低，是带状疱疹的好发人群，且多数病情较重、病程迁延，容易形成后遗神经痛。

目前认为，带状疱疹后的疼痛形成机制主要在于受累神经元发生炎症、出血，甚至坏死，临床表现为神经元功能紊乱、异位放电、外周及中枢敏化，导致疼痛。其中以中枢性痛觉敏化为主要因素，即脊髓及脊髓以上水平神经结构和功能的改变，包括电压门控钙通道 α_2-δ 亚基及钠通道表达上调、抑制性神经元功能下降、支持细胞坏死等，造成痛觉相关神经元的兴奋性异常升高或突触传递增强，从而放大疼痛信号的传递。本例患者为老年男性，糖尿病病史 7 年，2 个月前左下肢新发带状疱疹后出现疼痛，其疼痛经抗病毒及给予非甾体抗炎药治疗未能缓解，考虑与其年龄偏大及糖尿病病史造成免疫力下降、神经损伤易造成痛觉敏化有关，入院前未针对病因机制使用镇痛药，因此疼痛未缓解。

（二）疱疹后神经痛的药物治疗

根据国内指南，疱疹后神经痛的治疗应规范化，其原则是尽早、足量、足疗程及联合治疗。药物治疗是基础，应使用有效剂量的推荐药物。带状疱疹引起的神经痛的治疗药物主要包括 6 类：①钙通道调节药（如普瑞巴林、加巴喷丁）；②三环类抗抑郁药（如阿米替林）；③利多卡因贴剂；④曲马多；⑤阿片类镇痛药（如吗啡、羟考酮和芬太尼）；⑥其他药物，如 5- 羟色胺和去甲肾上腺素重摄取抑制剂文拉法辛和度洛西汀，拉莫三嗪、丙戊酸钠、托吡酯等抗癫痫药，草乌甲素等。镇痛药的选择原则是药物选择应个体化；单一药物治疗不能获得满意的疼痛缓解时，应考虑联合用药；选择药物时应注意选择不同机制、疗效相加或协同而不良反应不相加的药物。

该患者诊断为带状疱疹伴神经痛，入院时采用加巴喷丁联合布洛芬治疗带状疱疹伴神经痛，其中加巴喷丁属于一线镇痛药。对于疱疹后神经痛无法控制时，可以采用联合不同机制的镇痛药，虽然共识中推荐非甾体抗炎药用于带状疱疹后轻中度疼痛的治疗，但患者入院前已经自行服用布洛芬缓释胶囊 2 个月而没有效果，因此临床药师建议停用此药物，医生采纳药师建议，停用布洛芬缓释胶囊。临床研究显示，服用加巴喷丁后，16% 的患者可能出现有临床意义的血糖波动（<3.3mmol/L 或者≥7.8mmol/L）。该患者既往有 7 年的糖尿病病

史,为避免加巴喷丁引起血糖波动,临床药师建议将其改为普瑞巴林,但医生综合患者的经济情况,维持价格相对便宜的加巴喷丁治疗。根据指南推荐,加巴喷丁的起始剂量为每日 300mg,常用的有效剂量为每日 900～3 600mg,采用首日 0.3g q.d.、次日 0.3g q.12h. 和第 3 日 0.3g q.8h. 的方式逐渐加量,随后根据疼痛缓解情况,可逐渐增加至每日 1.8g。加巴喷丁最常见的不良反应主要包括头晕、嗜睡、恶心、外周性水肿等,且日剂量达到 1.8g 时的不良反应发生率高达 70.4%。本例患者高龄,加量过快(日剂量达到 0.9g)可能是第 5 日发生不良反应的原因之一。普瑞巴林是第二代钙通道调节剂,与加巴喷丁具有相似的作用机制,但在作用特点上,普瑞巴林的吸收和分布速率更快,起效时间更短,镇痛效果更强。考虑到患者出现头晕、恶心可能与加巴喷丁有关,医生接受药师建议,停用加巴喷丁,更换为普瑞巴林继续治疗。3 日后患者自觉疼痛改善。后来由于患者夜间偶发刺痛,影响睡眠,加用三环类抗抑郁药阿米替林,通过阻断突触前膜的去甲肾上腺素和 5- 羟色胺重摄取,阻滞电压门控钠通道和拮抗 α 肾上腺素受体,调节疼痛传导下行通路,从而发挥镇痛作用,同时还能改善患者的睡眠情况。患者疼痛改善,NRS 评分明显降低。

(三)药品不良反应监护

患者在使用加巴喷丁胶囊第 5 日时出现常见的嗜睡、头晕、恶心等不良反应症状,与加巴喷丁的使用存在时间相关性,临床药师考虑该不良反应与加巴喷丁相关,评价为"可能"。更换普瑞巴林胶囊治疗后,患者的上述症状逐渐缓解,进一步证明相关症状与加巴喷丁相关。

(四)药学监护与用药教育

临床药师在治疗过程中,主要围绕临床合理用药和用药安全方面作出努力。

在合理用药方面,药师简要向患者介绍疱疹后神经痛的形成原因,告知加巴喷丁或普瑞巴林在用法上均应遵循夜间起始、逐渐加量和缓慢减量的原则。详细告知患者各类口服药物的服用方法、用量及注意事项。指导患者加巴喷丁在前 3 日的服用方法,以及普瑞巴林在第 1 日应该于睡前服用,并且要按时、按量服用药物。同时告知患者药物有效缓解疼痛后不能立即停药,仍要维持治疗至少 2 周才可以停用。

在用药安全方面,药师告知患者服用的几种药物的不良反应自我监测和药物保存的注意事项。提醒患者注意加巴喷丁和普瑞巴林的头晕、嗜睡等不良反应;告知患者三环类抗抑郁药阿米替林的不良反应较多,除镇静、眩晕外,其抗胆碱能作用引发的口干和便秘较突出,告知患者出现口干为正常反应,可适当增加饮水。在用药期间,尤其是夜间服用阿米替林后,提醒患者注意预防跌倒。该患者的出院医嘱为普瑞巴林片和阿米替林片,告知患者普瑞巴林片应该密闭、遮光、室温保存,并注意防潮。

五、小结

通过本例用药监护的案例可以看出,临床药师可以利用专业优势综合分析疼痛性质,调整镇痛方案,优化镇痛效应,及时发现药品不良反应,同时指导患者合理用药,使患者受益最大化。

参 考 文 献

[1] 张万云,贺纯静. 带状疱疹后神经痛治疗进展. 临床皮肤科杂志,2019,48(11):710-713.

[2] 丁艺,谢菡,葛卫红. 对比普瑞巴林和加巴喷丁治疗带状疱疹后遗神经痛疗效和安全性的 Meta 分析. 药学与临床研究,2019,27(1):57-60.

[3] 中国医师协会皮肤科医师分会带状疱疹专家共识工作组. 带状疱疹中国专家共识. 中华皮肤科杂志,2018,51(6):403-408.

[4] 带状疱疹后神经痛诊疗共识编写专家组. 带状疱疹后神经痛诊疗中国专家共识. 中国疼痛医学杂志,2016,22(3):161-167.

[5] 翟学英,张守利,王大见,等. 老年带状疱疹后遗神经痛发病与血清离子钙的相关性研究. 中国麻风皮肤病杂志,2015,31(8):503-505.

[6] 李德爱,张文彬,严敏. 临床疼痛药物治疗学. 北京:人民卫生出版社,2015.

[7] WERNER R N, NIKKELS A F, MARINOVIĆ B, et al. European consensus-based(S2k) guideline on the management of herpes zoster-guided by the European Dermatology Forum (EDF)in cooperation with the European Academy of Dermatology and Venereology(EADV), part 1: diagnosis. Journal of the European Academy of Dermatology and Venereology,2017, 31(1):9-19.

[8] JOHNSON R W, RICE A S. Clinical practice: postherpetic neuralgia. New England journal of medicine,2014,371(16):1526-1533.

(孙章皓)

案例 10 一例局灶性癫痫持续状态患者的药学监护

一、案例背景知识简介

局灶性癫痫持续状态是癫痫持续状态的一种发作类型,以反复部分性发作为特点,若不及时有效控制,可导致不可逆性脑损伤;而有癫痫持续状态时患者气道通气不畅,呕吐物、呼吸道分泌物吸入易导致肺部感染,影响预后,所以迅速终止癫痫发作是治疗癫痫持续状态合并肺部感染的关键。局灶性癫痫持续状态的控制与全面性强直 - 阵挛性癫痫持续状态的处理方法基本相似。本文通过积极参与一例局灶性癫痫持续状态患者的救治，运用药学知识对药物的安全性、有效性进行分析，并对患者进行药学监护及用药教育，旨在为今后癫痫持续状态合并肺部感染患者的合理用药提供参考。

二、病例基本情况

患者，女性，27 岁。主因"发作性抽搐 15 个月，加重 28 日"入院。患者于15 个月前睡眠时被家人发现呼之不应，双眼向上凝视，牙关紧闭，口唇发绀，肢体抽搐，持续数分钟缓解，抽搐后疲乏无力。曾就诊于当地医院，诊断为癫痫，给予口服拉莫三嗪 50mg q.12h. 治疗，未再发作。3 个月前患者自行停服拉莫三嗪。1 个月前出现右口角及右面部抽搐，间隔 10 分钟左右发作 1 次，每次持续1～2 分钟，发作间隙神志模糊。患者的症状持续进展而不缓解，为进一步治疗就诊，门诊以"癫痫持续状态"收入院。

既往史：视力下降 2 年；有脑外伤史 3 年。否认高血压、糖尿病、冠心病病史。否认家族遗传病病史。否认药物、食物过敏史。

体格检查：体温 37.6℃，脉搏 80 次 /min，呼吸 18 次 /min，血压 110/70mmHg，身高 161cm，体重 51kg。可见右口角及面部抽搐频繁，发作间期嗜睡，构音不清，定向力大致正常，判断力、计算力、理解力减退。双侧瞳孔等大等圆，直径4mm，对光反射存在，1m 远处数指不清。肌张力适中，双侧腱反射活跃，右侧肢体针刺觉减退，双侧巴宾斯基征阳性，查多克征阳性，指鼻试验、跟 - 膝 - 胫试验尚稳准，颈部无抵抗，四肢无力不能下床。双肺呼吸音粗。

辅助检查：血常规示 WBC 10.22×10^9/L，N% 90.7%；血生化示 BUN4.02mmol/L，Cr 44μmol/L，GPT 9U/L，GOT 15U/L，PA 249mg/L，ALB 40.88g/L，钠 129mmol/L，钾 3.61mmol/L，Glu 5.15mmol/L；hs-CRP 12.75mg/L。眼底照相报告双侧视网膜色素变性。头颅 CT 提示脑内多发软化灶，双侧基底节钙化。头颅 MRI 平扫示脑内多发缺氧、缺血性脑软化灶、变性灶，左侧颞、顶、枕叶病灶较新。肌电图示局灶性癫痫持续状态。

入院诊断：①局灶性癫痫持续状态；②肺部感染。

三、主要治疗经过及典型事件

入院第 1 日患者的右侧口角及右侧面部抽搐，间隔 5 分钟左右发作 1 次，每次持续 1～2 分钟，给予静脉注射地西泮 10mg，10 分钟后患者的发作未能得到控制。临床药师建议静脉注射苯巴比妥 0.2g，注射时间不低于 10 分钟，医生采纳。监护过程中，观察到患者面部抽搐的间隔延长至 15 分钟，持续时间 20 秒。考虑苯巴比妥治疗有效，继续给予患者苯巴比妥 0.1g i.m. q.8h. 维持血药浓度，同时鼻饲拉莫三嗪 0.75g q.12h.，给予头孢曲松 4g i.v.gtt. q.d. 抗感染及补液、营养支持等对症治疗。第 2 日患者呈嗜睡状态，右口角、面部抽搐 2 次，间隔约 10 分钟，抽搐持续时间约 1 分钟，伴左侧面部抽搐，加用左乙拉西坦 0.5g q.12h. 鼻饲。第 3 日患者抽搐的幅度变小，考虑左乙拉西坦可能有效，将左乙拉西坦加量至 0.75g q.12h.。第 5 日患者易唤醒，能够理解语言，发作性面部抽搐仍间断出现，持续 1～2 分钟，2 次间隔 5～7 分钟。医生考虑现有药物不能有效控制患者的癫痫持续状态，给予丙戊酸钠注射液 750mg 静脉注射，后续丙戊酸钠注射液 400mg 以 1mg/（kg•h）的速度持续泵入，临床药师建议监测丙戊酸钠和苯巴比妥的血药浓度，监测肝功能。第 6 日患者呈药物镇静状态，仍间断出现右侧口角、面部不自主抽动。实验室检查示血氨 111μg/L；血药浓度监测结果示苯巴比妥 22.64mg/L，丙戊酸钠 55.25mg/L。由于患者仍有发作，且症状具有局部肌阵挛发作的特点，临床药师建议加用氯硝西泮片 2mg q.12h.，将左乙拉西坦片加量至 1g q.12h.，丙戊酸钠注射液改为鼻饲丙戊酸钠片 0.4g q.8h.，给予患者精氨酸降血氨。第 7 日患者体温 37.5℃，未再抽搐，处于嗜睡状态，可唤醒。第 8 日患者体温 37.8℃，血常规示 WBC $10.52×10^9$/L、N% 84.8%；吸痰可见大量白色黏液痰，痰培养结果提示鲍曼不动杆菌。医生拟换用美罗培南抗感染，临床药师认为美罗培南对本例患者并非最优选择，建议给予头孢哌酮钠舒巴坦 3g i.v.gtt. q.8h. 抗感染治疗，追踪病原学检查，医生表示接受。第 13 日患者未再出现抽搐情况，仍然处于嗜睡状态，将丙戊酸钠片减量至 0.2g q.8h.、氯硝西泮片减量至 1mg q.12h.。第 20 日患者体温正常，精神状态可，无癫痫发作，能正确回应简单问题，可在搀扶下下床行走，血常规示 WBC $9.58×10^9$/L、N% 72.8%，血氨 74μg/L，临床药师建议停用丙戊酸钠片。患者病情平稳，转当地医院继续治疗。

四、讨论

（一）稳定的血药浓度对癫痫持续状态维持治疗的影响

对于癫痫患者，使用抗癫痫药的一个重要原则是保证抗癫痫药在体内有稳定的血药浓度。该患者 15 个月前诊断为癫痫，一直服用拉莫三嗪 50mg q.12h. 治疗，癫痫控制较好，未再有抽搐发作。直到 3 个月前自行停服拉莫三嗪，间隔 2 月后，由于患者体内的血药浓度迅速下降，从而出现癫痫持续状态（status epilepticus，SE）。癫痫是一种慢性神经系统疾病，需要长期服用抗癫痫药，服用药物的目的不仅在于控制临床发作，还要抑制大脑神经元的异常放电，无论是特发性癫痫还是症状性癫痫，如果在治疗过程中突然停药或随意更换抗癫痫药，都容易导致体内的血药浓度不稳定，从而导致癫痫持续状态的发生。

（二）合理的药物治疗方案对癫痫持续状态控制发作的影响

癫痫持续状态具有潜在的致死性，如何采取有效的治疗方案迅速终止发作是降低死亡率和改善预后的关键。控制其发作需要一次、足量、缓慢静脉给药。

癫痫诊疗指南推荐，初始治疗首选静脉注射地西泮（每次 0.15～0.2mg/kg，最多 10mg，注射速度为 2～5mg/min），10～20 分钟内可酌情重复 1 次；或肌内注射咪达唑仑（>40kg，每次 10mg；15～40kg，每次 5mg）。初始治疗失败后可选择苯巴比妥静脉注射，按照说明书每次 200～300mg，>10 分钟静脉注射，必要时每 6 小时重复 1 次；或可选择丙戊酸钠 15～45mg/kg，最多 3 000mg，>5 分钟静脉注射，后续 1～2mg/（kg•h）静脉泵注。本例患者入院第 1 日在给予地西泮 10mg 静脉注射未能控制癫痫发作的情况下，给予苯巴比妥 0.2g 静脉注射，半小时后观察药物有效。第 5 日现有药物不能有效控制患者的癫痫持续状态，给予丙戊酸钠注射液 750mg 静脉注射后，予以丙戊酸钠注射液 400mg 以 1mg/（kg•h）的速度微量泵入。

后期序贯治疗的原则：当初始治疗或第二阶段的治疗终止发作后，建议立即予以同种或同类肌内注射或口服药物过渡治疗，如苯巴比妥、卡马西平、丙戊酸、奥卡西平、托吡酯、左乙拉西坦、拉莫三嗪和加巴喷丁等。注意口服药物的替换需达到稳态血药浓度（5～7 个半衰期），以避免癫痫持续状态复发。因为拉莫三嗪起效缓慢，所以入院第 1 日给予患者拉莫三嗪 0.75g q.12h.，为后面减停静脉抗癫痫药做好准备，同时加用左乙拉西坦 0.5g q.12h.。第 6 日由于持续微量泵入丙戊酸钠已达 24 小时，改为鼻饲丙戊酸钠片 0.4g q.8h.，患者的口角局部抽搐仍然间断发作，根据患者局灶性发作的特点，加用氯硝西泮片 2mg q.12h.，并将左乙拉西坦片增加剂量至 1g q.12h.、苯巴比妥增加剂量至 0.2g q.8h. 抗癫痫。第 7 日患者的发作得到有效控制。由此可见，及时准确地调整抗癫痫药及合理的个体化药物治疗方案对控制癫痫持续状态至关重要。

（三）静脉注射与肌内注射苯巴比妥在癫痫持续状态治疗中的作用与区别

患者入院第 1 日为控制癫痫持续状态发作，给予地西泮 10mg 静脉注射，发作未能得到控制，给予苯巴比妥静脉注射后观察患者面部抽搐的间隔延长、持续时间缩短，证明苯巴比妥治疗有效，随后给予患者肌内注射苯巴比妥维持血药浓度。苯巴比妥可以控制部分发作和全面强直 - 阵挛性发作癫痫。静脉注射苯巴比妥通常是在苯二氮䓬类药物和苯妥英钠无效的癫痫持续状态病例中使用。对于不能耐受苯妥英钠或使用适当的苯妥英钠负荷剂量后仍有癫痫发作的患者，苯巴比妥仍有效。关于肌内途径，成人可肌内注射 200mg 的剂量，如果需要，6 小时后可重复给药。因为肌内注射吸收缓慢，药液先进入肌肉，再由肌肉的毛细血管吸收进入血液循环，延缓达到足够的血药浓度。但是皮下途径可能引起组织坏死，不提倡用于癫痫持续状态的急救治疗。肌内注射与静脉给药两者的吸收方式、吸收过程及药效快慢不同。对于癫痫持续状态控制，使用苯巴比妥时静脉给药是首选，且符合指南推荐。

（四）氯硝西泮在癫痫持续状态治疗中的作用

氯硝西泮可用于控制各型癫痫,很早以前就有人报道过其控制难治性部分性癫痫疗效显著。根据癫痫诊疗指南,氯硝西泮可用于治疗肌阵挛性癫痫发作,肌阵挛发作表现为不自主、快速、短暂、电击样肌肉抽动,可累及全身,也可限于局部肌肉或肌群。本例患者的右侧口角及面部不自主抽动,符合局部肌阵挛的表现,为此临床药师建议给予患者加用氯硝西泮,临床效果显著,患者的癫痫持续状态得到较好的控制。

由于氯硝西泮的作用有时受到耐受性、镇静作用的限制,不作为抗癫痫治疗的首选,很少被纳入癫痫持续状态治疗指南中。然而,在临床上静脉注射氯硝西泮用于治疗癫痫持续状态已有报道,并具有独特的优势。研究显示,氯硝西泮注射后获得癫痫发作临床控制的平均时间为1.75分钟,大部分患者在注射完毕前停止抽搐,可能与该药的脂溶性高、可直接透过血脑屏障有关。因为氯硝西泮的代谢慢、血浆半衰期长,因此药效维持时间明显比地西泮长。注射氯硝西泮后患者的血压、心率、呼吸没有显著变化,小部分患者的副作用仅为短暂的轻至中度嗜睡。因此,氯硝西泮可作为治疗癫痫持续状态的有效替代药物。

五、小结

对于癫痫持续状态的治疗,应尽早缩短持续过程,以减少其对脑组织的损伤。临床药师可以运用自己掌握的药动学和药剂学知识,利用血药浓度监测,协助临床医生合理选择个体化药物治疗方案,改善患者的预后。

参 考 文 献

[1] 中国抗癫痫协会. 临床诊疗指南:癫痫病分册(2015修订版). 北京:人民卫生出版社,2015.

[2] 娄萍,孙争宇. 睡前添加氯硝西泮治疗难治性单纯部分运动性癫痫的临床观察. 医药论坛杂志,2011,32(10):169-170.

[3] 邓小龙,刘智胜. 癫痫持续状态与脑损伤机制研究进展. 国际儿科学杂志,2010,37(6):613-615.

[4] KOUBEISSI M. Intravenous clonazepam in status epilepticus. Epilepsy currents,2016,16(2):89-90.

[5] GLAUSER T,SHINNAR S,GLOSS D,et al. Evidence-based guideline:treatment of convulsive status epilepticus in children and adults:report of the guideline committee of the American Epilepsy Society. Epilepsy currents,2016,16(1):48-61.

[6] EDEY S,MORAN N,NASHEF L. SUDEP and epilepsy-related mortality in pregnancy. Epilepsia,2014,55(7):e72-e74.

[7] YASIRY Z, SHORVON S D. The relative effectiveness of five antiepileptic drugs in treat-ment of benzodiazepine-resistant convulsive status epilepticus: a meta-analysis of published studies. Seizure, 2014, 23(3): 167-174.

（孙章皓）

案例 11　一例肾移植术后脑出血患者降血压治疗的药学监护

一、案例背景知识简介

据统计，肾移植术后 10 年内脑血管病的患病率为 7.97%，包括缺血性脑梗死和脑出血。一般来说，脑出血的年发病率为 0.012%～0.015%，而肾移植术后脑出血的年发病率为 0.6%～1.275%，且有更高的病死率。高血压、年龄和出血部位是脑出血患者血肿进展和再出血的独立危险因素，但其中仅血压是可以控制的，且血压升高（＞180mmHg）与血肿扩大和预后不良相关。因此，如何有效、合理地控制血压是肾移植术后脑出血急性期治疗面对的重要问题之一。现就一例肾移植术后脑出血患者的降血压治疗方案进行分析，为今后的临床工作提供参考。

二、病例基本情况

患者，男性，41 岁。主因"突发头痛伴右侧肢体活动不利 7 小时"入院。患者入院前 7 小时于一般活动中突发头痛伴右侧肢体活动不利，表现为头部胀痛，无恶心、呕吐，右上肢持物不稳，右下肢走路拖沓，休息后症状无明显好转，遂就诊于急诊科，头颅 CT 提示脑出血破入脑室。急诊以"脑出血"收入神经内科，病程中患者无视物旋转、复视，无吞咽困难、饮水呛咳，无意识不清、肢体抽搐。发病以来患者精神状态良好，饮食、睡眠、大小便正常，体重无明显改变。

既往史：既往高血压病史 13 年，血压最高 220/130mmHg，平素间断口服抗高血压药，具体不详；肾移植术后 13 年，长期口服他克莫司抗排斥反应，剂量不详；肾功能不全 3 年，每周 3 次血液透析。否认糖尿病、冠心病、肝病病史。无食物、药物过敏史。

入院查体：体温 37.9℃，脉搏 92 次/min，呼吸 18 次/min，血压 200/138mmHg。意识清，言语欠清，记忆力、计算力及定向力正常，无失语、失认及失用。双侧瞳孔等大等圆，直径约 3mm，对光反射灵敏，双眼球向各方向活动充分，无眼震颤。右侧鼻唇沟变浅，口角向左歪斜，伸舌居中，双侧软腭抬举良好，咽反射对称存在，悬雍垂居中。颈软，转颈耸肩有力，右侧肢体肌力 4 级，左侧肢体肌力 5 级，肌张力正常，双侧腱反射（++），右侧病理征（+）。双侧锁骨上窝、颈动脉听诊区未闻及血管杂音。心、肺、腹部未见明显异常。NIHSS 评分 3 分，改良 Rankin 量表（modified Rankin scale，MRS）评分 0 分。

辅助检查：头颅 CT 检查示左侧丘脑处可见一不规则高密度影，两侧脑室形成铸型高密度影，中线结构略向右移位。

入院诊断：①脑出血；②高血压（3 级，很高危）；③肾移植状态；④肾功能不全。

三、主要治疗经过及典型事件

患者入院后给予甘油果糖脱水、降颅内压。入院时患者的血压 200/138mmHg，给予硝普钠 25mg i.v.gtt. b.i.d.、厄贝沙坦 75mg p.o. q.d. 控制血压，同时给予营养神经、补液等支持对症治疗。患者的血压波动在 193～150/90～101mmHg，心率波动在 65～80 次/min。

第 2 日患者的血压上升到 205/100mmHg，加用硝苯地平片 10mg t.i.d. 舌下含服，患者的血压波动在 180～167/86～100mmHg。临床药师建议将硝苯地平片 10mg t.i.d. 改为硝苯地平控释片 30mg q.d.，医生采纳药师建议。

第 5 日患者自诉头晕、头痛，血压波动在 161～175/85～92mmHg，心率波动于 89～98 次/min，临床药师建议医生停用硝普钠，医生采纳。

第 8 日患者于上午血压升至 195/97mmHg，医生拟再次给予患者硝普钠静脉滴注，临床药师与医生沟通后，建议给予乌拉地尔静脉泵入（10mg/h），医生采纳。

第 9～14 日患者的血压波动在 145～176/67～88mmHg，停用乌拉地尔。

第 17 日患者的血压再次升高至 189/87mmHg，心率 95 次/min，医生将硝苯地平控释片增加至 30mg b.i.d.，临床药师建议给予患者硝苯地平控释片 30mg q.d.，同时加用美托洛尔缓释片 47.5mg q.d.，医生采纳。

第 18～20 日患者的血压平稳波动于 140～156/73～90mmHg，其他生命体征平稳，转至当地医院继续康复治疗。

四、讨论

（一）该患者脑出血后血压居高难下的原因

多种因素（应激、疼痛、高颅压等）均可使脑出血患者的血压升高。有研究表明，脑出血患者的血压升高的原因可能有以下几点：①脑出血后，脑血肿占位效应和出血灶周围水肿可导致颅内压增高，通过脑缺血反应（颅内压急剧升高时患者会出现血压升高、脉搏减慢、呼吸减慢），引起反射性血压升高；②在脑出血后病变周边出现缺血区，所以大脑血压调控中枢通过血压升高以维持缺血区的灌注；③若脑出血损伤自主神经中枢，尤其是累及间脑，可导致自主神经功能紊乱，交感神经失去抑制，从而使血压剧烈波动。该患者的头颅 CT 提示出血部位为左侧丘脑,并破入侧脑室,故患者脑出血后血压升高可能与血肿的占位效应、出血后病变周围出现缺血区及血压调控中心反射性升高血压以维持缺血区的灌注有关。同时,资料显示抗排斥药糖皮质激素、吗替麦考酚酯、他克莫司都有高血压的不良反应,尤其以吗替麦考酚酯、他克莫司最为常见。研究显示,他克莫司具有影响血管平滑肌松弛和改变血流动力学的作用,可能是脏器移植术后长期应用他克莫司引起高血压的重要机制。该患者肾移植术后 13 年,长期口服他克莫司抗排斥反应,所以该患者的血压升高也可能是他克莫司引起的药源性高血压。

(二)脑出血患者的血压控制目标

高血压是脑出血的主要发病因素和影响预后的重要因素,但血压范围控制在多少最佳,多年来一直存在争议。有研究报道,脑出血患者的收缩压过低或过高,预后均差,收缩压控制在 100~159mmHg 为最佳,但是这个范围较宽。更有细化的研究指出,发病 6 小时内急性脑出血,早期积极降血压,收缩压控制在 140mmHg 左右,临床预后比传统降血压标准(<160mmHg)更好。根据《中国脑出血诊治指南》(2019)推荐,对于收缩压在 150~220mmHg 的住院患者,在没有急性降血压禁忌证的情况下,数小时内降血压至 130~140mmHg 是安全的,其改善患者神经功能的有效性尚待进一步验证;对于收缩压在 220mmHg 以上的脑出血患者,在密切监测血压的情况下,持续静脉输注药物控制血压可能是合理的,收缩压的目标值为 160mmHg。指南推荐应综合管理脑出血患者的血压,分析血压升高的原因,再根据血压情况决定是否进行降血压治疗。

综上所述,血压应控制在多少尚不能定论,但无论是将收缩压控制在 160mmHg 左右还是 140mmHg 左右,应该都是安全的。该患者入院时的血压为 200/138mmHg,超过指南推荐的控制目标范围,应积极进行降血压治疗。

(三)患者的降血压方案分析

根据《高血压合理用药指南》(第 2 版)推荐,5 种一线抗高血压药(利尿药、CCB、ACEI、ARB 及 β 受体拮抗剂)均可作为卒中一级和二级预防的降血压治疗药物,可单药治疗或联合用药。肾性高血压可选择的药物主要包括 ACEI、ARB、CCB、噻嗪类利尿药、袢利尿药、α 受体拮抗剂、β 受体拮抗剂等,往往需要联合使用 2 种或 2 种以上的抗高血压药。其中 ACEI、ARB 为首选药,ACEI 和 ARB 的作用机制为抑制血管紧张素转换酶的活性,降低血管紧张素Ⅱ水平,可使出球小动脉扩张,从而降低肾小球血压;还可减少尿蛋白的生成,在降血压的同时能保证肾脏的血流,具有明显的肾脏保护作用。另外,CCB 在肾移植后高血压的降血压治疗中也常作为一线用药。这是因为 CCB 可扩张肾脏入球小动脉,并且能够改善肾脏的血流动力学,可以直接对抗他克莫司收缩血管、升高血压的作用。多数血压难以控制的患者可采用 ACEI/ARB + 二氢吡啶类 CCB +

利尿药组成的三药联合方案，这些联合方案可获得较好的降血压疗效，减少下肢水肿及高钾血症等不良反应。对于仍不能达标的难治性高血压患者，第4种抗高血压药可加用α受体拮抗剂、β受体拮抗剂、中枢性抗高血压药等。

该患者入院第1日给予硝普钠静脉滴注，同时给予厄贝沙坦75mg p.o. q.d. 控制血压。硝普钠能有效地扩张动脉和静脉，减轻心脏的前后负荷，作用强且迅速，对动脉和静脉平滑肌均有直接扩张作用，从而使周围血管阻力降低。高血压合并脑血管病的患者在进行抗高血压药选择时既要能够降血压，又要能够改善脑血管的血供。有研究显示，厄贝沙坦具有抗氧化应激的作用，可以提高血氧含量和血氧分压，使组织毛细血管内氧的弥散能力得以提高；还可以促进侧支循环的建立，清除氧自由基，有利于脑出血患者血肿的清除，进而减轻脑组织损伤，因此适用于脑出血患者。第2日医生给患者含服短效硝苯地平片，由于药物吸收迅速，降血压幅度和速度难以掌控，对合并颅内外血管狭窄的患者有诱发缺血性卒中的风险，不能将含服短效硝苯地平作为急性降血压方案，而且硝苯地平片的半衰期短，会导致血压上下波动，因此临床药师建议将硝苯地平片改为硝苯地平控释片，以便取得平稳降血压的效果。第5日患者已经连续使用硝普钠5日，根据硝普钠的使用要求，肾功能不全患者应用该药超过72小时应每日监测血浆氰化物或硫氰酸盐浓度，以防出现氰化物或硫氰酸盐中毒。另外，硝普钠、硝酸甘油等硝酸酯类药物对动脉、静脉均有直接扩张作用，起效快，降血压幅度大，监测不当容易导致血压异常波动。该患者未做血浆氰化物或硫氰酸盐浓度监测，同时患者已经出现头痛、头晕、心率快等疑似氰化物中毒的症状，经与医生沟通后停用硝普钠。第8日患者的血压升高至195/97mmHg，给予乌拉地尔降血压。乌拉地尔具有中枢和外周扩血管的双重作用，且对中枢血管的作用强度明显高于外周血管。除此之外，乌拉地尔还具有拮抗突触前膜α受体、轻度β受体拮抗及激活延髓5-HT$_{1A}$受体的作用，故在降血压的同时可以减少发生低血压的风险，还可产生稳定心率及抑制反射性心动过速的作用，由此达到平稳降血压的效果。虽然其起效速度较硝普钠慢，但对于该患者更为适用。入院第14日患者已经使用乌拉地尔7日，停止使用。第17日患者的血压再次升高，医生将硝苯地平控释片30mg q.d. 改为30mg b.i.d.。硝苯地平控释片在24小时内近似恒速地释放硝苯地平，增加控释制剂的给药频次可以增加某一时间段内的药物浓度，造成药物蓄积，同时也会增加药物的不良反应，所以该药应该每日1次给药，可以联用其他类抗高血压药。文献报道，β受体拮抗剂可作为肾移植术后高血压治疗的维持用药。β受体拮抗剂有良好的降血压效果，不良反应是会影响血脂和血糖代谢，并且减慢心率，与CCB类药物合用可以减轻CCB引起的心动过速。患者当时测心率为95次/min，因此给予硝苯地平控释片30mg q.d.，联合使用β受体拮抗剂美托洛尔缓释片，之后患者的血压保持平稳。

五、小结

肾移植术后患者出现脑出血,首先应该了解患者的高危因素,尤其是监测血压,高血压的防治是提高移植肾的长期存活率、降低死亡率的重要措施。临床药师应综合掌握各类抗高血压药的特点、患者情况和相关临床知识,及时发现和解决药物治疗中的问题,加强与医生的交流和沟通,协助医生为患者提供安全、有效的个体化药物治疗方案,有效降低或避免药品不良反应的发生,促进临床合理用药。

参 考 文 献

[1] 中华医学会神经病学分会,中华医学会神经病学分会脑血管病学组. 中国脑出血诊治指南(2019). 中华神经科杂志,2019,52(12):994-1005.

[2] 杨艳敏,方全,王斌,等. 硝酸酯类药物静脉应用建议. 中华内科杂志,2014,53(1):74-78.

[3] 国家卫生计生委合理用药专家委员会,中国医师协会高血压专业委员会. 高血压合理用药指南(第2版). 中国医学前沿杂志(电子版),2017,9(7):28-126.

[4] 张巧萍,胡晓静,王丹. 氨氯地平与厄贝沙坦片联用治疗2型糖尿病患者脑出血急性期观察. 中国药师,2016,19(1):89-91.

[5] 史伟,杨敏. 临床药物治疗学:肾脏疾病. 北京:人民卫生出版社,2017.

[6] 陈实. 临床诊疗指南:器官移植学分册. 北京:人民卫生出版社,2010.

[7] CHATZIKYRKOUA C,MENNEA J,GWINNERA W,et al. Pathogenesis and management of hypertension after kidney transplantation. Journal of hypertension,2011,29(12):2283-2294.

[8] ARIAS M,FERNÁNDEZ-FRESNEDO G,GAGO M,et al. Clinical characteristics of resistant hypertension in renal transplant patients. Nephrology dialysis transplantation,2012,27(4):36-38.

[9] AFTAB W,VARADARAJAN P,RASOOL S,et al. Beta and angiotensin blockades are associated with improved 10-year survival in renal transplant recipients. Journal of the American Heart Association,2013,2(1):e000091.

(孙章皓)

案例12 一例甘露醇引起急性肾损伤患者的药学监护

一、案例背景知识简介

甘露醇为一种六碳多元醇,分子量为182.172,为高渗性脱水药,在体内不被代谢,经肾小球滤过后在肾小管内甚少被重吸收,起到渗透性利尿作用。甘露醇经静脉注入后，迅速提高细胞外液的血浆渗透压，形成血-脑脊液间的渗透压差，使细胞间液中的水分迅速移入血管内，使组织脱水由肾脏排出，从而达到减轻脑水肿、降低颅内压的目的。然而，大剂量、长疗程应用甘露醇可引起急性肾损伤（acute kidney injury，AKI），随着近几年临床广泛应用，甘露醇引起急性肾损伤的病例报道也逐年增多。本文拟通过对一例大面积脑梗死患者使用甘露醇治疗的药学监护，探讨甘露醇肾毒性的相关危险因素、发生机制、防治措施，以期为临床提供参考。

二、病例基本情况

患者，男性，66 岁。主因"头晕 2 日，加重伴偏盲、左侧肢体活动不利 1 日"入院。患者于入院 2 日前无明显诱因出现头晕症状，自测血压偏高，收缩压波动于 170mmHg 左右，休息后未见明显改善。入院前 1 日患者的症状加重，出现反应迟钝、头痛、言语含糊、左侧肢体活动不利，家属发现患者看不见左侧物体，遂就诊于急诊科，急诊以"脑梗死"收入神经内科。病程中患者无肢体麻木，无吞咽困难、饮水呛咳等不适，发病以来精神、饮食、睡眠稍差，大小便正常，体重无明显改变。

既往史：既往高血压病史 10 年，血压最高 180/110mmHg，脑梗死病史 1 年余，间断口服药物治疗。否认糖尿病、冠心病、肝病、肾病病史。无食物、药物过敏史。

入院查体：体温 36.1℃，脉搏 84 次/min，呼吸 20 次/min，血压 153/104mmHg。双侧锁骨上窝、颈动脉听诊区未闻及明显的血管杂音，意识清楚，言语不清，构音障碍。双侧瞳孔等大等圆，直径约 3.0mm，对光反射灵敏，双眼球向各方向活动充分，无眼震颤，双眼左侧同向性偏盲。示齿口角无歪斜，伸舌居中。左侧肢体肌力 4 级，肌张力正常；右侧肢体肌力 5 级，肌张力正常。双侧腱反射（++），双侧肢体针刺痛觉大致正常，指鼻试验稳准，跟-膝-胫试验稳准，左侧巴宾斯基征可疑，颈软。NIHSS 评分 4 分，MRS 评分 1 分。

辅助检查：头颅 CT 检查示右侧枕颞交界处可见大片状低密度影。血肌酐 80mmol/L。

入院诊断：①大面积脑梗死；②高血压（3 级，很高危）。

三、主要治疗经过及典型事件

入院后给予口服阿司匹林肠溶片 100mg q.d.、氯吡格雷 75mg q.d. 抗血小板治疗，阿托伐他汀钙片 20mg q.n. 稳定斑块，20% 甘露醇注射液 250ml q.8h. 脱水、降颅内压，另外使用乌拉地尔调整血压、丁苯酞改善侧支循环、己酮可可碱改善脑血液循环及对症补液、补充电解质等治疗。入院当日夜间患者的病情突然加重，嗜睡，查体示左侧肢体肌力明显下降，复查头颅 CT 提示右侧顶枕颞叶大面积脑梗死，脑室受压，中线移位，将甘露醇加量至 250ml q.4h.。临床药师建议医生减半甘露醇的单次剂量，医生考虑患者情况危急未予采纳。治疗第 5 日患者的症状未见明显好转，实验室回报患者的血肌酐升高至 297mmol/L，考虑 AKI，临床药师再次建议将 20% 甘露醇的用法用量改为 125ml q.8h.，并加用甘油果糖注射液 250ml b.i.d. 与呋塞米 20mg b.i.d. 静脉滴注，医生采纳建议。第 8 日患者的双侧瞳孔等大等圆，复查头颅 CT 回报无中线偏移，脑水肿较前明显好转，血肌酐 99mmol/L。患者在治疗期间未出现电解质紊乱、少尿等不良反应，病情逐渐平稳后转回当地医院继续治疗。

四、讨论

（一）甘露醇的急性肾损伤毒性

据文献报道，甘露醇致急性肾损伤的发生率为 0.5%～30%，机制主要为甘露醇引起近曲小管细胞肿胀和空泡化，从而损伤肾小管，即渗透性肾病。也有学者认为甘露醇的脂溶性低，在肾小球滤过后不再被肾小管重吸收而引起局部浓度过高，进而在肾小管产生微结石阻塞肾小管，引起肾损伤。有研究归纳了甘露醇致 AKI 的高危因素：①≥60 岁；②原有肾损伤（包括高血压和糖尿病引起的肾损伤）；③甘露醇的用量 >150g/d，且用药时间长；④合并用其他肾毒性药物；⑤血浆渗透压差≥55mmol/L 或血浆渗透压≥320mmol/L；⑥存在并发症或伴发病，如低血钠、脑卒中后昏迷、消化道出血、低血容量等。存在上述 1 项或多项高危因素的患者更易发生 AKI。该患者 66 岁，既往无肾脏疾病，入院后查血肌酐 80mmol/L。给予甘露醇 250ml q.8h.（即 150g/d）降颅内压，未合用其他肾毒性药物。入院当日夜间患者的病情突然加重，脑室受压，中线移位，将甘露醇加至 250ml q.6h.（即 200g/d）；用药第 5 日血肌酐升高至 297mmol/L，将甘露醇减量至 125ml q.8h.（即 75g/d），并与甘油果糖注射液和呋塞米注射液交替使用，降低颅内压；3 日后血肌酐降至 98mmol/L。综上所述，考虑患者是因为使用甘露醇引起的急性肾损伤。

（二）甘露醇脱水、降颅内压的用法用量

目前临床对于脑卒中患者使用甘露醇的用法用量尚存在争议，《甘露醇治疗颅内压增高中国专家共识》（2019 年版）常规推荐的方案为甘露醇静脉滴注 0.25～1g/kg，间隔 4～6 小时后重复给药。而 2014 年 AHA/ASA 对脑梗死伴有脑水肿管理意见中推荐的用法用量为甘露醇可单次或多次静脉注射，如单次使用，每次 15g；如多次使用，每次 0.5～1g/kg，间隔 4～6 小时后重复给药。有学者认为大剂量甘露醇 1.0g/kg 为有效剂量，有效时间为 4～6 小时，对重症颅内压增高的患者如需要迅速有效地降低颅内压，甘露醇的剂量以 1.0g/kg 为宜，

应在 120 分钟内重复给药。但也有人认为小剂量甘露醇(0.2~0.5g/kg)降低颅内压的作用与大剂量相似,且可避免严重脱水、渗透失衡及在大剂量时发生的甘露醇外渗。治疗急性脑卒中时,应用小剂量甘露醇在短期内的治疗总有效率优于大剂量甘露醇,且不良反应发生率更低。一般来说,可用 20% 甘露醇 125~150ml 快速静脉滴注,每 6 小时或 8 小时 1 次,伴有其他基础疾病者应根据情况适当加用呋塞米或白蛋白。甘露醇的使用时间一般为 7 日,个别严重者为 14 日。目前多数学者认为,急性脑血管疾病患者往往合并心、肾损伤,大剂量甘露醇使肾血管收缩,增加心、肾负担;而小剂量甘露醇扩容、利尿、扩张肾血管,对肾脏有保护作用。因此,小剂量甘露醇治疗急性脑血管疾病是安全有效的。

有研究显示,甘露醇所致的肾损伤与单次用量、给药间隔和滴注持续时间有关,单次用量越大、给药间隔越短、滴注持续时间越长,则发生肾损伤的概率越高。文献指出,甘露醇的用药总剂量超过 1 100g 时可使肾功能正常的患者发生 AKI,有肾脏基础疾病的患者甘露醇总量达 300g 就可导致 AKI,甘露醇的日剂量超过 200g(产生超过 60mOsm/kg 渗透压)是导致 AKI 的危险因素。该患者入院后给予 20% 甘露醇注射液 250ml q.4h. 脱水、降颅内压,甘露醇的日剂量达到 300g,且未与其他脱水药联合使用,患者脱水治疗的效果欠佳。大剂量甘露醇使用 4 日后,总量达到 1 200g 以上,导致 AKI 的发生。由于患者的脑水肿症状较重,立刻停用甘露醇有导致脑疝的可能性,因此在药师干预下将甘露醇减量为 125ml q.8h.,即日剂量为 75g,同时与甘油果糖和呋塞米交替使用,脑水肿症状得到控制,同时减轻对于肾脏的损伤。

(三)甘露醇引起的急性肾损伤的防治

甘露醇导致的早期肾损伤是可逆性的,因此早期发现、早期治疗十分重要,一旦发生急性肾损伤应停用甘露醇或者调整给药方案,以预防肾功能进一步恶化。为了避免 AKI 的发生,应避免大剂量、长时间使用甘露醇治疗。临床应用时掌握好适应证,对高龄或者脑水肿不明显者尽量不用甘露醇,应严格控制日剂量和总剂量。为减少甘露醇的用量,可与甘油果糖、呋塞米等联合交替使用,以保证脱水治疗的疗效和减少 AKI 的发生。应用甘露醇期间,慎用或禁用其他肾毒性药物。使用过程中适当补充水和电解质,维持水、电解质及酸碱平衡,用药期间加强监测。原有肾损伤或肾移植术后者应慎用或禁用甘露醇,对合并慢性肾功能不全、心房颤动等慢性病病史或合并使用可能导致肾损伤的药物的患者尤其需加强肾功能监测,及时预防和发现严重肾损伤事件。对于严重肾损伤患者,可进行血液透析清除药物。

本例患者大剂量应用甘露醇 4 日后血肌酐升高至 297mmol/L,急性肾损伤的诊断明确、诱因明确,在临床药师的积极干预下将 20% 甘露醇的用法用量改为 125ml q.8h.，并加用甘油果糖注射液 250ml b.i.d.、呋塞米注射液 20mg b.i.d.，与甘露醇交替使用降颅内压，3 日后血肌酐降至 98mmol/L，脑水肿症状得到控制的同时肾功能得以恢复，未造成远期不良预后。

五、小结

甘露醇的临床应用广泛，因此甘露醇导致的 AKI 等严重不良反应需引起临床重视。在治疗过程中应密切监测患者的肾功能指标及尿量等，及时依据肾功能调整给药方案。尤其对于老年、合并肾功能不全的患者，应进行全程药学监护，及早发现药物的肾毒性反应，并给予相应的干预措施，保障患者用药安全。

参 考 文 献

[1] 梁国聪，吴昊，孙超文，等. 老年急性大面积脑梗死患者用不同剂量甘露醇进行治疗的临床效果观察. 吉林医学，2019，40（2）：264-265.

[2] 中华医学会神经外科学分会小儿学组，中华医学会神经外科学分会神经重症协作组，《甘露醇治疗颅内压增高中国专家共识》编写委员会. 甘露醇治疗颅内压增高中国专家共识. 中华医学杂志，2019，99（23）：1763-1766.

[3] 中华医学会神经病学分会，中华医学会神经病学分会脑血管病学组. 中国急性缺血性脑卒中诊治指南 2018. 中华神经科杂志，2018，51（9）：666-682.

[4] 刘建英，马文巧，代丽丽. 不同剂量甘露醇治疗老年急性大面积脑梗死的疗效分析. 实用心脑肺血管病杂志，2018，26（S2）：91-92.

[5] 王明秋，翟文豪，王炎强，等. 急性缺血性卒中患者急性肾损伤的危险因素. 国际脑血管病杂志，2017，25（6）：511-515.

[6] 沈颖. 甘露醇致急性肾损伤及其防治. 实用儿科临床杂志，2010，25（5）：309-311.

[7] 史卫忠，赵志刚. 甘露醇的临床合理使用. 药品评价，2010，7（6）：54-56，60.

[8] WIJDICKS E F M, SHETH K N, CARTER B S, et al. Recommendations for the management of cerebral and cerebellar infarction with swelling: a statement for healthcare professionals from the American Heart Association/American Stroke Association. Stroke, 2014, 45（4）：1222-1238.

[9] KDIGO clinical practice guideline for acute kidney injury. Kidney international, 2012, 2（Suppl 1）：8-12.

（孙章皓）

案例 13 一例骨转移患者应用双膦酸盐致颌骨坏死的病例分析

一、案例背景知识简介

骨吸收抑制剂双膦酸盐可显著减少骨转移并发症及骨痛的发生。对于骨转移的前列腺癌患者，每 4 周注射 1 次唑来膦酸可降低病理性骨折、骨骼手术及脊髓压迫症等骨相关事件并发症的发生率，可降低前列腺癌骨转移患者的骨转换标志物水平，改善临床结局。随着双膦酸盐累积使用剂量的增加，可能产生严重的并发症——双膦酸盐相关性颌骨坏死（bisphosphonate related osteonecrosis of the jaw，BRONJ）。颌骨坏死可发生于用药过程中或用药后，发生部位为下颌骨（约 2/3 以上）、上颌骨（约 1/4）或者同时累及上、下颌骨，一般以上颌骨的病变更为严重。自发病例较少，多数出现在一些口腔外科操作后。临床典型表现为坏死颌骨暴露、颌骨疼痛、肿胀、脓肿和皮肤瘘管等。本文拟通过对一例长期静脉应用双膦酸盐治疗前列腺癌骨转移导致颌骨坏死的案例分析，探讨双膦酸盐导致颌骨坏死的发病机制、危险因素、防治措施等，以期为骨转移患者应用双膦酸盐控制慢性疼痛的个体化药学监护提供参考。

二、病历内容简介

患者，男性，62 岁。身高 165cm，体重 58kg，BMI 21.3kg/m^2。2015 年 8 月因"腰痛"入院治疗，病理检查示转移性前列腺癌，骨扫描示胸 5、7 椎体转移，给予"比卡鲁胺片、醋酸戈舍瑞林缓释植入剂、唑来膦酸注射液"治疗。双膦酸盐类药物唑来膦酸注射液（4mg i.v.gtt.，每 28 日 1 次）规律给药，腰痛逐渐缓解。2017 年 7 月腰背部再次出现疼痛并逐渐加重，入院查前列腺特异性抗原（prostate specific antigen，PSA）（总）4.54μg/L，PSA（游离）0.774μg/L。PET-CT 提示①全身多发骨骼高密度结节，考虑多发骨转移；②左侧下颌局部高代谢灶，考虑齿源性炎症改变。之后依次进行双环铂 500mg i.v.gtt. 5 个周期的化疗，继续予以唑来膦酸注射液 4mg 每 28 日 1 次联合盐酸羟考酮缓释片 10mg p.o. b.i.d. 镇痛治疗。2018 年 11 月—2019 年 1 月先后拔除右上第一、二、三磨牙，拔牙窝皆未愈合，曾自行服用"头孢菌素类药物"抗感染治疗，未见明显好转。2019 年 3 月因"右上颌拔牙后肿痛不适 3 月余"于门诊就诊，门诊以"双膦酸盐相关性骨髓炎"收入院。患者吸烟史 42 年，约 20 支 /d，现未戒烟；无饮酒史。

既往史：2015 年诊断为转移性前列腺癌（Ⅳ期）、骨转移、腹膜后淋巴结转移，长期规律静脉注射双膦酸盐。

入院查体：体温 36.4℃，脉搏 76 次 /min，呼吸 17 次 /min，血压 125/79mmHg。

精神状态差，体力下降，食欲一般，睡眠较差。颌面部左右对称，开口型正常，开口轻度受限。右侧上颌磨牙区可见未愈合的拔牙窝，表面溃烂，有脓液溢出，颊侧肿胀，触痛明显。

辅助检查： 颅脑 CT 示①下颌骨，枕骨斜坡，颈 2、3、5 椎体及颈 5 部分附件骨质内可见片状高密度影，考虑转移瘤的可能性大；②颈部多发淋巴结；③右侧上颌窦、筛窦炎。血红蛋白 118g/L，红细胞计数 3.95×10^{12}/L。

入院诊断： 双膦酸盐相关性骨髓炎；前列腺癌（Ⅳ期），骨转移，腹膜后淋巴结转移；干槽症。

三、主要治疗经过及典型事件

结合患者的双膦酸盐用药史及临床影像学检查，本次入院主要为手术治疗。入院后完善相关检查，于 2019 年 4 月 1 日全麻下经鼻插管后行右上颌骨部分截除术 + 颌骨病灶搔刮术 + 组织补片植入术 + 上颌窦根治术 + 上颌窦内水囊放置术。病理检查：（右上颌骨）为灰黄间灰红色的碎骨组织，骨小梁内纤维组织增生伴多量急、慢性炎症细胞浸润及钙盐沉积；符合双膦酸盐相关性骨髓炎的表现。术后患者的一般情况良好，医生与药师商讨，综合患者的病情特点，给予适量苯扎氯铵溶液（0.05%）每日 3 次漱口、注射用头孢美唑钠 1g i.v.gtt. q.12h. 抗感染治疗、氟比洛芬酯注射液 50mg i.v. b.i.d. 镇痛治疗。术后患处切口对合好，对患者进行健康教育，包括加强营养、适度运动、保持口腔卫生、双膦酸盐的使用注意事项等，出院后继续行局部高压氧治疗。

四、讨论

（一）唑来膦酸致下颌骨坏死的关联性分析

本例患者为前列腺癌并骨转移，持续使用唑来膦酸注射液近 4 年时间。患者存在口腔疾病、拔牙、吸烟、贫血等 BRONJ 的危险因素，临床表现为右上颌溃烂、溢液、脓肿，右上颌骨病理示 BRONJ。另外，患者未进行过颌骨放射性治疗。2014 年美国口腔颌面外科学会推荐诊断 BRONJ 的 3 个必要条件：①颌面部出现死骨，持续暴露 8 周以上；②正在或曾经接受双膦酸盐类药物治疗；③颌骨未接受过放射治疗。综上，本例患者符合 BRONJ 的诊断标准。该患者出现颌骨坏死为大剂量使用双膦酸盐之后，符合现有资料报道，且病理确诊为 BRONJ，关联性评价结果为"很可能"。

（二）双膦酸盐相关性颌骨坏死的发病机制

机制尚不完全明确，学者们已提出多种假说，主要包括骨重建抑制、血管生成减少、口腔内微生物感染、免疫抑制等。①经静脉入血的双膦酸盐经肾脏排泄及骨吸收的半衰期为 1～2 小时，但作用于骨骼部位的双膦酸盐的作用时间明显延长，因吸附在骨骼羟磷灰石的双膦酸盐不断被溶解，在抑制破骨细胞骨吸收功能的同时，可再次被吸附或进入血液循环，故消除非常缓慢，在停止治疗多年后仍可在尿液中检测到双膦酸盐。颌骨的血运丰富、骨改建过程快，而双膦酸盐优先与转化率较高的骨骼结合，药物更多在此处沉积而发挥作用，故颌骨中的浓度最高，发生坏死的概率也最高。②高浓度的双膦酸盐可直接降低血管内皮因子含量，导致血管生长抑制，使颌骨发生局部缺血性坏死，进一步导致口腔上皮细胞凋亡。③颌骨与口腔仅隔上皮，细胞凋亡使上皮易受外伤并暴露于多达数百种不同的微生物之下，感染的概率高；口腔放线菌导致感染的相关酸性环境，会使双膦酸盐更易释放、激活，从而导致含氮双膦酸盐的细胞毒性在酸性环境中增强。④免疫系统可以参与骨质流失和骨再生的过程，患有恶性肿瘤或者接受过化疗、处于免疫抑制状态、免疫功能紊乱也是 BRONJ 的可能发病机制。

（三）双膦酸盐相关性颌骨坏死的危险因素

可能相关的因素包括：①药物因素，如双膦酸盐的给药方式和种类。静脉注射的发病率高于口服用药，使用唑来膦酸者的发病率较高。②局部因素，如拔牙、种植手术、根尖手术、涉及颌骨的牙周手术等。③全身因素，如癌症患者因使用免疫抑制剂和化疗药物所致的免疫功能损伤、肥胖、自身免疫性肝炎、糖尿病等。④基因，*MMP-2*、*P450CYP2C8* 被认为是发生 BRONJ 的危险因素。⑤其他因素，包括毒品、吸烟、饮酒、口腔卫生不良、维生素 D 缺乏等。在口腔的微生物环境下，骨坏死与感染性骨髓炎作为两种病理过程相互影响和转化。

本例患者符合以上多项危险因素，如长期静脉注射唑来膦酸、拔牙、定期进行治疗的癌症患者、吸烟等，故发生 BRONJ 的风险高。

（四）双膦酸盐相关性颌骨坏死的治疗

1. 手术治疗　对粗糙尖锐的骨表面进行清理，避免刺伤邻近的软组织；已确认的死骨片应及时清理，拔除坏死区内的问题牙齿；对大块坏死或骨折骨采取分段切除。

2. 抗生素治疗　对于下颌骨坏死感染，有感染迹象可考虑抗生素治疗，宜选用能穿透骨骼的青霉素、阿莫西林（含或不含克拉维酸钾）、甲硝唑。在一项癌症患者的 BRONJ 相关成本分析中，药物治疗（35%）和临床诊治（35%）占据最大的成本比例。

3. 局部治疗　只要怀疑 BRONJ 就可进行抗菌冲洗治疗。文献报道，高压氧治疗、激光治疗、香叶基香叶醇、臭氧油、富含血小板的血浆或血小板衍生生长因子、自体骨髓干细胞移植等辅助治疗方法也会有一定的效果。

4. 镇痛治疗　BRONJ 患者存在颌骨或口腔外科操作部位的炎症反应，非甾体抗炎药通过抑制环氧合酶减少炎症介质合成，减轻疼痛。若患者为癌性疼痛,应同时进行癌性疼痛的规范化治疗。

本例患者的病变范围大,采用手术治疗,行右上颌骨部分截除术、颌骨病灶搔刮术、组织补片植入术、上颌窦根治术等,围手术期应用非甾体抗炎药氟比洛芬酯注射液进行镇痛,应用具有抗厌氧菌作用的药物积极进行抗感染治疗。同时注意口腔卫生,应用苯扎氯铵溶液进行抗菌冲洗,随后门诊随访,多次进行高压氧治疗,创面愈合良好。

(五)双膦酸盐相关性颌骨坏死的预防

欧洲肿瘤医学协会建议在开始使用双膦酸盐治疗之前,患者应接受口腔检查和适当的预防性牙科治疗,并应注意保持良好的口腔卫生;美国口腔颌面外科医师协会建议口服双膦酸盐的患者在接受牙科手术前后应停药2个月;国际颌骨坏死工作组也建议接受高剂量口服双膦酸盐的患者在接受侵入性牙科操作后应停药。能否施行牙科手术及双膦酸盐的具体停药时程应结合患者的个体情况,如口腔疾病的严重程度、既往双膦酸盐的使用剂量及疗程、患者自身的手术耐受情况、癌症加重风险、患者预后等进一步评估。总之,使用双膦酸盐期间应注意保持良好的口腔卫生,拔牙等相关口腔操作应谨慎。

本例患者为前列腺癌并骨转移,持续静脉使用唑来膦酸注射液4年余,同时并存口腔疾病、拔牙、吸烟、贫血等危险因素,双膦酸盐药物的累积剂量大且多种危险因素并存,导致发生BRONJ,经规范化治疗后好转。

五、小结

双膦酸盐导致的下颌骨坏死虽然罕见,但若治疗不及时,创面不愈合,病情进一步进展,会发生病理性骨折、窦道等,将严重影响患者的生活质量。目前医学上缺少应对双膦酸盐导致的颌骨坏死的有效措施,多以健康教育、使用抗生素、控制疼痛、使用漱口水等方法控制病情发展,病情进展至三期时需采用清创甚至手术切除病变等方式进行治疗,但是效果欠佳,病情容易进展和复发。对于使用双膦酸盐的患者,预防教育尤为重要,日常保证口腔卫生,规避发生下颌骨坏死的相关危险因素,尽量避免一些非紧急的拔牙等口腔操作,若必须操作应综合评估并调整双膦酸盐药物的使用时机,尽可能减少双膦酸盐致颌骨坏死的发生。

参 考 文 献

[1] 吴宇翎,赵小朋,严凌健,等. 双膦酸盐类药物相关性颌骨坏死临床研究. 口腔疾病防治,2017,25(1):31-36.
[2] 夏青. 双膦酸盐类药物相关颌研究进展. 全科口腔医学电子杂志,2018,5(32):24,38.
[3] 郭陟永,刘济远,李春洁,等. 药物相关性颌骨坏死发病机制的研究进展. 国际口腔医学

杂志，2020，47（6）：717-724.

[4] 王杞章，刘济远，潘剑. 药物性颌骨坏死的研究进展. 华西口腔医学杂志，2018，36（5）：568-572.

[5] FLIEFEL R, TROLTZSCH M, KUHNISCH J, et al. Treatment strategies and outcomes of bisphosphonate-related osteonecrosis of the jaw（BRONJ）with characterization of patients: a systematic review. International journal of oral and maxillofacial surgery, 2015, 44（5）: 568-585.

[6] GEORGE E L, LIN Y L, SAUNDERS M M. Bisphosphonate-related osteonecrosis of the jaw: a mechanobiology perspective. Bone reports, 2018, 8: 104-109.

[7] DE ANTONI C C, MATSUMOTO M A, DA SILVA A A, et al. Medication-related osteonecrosis of the jaw, osteoradionecrosis, and osteomyelitis: a comparative histopathological study. Brazilian oral research, 2018, 32: e23.

[8] KONESKI F, POPOVIC-MONEVSK D, GJORGOSKI I, et al. In vivo effects of geranylgeraniol on the development of bisphosphonate-related osteonecrosis of the jaws. Journal of cranio-maxillofacial surgery, 2018, 46（2）: 230-236.

[9] TANDON S, LAMBA A K, FARAZ F, et al. A case report of bisphosphonate related osteonecrosis of the jaw treated by photodynamic therapy. Photodiagnosis and photodynamic therapy, 2019, 26: 313-315

（梁锦湄）

案例 14　一例髋关节置换术患者镇痛治疗致恶心、呕吐的病例分析

一、案例背景知识简介

　　术后疼痛（postoperative pain）是手术后即刻发生的急性疼痛，常持续 3～7 日；需较长时间功能锻炼的关节置换等手术，镇痛可能持续数周。术后疼痛未得到充分控制，不仅会增加患者的痛苦和并发症，甚至会演变成慢性疼痛，降低患者的生存质量。阿片类镇痛药是术后多模式镇痛的主要药物之一，主要通过与外周及中枢神经系统（脊髓和脑）的阿片受体结合发挥镇痛作用，镇痛作用强，且无"封顶"效应；其镇痛作用和不良反应呈剂量依赖性，恶心、呕吐的发生率高达 20%～30%，主要发生在手术后的 24～48 小时内，会引起患者不同程度的不适感，严重者可引起水与电解质平衡紊乱、伤口裂开、切口疝形成、误吸和吸入性肺炎等。本文通过一例髋关节置换术后行多模式镇痛治疗并发恶心、呕吐的病例的药学监护，探讨术后恶心、呕吐发生的危险因素、发生机制、防治措施，以期为术后镇痛治疗及恶心、呕吐防治的个体化药学监护提供参考。

二、病例基本情况

患者，女性，69 岁。身高 160cm，体重 63kg，BMI 24.61kg/m²。患者于 2018 年 7 月 21 日 8 时左右不慎滑倒，致伤右髋部，自觉右髋部疼痛、肿胀，不能站立及行走，活动受限 7 小时，无右下肢麻木、乏力。立即至急诊科就诊，行 X 线及 CT 检查提示右股骨颈骨折，急诊以"右股骨颈骨折"收入院。患者目前精神状态良好，体力、食欲正常，睡眠差，体重无明显变化，大便、排尿正常。

既往史： 1988 年患慢性胆囊炎；1998 年患慢性尿路感染；1988 年行阑尾切除手术；2010 年患室性心律失常，曾口服药物治疗，具体药物不详；2016 年行双眼白内障手术；2016 年诊断为高血压，间断服用氯沙坦，血压基本稳定。否认外伤史，否认输血史。既往有"磺胺类、青霉素"过敏史，否认其他药物、食物过敏史。无吸烟史。预防接种史不详。

入院查体： 体温 36℃，脉搏 78 次 /min，呼吸 18 次 /min，血压 145/71mmHg。查体无异常。右髋部稍肿胀，局部皮肤完整无破损，右腹股沟中点局部压痛及叩击痛明显，纵向叩击痛明显，右髋关节活动障碍，右下肢轻度外旋畸形，较健侧缩短约 2cm，右足背动脉搏动好，右踝、足趾运动、感觉正常。

辅助检查： 骨盆 X 线检查（2018 年 7 月 21 日）示右侧股骨颈变短，边缘骨皮质不连续；双侧髋关节、骶髂各骨骨质未见异常；关节面光整，关节间隙正常；关节囊未见异常。右髋 CT 平扫＋重建（2018 年 7 月 21 日）提示右股骨颈骨折，骨折端轻度错位。

入院诊断： ①右股骨颈骨折；②高血压 1 级，低危；③双眼白内障术后；④慢性尿路感染；⑤慢性胆囊炎；⑥阑尾切除术后。

三、主要治疗经过及典型事件

患者于 7 月 21 日入院完善术前相关检查，进行疼痛评估，NRS 评分为静息痛 6 分、活动痛 9 分，及时给予注射用帕瑞昔布钠 40mg i.v. b.i.d. 镇痛治疗。7 月 24 日全麻下行右侧全髋关节置换术，麻醉诱导后给予盐酸昂丹司琼 4mg i.v.；术中给予非甾体抗炎药氟比洛芬酯注射液 50mg i.v.；术后给予自控静脉镇痛泵，泵内的药物为枸橼酸舒芬太尼注射液 150μg ＋ 昂丹司琼注射液 16mg 加生理盐水至 60ml，流量 0.5ml/h，单次剂量 0.5ml/8min。临床药师术后当日查房对患者的疼痛情况进行评估，NRS 评分为静息痛 3 分、活动痛 7 分，镇静评级 1 分，恶心、呕吐 2 分（重度，不能忍受，必须停止镇痛措施或其他治疗）。予以停用自控静脉镇痛泵，调整镇痛方案，给予注射用帕瑞昔布钠 40mg i.v. b.i.d.，并给予盐酸托烷司琼注射液 5mg i.v. b.i.d. 镇吐治疗。药师继续进行术后访视，术后当日的 NRS 评为静息痛 2 分、活动痛 6 分，镇静评级 1 分，恶心、呕吐 2 分。镇吐治疗效果不佳，建议给予氟哌利多注射液 1mg i.v.，医嘱及时执行。术后次日的 NRS 评分为静息痛 1 分、活动痛 3 分，镇静评级 1 分，恶心、呕吐 1 分（轻度，可以忍受）。患者的 NRS 评分逐渐降低，疼痛减轻，恶心、呕吐症状改善，于术后第 3 日减少帕瑞昔布钠的给药频次，改为 40mg i.v. q.d.，停用盐酸托烷司琼注射液。于术后第 4 日给予洛索洛芬钠片 60mg p.o. t.i.d. 镇痛。患者术后无感染或其他并发症，于术后第 5 日转康复科进行功能锻炼。

四、讨论

（一）术后疼痛的多模式镇痛

术后疼痛是伤害性疼痛，如果不能在初始状态下充分控制，则可能发展为慢性疼痛，其性质也可能转变为神经病理性疼痛或混合性疼痛。慢性疼痛患者多伴有焦虑、抑郁等心理和情绪改变。因此，术后及时镇痛控制不但可以减轻患者的痛苦，有利于疾病康复，还有巨大的社会和经济效益。关节置换者良好的术后镇痛除有前述的益处外，还可以使患者更早地开展康复训练，更好地遵从医生的康复方案，改善关节功能等。为减少单一用药的剂量和不良反应，加快起效时间和延长镇痛时间，提倡多模式镇痛，即将作用机制不同的药物组合在一起，发挥镇痛的协同或相加作用。药物组合包括非甾体抗炎药、阿片类镇痛药等。非甾体抗炎药通过抑制环氧合酶和前列腺素的合成产生解热、镇痛、抗炎、抗风湿作用，但镇痛作用相对较小。在中至大型手术如关节置换术等中，对于预估为中至重度疼痛的患者，阿片类药物的使用具有重要意义。但使用阿片类药物常出现不良反应，如恶心、呕吐、呼吸抑制、皮肤瘙痒、尿潴留、镇静和认知功能障碍等，其中呼吸抑制是最严重的不良反应，而恶心、呕吐是发生率较高的不良反应。

（二）术后恶心、呕吐的危险因素

术后恶心、呕吐是术后的第二大并发症（疼痛最为常见），有以下因素可预估患者的恶心、呕吐风险：女性、术后使用阿片类镇痛药、非吸烟、有术后恶心和呕吐史或晕动病病史。每个因素为 1 分，评分为 0、1、2、3 和 4 分者发生术后恶心、呕吐的风险分别为 10%、20%、40%、60% 和 80%。有大样本研究证实，术后使用阿片类药物会使术后恶心、呕吐的风险增加 1 倍，静脉使用对乙酰氨基酚或者非甾体抗炎药可使阿片类药物的用量减少 30%～50%，从而使术后恶心、呕吐的发生率降低。

本例患者为无吸烟史的老年女性，术后应用静脉镇痛泵，内含阿片类药物，具备 3 个恶心、呕吐的危险因素，有 60% 的概率发生术后恶心、呕吐。

（三）阿片类药物导致恶心、呕吐的可能作用机制

呕吐中枢位于第四脑室腹侧面极后区化学触发带和孤束核上方，分为神经

反射中枢和化学感受器触发带。神经反射中枢接受皮质（视觉、嗅觉、味觉）、咽喉、胃肠道、内耳前庭迷路、冠状动脉及化学触发带的传入刺激。化学触发带包括毒蕈碱受体（M_1 受体）、多巴胺受体（D_2 受体）、组胺受体（H_1 受体）、5-HT$_3$ 受体、5-HT$_4$ 受体、神经激肽 -1（neurokinin-1，NK-1）受体、P 物质等。阿片类药物有 3 种可能的催吐机制：直接作用于化学感受器触发区、增强前庭敏感性及延迟胃排空。

（四）术后恶心、呕吐的处理措施

针对恶心、呕吐的有效药物及用法包括① 5-HT$_3$ 受体拮抗剂：通过阻断 5-HT 与 5-HT$_3$ 受体结合而抑制呕吐。昂丹司琼 4mg、多拉司琼 12.5mg、帕洛诺司琼 0.075mg 即可有效预防恶心、呕吐。此类药物为术后恶心、呕吐预防的常用药物，但需注意勿高剂量给药，以避免 QT 间期延长的风险。②甲氧氯普胺：低剂量 10mg 对中枢和外周 D_2 受体有拮抗作用，较高剂量时产生弱的 5-HT$_3$ 受体拮抗作用。③ NK-1 受体拮抗剂：阿瑞匹坦 40mg 在诱导前口服，特异性拮抗 NK-1 受体与 P 物质结合。④糖皮质激素：镇吐作用机制尚不明确，涉及多个方面，可用药物有地塞米松、泼尼松、甲泼尼龙，小剂量使用。⑤第二代抗精神病药：奥氮平、米氮平低剂量使用，可与 5-HT$_3$ 受体、5-HT$_6$ 受体、多巴胺受体、H_1 受体等多种受体具有高亲和力，从而发挥镇吐作用。⑥其他：阻断脑内多巴胺受体的药物，如氟哌利多 0.5～2mg。

本例患者的恶心、呕吐风险评分为 3 分，发生恶心、呕吐的概率为 60%。因此术中给予 5-HT$_3$ 受体拮抗剂昂丹司琼 4mg 预防恶心、呕吐，术中应使用短效阿片类药物如瑞芬太尼，且术后尽可能避免阿片类药物的使用，应用非甾体抗炎药进行镇痛治疗。但由于患者的手术大，镇痛需求高，故术后给予镇痛泵，内含阿片类药物舒芬太尼；术后发生恶心、呕吐时应选用不同作用机制的有效药物，本例患者术后发生恶心、呕吐仍选择 5-HT$_3$ 受体拮抗剂，故镇吐效果不佳。药师查房后发现，及时提醒调整治疗方案，改为氟哌利多注射液 1mg 治疗，恶心、呕吐改善，随后继续监护镇痛效果，调整镇痛方案，停用阿片类药物。

五、小结

良好的手术后镇痛意义重大，但对于经评估后明确为术后恶心、呕吐高风险的患者，应尽可能在术后镇痛药治疗方案中避免阿片类药物的应用。在疼痛评估的基础上，及时调整药物选择，包括剂量调整、静脉至口服的序贯疼痛控制。对于术后恶心、呕吐风险高的患者，应在术中及时给予镇吐方案处理，在必要的情况下可以考虑联合应用不同机制的药物。如预防失败，术后出现恶心、呕吐，则应选用预防用药中未使用的药物进行治疗方能有效。

参 考 文 献

[1] 中华医学会麻醉学分会. 成人手术后疼痛处理专家共识. 临床麻醉学杂志, 2017, 33(9): 911-917.

[2] 国家卫生计生委公益性行业科研专项《关节置换术安全性与效果评价》项目组, 中华医学会骨科学分会关节外科学组, 中国医疗保健国际交流促进会骨科分会关节外科委员会. 中国髋、膝关节置换术加速康复——围术期疼痛与睡眠管理专家共识. 中华骨与关节外科杂志, 2016, 9(2): 91-97.

[3] GAN T J, BELANI K G, BERGESE S, et al. Management of postoperative nausea and vomiting: the 4th consensus guidelines. Anesthesia and analgesia, 2020, 131(2): 410.

[4] COLUZZI F, ROCCO A, MANDATORI I, et al. Non-analgesic effects of opioids: opioid-induced nausea and vomiting: mechanisms and strategies for their limitation. Current pharmaceutical design, 2012, 18(37): 6043-6052.

[5] GAO C, LI B, XU L, et al. Efficacy and safety of ramosetron versus ondansetron for postoperative nausea and vomiting after general anesthesia: a meta-analysis of randomized clinical trials. Drug design development and therapy, 2015, 9: 2343-2350.

[6] SINGH P M, BORLE A, GOUDA D, et al. Efficacy of palonosetron in postoperative nausea and vomiting(PONV)—a meta-analysis. Journal of clinical anesthesia, 2016, 34: 459-482.

[7] MATSOTA P, ANGELIDI M, PANDAZI A, et al. Ondansetron droperidol combination vs ondansetron or droperidol monotherapy in the prevention of postoperative nausea and vomiting. Archives of medical research, 2015, 11(2): 362-370.

（梁锦湄）

第八章
肾内科及免疫系统药物专业临床药师药学监护案例

第一节　药学监护完整案例系统解析

案例 1　一例原发性膜性肾病患者的药学监护

一、案例背景知识简介

原发性膜性肾病是成人原发性肾病综合征最常见的原因之一。肾病综合征表现为出现大量蛋白尿（24 小时尿蛋白定量 >3.5g）、低白蛋白血症（<30g/L），可能出现外周性水肿、高脂血症、血栓性疾病、急性肾衰竭及易发感染等。肾病综合征的治疗主要包括给予血管紧张素转换酶抑制剂（ACEI）或血管紧张素Ⅱ受体拮抗剂（ARB）来降低肾小球内压，使用利尿药消除水肿，治疗血脂异常，对特定患者抗凝，根据疾病进展风险评估是否给予免疫抑制治疗等。该类患者的病程较长，通常需要联合应用多种药物，是发生潜在药物相互作用和不良反应的高风险人群，临床药师在关注药物治疗有效性的基础上，应重点关注和探讨该类患者的激素及免疫抑制剂的使用、药品不良反应的防治、用药依从性等药学监护要点，以期为临床提供个体化的药学服务。

二、病例基本情况

患者，男性，34 岁。身高 169cm，体重 78kg，BMI 27.3kg/m²。入院时间为 2018 年 7 月 26 日，出院时间为 2018 年 8 月 23 日。

现病史：患者于 2018 年 2 月 24 日饮酒后出现双侧眼睑水肿，无胀痛，无明显的双下肢水肿，无发热、盗汗，无恶心、呕吐，无腹胀、腹痛，无皮疹、脱发、口腔溃疡及光过敏，无骨痛及关节肿痛，未予诊治。后逐渐出现双下肢水肿，眼睑水肿持续无缓解。3 月 9 日就诊于当地医院，查血生化示白蛋白 24.6g/L，前白蛋白 232mg/L，尿素 5.08mmol/L，肌酐 80.8μmol/L，钾 4.37mmol/L；尿常规示尿隐血 +，尿蛋白 3+。考虑"肾病综合征"。2018 年 3 月 14 日行超声引导下肾穿刺活检术,病理提示为膜性肾病(Ⅱ期)。3月19日复查血生化示白蛋白19.1g/L,血肌酐89.5μmol/L;骨密度示双髋关节组成骨未见明确的骨质异常。3月19日开始给予注射用甲泼尼龙琥珀酸钠40mg静脉滴注,3月23日、25日和27日分别给予环磷酰胺0.2g、0.4g和0.4g静脉滴注,同时给予华法林抗凝、补充白蛋白、阿昔莫司降血脂等治疗,眼睑及双下肢水肿较前缓解出院。出院后激素改为醋酸泼尼松片50mg q.d.,4月23日和24日于当地分别输注环磷酰胺0.4g和0.6g。5月就诊于市级医院,5月15日开始每日口服环磷酰胺0.1g,共8日,将激素改为甲泼尼龙40mg p.o. q.d.。患者仍有下肢水肿,于当地医院补充白蛋白等治疗。6月28日给予环磷酰胺0.4g。7月1日给予环磷酰胺0.6g静脉滴注。7月10日患者双下肢水肿持续加重,腹胀较前明显加重,体重持续增加近7kg。7月18日开始口服他克莫司1mg b.i.d.。为行进一步诊治,以"肾病综合征,膜性肾病"收入当地医院。

入院查体:体温36.4℃,脉搏81次/min,呼吸18次/min,血压133/87mmHg。双肺呼吸音清,未闻及干、湿啰音及胸膜摩擦音。双下肢重度凹陷性水肿。

辅助检查:血生化(2018年7月18日)示总蛋白41.8g/L,清蛋白16.5g/L,总胆固醇13.31mmol/L,甘油三酯3.44mmol/L,尿素19.00mol/L,血肌酐114.9μmol/L,钙1.94mmol/L。24小时尿蛋白13.72g。凝血功能示凝血酶原时间20.3秒,凝血酶原活动度40%,国际标准化比值1.78,纤维蛋白原5.42g/L。

既往史:高血压病史5个月,血压最高170/120mmHg,规律口服氯沙坦钾100mg q.d.、苯磺酸氨氯地平5mg q.d.,血压波动于130~140/80~90mmHg。否认肝炎、结核、疟疾等传染病病史,否认心脏病病史,否认糖尿病、脑血管疾病、精神疾病病史。否认手术史,否认外伤史,否认输血史。预防接种史不详。

个人史:吸烟史20余年,每日20支,考虑戒烟;饮酒史20余年,每日白酒约250g,现已戒酒。

家族史:父母、兄弟姐妹均体健,无家族遗传病病史。

药物、食物过敏史:否认药物、食物过敏史。

药品不良反应及处置史:否认。

入院诊断:①肾病综合征,膜性肾病(Ⅱ期);②慢性肾功能不全(CKD 2期);③高血压(3级,很高危)。

出院诊断:①肾病综合征,膜性肾病(Ⅱ期);②慢性肾功能不全(CKD 2期);③高血压(3级,很高危)。

三、主要治疗药物

主要治疗药物见表8-1。

表 8-1　主要治疗药物

起止时间	医嘱内容	给药方法
2018 年 7 月 26 日—8 月 23 日	甲泼尼龙片	32mg p.o. q.d.
2018 年 7 月 26 日—8 月 23 日	他克莫司胶囊	2mg p.o. q.12h.
2018 年 7 月 31 日—8 月 23 日	盐酸地尔硫䓬片	30mg p.o. q.i.d.
2018 年 7 月 26 日—8 月 23 日	硝苯地平控释片	30mg p.o. q.d.
2018 年 7 月 26 日—8 月 3 日	氯沙坦钾片	50mg p.o. q.d.
2018 年 8 月 4—23 日	厄贝沙坦片	150mg p.o. q.d.
2018 年 7 月 26 日—8 月 23 日	托伐普坦片	15mg p.o. q.d.
2018 年 7 月 26 日—8 月 1 日	注射用托拉塞米	20mg i.v. q.d.
2018 年 8 月 2 日	注射用托拉塞米	80mg 微量泵入
2018 年 8 月 3—6 日	注射用托拉塞米	60mg 微量泵入 q.d.
2018 年 8 月 7 日	布美他尼注射液	1mg i.v.
2018 年 8 月 8—13 日	注射用托拉塞米	80mg 微量泵入 q.d.
2018 年 7 月 26 日—8 月 2 日	阿加曲班注射液	20mg i.v.gtt. q.d.
2018 年 8 月 3—14 日	低分子量肝素钠注射液	5 000IU i.h.q.12h.
2018 年 7 月 26 日—8 月 22 日	前列地尔注射液	10μg i.v. q.d.
2018 年 7 月 26 日—8 月 23 日	匹伐他汀钙片	2mg p.o. q.d.
2018 年 8 月 21—23 日	依折麦布片	10mg p.o. q.d.
2018 年 7 月 26 日—8 月 17 日	人血白蛋白注射液	20g i.v.gtt. q.d.
2018 年 8 月 18—23 日	人血白蛋白注射液	10g i.v.gtt. q.o.d.
2018 年 7 月 27 日—8 月 23 日	碳酸钙 D_3 片	600mg p.o. q.d.
2018 年 7 月 27 日—8 月 23 日	骨化三醇软胶囊	0.25μg p.o. q.d.
2018 年 8 月 20—23 日	阿仑膦酸钠片	70mg p.o. q.w.
2018 年 7 月 28 日—8 月 23 日	雷贝拉唑钠肠溶片	10mg p.o. q.d.
2018 年 7 月 31 日—8 月 4 日	静注人免疫球蛋白	10g i.v.gtt. q.d.
2018 年 8 月 13 日	枸橼酸钾口服溶液	20ml p.o. b.i.d.
2018 年 8 月 17 日	重组人促红素注射液	10 000U i.h.

注：i.h. 为皮下注射；i.v. 为静脉注射；i.v.gtt. 为静脉滴注；p.o. 为口服；q.d. 为每日 1 次；b.i.d. 为每日 2 次；q.i.d. 为每日 4 次；q.12h. 为每 12 小时 1 次；q.o.d. 为隔日 1 次；q.w. 为每周 1 次。

四、治疗原则与治疗方案分析

患者,男性,34 岁。因"眼睑及双下肢水肿 5 个月"入院。急性起病,慢性病程,以大量蛋白尿、低蛋白血症、高脂血症、水肿为主要临床表现。患者于外院行肾穿刺活检术,病理检查为膜性肾病(Ⅱ期)。根据患者的病情及相关检查结果,入院后给予免疫抑制、降血压、抗凝、调血脂、补充蛋白质、利尿等治疗,对其治疗原则和初始治疗方案分析如下。

(一)原发性膜性肾病的免疫抑制治疗

原发性膜性肾病患者的初始免疫抑制治疗取决于疾病进展风险,对于低危进展患者通常不需要免疫抑制治疗,仅接受支持治疗即可。如果原发性膜性肾病患者的肾功能正常,并且没有严重、致残或危及生命的肾病综合征,一般推荐用血管紧张素转换酶抑制剂或血管紧张素Ⅱ受体拮抗剂类药物、限制饮食中的钠摄入、治疗血脂异常等进行一般支持治疗,疗程为 3~6 个月,并监测有无疾病进展的征象。而对于持续存在肾病综合征和进行性肾功能减退的高危患者推荐接受免疫抑制治疗,通常单用糖皮质激素效果不佳,需同时联用免疫抑制剂。初始治疗推荐糖皮质激素联合烷化剂,或钙调磷酸酶抑制剂联合小剂量激素治疗。

该患者经病理诊断为膜性肾病Ⅱ期,虽未经一般支持治疗观察,直接给予糖皮质激素联合环磷酰胺治疗,但经治疗后患者目前血清清蛋白 16.5g/L、24 小时尿蛋白定量 13.72g,存在顽固性水肿,血肌酐升高、肾小球滤过率下降,考虑为高危患者,需给予免疫抑制治疗。3 月 23 日—7 月 17 日患者接受糖皮质激素联合环磷酰胺(累积用量为 4.8g)治疗,但效果欠佳。对糖皮质激素联合烷化剂方案抵抗的膜性肾病患者可选择钙调磷酸酶抑制剂的治疗方案,7 月 18 日患者于外院更改方案为糖皮质激素联合他克莫司 1mg b.i.d. 治疗。改善全球肾脏病预后组织(KDIGO)指南推荐他克莫司的剂量为 0.05~0.075mg/(kg•d),每 12 小时服用 1 次。本例患者体重 78kg,考虑他克莫司的初始剂量偏小,入院后将他克莫司调整为 2mg q.12h.。

(二)控制血压

血压正常的慢性肾脏病(chronic kidney disease,CKD)患者的肾小球滤过率保留情况比高血压的 CKD 患者好。干预性研究表明,对于存在蛋白尿的 CKD 患者(定义为尿蛋白排泄量 >500mg/d),血压目标值较低(<130/80mmHg)与肾脏结局更好相关。肾素 - 血管紧张素系统抑制剂扩张出球小动脉,降低肾小球内压,多项试验已证实,肾素 - 血管紧张素系统抑制剂在减少蛋白尿方面比其他抗高血压药更具优势。对于有蛋白尿的非糖尿病 CKD 患者,推荐将肾素 - 血管紧张素系统抑制剂作为治疗高血压的一线方案。本病例患者高血压病史 5 个

月,血压最高 170/120mmHg,目前给予氯沙坦钾联合硝苯地平控释片控制血压,控制血压目标值为 <130/80mmHg,密切观察患者的血压变化。

(三)抗凝治疗

肾病综合征患者动脉和静脉血栓形成的风险增高,尤其是深静脉血栓形成和肾静脉血栓形成,其中肾静脉血栓形成的患病率为 5%~60%,而膜性肾病患者的肾静脉血栓形成的患病率更高(20%~60%)。患者高凝状态的原因可能与抗凝血酶及纤溶酶原水平降低(经尿流失)、血小板活化增强、高纤维蛋白原血症、纤溶酶原活化抑制,以及循环中存在高分子量的纤维蛋白原降解片段相关。膜性肾病的血栓形成风险与低白蛋白血症的严重程度成比例。对于血清清蛋白水平 <25g/L 同时有低至中度出血风险的患者可考虑给予华法林预防性抗凝。该患者的 24 小时尿蛋白定量 13.72g、血清清蛋白 16.5g/L,应考虑预防性抗凝,入院后给予阿加曲班注射液和前列地尔注射液等药物,但阿加曲班注射液和前列地尔注射液的半衰期较短,预防性抗凝的有效性有待关注。

(四)血脂管理

KDIGO 慢性肾脏病血脂管理临床实践指南对于年龄在 18~49 岁,并且未接受透析治疗或肾移植的成年 CKD 患者,建议在以下 1 项或多项情况下使用他汀类药物治疗:①已知的冠心病病史(心肌梗死或冠状动脉血管再通术后);②糖尿病;③既往缺血性卒中史;④冠脉疾病死亡率或非致死性心肌梗死的预估 10 年发病率 >10%。10 年冠脉疾病死亡率或非致死性心肌梗死的发生率可通过弗雷明汉风险评分(Framingham risk score)等预测方法进行估算。本患者为男性,34 岁,血清总胆固醇 8.58mmol/L,高密度脂蛋白胆固醇 1.72mmol/L,收缩压(接受治疗)133mmHg,吸烟,根据弗雷明汉风险评分为中危。《中国成人血脂异常防治指南》(2016 年修订版)推荐中等强度他汀类治疗,必要时联合胆固醇吸收抑制剂。初始给予中等强度他汀类药物匹伐他汀钙片 2mg p.o. q.d. 调血脂治疗。

(五)利尿消肿

水肿是肾病综合征的主要临床表现之一,低白蛋白血症可导致血浆胶体渗透压降低,促使液体从血管腔内转移至间质。肾性水肿的初始治疗包括利尿治疗和限制膳食钠摄入(约 2g/d),以及监测低血容量的临床征象。患者双下肢重度凹陷性水肿,体重持续增加近 7kg,初始给予托拉塞米联合托伐普坦利尿消肿治疗。

五、药物治疗监护计划

(一)膜性肾病治疗的有效性评价

患者治疗期间应监测血肌酐、血清清蛋白、尿常规、24 小时尿蛋白定量及水肿等,评价治疗的有效性。对于磷脂酶 A_2 受体(phospholipase A_2 receptor,PLA_2R)相关的原发性膜性肾病患者,连续测定抗 PLA_2R 抗体水平可能有助于监测疾病的免疫学活性及指导治疗决策。膜性肾病患者的临床缓解以尿蛋白减少的程度来表示,临床完全缓解是指尿蛋白减少至≤300mg/d;临床部分缓解是指尿蛋白较基线下降至少 50%,降至 300mg/d <尿蛋白 <3.5g/d;无临床缓解是指尿蛋白较基线下降 <50% 或尿蛋白≥3.5g/d。膜性肾病的治疗周期较长,相当比例的患者在免疫抑制治疗后的 6~24 个月内出现尿蛋白减少。

(二)他克莫司的血药浓度监测

他克莫司如果剂量过低可能不能发挥免疫抑制作用,同时他克莫司存在发生肾损伤的风险。在服用他克莫司时,用药期间应监测患者的肾功能和血药浓度。2014 年《中国成人肾病综合征免疫抑制治疗专家共识》建议他克莫司的血药谷浓度控制在 5~10μg/L。他克莫司主要由肝脏中细胞色素 P450 酶系的CYP3A4、CYP3A5 代谢,由这些酶代谢的药物或者会影响这些酶代谢活性的药物都有可能与他克莫司发生药物相互作用,包括维拉帕米、地尔硫䓬、氨氯地平、氟康唑、红霉素、克拉霉素、巴比妥类、苯妥英、卡马西平、利福平和葡萄柚汁等。一般在剂量调整后、合并使用可能发生相互作用的药物及出现不明原因的血肌酐升高(>20%)等情况时应进行血药浓度的测定。

(三)对使用糖皮质激素的监护

糖皮质激素可造成多个器官系统出现不良反应,应用时需注意监测睡眠、情绪、胃部感觉、出血风险、血压、电解质及类库欣表现等,还应特别关注骨质疏松、感染、糖尿病、白内障或青光眼等情况,并积极对糖皮质激素相关骨质疏松加以防治。

此外,由于患者使用降血压、抗凝、利尿等治疗,治疗期间还应注意监测血压、电解质水平及出血风险等。

六、药物治疗过程

2018 年 7 月 28 日

患者呈慢性病容,阴囊、双下肢重度凹陷性水肿,血压 145/90mmHg。昨日入量 1 560ml,出量 1 650ml。血常规:白细胞计数 16.21×10^9/L,中性粒细胞百分率 93.1%,血红蛋白 103g/L,白细胞介素 -6 5.73ng/L;血生化:总蛋白 40.4g/L,白蛋白 18.5g/L,尿素 18.13mol/L,肌酐 132.2μmol/L,钙 1.92mmol/L,N 端脑利钠肽前体 534.7ng/L;总胆固醇 8.58mmol/L,低密度脂蛋白胆固醇 6.83mmol/L;24 小时尿蛋白定量 6.42g;他克莫司的血药浓度 1.1μg/L;PLA_2R 抗体 56.53Ru/ml;C 反应蛋白 0.87mg/L;IgG 测定 164.0mg/dl。超声提示腹水、心包积液。

治疗方案调整:对于接受泼尼松治疗剂量 2.5mg/d 且疗程≥3 个月的成人患

者应给予钙剂（1 000～1 200mg/d）、维生素 D（600～800IU/d）及生活方式干预以预防糖皮质激素诱导的骨质疏松，因此加用碳酸钙 D₃ 和骨化三醇；给予雷贝拉唑钠抑制胃酸分泌，预防糖皮质激素诱发的消化性溃疡。

药学监护点：患者双下肢重度凹陷性水肿，继续关注患者水肿情况及利尿效果。他克莫司的血药浓度 1.1μg/L，浓度偏低，查房中发现患者饭后马上服用他克莫司，由于他克莫司与食物一起服用时吸收率和生物利用度均降低，告知患者应空腹服用他克莫司，建议早 9 时和晚 21 时固定时间用药。患者的白细胞计数 16.21×10⁹/L、中性粒细胞百分率 93.1%、白细胞介素 -6 5.73ng/L、C 反应蛋白 0.87mg/L，患者的白细胞计数、中性粒细胞百分率高，但 C 反应蛋白、白细胞介素 -6 正常，并且无发热症状，暂不考虑感染，白细胞计数高的原因考虑为糖皮质激素的不良反应。

2018 年 7 月 31 日

患者一般情况可，昨日进食后诉腹胀明显，无明显的腹痛，晨起未诉特殊不适。查体：腹部膨隆，无压痛、反跳痛及肌紧张，移动性浊音阴性，肠鸣音正常。血压 159/106mmHg，体重 76.2kg。血常规：血红蛋白 96g/L，白细胞计数 14.37×10⁹/L，中性粒细胞百分率 76.4%；C 反应蛋白 <1.0mg/L；血生化：总蛋白 38.9g/L，清蛋白 18.1g/L，尿素 13.81mol/L，血肌酐 156.1μmol/L，钙 1.92mmol/L，钾 3.71mmol/L，N 端脑利钠肽前体 2 246.0ng/L。

治疗方案调整：因他克莫司的血药浓度偏低，给予地尔硫䓬 30mg q.i.d.，通过药物相互作用提高他克莫司的血药浓度。给予人免疫球蛋白提高患者的机体免疫力。

药学监护点：患者水肿未见明显消退，近日入量 1 280～1 400ml、出量 1 000～1 650ml，血压 159/106mmHg，利尿效果不佳，需考虑是否调整利尿治疗方案。患者的血肌酐较前升高，需继续关注。地尔硫䓬为肝药酶抑制剂，可提高他克莫司的血药浓度，用药后应监测他克莫司的血药浓度是否达标。由于地尔硫䓬具有负性肌力作用，患者的 N 端脑利钠肽前体有升高趋势，需密切监测患者的血压、心率及有无心力衰竭表现等，避免出现严重不良反应。告知患者使用糖皮质激素期间应适当增加活动，适当接受阳光照射，防止跌倒，戒烟，体重维持在推荐范围内，调整生活方式预防骨质疏松。

2018 年 8 月 3 日

患者一般情况可，未诉特殊不适。查体：全身性水肿明显，以双下肢及腹部为重，心、肺查体未见明显异常。8 月 2 日入量 1 800ml，出量 2 640ml。血常规：血红蛋白 96g/L，白细胞计数 12.21×10⁹/L，中性粒细胞百分率 78.7%；C 反应蛋白测定 <1.0mg/L；血生化：总蛋白 42.3g/L，清蛋白 21.4g/L，尿素 15.25mol/L，血肌酐 166.7μmol/L，钙 1.94mmol/L，钾 3.55mmol/L，N 端脑利钠肽前体 4 122.0ng/L；

他克莫司的血药浓度 7.5μg/L。

治疗方案调整：因患者的利尿效果不佳，调整托拉塞米的剂量，改为静脉泵入托拉塞米 80mg 治疗，给予低分子量肝素钠注射液抗凝治疗。

药学监护点：患者全身性水肿明显，考虑托拉塞米 20mg 的利尿效果不佳，调整托拉塞米的剂量为 80mg 静脉泵入，患者的尿量明显增多。患者的血肌酐进行性升高，不除外与使用利尿药引起血容量不足等因素相关，需密切关注，必要时给予干预处理。复查他克莫司的血药浓度为 7.5μg/L，通过调整为空腹服药和加用地尔硫䓬，他克莫司的血药浓度已处于目标范围内。使用低分子量肝素，应注意患者的出血风险，观察周身皮肤有无出血点及瘀斑、牙龈出血、黑便、鼻腔出血等。

2018 年 8 月 6 日

患者诉活动后胸闷、憋气明显，可平卧，双手及双下肢水肿明显。血压 145/94mmHg，体重 78kg。血常规：血红蛋白 114g/L，白细胞计数 20.45×10^9/L，中性粒细胞百分率 90.1%；白细胞介素 -6 2.17ng/L；C 反应蛋白 <1.0mg/L；血生化：总蛋白 46.9g/L，白蛋白 26.5g/L，葡萄糖 7.12mmol/L，尿素 19.11mol/L，血肌酐 169.3μmol/L，钙 2.05mmol/L，钾 3.80mmol/L；总胆固醇 8.29mmol/L，甘油三酯 3.46mmol/L，低密度脂蛋白胆固醇 6.1mmol/L。

药学监护点：患者全身性水肿明显，静脉泵入注射用托拉塞米 60mg 利尿消肿，近日尿量在 1 200~2 000ml，利尿效果较托拉塞米 80mg 减弱。

2018 年 8 月 9 日

患者精神、食欲可，仍诉活动后胸闷、喘憋明显，无腹胀、腹痛等不适，睡眠欠佳，大小便正常。查体：双下肺呼吸音弱，双上肺呼吸音清，未闻及干、湿啰音；腹部饱满，无压痛、反跳痛及肌紧张；移动性浊音阳性，肠鸣音正常；双手及双下肢水肿明显。体重 78kg。

治疗方案调整：8 月 7 日给予患者布美他尼注射液 1mg 静脉注射，8 月 8 日和 9 日分别给予注射用托拉塞米 80mg＋0.9% 氯化钠注射液 50ml 静脉泵入（8 小时）。

药学监护点：8 月 7 日改用布美他尼注射液 1mg，当日入量 1 590ml、出量 850ml，出量较前减少。布美他尼可以扩张肾血管，降低肾血管阻力，使肾血流量尤其是肾皮质深部的血流量增加，增强利尿，一般布美他尼 1mg 相当于托拉塞米 20mg 的利尿效果，出量较前减少与布美他尼的剂量较小相关。因利尿效果不佳，重新使用静脉泵入托拉塞米 80mg 治疗，出量在 1 600ml 左右。使用利尿药期间注意监测电解质水平。

2018 年 8 月 13 日

患者一般情况尚可，双手、双下肢及阴囊水肿明显。血压 165/98mmHg，体重 77.7kg。血常规：血红蛋白 100g/L，白细胞计数 19.73×10⁹/L，中性粒细胞百分率 90.1%；白细胞介素 -6<2ng/L；C 反应蛋白 <1.0mg/L；血生化：总蛋白 48.1g/L，清蛋白 27.8g/L，尿素 27.72mol/L，血肌酐 186μmol/L，钙 2.07mmol/L，钾 3.30mmol/L，N 端脑利钠肽前体 2 828ng/L；乳酸脱氢酶 443.9U/L；凝血功能筛查：凝血酶时间 116.7 秒，血浆活化部分凝血活酶时间 48 秒，D- 二聚体 2.04mg/L。

治疗方案调整：患者水肿明显，因单纯使用利尿药，水肿缓解不明显，行右侧股静脉临时导管置管术，行单纯超滤脱水治疗。因血钾偏低，给予枸橼酸钾口服溶液。

药学监护点：托拉塞米的剂量增加为 80mg 后尿量稍增多，近日入量 1 460～1 700ml、出量 1 750～2 380ml，虽然维持少量出超，但水肿消退不明显。而患者的血肌酐进一步升高，血压控制不佳，出现低钾血症，综合考虑利尿效果与不良反应风险，给予单纯超滤脱水治疗。患者的血钾 3.30mmol/L，考虑与长期应用托拉塞米相关，给予枸橼酸钾补钾治疗，注意复查血钾浓度，如出现乏力、手足和口唇麻木、不明原因的焦虑、意识模糊、呼吸困难、心率减慢等可能为高钾血症，应及时处理。

2018 年 8 月 15 日

患者一般情况好，未诉特殊不适。上午行常规单纯超滤脱水治疗，过程顺利。查体：颜面部无明显水肿，双下肢、阴囊及双上肢水肿较前明显减弱。血压 158/101mmHg，体重 76.7kg。24 小时尿蛋白定量 5.8g，血钾 3.71mmol/L。

药学监护点：患者停用托拉塞米，尿量 750ml，较前减少，行单纯超滤脱水治疗，每日超滤量约 2 400ml，水肿较前明显减弱。24 小时尿蛋白定量 5.8g，较前有所减少。

2018 年 8 月 18 日

患者精神好，食欲可，未诉特殊不适。行常规单纯超滤脱水治疗，过程顺利。双下肢水肿较前减退，阴茎、阴囊水肿基本消退。血压 146/78mmHg，体重 72.3kg。血常规：血红蛋白 81g/L，白细胞计数 18.4×10⁹/L，中性粒细胞百分率 89.0%；C 反应蛋白 <0.5mg/L；白细胞介素 -6 2.57ng/L；血生化：血清清蛋白 24.4g/L，尿素 27.16mmol/L，肌酐 176.4μmol/L，低密度脂蛋白胆固醇 3.92mmol/L，钙 1.97mmol/L，钾 3.77mmol/L。

治疗方案调整：因贫血加重，给予重组人促红素注射液治疗；患者的血清清蛋白升高，减少人白蛋白注射液的用量。

药学监护点：患者行单纯超滤脱水治疗后，水肿较前明显减轻。使用重组人促红素应关注血红蛋白水平，注意监测患者的血压、有无头痛等不良反应。

2018 年 8 月 21 日

患者精神好，食欲可，未诉特殊不适，双下肢轻度水肿，血压 145/85mmHg。

血常规：血红蛋白 99g/L，白细胞计数 $27.66 \times 10^9/L$，中性粒细胞百分率 88.0%；C 反应蛋白 0.51mg/L；白细胞介素 -6 2.59ng/L；血生化：血清清蛋白 26.3g/L，尿素 28.48mmol/L，肌酐 173.2μmol/L，总胆固醇 6.17mmol/L，低密度脂蛋白胆固醇 3.64mmol/L，钙 2.01mmol/L，钾 4.42mmol/L，钠 138.8mmol/L；PLA_2R 抗体检测 3.82Ru/ml。

治疗方案调整：患者的总胆固醇 6.17mmol/L、甘油三酯 6.17mmol/L、低密度脂蛋白胆固醇 3.64mmol/L，血脂控制不佳，加用依折麦布片联合他汀类药物调血脂治疗。根据 2017 年美国风湿病协会糖皮质激素性骨质疏松症预防与治疗指南，年龄≥30 岁、初始使用糖皮质激素的剂量≥30mg/d 或 1 年内累积剂量 >5g（以泼尼松计算），加用口服双膦酸盐治疗可能优于单独使用钙剂和维生素 D，因此临床加用双膦酸盐预防骨质疏松。

药学监护点：患者行单纯超滤脱水治疗后，水肿较前明显减轻。PLA_2R 抗体 3.82Ru/ml，较 7 月 27 日的结果明显降低，提示免疫抑制治疗有效。服用阿仑膦酸钠时应晨起空腹服药，服药后上半身直立至少 30 分钟，以减少药物对食管的刺激性，避免发生溃疡性食管炎。

2018 年 8 月 23 日

患者出院，双下肢轻度水肿。出院带药为甲泼尼龙片 32mg p.o. q.d.；他克莫司胶囊 2mg p.o. q.12h.；盐酸地尔硫䓬片 30mg p.o. q.i.d.；硝苯地平控释片 30mg p.o. q.d.；厄贝沙坦片 150mg p.o. q.d.；匹伐他汀钙片 2mg p.o. qn；依折麦布片 10mg p.o. q.d.；托伐普坦片 15mg p.o. q.d.；舒洛地特软胶囊 250LSU p.o. b.i.d.；碳酸钙 D_3 片 600mg p.o. q.d.；骨化三醇软胶囊 0.25μg p.o. q.d.；阿仑膦酸钠片 70mg p.o. q.w.；雷贝拉唑钠肠溶片 10mg p.o. q.d.。

用药教育：甲泼尼龙片每日早晨服用，减少对内源性激素分泌的影响；他克莫司胶囊建议空腹服用，血药谷浓度维持在 5～10μg/L，定期复查尿蛋白定量、血清清蛋白及肾功能，切忌自行停用或减量。

碳酸钙 D_3、骨化三醇、阿仑膦酸钠用于预防糖皮质激素性骨质疏松症，定期复查血钙、血磷和甲状旁腺激素等。阿仑膦酸钠片每周服用 1 次，应在每周固定的一日晨起空腹服用，应以白水整片送服，不应咀嚼或吮吸，用药后至少 30 分钟内及当日首次进食前，避免躺卧，以免引起食管不良反应。

硝苯地平控释片应于早晨用水整片吞服，可能引起踝部水肿、面部潮红、心悸、牙龈增生等不良反应。厄贝沙坦片除降低血压外还可控制蛋白尿，用药期间应注意监测血钾及血肌酐水平，血压控制目标值为小于 130/80mmHg。舒洛地特软胶囊具有抗凝作用，定期复查血常规及凝血功能，注意预防出血，如进行手术等有创操作时，需遵专科意见及时调整抗凝血药。

此外应注意饮食应以低盐、低脂、优质蛋白饮食为主。注意休息，适度运动,提高机体免疫力,避免感染。每日记录出入量和体重,如体重及水肿持续增加应及时就医。

七、药物治疗总结

患者为青年男性,肾病综合征,膜性肾病Ⅱ期,双下肢重度水肿,外院给予激素联合环磷酰胺治疗,效果不佳。入院后完善相关检查,给予甲泼尼龙联合他克莫司方案治疗,因他克莫司的血药谷浓度偏低,调整给药时间并加用盐酸地尔硫䓬后他克莫司的血药浓度达标;同时给予硝苯地平及血管紧张素Ⅱ受体拮抗剂类药物控制血压,匹伐他汀钙、依折麦布降血脂,阿加曲班、低分子量肝素抗凝;针对患者水肿,给予托伐普坦及托拉塞米利尿消肿,多次调整利尿药治疗方案,但水肿缓解不明显,最终加用单纯超滤脱水治疗;给予碳酸钙 D_3、骨化三醇、阿仑膦酸钠、雷贝拉唑钠等预防糖皮质激素的不良反应。经治疗后患者水肿好转,PLA_2R 抗体明显下降,24 小时尿蛋白定量较前下降,于 2018 年 8 月 23 日出院,共住院 29 日。总结该患者住院期间的药物治疗要点包括以下 3 个方面。

(一)免疫抑制治疗与他克莫司的血药浓度监测

膜性肾病是非糖尿病成人肾病综合征最常见的病因之一。由于很多轻至中度膜性肾病患者会自发缓解,并且免疫抑制剂具有显著的毒性,因此免疫抑制治疗建议用于进行性肾衰竭风险最高的患者。对于原发性膜性肾病患者,初始治疗方法取决于患者的疾病进展风险。如果患者的疾病进展风险高或极高,推荐使用免疫抑制治疗,并继续给予一般支持治疗。免疫抑制治疗方案包括糖皮质激素加细胞毒性药物或钙调磷酸酶抑制剂,近年来利妥昔单抗也逐渐用于膜性肾病的治疗。本例患者使用糖皮质激素联合环磷酰胺治疗的效果不佳,调整方案为甲泼尼龙联合他克莫司方案治疗,治疗后 PLA_2R 抗体明显下降、24 小时尿蛋白定量较前下降,因 PLA_2R 抗体水平下降可能预示临床缓解,而大多数成功获得临床缓解的原发性膜性肾病患者会在免疫抑制治疗后的 6~24 个月内出现尿蛋白减少。因此,仍需持续评估患者尿蛋白减少的程度。

钙调磷酸酶抑制剂他克莫司降低 T 细胞中白介素 -2 和其他一些细胞因子的转录,对膜性肾病具有一定的疗效,但他克莫司存在发生肾损伤的风险。使用他克莫司治疗膜性肾病的给药方案为 0.05~0.075mg/(kg·d),每 12 小时服用 1 次,持续至少 6 个月,一般全血的药物谷浓度维持在 5~10μg/L。当与食物一起服用时,他克莫司的吸收率及程度均有所下降,一般建议空腹服用,或者至少在餐前 1 小时或餐后 2~3 小时服用,每次间隔 12 小时。该患者初始用药时他克莫司的血药谷浓度偏低,经调整为空腹给药并加用盐酸地尔硫䓬后他克莫司的血药浓度达标。他克莫司治疗中应注意监测肾功能、血药浓度,并关注可能的药物相互作用、诱发感染、代谢异常等。

（二）水肿的治疗

水肿是肾病综合征的主要临床表现之一，对于肾病性水肿患者可给予袢利尿药治疗，并应限制膳食钠摄入（约 2g/d）。呋塞米、托拉塞米及布美他尼为常见的袢利尿药，一般 40mg 呋塞米约等效于 1mg 布美他尼或 20mg 托拉塞米。与有其他水肿性疾病的患者相比，肾病综合征患者使用利尿药治疗的有效剂量通常更高，这可能与口服利尿药的肠道吸收减少、分泌至肾小管液的利尿药减少及钠摄入过量等有关。对于难治性水肿患者经静脉快速给予袢利尿药治疗有效，但需持续利尿，可考虑连续输注袢利尿药。该患者多次调整利尿药治疗方案，使用大剂量袢利尿药连续输注，但水肿缓解不明显。而患者使用利尿药期间出现血肌酐升高、低钾血症等情况，不除外与利尿药相关，其后调整为单纯超滤脱水治疗，经治疗后患者水肿逐渐缓解。

（三）糖皮质激素性骨质疏松症的防治

糖皮质激素性骨质疏松症是糖皮质激素最常见的不良反应之一，严重者可致椎体、肋骨和髋骨等部位骨折，严重影响患者的生活质量。糖皮质激素性骨质疏松症重在预防与早期规范治疗，但目前仍未得到临床医生重视，防治往往不积极。《2020 版中国糖皮质激素性骨质疏松症防治专家共识》提出无论剂量、给药途径如何，所有需要长疗程（≥3 个月）激素治疗的患者均需考虑防治糖皮质激素性骨质疏松症。建议所有使用激素的疗程≥3 个月者调整生活方式；每日补充元素钙（1 000～1 200mg）、维生素 D（600～800IU）或活性维生素 D。由于缺乏明确的数据，绝经前女性和年轻男性是否开始药物治疗需视个体情况由患者与医生共同决策。对于在接受糖皮质激素治疗时（7.5mg 泼尼松等效治疗，持续时间≥3 个月）未发生脆性骨折，但存在骨丢失加速（每年≥4%）或 Z 评分 <−3 分的类似男性，以及使用泼尼松 >30mg/d（或等效剂量）且持续时间 >1 个月的 50 岁以下的男性和绝经前女性，一般建议使用双膦酸盐等药物治疗。糖皮质激素对多种免疫性疾病的治疗十分重要，但使用中也可引起多种毒性或不良反应，药学服务中应加强对使用糖皮质激素的患者的监护，预防机会性感染及骨质疏松等不良反应。

参 考 文 献

[1] 中国成人肾病综合征免疫抑制治疗专家组. 中国成人肾病综合征免疫抑制治疗专家共识. 中华肾脏病杂志, 2014, 30(6): 467-474.

[2] 中国医师协会风湿免疫科医师分会, 中华医学会风湿病学分会, 中华医学会骨质疏松和骨矿盐疾病分会, 等. 2020 版中国糖皮质激素性骨质疏松症防治专家共识. 中华内科杂志, 2021, 60(1): 13-21.

[3] CATTRAN D C, FEEHALLY J, COOK H D, et al. Kidney Disease: Improving Global

Outcomes（KDIGO）Glomerulonephritis Work Group. KDIGO clinical practice guideline for glomerulonephritis. Kidney international supplements，2012（2）：139-274.

[4] KROGER A T，SUMAYA C V，PICKERING L K，et al. Kidney Disease：Improving Global Outcomes（KDIGO）Lipid Work Group. KDIGO clinical practice guideline for lipid management in chronic kidney disease. Kidney international supplements，2013（3）：259-305.

[5] WEI S Y，WANG Y X，LI J S，et al. Serum anti-PLA（2）R antibody predicts treatment outcome in idiopathic membranous nephropathy. American journal of nephrology，2016，43（2）：129-140.

[6] ZHENG Q Y，YANG H S，LIU W J，et al. Comparative efficacy of 13 immunosuppressive agents for idiopathic membranous nephropathy in adults with nephrotic syndrome：a systematic review and network meta-analysis. BMJ open，2019，9（9）：e030919.

[7] FLOEGE J，BARBOUR S J，CATTRAN D C，et al. Management and treatment of glomerular diseases（part 1）：conclusions from a Kidney Disease：Improving Global Outcomes（KDIGO）Controversies Conference. Kidney Int，2019，95（2）：268-280.

[8] ROVIN B H，CASTER D J，CATTRAN D C，et al. Management and treatment of glomerular diseases（part 2）：conclusions from a Kidney Disease：Improving Global Outcomes（KDIGO）Controversies Conference. Kidney international，2019，95（2）：281-295.

[9] VANHOVE T，ANNAERT P，KUYPERS D R J. Clinical determinants of calcineurin inhibitor disposition：a mechanistic review. Drug metabolism reviews，2016，48（1）：88-112.

[10] HOORN E J，ELLISON D H. Diuretic resistance. American journal of kidney diseases，2017，69（1）：136-142.

[11] ALSHARHAN L，BECK L H. Membranous nephropathy：core curriculum 2021. American journal of kidney diseases，2021，77（3）：440-453.

（蔡　乐）

第二节　药学监护精华案例解析

案例2　一例腹膜透析相关感染患者腹腔给予万古霉素剂量调整的药学监护

一、案例背景知识简介

腹膜透析（简称腹透）是终末期肾脏病患者的主要替代治疗方式之一，腹膜透析相关腹膜炎是腹透常见且严重的并发症，显著增加腹透患者的住院率和病死率,是腹透技术失败和转至长期血液透析的主要原因。及时诊治腹膜透析相关腹膜炎,迅速控制感染,保护腹膜功能十分重要。慢性肾衰竭患者对多种药物尤其是主要经肾脏清除的药物的药动学产生影响,给临床药物的选择、剂量调整及药学监护带来挑战,临床药师可发挥药动学方面的优势,积极配合医生制订个体化给药方案,密切监护患者的疗效和不良反应,确保药物治疗的有效性和安全性。本文对一例腹透相关感染的患者进行药学监护,重点对腹腔给予万古霉素治疗的药动学特点及万古霉素的治疗方案优化进行探讨和分析,以期为临床合理使用万古霉素治疗腹膜透析相关腹膜炎提供参考。

二、病例基本情况

患者,女性,30 岁。因"腹膜透析 6 年余,反复发生腹膜炎,皮肤多发钙化斑 2 年余"于 2018 年 4 月 27 日入院。患者 2010 年曾出现紫癜、蛋白尿,未予治疗。2012 年因慢性肾功能不全(CKD 5 期)开始行腹透治疗,其后尿量逐渐减少至无尿。2015 年患者出现恶心、呕吐、腹痛、腹泻,伴发热,体温约 38℃,腹膜透析流出液(peritoneal dialysis effluent,PDE)浑浊,自行使用头孢唑林联合头孢呋辛(具体剂量不详)腹腔注射 2 次 /d,治疗 2 周,症状好转。此后上述症状反复出现,每次自行使用头孢唑林联合头孢呋辛(具体剂量不详)腹腔注射,1~2 周后可缓解。患者于 2018 年 4 月 11 日因腹痛、恶心、呕吐就诊于外院,PDE 培养提示金黄色葡萄球菌,给予头孢唑林联合头孢他啶(具体剂量不详)腹腔注射 1 次 /d,患者的腹膜炎症状部分缓解,因腹透导管外涤纶套脱出,为进一步治疗收入院。

既往史:患者 2004 年因"阑尾炎"行"阑尾切除术";2010 年诊断为"过敏性紫癜",未治疗;有输血史。否认传染病病史,否认脑血管疾病、糖尿病、精神疾病病史。否认药物、食物过敏史。无吸烟、饮酒史。

入院查体:体温 36.4℃,脉搏 90 次 /min,呼吸 18 次 /min,血压 147/112mmHg,身高 167cm,体重 59kg。全身皮肤可见多处褐色点状瘢痕。左侧腹部可见腹透导管留置,导管外涤纶套位于隧道口,可见白色脓性分泌物溢出,导管隧道口局部轻压痛,无反跳痛及肌紧张。双下肢中度水肿。其余查体未见明显异常。

辅助检查:白细胞计数 5.43×10^9/L,中性粒细胞百分率 72.5%,血红蛋白112g/L;尿素 13.92mmol/L,肌酐 806.9μmol/L,血清清蛋白 32.3g/L,钙 1.92mmol/L,磷 2.18mmol/L;全段甲状旁腺激素 2421ng/L。

入院诊断:①慢性肾功能不全(CKD 5 期),肾性贫血,肾性高血压,继发性甲状旁腺功能亢进症,腹膜透析;②腹膜透析相关腹膜炎;③腹膜透析导管隧道口感染;④慢性肾炎综合征,紫癜性肾炎;⑤心功能不全;⑥阑尾切除术后。

三、主要治疗经过及典型事件

患者入院后完善相关检查以明确诊断及病情,给予腹膜透析、抗感染、控制血压、纠正贫血、改善营养及针对继发性甲状旁腺功能亢进等进行慢性肾衰竭一体化相关治疗。在抗感染治疗方面,患者因腹透导管隧道口白色脓性分泌物溢出,入院后留取标本进行细菌培养,每日给予莫匹罗星软膏涂抹隧道口。入院第 4 日患者出现下腹部压痛、腹泻,无发热,立即留取 PDE 标本进行细菌培养,同时查 PDE 常规示浑浊,白细胞计数 $5.943 \times 10^9/L$,多核细胞百分率 94%。考虑腹膜透析相关腹膜炎,药师建议万古霉素联合头孢他啶抗感染治疗,医生未采纳,给予头孢呋辛钠 0.75g 和左氧氟沙星 0.3g 腹腔注射 1 次 /d。因隧道口分泌物细菌培养结果回报为表皮葡萄球菌,药敏试验结果示头孢西丁筛选试验(+),对苯唑西林、左氧氟沙星等耐药,对利奈唑烷、万古霉素敏感,药师建议将头孢呋辛钠调整为万古霉素,医生接受药师建议。其后 PDE 细菌培养结果回报为缓症链球菌,药敏试验结果示对万古霉素、利奈唑烷敏感,对红霉素耐药,药师建议停用左氧氟沙星,单独使用万古霉素抗感染治疗,医生未采纳建议。治疗期间药师与医生根据患者的临床症状及万古霉素的血药浓度结果共同制订万古霉素的给药方案为入院第 8 日给予第 1 剂万古霉素 1g 腹腔注射;此后根据万古霉素的血药浓度结果(第 11 日 10.86mg/L、第 14 日 17.23mg/L、第 18 日 19.82mg/L、第 25 日 15.96mg/L),分别于第 11、15、20 和 25 日给予腹腔注射万古霉素各 1g。患者于入院第 10 日腹膜炎症状缓解,其后多次复查 PDE 细菌培养均为阴性。因患者的腹透导管外涤纶套脱出,为防治患者反复感染,于第 19 日行腹膜透析导管拔除重置术。

四、讨论

(一)腹膜透析相关腹膜炎治疗药物品种的选择

腹膜透析相关腹膜炎的常见临床表现为腹透透出液浑浊,腹痛,伴或不伴发热,腹部压痛和反跳痛。临床中符合下列 3 项中 2 项或 2 项以上者可诊断为腹膜透析相关腹膜炎:①腹痛和 / 或透出液浑浊,伴或不伴发热;②透出液白细胞计数超过 $100 \times 10^6/L$,其中多形核中性粒细胞达 50% 以上;③透出液微生物培养阳性。

只要疑诊腹膜炎,都应将 PDE 送检细胞计数、分类、革兰氏染色和细菌培养;尽早开始经验性抗感染治疗。经验性治疗须覆盖革兰氏阳性菌和革兰氏阴性菌,并根据各中心细菌学监测情况、患者既往腹膜炎病史、导管出口处及隧道感染史选用抗生素,可经验性使用万古霉素或第一代头孢菌素覆盖革兰氏阳性菌,使用第三代头孢菌素或氨基糖苷类药物覆盖革兰氏阴性菌。该患者的初始抗感染方案为头孢呋辛钠联合左氧氟沙星,药师考虑该患者存在导管出口感染,近期腹透过程中反复出现腹膜炎,其腹膜炎可能与出口感染相关,且患者前次腹膜炎细菌培养为金黄色葡萄球菌,推测致病菌为革兰氏阳性菌的可能性大,建议初始治疗方案调整为万古霉素联合第三代头孢菌素,医生未采纳建议。因腹透导管出口分泌物细菌培养结果为耐甲氧西林表皮葡萄球菌,药师再次与医生进行沟通后,医生将头孢呋辛钠调整为万古霉素。其后 PDE 细菌培养结果回报为缓症链球菌,药敏试验结果对万古霉素敏感。药师根据细菌培养及药敏试验结果,考虑万古霉素可同时覆盖腹膜炎和导管出口感染的病原菌,建议停用左氧氟沙星,医生未采纳。在获得病原学检查结果后,腹膜炎的后续治疗应根据病原菌种类及治疗反应调整抗菌药物,避免长期使用广谱抗菌药物,药师需加强与医生在抗菌药物合理使用方面的沟通和宣传,进一步提高抗菌药物合理使用水平。

(二)给药途径的选择

腹腔给予抗菌药物是治疗腹膜透析相关腹膜炎的较为推荐的给药途径。腹腔给药可分为间断给药(每日或每间隔若干日在一次腹透液交换时加药)和持续给药(每次交换加药)2 种,临床中较常使用间断给药的方法。通过腹腔给药可使抗菌药物在留腹期间在腹腔内维持较高的药物浓度,同时留腹期间抗菌药物可进入体循环。例如万古霉素在没有腹膜炎时约 50% 的留腹剂量被吸收,而在腹膜炎期间近 90% 被吸收,表明在腹腔给予万古霉素留腹治疗时有相当比例的万古霉素进入体循环。其后将含有抗菌药物的腹透液排出体外,更换为不含抗菌药物的腹透液,在间断给药间期体内的抗菌药物将重新分布于腹腔,有研究表明此种情况下万古霉素的 PDE 浓度与血药浓度的比值约为 0.37,因此当血药浓度在有效浓度范围内时,给药间期重新分布于腹腔的万古霉素基本可达到大于最低抑菌浓度的水平,从而发挥治疗作用。该药动学特点为腹腔给药治疗腹膜炎提供理论依据,而且腹腔给药可避免静脉穿刺,有利于患者接受。因此除非患者有全身败血症征象,一般推荐选择腹透液中加入抗菌药物留腹治疗的方法。

(三)万古霉素剂量调整的药学监护

万古霉素在体内基本不代谢,正常人群给药剂量的 90% 以原型经肾脏清除,肾功能正常时半衰期为 4~6 小时;在肾功能减退者中万古霉素的半衰期延长,腹透患者的肾功能严重受损,而腹透并不能有效清除万古霉素,有报道在腹透患者中万古霉素的半衰期为 2.75~7.50 日。国际腹透协会及我国腹膜透析相关感染防治指南均建议万古霉素间断腹腔给药方案为 15~30mg/kg,每 5~7 日给药 1 次,使血药浓度维持在 15mg/L 以上;若低于 15mg/L,应追加 1 次剂量。由于指南中万古霉素给药方案推荐的剂量和频次范围较宽泛,临床中不易把握给药剂量与频次,给临床用药带来一定的困难。

本例患者体重 59kg，万古霉素的初始治疗剂量为 1g（约 16.9mg/kg），药师参考文献报道中万古霉素在腹透人群的药动学参数进行估算，估测第 3 日血药浓度约为 11.8mg/L、第 5 日血药浓度约为 9.3mg/L［假设消除速率常数（elimination rate constant，K_e）= 0.005/h，表观分布容积（apparent volume of distribution，V_d）= 0.7 × 体重，约 70% 的经腹腔给予的万古霉素吸收入体循环，简化模型以 $C = C_{max} × e^{-Ket}$ 估算，C_{max} 为峰浓度，K_e 为消除速率常数，t 为时间］，若参考指南推荐的 5～7 日再给予第 2 剂万古霉素可能导致首剂给药后万古霉素的血药谷浓度偏低。因此，药师建议万古霉素给药第 3 日查血药浓度，医生采纳建议，经查患者万古霉素给药第 3 日的血药浓度为 10.86mg/L，随即当日再次给药。

由于在腹透患者中万古霉素的半衰期延长，药物达到稳态所需的时间长，有报道腹透患者在多次使用万古霉素后血药浓度增高，有蓄积风险。本例患者用药后监测万古霉素的血药浓度，也发现万古霉素在第 2、第 3 次给药后血药浓度逐渐升高的情况，在药师建议下临床中根据血药浓度监测结果及时延长后续治疗时万古霉素的给药间隔，使万古霉素的血药谷浓度基本维持在 15～20mg/L，在确保疗效的同时减少不良反应发生的风险。

五、小结

腹膜透析相关腹膜炎是导致腹透患者技术失败的主要原因，积极的抗感染治疗对保护腹膜功能、维持腹透有重要意义。一旦患者出现腹膜炎的表现，在留取 PDE 标本后应尽早开始经验性抗菌药物治疗，经验性治疗须同时覆盖革兰氏阳性菌和阴性菌，后续根据临床治疗效果和药敏试验结果选用抗菌药物。为了使腹腔维持较高的血药浓度，减少全身不良反应，首选腹腔应用抗菌药物。对于腹透相关感染患者，药师可利用治疗药物监测、药动学原理和循证医学证据帮助医生制订适宜的给药方案和监护计划，为透析患者提供专业的个体化药学服务，保证治疗的安全性和有效性，在优化患者治疗方案和提高用药安全性等方面起到积极作用。

参 考 文 献

[1] 中国腹膜透析相关感染防治专家组. 腹膜透析相关感染的防治指南. 中华肾脏病杂志，2018，34（2）：139-148.

[2] 《万古霉素个体化给药临床药师指引》起草专家组. 万古霉素个体化给药临床药师指引. 今日药学，2015，25（2）：78-82.

[3] 代瑞甫，蔡乐，朱曼，等. 1 例腹膜透析相关感染合并继发性甲状旁腺功能亢进患者的药学监护. 中国药物应用与监测，2019，16（6）：347-350.

[4] 杭永付，徐德宇，薛领，等. 腹透相关性腹膜炎腹腔给予万古霉素血药浓度的特点及与疗效的关系. 中国药学杂志，2019，54（12）：1031-1034.

[5] 蔡乐，张庆涛，谢大洋，等. 腹膜透析相关腹膜炎患者万古霉素血药浓度监测结果分析. 中国药物应用与监测，2021，18（1）：13-17.

[6] LI P K, SZETO C C, PIRAINO B, et al. ISPD peritonitis recommendations: 2016 update on prevention and treatment. Peritoneal dialysis international，2016，36（5）：481-508.

[7] LAM E, LIEN Y T, KRAFT W K, et al. Vancomycin in peritoneal dialysis: clinical pharmacology considerations in therapy. Peritoneal dialysis international，2020，40（4）：384-393.

[8] FISH R, NIPAH R, JONES C, et al. Intraperitoneal vancomycin concentrations during peritoneal dialysis-associated peritonitis: correlation with serum levels. Peritoneal dialysis international，2012，32（3）：332-338.

[9] MONTANES PAULS B, ALMINANA M A, CASABO ALOS V G. Vancomycin pharmacokinetics during continuous ambulatory peritoneal dialysis in patients with peritonitis. European journal of pharmaceutical sciences，2011，43（4）：212-216.

（蔡 乐）

案例3　一例IgA肾病患者使用糖皮质激素治疗及预防骨质疏松的药学监护

一、案例背景知识简介

IgA肾病是常见的肾小球疾病，多达50%的受累患者会在20～25年的观察期内缓慢进展为终末期肾病。IgA肾病的治疗主要包括血管紧张素系统拮抗剂及糖皮质激素等。糖皮质激素具有强大的抗炎和免疫抑制作用，是治疗自身免疫病的常用药物。IgA肾病中免疫机制和自身免疫反应的参与提示糖皮质激素可能对疾病治疗有益，但使用糖皮质激素也可能会引起相关不良反应。糖皮质激素性骨质疏松症（glucocorticoid induced osteoporosis，GIOP）是指在使用糖皮质激素治疗疾病时所致的骨量减少、骨微结构破坏、骨脆性增加、易于骨折的一种疾病，是使用糖皮质激素后常见的不良反应之一，在药物导致的继发性骨质疏松症中最为常见。本文通过对一例IgA肾病患者使用糖皮质激素治疗及其预防骨质疏松的案例进行分析，探讨IgA肾病患者糖皮质激素的使用及骨质疏松的预防，旨在加强临床使用糖皮质激素时对GIOP的预防和重视。

二、病例基本情况

患者，女性，63岁。因"反复眼睑水肿1年余，血压升高半年余"入院。患者 2017 年 10 月无明显诱因发现眼睑轻度水肿，无明显的下肢水肿，无口腔溃疡及脱发，无光敏感及关节疼痛，休息后症状稍缓解，未予重视。半年前在当地医院体检时发现血压高，最高达 160/100mmHg 左右，无明显的头痛及头晕，间断口服抗高血压药（具体药物不详），未定期监测血压，控制不详。2018 年 9 月 27 日就诊于当地医院门诊，查血生化：总蛋白 61g/L，血清清蛋白 38.8g/L，尿素 12.55mmol/L，肌酐 129.9μmol/L，尿酸 489.5μmol/L；尿液常规：尿蛋白 3+、尿红细胞 46.9/μl，24 小时尿蛋白定量 3.7g。2018 年 11 月 7 日行超声引导下经皮肾穿刺活检术，病理结果为 IgA 肾病（Lee 分级 III 级，牛津分型 $M_1E_0S_1T_1C_0$）、肾内动脉硬化，复查 24 小时尿蛋白定量 0.6g、血清清蛋白 39.8g/L，给予氯沙坦钾片 50mg p.o. q.d.。今为复查，门诊以"慢性肾炎综合征"于 2019 年 2 月 18 日收入院。

既往史： 患者甲状腺多发结节病史 3 个月。否认肝炎、结核、疟疾等传染病病史，否认心脏病病史，否认糖尿病、脑血管疾病、精神疾病病史。否认手术史，否认外伤史，否认输血史。否认药物、食物过敏史。无吸烟史，无饮酒史。预防接种史不详。

入院查体： 体温 36.8℃，脉搏 84 次/min，呼吸 19 次/min，血压 120/69mmHg，身高 168cm，体重 60.5kg。发育正常，营养良好，正常面容，表情自然，自主体位，神志清醒，查体合作。全身皮下无水肿，眼睑无水肿，肾脏无叩击痛，双下肢无水肿，双肺呼吸音清。

辅助检查： 血常规示白细胞计数 8.13×10^9/L，中性粒细胞百分率 70.7%，红细胞计数 2.9×10^{12}/L，血红蛋白 94g/L，血细胞比容 0.267L/L；尿红细胞检查（镜检）示 2～6 个/HPF，尿蛋白定性试验 2+；尿渗透压 382mOsm/L，尿液 N-乙酰-β-D-氨基葡萄糖苷酶（NAG）14.2U/L，24 小时尿蛋白定量 1.64g；免疫肾功能示血 β_2-微球蛋白 4.2mg/L，血清转铁蛋白 1.89g/L；血生化示总蛋白 59.4g/L，血清清蛋白 38.1g/L，尿素 9.51mmol/L，肌酐 156.6μmol/L，血清尿酸 437.3μmol/L，总胆固醇 2.84mmol/L，甘油三酯 1.11mmol/L，钾 4.54mmol/L，钙 2.22mmol/L，无机磷 1.27mmol/L；全段甲状旁腺激素 31.58ng/L；叶酸 2.82μg/L，维生素 B_{12} 1 562.00ng/L；降钙素原（发光法）0.055μg/L。

入院诊断： ①慢性肾炎综合征，IgA 肾病（Lee 分级 III 级），肾内动脉硬化；②慢性肾功能不全（CKD 3 期），肾性贫血；③高血压病（2 级，很高危）；④甲状腺多发结节。

三、主要治疗经过及典型事件

患者入院后完善相关检查，给予低盐、低脂、优质低蛋白饮食，使用氯沙坦钾控制血压，琥珀酸亚铁、促红细胞生成素纠正贫血，并给予前列地尔、尿毒清颗粒、金水宝胶囊等药物治疗。2018 年 11 月患者的肾穿刺活检术病理结果为 IgA

肾病（Lee 分级Ⅲ级，牛津分型 $M_1E_0S_1T_1C_0$）、肾内动脉硬化，给予氯沙坦钾片规律治疗 3 月余，本次复查发现 24 小时尿蛋白定量 1.64g、血肌酐 156.6μmol/L，24 小时尿蛋白定量和血肌酐较前均升高，为进一步控制病情，在排除感染、结核及肿瘤等后给予甲泼尼龙 32mg q.d. 治疗，同时给予碳酸钙 D_3、骨化三醇、雷贝拉唑预防糖皮质激素相关不良反应。药师根据骨折风险评估工具（fracture risk assessment tool，FRAX）评分认为患者具有中危骨折风险，建议加用双膦酸盐，医生接受建议，加用阿仑膦酸钠 70mg q.w. 联合碳酸钙 D_3 和骨化三醇预防糖皮质激素性骨质疏松症。此外，临床药师告知患者注意生活方式的调整，注意适当接受阳光照射和适量运动，建议患者食用牛奶等富含钙和维生素 D 的饮食，多吃富含维生素 K 的绿色蔬菜等。患者 2 个月后复查，血肌酐 124.6μmol/L，24 小时尿蛋白定量 0.40g，甲泼尼龙减量为 28mg q.d.，并继续使用碳酸钙 D_3、骨化三醇和阿仑膦酸钠等药物。4 个月后复查，血肌酐 103.1μmol/L，24 小时尿蛋白定量 0.16g，甲泼尼龙减量为 20mg q.d.，继续使用碳酸钙 D_3、骨化三醇和阿仑膦酸钠等药物。其后每月复查 24 小时尿蛋白定量均 <0.5g，糖皮质激素规律减量，于 2019 年 8 月停用糖皮质激素及相关药物。

四、讨论

（一）治疗 IgA 肾病时糖皮质激素的使用

IgA 肾病是引起原发性肾小球肾炎的常见病变，我国的一项研究通过 13 519 例肾活检发现 IgA 肾病占原发性肾小球肾炎病例的 45%。由于 IgA 肾病的临床和病理表现多样，预后各不相同，其治疗及治疗反应也有所不同。目前延缓疾病进展的非免疫抑制性治疗包括控制血压和对存在蛋白尿的患者使用 ACEI 或 ARB，对于部分患者需要使用糖皮质激素等药物进行免疫抑制治疗。KDIGO 指南推荐当 24 小时尿蛋白 >1g 时使用 ACEI 或 ARB 治疗，并建议在能够耐受的范围内逐步增加 ACEI 或 ARB 的剂量，以使尿蛋白降至 <1g/d；对于经过 3～6 个月的最佳支持治疗（包括使用 ACEI 或 ARB 和控制至目标血压的治疗）后 24 小时尿蛋白仍然持续≥1g 且肾小球滤过率 >50ml/min 的患者，KDIGO 指南建议接受 6 个月的糖皮质激素治疗，即泼尼松 0.8～1mg/（kg•d）持续 2 个月，之后 4 个月内每月减量 0.2mg/（kg•d）。中华医学会肾脏病临床诊疗指南中建议给予泼尼松 0.6～1.0mg/（kg•d），4～8 周后酌情减量，总疗程为 6～12 个月。有报道，对于血肌酐水平长期≥221μmol/L 或肾活检显示存在显著的肾小球硬化和肾小管间质萎缩或纤维化的患者，免疫抑制治疗不太可能有益，并且药品不良反应可能会带来伤害；而对于疾病更严重的患者，如临床病程进展更快和/或存在严重活动性炎症的组织学证据（如新月体形成），可考虑进行联合免疫抑制等治疗。

该患者的肾穿刺活检术病理结果为 IgA 肾病（Lee 分级Ⅲ级，牛津分型

$M_1E_0S_1T_1C_0$)、肾内动脉硬化，因 24 小时尿蛋白定量 0.6g，初始给予氯沙坦治疗，但 3 个月后复查 24 小时尿蛋白定量和血肌酐较前均升高，临床考虑疾病进展，启用糖皮质激素治疗，糖皮质激素的用药剂量、缓慢减量及用药疗程等均符合推荐。患者使用糖皮质激素后 24 小时尿蛋白定量明显减少、血肌酐下降，治疗有效。一项有关 IgA 肾病中免疫抑制治疗的综述分析了 32 项研究的 1 781 名患者的数据，糖皮质激素显著改善疾病进展至终末期肾病的风险、降低血清肌酐翻倍的风险，还降低蛋白尿，联合应用糖皮质激素和血管紧张素系统拮抗剂更加有效。由于 IgA 肾病的临床和病理表现多样，临床中应根据患者的病理特点、临床表现及指南建议把握 IgA 肾病应用糖皮质激素的适宜患者，合理使用糖皮质激素。

（二）糖皮质激素性骨质疏松症的预防与治疗

GIOP 是糖皮质激素最常见的不良反应之一，严重者可致椎体、肋骨和髋骨等部位骨折，严重影响患者的生活质量。激素引起骨质疏松的病理生理机制非常复杂，通过多种机制增加骨折风险，主要特征是持续骨形成下降伴早期一过性骨吸收增加。早期激素可降低成骨细胞招募，加速成骨细胞凋亡，随后持续影响成骨细胞的数量、合成能力，导致骨形成下降。激素能增加核因子 κB 受体活化因子配体的生成，减少骨保护素的生成，从而增加破骨细胞的寿命、数量和活性。使用激素早期即可导致骨细胞凋亡，影响骨小管循环，降低骨质量，因此在骨密度尚未降低时即可能发生骨折。激素还可以通过间接作用导致骨丢失，主要包括性激素水平降低、甲状旁腺激素水平升高、肠道和肾脏对钙的吸收和重吸收减少、肌萎缩和肌力下降等。

全国大规模 GIOP 流行病学调查发现，接受激素治疗的风湿病患者骨量减少和骨质疏松的发生率达 90%，其中骨质疏松的发生率为 41.4%。GIOP 重在预防与早期规范治疗，但目前仍未得到临床医生重视，防治往往不积极。有报道国内接受激素治疗的风湿病患者中，约有 1/3 的患者从未接受过任何规范的防治。2020 年中国 GIOP 防治专家共识提出，无论剂量、给药途径如何，所有需要长疗程（≥3 个月）激素治疗的患者均需考虑防治 GIOP。建议所有使用激素的疗程≥3 个月者调整生活方式；每日补充元素钙（1 000～1 200mg）、维生素 D（600～800IU）或活性维生素 D。调整生活方式包括均衡饮食，体重维持在推荐范围内，戒烟，常规承重或对抗性训练，限制酒精摄入，适当接受阳光照射和防止跌倒。补充钙和维生素 D 是必要的，但对于应用大剂量糖皮质激素治疗的患者，通常还不足以预防骨丢失和骨折，患者常需要药物治疗。在 GIOP 的初始治疗中，评估为中、高度骨折风险者除补充钙剂和维生素 D 及调整生活方式外，可选择双膦酸盐、特立帕肽、地舒单抗、雷洛昔芬（限绝经后）、降钙素（限 3 个月）等；对于无确定骨质疏松的患者，可以使用 FRAX 等评估骨折风险。

FRAX 是一种利用临床危险因素来评估个体发生骨质疏松性骨折绝对风险的工具，可根据股骨颈骨密度和临床骨折危险因素等进行分析，估算未经治疗的 40～90 岁患者未来 10 年的骨折发生风险。该工具可登录互联网免费评估。由于 FRAX 不考虑糖皮质激素的剂量或使用时长，因此用其估算风险时必须根据糖皮质激素的剂量进行校正。对使用 >7.5mg/d 泼尼松龙或等效治疗的患者，主要部位骨质疏松性骨折的估计风险应增加 15%、髋部骨折的风险应增加 20%。临床药师将该患者的年龄、性别、体重、身高、是否吸烟、是否使用糖皮质激素等相关危险因子信息录入，并根据激素剂量校正后，预测该患者 10 年的主要骨质疏松性骨折风险为 7.2%、髋骨骨折风险为 2.5%，评估患者具有中危骨折风险。双膦酸盐与骨骼羟磷灰石的亲和力高，能特异性地结合到骨重建活跃的骨表面，抑制破骨细胞功能，从而抑制骨吸收。循证医学证实双膦酸盐能提高腰椎和股骨近端骨密度，减少椎体骨折的发生，为治疗 GIOP 的一线用药。药师建议加用双膦酸盐预防 GIOP，医生接受药师建议，给予阿仑膦酸钠联合碳酸钙 D_3 和骨化三醇。糖皮质激素是 GIOP 发生与发展的最根本的原因，因此在病情可控的前提下，应尽可能减少激素剂量及缩短疗程。本患者使用糖皮质激素治疗 6 个月，停用激素治疗后，骨折风险再评估为低风险，停用相关抗骨质疏松药。

五、小结

糖皮质激素临床上广泛应用于 IgA 肾病等免疫相关性疾病的治疗，其在治疗疾病的同时也可能会引起相关不良反应。糖皮质激素可引起明显的骨丢失，导致骨质疏松和骨折风险增加，影响患者的生活质量，给家庭和社会造成经济负担。因此，在临床实践中应注意把握糖皮质激素的适应证，对必须使用糖皮质激素的患者，应在起始用药时根据糖皮质激素的使用剂量和骨折风险进行风险评估，选择合适的干预措施，积极进行药物干预治疗；并定期评估，在病情可控的前提下尽可能减少激素暴露，尽可能地降低糖皮质激素使用引起的骨质疏松和骨折风险。

参 考 文 献

[1] 张宏. KDIGO 指南解读: IgA 肾病治疗. 中国实用内科杂志, 2012, 32(12): 925-927.

[2] 中国医师协会风湿免疫科医师分会, 中华医学会风湿病学分会, 中华医学会骨质疏松和骨矿盐疾病分会, 等. 2020 版中国糖皮质激素性骨质疏松症防治专家共识. 中华内科杂志, 2021, 60(1): 13-21.

[3] CATTRAN D C, FEEHALLY J, COOK H D, et al. Kidney Disease: Improving Global Outcomes(KDIGO)Glomerulonephritis Work Group. KDIGO clinical practice guideline for

glomerulonephritis. Kidney international supplements, 2012 (2): 139-274.

[4] COPPO R. Corticosteroids in IgA nephropathy: lessons from recent studies. Journal of the American Society of Nephrology, 2017, 28 (1): 25-33.

[5] LV J C, ZHANG H, WONG M G, et al. Effect of oral methylprednisolone on clinical outcomes in patients with IgA nephropathy: the testing randomized clinical trial. JAMA, 2017, 318 (5): 432-442.

[6] BUCKLEY L, GUYATT G, FINK H A, et al. 2017 American College of Rheumatology guideline for the prevention and treatment of glucocorticoid-induced osteoporosis. Arthritis & rheumatology, 2017, 69 (8): 1521-1537.

[7] KANIS J A, JOHANSSON H, ODEN A, et al. Guidance for the adjustment of FRAX according to the dose of glucocorticoids. Osteoporosis international, 2011, 22 (3): 809-816.

[8] ALLEN C S, YEUNG J H, VANDERMEER B, et al. Bisphosphonates for steroid-induced osteoporosis. Cochrane database of systematic reviews, 2016, 10 (10): CD001347.

[9] PATTRAPORNPISUT P, AVILA-CASADO C, REICH H N. IgA nephropathy: core curriculum 2021. American journal of kidney diseases, 2021, 78 (3): 429-441.

（蔡　乐）

案例 4　从一例红细胞生成刺激剂低反应性病例探讨肾性贫血的药物治疗

一、案例背景知识简介

肾性贫血是各种肾脏疾病致肾功能下降时，肾脏红细胞生成素生成减少及血浆中的一些毒性物质干扰红细胞生成并缩短其寿命而导致的贫血。肾性贫血是慢性肾脏病（chronic kidney disease，CKD）的常见并发症，有报道中国的CKD 患病率约占成年人群的 10.8%，其中 50% 以上的患者合并贫血。贫血不仅降低患者的生活质量，也是 CKD 患者发生心血管事件的重要独立危险因素。肾性贫血的治疗主要包括红细胞生成刺激剂（erythropoiesis-stimulating agent，ESA）、铁剂、低氧诱导因子脯氨酰羟化酶抑制剂（hypoxia-inducible factor-prolyl hydroxylase inhibitor，HIF-PHI）及输血治疗等。ESA 已成功用于治疗肾性贫血30 余年，目前仍是治疗肾性贫血的主要药物，其减少贫血患者的输血次数。然而在接受 ESA 治疗的患者中，有部分患者出现 ESA 低反应性现象。罗沙司他是一种可逆性 HIF-PHI，为新型肾性贫血的治疗药物。现就一例 ESA 低反应性病例进行分析，探讨 ESA 低反应性的原因及新型改善肾性贫血的药物罗沙司他的使用，为临床肾性贫血的诊治提供参考。

二、病例基本情况

患者，男性，83 岁。因"发现血肌酐升高 3 年余"入院。患者 2016 年 10 月因行内镜逆行胰胆管造影术下胆管取石术，术前查血生化示血肌酐 154.7μmol/L、血清清蛋白 34.4g/L、血红蛋白 118g/L，发现肾功能不全。术后查血肌酐波动于 139.4～161.6μmol/L，其后服用肾炎舒、尿毒清、金水宝等药物治疗。2019 年 4 月于当地医院急诊查血红蛋白 57g/L、红细胞计数 2.04×10^{12}/L、平均红细胞体积 96.1fl、血肌酐 210.1μmol/L，给予输注悬浮红细胞 2U。其后隔日皮下注射重组人促红细胞生成素 5 000U，给予口服硫酸亚铁、维生素 B_{12} 等治疗，血红蛋白波动于 56～81g/L，血红蛋白低于 60g/L 时给予输注悬浮红细胞 2 次，血肌酐逐渐升高至 352.6μmol/L。为进一步检查及治疗于 2020 年 1 月 9 日入院。

既往史：患者高血压 10 余年，规律服用贝尼地平、特拉唑嗪降血压治疗，血压控制在 150～180/50～80mmHg；高尿酸血症 8 年，目前口服非布司他；1999 年行胆囊切除术；2011 年因下肢动脉粥样硬化闭塞行支架植入术，目前规律服用替格瑞洛；2016 年 10 月行内镜逆行胰胆管造影术下胆管取石术。否认传染病病史，否认糖尿病、精神疾病病史，有多次输血史，否认药物、食物过敏史。吸烟史 50 年，每日 30 支；饮酒史 30 年，每日 350g，目前已戒酒近 20 年。

入院查体：体温 36.4℃，脉搏 78 次/min，呼吸 18 次/min，血压 154/59mmHg，身高 178cm，体重 76kg。发育正常，贫血面容，神志清醒，查体合作。全身皮肤、黏膜苍白，无黄染。全身浅表淋巴结无肿大及压痛。肝脏未触及，脾脏未触及。全身无水肿。

辅助检查：血常规示血红蛋白 71g/L，红细胞计数 2.18×10^{12}/L，血细胞比容 0.223L/L，平均红细胞体积 102.3fl，平均红细胞血红蛋白量 32.6pg，平均红细胞血红蛋白浓度 318g/L，红细胞体积分布宽度 17.6%，网织红细胞百分率 2.99%，白细胞计数 3.95×10^9/L，中性粒细胞百分率 75.9%，血小板计数 196×10^9/L；血生化示血清清蛋白 32.7g/L，总胆红素 2.1μmol/L，结合胆红素 1.2μmol/L，乳酸脱氢酶 129U/L，肌酐 363.6μmol/L；总铁结合力 46.7μmol/L，铁 9.3μmol/L，血清铁蛋白 46.78μg/L；触珠蛋白 1 400mg/L；维生素 B_{12} 957.30ng/L，叶酸 >20.0μg/L；全段甲状旁腺激素 171.10ng/L。C 反应蛋白 1mg/L，白细胞介素-6 <1.5ng/L。直接抗人球蛋白阴性。腹部超声检查提示肝、胰、脾未见明显异常。

入院诊断：①慢性肾功能不全（CKD 5 期），肾性贫血；②高血压病（3 级，很高危）；③高尿酸血症；④下肢动脉粥样硬化闭塞支架植入术后；⑤胆囊切除术后。

三、主要治疗经过及典型事件

患者入院后完善相关检查以明确诊断及病情，给予控制血压、纠正贫血、抗血小板、降尿酸、纠正酸碱平衡、改善微循环、调节钙磷代谢紊乱等慢性肾衰竭一体化相关治疗。因患者近半年余反复出现重度贫血,给予多次输注悬浮红细胞治疗,本次入院重点针对其贫血问题进行检查与治疗。经查患者无黑便、大便隐血阴性,排除失血性贫血;患者的触珠蛋白 1 400mg/L、直接抗人球蛋白阴性,无溶血性贫血的表现,排除自身免疫性溶血性贫血;患者近期未服用骨髓抑制药,排除药物所致的贫血;患者的血常规检查中仅红系异常明显,网织红细胞百分率 2.99%,白系及血小板数量正常,因患者及家属拒绝,未行骨髓穿刺活检;腹部超声检查提示脾脏未见明显异常。患者的总铁结合力 46.7μmol/L、铁 9.3μmol/L、转铁蛋白饱和度 19.9%、血清铁蛋白 46.78μg/L,考虑患者的铁储备不足,给予蔗糖铁注射液补铁治疗。给予重组人促红素 -β 注射液 5 000U i.h. q.o.d.。1 个月后复查血红蛋白 70g/L,考虑 ESA 低反应性。外院查抗红细胞生成素抗体,结果阴性,除外纯红细胞再生障碍性贫血。继续给予重组人促红素 -β 注射液、铁剂、叶酸及维生素 B_{12} 等治疗,贫血症状改善不理想。为改善患者的贫血状态,2020 年 4 月改用口服罗沙司他胶囊,120mg/ 次,每周 3 次。应用罗沙司他后停用重组人促红素 -β 注射液,继续给予口服铁剂。2 个月后患者的血红蛋白升至 90g/L。

四、讨论

(一)肾性贫血的筛查与评估

CKD 患者应定期监测贫血的相关实验室指标,测量频率根据有无贫血、透析方式和红细胞生成素治疗情况而定。贫血的患病率随着患者的肾小球滤过率下降而升高,对于未透析无贫血者,CKD 1~3 期至少每年测量血红蛋白 1 次,CKD 4~5 期至少每 6 个月测量 1 次;未透析有贫血者,至少每 3 个月测量 1 次。肾功能不全若伴发铁缺乏、叶酸或维生素 B_{12} 缺乏,或伴发消化道出血等失血情况,也参与贫血的发生。因此对贫血患者,应注意评估病因,除外营养不良性贫血、溶血性贫血、失血性贫血、地中海贫血、再生障碍性贫血和血液系统肿瘤等血液系统疾病导致的贫血。患者的评估应包括血细胞计数、网织红细胞计数、转铁蛋白饱和度(血清铁 / 总铁结合力)、血清铁蛋白、维生素 B_{12}、叶酸、粪便隐血等检查。

(二)ESA 治疗与 ESA 低反应性的原因分析

红细胞的生成过程主要发生于骨髓,受到内源性促红细胞生成素(erythropoietin,EPO)的调节,90% 以上的 EPO 由肾间质细胞产生,CKD 患者因肾损伤,产生的 EPO 减少,红细胞生成受抑制,引起肾性贫血。通过补充外源性 EPO 可纠正肾性贫血,目前国内临床中常用的 ESA 制剂主要为重组人红细胞生成素 α 和重组人红细胞生成素 β 两种类型。《肾性贫血诊断与治疗中国专家共识》(2018 修订版)建议未透析的 CKD 患者应在血红蛋白＜100g/L 时启动 ESA 治疗。ESA 的初始剂量建议为每周 100～150U/kg，分 2～3 次注射；或 10 000U，每周 1 次。ESA 治疗肾性贫血，静脉给药和皮下注射同样有效。皮下注射的生物利用度平均为 30%，半衰期延长，皮下注射 ESA 所需的剂量比静脉给予所需的剂量少 30% 左右，因此对于非血液透析患者建议使用皮下注射给药。

　　ESA 的使用可减少非透析慢性肾脏病患者的输血次数、减轻贫血相关症状，但有 10%～20% 的 CKD 贫血患者对 ESA 呈低反应性。按患者体重计算的适量 ESA 治疗 1 个月后，血红蛋白水平与基线值相比无增加，可将患者归类为 ESA 低反应性。该患者 2019 年 4 月查血红蛋白 57g/L，其后开始皮下注射重组人促红素 -β 治疗（剂量为每周 15 000U），使用 ESA 治疗 9 月余，血红蛋白不达标，考虑为 ESA 低反应性。

　　ESA 低反应性最常见的原因为铁缺乏，其他原因包括合并感染或炎症性疾病、慢性失血、重度甲状旁腺功能亢进、纤维性骨炎、铝中毒、血红蛋白病、恶性肿瘤、营养不良、溶血、透析不充分、应用 ACEI 或 ARB、脾功能亢进、EPO 抗体介导的纯红细胞再生障碍性贫血等情况。一般采用血清铁、总铁结合力、血清铁蛋白及转铁蛋白饱和度计算值来评估铁储备情况，当患者的转铁蛋白饱和度 ≤20% 且铁蛋白 ≤100μg/L 时考虑为绝对铁缺乏，需给予补充铁剂治疗。该患者的转铁蛋白饱和度 19.9%、血清铁蛋白 46.78μg/L，存在铁缺乏。对患者进行粪便隐血、乳酸脱氢酶、触珠蛋白及抗红细胞生成素抗体等检查排除失血、溶血、EPO 抗体介导的纯红细胞再生障碍性贫血等问题。因患者存在铁缺乏，给予铁剂治疗，但治疗后使用 ESA 患者的贫血并未改善。对纠正原发病因后仍存在 ESA 低反应性的患者，建议采用个体化方案进行治疗；对治疗反应低下的患者，最大 ESA 剂量不高于初始剂量或稳定剂量（基于体重计算）的 2 倍。由于该患者的初始 ESA 治疗剂量为每周 15 000U，考虑剂量较大，未再增加给药剂量，尝试更换为罗沙司他治疗。

（三）罗沙司他在肾性贫血中的使用

　　罗沙司他为 HIF-PHI，是一种新型治疗肾性贫血的小分子口服药物，通过抑制低氧诱导因子脯氨酰羟化酶，稳定体内的低氧诱导因子（hypoxia-inducible factor，HIF）水平，进而调控 HIF 影响的下游靶基因转录及表达，上调内源性 EPO 产生和 EPO 受体表达；增加肠道铁转运蛋白和骨髓转铁蛋白受体表达，促进肠道对铁的吸收和骨髓对铁的利用；下调铁调素水平，促进单核吞噬细胞系统内的铁释放，改善铁的利用，综合调控机体，促进红细胞生成。临床研究数据显示，应用 HIF-PHI 联合口服铁剂治疗可有效改善非透析与透析患者的贫血。

由于 HIF-PHI 类药物治疗贫血不受微炎症状态的影响，可降低铁调素水平，促进铁的吸收、转运与利用，对 ESA 低反应性人群治疗可能有效。亚太肾脏病学会发布的临床专家建议提出，如果 ESA 低反应性的原因未知，或由于铁利用率低，或其他原因导致难治性贫血，可考虑转换为 HIF-PHI 治疗。罗沙司他根据患者的体重确定起始剂量，透析患者为每次 100mg（45～60kg）或 120mg（≥60kg），非透析患者为每次 70mg（40～60kg）或 100mg（≥60kg），口服给药，每周 3 次。可根据患者当前的血红蛋白水平及过去 4 周内的血红蛋白变化，每 2 周进行 1 次剂量阶梯治疗调整，直至其达到稳定。该患者改用口服罗沙司他胶囊 120mg/ 次，每周 3 次，同时给予口服铁剂；2 个月后血红蛋白升至 90g/L，贫血情况较前明显改善，但由于费用问题，患者未再增加剂量治疗。

罗沙司他的常见不良反应包括高血压、高钾血症、上呼吸道感染、恶心、呕吐、乏力、食欲下降、氨基转移酶异常、头晕、低血压、肌肉痉挛等。虽然临床前研究及临床研究未发现 HIF-PHI 对肿瘤、糖尿病视网膜病变及其他代谢性疾病（如高血压、心力衰竭）有不良影响，但考虑到目前研究的局限性，推荐使用 HIF-PHI 之前检查恶性肿瘤，并对其他慢性病患者进行监测。有研究表明，HIF-PHI 或与血栓和血管钙化相关，有这些病史的患者应慎用。罗沙司他与他汀类药物联用时可导致他汀类药物的血药浓度 - 时间曲线下面积和血药峰浓度增加，建议与罗沙司他合并用药时应考虑减少他汀类药物的剂量，并监测他汀类药物的不良反应。与碳酸司维拉姆、醋酸钙联用时，使用前后至少间隔 1 小时服用罗沙司他，避免影响罗沙司他的吸收。

五、小结

贫血是 CKD 患者常见的并发症，ESA、铁剂等药物在治疗肾性贫血中发挥重要作用。ESA 低反应性是肾性贫血面临的挑战，与患者的预后密切相关。铁缺乏、机体炎症状态等多种原因均可导致 ESA 低反应性，应根据病因积极纠正。罗沙司他为肾性贫血患者提供新的治疗手段，但目前治疗费用较高，长期用药的安全性仍需进一步关注。临床中应提高对肾性贫血的重视程度，将指南与临床实践相结合，采取不同的治疗策略，合理使用相关药物，提高血红蛋白达标率。

参 考 文 献

[1] 中国医师协会肾内科医师分会肾性贫血诊断和治疗共识专家组. 肾性贫血诊断与治疗中国专家共识（2018 修订版）. 中华肾脏病杂志, 2018, 34（11）: 860-866.

[2] 廖飞龙, 杨仲璠, 刘煜, 等. 促红细胞生成素的研究进展. 中国新药杂志, 2016, 25（1）: 64-70.

[3] 桂定坤，汪年松. 红细胞生成素低反应的原因及对策. 中国血液净化，2017，16（8）：509-511.

[4] BATCHELOR E K，KAPITSINOU P，PERGOLA P E，et al. Iron deficiency in chronic kidney disease：updates on pathophysiology，diagnosis，and treatment. Journal of the American Society of Nephrology，2020，31（3）：456-468.

[5] CHEN N，HAO C M，PENG X M，et al. Roxadustat for anemia in patients with kidney disease not receiving dialysis. New England journal of medicine，2019，381（11）：1001-1010.

[6] CHEN N，HAO C M，LIU B C，et al. Roxadustat treatment for anemia in patients undergoing long-term dialysis. New England journal of medicine，2019，381（11）：1011-1022.

[7] YAP D Y H，MCMAHON L P，HAO C M，et al. Recommendations by the Asian Pacific society of nephrology（APSN）on the appropriate use of HIF-PH inhibitors. Nephrology（Carlton），2021，26（2）：105-118.

（蔡　乐）

案例 5　从一例狼疮性肾炎病例探讨他克莫司与地尔硫䓬的药物相互作用

一、案例背景知识简介

药物相互作用是指同时或在一定时间内先后服用 2 种或 2 种以上药物后产生的复合效应，可使药效加强或副作用减轻，也可使药效减弱或出现不应有的毒副作用。因此，合理应用药物之间的相互作用可获得最佳治疗效果、减少不良反应。

他克莫司是一种强效免疫抑制剂，主要用于预防和治疗器官移植后的排斥反应，近年来逐渐用于风湿免疫性疾病的治疗，疗效显著。然而，他克莫司的治疗窗窄、个体差异大，常需监测血药浓度进行个体化给药。其血药浓度易受各种因素如遗传因素、药物之间的相互作用等干扰，进而影响药物的有效性和安全性。本文从一例使用他克莫司联合地尔硫䓬治疗狼疮性肾炎合并高血压的患者出发，探讨他克莫司血药浓度的影响因素及地尔硫䓬与他克莫司合用的优势，为临床更有效、更安全地使用他克莫司提供参考依据。

二、病例基本情况

患者，女性，40 岁。主因"全身皮疹 1 年半，双下肢水肿半年"于 2019 年 10 月 9 日入院。2018 年 3 月患者无明显诱因出现颜面部及四肢散在红色皮疹，伴有脱屑、瘙痒，伴周身关节疼痛、活动受限，休息后可以缓解，伴有脱发、单发口腔溃疡，在当地医院诊断为"银屑病"，给予外用药物治疗，上述症状无减轻。2018年9月—2019年3月先后3次在当地医院就诊，诊断为"系统性红斑狼疮"，接受甲泼尼龙、来氟米特、环磷酰胺等药物治疗后情况仍未改善。2019年4月17日发现双下肢凹陷性水肿，伴尿中泡沫增多，无少尿，无颜面水肿。2019年4月28日于当地医院住院，2019年5月8日肾穿活检提示狼疮性肾炎Ⅱ型（活动性2分、慢性指数2分），考虑为狼疮性肾炎，接受甲泼尼龙、来氟米特、硫酸羟氯喹、他克莫司治疗，双下肢水肿缓解后出院，出院后激素规律减量。2019年9月25日甲泼尼龙减量至20mg q.d. 后仍间断有左下肢水肿，晨轻暮重，伴有轻微活动后出汗、心慌不适，休息后可缓解，9月底出现右下肢水肿，近1个月活动后心慌症状加重、左膝和左髋关节疼痛，为进一步治疗入住当地医院。

既往史： 腰椎间盘突出病史10年；2017年7月诊断为"汞中毒"，予以解毒药治疗。否认药物、食物过敏史。

入院查体： 体温36.3℃，脉搏88次/min，呼吸19次/min，血压137/88mmHg。心、肺、腹查体未见明显异常。脊柱正常生理弯曲，关节正常，双下肢凹陷性水肿，左下肢显著，左上肢非凹陷性水肿。

辅助检查： 血红蛋白103g/L，红细胞沉降率28mm/h，尿蛋白1.68g/d，抗核抗体阳性，抗RNP抗体阳性，抗Sm抗体阳性，乙型肝炎e抗体弱阳性，乙型肝炎核心抗体阳性，免疫球蛋白G 4.13g/L，血清清蛋白30.7g/L，甘油三酯1.75mmol/L，高密度脂蛋白2.24mmol/L，他克莫司的血药浓度1.8μg/L。胸部CT提示双肺下叶少许间质性改变。腹部超声提示脂肪肝。四肢MRI示考虑良性病变，内生软骨瘤的可能性较大，髌骨轻度骨软骨损伤。

入院诊断： ①系统性红斑狼疮，狼疮性肾炎；②骨关节炎；③腰椎间盘突出症；④脂肪肝。

三、主要治疗经过及典型事件

患者入院后给予甲泼尼龙20mg q.d.、免疫抑制剂他克莫司2mg b.i.d.、羟氯喹0.2g b.i.d.、来氟米特10mg q.d. 治疗系统性红斑狼疮和狼疮性肾炎，辅以骨化三醇、碳酸钙D₃预防骨质疏松，艾司奥美拉唑护胃，氯化钾补钾等。入院第2日测他克莫司的血药浓度为1.8μg/L，维持原方案继续治疗。入院第3日甲泼尼龙减量至16mg q.d.。入院第6日血压升至159/96mmHg，药师建议加用地尔硫草30mg t.i.d.，医生采纳，血压当日降至115/76mmHg，后几日血压虽然有波动，但都维持在血压参考值范围内。入院第9日测他克莫司的血药浓度已升至4.5μg/L，药物方案不变，继续治疗。入院第13日患者双下肢水肿消退、左膝和左髋关节疼痛减轻，他克莫司的血药浓度为4.3μg/L，血药浓度维持平稳，血压119/70mmHg，出院。

四、讨论

（一）他克莫司血药浓度的影响因素

1. 基因多态性　基因多态性对他克莫司血药浓度的影响通过药动学的吸收、分布、代谢、排泄 4 个环节实现。他克莫司主要经 CYP3A 酶代谢，吸收过程受 CYP3A4 和 CYP3A5、多药耐药基因 1 的编码产物 P 糖蛋白（P-glycoprotein，P-gp）调节，转运主要与 P-gp 有关。P-gp 和 CYP3A 具有协同和相互调节作用，P-gp 延长药物在细胞内的滞留时间，增加药物与 CYP3A 酶的接触时间，增加药物的代谢消除作用，降低生物利用度。CYP3A5、CYP3A4、P-gp 的基因表现出高度多态性，不同的基因型对他克莫司的药动学和药效学具有重要影响。有研究表明，*CYP3A5*1/*1* 基因型患者具有明显的清除优势，可导致他克莫司的代谢增加，血药浓度不达标；而 *CYP3A5*3/*3* 基因型患者无法对他克莫司进行充分的代谢，虽然仅需要低剂量的他克莫司即可达到血药浓度，但不良反应的发生率较高。患者未进行基因型检测，不能除外他克莫司的初始血药浓度不达标是由快代谢基因型导致的。

2. 病理生理状态　机体的病理生理状态及年龄、性别、体重、身高、血肌酐、肝与肾功能等生理因素也是影响他克莫司血药浓度的因素。例如腹泻是引起他克莫司的血药浓度升高的重要病理因素。腹泻可致小肠上皮细胞破坏，特别是绒毛顶部的细胞，导致 CYP3A 的表达与活性降低或被破坏，使得他克莫司的代谢酶减少，从而增加他克莫司的血药浓度。女性体内的 CYP450 酶系表达明显大于男性，导致他克莫司在女性体内的代谢加快，这可能是造成患者的他克莫司血药浓度过低的原因之一。

3. 药物相互作用　他克莫司主要通过肝脏和胃肠的转运蛋白和 CYP3A 代谢与分解，代谢产物主要通过胆汁和粪便排出。对 CYP3A 酶具有抑制或诱导作用的药物、能够影响他克莫司肠道吸收的药物及与血浆蛋白具有高度亲和力的药物均有可能影响他克莫司的血药浓度。同时，他克莫司也是 P-gp 的底物。P-gp 是多药耐药基因的产物，它可能量依赖性地将外源性物质转运到胞外。P-gp 存在于肠上皮细胞、胆汁微管细胞、血脑屏障、淋巴细胞和管腔表面的肾近曲小管细胞，可影响药物从小肠的吸收及其在体内的分布、代谢和排泄。升高他克莫司的血药浓度的药物主要包括大环内酯类抗菌药物（如红霉素、克拉霉素）、抗真菌药（如氟康唑、克霉唑）、抗病毒药（如利托那韦、奈韦拉平）、钙通道阻滞剂（如地尔硫䓬、硝苯地平）、免疫抑制剂（如环孢素、巴利昔单抗）等；降低他克莫司的血药浓度的药物主要包括抗结核药（如利福平、异烟肼）、免疫抑制剂（如硫唑嘌呤、西罗莫司）等。本病例中患者合并应用甲泼尼龙等多种药物，甲泼尼龙说明书中提到合并使用甲泼尼龙可以降低或升高他克莫司的血药浓度,所以他克莫司的初始血药浓度不达标也可能与甲泼尼龙有关。

(二)地尔硫䓬与他克莫司合用的优势探讨

地尔硫䓬为苯二氮䓬类钙通道阻滞剂,它能抑制 CYP3A 的活性;同时地尔硫䓬也是 P-gp 的底物,可抑制 P-gp 的活性。因此,当他克莫司和地尔硫䓬同时使用时,地尔硫䓬通过抑制 CYP3A 和 P-gp 的活性,抑制他克莫司的代谢,使他克莫司的血药浓度升高。动物实验表明,地尔硫䓬显著降低他克莫司的清除率,使他克莫司的浓度增加 4 倍。人体研究也显示肾移植患者使用地尔硫䓬 1 周后,他克莫司的血药浓度平均升高 56%。在中国肾移植患者的他克莫司群体药动学研究中,最终建立的模型表明合并使用地尔硫䓬时,他克莫司的清除率为不合并使用地尔硫䓬时的 84.2%。

研究显示肾移植术后他克莫司与地尔硫䓬联合应用使患者的服药量减少,不良反应也相应减少。在使用地尔硫䓬提升他克莫司的血药浓度的同时,及时调整他克莫司的服用剂量,肝、肾毒副作用并没有增加,反而有所改善。减少他克莫司的用量,还可减少毒性和排斥反应的发生概率,将有助于他克莫司在临床发挥更大的作用。他克莫司还有升高血压的副作用,而地尔硫䓬可降血压,如果出现高血压的情况,两者合用可有效控制血压,减少不良反应。此外,因他克莫司的价格较高,而地尔硫䓬较便宜,从药物经济学角度考虑,这对患者也是非常有利的。

本病例患者入院第 2 日初测他克莫司的血药浓度为 $1.8\mu g/L$。在风湿病的治疗中,他克莫司的血药浓度在 $3\sim6\mu g/L$ 可有效缓解狼疮性肾炎,$1.8\mu g/L$ 未达到有效血药浓度范围,需升高他克莫司的血药浓度。由于基因多态性和病理生理状态均为客观影响他克莫司血药浓度的因素,故通过增加药物以药物相互作用的方式来升高他克莫司的血药浓度。考虑到患者出现高血压的情况,血压由入院时的 137/88mmHg 升至 159/96mmHg,因此药师建议加用钙通道阻滞剂地尔硫䓬,控制血压的同时升高他克莫司的血药浓度。加用地尔硫䓬后第 3 日复测他克莫司的血药浓度为 $4.5\mu g/L$,达到有效血药浓度范围,血压也降至参考值范围内。该患者合用地尔硫䓬和他克莫司既较好地控制血压,又使他克莫司的血药浓度维持在有效范围内。

五、小结

他克莫司的治疗窗窄,生物利用度的个体差异大,任何影响药物肠道吸收及 CYP3A 的药物均可能影响他克莫司的血药浓度。由于没有明确的药物相互作用与他克莫司的血药浓度之间的计算关系,临床上只能通过密切监测血药浓度的方法来保证用药的安全性和有效性。在临床遇到他克莫司的血药浓度过高或过低时,需要认真分析每个相关影响因素,作出综合判断,及时给予调整,可利用药物之间的相互作用使他克莫司的血药浓度达到有效治疗范围。对于狼疮性肾炎合并高血压的患者,地尔硫草和他克莫司两者合用既可获得最佳治疗效果,又可减少不良反应,适合临床推广使用。

参 考 文 献

[1] 马祝悦,姚瑶,方芸. 他克莫司在风湿免疫病中应用的研究进展. 药学与临床研究,2017,25(2):137-141.

[2] 姬怀雪. 他克莫司血药浓度监测注意事项与用药指导. 中国现代医药杂志,2011,13(10):112-113.

[3] 袁芳,吴秀芝. 他克莫司的不良反应与临床药学监护要点. 解放军预防医学杂志,2016,34(6):938-940.

[4] 李晓琳,刘冰. CYP3A5基因多态性对肾病患者他克莫司临床应用指导分析. 中国药物应用与监测,2019,16(3):137-140.

[5] 滕立臣,王长希,陈立中,等. 腹泻对肾移植受者他可莫司血药浓度的影响. 肾脏病与透析肾移植杂志,2009,18(5):406-409,437.

[6] 陈艳梅,李英. 基因多态性对钙调神经磷酸酶抑制剂的影响. 中国组织工程研究与临床康复,2008,12(40):7896-7900.

[7] 金昭,蔡卫民. 他克莫司基因组学在肝移植的应用及其研究进展. 中国临床药理学杂志,2008,2(24):165-168.

[8] 他克莫司在狼疮肾炎中应用的中国专家共识讨论组. 他克莫司在狼疮肾炎中应用的中国专家共识. 中华风湿病学杂志,2017,21(7):483-485.

[9] 黄赤兵,张银甫,范明齐,等. 地尔硫草对肾移植受者他克莫司用量及肾功能的影响. 中国药师,2005,8(8):653-655.

[10] 朱斌. 地尔硫卓对肾移植受者他克莫司血浓度的影响及临床意义. 现代医院,2008,8(1):27-28.

[11] KASISKE B L, ZEIER M G, CHAPMAN J R, et al. KDIGO clinical practice guideline for the care of kidney transplant recipients. Kidney international, 2009, 77(4): 299-311.

[12] MEISER B M. The best dosing for initial tacrolimus application is trough level adapted. Transplantation, 2005, 79(1): 10-11.

[13] DAI Y, HEBERT M F, ISOHERRANEN N, et al. Effect of CYP3A5 polymorphism on tacrolimus metabolic clearance in vitro. Drug metabolism and disposition, 2006, 34(5): 836-847.

[14] COTREAU M M, VON MOLTKE L L, GREENBLATT D J. The influence of age and sex on the clearance of cytochrome P450 3A substrates. Clinical pharmacokinetics, 2005, 44(1): 33-60.

[15] ASAMIYA Y，UCHIDA K，OTSUBO S，et al. Clinical assessment of tacrolimus therapy in lupus nephritis：one-year follow up study in a single center. Nephron：clinical practice，2009，113（4）：c330-c336.

（黄翠丽）

案例6 一例应用肿瘤坏死因子α抑制剂预防乙型肝炎病毒再激活的病例分析

一、案例背景知识简介

目前大多数类风湿关节炎患者在确诊后，通过及早接受治疗可达到疾病缓解状态，其治疗药物除传统的糖皮质激素和改善病情抗风湿药外，生物制剂如肿瘤坏死因子α（tumor necrosis factor-α，TNF-α）抑制剂、抗白介素-6受体制剂、抑制B细胞制剂和抑制T细胞制剂等在治疗中的重要地位也日渐凸显。其中，TNF-α抑制剂起效快，可以改善放射学进展，在类风湿关节炎的治疗中提倡早期应用。由于TNF-α抑制剂能抑制细胞、补体和抗体介导的免疫过程，从而间接诱导乙型肝炎病毒（hepatitis B virus，HBV）DNA复制，因此在使用前需要筛查结核、肝炎等感染的危险因素。本文拟通过一例应用TNF-α抑制剂的乙型肝炎病毒核心抗体（HBcAb）阳性、乙型肝炎病毒表面抗原（HBsAg）阴性的类风湿关节炎患者使用抗病毒药预防HBV再激活的病例，探讨应用TNF-α抑制剂时HBV再激活的风险评估、HBV再激活预防性治疗的合理性评价及预防性治疗的应用原则，以期为符合生物制剂适应证但存在HBV再激活风险的患者的治疗方案选择提供参考。

二、病例基本情况

患者，女性，53岁。主因"多关节肿痛5年余，发热1年余"于2018年10月12日入院。2013年8月患者无明显诱因出现双足第3跖趾关节肿痛，活动时疼痛明显，给予封闭针治疗后肿痛消退。2014年11月出现双侧踝关节肿痛，之后出现右足第1、第5跖趾关节及左足第5跖趾关节肿痛，右侧膝关节肿痛，活动时疼痛加重。2015年12月给予甲氨蝶呤治疗，患者因胃痛、恶心无法耐受而停药。2016年1月考虑为"类风湿关节炎"，给予雷公藤（2片b.i.d.）治疗2月余，左膝关节肿痛加重，并相继出现右膝关节、左手中指近端指间关节、双侧腕关节、肘关节肿痛，双侧颞颌关节疼痛，关节晨僵约4小时。2017年8月28日就诊于当地医院门诊，查C反应蛋白87.5mg/L，类风湿因子214.0IU/ml，红细胞沉降率96mm/h，血清铁蛋白682.70μg/L，抗β₂-糖蛋白Ⅰ抗体52.87RU/ml，抗核周因子阳性,抗角蛋白抗体阳性,抗环瓜氨酸肽抗体 128.14U/ml,抗核抗体 1∶100 阳性(颗粒均质)。给予左膝、右踝关节腔注射复方倍他米松、重组人Ⅱ型肿瘤坏死因子受体 - 抗体融合蛋白,口服泼尼松片 6 片、来氟米特 10mg 等治疗后症状缓解。12 月 1 日开始规律皮下注射重组人Ⅱ型肿瘤坏死因子受体 - 抗体融合蛋白50mg[每周 1 次(q.w.),共使用 3 个月],并加用硫酸羟氯喹 0.2g b.i.d.。2018 年1 月加用甲氨蝶呤 10mg q.w.、来氟米特 10mg q.d.,9 月泼尼松片减量至 3/4 片q.d.。10 月 1 日出现双侧膝关节、踝关节、腕关节及右肘关节肿痛,夜间重,发热,体温最高 38.5℃,无皮疹,关节晨僵小于半小时,为进一步系统诊疗收入院。

既往史:否认传染病病史,否认高血压、心脏病、糖尿病等病史。否认药物、食物过敏史。

入院查体:体温 38.5℃,脉搏 110 次 /min,呼吸 22 次 /min,血压 100/69mmHg。右肘关节、双腕关节轻度肿胀、压痛,双手掌指关节轻度压痛,无红肿,双膝关节轻度肿胀,压痛明显,浮髌试验弱阳性,双膝关节胫骨内侧髁处压痛明显,双踝关节轻度压痛,双足第 5 趾外侧缘可见突起。

辅助检查:血红蛋白 108g/L,C 反应蛋白 79.0mg/L,白介素 -6 253.50ng/L,白蛋白 30.5g/L,葡萄糖 7.36mmol/L,红细胞沉降率 97mm/h。

入院诊断:①类风湿关节炎;②骨关节炎。

三、主要治疗经过及典型事件

患者发热,全身多处关节肿痛伴有晨僵,根据 2010 年 ACR/EULAR 类风湿关节炎分类标准,类风湿关节炎的诊断明确。入院后给予甲泼尼龙片(3mg q.d.)、硫酸羟氯喹(0.2g b.i.d.)、来氟米特片(10mg q.d.)、甲氨蝶呤片(10mg q.w.)抗炎、抑制免疫治疗。10 月 13 日查红细胞沉降率为 97mm/h、C 反应蛋白为 68mg/L、类风湿关节炎活动度评分(DAS28)为 4.68 分,提示病情活动,调整激素的用量,将甲泼尼龙片改为 2mg p.o. t.i.d.。

10 月 20 日患者仍全身多处关节疼痛,对此组治疗药物应答不佳,医生调整方案加用重组人Ⅱ型肿瘤坏死因子受体 - 抗体融合蛋白(50mg i.h. q.w.)治疗。乙肝五项(10 月 13 日)示 HBsAb 阳性 276IU/L、HBeAb 弱阳性 1.06IU/L、HBcAb阳性 0.697IU/L、HBsAg 阴性、HBV DNA(10 月 18 日)<20IU/ml,为防止 HBV再激活,加用替诺福韦酯预防性抗病毒治疗。10 月 23 日查红细胞沉降率降为90mm/h、C 反应蛋白降为 2.17mg/L、DAS28 评分降至 3.41 分,提示治疗有效。

10 月 27 日再次给予重组人Ⅱ型肿瘤坏死因子受体 - 抗体融合蛋白(50mgi.h. q.w.)治疗。10 月 29 日复查红细胞沉降率降为 85mm/h、C 反应蛋白降为3.49mg/L,肝功能正常,DAS28 评分将至 2.62 分,关节疼痛明显减轻,无关节肿胀,不发热,无关节晨僵,提示疾病基本达到临床缓解状态,予以出院。

四、讨论

（一）应用 TNF-α 抑制剂时 HBV 再激活的风险评估

有研究将所有 HBcAb 阳性 /HBsAg 阴性患者视为隐性感染的潜在携带者，研究发现在 HBsAg 阴性、HBsAb 和 HBcAb IgG 阳性的乙型肝炎缓解期患者中，不论其血清中能否检测到 HBV DNA，病毒基因组在肝组织中均持续存在，且 HBV 再激活风险主要发生在机体免疫抑制的情况下。使用改善病情抗风湿药（disease modifying antirheumatic drug，DMARD）的风湿性疾病患者长期处于免疫抑制状态，《中国慢性乙型肝炎防治指南》（2015 年版）及 2015 年美国胃肠病学会发布的免疫抑制治疗患者发生乙肝再激活的防治指南根据预期引起 HBV 再激活的风险不同，将免疫抑制剂分为高危、中危和低危 3 类。应用 TNF-α 抑制剂的 HBcAb 阳性 /HBsAg 阴性的患者评估为中度风险，即预期发病率为 1%～10%。在一项回顾性研究中，不同系列的患者在没有恰当的抗病毒预防措施的情况下因各种原因（包括炎症性肠病）进行抗 TNF-α 治疗，慢性 HBV 携带者，特别是在接受英夫利西单抗治疗的患者中 HBV 再激活率达到 39%；在隐性感染的潜在携带者中再激活率则为 1%～3%。HBsAb 阴性的隐性感染的潜在携带者和使用单克隆抗体、类固醇或传统 DMARD 治疗的患者具有更高的再激活风险。一项 meta 分析显示，在各种不同的风湿性疾病患者中，隐性 HBV 感染的再激活率为 3.0%，显性感染为 15.4%，与抗 TNF-α 药物治疗组无显著性差异。在一项研究中，257 名患者接受 TNF-α 抑制剂治疗，HBV 再激活发生在 37% 的 HBsAg 阳性患者中，而只有 5% 的 HBsAg 阴性、HBcAb 阳性患者发生再激活。TNF-α 抑制剂被认为具有低至中等的 HBV 再激活风险。

本例患者 HBsAg 阴性、HBsAb 阳性、HBcAb 阳性，并且 HBV DNA 测定滴度未超出参考值范围，为 HBcAb 阳性 /HBsAg 阴性的隐性感染的潜在携带者，规律使用的重组人 II 型肿瘤坏死因子受体 - 抗体融合蛋白属于 TNF-α 抑制剂，风险评估为中危。

（二）应用 TNF-α 抑制剂时 HBV 再激活预防性治疗的合理性评价

《中国慢性乙型肝炎防治指南》（2015 年版）将 HBV 再激活定义为 HBV DNA 持续稳定的患者，HBV DNA 升高 ≥ $2\log_{10}$ IU/ml；或基线 HBV DNA 阴性者由阴性转为阳性且 ≥ 100IU/ml，缺乏基线 HBV DNA 者的 HBV DNA ≥ 20 000IU/ml。HBV 再激活除 HBV DNA 升高外，尚有 GPT 升高和肝脏炎症坏死，严重者可出现黄疸性肝炎、肝衰竭。2015 年美国胃肠病学会发布的免疫抑制治疗患者发生 HBV 再激活的防治指南首次改变了"一刀切"的预防性抗病毒推荐策略，而是结合患者的 HBV 感染状态和免疫抑制剂的预期 HBV 再激活风险 2 个方面来确定是否需要预防性抗病毒，即慢性或既往有 HBV 感染（既往有急性或慢性乙型肝炎病史，HBsAg 阴性，HBsAb 阳性或阴性，HBcAb 阳性，HBV DNA 低于最低检测限，GPT 在参考值范围内）的患者如使用高危组或中危组药物，则建议预防性抗病毒；对于使用中危组药物的患者（尤其是既往 HBV 感染者），如患者十分介意抗病毒药的疗程及费用而不看重 HBV 再激活风险，可选择监测，暂不预防性抗病毒；使用低危组药物（如甲氨蝶呤、硫唑嘌呤、关节腔内注射糖皮质激素）的患者则不建议常规预防性抗病毒。建议应至少每 3 个月监测肝功能和 HBV DNA 载量，一旦发现 HBV DNA 升高（如 > $1\log_{10}$IU/ml），及时启动抢先治疗，以免出现严重的临床结局。2017 年意大利的《类风湿关节炎患者 HBV 感染管理指南》提出，一般建议对于 HBsAg 阴性、HBsAb 和 HBcAb IgG 阳性患者，除利妥昔单抗外，即将进行其他生物制剂治疗的 HBcAb 阳性 /HBsAg 阴性患者无抗病毒治疗的适应证，建议采取定期监测作为预防措施。每 1~3 个月监测 GPT、HBV DNA 定量指标，如果出现转阳性结果，则提示 HBV 可能再激活，建议开始用抗病毒药治疗。

本例患者为 HBcAb 阳性 /HBsAg 阴性的隐性感染的潜在携带者，并且 HBV DNA 测定 < 20IU/ml，属于 HBV DNA 阴性患者并且处于持续稳定状态，未出现再激活，因规律使用的重组人 II 型肿瘤坏死因子受体 - 抗体融合蛋白属于 TNF-α 抑制剂，风险评估为中危。因此，药师认为如果患者接受可以暂不预防性抗病毒治疗，密切关注 GPT、HBV DNA 定量和 HBsAg 指标变化，定期复查，如果出现转阳性结果，再开始用抗病毒治疗，但医生与患者沟通后还是使用预防性抗病毒药。

（三）应用 TNF-α 抑制剂时 HBV 再激活预防性治疗的应用原则

目前强调使用生物制剂或靶向药物等中高危组药物时给予预防性抗病毒治疗，可根据疗程选用预防性抗病毒药，如疗程 < 12 个月，拉米夫定可作为首选。然而，拉米夫定存在耐药率高的问题，其治疗 6~9 个月后即可出现耐药性，5 年耐药率可高达 70%。因此，如长期使用生物制剂或靶向药物（≥12 个月），则建议选用耐药率较低的药物，如恩替卡韦、替比夫定或替诺福韦酯。2010 年版《中国慢性乙型肝炎防治指南》曾推荐使用阿德福韦酯，但在 2015 年更新时，替诺福韦酯取而代之。停用生物制剂或靶向药物后，预防性抗病毒应持续使用至少 12 个月，并满足抗病毒药停药指征，经感染科专家评估后方能停用预防性抗病毒治疗。使用预防性抗病毒治疗期间至停用后至少 12 个月内，每 3~6 个月应检测肝功能和 HBV DNA 载量。值得注意的是，风湿病患者（如类风湿关节炎）即使停用生物制剂或靶向药物，往往仍然需要继续长期免疫抑制治疗（如甲氨蝶呤）维持病情稳定，此时仍应继续监测肝功能和 HBV DNA 载量。

本患者为防止 HBV 再激活，加用替诺福韦酯预防性抗病毒治疗，符合指南推荐。药师对患者进行用药指导，建议每 3~6 个月应检测肝功能和 HBV DNA

载量,停用重组人Ⅱ型肿瘤坏死因子受体-抗体融合蛋白后,预防性抗病毒应持续使用至少 12 个月,咨询医生后再停药。因患者长期使用甲氨蝶呤维持治疗,注意继续监测肝功能和 HBV DNA 载量。

五、小结

肿瘤坏死因子 α 抑制剂是目前证据较为充分、应用较为广泛的治疗类风湿关节炎的生物制剂,经传统 DMARD 治疗未达标的类风湿关节炎患者,建议联合一种生物制剂使用。我国作为乙肝发病率较高的国家,建议进一步规范符合生物制剂适应证但存在 HBV 再激活风险患者的治疗方案,在使用前需要严格筛查肝炎等感染的危险因素,并评估 HBV 再激活风险,根据危险分层合理选择抗病毒预防措施或监测处理。风湿病患者的预防性抗病毒治疗应特别注意其指征、药物种类和疗程的特殊性,提高用药合理性。

参 考 文 献

[1] 中华医学会肝病学分会,中华医学会感染病学分会. 慢性乙型肝炎防治指南(2015 年版). 中国肝脏病杂志(电子版),2015,7(3):1-18.

[2] 莫颖倩,戴冽. 重视风湿病患者免疫抑制治疗相关乙肝病毒再激活. 内科急危重症杂志,2018,24(2):96-99.

[3] SHIMIZU T,CHOI H J,HEILMEIER U,et al. Assessment of 3-month changes in bone microstructure under anti-TNF α therapy in patients with rheumatoid arthritis using high-resolution peripheral quantitative computed tomography(HR-pQCT). Arthritis research & therapy,2017,19(1):222.

[4] SEBASTIANI M,ATZENI F,MILAZZO L,et al. Italian consensus guidelines for the management of hepatitis B virus infections in patients with rheumatoid arthritis. Joint bone spine,2017,84(5):525-530.

[5] TERRAULT N A,LOK A S F,MCMAHON B J,et al. Update on prevention,diagnosis,and treatment of chronic hepatitis B:AASLD 2018 hepatitis B guidance. Hepatology,2018,67(4):1560-1599.

[6] AYGEN B,DEMIR A M,GÜMÜŞ M,et al. Immunosuppressive therapy and the risk of hepatitis B reactivation:consensus report. Turkish journal of gastroenterology,2018,29(3):259-269.

[7] REDDY K R,BEAVERS K L,HAMMOND S P,et al. American Gastroenterological Association Institute guideline on the prevention and treatment of hepatitis B virus reactivation during immunosuppressive drug therapy. Gastroenterology,2015,148(1):215-219.

[8] BOUMAN C A M,VAN HERWAARDEN N,VAN DEN HOOGEN F H J,et al. Long-term

outcomes after disease activity-guided dose reduction of TNF inhibition in rheumatoid arthritis: 3-year data of the DRESS study — a randomised controlled pragmatic non-inferiority strategy trial. Annals of the rheumatic diseases, 2017, 76 (10): 1716-1722.

[9] PEREZ ALVAREZ R, DIAZ LAGARES C, GARCIA HERNANDEZ F, et al. Hepatitis B virus (HBV) reactivation in patients receiving tumor necrosis factor (TNF) -targeted therapy: analysis of 257 cases. Medicine (Baltimore), 2011, 90 (6): 359-371.

[10] PERRILLO R P, GISH R, FALCK-YTTER Y T. American Gastroenterological Association Institute technical review on prevention and treatment of hepatitis B virus reactivation during immunosuppressive drug therapy. Gastroenterology, 2015, 148 (1): 221-244.

[11] HWANG J P, LOK A S F. Management of patients with hepatitis B who require immunosuppressive therapy. Nature reviews: gastroenterology & hepatology, 2014, 11 (4): 209-219.

[12] SARIN S K, KUMAR M, LAU G K, et al. Asian-Pacific clinical practice guidelines on the management of hepatitis B: a 2015 update. Hepatology international, 2016, 10 (1): 1-98.

[13] European Association for the Study of the Liver. EASL 2017 clinical practice guidelines on the management of hepatitis B virus infection. Journal of hepatology, 2017, 67 (2): 370-398.

[14] REDDY K R, BEAVERS K L, HAMMOND S P, et al. American Gastroenterological Association Institute guideline on the prevention and treatment of hepatitis B virus reactivation during immunosuppressive drug therapy. Gastroenterology, 2015, 148 (1): 215-219.

[15] TERRAULT N A, BZOWEJ N H, CHANG K M, et al. AASLD guidelines for treatment of chronic hepatitis B. Hepatology, 2016, 63 (1): 261-283.

（黄翠丽）

案例 7　一例慢性肾脏病患者继发性甲状旁腺功能亢进的药学监护

一、案例背景知识简介

慢性肾衰竭（chronic renal failure，CRF）指各种慢性肾脏病（CKD）持续发展的终末结局，常可累及全身各大系统，并发症多，而继发性甲状旁腺功能亢进（secondary hyperparathyroidism，SHPT）是终末期肾病的常见并发症之一，1,25-二羟维生素 D_3 和成纤维细胞生长因子 23 水平异常及其受体表达下调、钙磷代谢紊乱是 SHPT 的重要发病机制。甲状旁腺激素（parathyroid hormone，PTH）分泌过多又会进一步引起钙磷代谢紊乱、心血管钙化、高转运性骨病、神经肌肉损伤，不仅可导致骨骼严重损伤，还可引起贫血、神经系统损伤及心血管疾病等，严重影响 CKD 患者的生活质量。临床资料显示，PTH 高的患者的总死亡率和心血管疾病死亡率明显升高，PTH 水平与血管钙化程度呈正相关，故临床上需针对

CKD 患者的 SHPT 这一并发症进行积极治疗。本案例就临床药师参与一例 CKD 患者的 SHPT 治疗药物的调整,探讨 SHPT 的药物治疗过程中的药学监护重点。

二、病例基本情况

患者,女性,29 岁。主因"肾移植术后 6 年余,血肌酐快速进展 1 个月"于当地医院肾脏病医学部门诊就诊。患者于 2014 年 5 月 17 日因尿毒症行肾移植手术,术后定期口服吗替麦考酚酯胶囊、他克莫司胶囊、醋酸泼尼松片等药物,并定期监测血肌酐变化,2014 年 5 月 20 日—2016 年 12 月 27 日患者的血肌酐波动于 150~200μmol/L,未调整用药。2017 年 11 月 5 日患者的右侧额头及右侧鼻翼处出现疱疹并感染,予以抗感染药治疗,当时血肌酐 248μmol/L。2018 年 2 月 13 日诊断为带状疱疹,予以对症治疗后好转,复查血肌酐 300μmol/L 左右。患者因血肌酐升高,于外院治疗,静脉滴注肾康注射液 15 日,血肌酐无明显回落。此后患者的血肌酐波动于 300~400μmol/L。2020 年 7 月 2 日患者复查血肌酐 474μmol/L,2020 年 8 月 2 日再次复查血肌酐 561μmol/L,其间未调整治疗药物。2020 年 8 月 12 日为进一步治疗收入当地医院肾脏病医学部病区治疗。

既往史: 肾移植术后 6 年余,发现糖尿病 1 年余。否认肝炎、结核、疟疾等传染病病史,否认心脏病、糖尿病、脑血管疾病、精神疾病病史。否认外伤史,否认输血史。否认药物、食物过敏史。无吸烟史,无饮酒史。预防接种史不详。

入院查体: 体温 35.8℃,脉搏 94 次/min,呼吸 18 次/min,血压 94/64mmHg。身高 158cm,体量 35.5kg,BMI 14.2kg/m²。神志清醒,查体合作。右侧腹部见 5cm×4cm 的瘢痕,其余查体未见明显异常。

辅助检查: 血常规示血红蛋白 89g/L,红细胞计数 $2.59×10^{12}$/L,白细胞计数 $5.91×10^9$/L,淋巴细胞百分率 11.7%,嗜酸性粒细胞百分率 0.00%,血细胞比容 0.240L/L,网织红细胞百分率 2.77%。血生化示尿素 28.77mmol/L,肌酐 590.2μmol/L,估算肾小球滤过率 7.69ml/(min·1.73m²),尿酸 414.8μmol/L,葡萄糖 9.78mmol/L,血清钙 2.61mmol/L,无机磷 2.12mmol/L,二氧化碳 30.8mmol/L,总胆固醇 4.67mmol/L,甘油三酯 1.64mmol/L,低密度脂蛋白胆固醇 3.20mmol/L。骨代谢检查示全段甲状旁腺激素 1 588.00ng/L,25-羟基维生素 D_3 7.3μg/L,骨钙素 296.00μg/L。尿常规示尿液酸碱度 7.5,尿比重 1.008,尿蛋白定性试验 0.5g/L。超声示①二尖瓣少量反流;②双侧原肾萎缩,右侧原肾多发囊肿;③甲状腺右叶下方后内侧低回声结节,甲状旁腺来源不除外。其他检验、检查结果未见明显异常。

入院诊断: ①慢性肾功能不全;②肾移植术后;③2 型糖尿病。

三、主要治疗经过及典型事件

患者入院后完善相关检查以明确诊断及病情,进一步评估患者的残余肾功能,与患者商讨是否进行肾脏替代治疗,积极给予降血糖、纠正贫血、调节水与电解质紊乱、控制 SHPT 等肾衰竭一体化治疗。

因患者入院后查全段甲状旁腺激素 1 588.00ng/L,血清钙 2.61mmol/L,无机磷 2.12mmol/L。2020 年 8 月 20 日给予盐酸西那卡塞 25mg p.o. q.d.、碳酸司维拉姆片 0.8g p.o. t.i.d.。8 月 24 日复查全段甲状旁腺激素 1 259.00ng/L、血清钙 2.18mmol/L、无机磷 1.57mmol/L,继续原方案治疗。之后多次复查全段甲状旁腺激素、无机磷及血钙水平呈逐渐下降的趋势,但 9 月 3—11 日患者的 2 次复查结果显示全段甲状旁腺激素波动在 800～900ng/L。9 月 13 日调整盐酸西那卡塞的剂量为 50mg/d p.o.。9 月 15 日查全段甲状旁腺激素 702.30ng/L,骨钙素 >300μg/L, 25- 羟基维生素 D_3 6.3μg/L,血清钙 2.38mmol/L,无机磷 1.15mmol/L。因患者病情相对稳定,血肌酐有所下降,暂不考虑肾脏替代治疗,于 9 月 17 日出院。

患者门诊随访结果:患者继续口服碳酸司维拉姆片 0.8g t.i.d.、盐酸西那卡塞的剂量为 50mg q.d.,全段甲状旁腺激素波动在 339.00～426.30ng/L、血清钙 2.25～2.55mmol/L、无机磷 0.98～1.32mmol/L。

四、讨论

(一)肾功能不全患者继发性甲状旁腺功能的评估和监测

SHPT 在 CKD 患者中很常见,大多 eGFR < 60ml/(min·1.73m²)的患者都存在继发性甲状旁腺功能亢进。KDIGO 慢性肾脏病矿物质及骨异常临床实践指南指出,对于所有 eGFR < 60ml/(min·1.73m²)的患者,可通过测定循环 PTH 浓度来监测是否发生 SHPT。除测定 PTH 外,血清钙、磷、25- 羟维生素 D_3 和组织非特异性碱性磷酸酶水平也是评估 CKD 患者的骨、矿物质代谢情况的常规指标。指南提出目前尚能不明确理想的 PTH 监测频率,但建议:①对于 eGFR 为 30～59ml/(min·1.73m²)的患者,每 6～12 个月测量 1 次血清钙和磷酸盐,每 12 个月检测 1 次 PTH,每年至少检测 1 次维生素 D 浓度;②对于 eGFR 为 15～29ml/(min·1.73m²)的患者,每 3～6 个月检测 1 次血清钙和磷酸盐,每 6～12 个月检测 1 次 PTH,每年至少检测 1 次维生素 D 浓度;③对于 eGFR < 15ml/(min·1.73m²)的透析及非透析患者,每 1～3 个月检测 1 次血清钙和磷酸盐,至少每 3～6 个月检测 1 次 PTH,每年至少检测 1 次维生素 D 浓度。对于正对异常值进行治疗的患者,检测频率应更为频繁。另外,血磷建议维持在 1.13～1.78mmol/L,校正后的血清钙水平应维持在 < 2.37mmol/L,PTH 水平应维持在 PTH 参考值上限的 2～9 倍。

(二)CKD 患者的 SHPT 治疗方案的调整

治疗 SHPT 常用的药物包括拟钙剂、骨化三醇或合成维生素 D 类似物。

因缺乏治疗 SHPT 的药物对 CKD 患者终点事件影响的强有力的临床研究，KDIGO 及《中国慢性肾脏病矿物质和骨异常诊治指南》均未明确推荐 SHPT 的一线治疗方案，所有治疗方案（拟钙剂、骨化三醇和合成维生素 D 类似物或者两者联用）均可降低 PTH。

1. 骨化三醇和合成维生素 D 类似物　目前国内已上市 3 种活性维生素 D 衍生物可供使用，包括骨化三醇、帕立骨化醇、阿法骨化醇。Zhang T 等对透析患者继发性甲状旁腺功能亢进的治疗进行系统的回顾和分析，比较了帕立骨化醇和骨化三醇的疗效和安全性。meta 分析包括 1993—2011 年间的 6 个随机对照试验，共计 285 个样本量，结果提示帕立骨化醇和骨化三醇在降低甲状旁腺激素、血清钙浓度、磷酸盐浓度等方面结果相似，患者的住院率和生存率也相似。

KDIGO 指南推荐骨化三醇（无论口服还是静脉给予）或维生素 D 类似物的起始剂量应较低（如 0.25μg，每周 3 次），剂量调整间隔 4～8 周。骨化三醇和合成维生素 D 类似物会增加血清钙和磷，从而引起转移性钙化和血管钙化；如果血清磷酸盐超过 1.78mmol/L 或血清钙超过 2.37mmol/L，骨化三醇或合成维生素 D 类似物应避免使用、给予低剂量或停用。但如果有高钙血症（如不依从西那卡塞治疗）或高磷血症（如不依从磷结合剂治疗）的明确可逆性原因，可继续进行骨化三醇或合成维生素 D 类似物治疗。在缓解高钙血症或高磷血症后，可用先前剂量的一半恢复骨化三醇或合成维生素 D 类似物治疗，或者开始西那卡塞治疗或增加其剂量。

2. 拟钙剂　拟钙剂（西那卡塞）可增加甲状旁腺钙敏感受体（calcium-sensing receptor，CaSR）对钙的敏感性。CaSR 通过调节甲状旁腺增生，促进甲状旁腺细胞对机体多余钙的吸收，抑制 PTH 合成，进而降低血浆 PTH 浓度及减少钙和磷酸盐水平。与骨化三醇和合成维生素 D 类似物相比，西那卡塞可增加 PTH 降至目标值而不引起高钙血症和高磷血症的概率。但在晚期 SHPT 患者中（基线 PTH 水平 > 800ng/L），西那卡塞单药治疗可能不足以控制 PTH 水平。

KDIGO 指南推荐口服西那卡塞的起始剂量为 30mg/d，逐步增加至 60mg/d、90mg/d 和 180mg/d，剂量可以每 4 周增加 1 次，直至达标。但当血清钙 < 2.1mmol/L 时不应开始西那卡塞治疗。治疗期间，校正后的总血清钙水平应维持在 2.10～2.37mmol/L。

该患者入院时 eGFR 为 7.69ml/(min·1.73m^2)，全段甲状旁腺激素 1 588.00ng/L，血清钙 2.61mmol/L，无机磷 2.12mmol/L，25- 羟基维生素 D$_3$ 7.3μg/L，考虑其血清钙 > 2.37mmol/L、无机磷 > 1.78mmol/L，存在高钙血症，不适合使用骨化三醇治疗，采用盐酸西那卡塞治疗的方案。因国内盐酸西那卡塞的规格为 25mg/ 片，故初始给予 25mg/d 口服治疗。但治疗约 3 周，患者的全段甲状旁腺激素由 1 588.00ng/L 下降到 800～900ng/L 后，连续 2 次监测未再进一步下降，故给予调整盐酸西那卡塞的剂量至 50mg/d，随后患者的全段甲状旁腺激素继续下降至 339.00～426.30ng/L，维持在全段甲状旁腺激素参考值上限的 2～9 倍。

（三）治疗用药监护

西那卡塞在降低 PTH 水平的同时，也有引起低钙血症的风险。一项有关西那卡塞的 meta 分析显示，与安慰剂相比，使用西那卡塞时低钙血症的风险增加 8.5 倍。因此对使用西那卡塞的患者应密切监测血清钙水平。该患者入院时血清钙水平较高，在使用西那卡塞期间定期监测血清钙均处于参考值范围内。考虑西那卡塞较常出现胃肠道不良反应（恶心、呕吐、胃部不适、食欲减退、腹胀等），药师告知患者盐酸西那卡塞片可以随餐服用或餐后立即服用以减少胃肠道不良反应，碳酸司维拉姆片需随餐服用以提高降磷效果。同时教育患者需限制饮食中磷的摄入（800～1 000mg/d），建议选择磷吸收率低、磷 - 蛋白质比值低的食物。

五、小结

SHPT 是 CKD 的常见并发症，与 CKD（3～5 期）患者的心血管疾病风险和心血管死亡率增加相关。药师在针对 SHPT 的治疗监护过程中应综合考虑患者的骨代谢指标，帮助医生制订给药方案和监护计划，同时应密切观察其在使用过程中可能出现的危险因素，并针对一些常见的不良反应给予患者服药方法上的建议，在优化患者治疗方案和提高用药安全性等方面起到一定的积极作用。

参 考 文 献

[1] 中华医学会. 临床诊疗指南：肾脏病学分册. 北京：人民卫生出版社，2011.

[2] 常欢，陈航，李建东，等. 慢性肾脏病继发甲状旁腺功能亢进的发病机制及治疗进展. 中国血液净化，2017，16（4）：273-276.

[3] 刘志红，李贵森. 中国慢性肾脏病矿物质和骨异常诊治指南. 北京：北京人民出版社，2018.

[4] Kidney Disease：Improving Global Outcomes（KDIGO）CKD-MBD Update Work Group. KDIGO 2017 clinical practice guideline update for the diagnosis，evaluation，prevention，and treatment of chronic kidney disease-mineral and bone disorder（CKD-MBD）. Kidney international supplements，2017，7（1）：1-59.

[5] KETTELER M，BLOCK G A，EVENEPOEL P，et al. Executive summary of the 2017 KDIGO Chronic Kidney Disease–Mineral and Bone Disorder（CKD-MBD）Guideline Update：what's changed and why it matters. Kidney international，2017，92（1）：26-36.

[6] CUNNINGHAM J，LOCATELLI F，RODRIGUEZ M. Secondary hyperparathyroidism：pathogenesis，disease progression，and therapeutic options. Clinical journal of the American

Society of Nephrology，2011，6（4）：913-921.

[7] ZHANG T，JU H B，CHEN H J，et al. Comparison of paricalcitol and calcitriol in dialysis patients with secondary hyperparathyroidism：a meta-analysis of randomized controlled studies. Therapeutic apheresis and dialysis，2019，23（1）：73-79.

[8] NEMETH E F，BENNETT S A. Tricking the parathyroid gland with novel calcimimetic agents. Nephrology dialysis transplantation，1998，13（8）：1923-1925.

[9] WETMORE J B，GUREVICH K，SPRAGUE S，et al. A randomized trial of cinacalcet versus vitamin D analogs as monotherapy in secondary hyperparathyroidism（PARADIGM）. Clinical journal of the American Society of Nephrology，2015，10（6）：1031-1040.

（陈　勤）

案例 8　一例利妥昔单抗治疗特发性膜性肾病的药学监护

一、案例背景知识简介

特发性膜性肾病是原发性肾小球疾病常见的病理类型之一，是肾病综合征最常见的原因之一，也是终末期肾病的一个重要因素。目前特发性膜性肾病临床诊疗指南推荐的一线治疗方法包括糖皮质激素联合环磷酰胺和钙调磷酸酶抑制剂等，但这些传统的免疫疗法的缓解率较低、复发率高、治疗风险和不良反应大，目前对于特发性膜性肾病的最佳治疗方案仍存在较大的争议。近年来国内外陆续出现使用利妥昔单抗治疗特发性膜性肾病的报道，大部分研究结果均显示其在治疗上可取得较好的疗效。本文旨在通过一例利妥昔单抗治疗特发性膜性肾病的临床病例，结合文献探讨利妥昔单抗在膜性肾病治疗中的应用。

二、病例基本情况

患者，男性，51 岁。主因"双下肢水肿 20 余日，尿检异常 18 日"于 2018 年 3 月 16 日入院治疗。患者于 2017 年 8 月下旬发现双下肢水肿。2017 年 8 月 28 日就诊于地方医院，血生化示总蛋白 47.8g/L，清蛋白 26.2g/L，尿素氮 4.47mmol/L，肌酐 75.3μmol/L（参考值范围 57～97μmol/L），尿酸 501μmol/L；24 小时尿蛋白定量 6.5g（尿量 1.9L）。2017 年 9 月 3 日肾活检病理诊断为不典型膜性肾病。术后给予荷丹胶囊、肾康宁胶囊等口服，并给予肌氨肽苷注射液静脉滴注，治疗效果不佳后，给予口服醋酸泼尼松片 40mg q.d. 联合吗替麦考酚酯胶囊 250mg b.i.d.，同时辅以抗凝、降血脂等对症支持治疗。之后多次复查 24 小时尿蛋白定量一直波动在 4.1～5.9g，治疗效果欠佳，疾病不能缓解。为求进一步诊治就诊于当地医院。患者入院时精神状态良好，食欲、睡眠正常，体重无明显变化，大便、排尿正常。

既往史： 1991 年患者左小腿骨折，未行手术治疗。否认乙肝、结核等传染病病史。否认药物、食物过敏史。

入院查体： 体温 36℃，脉搏 72 次 /min，呼吸 17 次 /min，血压 132/82mmHg。身高 174cm，体重 97.7kg，BMI 32.3kg/m²。神志清醒，查体合作。双下肢中度凹陷性水肿，右下肢为著。其余查体未见明显异常。

辅助检查： 血生化示总蛋白 46.5g/L，血清白蛋白 23.4g/L，尿素氮 4.66mmol/L，肌酐 73μmol/L，尿酸 523.1μmol/L，总胆固醇 5.91mmol/L，甘油三酯 7.08mmol/L，高密度脂蛋白 0.84mmol/L；尿常规示尿比重 1.021，尿红细胞 250 个 /μl，尿蛋白定性 0.3g/L；24 小时尿蛋白定量 5.4g/d；前白蛋白 231mg/L；抗磷脂酶 A_2 受体抗体 68.41RU/ml；凝血常规示国际标准化比值 0.98，D- 二聚体 0.89μg/ml，血浆纤维蛋白原 7.94g/L；其他检验、检查未见明显异常。

入院诊断： 肾病综合征，膜性肾病。

三、主要治疗经过及典型事件

患者入院时诊断为不典型膜性肾病、肾病综合征，住院期间不断完善检查，积极给予降尿蛋白、降血脂、降尿酸、抗栓、改善微循环等治疗。

在主要治疗方面，考虑患者已使用 6 个月以上的糖皮质激素联合霉酚酸酯类免疫抑制剂治疗，仍持续性水肿，且大量蛋白尿未得到缓解（24 小时尿蛋白定量 >3.5g），遂选择使用利妥昔单抗联合口服小剂量激素的治疗方案。患者治疗前签署利妥昔单抗治疗知情同意书，排除常见感染、结核、肿瘤等禁忌证，使用前送检血常规、尿常规、血生化、24 小时尿蛋白定量、B 细胞抗原 CD20 细胞计数等。利妥昔单抗治疗方案为分别于 2018 年 3 月 22 日（第 1 日）和 29 日（第 7 日）静脉滴注利妥昔单抗注射液 0.6g，之后给予口服 12mg 甲泼尼龙片维持治疗后出院观察。

肾内科门诊随访：2018 年 3 月 29 日—6 月 30 日尿蛋白定量呈逐渐下降的趋势。2018 年 6 月 13 日再次入院复查 24 小时尿蛋白定量 1g、总蛋白 52.9g/L、血清白蛋白 32.2g/L、PLA₂R＜2RU/ml，患者的膜性肾病达到部分缓解，遂将甲泼尼龙片减量至口服 8mg/d 后出院。之后患者定期门诊随诊观察，2018 年 10 月 28 日门诊复查 24 小时尿蛋白定量 0.25g、总蛋白 75.3g/L、血清白蛋白 44.4g/L，达到完全缓解，再次复查 24 小时尿蛋白定量无明显变化后停用激素。

四、讨论

（一）利妥昔单抗治疗特发性膜性肾病的机制

利妥昔单抗是一种作用于淋巴细胞表面的 CD20 的人 - 鼠嵌合单克隆抗

体，于 1997 年首次获得批准用于非霍奇金淋巴瘤的治疗。近些年来利妥昔单抗开始应用于一些免疫介导的肾小球疾病。

虽然目前特发性膜性肾病的发病机制尚未明确，但有研究认为特发性膜性肾病的发生主要与 T 细胞活化、比例失调及细胞因子调节异常有关。特发性膜性肾病是一种抗体介导的自身免疫病，位于足细胞的靶抗原被自身抗体识别，并结合形成免疫复合物沉积于基底膜足细胞下，激活补体系统引起足细胞损伤脱落，导致基底膜通透性增加，进而出现大量蛋白尿。然而，目前已有充足的证据表明除 T 细胞外，B 细胞介导的免疫反应在原发性肾病综合征的发病中也扮演重要角色。其机制可能是 B 细胞直接分泌或 B 细胞与 T 细胞相互作用产生一种细胞因子，通过增加肾小球通透性而加重蛋白尿。

目前国内外各大指南治疗特发性膜性肾病的方案仍首选糖皮质激素和 / 或免疫抑制剂治疗，但常规治疗方案对 B 细胞水平的抑制不足，导致病情难以得到较好的控制，此外治疗中存在的激素抵抗现象也经常困扰着临床。而利妥昔单抗在治疗特发性膜性肾病中，一方面能够特异性地识别并结合 B 细胞表面的 CD20 分子，加速 B 细胞凋亡，进而减少 B 细胞来源的抗体产生，减轻机体的免疫反应；另一方面利妥昔单抗可提升调节性 T 细胞的功能和数量，稳定调节性 T 细胞，有利于肾病综合征的缓解。还有部分研究认为利妥昔单抗可靶向作用于足细胞膜上的酸性鞘磷脂酶样磷酸二酯酶 3b，抑制足细胞消失，从而达到治疗的目的。

本例患者为中年男性，病理诊断明确为不典型膜性肾病，已尝试使用 6 个月以上的糖皮质激素联合霉酚酸酯类免疫抑制剂治疗，但大量蛋白尿仍未得到缓解，因此临床尝试给予利妥昔单抗联合小剂量糖皮质激素治疗。

（二）利妥昔单抗治疗特发性膜性肾病的疗效及安全性评价

Piero R 等在 100 例表现为持续性肾病综合征的特发性膜性肾病患者的临床队列研究中指出，在使用利妥昔单抗治疗后 29 个月的中位随访时间中，65 例患者完全缓解（持续蛋白尿 < 0.3g/24h）或部分缓解（持续蛋白尿 < 3g/24h 或蛋白尿比基线降低 0.5% 以上）；恢复时间的中位数为 7.1 个月，至少 4 年随访的 24 例患者均全部完全或部分缓解。

2017 年 DAHAN 等在 31 家法国医院进行的一项利妥昔单抗治疗特发性膜性肾病的多中心、随机对照试验中共纳入 80 例病例，对比了利妥昔单抗组与传统免疫治疗组的治疗效果，两组的中位随访时间均为 17 个月。第 6 个月时利妥昔单抗组中有 13 例患者的尿蛋白得到缓解，传统免疫治疗组中 8 例患者达到缓解，利妥昔单抗组与传统免疫治疗组的有效率分别为 35.1% 和 21.1%（$P = 0.21$）。经过 17 个月的随访后，利妥昔单抗治疗组的缓解率显著高于对照组（64.9% *vs.* 34.2%，$P < 0.01$）。

2019 年当地医院肾内科病区针对 149 例成人特发性膜性肾病患者进行回顾性研究,研究表明与他克莫司联合小剂量激素的治疗方案相比,治疗 12 个月后,利妥昔单抗组的总有效率(70.97%)与他克莫司组(64.37%)无统计学差异($P > 0.05$),但利妥昔单抗组的复发率远低于他克莫司组($P < 0.01$)。而在血肌酐变化方面,利妥昔单抗组患者治疗后较治疗前无显著性差异($P > 0.05$),他克莫司组患者治疗后血肌酐较治疗前有所上升($P < 0.01$),提示出现肾损伤。

几乎所有研究均报告了利妥昔单抗的不良反应,但绝大多数不良反应集中在输注反应、发热、皮疹等,且均可在停药后得到缓解,在静脉滴注利妥昔单抗前给予抗组胺药、激素等可以有效预防该类不良反应。而利妥昔单抗所报告的严重不良反应主要表现为感染。万兴运等进行了关于利妥昔单抗治疗特发性膜性肾病有效性与安全性的 meta 分析,评价纳入 7 篇临床试验共 622 例患者,meta 分析结果对比了利妥昔单抗组和其他免疫治疗组在严重不良反应方面的差异,利妥昔单抗组的严重不良反应发生率为 12.5%,而其他免疫治疗组的严重不良反应发生率为 28.1%,两者的差异具有统计学意义,提示利妥昔单抗治疗具有更高的安全性。这也为临床治疗提供有利的参考。

(三)利妥昔单抗的药学监护

为了预防利妥昔单抗的输液反应,我们在输注前 30 分钟对患者预先给予地塞米松磷酸钠 5mg 及盐酸异丙嗪 25mg;而对于治疗中发生的发热等轻微输液反应的处理方法为暂停利妥昔单抗输注,等待症状完全消退,再以初始速率的一半重新开始输注。发生反应时,通常还会再给予地塞米松磷酸钠 5mg 及盐酸异丙嗪 25mg。若没有再出现症状,则输注速率可每次增加 50mg/h,直至最大速率 400mg/h。此外对于使用利妥昔单抗的患者除定期进行常规临床和实验室评估外,还应注意有无机会性感染和其他感染、病毒性疾病再激活或者其他不良反应的体征和症状。应至少在每次再治疗前检测血清免疫球蛋白水平,同时监测 B 细胞抗原 CD20 细胞计数的变化趋势,用以评估下次用药时间。

该患者使用糖皮质激素联合霉酚酸酯类免疫抑制剂治疗 6 月余,大量蛋白尿未得到缓解。在给予利妥昔单抗注射液 1.2g 联合甲泼尼龙片 12mg/d 维持治疗 3 个月后患者的尿蛋白显著减少,达到部分缓解。而在甲泼尼龙片 8mg/d 继续维持治疗 4 个月后患者的尿蛋白定量降至 0.25g,达到完全缓解。在输注利妥昔单抗的过程中并未出现常见的过敏、发热等不良反应,且在后续的随诊中也没有发现感染等情况。

五、小结

利妥昔单抗在治疗膜性肾病方面具有疗效好、不良反应少的优势,逐渐成为一个可供临床选择的治疗膜性肾病的手段。KDIGO 肾小球疾病管理临床实践指南也提到，利妥昔单抗在治疗肾病综合征方面的功效和安全性均优于环磷酰胺、环孢素和他克莫司，因此以利妥昔单抗为基础的治疗方案也逐渐受到关注。但利妥昔单抗在膜性肾病中的应用时间仍较短，临床药师需密切观察其在使用过程中可能出现的长期不良反应及与其他药物间的相互作用，提高患者用药的安全性及有效性。

参 考 文 献

[1] 金雪峰，王墨. 利妥昔单抗在难治性肾病综合征的应用进展. 儿科药学杂志，2012，18（3）：59-61.

[2] 王晓菲，张婷，刘寻，等. 利妥昔单抗治疗原发性肾病综合征的研究进展. 中国医药，2021，16（3）：473-476.

[3] 万兴运，付文科，王滨，等. 利妥昔单抗治疗特发性膜性肾病有效性与安全性的 meta 分析. 中国中西医结合肾病杂志，2021，22（1）：47-52.

[4] 刘纯玲，王述蕾，耿晓东，等. 利妥昔单抗或他克莫司联合糖皮质激素治疗特发性膜性肾病的疗效比较. 临床肾脏病杂志，2019，19（6）：421-425.

[5] 刘武，王成岗，苏文敏，等. 利妥昔单抗治疗难治性肾病综合征疗效的 Meta 分析. 临床肾脏病杂志，2021，21（4）：307-313.

[6] KEATING G M. Rituximab: a review of its use in chronic lymphocytic leukaemia, low-grade or follicular lymphoma and diffuse large B-cell lymphoma. Drugs，2010，70（11）：1445-1476.

[7] TURNER J E，PAUST H J，STEINMETZ O M，et al. The Th17 immune response in renal inflammation. Kidney international，2010，77（22）：1070-1075.

[8] RUGGENENTI P，CRAVEDI P，CHIANCA A，et al. Rituximab in idiopathic membranous nephropathy. Journal of the American Society of Nephrology，2012，23（8）：1416-1425.

[9] KARINE D，HANNA D，EMMANUELLE P，et al. Rituximab for severe membranous nephropathy: a 6-month trial with extended follow-up. Journal of the American Society of Nephrology，2017，28（1）：348-358.

[10] COUSER W G. Primary membranous nephropathy. Clinical journal of the American Society of Nephrology，2017，12（6）：983-997.

[11] ROJAS-RIVERA J E，CARRIAZO S，ORTIZ A. Treatment of idiopathic membranous nephropathy in adults: KDIGO 2012, cyclophosphamide and cyclosporine A are out, rituximab is the new normal. Clinical kidney journal，2019，12（5）：629-638.

（陈 勤）

案例9　一例肾病综合征患者肺栓塞进行抗凝治疗的药学监护

一、案例背景知识简介

　　肾病综合征（nephrotic syndrome，NS）是由一组具有类似临床表现、不同病因及病理改变的肾小球疾病构成的临床综合征。临床表现为大量蛋白尿（24小时尿蛋白 > 3.5g/d）、高度水肿、低白蛋白血症及高脂血症等典型症状。NS患者体内存在高凝状态，容易并发血栓。文献报道NS患者静脉血栓栓塞（VTE）的发生率在7.2%～62%；而与非肾病综合征患者相比，NS患者发生肺栓塞的风险增加39%。因此，NS患者的抗凝治疗显得尤为必要。现对一例NS继发肺栓塞患者的抗凝治疗进行分析，以期为该类患者正确把握抗凝治疗的时机、选择合理的抗凝血药提供参考，对改善NS患者的预后、减少并发症、提高生活质量具有重要意义。

二、病例基本情况

　　患者，男性，57岁。主因"发现双下肢水肿9月余"于2019年9月2日入院治疗。患者于2019年1月25日无明显诱因突然出现双侧眼睑水肿，水肿渐进性发展至全身，查血清白蛋白25.2g/L、24小时尿蛋白定量7.4g，诊断为肾病综合征。2019年2月19日行超声引导下肾穿刺活检术明确病理结果为膜性肾病、急性肾小管损伤。于2019年2月25日开始口服甲泼尼龙片24mg q.d. 联合他克莫司胶囊2mg b.i.d. 治疗，同时间断给予补充白蛋白、利尿药对症处理。之后定期复查，血清白蛋白波动在22.6～29.4g/L，多次复查24小时尿蛋白定量波动在4.5～7.0g。2019年5月17日患者因胸闷、憋气诊断为肺栓塞，分别于2019年5月17日和21日行取栓治疗，术后口服华法林钠片3mg q.d. 抗凝治疗。2019年5月22日—8月23日定期复查，治疗效果欠佳，24小时尿蛋白定量持续大于3.5g。2019年8月28日再次复查血清白蛋白24.5g/L、24小时尿蛋白定量6.2g，为进一步治疗收治入院。患者入院时精神状态欠佳，食欲、睡眠正常，双下肢重度水肿，体重增加5kg，每日尿量约980ml，大便正常。

　　既往史：发现高尿酸血症、前列腺结石、脂肪肝、双下肢动脉粥样硬化、肝右叶囊肿、胆囊息肉3月余；银屑病病史30余年。否认药物、食物过敏史。

　　入院查体：体温36℃，脉搏97次/min，呼吸19次/min，血压115/74mmHg。身高174cm，体重80kg，BMI 26.4kg/m²。神志清醒，查体合作。腹稍膨隆，移动性浊音阳性，腹软，无压痛及反跳痛。双下肢凹陷性水肿。其余查体未见明显异常。

　　辅助检查：血常规示血红蛋白110g/L，红细胞计数4.15×10¹²/L，白细胞

计数 $12.44 \times 10^9/L$，嗜酸性粒细胞百分率 0.00%；血生化示总蛋白 47.5g/L，血清白蛋白 25.2g/L，尿素 13.84mmol/L，肌酐 209.5μmol/L，估算肾小球滤过率 $29.31ml/(min \cdot 1.73m^2)$，尿酸 517.4μmol/L，总胆固醇 6.03mmol/L，甘油三酯 5.22mmol/L，高密度脂蛋白胆固醇 0.75mmol/L，低密度脂蛋白胆固醇 3.6mmol/L；尿常规示尿比重 1.024，尿蛋白定性试验 0.3g/L；24 小时尿蛋白定量 6.84g；凝血功能示血浆纤维蛋白原 6.21g/L，D- 二聚体 13.96mg/L，血浆抗凝血酶原Ⅲ测定 50.0%，国际标准化比值 1.93；其他检验、检查未见明显异常。

入院诊断：①肾病综合征，膜性肾病（Ⅱ期）；②慢性肾功能不全（CKD 3期）；③肺栓塞术后；④高尿酸血症；⑤银屑病；⑥前列腺结石；⑦脂肪肝；⑧双下肢动脉粥样硬化；⑨肝右叶囊肿；⑩胆囊息肉。

三、主要治疗经过及典型事件

患者入院时明确病理结果为膜性肾病，住院期间完善各项检查，积极给予利尿、降血脂、降尿酸、改善微循环等对症治疗。在抗凝方面，患者入院后停用华法林钠片，改为静脉滴注达肝素钠注射液 5 000IU q.d. 抗凝治疗 3 日，考虑患者无调整为静脉抗凝的必要，临床药师建议继续维持华法林抗凝治疗，因第 4日复查 INR 值为 1.32，药师建议给予华法林钠 3.75mg q.d.，同时维持达肝素钠注射液 5 000IU q.d. 桥接抗凝，待 INR 稳定在 2.5 左右时再停用达肝素钠。医生采纳药师建议，重新启用华法林钠抗凝治疗，给药第 3、5 和 7 日复查 INR 分别为 2.1、2.4 和 2.5 后，药师建议停用达肝素钠注射液。

在主要治疗方面，考虑患者使用糖皮质激素联合免疫抑制剂治疗方案已有6 月余，治疗效果欠佳，24 小时尿蛋白定量持续大于 3.5g。经与患者协商确定更换治疗方案为利妥昔单抗联合口服小剂量激素。患者治疗前签署利妥昔单抗治疗知情同意书，排除常见感染、结核、肿瘤等禁忌证，使用前送检血尿常规、血生化、24 小时尿蛋白定量、B 细胞抗原 CD20 计数等。给予利妥昔单抗治疗，分别于 2019 年 9 月 9 日（第 1 日）和 16 日（第 7 日）静脉滴注利妥昔单抗注射液 0.6g，之后给予口服甲泼尼龙片 12mg q.d. 维持治疗后出院观察。

四、讨论

（一）肾病综合征患者血栓形成的原因及危险因素

NS 患者出现高凝状态的原因还未完全清楚。目前认为 NS 患者体内的高凝状态可能与以下几个方面的因素有关：①凝血与纤溶系统失衡，促血栓形成因素升高，如纤维蛋白原和凝血因子Ⅱ、Ⅴ、Ⅶ、Ⅷ、Ⅹ水平升高；血小板数量可增加，黏附性和聚集力增强；天然抗凝蛋白水平降低，如抗凝血酶Ⅲ、纤溶酶原及蛋白 C 和蛋白 S。②血液黏滞度增加，血管内皮损伤，应用强效利尿药后发生肾小球后循环的血液浓缩及长期大量使用糖皮质激素均可加重高凝状态，可能促使高凝患者的血栓形成。

一项研究通过评估 1 313 例特发性肾小球疾病患者的组织学诊断与静脉血栓栓塞事件风险之间的关系，阐明血栓栓塞形成的风险因 NS 的病因而异，在膜性肾病和局灶节段性肾小球硬化中静脉血栓栓塞事件的发病率分别为 7.9% 和 3.0%，远高于 IgA 肾病（0.4%）。

除 NS 的原因外，血栓形成的风险还与低白蛋白血症的严重程度相关，并且往往发生于病程早期。一项纳入 898 例病理结果为膜性肾病患者的研究报告显示，与血清白蛋白浓度 > 28g/L 的患者相比，浓度 ≤ 28g/L 的患者发生血栓栓塞事件的风险显著增加（9.4% *vs.* 3.2%，校正相对风险率 2.5），该值之下，每下降 10g/L，风险近乎翻倍。患者从诊断到发生首次血栓栓塞事件的中位时间为 3.8 个月；74% 的事件发生于诊断后 2 年内，86% 发生于 3 年内。但低白蛋白血症的持续时间（短于或长于 6 个月）不是静脉血栓栓塞的独立危险因素。

该患者病理明确诊断为膜性肾病、血清白蛋白水平 < 28g/L 是血栓栓塞的高危因素，且患者因水肿严重间断使用强效利尿药托拉塞米片进一步加重患者的血液高凝状态，而在初始治疗过程中并未给予预防血栓的治疗，可能是促使此例患者发生肺栓塞的原因。这也提示临床对于 NS 患者在排除出血风险后应积极给予血栓预防性治疗。

（二）肺栓塞抗凝的疗程及药物选择

中华医学会《肺血栓栓塞症诊治与预防指南》推荐肺栓塞抗凝治疗的标准疗程为至少 3 个月。部分患者在 3 个月的抗凝治疗后血栓的危险因素持续存在，为降低其复发率，需要继续进行抗凝治疗，通常将 3 个月以后的抗凝治疗称为延展期抗凝治疗。急性肺栓塞是否要进行延展期抗凝治疗，需要充分考虑延长抗凝疗程的风险 - 收益比。

该患者于 2019 年 5 月 17 日发生肺栓塞，分别于 2019 年 5 月 17 日和 21 日行取栓治疗，术后口服抗凝血药治疗。虽患者肺栓塞的抗凝治疗已超过 3 个月，但根据此次入院检验结果提示血清白蛋白 28.4g/L，24 小时尿蛋白定量 6.84g，血浆纤维蛋白原 6.21g/L，D- 二聚体 13.96mg/L，血浆抗凝血酶原 III 测定 50.0%，国际标准化比值 1.93。NS 未得到明显缓解，血栓栓塞的相关危险因素仍持续存在，建议该患者继续延展期抗凝治疗。

根据指南推荐，延展期抗凝治疗的药物通常与初始抗凝血药一致，也可根据临床实际情况适当调整。常用的延展期抗凝血药有华法林、低分子量肝素、非维生素 K 依赖的新型口服抗凝血药（NOAC）。

维生素 K 拮抗剂一直是口服抗凝治疗的基石，其中华法林在国内最常用。华法林是香豆素衍生物，通过干扰肝脏合成依赖于维生素 K 的凝血因子（II、

Ⅶ、Ⅸ及Ⅹ)而抑制血液凝固,100%通过肝脏排泄,对于肾脏病患者来说是相对安全的。但也存在许多缺点,如治疗窗窄、量效关系无法预测、与多种食物及药物存在相互作用、需频繁监测凝血功能等,造成患者依从性差。华法林起效慢,紧急情况时需与其他抗凝血药重叠使用(推荐应用胃肠外抗凝血药 24 小时内重叠华法林,调节 INR 目标值为 2.0~3.0,达标后停用胃肠外抗凝);半衰期长,停药后药效消失慢(停药后抗凝作用仍可持续 4~5 日)。

近年来大规模临床试验为 NOAC 用于急性肺栓塞或 VTE 急性期治疗提供证据。NOAC 是指这类药物并非依赖于其他蛋白,而是直接抑制某一靶点产生抗凝作用,包括直接 Xa 因子抑制剂,如利伐沙班、阿哌沙班等;直接凝血酶抑制剂,如达比加群。与华法林相比,该类抗凝血药无须监测 INR,与食物、其他药物的相互作用少,患者依从性较好,但目前国内尚缺乏 NOAC 特异性拮抗剂。

考虑该患者的 eGFR<30ml/min,不适合使用新型口服抗凝血药,且患者肺栓塞取栓治疗术后口服华法林 3mg q.d. 抗凝治疗,服药期间定期复查 INR 维持在 1.7~2.1,未出现严重的出血情况。临床药师建议继续使用华法林抗凝治疗,患者入院查 INR 1.93,故调整华法林的剂量为 3.75mg q.d.,后续定期监测 INR。因患者的 INR 未达标,故药师建议继续达肝素钠注射液静脉抗凝,待 INR 稳定在 2.5 左右时再停用。在重新启用华法林抗凝治疗后的第 3、5 和 7 日复查 INR 分别为 2.1、2.4 和 2.5 后,药师建议停用达肝素钠注射液。

(三)华法林的用药监护

药师告知患者服用华法林期间需要定期监测 INR,华法林用药的干扰因素多,出院后需每 4 周监测 1 次 INR,维持 INR 在 2~3,若监测过程中发现 INR 异常,及时就医;因饮食习惯中绿色蔬菜(含大量维生素 K)的种类与数量对华法林的影响很大,生活中应尽量保持相对固定的饮食习惯,不要轻易添加保健品,服药期间尽量避免吸烟和饮酒;在生活中要避免受伤,一旦出现外伤出血应及时止血并就医;若需进行有创检查或操作时,需主动告知医生正在服用华法林。

五、小结

NS 患者体内存在高凝状态,容易并发血栓。抗凝治疗需把握正确的时机,根据患者的病情选择不同的药物,明确抗凝疗程,做到个体化治疗。同时,临床药师对患者进行用药教育,可提高患者依从性及药品不良反应的自我监护意识,在保证抗凝疗效的同时,减少出血等不良反应的发生风险。

参 考 文 献

[1] 李世军. 肾病综合征抗凝治疗的时机和药物选择. 肾脏病与透析肾移植杂志,2012,21(5):453-454.

[2] 史伟,杨敏. 临床药物治疗学:肾脏疾病. 北京:人民卫生出版社,2017:99.

[3] 中华医学会呼吸病学分会肺栓塞与肺血管病学组,中国医师协会呼吸医师分会肺栓塞与肺血管病工作委员会,全国肺栓塞与肺血管病防治协作组. 肺血栓栓塞症诊治与预防指南. 中华医学杂志,2018,98(14):1060-1087.

[4] 杨剑,周美兰. 原发性肾病综合征并发血栓栓塞的危险因素及预防措施. 临床医学研究与实践,2018,3(33):9-10.

[5] 徐卿,万建新. 肾病综合征血栓栓塞的危险因素分析. 临床肾脏病杂志,2018,18(12):765-769.

[6] 中华医学会心血管病学分会,中国老年学学会心脑血管病专业委员会. 华法林抗凝治疗的中国专家共识. 中华内科杂志,2013,52(1):76-82

[7] KEAWN C,AKL E A,ORNELAS J,et al. Antithrombotic therapy for VTE disease: chest guideline and expert panel report. Chest,2016,149(2):315-352.

[8] KAYALI F,NAJJAR R,ASWAD F,et al. Venous thromboembolism in patients hospitalized with nephrotic syndrome. American journal of medicine,2008,121(3):226-230.

[9] BARBOUR S J,GREENWALD A,DJURDJEV O,et al. Disease-specific risk of venous thromboembolic events is increased in idiopathic glomerulonephritis. Kidney international,2012,81(2):190-195.

[10] LIONAKI S,DEREBAIL V K,HOGAN S L,et al. Venous thromboembolism in patients with membranous nephropathy. Clinical journal of the American Society of Nephrology,2012,7(1):43-51.

（陈　勤）

案例 10　一例贝伐珠单抗致大量蛋白尿的病例分析

一、案例背景知识简介

贝伐珠单抗(bevacizumab)为阻断血管内皮生长因子受体 A(vascular endo-thelial growth factor receptor-A,VEGFR-A)的人源性单克隆抗体,其通过阻止血管内皮细胞生长因子(vascular endothelial growth factor,VEGF)与其受体结合,抑制内皮细胞增殖及新血管生成,从而发挥抗肿瘤作用。2004 年 2 月 26 日获得美国食品药品管理局批准用于转移性结直肠癌,是第一个获得批准上市的抑制肿瘤血管生成的药物。贝伐珠单抗对其他多种恶性肿瘤如非小细胞肺癌、黑色素瘤、乳腺癌等均有一定的疗效。但 VEGF 是维持正常的血管功能和生理性血管生成的重要物质,当贝伐珠单抗选择性地与 VEGF 结合并阻断其生物活性时,正常血管内皮细胞的生成和增殖会受到影响,进而引起一系列不良反应,包括出血、高血压、伤口愈合障碍、血栓形成、胃肠道穿孔、中性粒细胞减少和蛋白尿等,甚至引起死亡。现就一例使用贝伐珠单抗致蛋白尿的病例进行分析,探讨贝伐珠单抗致蛋白尿的机制和临床特点,为临床药师如何针对此类不良反应进行药学监护提供切入点,为安全用药提供参考。

二、病例基本情况

患者,男性,44岁。主因"尿检异常6年,双下肢水肿1月余"于2017年5月2日收入当地医院肾脏病医学部病区治疗。患者于2011年3月12日在当地医院常规体检发现尿蛋白(±)、肾功能正常,当地医院给予虫草健肾胶囊等中药汤剂治疗,1年后复查尿蛋白转阴,之后规律复查监测尿检,尿蛋白均为阴性。2016年8月10日患者发现左肺低分化腺癌并左锁骨上下区、纵隔、左肺门、腹腔、腹膜后多发淋巴结转移,行6个周期的PP方案化疗效果不佳。于2016年10月8日开始使用培美曲塞联合贝伐珠单抗的化疗方案,具体用药为第0日贝伐珠单抗注射液300mg静脉滴注;第1日贝伐珠单抗注射液200mg静脉滴注,注射用培美曲塞二钠800mg静脉滴注。每21日为1个个疗程。其间多次复查肿瘤标志物及影像学检查提示病灶范围较前缩小,故继续培美曲塞联合贝伐珠单抗的化疗方案,共用药4个疗程。2017年3月17日患者自觉乏力,双下肢水肿伴尿中带泡沫症状,到当地医院检查,发现尿蛋白(3+)。2017年4月8日于当地医院门诊就诊,查24小时尿蛋白定量为10.3g(2.3L),门诊以"肾病综合征"收入当地医院。患者入院时精神状态良好,乏力,双下肢水肿,活动后胸闷,食欲、睡眠正常,体重无明显变化。大便每1~3日1次,色黄,成形;小便1 500ml/d,色黄,带泡沫。

既往史:发现血压升高1个月,血压最高140/101mmHg,未服用抗高血压药。否认肝炎、结核、疟疾等传染病病史,否认心脏病病史,否认糖尿病、脑血管疾病、精神疾病病史。否认手术史,否认外伤史,否认输血史。自诉对"磺胺类药物"过敏。吸烟10余年,40支/d,已戒烟3年;无饮酒史。预防接种史不详。

入院查体:体温36.5℃,脉搏84次/min,呼吸19次/min,血压141/99mmHg。身高172cm,体重82kg,BMI 27.7kg/m²。发育正常,营养良好,正常面容。神志清醒,查体合作。双下肢齐膝关节以下凹陷性水肿。其余查体未见明显异常。

辅助检查:尿常规示尿液酸碱度6.5、尿比重1.008、尿蛋白定性0.3g/L。24小时尿蛋白定量8.4g(1.5L)。血常规示血红蛋白105g/L、红细胞计数3.38×10^{12}/L、嗜酸性粒细胞百分率0.7%、血细胞比容0.312L/L、血小板计数53×10^9/L。血生化示总蛋白41.7g/L、血清白蛋白18.6g/L、尿素8.19mmol/L、肌酐109.9μmol/L、尿酸287.2μmol/L、钙1.78mmol/L。抗磷脂酶A_2受体抗体<2RU/ml。超声示①左室舒张功能轻度减低;②胆囊壁胆固醇沉着,脾大;③双肾皮质回声稍增高,前

列腺增生。其他检验、检查未见明显异常。

入院诊断：①肾病综合征；②左肺低分化腺癌（Ⅳ期），左锁骨上下区、纵隔、左肺门、腹腔、腹膜后多发淋巴结转移；③高血压病（1级，高危）。

三、主要治疗经过及典型事件

患者入院后给予低盐、优质蛋白饮食，完善相关检验、检查，明确病因。经追问既往病史，患者规律复查，抗肿瘤治疗前后血压无明显变化，近几年蛋白尿检查均为阴性，大量蛋白尿发生在调整抗肿瘤方案后，考虑患者突发大量蛋白尿与贝伐珠单抗具有明确的时间关联性，且结合患者的 $PLA_2R < 2RU/ml$，肿瘤标志物及影像学检查提示肿瘤控制良好，并不支持肿瘤相关肾损伤，临床药师认为大量蛋白尿可能与贝伐珠单抗相关。查阅文献，建议给予 ACEI 或 ARB 类药物降尿蛋白治疗，观察尿蛋白变化情况。医生采纳意见，给予氯沙坦钾片 100mg p.o. q.d.，并补充人血白蛋白及利尿药利尿处理。2017 年 5 月 6 日复查 24 小时尿蛋白定量为 5.4g，2017 年 5 月 9 日复查 24 小时尿蛋白定量为 3.6g，2017 年 5 月 14 日再次复查 24 小时尿蛋白定量为 2.2g，尿蛋白呈明显下降的趋势，血清白蛋白上升到 25.8g/L。患者水肿明显减轻，血压维持在 128～135/76～88mmHg，一般情况良好，予以带药出院。考虑患者出现肾病综合征，建议患者停用贝伐珠单抗的化疗方案，经肿瘤门诊评估，患者情况稳定，暂时停用化疗方案，定期复诊即可。肾内科门诊随诊，监测蛋白尿快速下降，于 15 周后尿蛋白转阴。

四、讨论

（一）贝伐珠单抗导致蛋白尿发生的机制

VEGF 与 VEGFR 结合后激活 VEGF 信号通路，促进血管内皮细胞增殖、促进新生血管形成、增加血管壁通透性、促进淋巴内皮细胞生长、促进组织因子生成等。阻断 VEGF 的生物活性则可能出现相关不良影响，贝伐珠单抗导致蛋白尿可能包括以下几种机制：①肾脏组织细胞中广泛分布 VEGF，起到维持肾小球内皮结构和功能的作用。当 VEGF 表达受到抑制后，肾小球血管内皮细胞无法正常增殖，直接影响毛细血管生长，导致肾小球滤过功能遭到破坏；也使得相关的足细胞裂孔膜蛋白表达水平下降，导致肾小球裂孔膜结构被破坏，肾小球滤过膜通透性增高，导致尿蛋白定量增加。②当 VEGF 表达受到抑制后，影响肾脏早期的自我修复功能，进一步进展至肾小球硬化，肾小球滤过膜选择性滤过功能的丢失又为蛋白尿的形成创造条件。因此，贝伐珠单抗阻止肾 VEGF 与受体的结合，抑制 VEGF 对肾脏血管内皮细胞的良性作用，使肾小球滤过膜通透性增高，肾小管的重吸收作用降低，血管滤液中的大分子蛋白质增多，最终形成蛋白尿。此外，贝伐珠单抗导致蛋白尿的可能机制还包括下调足细胞连接蛋白的表达、血栓性微血管病（thrombotic microangiopathy，TMA）的发生、继发性高血压的发生等。

（二）贝伐珠单抗导致蛋白尿的影响因素

影响贝伐珠单抗导致蛋白尿发生的因素有多种，包括患者的用药剂量、用药疗程、肿瘤类型、是否合并使用肾毒性药物、是否具有肾脏相关基础疾病等，这些因素均可对蛋白尿的产生造成影响。Wu S 等对已发表的评估严重蛋白尿总体风险的随机对照试验进行系统的回顾和评价，分析来自 16 项研究的数据，包括 12 268 名患有多种疾病的肿瘤患者。结果表明，①与单纯化疗相比（蛋白尿发生率为 2.2%），贝伐珠单抗联合化疗显著增加蛋白尿的风险（蛋白尿发生率为 4.79%），特别是 2 种及 2 种以上的抗血管生成药联合使用时，如贝伐珠单抗联合舒尼替尼等。②贝伐珠单抗的使用剂量和产生蛋白尿的风险呈正相关。其中，贝伐珠单抗高剂量组（每周 5mg/kg）的大量蛋白尿发生率为 3.0%，远高于贝伐珠单抗低剂量组（每周 2.5mg/kg）；低剂量组的大量蛋白尿发生率为 1.2%。③出现蛋白尿的不良反应发生在使用贝伐珠单抗治疗后的 0.3～30.0 个月，且蛋白尿的发生率和严重程度随着用药时间延长均呈上升趋势。④在所有类型的肿瘤中，贝伐珠单抗导致的蛋白尿在晚期肾癌中的发生率最高，可达 64%。

该患者采用的化疗方案为第 0 日贝伐珠单抗注射液 300mg 静脉滴注；第 1 日贝伐珠单抗注射液 200mg 静脉滴注，注射用培美曲塞二钠 800mg 静脉滴注。每 21 日为 1 个疗程。其间多次复查肿瘤标志物及影像学检查提示病灶范围较前缩小，故继续培美曲塞联合贝伐珠单抗的化疗方案，共用药 4 个疗程，为贝伐珠单抗的标准治疗方案（每周 2.5mg/kg）。患者在抗肿瘤治疗后并未出现高血压的情况，但患者既往出现过尿蛋白（±），可能存在一定的肾脏基础疾病，是其使用贝伐珠单抗后出现大量蛋白尿的主要影响因素。

（三）贝伐珠单抗导致蛋白尿的药学监护

VEGF 信号通路阻断药导致的蛋白尿目前无标准治疗方案。Nihei S 等发现，使用贝伐珠单抗前预防性使用肾素 - 血管紧张素系统抑制剂（renin-angiotensin system inhibitor，RASI）后，蛋白尿的发生率明显低于非 RASI 使用组（14.3% vs. 32.5%，$P = 0.04$）；且多因素分析也显示，RASI 使用组的蛋白尿发生率低于非 RASI 使用组（OR = 0.32，95%CI 0.12～0.86，$P = 0.02$），提示 ACEI/ARB 类药物可能是预防和治疗 VEGF 信号通路阻断药所致的蛋白尿的有效药物，并推荐合并高血压时应予降血压治疗。

因此使用抗 VEGF 药前应仔细询问病史，如既往已有慢性肾脏病病史，应权衡药物使用的利弊。对于伴发高血压的患者，在无明确的 RASI 药物禁忌证的情况下，可以考虑使用抗 VEGF 药时给予预防性使用 RASI。此外，在用药过程中需监测血压及尿蛋白情况,如血压升高,首选 ACEI/ARB 类抗高血压药。当 24 小时尿蛋白定量≥2g 时,应该考虑暂停使用贝伐珠单抗;当 24 小时尿蛋白定量<2g 后,可以开始重新使用贝伐珠单抗。但是,对于出现肾病综合征的患者则应永久停药。

该患者入院前 24 小时尿蛋白定量为 10.3g(2.3L),在未进行任何药物干预的情况下,入院第 2 日复查 24 小时尿蛋白定量为 8.4g(1.5L),呈自发下降的趋势,且患者的血压升高 1 月余。在明确无 RASI 药物禁忌证的情况下,给予氯沙坦钾片 100mg p.o. q.d. 治疗。用药期间定期监测血压、24 小时尿蛋白定量及血清白蛋白情况。根据文献推荐,考虑患者出现肾病综合征,建议患者停用贝伐珠单抗的化疗方案,出院后至肿瘤科随诊评估。

五、小结

目前贝伐珠单抗已陆续被批准为转移性结直肠癌的一、二线治疗药物,以及非小细胞肺癌、转移性乳腺癌、胶质细胞瘤、转移性肾细胞癌等的一线治疗药物。蛋白尿作为其常见的不良反应,一定程度上限制了贝伐珠单抗的临床应用。临床药师应了解贝伐珠单抗致蛋白尿的作用机制、危险因素及临床特点,协助临床医生评估患者使用抗 VEGF 药前后的尿常规及血压变化情况,加强用药监测,权衡用药的利与弊,及时发现和处理蛋白尿的不良反应。

参 考 文 献

[1] 陈笑,方明治. 贝伐珠单抗所致蛋白尿的研究进展. 癌症进展,2019,17(2):145-148.

[2] 康敏,刘文辉,黄榕彬,等. 临床药师参与贝伐珠单抗导致 3 级蛋白尿的临床治疗实践. 实用药物与临床,2019,22(12):1312-1315.

[3] 苗秋丽,李月阳,李艳娇,等. 贝伐珠单抗致蛋白尿的文献病例分析. 中国医院药学杂志,2019,39(5):508-511.

[4] SHIN T, LINDLEY C. Bevacizumab: an angiogenesis inhibitor for the treatment of solid malignancies. Clinical therapeutics,2006,28(11):1779-1802.

[5] FERRARA N, GERBER H P, LECOUTER J. The biology of VEGF and its receptors. Nature medicine,2003,9(6):669-676.

[6] JI S M, NI X W, LI X, et al. Therapeutic effect of Tripterygium wilfordii multiglycosides on proteinuria caused by sirolimus in renal transplant recipients. J Med Postgrad,2015,28(4):380-384.

[7] WU S, KIM C, BAER L, et al. Bevacizumab increases risk for severe proteinuria in cancer patients. Journal of the American Society of Nephrology,2010,21(8):1381-1389.

[8] YANG J C, HAWORTH L, SHERRY R M, et al. A randomized trial of bevacizumab, an

anti-vascular endothelial growth factor antibody, for metastatic renal cancer. New England journal of medicine, 2003, 349(5): 427-434.

[9] SCHRIJVERS B F, FLYVBJERG A, DE VRIESE A S. The role of vascular endothelial growth factor(VEGF)in renal pathophysiology. Kidney international, 2004, 65(6): 2003-2017.

[10] NIHEI S, SATO J, HARADA T, et al. Antiproteinuric effects of renin-angiotensin inhibitors in lung cancer patients receiving bevacizumab. Cancer chemotherapy and pharmacology, 2018, 81(6): 1051-1059.

（陈 勤）

案例 11 一例氯沙坦钾致急性肾损伤的病例分析

一、案例背景知识简介

急性肾损伤（acute kidney injury，AKI）是指数小时至数日内发生的肾功能异常，包括血、尿、组织学检查或影像学检查异常，持续时间一般不超过 3 个月。急性肾损伤的病因多样，包括肾脏血流灌注不足、肾毒性物质导致的急性肾损伤、各种原因导致的肾后性尿路梗阻等。近年来随着疾病谱的复杂化和联合用药的广泛化，肾毒性药物成为导致 AKI 的重要原因之一，住院患者的 AKI 中约20% 由药物所致。本案例就一例氯沙坦钾导致院内药源性 AKI 的处置分析，探讨氯沙坦钾相关性肾损伤的特点和治疗原则，为临床药师如何针对此类不良反应进行药学监护和规避风险提供切入点，协助临床医生解决安全用药的相关问题。

二、病例基本情况

患者，男性，48 岁。主因"发现血糖升高 14 年，尿检异常 5 年"于 2017 年11 月 13 日收入当地医院肾脏病医学部病区治疗。患者于 2003 年 3 月 12 日在当地医院常规体检发现血糖 6.7mmol/L，其余结果不详，未进行药物治疗（嘱饮食、运动控制）。2008 年 6 月 11 日患者因体重下降 12kg 去当地医院检查发现空腹血糖 8.0mmol/L，其余结果不详，予以间断口服二甲双胍片、香果胶囊、中药汤剂治疗，未定期监测血糖，治疗结果不详。患者于 2012 年 4 月 20 日在当地医院复查时发现空腹血糖 11mmol/L、尿蛋白（+），其余结果不详。予以间断胰岛素、金水宝胶囊、肾炎康复片治疗，未定期复查。患者于 2013 年 8 月下旬出现活动后双下肢水肿，平卧后减轻，尿常规示尿蛋白（+），给予羟苯磺酸钙间断口服治疗。患者于 2017 年 9 月 5 日因腰痛口服 8 片双氯芬酸钠片后出现少尿、无尿,于当地医院住院治疗,住院后查血肌酐进行性升高(400μmol/L、600μmol/L和 1 100μmol/L),予以输液治疗后(具体药物不详),肌酐下降(1 080μmol/L、969μmol/L、678μmol/L、406μmol/L 和 226μmol/L)。2017 年 10 月 1 日复查肌酐153μmol/L。患者为进一步检查来当地医院,门诊以"慢性肾功能不全;2 型糖尿病,糖尿病肾病;药物性肾损伤?"收入当地医院。患者入院时精神状态良好,体力、食欲、睡眠正常,体重无明显变化,大便、排尿正常。

既往史: 高血压病史 5 年,血压最高 150/90mmHg,未予药物治疗。否认药物、食物过敏史。

入院查体: 体温 36.7℃,脉搏 78 次 /min,呼吸 18 次 /min,血压 130/77mmHg。身高 175cm,体重 74kg,BMI 24.2kg/m²。发育正常,营养良好,正常面容。神志清醒,查体合作。其余查体未见明显异常。

辅助检查: 尿常规示尿液酸碱度测定 6.0、尿比重 1.011、尿糖定性阴性、尿白细胞(镜检)2~4 个 /HPF、尿蛋白定性 500mg/L。24 小时尿蛋白定量 4.03g(2.5L)。血常规示血红蛋白 93g/L、红细胞计数 2.91×10¹²/L。血生化示总蛋白 69.0g/L、血清白蛋白 45.9g/L、尿素 10.30mmol/L、肌酐 185.9μmol/L、尿酸597.6μmol/L、无机磷 1.82mmol/L、钾 5.82mmol/L、估算肾小球滤过率 28.11ml/(min·1.73m²)。超声示①左室舒张功能轻度减低;②胆囊壁偏强回声,考虑胆固醇沉着。其他检验、检查未见明显异常。

入院诊断: ①慢性肾功能不全(CKD 3 期);② 2 型糖尿病,糖尿病肾病;③药物性肾损伤? ④高血压(1 级,很高危)。

三、主要治疗经过及典型事件

患者入院后给予低盐、低脂、低蛋白糖尿病饮食,完善相关检查。因患者为中年男性,发现血糖升高 14 年、尿检异常 5 年,起病缓慢,病史较长,临床初步诊断考虑为糖尿病肾病,根据入院前的检验结果,2017 年 11 月 15 日开始给予氯沙坦钾片 100mg p.o. q.d.、利格列汀片 5mg p.o. q.d.、非布司他片 40mg p.o. q.d.、碳酸氢钠片 1g p.o. t.i.d.、碳酸司维拉姆片 0.8g p.o. t.i.d. 降血压、降尿蛋白、降血糖、降尿酸等对症治疗。

2017 年 11 月 16 日晨起患者诉前 1 日全天尿少。急查血生化提示血肌酐604.2μmol/L,出现急性肾衰竭,排除肾后性和肾前性因素,考虑肾性的可能性大,不排除药物性肾损伤。药学查房问诊明确患者既往服用过较长时间的碳酸氢钠片及非布司他片,经考虑药师认为在新加的 3 种药品中,氯沙坦钾引起AKI 的可能性最大,建议医生停用氯沙坦钾片,医生采纳药师建议,停用氯沙坦钾片,同时加用利尿药托拉塞米片 20mg p.o. q.d.。随后患者的尿量逐渐增多,由小于 100ml 慢慢增加至 3 000ml 左右。2017 年 11 月 21 日复查血生化提示血肌酐 880.2μmol/L，呈持续升高的趋势。根据 KDIGO 急性肾损伤临床实践指南推荐，除非用于控制容量超负荷，否则不建议使用利尿药治疗 AKI（2C 级推荐）。因患者在停用氯沙坦钾后尿量有所恢复，但肌酐仍呈上升趋势，药师建议停用托拉塞米片，医生采纳药师建议，停用托拉塞米片。

2017 年 11 月 22 日患者于超声引导下行经皮肾穿刺活检术明确病因。2017年 11 月 24 日病理结果回报糖尿病肾病，慢性肾小管间质损伤急性加重，药物影响不除外。遂加用甲泼尼龙片 20mg p.o. q.d.。2017 年 11 月 28 日复查血生化提示血肌酐 386.5μmol/L，明显下降，继续原方案治疗。2017 年 12 月 12 日复查血肌酐 275.7μmol/L，患者一般情况良好，予以带药出院观察。

四、讨论

（一）氯沙坦钾导致的急性肾损伤相关性分析

AKI 是指 48 小时内血肌酐升高 ≥26.5μmol/L；或确定或推测在 1 周内血肌酐升高达到基线值的 1.5 倍；或尿量 <0.5ml/（kg·h），持续 6 小时以上。患者入院时临床初步诊断考虑糖尿病肾病，根据基础检验结果，给予氯沙坦钾片 100mg p.o. q.d.、利格列汀片 5mg p.o. q.d.、非布司他片 40mg p.o. q.d.、碳酸氢钠片 1g p.o. t.i.d.、碳酸司维拉姆片 0.8g p.o. t.i.d.。患者入院前血肌酐185.9μmol/L、尿量 2.5L/d，服药 1 日后，患者反馈全天尿量 <100ml，急查血肌酐604.2μmol/L，显著升高，超过基础值的 3 倍，符合 KDIGO 关于急性肾损伤的诊断标准。患者入院后查泌尿系超声提示双肾、膀胱、前列腺未见明显异常，排除肾后性梗阻因素；且患者入院后并无呕吐、腹泻及出血等引起血容量不足的急性诱因，因此考虑药物性肾损伤的可能性大。

根据国家药品不良反应监测中心采用的 5 条因果关系评价标准：①患者的尿量减少和血肌酐急剧上升出现在入院加用氯沙坦钾片、利格列汀片、碳酸司维拉姆片后，时间因果关系明确；②而在新加用的 3 种药品中，氯沙坦钾说明书提示有明确的致急性肾衰竭作用，停用氯沙坦钾后尿量有所恢复，此症状符合氯沙坦钾的已知不良反应；③查阅文献，患者所有用药中，只有氯沙坦钾有肾衰竭的相关报道，故患者发生 AKI 不能用其他药物和原因进行解释；④氯沙坦钾片停药后患者的尿量明显增加，症状好转；⑤患者之后未再服用过氯沙坦钾片及同类药物。故评价此急性肾损伤"很可能"由氯沙坦钾引起。

（二）氯沙坦钾导致急性肾损伤的机制

肾素 - 血管紧张素 - 醛固酮系统（renin-angiotensin-aldosterone system，RAAS）是人体内复杂的神经内分泌调节系统，而作用于该系统的 ACEI 和 ARB 类药物是治疗各类心、肾疾病的基础药物。然而应用 ACEI/ARB 类药物对于慢性肾脏病，尤其是对已经存在 eGFR 下降的患者来说是一把双刃剑，既可以改善肾功能,但也可能引起 AKI。

ACEI/ARB 类药物导致 AKI 的主要病理原因是血流动力学异常,由于 ACEI/ARB 类药物选择性地扩张肾小球出球小动脉的作用强于入球小动脉,从而导致肾动脉血管收缩,肾脏灌注降低,进而损伤肾脏;而细胞模型实验研究还发现 RAAS 中存在血管紧张素转换酶(angiotensin converting enzyme,ACE)- 血管紧张素Ⅱ(angiotensin Ⅱ,AngⅡ)- 血管紧张素Ⅱ受体 1(angiotensin Ⅱ type 1 receptor,AT1R)轴,AngⅡ通过该通路参与肾脏损伤后的再生修复机制,而 ACEI/ARB 对 AngⅡ活性的抑制作用可能亦参与 AKI 的发生与发展。据报道提示,ACEI/ARB 导致 AKI 发生的案例可能存在一些合并的危险因素,如联合应用 NSAID、脱水、造影剂的使用、重大手术等。

本例患者服用氯沙坦钾片 1 日后,尿量急剧减少伴血肌酐升高超过基础值的 3 倍,符合氯沙坦钾导致 AKI 的特点;在停药纠正可逆性因素后,尿量于短时间内逐渐恢复,考虑为氯沙坦钾造成血流动力学障碍进而导致的肾前性 AKI。患者入院前服用双氯芬酸钠片后出现过 AKI 的情况,使用氯沙坦钾时处于肾脏修复代偿期,且肾穿刺活检病理结果也提示存在慢性肾小管间质损伤急性加重,因此考虑可能存在氯沙坦钾抑制 AngⅡ活性,导致之前 NSAID 急性肾损伤后的再生修复机制无法启动,造成进一步 AKI 的产生。

(三)药物性急性肾损伤的诊治原则

临床上,医生对于一些常见的导致 AKI 的药物如抗微生物药、NSAID、造影剂等较为敏感,而抑酸药、抗高血压药、化疗药物等却易被忽视。临床药师需要加强对该类肾毒性药物的监测,协助医生预防、判断、处置该类药源性 AKI 事件。

急性肾损伤的治疗原则是快速识别和纠正其可逆性因素,首先应停用致肾损伤药物,防止肾脏进一步受损,及时治疗低血容量、尿路梗阻等可导致肾功能急剧恶化的因素;维持水、电解质、酸碱平衡,改善症状,或对于特发性急性间质性肾炎及免疫性疾病引起的急性间质性肾炎可使用糖皮质激素治疗,而对于严重内环境紊乱的患者应尽早行血液透析或其他替代治疗。

针对患者出现的少尿、肌酐急剧升高,医生给予托拉塞米片 20mg p.o. q.d. 利尿治疗。根据 KDIGO 急性肾损伤临床实践指南推荐,除非用于控制容量超负荷,否则不建议使用利尿药治疗 AKI(2C 级推荐)。因患者在停用氯沙坦钾后尿量有所恢复,但肌酐仍呈上升趋势,药师建议停用托拉塞米片,医生采纳药师建议,停用托拉塞米片。根据临床诊疗指南推荐,药物相关性急性间质性肾炎一般采用口服泼尼松 0.5～1.0mg/(kg·d)治疗,患者于 11 月 22 日行超声引导下经皮肾穿刺活检术明确病因,同时给予甲泼尼龙片 20mg p.o. q.d. 治疗,后患者的肾功能逐渐好转。

五、小结

药物是预防、治疗疾病的重要手段,但也是造成急性肾损伤的重要因素之一。肾毒性药物品种繁多,临床表现差异大。通过学习该案例分析,临床药师建议用药时要充分掌握 ACEI/ARB 类药物的作用和不良反应特点,特别是对于首次使用的肾功能不全患者应及时监测肾功能的变化,加强药学监护,观察患者有无腰部酸痛、少尿及其他尿异常症状。对于因 NSAID 等药物因素引起的 AKI 患者,应用 ACEI/ARB 类药物时应更加谨慎小心。若出现 AKI 的症状,应及时判断相关原因,立即停药,及时去除低血容量、尿路梗阻等导致肾功能急剧恶化的因素,适当水化增加代谢和排泄,必要时可启动糖皮质激素治疗。若达到肾脏替代治疗的指征,即行肾脏替代治疗。

参 考 文 献

[1] 中华医学会. 临床诊疗指南:肾脏病学分册. 北京:人民卫生出版社,2011.

[2] 范倩倩,孔旭东,邓昂,等. 药源性急性肾损伤研究进展. 中国药物警戒,2015,12(3):164-168.

[3] 王海燕. KDIGO 急性肾损伤临床实践指南. 北京:人民卫生出版社,2013.

[4] 谷松磊,白海涛. 血管紧张素转换酶抑制剂和血管紧张素Ⅱ1 型受体拮抗剂抑制血管紧张素Ⅱ促增殖在急性肾损伤发生发展中的作用. 临床内科杂志,2013,30(6):431-432.

[5] ALI T,KHAN I,SIMPSON W,et al. Incidence and outcomes in acute kidney injury:a comprehensive population-based study. Journal of the American Society of Nephrology Kidney,2007,18(4):1292-1298.

[6] CHEN Q C,ZHU S F,LIAO J J,et al. Study of acute kidney injury on 309 hypertensive inpatients with ACEI/ARB-diuretic treatment. Journal of the National Medical Association,2018,110(3):287-296.

[7] TOWNSEND R R,COHEN D L. Use of diuretics with ACE inhibitors or angiotensin receptor blockers and NSAIDs increases the risk of acute kidney injury. Evidence-based medicine,2013,18(6):232-233.

[8] SCHERPBIER N D,DE GRAUW W J,WETZELS J F,et al. Acute renal failure due to RAAS-inhibitors combined with dehydration. Nederlands tijdschrift voor geneeskunde,2010,154:A1548.

(陈 勤)

案例 12　一例肾移植术后出现急性排斥反应患者的药学监护

一、案例背景知识简介

随着肾移植外科技术的日臻成熟、组织配型技术的普遍开展及围手术期抗体诱导治疗和新型强效免疫抑制剂的广泛应用，排斥反应的发生率在逐年下降，但仍然是影响移植肾长期存活的主要原因。在排斥反应的 4 种类型中，急性排斥反应最为常见，为移植肾的特定病理变化导致其功能急剧恶化。移植肾穿刺活检是确诊的金标准，区分 T 细胞介导的排斥反应（T cell mediated rejection，TCMR）和抗体介导的排斥反应（antibody-mediated rejection，ABMR），有助于明确发病机制、指导治疗和判断预后。

在急性排斥反应中，TCMR 是最常见的临床类型，一线治疗为激素冲击疗法，对激素难治性 TCMR 应尽早给予抗胸腺细胞免疫球蛋白（antithymocyte globulin，ATG）或抗人 T 细胞免疫球蛋白治疗，成功治疗后预后较好。本文拟通过对一例行二次肾移植术后出现急性排斥反应的患者的药学监护，探讨急性排斥反应的诊疗思路、治疗急性 TCMR 的用药选择与注意事项，以期为该类人群的个体化药学监护提供参考。

二、病例基本情况

患者，男性，43 岁。主因"肾移植术后 3 周，肌酐升高 2 日"于 2020 年 9 月 9 日入院。患者 19 年前于当地医院行透析用右前臂动静脉瘘成形术，此后间断透析治疗，肾功能仍持续受损；18 年前于当地医院行右侧"同种异体肾移植术"，术后恢复良好，持续抗排斥治疗；1 年于当地医院行左前臂自体动静脉瘘成形术；3 周前于外院行左侧"同种异体肾移植术"，术后血肌酐下降可、尿量可，给予抗排斥、抗炎、补液、抑酸、保肝等相应治疗，目前免疫抑制方案为他克莫司胶囊 2.5mg（早）、2mg（晚），吗替麦考酚酯胶囊 750mg b.i.d.，醋酸泼尼松片 30mg q.d.。2 日前患者门诊复查血肌酐为 300μmol/L，无发热，无恶心、呕吐，无头晕、头痛，无尿频、尿急，无胸闷、憋气，无腰痛乏力，无双下肢水肿等不适。现患者为行进一步诊治，门诊收入病房。

既往史：高血压病史 20 年余，曾口服苯磺酸氨氯地平片 5mg q.d.、琥珀酸美托洛尔缓释片 47.5mg q.d. 降血压，血压控制可；目前口服硝苯地平控释片 60mg q.d.，血压控制可。否认药物、食物过敏史。

入院查体：体温 36.3℃，脉搏 68 次/min，呼吸 18 次/min，血压 144/100mmHg，身高 175cm，体重 69.7kg。发育正常，营养良好，正力体型，自主体位，步态正常，正常面容，神志清晰，言语流利，查体合作。双肾区无红肿、无隆起，双肾未触及，双肾区无压痛、无叩击痛，未闻及血管杂音。双侧输尿管走行区无压痛，未触及肿物。膀胱区无隆起，无压痛。双侧腹股沟淋巴结、双侧锁骨上淋巴结未触及肿大。

辅助检查：血常规示白细胞 6.96×10^9/L，淋巴细胞 0.62×10^9/L，中性粒细胞百分率 83.9%，红细胞 3.66×10^{12}/L，血红蛋白 111g/L，C 反应蛋白 21.81mg/L。尿常规示蛋白质（3+）。血生化示肌酐 332.6μmol/L，尿素氮 23.98mmol/L，葡萄糖 5.39mmol/L，钾 4.55mmol/L。他克莫司的谷浓度 5.3μg/L。移植肾超声检查见左侧髂窝移植肾 $12.2cm \times 6.0cm \times 5.9cm$，形态正常，皮髓质界限清晰，实质回声正常，集合系统未见分离，移植肾输尿管未见扩张。移植肾肾周可见液性暗区，最深约 0.8cm。左侧髂窝移植肾彩色血流充盈良好，呈树枝状分布。肾动脉频谱测值，肾动脉吻合口，收缩期最大血流速度（peak systolic velocity，PSV）119cm/s，舒张末期血流速度（end-diastolic velocity，EDV）26cm/s，阻力指数（resistance index，RI）0.79；肾动脉主干，PSV 72cm/s，EDV 19cm/s，RI 0.73；肾段动脉，PSV 60cm/s，EDV 16cm/s，RI 0.73；肾叶间动脉，PSV 40cm/s，EDV 11cm/s，RI 0.72；小叶间动脉，PSV 26cm/s，EDV 8cm/s，RI 0.67。移植肾肾静脉主干管腔内未见异常回声，血流充盈，流速约 69cm/s，频谱呈周期相。超声提示移植肾肾周积液。

入院诊断：①移植肾功能不全（左侧），急性排斥反应可能；②同种异体肾移植术后（右侧）；③透析用前臂动静脉瘘成形术后（左前臂、右前臂），血液透析治疗；④高血压。

三、主要治疗经过及典型事件

患者在 18 年前行右侧"同种异体肾移植术"，3 周前行第 2 次肾移植手术，发现血肌酐升高 2 日，无不适症状，考虑急性排斥反应的可能性大，拟择期行移植肾穿刺。入院后完善检查以除外移植后淋巴增殖性疾病、巨细胞病毒感染、多瘤病毒感染、间质性肾炎和肾盂肾炎等，调整维持免疫方案为他克莫司胶囊 2.5mg q.12h.、吗替麦考酚酯胶囊 750mg q.12h.、西罗莫司片 1mg q.d.、醋酸泼尼松片 30mg q.d.，监测西罗莫司与他克莫司的血药浓度，动态复查血肌酐，明确肾功能变化情况。9 月 9 日和 10 日分别予以甲泼尼龙 500mg，血肌酐由入院前的 332.6μmol/L 下降至 271.6μmol/L。9 月 11 日行超声引导下经皮肾穿刺活检术，等待肾穿刺组织病理回报，同时调整治疗方案为激素冲击联合 ATG 治疗 3 日。具体为前 2 日依次给予患者甲泼尼龙 240mg，间隔半小时注射苯海拉明 20mg，以及输注 ATG 25mg（缓慢输注 6 小时以上）；第 3 日甲泼尼龙的剂量为 120mg，余同前。住院期间无不适主诉，查体未见明显异常，辅助检查示群体反应性抗体检测阴性，真菌及病毒相关检查无阳性结果，降钙素原 0.67μg/L（9月 10 日测定），9 月 11 日予以头孢他啶 2g i.v.gtt. q.12h. 抗感染。9 月 13 日起血肌酐明显下降，9 月 16 日降至 134.5μmol/L。9 月 17 日患者的病理结果回报：综合光镜、免疫荧光及电镜检查，①移植肾急性 T 细胞介导的排斥反应（班夫分类法ⅡA 级）；②移植肾高血压肾损伤。考虑前述经验性治疗有效，未予以其他特殊诊治。9 月 19—22 日血肌酐稳定在 110μmol/L 左右，恢复到基线水平，尿量为 2 750～3 050ml/d，西罗莫司的血药浓度为 3.07μg/L，他克莫司的血药浓度为6.1μg/L，治疗完毕准予出院。

四、讨论

（一）急性排斥反应的诊断及治疗药物选择

按照《肾移植排斥反应临床诊疗技术规范》（2019 版），排斥反应可依据发生机制、病理改变、发病时间与临床特点分为超急性排斥反应、急性加速性排斥反应、急性排斥反应和慢性排斥反应 4 种类型。其中最常见的是急性排斥反应，多发生在移植术后早期，大部分患者无症状，仅少数会出现发热、不适、少尿，以及移植肾疼痛和 / 或压痛，因此只能通过血清肌酐升高或蛋白尿发现，确诊的金标准是移植肾穿刺活检。根据病理机制，急性排斥反应可分为 TCMR 和 ABMR 两大类，两者在发病机制、病理改变和临床预后等方面存在明显不同，前者临床较多见，及时处理多可逆转，而后者却常可导致移植物失去功能。

对于急性 TCMR，激素冲击疗法是一线治疗方案。对于激素难治性 TCMR，应尽早给予 ATG 或抗人 T 细胞免疫球蛋白治疗。可根据移植肾的病理活检结果，轻至中度急性 TCMR（班夫分类法≤ⅠB 级）如激素冲击疗法有效，静脉滴注后可口服激素维持；重度急性 TCMR（班夫分类法≥ⅡA 级）常需要 ATG 或抗人 T 细胞免疫球蛋白治疗，同时给予抗生素以预防感染，并根据免疫抑制剂的血药浓度调整口服药物的剂量和治疗方案。关于激素冲击疗法，不同来源的参考资料都推荐使用甲泼尼龙，但用量及疗程有所不同。KDIGO 推荐 250～500mg/d，共 3剂；UpToDate 临床顾问推荐 3～5mg/（kg•d），共 3～5 剂，最大剂量为 500mg/d；欧洲泌尿外科学会推荐甲泼尼龙 500～1 000mg q.d.，连续 3 日。针对这一问题，欧洲泌尿外科学会于 2020 年发布的肾移植治疗指南指出，由于随机试验较少，临床治疗应主要基于经验，而非临床证据。

该患者第 2 次行肾移植手术，存在发生急性排斥反应的危险因素。本次肾移植术后 3 周出现血肌酐升高和蛋白尿（尿蛋白 3+），虽无典型的临床表现，仍应考虑急性移植肾排斥反应。入院后增加他克莫司的剂量并联用西罗莫司，使口服药物的免疫抑制作用增强，并监测血药浓度。因移植肾穿刺后的病理结果回报周期较长，考虑患者本次移植为心脏死亡供者（donor of cardiac death,

DCD）供肾，免疫低危，复查群体反应性抗体检测阴性，推测发生急性 TCMR 的可能性大，故在入院后予以激素冲击疗法，甲泼尼龙的剂量为 500mg/d，共 2 剂，但血肌酐下降不明显；随后在 9 月 11—13 日联合甲泼尼龙与 ATG 治疗，共 3 日；整个疗程为甲泼尼龙 5 日和 ATG 3 日，患者的血肌酐明显下降。同时等待活检结果回报，如病理回报为 ABMR，则考虑使用利妥昔单抗联合静注人免疫球蛋白治疗。9 月 17 日病理结果回报为"移植肾急性 T 细胞介导的排斥反应，班夫分类法ⅡA 级"，与经验性治疗一致，且疗效满意，故未予以其余特殊治疗。

（二）抗胸腺细胞免疫球蛋白的药学监护

ATG 是一种多克隆免疫球蛋白，在治疗急性 TCMR 时，主要通过补体依赖性细胞溶解作用使 T 细胞耗竭。兔抗人胸腺细胞免疫球蛋白（rabbit antithymolyte globulin，rATG）是通过将人胸腺细胞注射至兔的体内而制备的，其药学监护点包括以下几个方面。

1. 给药剂量 根据说明书，治疗急性器官排斥的剂量为 1.5mg/（kg·d），疗程为 3～14 日，相应的累积剂量为 4.5～21mg/kg。但《器官移植免疫抑制剂临床应用技术规范》（2019 版）推荐 1.5～3.0mg/（kg·d），疗程为 3～7 日；此外，UpToDate 临床顾问推荐 1.5～3.0mg/（kg·d），总剂量为 5～10mg/kg，总剂量次数取决于班夫分类法，如班夫分类法ⅡA 级推荐 2.5mg/（kg·d），连用 2 日。该患者所用的 rATG 剂量为 25mg/d，疗程为 3 日，总剂量为 75mg，低于以上推荐剂量，这与医生的诊疗经验有关。由于 rATG 的疗效呈剂量依赖性，需强调当低剂量治疗时，尤其应关注有效性。

2. 给药方法 rATG 为异种血清产品，具有强烈的抗原性，可能会引起不同程度的过敏反应，故使用前要询问患者既往过敏史，根据说明书和《器官移植免疫抑制剂临床应用技术规范》（2019 版），注射前需预防性应用糖皮质激素及抗组胺药物、退热药。该患者因病情需要使用甲泼尼龙，输注后半小时使用抗组胺药苯海拉明 20mg 和 rATG，未预防性使用退热药，治疗期间患者未出现发热反应及其他不适。此外 rATG 不可原液使用，必须经等渗稀释液稀释，且滴速过快可能与输液反应有关，需缓慢输注，药品说明书建议输注 4 小时以上，而《肾移植排斥反应临床诊疗技术规范》（2019 版）推荐输注 6 小时以上。该患者使用微调式输液器，输注时间为 6 小时以上。

3. 疗效监测 治疗过程中应动态关注血肌酐、蛋白尿及不适症状、体征的改善情况；亦有个别学者提出通过监测移植受者血液循环中的 T 细胞数量来调节剂量，以控制在外周血中的 $CD3^+$ 细胞占淋巴细胞的比例 <10% 为宜，但这一指标的临床指导意义尚有争议，仍处于研究阶段。该患者无不适主诉，9 月 9 日入院时查 $CD3^+$ 细胞比例为 85.06%，9 月 16 日复查为 31.74%，较前明显下降，

但后续未再测定。治疗后血肌酐明显好转，恢复到基线水平。

4. 不良反应监护 白细胞减少和血小板减少较常见，一旦出现，应根据具体情况予以减量或停用，且在治疗结束后应继续观察 2 周血细胞计数；使用 ATG 可能会增加巨细胞病毒感染的发生率；反复多次应用可增加淋巴增殖性疾病和恶性肿瘤的发生率。该患者住院后持续监测血常规，未出现白细胞减少和血小板减少。

五、小结

急性排斥反应的正确诊断与合理治疗离不开移植肾病理检查，应区分急性 TCMR 和急性 ABMR，并根据病理结果的班夫分类法分级制订给药策略。激素和 ATG 的用量与疗程应结合临床，在治疗过程中应正确用药，密切监测患者的肾功能指标、血细胞计数及不适症状、体征，及时依据临床情况或检测结果调整给药方案，避免出现新的与用药相关的严重不良反应。

参 考 文 献

[1] 中华医学会器官移植学分会. 器官移植免疫抑制剂临床应用技术规范（2019 版）. 器官移植，2019，10（3）：213-226.

[2] 中华医学会器官移植学分会. 肾移植排斥反应临床诊疗技术规范（2019 版）. 器官移植，2019，10（5）：505-512.

[3] BREDA A，BUDDE K，FIGUEIREDO A，et al. EAU guidelines on renal transplantation. 2020 [2021-10-11]. https://uroweb.org/wp-content/uploads/EAU-Guidelines-on-Renal-Trans-plantation-2020.pdf.

[4] Kidney Disease：Improving Global Outcomes（KDIGO）Transplant Work Group. KDIGO clinical practice guideline for the care of kidney transplant recipients. American journal of transplantation，2009，9（Suppl 3）：S1-S155.

[5] DUCLOUX D，BAMOULID J，DAGUINDAUINT E，et al. Antithymocytes globulins：time to revisit its use in kidney transplantation？ International reviews of immunology，2018，37（4）：183-191.

[6] VAN DEN HOOGEN M W，HOITSMA A J，HILBRANDS L B. Anti-T-cell antibodies for the treatment of acute rejection after renal transplantation. Expert opinion on biological therapy，2012，12（8）：1031-1042.

[7] BAMOULID J，STAECK O，CRÉPIN T，et al. Anti-thymocyte globulins in kidney transplan-tation：focus on current indications and long-term immunological side effects. Nephrology dialysis transplantation，2017，32（10）：1601-1608.

[8] MACHADO F P，VICARI A R，SPULDARO F，et al. Polyclonal anti T-lymphocyte antibody

therapy monitoring in kidney transplant recipients: comparison of CD3$^+$ T cell and total lymphocyte counts. Einstein（Sao Paulo），2018，16（4）：eAO4278.

（侯文婧）

案例 13　一例肾移植术后出现咪唑立宾相关高尿酸血症患者的药学监护

一、案例背景知识简介

肾移植受者需长期接受免疫抑制治疗，以预防移植物排斥反应。免疫抑制治疗可分为诱导治疗和维持治疗，其中维持治疗的首选方案为由钙调磷酸酶抑制剂、抗细胞增殖类药物及糖皮质激素组成的三联用药。霉酚酸类为抗细胞增殖的一线用药，但部分患者因病毒感染或无法耐受药品不良反应，需使用二线药物。咪唑立宾引起骨髓抑制、胃肠道不适、病毒感染等不良事件的发生率较低，可作为霉酚酸类的替代药物。但在临床中我们发现，肾移植患者使用咪唑立宾后常出现血尿酸升高，部分患者需要降尿酸治疗。本文拟通过对一例无法耐受霉酚酸类药物的肾移植患者使用咪唑立宾的药学监护，探讨高尿酸血症的发生机制、药物干预及转归情况，以期为该类患者的个体化药学监护提供参考。

二、病例基本情况

患者，男性，42 岁。主因"检查发现肌酐升高，进展至尿毒症期"于 2018 年 8 月 24 日入院。患者 11 年前因慢性肾功能不全尿毒症期于外院行同种异体肾移植术，术后规律复查，近 1 年患者因肌酐逐渐升高进展至尿毒症期，遂开始透析治疗，现患者为行同种异体肾移植术入院。自发病以来，患者精神、睡眠、饮食可，大小便同前。

既往史：高血压病史 23 年，口服厄贝沙坦 75mg q.n.、酒石酸美托洛尔 12.5mg b.i.d.，血压控制在 130/80mmHg 左右。冠心病病史，未系统治疗，服用硫酸氢氯吡格雷片 75mg q.d.。慢性乙型肝炎史，恩替卡韦分散片 0.5mg q.d. 治疗。2007 年于外院行同种异体肾移植术，术后规律免疫抑制治疗。否认药物、食物过敏史。

入院查体：体温 36.5℃，脉搏 78 次 /min，呼吸 18 次 /min，血压 155/95mmHg，身高 173cm，体重 71.6kg。神志清醒，查体合作。双肾区无红肿、无隆起，双肾未触及，双肾区无叩击痛，未闻及血管杂音。双侧输尿管走行区无压痛，未触及肿物。膀胱区无隆起，叩诊浊音。右下腹可见陈旧性手术瘢痕。

辅助检查：血常规示白细胞 8.82×10^9/L，淋巴细胞 0.60×10^9/L，中性粒细胞百

分率 89.5%，红细胞 3.97×10^{12}/L，血红蛋白 127g/L。血生化示肌酐 679.7μmol/L，尿素氮 14.22mmol/L，钙 2.59mmol/L。

入院诊断：①慢性肾功能不全（尿毒症期）；②同种异体肾脏移植术后；③肾性贫血；④肾性高血压；⑤慢性乙型肝炎；⑥冠状动脉粥样硬化性心脏病。

三、主要治疗经过及典型事件

患者慢性肾功能不全尿毒症期的诊断明确，于 2018 年 8 月 24 日行同种异体肾移植术。其诱导免疫方案为术前及术后 4 日分别给予巴利昔单抗 20mg i.v. s.t.，初始维持免疫方案为吗替麦考酚酯胶囊 750mg p.o. q.12h.、他克莫司胶囊 1.5mg p.o. q.12h. 联用醋酸泼尼松片 30mg p.o. q.d.；常规予以抗感染、补液、抑酸、保肝等治疗；监测尿量、引流量变化，以及肾功能、血常规、血压、血糖、凝血、药物浓度等指标。患者术后病情稳定、血肌酐逐渐下降，9 月 3 日血肌酐 359.6μmol/L，他克莫司的血药浓度 1.6μg/L，予以增加剂量至 3mg p.o. q.12h.。9 月 5 日患者主诉"晨起呕吐 2 次，呕吐物为胃内容物"，即刻给予盐酸甲氧氯普胺注射液 10mg i.m. s.t.、磷酸铝凝胶 20g p.o. s.t. 和维生素 B_6 注射液 50mg i.v. s.t.。实验室检查示血肌酐 314.5μmol/L，他克莫司的血药浓度 4.2μg/L，继续增加他克莫司的剂量至 4mg p.o. q.12h.；大便潜血试验阳性，呕吐物送检结果回报呕吐物潜血阴性，考虑呕吐与吗替麦考酚酯有关，停药并使用二线药物咪唑立宾，剂量为 150mg p.o. q.12h.；同时予以艾司奥美拉唑 40mg i.v.gtt. q.d. 及磷酸铝凝胶 20g p.o. b.i.d.，注意患者有无再次呕吐，警惕胃穿孔、上消化道出血、消化道梗阻等情况。嘱患者在服用咪唑立宾期间低嘌呤饮食，并监测血尿酸水平。9 月 7 日即咪唑立宾用药 2 日后血尿酸水平由用药前的 384.5μmol/L 升高至 532.3μmol/L，予以非布司他片 40mg p.o. q.d.。9 月 10 日复查血尿酸为 226.3μmol/L。住院期间患者未再出现呕吐或其他不适，血肌酐持续下降至 161.4μmol/L，尿量维持在 2 500～3 500ml，监测他克莫司的血药浓度，逐渐调整用药至达到目标浓度，于 9 月 13 日出院。

四、讨论

（一）咪唑立宾的作用机制及在肾移植受者中的有效性

咪唑立宾是一种嘌呤类似物，在细胞内通过腺苷激酶磷酸化形成有活性的 5-磷酸咪唑立宾，后者是次黄嘌呤单核苷酸脱氢酶和鸟苷酸合成酶的竞争性抑制物，能竞争性地抑制嘌呤合成系统中的次黄嘌呤核苷酸至鸟苷酸途径，从而抑制核酸合成；通过阻止增殖的淋巴细胞由 G_0 期进展为 S 期，抑制抗体的产生及记忆 B 细胞和记忆 T 细胞的产生，延长移植物的存活期。

在肾移植术后，咪唑立宾的初始剂量为 2～3mg/（kg·d），维持剂量为 1～

3mg/（kg•d）。但有文献报道，以上小剂量的咪唑立宾虽能在肾移植术后发挥较好的免疫抑制作用，且严重不良反应较少，但弱于霉酚酸类，只有使用高剂量[5～6mg/（kg•d）]才能达到和霉酚酸类相同的免疫抑制效应。

该患者为第 2 次肾移植手术，发生急性排斥反应的风险较高，咪唑立宾用药当日体重为 65kg，为获得较高的免疫抑制效应，如上所述给药剂量应在325～390mg。咪唑立宾每片 50mg，故确定初始剂量为 6 片（300mg/d），用药剂量约为 4.6mg/（kg•d）。

（二）咪唑立宾引起血尿酸水平升高的机制和特点

咪唑立宾引起血尿酸水平升高的机制可能是竞争性地抑制嘌呤合成系统中的次黄嘌呤单核苷酸脱氢酶，使次黄嘌呤核苷酸不能转化为鸟苷酸，抑制鸟苷酸的从头合成；同时次黄嘌呤鸟嘌呤磷酸核糖基转移酶的活性缺乏可限制嘌呤核苷酸的补救合成，最终使嘌呤碱增加，分解生成的尿酸随之增多，出现血尿酸值升高。

咪唑立宾说明书中提及肾病综合征患者中高尿酸血症的发生率为 9.1%，当地医院肾移植中心观察到的发生率远高于该数据，查阅以肾移植患者为研究对象的文献报道，该药所致高尿酸血症的发生率为 20%～87.5%，可能与肾移植患者的肾功能不全、给药剂量较大、用药前血尿酸的基线值较高和免疫抑制剂的使用有关。有研究表明随着肌酐清除率降低，咪唑立宾的峰浓度升高，不良反应发生风险增加。说明书推荐的咪唑立宾维持剂量为 1～3mg/（kg•d），分 1～3次口服，肾移植患者中常见剂量为 100mg 或 150mg b.i.d.，其中剂量较高者的血尿酸水平明显高于剂量较低者，尤其是血尿酸水平基线值较高的患者增幅明显较大，多数需要药物治疗。此外，肾移植术后合并用药中的环孢素、他克莫司具有肾毒性，利尿药由近端小管排泄，可竞争性地抑制尿酸排出。因此对于肾移植患者，无论咪唑立宾的剂量高还是低，均应密切监测血尿酸水平。

该患者术后血肌酐逐渐下降至 226.3μmol/L，咪唑立宾的用药剂量为每次 150mg b.i.d.，用药前血尿酸为 384.5μmol/L，因此发生血尿酸升高的风险大，予以密切监测。尽管低嘌呤饮食，但是仍在用药后 2 日血尿酸水平上升至532.3μmol/L。

（三）降尿酸药物的干预时机与品种选择

根据《中国肾脏疾病高尿酸血症诊治的实践指南》（2017 版），高尿酸血症的定义为在正常嘌呤饮食状态下，非同日 2 次空腹血尿酸男性和绝经后女性>420μmol/L、非绝经期女性 >360μmol/L。根据《中国肾移植术后高尿酸血症诊疗技术规范》（2019 版），干预治疗的切点为男性患者的血尿酸 >420μmol/L、女性患者的血尿酸 >360μmol/L。该患者服用咪唑立宾后血尿酸 >420μmol/L，因此需要药物治疗。

咪唑立宾相关高尿酸血症的治疗策略包括降低咪唑立宾的剂量、加用降尿酸药。李纳等对咪唑立宾安全性的 meta 分析结果表明,可应用别嘌醇、苯溴马隆等降尿酸药维持正常的血尿酸水平。但 Akioka 等观察了 28 例肾移植术后应用高剂量咪唑立宾后行降尿酸药治疗的患者(非布司他 14 例、苯溴马隆 13 例、别嘌醇 1 例),发现咪唑立宾合用苯溴马隆有发生急性肾功能不全的风险。由于咪唑立宾导致血尿酸水平升高的机制为尿酸生成过多,临床倾向于选择别嘌醇和非布司他等使尿酸生成减少的药物。根据《中国肾脏疾病高尿酸血症诊治的实践指南》(2017 版),推荐非布司他的起始剂量为 20～40mg/d,如果 2～4 周后血尿酸没有达标,剂量递增 20mg/d,最大剂量为 80mg/d,肌酐清除率 >30ml/min时不需减量。非布司他降尿酸治疗的优点包括药效强于别嘌醇,不良反应发生率较低,每日服药 1 次使患者依从性高,轻至中度肾功能不全者无须调整剂量。

非布司他的相关不良反应有皮疹(包括重型药疹)、肝损伤、血细胞减少。对于 CKD、既往有别嘌醇过敏史的老年患者,用药期间(尤其是前 6 周)应加强监护,一旦出现皮肤瘙痒、皮疹等不良反应应及时停药与就医。FDA 曾对非布司他心脏相关性死亡风险作出安全性警示,Gandi 等的研究发现该心脏风险的发生与药物剂量相关,建议患有动脉粥样硬化、心肌梗死、充血性心力衰竭病史的患者谨慎使用。鉴于重度肝、肾功能不全患者应用非布司他的安全性数据仍不完善,用药期间应密切监测患者的相关指标,必要时及时调整用药。

该患者因血尿酸为 532.3μmol/L,估算肌酐清除率为 32ml/min,选择非布司他治疗,剂量为 40mg q.d.,治疗 3 日后血尿酸水平降至参考值范围内,未出现药品不良反应。对于高尿酸血症合并心血管疾病的患者,血尿酸需长期控制在小于 360μmol/L,目前尚未确定血尿酸水平的下限值,基于成人的血尿酸水平参考值下限,通常建议不低于 180μmol/L,以避免极低的血尿酸水平导致神经系统或心血管不良事件。该患者在使用咪唑立宾期间需长期口服非布司他,并监测血尿酸水平。

五、小结

对于无法耐受霉酚酸类药物的不良反应或病毒感染高危的肾移植患者,可以选择咪唑立宾作为替代药物,其主要不良反应为引起血尿酸升高,用药期间应低嘌呤饮食,注意监测血尿酸水平,必要时降尿酸药治疗,建议选择非布司他,能够有效控制血尿酸水平。

参 考 文 献

[1] 中华医学会器官移植学分会. 器官移植免疫抑制剂临床应用技术规范(2019 版). 器官移植,2019,10(3):213-226.

[2] 张喆，文吉秋. 肾移植术后咪唑立宾的临床应用. 肾脏病与透析肾移植杂志，2014，23（1）：84-88.

[3] 陈劲松，季曙明，沙国柱，等. 肾移植术后应用咪唑立宾抗排斥治疗的临床观察. 医学研究生学报，2009，22（1）：54-56，60.

[4] 李纳，汤姝，朱振峰，等. 肾移植术后应用咪唑立宾和吗替麦考酚酯的有效性和安全性Meta 分析. 中国医院药学杂志，2018，38（10）：1102-1109.

[5] 尹航，李哲，耿芳，等. 肾移植受者术后咪唑立宾血药浓度监测及肌酐清除率对其影响. 中国医院药学杂志，2017，37（19）：1933-1936.

[6] 侯文婧，温爱萍，林俊. 肾移植术后患者服用咪唑立宾致血尿酸升高的相关研究. 中国药物应用与监测，2019，16（4）：196-198，203.

[7] 中国医师协会肾脏内科医师分会. 中国肾脏疾病高尿酸血症诊治的实践指南（2017 版）. 中华医学杂志，2017，97（25）：1927-1936.

[8] 中华医学会器官移植学分会. 中国肾移植术后高尿酸血症诊疗技术规范（2019 版）. 器官移植，2019，10（1）：10-15.

[9] 赵益. 非布司他治疗慢性肾脏病伴高尿酸血症的安全性分析. 当代医学，2019，25（1）：64-66.

[10] 袁微，刘威，李运景. 非布司他致药疹 1 例及文献回顾. 中国药物应用与监测，2018，15（3）：193-196.

[11] YOSHIMURA N, USHIGOME H, AKIOKA K, et al. The beneficial effect of high-dose mizoribine combined with cyclosporine, basiliximab, and corticosteroids on CMV infection in renal transplant recipients. Clinical and experimental nephrology, 2013, 17（1）: 127-133.

[12] AKIOKA K, ISHIKAWA T, OSAKA M, et al. Hyperuricemia and acute renal failure in renal transplant recipients treated with high-dose mizoribine. Transplantation proceedings, 2017, 49（1）: 73-77.

[13] GANDHI P K, GENTRY W M, BOTTORFF M B. Cardiovascular thromboembolic events associated with febuxostat: investigation of cases from the FDA adverse event reporting system database. Seminars in arthritis and rheumatism, 2013, 42（6）: 562-566.

（侯文婧）

案例 14　一例肾移植术后重症肺孢子菌肺炎患者抗感染致全血细胞减少的病例分析

一、案例背景知识简介

在肾移植术后，为预防和治疗排斥反应，患者需要长期联合使用多种免疫抑制剂，导致免疫功能下降，罹患感染的风险增加。肺孢子菌肺炎（pneumocystis pneumonia,PCP)是一种常见的移植术后机会性感染,在肾移植受者中的发病率为2%~11%。治疗PCP的一线药物为复方磺胺甲噁唑,但该药有累及肾脏的不良反应,对于肾移植受者尤其是移植肾功能不全者,确定合适的治疗剂量尤为重要。此外,肾移植受者通常每日用药8~12种,在治疗感染期间用药种类明显增加,而多种免疫抑制剂、抗感染药均可导致血液系统不良反应,一旦出现骨髓抑制,需要仔细分析与调整用药方案。本文拟通过对一例肾移植患者治疗重症PCP治疗期间发生全血细胞减少的药学监护,探讨移植肾功能不全时复方磺胺甲噁唑的剂量确定与监护要点,以及发生全血细胞减少时的用药建议,以期为该类人群的个体化药学监护提供参考。

二、病例基本情况

患者,男性,57岁。因"同种异体肾移植术后半年,发热咳嗽10余日"于2018年3月13日入院。患者11年前诊断为慢性肾小球肾炎,规律复查并行对症治疗(具体不详),因肌酐逐渐升高至1 000μmol/L,于4年前起行血液透析,每周2次。患者于2017年7月在外院行同种异体肾移植术,术后恢复可,规律服用他克莫司胶囊、麦考酚钠肠溶片和醋酸泼尼松片等免疫抑制剂。患者10余日前出现发热并咳嗽,体温最高38.5℃,晨起发热,午间热退,伴咳嗽,少量咳痰,为白色黏痰,不易咳出,无咯血,伴乏力、盗汗,自诉活动后气喘,休息后可稍缓解,大小便基本正常。

既往史:高血压病史10年,血压最高170/100mmHg。否认药物过敏史。

入院查体:体温36.2℃,脉搏95次/min,呼吸20次/min,血压110/70mmHg。听诊双肺呼吸音粗,未闻及明显的干、湿啰音,未闻及胸膜摩擦音。

辅助检查:血常规示WBC 9.31×10^9/L,LYM 0.26×10^9/L,N 8.77×10^9/L,N% 94.2%,Hb 110g/L,PLT 214×10^9/L;CRP 127mg/L;血生化示Cr 209.2μmol/L,ALB 27.4g/L;动脉血气分析示pH 7.466,PaO_2 61.40mmHg。胸部CT示双侧肺间质病变,考虑感染性病变可能。

入院诊断:①肺炎;②同种异体肾移植状态;③肾性贫血;④肾性高血压;⑤冠状动脉粥样硬化性心脏病。

三、主要治疗经过及典型事件

入院后经验性给予患者拉氧头孢(1g i.v.gtt. q.12h.)及对症治疗,体温波动在36.1~36.5℃,血氧饱和度偏低,持续吸氧,完善检查示降钙素原0.29μg/L;七项病毒IgM抗体[巨细胞病毒、EB病毒、B组柯萨奇病毒、单纯疱疹病毒(Ⅰ型和Ⅱ型)、腺病毒、风疹病毒]检查均为(-);痰找结核菌及结核分枝杆菌抗体试验(-);G试验127.1ng/L;痰找真菌、痰真菌培养(-);肺孢子菌PCR检测(-)。加用复方磺胺甲噁唑（0.4g/0.08g p.o. b.i.d.）、更昔洛韦（0.25g i.v.gtt. q.d.）抗感染治疗。3 月 19 日辅助检查：N% 92.2%，氧分压 43.1mmHg，降钙素原 0.10μg/L，G 试验 217.9ng/L。复查肺孢子菌 PCR 检测阳性，镜检未见滋养体及包囊。请感染科、药学部、呼吸科会诊后调整诊疗方案，考虑耶氏肺孢子菌肺炎，将他克莫司减量并停用麦考酚钠，复方磺胺甲噁唑增加至每次 0.8g/0.16g p.o. b.i.d.，加用卡泊芬净（50mg i.v.gtt. q.d.）及甲泼尼龙（40mg i.v.gtt. b.i.d.）。3 月 21 日复查胸部 CT：双肺磨玻璃影较前增多，双肺索条及实变影略减少，感染性病变，考虑肺孢子菌肺炎，不除外其他细菌感染可能。将复方磺胺甲噁唑增加至每次 0.8g/0.16g q.8h.，即甲氧苄啶（trimethoprim，TMP）8.5mg/（kg·d），停用拉氧头孢，升级为利奈唑胺（600mg i.v.gtt. q.12h.）、美罗培南（1g i.v.gtt. q.12h.）。3 月 24 日患者晨起出现发热、憋喘，查体示体温 37.9℃，脉搏 88 次/min，呼吸 24 次/min，在 8L/min 面罩吸氧条件下氧分压 72mmHg，诊断为 I 型呼吸衰竭。患者由肾移植中心转入 ICU，抗感染方案调整为复方磺胺甲噁唑 1.2g/0.24g q.i.d.，即 TMP 17.1mg/（kg·d），利奈唑胺（600mg q.12h.），美罗培南（1g q.8h.），停用卡泊芬净，更昔洛韦同前，泼尼松由 20mg b.i.d. 调整为 20mg q.d.。3 月 27 日患者的血氧饱和度改善，喘憋症状较前明显好转，由 ICU 转回肾移植中心，复方磺胺甲噁唑减为 1.2g/0.24g t.i.d.，即 TMP 12.8mg/（kg·d），其余无变化。其间复查 N% 为 96.3%，G 试验转阴，肺孢子菌 PCR 检测阳性。患者的感染状况好转，肾功能控制良好。

3 月 30 日监测到患者的 PLT 低于正常，为 119×10⁹/L；4 月 4 日出现全血细胞减少，即 WBC 2.18×10⁹/L、Hb 97g/L、PLT 39×10⁹/L，予以重组人白介素 -11（1.5mg i.h. q.d.）、重组人粒细胞集落刺激因子（100~200μg i.h. q.d.）针对性治疗，同时将复方磺胺甲噁唑减量至 0.8g/0.16g t.i.d.、更昔洛韦减量至 0.15g q.d.，停用利奈唑胺和美罗培南，降级为头孢哌酮舒巴坦钠。后因 PLT 降至 23×10⁹/L 停用更昔洛韦。4 月 9 日查血常规示 WBC 0.91×10⁹/L、Hb 86g/L、PLT 11×10⁹/L，调整用药，将重组人白介素 -11 加量至 3mg i.h. q.d.，重组人血小板生成素 15 000IU i.h. q.d.，重组人粒细胞刺激因子 150μg i.h. q.12h.。4 月 11 日行骨髓穿刺，病理诊断为骨髓造血组织增生低下、粒系比例降低、部分区域巨核细胞数量增多，将复方磺胺甲噁唑减量至 0.4g/0.08g t.i.d.，并予以静脉输注红细胞 2U、新鲜冰冻血浆 400ml、血小板 1 个治疗剂量共 2 日，继以重组人血小板生成素、重组人粒细胞集落刺激因子治疗，之后各项指标逐渐上升。4 月 20 日查血常规示 WBC 9.96×10⁹/L，Hb 91g/L，PLT 163×10⁹/L。

四、讨论

（一）肾功能不全患者中复方磺胺甲噁唑的剂量调整

根据《实体器官移植感染疾病诊疗指南》和《热病》，对于无禁忌证的 PCP

患者，复方磺胺甲噁唑的效果最佳，是一线用药。该药为复方制剂，成分为TMP 与磺胺甲噁唑（sulfamethoxazole，SMZ）。当地医院目前仅有单倍剂量片剂（SMZ：TMP＝400mg：80mg），说明书中推荐治疗剂量为 TMP 15～20mg/(kg·d)，分 3～4 次口服，疗程为 14～21 日。但 SMZ 和 TMP 均主要通过肾小球滤过和肾小管分泌，在肾功能不全者中半衰期延长，导致与药物剂量相关的急性肾损伤、高钾血症、皮疹等不良反应的发生风险增加。因此，对于肾功能不全患者，应根据肌酐清除率（CrCl）确定治疗剂量。根据 Micromedex 数据库，CrCl＞30ml/min 时，无须调整剂量；CrCl 15～30ml/min 时，剂量减半；CrCl＜15ml/min 时应避免使用。根据《热病》，CrCl＞30ml/min 时，无须调整剂量；CrCl 10～30ml/min 时，TMP 5～10mg/(kg·d)（分次，q.12h.）；CrCl＜10ml/min 时不推荐使用，如必须使用，可给予 TMP 5～10mg/kg q.d.。密切关注患者的全血细胞计数、肌酐和血钾水平，并告知患者在用药期间注意充分补水。

根据美国移植学会于 2019 年发布的实体器官移植术后 PCP 诊疗指南，较低剂量的复方磺胺甲噁唑可能有效，但无具体推荐方案。通过查阅文献，可将复方磺胺甲噁唑基于 TMP 的给药剂量分为低剂量组［TMP 4～6mg/(kg·d) 或 4～10mg/(kg·d)］、中等剂量组［TMP 10～15mg/(kg·d)］和大剂量组［TMP 15～20mg/(kg·d)］。Nakashima 等回顾性分析了 24 例非人类免疫缺陷病毒感染的 PCP 患者，低剂量的复方磺胺甲噁唑与常规剂量相比，疗效可接受且不良反应发生率低。Creemers-Schild 等选取不同疾病导致的免疫缺陷成年 PCP 患者，先予以中等剂量的复方磺胺甲噁唑，在治疗期间根据患者情况逐步降至低剂量，发现中等剂量组的治愈率高，提示对于某些患者，逐步降低药物剂量安全可行。Guillaume 等的 meta 分析纳入 6 篇研究，结果表明 TMP 低于 10mg/(kg·d) 的复方磺胺甲噁唑与标准剂量相比，PCP 的死亡率类似，严重不良反应减少。

确诊 PCP 后，临床药师考虑该患者无磺胺过敏史及复方磺胺甲噁唑使用禁忌，计算 CrCl 为 31.5ml/min，为确保疗效，建议用药剂量为 1.2g/0.24g q.i.d.［TMP 17.1mg/(kg·d)］。但医生考虑患者为肾移植术后且移植肾功能不全，应保护肾功能、减少不良反应发生风险，故给予 0.8g/0.16g q.8h.［TMP 8.5mg/(kg·d)］，低于标准推荐剂量。后患者因症状加重转入 ICU，考虑肺部感染处于进展期、患者的生命体征不稳定，建议按照指南及说明书的剂量给予全量，调整为 1.2g/0.24g q.i.d.［TMP 17.1mg/(kg·d)］，密切监测肾功能。待患者病情明显好转后，倾向于保护移植肾功能，尝试以 1.2g/0.24g q.8h.［TMP 12.8mg/(kg·d)］的中等剂量完成 PCP 的治疗疗程，密切监测感染情况，其间患者病情稳定，血肌酐和血钾水平未有明显变化，但发生了血液系统不良反应。

（二）全血细胞减少与用药的关联性分析

该患者既往无血小板减少病史，本次入院后自 4 月 4 日起发生以血小板和白细胞计数减低为著的全血细胞进行性减少，医生请药师协助分析是否与所用药物有关。通过对患者入院之后的用药情况进行梳理，药师初步认为可能与先后应用的复方磺胺甲噁唑、更昔洛韦、利奈唑胺、美罗培南等抗感染药有关。首先根据药品说明书、相关文献及血小板相关医学网站检索，这4种药物均有引起全血细胞减少症的报道。①利奈唑胺可导致骨髓抑制，以血小板减少和贫血多见，危险因素包括高龄、肾功能不全、肝功能不全、大剂量长期治疗、血小板基础值较低、联用3种以上抗菌药物等。尽管说明书提示利奈唑胺所致的骨髓抑制多发生在用药后2周左右，但有文献报道用药时间平均为9.68日；利奈唑胺所致的贫血一般发生于用药15日以上者。②复方磺胺甲噁唑主要可通过药物诱导的免疫性机制导致造血系统不良反应，如白细胞减少、血小板减少等，总体发生率较低，但与骨髓抑制药合用可增强。③更昔洛韦常可引发血液系统不良反应，机制可能为骨髓抑制，当 $N<0.5\times10^9/L$、$PLT<25\times10^9/L$ 或 $Hb<80g/L$ 时不建议使用。④美罗培南相关血液系统不良反应的总体发生率在 $0.1\%\sim5\%$，其中血小板减少的发生率 $<0.1\%$，机制不明。

综合以上信息，根据药品不良反应的因果关系关联性评价，药师考虑该患者肾功能不全，联合使用利奈唑胺、复方磺胺甲噁唑和更昔洛韦10日后出现血小板和白细胞计数大幅减少，考虑与此3种药物有关。由于患者本次以PCP感染为主，目前症状虽好转但疗程不足，因此给出如下建议：将主要治疗药物复方磺胺甲噁唑减量；停用利奈唑胺和美罗培南，换用注射用头孢哌酮舒巴坦钠治疗细菌感染；更昔洛韦减量；等待骨髓穿刺结果，必要时调整用药方案；监测血常规，并积极对症处理。以上建议被医生采纳，并根据监测指标的转归情况及时调整抗感染方案与对症治疗策略，后各项指标逐渐上升至参考值水平，如表8-2所示。

表8-2 治疗期间的白细胞、中性粒细胞、红细胞、血红蛋白、血小板水平

日期	WBC/(10^9/L)	N/(10^9/L)	RBC/(10^{12}/L)	Hb/(g/L)	PLT/(10^9/L)
3月30日	8.24	7.97	3.58	107	119
4月2日	4.05	3.77	3.44	104	68
4月4日	2.18	1.99	3.22	97	39
4月6日	1.33	1.25	3.14	94	20
4月7日	1.09	0.97	3.45	100	23
4月8日	1.07	0.92	3.16	95	12
4月9日	0.91	0.78	2.95	86	11
4月10日	0.50	0.49	2.63	77	6

续表

日期	WBC/(10⁹/L)	N/(10⁹/L)	RBC/(10¹²/L)	Hb/(g/L)	PLT/(10⁹/L)
4月11日	0.37	0.23	2.73	79	10
4月12日	0.32	0.12	2.82	83	16
4月13日	0.42	0.11	3.44	93	30
4月14日	0.79	0.28	3.22	97	31
4月15日	1.90	1.19	3.14	95	36
4月16日	4.82	3.72	3.45	93	52
4月17日	9.54	8.05	3.16	98	70
4月18日	7.12	6.13	2.95	94	91

注：抗感染用药调整为4月4日复方磺胺甲噁唑2片 t.i.d.、更昔洛韦0.15g q.d.，停用利奈唑胺和美罗培南，降级为头孢哌酮舒巴坦钠；4月8日停用更昔洛韦；4月11日复方磺胺片减至1片 t.i.d.。

五、小结

对于肾移植术后罹患 PCP 的患者，建议根据病情严重程度选择复方磺胺甲噁唑的合适剂量范围，再根据移植肾功能确定合适的用量。当抗感染治疗期间出现血液系统不良反应时，尽量明确原因，对于可疑药物应尽可能停用，若病情需要继续使用，应给予针对性治疗，确保患者的生命体征平稳。

参 考 文 献

[1] 中华医学会器官移植学分会. 实体器官移植术后感染诊疗技术规范（2019版）——总论与细菌性肺炎. 器官移植, 2019, 10（4）: 343-351.

[2] GILBERT D N, CHAMBERS H F, ELIOPOULOS G M, et al. 热病: 桑福德抗微生物治疗指南. 范洪伟, 主译. 新译第48版. 北京: 中国协和医科大学出版社, 2019.

[3] 白浩, 孙朴, 陈开杰. 利奈唑胺致血小板减少危险因素的 Meta 分析. 中国药房, 2019, 30（7）: 980-984.

[4] 陈超, 郭代红, 曹秀堂, 等. 住院患者使用利奈唑胺致相关性血小板减少症的危险因素分析. 中国药物警戒, 2012, 9（2）: 71-76.

[5] WHO Pharmaceuticals Newsletter. 加拿大警示磺胺甲噁唑甲氧苄啶的药物性免疫性血小板减少风险. 中国药物评价, 2015, 32（2）: 128.

[6] MARTIN S I, FISHMAN J A. Pneumocystis pneumonia in solid organ transplantation. American journal of transplantation, 2013, 13（Suppl 4）: 272-279.

[7] GLICKLICH D, LAMBA R, PAWAR R. Hypertension in the kidney transplant recipient: overview of pathogenesis, clinical assessment, and treatment. Cardiology in review, 2017,

25（3）：102-109.

[8] CHOI G W，LEE J Y，CHANG M J，et al. Risk factors for linezolid-induced thrombocy-topenia in patients without haemato-oncologic diseases. Basic & clinical pharmacology & toxicology，2019，124（2）：228-234.

[9] HANAI Y，MATSUO K，OGAWA M，et al. A retrospective study of the risk factors for linezolid-induced thrombocytopenia and anemia. Journal of infection and chemotherapy，2016，22（8）：536-542.

[10] CHANG H M，TSAI H C，LEE S S，et al. High daily doses of trimethoprim/sulfameth-oxazole are an independent risk factor for adverse reactions in patients with pneumocystis pneumonia and AIDS. Journal of the Chinese Medical Association，2016，79（6）：314-319.

[11] FISHMAN J A，GANS H. On behalf of the AST infectious diseases community of practice. Pneumocystis jiroveci in solid organ transplantation：guidelines from the american society of transplantation infectious diseases community of practice. Clinical transplantation，2019，33（9）：e13587.

[12] NAKASHIMA K，AOSHIMA M，NAKASHITA T，et al. Low-dose trimethoprim-sulfameth-oxazole treatment for pneumocystis pneumonia in non-human immunodeficiency virus-in-fected immunocompromised patients：a single-center retrospective observational cohort study. Journal of microbiology，immunology，and infection，2018，51（6）：810-820.

[13] CREEMERS-SCHILD D，KROON F P，KUIJPER E J，et al. Treatment of pneumocystis pneumonia with intermediate-dose and step-down to low-dose trimethoprim-sulfamethoxa-zole：lessons from an observational cohort study. Infection，2016，44（3）：291-299.

[14] BUTLER-LAPORTE G，SMYTH E，AMAR-ZIFKIN A，et al. Low-dose TMP-SMX in the treatment of pneumocystis jirovecii pneumonia：a systematic review and meta-analysis. Open forum infectious diseases，2020，7（5）：ofaa112.

（侯文婧）

案例 15　一例肾移植术后糖尿病患者早期环孢素延迟吸收的药学监护

一、案例背景知识简介

随着糖尿病的发生率不断升高，糖尿病肾病已成为终末期肾病的第 2 位病因。肾移植患者中以糖尿病肾病为原发病的比例相应地也在升高。目前肾移植术后的维持免疫方案以钙调磷酸酶抑制剂、抗细胞增殖类药物、糖皮质激素组成的三联用药为主。在钙调磷酸酶抑制剂中，他克莫司的免疫抑制作用强于环孢素，且不良反应相对更低，通常作为大多数患者的首选药，但糖尿病患者应优先选择环孢素，因其对血糖的影响相对更小。

环孢素的治疗窗窄，其疗效及毒性与血药浓度密切相关，需常规监测血药浓度来个体化调整用药。然而，部分服用环孢素的糖尿病患者在移植后早期会出现谷浓度与峰浓度数值接近的情况，需判断属于低吸收还是延迟吸收。本文拟通过对一例糖尿病肾病患者在肾移植术后早期出现环孢素延迟吸收的药学监护，探讨环孢素延迟吸收的原因及诊疗思路，以期为该类人群的药学监护提供参考。

二、病例基本情况

患者，男性，54岁。主因"发现肌酐升高5年余，规律血液透析1年余"于2020年6月30日入院。患者16年前在外院诊断为2型糖尿病，5年前因血压控制欠佳于外院就诊，检查发现血肌酐109μmol/L、尿蛋白（+++），行肾穿刺活检，病理提示糖尿病肾病。此后规律服用吡非尼酮及降血糖、降血压治疗，自述血肌酐水平尚可。患者于2017—2018年发生严重上呼吸道感染3次，后血肌酐水平进行性升高。2019年3月于当地医院行"左前臂动静脉瘘成形术"，后于外院规律透析治疗，8个月后动静脉瘘闭合。患者于外院先后行右前臂动静脉瘘成形术、颈内半永久管植入术，继续规律透析治疗。末次透析时间为2020年6月30日早晨。患者目前每日尿量400ml，无头晕、头痛，无胸闷、憋气，无恶心、呕吐。患者自发病以来，神志清，精神可，睡眠、饮食正常，小便同前，大便正常，体重无明显变化。

既往史：高血压病史5年余，自述规律服用硝苯地平、卡维地洛、特拉唑嗪治疗，目前控制良好。2型糖尿病16年余，目前服用利格列汀规律治疗。慢性乙型肝炎非活动期30年余，肝功能无异常。其他系统回顾无特殊。否认药物、食物过敏史。

入院查体：体温36.6℃，脉搏80次/min，呼吸18次/min，血压140/80mmHg，身高165cm，体重55kg。双肾区无红肿、无隆起，双肾未触及，双肾区无压痛、无叩击痛，未闻及血管杂音。双侧输尿管走行区无压痛，未触及肿物。膀胱区无隆起，无压痛。双侧腹股沟淋巴结未及肿大，双侧锁骨上淋巴结未及肿大。左前臂可见动静脉瘘，已闭合。右前臂可见动静脉瘘。右侧胸壁可见颈内半永久透析置管。其余查体未见明显异常。

辅助检查：血常规示中性粒细胞百分率81.1%，红细胞3.49×10^{12}/L，血红蛋白98g/L。血生化示肌酐743.8μmol/L，尿素氮25.72mmol/L，葡萄糖8.15mmol/L，钾5.40mmol/L。肺CT平扫示对比2020年6月22日，①双肺磨玻璃影及实变影，左肺上叶前段、右肺上叶前段病变范围扩大，右肺上叶后段磨玻璃影范围变小，余大致同前，考虑炎症，建议动态观察；②双侧上叶网格影，轻度间质病变，较前无显著改变；③双肺小结节，同前，建议复查；④双侧肺门及纵隔淋巴结，大致同前，建议动态观察；⑤心包少许积液，同前；⑥双侧胸膜稍增厚，此次未见明确显示。

入院诊断：①慢性肾功能不全尿毒症期，肾性贫血，肾性高血压，维持性血液透析状态，左前臂动静脉瘘成形术，右前臂动静脉瘘成形术；②高血压（2级，很高危）；③2型糖尿病，糖尿病肾病；④慢性乙型肝炎非活动期；⑤双肺结节，双肺慢性炎症；⑥心包积液（少量）。

三、主要治疗经过及典型事件

根据病史、查体及辅助检查结果，患者慢性肾功能不全尿毒症期、糖尿病肾病的诊断明确，肾移植手术的意愿强烈，入院后完善术前相关检查，并于2020年6月30日行同种异体肾移植术。其诱导免疫方案为术前及术后4日给予巴利昔单抗20mg，初始维持免疫方案为吗替麦考酚酯胶囊750mg p.o. q.12h.、环孢素软胶囊175mg p.o. q.12h. 联用醋酸泼尼松片30mg p.o. q.d.；常规予抗感染、补液、抑酸、保肝等治疗；监测尿量、引流量变化，以及肾功能、血常规、血压、血糖、凝血、药物浓度等。患者术后血肌酐明显下降，7月6日由术前的750μmol/L降为113.2μmol/L，尿量较多（3 500～4 000ml），降血糖方案为三餐前皮下注射生物合成人胰岛素注射液、晚上皮下注射地特胰岛素，胰岛素的剂量根据血糖水平进行调整，术后3日内血糖控制情况不佳，早晨空腹血糖波动在10.0～13.4mmol/L、三餐后血糖在12.2～15.2mmol/L，调整胰岛素的剂量后，空腹血糖水平波动在6.1～6.8mmol/L、三餐后血糖在9.6～13.5mmol/L，每日午餐及晚餐后血糖较高，考虑与早晨服用泼尼松有关。

7月6日患者服用环孢素后12小时的血药谷浓度（C0）为202.7μg/L，服药后2小时的血药峰浓度（C2）为334.6μg/L，核实患者的服药情况、用药时间与抽血时间，于7月8日复测环孢素的C0为342.9μg/L、C2为385.5μg/L。医生考虑患者未达环孢素的目标浓度，与糖尿病患者存在吸收异常有关，暂未增加环孢素的给药剂量，咨询药师如何测定AUC以判断患者的吸收情况。药师建议增加检测时间点，测定C0、C2、C4、C6或者简化AUC，可区分低吸收或延迟吸收。医生采纳建议，7月10日执行，患者的C0（5:00）为237.9μg/L、C2（7:00）为422.10μg/L、C4（9:00）为685.6μg/L、C6（11:00）为507.7μg/L，根据以上结果，初步判断患者为延迟吸收，暂不调整环孢素的用药剂量。7月13日测环孢素的C0为179.3μg/L、C2为1 299.8μg/L，将环孢素减量至早上175mg、晚上150mg，间隔12小时用药；7月15日复测环孢素的C0为181.0μg/L、C2为816.9μg/L。7月16日血肌酐水平恢复正常，波动在98～110μmol/L，每日尿量为3 000～3 500ml，围手术期治疗结束出院。

四、讨论

(一)钙调磷酸酶抑制剂在糖尿病合并肾移植患者中的选择

环孢素和他克莫司分别与亲环素、他克莫司结合蛋白结合,药物-受体复合物可特异性和竞争性地结合钙调磷酸酶,并对其产生抑制作用,从而减少 IL-2 和其他几种 T 细胞的细胞因子转录,最终减少 T 细胞增殖。在维持免疫方案中,钙调磷酸酶抑制剂处于核心地位。他克莫司因免疫抑制作用强,且不良反应相对较低,成为大多数肾移植患者的首选用药,但其可减少胰岛素的合成和分泌,导致移植后新发糖尿病的发生率较高,约 16%;而环孢素对血糖的影响相对较小,出现血糖升高的患者比例低于 2%,因此糖尿病及糖尿病高危人群应优先选用环孢素。

该患者确诊 2 型糖尿病 16 年余,5 年前行肾穿刺活检,病理提示为糖尿病肾病,为避免他克莫司对血糖的影响,肾移植术后选择钙调磷酸酶抑制剂时优先选择环孢素。

(二)环孢素的血药浓度监测

环孢素的治疗窗窄,相同剂量下药物浓度存在明显的个体差异,因此在用药过程中需进行血药浓度监测,以降低排斥反应和药品不良反应的发生率,提高移植器官的存活率。根据《器官移植免疫抑制剂临床应用技术规范》(2019版),临床上主要依靠 C0 和 C2 来指导用药,其中 C0 测定方便,但 C2 与药物暴露量的相关性更强,两者同时评估可能有益于存在吸收问题的患者。

环孢素的血药浓度应在治疗开始 2～3 日,即给药 4～6 次达到稳态浓度后开始测定。移植术后短期内隔日检测,直至达到目标浓度。而目标浓度与肾移植术后的时间有关。在环孢素联合霉酚酸类和糖皮质激素的三联方案中,肾移植术后 <1 个月,根据《器官移植免疫抑制剂临床应用技术规范》(2019 版),其目标浓度 C0 为 150～300μg/L、C2 为 1 000～1 500μg/L;根据 UpToDate 临床顾问,C0 为 200～300μg/L、C2 为 800～1 000μg/L。如需调整剂量,幅度不应太大,如环孢素的血药浓度偏高 / 偏低时可减少 / 增加 25～50mg,且调整后还应监测血药浓度。

该患者体重 55kg,术后首先根据规范中推荐的剂量[3～6mg/(kg·d),分 2 次给药],给予初始剂量 175mg q.12h.,并同时测定 C0 和 C2,结果分别为 202.7μg/L 和 334.6μg/L,C2 低于目标浓度。在剂量调整之前,应首先确定测得的血药浓度是否正确。经核实,患者按医嘱剂量服药,用药时间与抽血时间的间隔符合测定要求。

(三)糖尿病患者中环孢素的吸收异常(低吸收或延迟吸收)

在肾移植术后早期,10%～20% 的肾移植受者可能出现环孢素低吸收或延迟吸收，危险因素包括糖尿病、肝损伤、需要血液透析治疗的急性肾小管坏死、影响肠道运动的全身疾病和某些药物。其中，糖尿病肾移植患者的环孢素代谢产物浓度明显较低，与 CYP3A4 酶活性、转运蛋白表达等机制有关。低 C2 值的患者可能是低吸收或延迟吸收者，也可能是接受过低剂量药物的正常吸收者，仅靠单纯的 C2 监测不足以区分这些类型。因此，对于峰、谷浓度接近的患者，即怀疑发生低吸收和延迟吸收者，应通过增加监测时间点来区分患者属于低吸收还是延迟吸收。根据环孢素 C2 监测的欧洲共识和《"环孢素 A 在肾移植中的应用"专题研讨会专家共识》，可增加检测时间点如 C0、C4、C6 或者简化 AUC。低吸收患者的吸收过程正常，但是 C2 和 AUC 均较低。延迟吸收的达峰时间推迟，但其 AUC 可能在参考值范围内。对于低吸收者可予以增加环孢素和 / 或其他免疫抑制剂的剂量或调整免疫抑制方案；对于延迟吸收者则暂不做特殊处理。

该患者在常规测定 C0 和 C2 的基础上加测 C4 和 C6 两个浓度，根据测定结果，峰浓度在用药后 4 小时，为延迟吸收者，因此未调整用药。多数患者在术后 1～2 周环孢素吸收大幅增加，在移植后 1 个月可恢复正常吸收模式。该患者尽管未调整用药，7 月 13 日复测环孢素的 C2 升高为 1 299.8μg/L，予以每日减量 25mg；7 月 15 日复测环孢素的 C0 为 181.0μg/L、C2 为 816.9μg/L，暂未予以调整。出院后继续监测环孢素的血药浓度，必要时调整环孢素的剂量。

五、小结

环孢素的整体暴露量是预防排斥反应（暴露不足）和发生肾毒性（暴露过度）的关键因素，因此需根据血药浓度调整剂量。糖尿病患者在肾移植术后发生环孢素吸收异常的风险增加，应区别低吸收还是延迟吸收。在低吸收时，环孢素的 C4 将低于 C2；而在延迟吸收中，C4 浓度将超过 C2。这一区别在临床上具有重要意义，因为低吸收时，患者可能从增加环孢素的剂量中获益，以防止急性排斥反应；而对于延迟吸收的患者，环孢素的剂量增加可能出现毒性反应。

参 考 文 献

[1] 中华医学会器官移植学分会. 器官移植免疫抑制剂临床应用技术规范（2019 版）. 器官移植，2019，10（3）：213-226.

[2] 陈孝，王长希，刘懿禾，等. 临床药物治疗学：器官移植分册. 北京：人民卫生出版社，2017.

[3] 中华医学会器官移植学分会，中华医学会泌尿外科学分会肾移植学组. "环孢素 A 在肾移植中的应用"专题研讨会专家共识. 中华器官移植杂志，2008，29（12）：749-750.

[4] NASHAN B，BOCK A，BOSMANS J L，et al. Use of neoral C2 monitoring: a European consensus. Transplant international，2005，18（7）：768-778.

[5] Breda A，Budde K，Figueiredo A，et al. EAU Guidelines on Renal Transplantation. [2021-10-11]. https://uroweb.org/wp-content/uploads/EAU-Guidelines-on-Renal-Transplantation-2020.pdf.

[6] AKHLAGHI F，DOSTALEK M，FALCK P，et al. The concentration of cyclosporine metabolites is significantly lower in kidney transplant recipients with diabetes mellitus. Therapeutic drug monitoring，2012，34（1）：38-45.

（侯文婧）

案例 16　一例 ABO 血型不相容亲体肾移植受者围手术期抗排斥治疗的药学监护

一、案例背景知识简介

肾移植是治疗终末期肾病的最佳方案，但供肾严重短缺限制肾移植的发展，因此需要不断拓展器官来源。血型不相容曾被认为是肾移植的绝对禁忌证，随着对于 ABO 血型不相容肾移植（ABO-incompatible kidney transplantation，ABOi-KT）预处理方案的不断发展，ABOi-KT 患者 5 年后的人和移植肾存活率均与 ABO 血型相容活体肾移植相接近，成为增加供肾来源的重要方式之一。成功实施 ABOi-KT 的关键是严格的术前预处理，以清除受者体内预存的血型抗体并抑制新的抗体产生，主要方案为血浆置换和抗 CD20 药利妥昔单抗。本文拟通过对一例 ABO 血型不相容亲体肾移植受者围手术期用药的药学监护，探讨术前利妥昔单抗和免疫抑制剂的应用时机、用法用量及血型抗体的监测，以期为该类人群的个体化药学监护提供参考。

二、病例基本情况

患者，女性，29 岁。主因"血肌酐升高伴尿量逐渐减少 2 年"于 2020 年 9 月 16 日入院。患者于 2018 年 12 月突发双下肢肿胀、疼痛，就诊于当地医院，查血生化示血肌酐 900μmol/L 左右，后转诊外院，复查血肌酐无明显变化，遂行腹膜透析治疗。患者目前无双下肢水肿，无腰痛、尿频、尿痛等症状，尿量进行性减少，目前尿量为 100ml/d 左右。现无恶心、呕吐，无发热、寒战等不适。为行"同种异体肾移植术"治疗，以"慢性肾功能不全尿毒症期"收入院。

既往史： 高血压病史 2 年，口服非洛地平、美托洛尔、氯沙坦钾，血压较稳定。否认药物、食物过敏史。2018 年 12 月有外院输血史。

入院查体： 体温 36.7℃，脉搏 61 次/min，呼吸 19 次/min，血压 157/109mmHg，身高 161cm，体重 44kg。双肾区无红肿、无隆起，双肾未触及，双肾区无压痛、无叩击痛，未闻及血管杂音。双侧输尿管走行区无压痛，未触及肿物。膀胱区无隆起,无压痛。双侧腹股沟淋巴结未及肿大,双侧锁骨上淋巴结未及肿大。

辅助检查:群体反应性抗体检测示Ⅰ类抗体阳性,33%;Ⅱ类抗体可疑,6%。ABO血型抗体滴度示抗A-IgM 1∶32,抗A-IgG 1∶16,抗B-IgM(−),抗B-IgG(−)。肺CT平扫示①右肺下叶多发薄壁透亮影,肺大疱? 合并感染不除外,请结合临床;②右肺下叶内基底段条索影,考虑慢性炎症或陈旧病变可能;③腹水。心电图示前壁心肌缺血。

入院诊断:①肺部感染,双侧胸腔积液;②慢性肾功能不全(尿毒症期);③心律失常,阵发性心房颤动,心功能Ⅳ级;④高血压(3级,很高危)。

三、主要治疗经过及典型事件

患者慢性肾功能不全尿毒症期的诊断明确,无绝对禁忌证,拟行亲体肾移植。入院后完善相关检查,ABO血型抗体滴度示抗A-IgM 1∶16,抗A-IgG 1∶64,抗B-IgM(−),抗B-IgG(−)。群体反应性抗体检测示Ⅰ类抗体,33%;Ⅱ类抗体,6%。淋巴细胞毒性试验2%,CD19$^+$ 0.31%。因患者的血型(B型)与其母亲的血型(AB型)不符,且群体反应性抗体较高,先给予患者脱敏治疗,待情况允许,择期行同种异体肾移植术。

患者于9月25日输注利妥昔单抗100mg,溶媒为0.9%氯化钠注射液100ml,在输注前半小时予以苯海拉明注射液20mg和地塞米松磷酸钠注射液5mg,初始输注速度为50ml/h,输注半小时无不适后增加至100ml/h。9月29日开始使用免疫抑制剂(他克莫司胶囊1.5mg p.o. q.12h.、吗替麦考酚酯分散片0.5g p.o. q.12h.),定期监测他克莫司的血药浓度。10月3日他克莫司的血药浓度为6.3μg/L。10月13日行血浆置换,10月14日输注免疫球蛋白20g(初始输注速度为60ml/h,15分钟无不适后增加至180ml/h),每日复查血型抗体滴度、血钾、凝血功能等,警惕病毒感染。10月15日再次行血浆置换。10月16日输注免疫球蛋白10g,复查血型抗体滴度为抗A-IgM 1∶2、抗A-IgG 1∶4、抗B-IgM(−)、抗B-IgG(−),符合手术条件,行同种异体肾移植术。因患者的群体反应性抗体水平高,存在排斥反应的高危因素,免疫诱导方案给予兔抗人胸腺细胞免疫球蛋白(rATG)25mg/d,共3日;甲泼尼龙分别为480mg/d、240mg/d、200mg/d和160mg/d,共3日;免疫球蛋白10~20g/d,共10日。初始维持性抗排斥方案为他克莫司胶囊1.5mg p.o. q.12h.、麦考酚钠肠溶片360mg p.o. q.12h.、醋酸泼尼松片25mg p.o. q.d.。术后每日监测血型抗体滴度,10月24日因抗A-IgM 1∶128、抗A-IgG 1∶128,再次予以利妥昔单抗100mg,10月26日和28日行血浆置换。至术后2周时血型抗体滴度稳定在抗A-IgM 1∶64、抗A-IgG 1∶32,其间肌酐稳定在100μmol/L左右。

四、讨论

（一）ABOi-KT 中血型抗体的监测

ABO 血型抗原是由抗体血清学确定的红细胞表面的糖蛋白，最初是针对红细胞输注时引发输血反应而提出的。根据红细胞膜上有无 A、B 血型抗原，ABO 血型分为 A、B、AB 和 O 共 4 种类型。血型抗体是针对非自身抗原而产生的，如 A 型个体将具有抗 -B 抗体，B 型个体将具有抗 -A 抗体，O 型个体将同时具有抗 -A 和抗 -B 抗体，AB 型个体则既无抗 -A 也无抗 -B 抗体。即 B 型血者存在 A 型抗体，而 AB 型血者不存在这 2 种抗体。除红细胞外，内皮细胞等细胞膜表面也存在 ABO 抗原，在 ABO 不相容性移植中，移植器官上皮细胞和内皮细胞上的 ABO 抗原导致移植物排斥反应 / 失败的风险较高，因此，血型不相容曾被认为是肾移植的绝对禁忌证。近几十年来，脱敏方案和免疫抑制方案不断发展，ABOi-KT 目前已实现良好的移植肾和患者生存率。

ABOi-KT 术前清除循环 ABO 抗体的方法主要有血浆置换、血浆双重滤过和血浆免疫吸附。根据《ABO 血型不相容亲属活体肾移植技术操作规范》（2019 版），成年受者在肾移植当日的抗体滴度应控制为抗 A-IgM≤1∶16、抗 A-IgG≤1∶16，抗 B-IgM≤1∶16、抗 B-IgG≤1∶16。术前监测抗 A-IgG、抗 A-IgM、抗 B-IgG 和抗 B-IgM 血型抗体的时机包括在配型时、接受利妥昔单抗前后、接受免疫抑制剂前后、血浆置换、血浆双重滤过和 / 或血浆免疫吸附前后。术后 2 周内应每日监测，在这段关键时期必要时应行血浆置换或免疫吸附治疗，使同种凝集素滴度维持在≤1∶16。若移植后同种凝集素滴度≥1∶16，应行移植肾活检和 / 或抢先血浆置换。

本例患者为 B 型血，与其母亲的血型（AB 型）不符，入院后检测抗 A-IgM 1∶16、抗 A-IgG 1∶64、抗 B-IgM（-）、抗 B-IgG（-），需进行脱敏治疗方可实施亲体肾移植术，术前予以 2 次血浆置换，每日复查血型抗体。10 月 16 日复查结果为抗 A-IgM 1∶2、抗 A-IgG 1∶4，抗 B-IgM（-）、抗 B-IgG（-），根据《器官移植免疫抑制剂临床应用技术规范》（2019 版）符合手术条件，行同种异体肾移植术，术后每日监测抗体滴度。10 月 24 日因抗 A-IgM 1∶128、抗 A-IgG 1∶128，再次予以利妥昔单抗 100mg，10 月 26 日和 28 日行血浆置换。10 月 30 日，即术后 2 周之后抗 A-IgM 1∶64、抗 A-IgG 1∶32，抗 B-IgM（-）、抗 B-IgG（-）。根据"免疫适应"假说，未再予以特殊治疗。

（二）利妥昔单抗在 ABOi-KT 中的应用

由于 B 细胞是产生抗 A/B 抗体的浆细胞的前体细胞，脱敏治疗方案一般包括消耗 B 细胞的治疗。在 ABOi-KT 中，过去曾采用脾切除术，但目前在大部分国家都不再使用，已被利妥昔单抗替代。

利妥昔单抗是一种采用基因工程技术合成的人-鼠嵌合单克隆抗体,能特异性地结合B细胞表面的跨膜蛋白CD20,通过抗体依赖细胞介导的细胞毒作用和补体依赖的细胞毒性2种途径来介导B细胞溶解。有meta分析结果表明,肾移植前接受利妥昔单抗治疗组的5年移植肾存活率为91%,而脾切除术组为80.2%。由于给药后体内的CD20不易检测,CD19$^+$B细胞计数与利妥昔单抗的疗效相关,根据《ABO血型不相容亲属活体肾移植技术操作规范》(2019版),在使用过程中应根据CD19$^+$B细胞比例变化确定给药方案。① CD19$^+$B细胞在10%~15%者,按患者的体表面积1.73m^{2}计算,术前4周、2周和术前24小时推荐分别使用利妥昔单抗100mg、100mg和100mg; ② CD19$^+$B细胞≥15%者,按患者的体表面积1.73m^{2}计算,术前4周、2周和术前24小时推荐分别使用利妥昔单抗200mg、100mg和100mg; ③ CD19$^+$B细胞≤10%者,按患者的体表面积1.73m^{2}计算,术前4周、2周推荐分别使用利妥昔单抗100mg,儿童及体重低的受者酌情减量。

该患者的CD19$^+$B细胞比例为3.5%,体重40kg左右,在术前18日给予100mg,手术当日测定CD19$^+$B细胞为0,未再予利妥昔单抗。尽管总剂量低于规范中的推荐,但疗效满意。这与蒋鸿涛等总结的我国自2006年12月开展ABOi-KT以来19家移植中心的治疗经验一致,即对于CD19$^+$B细胞≤10%者,仅术前4周使用100mg即可。华西医院根据ABO抗体的初始效价不断优化预处理方案,常规在术前2~4周给予1剂200mg,给药后1周测定CD19$^+$B细胞计数,如≥10/μl则额外再给予100mg。由此也可以看出,对于ABOi-KT中所需的利妥昔单抗的最佳剂量尚需进一步研究。

在输注利妥昔单抗的过程中应对患者进行严密监护,首次使用者可能会出现输注相关反应,表现为低血压、发热、畏寒、寒战、荨麻疹、支气管痉挛、舌或喉部肿胀感(血管性水肿)、恶心、疲乏、头痛、瘙痒、呼吸困难、呕吐、颜面潮红等,与输注速度有关。根据说明书,初始速度可为100mg/h,每30分钟增加100mg/h,直至最大速度400mg/h。

该患者为第一次使用利妥昔单抗,用药前预先使用糖皮质激素和抗组胺药,利妥昔单抗100mg溶于0.9%氯化钠注射液100ml中,从低于说明书的速度(50mg/h)起始,无不适后增加至100mg/h,用药过程中及用药后未出现药物相关的不良反应。

(三)ABOi-KT中免疫抑制剂的应用

ABOi-KT受者的最佳诱导治疗方案尚不明确,对于存在高危或高致敏因素的患者(如群体反应性抗体水平高、再次移植等),倾向于使用ATG。根据《ABO血型不相容亲属活体肾移植技术操作规范》(2019版),维持免疫抑制应在手术前1周开始使用,这与ABO血型相容肾移植在手术当日用药有所不同。

尽管用药时机不同，但初始维持免疫抑制方案均为经典三联用药：他克莫司0.05～0.10mg/（kg·d）、吗替麦考酚酯1～2g/d或吗替麦考酚酸钠1.440g/d、甲泼尼龙20～80mg/d。术后3日内甲泼尼龙推荐使用高剂量，一般为500mg/d，之后逐渐减量，直至病情稳定后低剂量维持。

该患者因群体反应性抗体阳性，诱导治疗选择小剂量ATG，初始维持治疗选择三联免疫抑制方案，具体为他克莫司胶囊1.5mg p.o. q.12h.、吗替麦考酚酯分散片0.5g p.o. q.12h.、醋酸泼尼松片25mg p.o. q.d.，符合规范推荐。

五、小结

ABO血型不相容肾移植是目前改善供肾短缺的重要途径，抗体清除或中和、B细胞清除、基础免疫抑制剂维持的联合方案是成功的关键。利妥昔单抗作为消耗产生ABO抗体的B细胞的最常用的策略，临床用药时应谨慎确定给药时机与给药剂量，并注意药品不良反应，尤其是输注反应，进行全程药学监护。同时应谨慎确定免疫抑制剂的给药时机、给药剂量，并密切监测免疫抑制剂的血药浓度和肾功能指标，警惕排斥反应及感染相关的各项指标变化，对于患者的长程用药尤为重要。

参 考 文 献

[1] 中华医学会器官移植学分会. ABO血型不相容亲属活体肾移植技术操作规范（2019版）. 器官移植，2019，10（5）：533-539.

[2] 陈花，李立志，石韶华，等. ABO血型不相容亲属活体肾移植九例报告. 中华器官移植杂志，2020，41（5）：271-274.

[3] 王静，张恩胜，乔建红，等. ABO血型不相容亲属活体肾移植围术期护理规范化建设. 实用器官移植电子杂志，2020，8（2）：127-132.

[4] 戚贵生，李佳蔚，蒋密，等. ABO血型不相容（ABOi）的亲属肾移植受体个体化预处理的探索. 复旦学报（医学版），2020，47（1）：31-36，52.

[5] 蒋鸿涛，李涛，任坤，等. ABO血型不相容亲属活体肾移植的多中心研究. 中华器官移植杂志，2020，41（5）：259-264.

[6] WANG X D, LIU J P, FAN Y, et al. Individualized preconditioning for ABO-incompatible living-donor kidney transplantation: an initial report of 48 cases from China. Annals of transplantation，2020，25：e920224.

[7] SCURT F G, EWERT L, MERTENS P R, et al. Clinical outcomes after ABO-incompatible renal transplantation: a systematic review and meta-analysis. Lancet，2019，393（10185）：2059-2072.

[8] UCHIDA J, KOSOKU A, NAGANUMA T, et al. Latest insights on ABO-incompatible

living-donor renal transplantation. International journal of urology，2020，27（1）：30-38.

[9] HOURMANT M，FIGUERES L，GICQUEL A，et al. New rules of ABO-compatibility in kidney transplantation. Transfusion clinique et biologique，2019，26（3）：180-183.

[10] MASSIE A B，ORANDI B J，WALDRAM M M，et al. Impact of ABO-incompatible living donor kidney transplantation on patient survival. American journal of kidney diseases，2020，76（5）：616-623.

[11] LO P，SHARMA A，CRAIG J C，et al. Preconditioning therapy in ABO-incompatible living kidney transplantation：a systematic review and meta-analysis. Transplantation，2016，100（4）：933-942.

（侯文婧）

第九章
消化内科专业临床药师药学监护案例

第一节　药学监护完整案例系统解析

案例1　一例携带乙肝病毒的克罗恩病患者的药学监护

一、案例背景知识简介

克罗恩病（Crohn disease，CD）是炎性肠病（inflammatory bowel disease，IBD）的一种，是一类病因和发病机制尚不十分明确的肠道炎症性疾病，近年来发病率呈逐年上升的趋势，预计 2025 年达 150 万。该病病程迁延反复，对于中至重度及难治性患者需采取激素等免疫抑制剂治疗。国内外的调查数据普遍显示 IBD 合并病毒性肝炎的概率与当地一般人群的病毒性肝炎发生率一致，但是也有 IBD 患者的乙型肝炎病毒（HBV）、丙型肝炎病毒（HCV）感染率高于本地一般人群的感染率的报道。当 IBD 患者接受免疫抑制剂治疗，如忽略对慢性 HBV 感染的筛查，则存在慢性 HBV 感染加重或再激活的发生风险。

临床药师在关注 IBD 药物治疗的有效性的基础上，还应重点关注该类患者是否存在慢性 HBV 感染、是否需要进行抗 HBV 治疗及治疗药物的选择、抗病毒疗程、药品不良反应、患者用药依从性等药学监护要点，以期为临床提供个体化的药学服务。

二、病例基本情况

患者，男性，43 岁。身高 169cm，体重 66kg，BMI 23.1kg/m²。入院时间为 2021 年 3 月 14 日，出院时间为 2021 年 3 月 26 日。

现病史：患者入院前 6 年无明显诱因出现下腹胀痛，程度轻，范围为手掌大小，为阵发性，与进食、体位无关，伴排便异常，3～4 次 /d，量少，伴便中带血，无黏膜。肠镜结果示直肠炎症性病变性质待定；直肠病理结果示黏膜慢性炎症，腺上皮呈息肉样增生。给予药物治疗（具体不详）后症状好转。此后下腹胀痛反复发作,性质同前,伴血便,多次就诊,给予药物治疗(具体不详),症状稍改善。入院前 7 日无明显诱因出现脐下闷痛,程度轻,为阵发性,与进食、体位无关,伴便中带血,时为粪便表面覆盖鲜红色血,时为鲜红色稀水样便,便后脐下闷痛稍缓解。肠镜示结肠多发隆起、溃疡,性质待查:克罗恩病?胃镜示浅表性胃炎(Ⅱ级);便常规 + 潜血示隐血(+)。门诊以"结肠溃疡,原因待查"收入院。发病以来,患者精神、睡眠尚可,食欲正常,体重无明显变化,小便正常。

入院查体:体温 36.8℃,脉搏 72 次/min,呼吸 19 次/min,血压 120/90mmHg。神志清醒,发育正力型,对答切题,查体合作。全身皮肤、黏膜无黄染,全身浅表淋巴结未扪及肿大。双肺呼吸音清,未闻及干、湿啰音。心律齐,各瓣膜听诊区未闻及杂音。腹平坦,腹式呼吸运动存在,未见腹壁静脉曲张,未见胃、肠型及异常蠕动波。腹软,无压痛、反跳痛,肠鸣音 3 次/min。肝、脾未扪及,肝、肾区无叩击痛,移动性浊音阴性。双下肢未见水肿。

辅助检查:便常规 + 潜血示隐血(+)。肠镜提示结节多发隆起溃疡,性质待查,克罗恩病?胃镜提示浅表性胃炎(Ⅱ级)。

既往史:否认病毒性肝炎、肺结核病史,否认高血压、糖尿病、高血脂病史,否认脑血管疾病、心脏病病史,否认精神病、地方病、职业病病史。否认外伤、输血、中毒、手术史。预防接种史不详。

家族史:父亲死于肝癌,母亲健在,无家族及遗传病病史。

药物、食物过敏史:否认药物、食物过敏史。

药品不良反应及处置史:否认。

入院诊断:①结肠溃疡(原因待查);②浅表性胃炎(Ⅱ级)。

出院诊断:①克罗恩病;②慢性胃炎;③轻度贫血;④乙肝病毒携带者;⑤肺部感染。

三、主要治疗药物

主要治疗药物见表 9-1。

表 9-1 主要治疗药物

起止时间	医嘱内容	给药方法
2021 年 3 月 14—25 日	复方谷氨酰胺肠溶胶囊	4 粒 p.o. t.i.d.
2021 年 3 月 14—25 日	双歧杆菌三联活菌胶囊	420mg p.o. t.i.d.
2021 年 3 月 14—25 日	泮托拉唑肠溶片	40mg p.o. q.d.
2021 年 3 月 19—22 日	美沙拉秦缓释颗粒	1g p.o. b.i.d.
2021 年 3 月 19—25 日	注射用头孢美唑钠	2g i.v.gtt. q.12h.

续表

起止时间	医嘱内容	给药方法
2021 年 3 月 19—25 日	盐酸氨溴索注射液	15mg i.v.gtt. q.12h.
2021 年 3 月 20—25 日	复方甲氧那明胶囊	2 粒 p.o. t.i.d.
2021 年 3 月 21—25 日	恩替卡韦片	0.5g p.o. q.n.
2021 年 3 月 22—25 日	注射用甲泼尼龙琥珀酸钠	60mg i.v.gtt. q.d.

注：i.v.gtt. 为静脉滴注；p.o. 为口服；q.d. 为每日 1 次；b.i.d. 为每日 2 次；t.i.d. 为每日 3 次；q.12h. 为每 12 小时 1 次；q.n. 为每晚 1 次。

四、治疗原则与治疗方案分析

患者为中年男性，既往体健，慢性起病，病程长。反复腹痛、便血 6 年，再发 7 日，疼痛部位主要为脐下，呈胀痛、闷痛，程度轻，为阵发性，与进食、体位无关，伴便中带血，便后脐下闷痛稍缓解。查体腹部无特殊。结肠镜示结节多发隆起溃疡，性质待查，克罗恩病？便常规 + 潜血示隐血（+）。

根据患者目前的临床症状及既往肠镜检查结果，考虑为结肠溃疡、浅表性胃炎（Ⅱ级），需根据进一步检查排除肠结核可能。目前针对患者的症状给予对症处理，待明确诊断后更改治疗方案。给予复方谷氨酰胺修复肠黏膜，双歧杆菌三联活菌调节肠道菌群，泮托拉唑抑酸治疗。

五、药物治疗监护计划

（一）初始治疗方案的有效性监护

监护患者的腹痛、腹泻缓解程度，大便性状有无改善。监护患者的血、尿、便三大常规，肝、肾功能，凝血功能，红细胞沉降率，结核等相关检查结果，明确患者的病因。

（二）初始治疗方案的用药教育

复方谷氨酰胺肠溶胶囊餐前口服；双歧杆菌三联活菌胶囊餐后半小时用冷、温开水送服，适宜于冷藏保存；泮托拉唑肠溶片不能咀嚼或咬碎，应在早餐前半小时配水完整服用。

六、药物治疗过程

2021 年 3 月 16 日

患者诉排便 2 次，无黑便。查体无特殊，体温 37.2℃。

治疗方案调整：同初始治疗方案。

药学监护点：监护患者的腹痛、腹胀情况有无好转，大便次数是否正常，大便性状是否好转；注意询问患者有无午后低热、盗汗、乏力等临床表现。嘱患者清淡饮食，注意休息，并避免着凉。

2021年3月19日

患者诉昨日傍晚出现咳嗽，偶有咳痰，大便2次，体温38.2℃。查体双肺呼吸音稍粗，未闻及干、湿啰音。血常规：RBC 3.92×10^{12}/L，Hb 115g/L，余正常；尿常规：葡萄糖阴性，酮体2mmol/L；红细胞沉降率45mm/h；肝、肾功能正常；便常规＋潜血：隐血（＋）；凝血功能正常；乙肝五项：HBsAg＞250IU/ml，HBeAb 0.02s/co，HBcAb 13.13s/co；CRP 19.4mg/L；结核抗体阴性，结核感染T细胞2.5ng/L。小肠磁共振平扫＋增强提示回肠末端、回盲部、升结肠及横结肠肠壁增厚，增强后强化，部分节段肠腔狭窄，考虑炎症性病变的可能性大，克罗恩病？直肠及降结肠扩张欠佳，黏膜面强化明显。胸部CT提示右肺下叶外基段小结节。便细菌培养＋药敏试验、抗核抗体谱、TORCH抗体未见异常。

治疗方案调整：患者的结核分枝杆菌抗体、结核感染T细胞未见异常，且无潮热、盗汗等症状，排除肠结核。结合小肠磁共振结果，患者的克罗恩病诊断明确，Best克罗恩病活动指数（CDAI）评分195.4分，属于轻度活动期。根据中国《炎症性肠病诊断与治疗的共识意见》，可给予患者氨基水杨酸类制剂或布地奈德治疗。氨基水杨酸类制剂适用于结肠型、末端回肠型和回结肠型，而布地奈德对病变局限在回肠末端、回盲部或升结肠者，疗效优于美沙拉秦，故该患者使用布地奈德效果更佳。临床建议患者考虑使用英夫利西单抗治疗，英夫利西单抗是一种肿瘤坏死因子抑制剂，对治疗克罗恩病有一定的疗效，但患者目前咳嗽伴发热，不适合选择英夫利西单抗治疗，需待感染控制后再考虑选择该药治疗。

患者诉咳嗽，体温升高，偶有咳痰，双肺呼吸音稍粗，CRP及红细胞沉降率升高，患者已入院6日，不排除医院获得性肺炎的可能性。该患者选用头孢美唑，抗菌谱与第二代头孢菌素相似，可覆盖医院获得性肺炎的主要致病菌，同时耐酶性能强，对一些耐头孢菌素的病原菌也有效。患者咳嗽伴咳痰，给予盐酸氨溴索注射液改善患者的症状。

药学监护点：美沙拉秦应用时注意监测患者的肾功能、血常规，有无心脏、胃肠道不良反应，有无肌肉痛、关节痛等症状。头孢美唑需监护患者有无皮疹、发热等过敏反应及注射部位是否有局部红肿、疼痛、硬结、血栓性静脉炎的发生。药师告知患者目前病情进展、美沙拉秦的服药方法，饮食等注意事项，并解答患者关于使用英夫利西单抗的相关问题。

2021年3月21日

患者仍诉有咳嗽、少痰，大便2次。查体：双肺呼吸音清。体温37.9℃。实验室检查：HBV DNA 3.24×10^{3}IU/ml。

治疗方案调整：加用复方甲氧那明胶囊。患者的 HBsAg 阳性、HBV DNA 3.24×10³IU/ml，根据我国《慢性乙型肝炎防治指南》（2019 年版），对于因其他疾病而接受化学治疗、免疫抑制剂治疗的患者应常规筛查 HBsAg、HBcAb；HBsAg 阳性应尽早在开始使用免疫抑制剂之前（通常为 1 周）或最迟与之同时应用核苷类药物抗病毒治疗。患者的肾功能正常，选用恩替卡韦 0.5mg q.n. 符合指南推荐。

药学监护点：复方甲氧那明胶囊应餐后口服，服药期间可能产生困倦，故不宜驾驶或操作机械。抗病毒治疗需贯穿于整个免疫抑制剂治疗过程，嘱患者恩替卡韦需按时服药，服药前后 2 小时不得进食，不可随意停药以避免病毒复制、反跳引起病情恶化，定期监测肝、肾功能和 HBV DNA 水平。

2021 年 3 月 22 日

患者仍诉有咳嗽、少痰，大便 2 次。查体：双肺呼吸音清。体温 37.9℃。痰细菌培养＋药敏试验示甲型溶血性链球菌生长（+），干燥奈瑟菌生长（+）；真菌培养＋药敏试验未见异常。

治疗方案调整：加用甲泼尼龙琥珀酸钠。患者仍诉有咳嗽、咳痰，已给予头孢美唑抗感染治疗，但患者体温反复升高，考虑与克罗恩病活动期有关。根据中国《炎症性肠病诊断与治疗的共识意见》，可给予糖皮质激素治疗，剂量为泼尼松 0.75～1mg/（kg•d）。

药学监护点：加强监护患者的肝功能、HBV DNA 水平；注意规律服用护胃药、适当补充维生素 D 和钙以预防相关不良反应；定期监测血压、血脂、血糖等。

2021 年 3 月 24 日

患者无腹痛、腹泻，大便 2 次，体温 37.2℃。血常规示 RBC 3.60×10¹²/L，Hb 105g/L。

药学监护点：继续监测患者的肝功能、血常规、大便性状。嘱患者按时服药，加强营养，注意休息。

2021 年 3 月 25 日

患者无发热，咳嗽、咳痰较前明显好转；无腹痛、腹泻，今日出院。出院带药为复方谷氨酰胺肠溶胶囊 4 粒 p.o. t.i.d.，双歧杆菌三联活菌胶囊 420mg p.o. t.i.d.，泮托拉唑肠溶片 40mg p.o. q.d.，美沙拉秦缓释颗粒 1g p.o. b.i.d.，恩替卡韦片 0.5mg p.o. q.n.，醋酸泼尼松片 20mg p.o. b.i.d.，头孢克肟胶囊 0.1g p.o. b.i.d.。

用药教育：复方谷氨酰胺肠溶胶囊每次 4 粒，每日 3 次，餐后服用；双歧杆菌三联活菌胶囊每次 2 粒，每日 3 次，餐后半小时服用，宜用冷、温开水送服，与头孢克肟胶囊需间隔 2 小时以上服用，冷藏保存；泮托拉唑肠溶片每次 1 片，每日 1 次，早餐前半小时服用，不能咀嚼或压碎服用，应整片吞服，该药的服用疗程遵医嘱；美沙拉秦缓释颗粒每次 2 袋，每日 2 次，用 1 杯水漱服或与餐同服，不可咀嚼，该药需维持治疗 3～5 年；恩替卡韦片每次 1 片，每日 1 次，每日睡前空腹服用，切勿漏服，定期复查肝、肾功能和 HBV DNA 水平等，如有不明原因的肌肉酸痛及时就诊；醋酸泼尼松片每次 4 片，每日 2 次，需长期服用，停药时需在医生指导下逐渐减量，注意按时服用护胃药、适当补充维生素 D 和钙以预防相关不良反应，定期监测血压、血脂、血糖；头孢克肟胶囊每次 1 片，每日 2 次，以水送服，服用时间不受饮食影响，该药目前疗程为 1 周，1 周后可复查肺部 CT。

饮食及生活方式指导：①饮食宜选择柔软、清淡、少渣、易消化、富于营养的食物；②尽量避免刺激性及油腻食物，少食粗纤维食物及海鲜，注意不要食用过冷、过热的食物，疾病活动期不建议喝牛奶及乳制品；③保持充足的睡眠。

随访计划：定期复查肝功能、乙肝五项、HBV DNA、肝脏影像学等，1 周后复查肺部 CT，每隔 1 年复查 1 次肠镜。注意观察排便等情况，若出现特殊不适，及时就诊。

七、药物治疗总结

患者以"反复腹痛、便血 6 年余，再发 7 日"入院，入院后诊断为克罗恩病轻度活动期。住院期间鉴于患者"小三阳"，HBV DNA 3.24×10^3 IU/ml，考虑使用英夫利西单抗前予以抗病毒治疗，但入院第 5 日患者出现发热、咳嗽、咳痰，CRP、红细胞沉降率升高，不除外医院获得性肺炎，给予头孢美唑抗感染、氨溴索祛痰、复方甲氧那明镇咳治疗。患者合并感染属于应用英夫利西单抗的禁忌证，故先给予患者美沙拉秦缓释颗粒口服治疗，治疗后患者反复发热，考虑活动性克罗恩病所致，加用泼尼松治疗。经过 12 日的治疗后患者体温降至正常，咳嗽、咳痰明显好转，无腹痛、腹泻发生，2021 年 3 月 25 日出院，共住院 12 日。总结患者住院期间的药物治疗方案主要包括以下 3 个方面。

（一）克罗恩病的治疗

根据 2018 年《炎症性肠病诊断与治疗的共识意见》，①轻度活动期 CD 的主要治疗原则是控制或减轻症状，可选用氨基水杨酸或布地奈德，对上述治疗无效的轻度活动期 CD 患者视为中度活动期 CD，按中度活动期 CD 处理；②中度活动期 CD 最常用的治疗药物为激素，激素无效或激素依赖时加用硫嘌呤类药物或甲氨蝶呤，抗 TNF-α 单克隆抗体用于激素和上述免疫抑制剂治疗无效、激素依赖者或不能耐受上述药物治疗者。根据《抗肿瘤坏死因子 α 单克隆抗体治疗炎症性肠病专家共识》（2017 年版），对确诊时具有预测疾病预后不良的高危因素的 CD 患者可早期应用抗 TNF-α 药物。预后不良的高危因素包括：①伴肛周病变；②病变范围广泛，小肠受累长度＞100cm；③伴食管、胃、十二指肠病变；④发病年龄＜40 岁；⑤首次发病即需要激素治疗。治疗前应排除以下禁忌证：

①过敏，对英夫利西、其他鼠源蛋白、英夫利西中的任何药物成分、阿达木单抗或其制剂中的其他成分过敏；②感染，活动性结核病或其他活动性感染（包括败血症、腹腔和/或腹膜后感染或脓肿、肛周脓肿等 CD 的并发症，机会性感染如巨细胞病毒、艰难梭菌感染等）；③中至重度心力衰竭（纽约心脏病学会心功能分级Ⅲ～Ⅳ级）；④神经系统脱髓鞘病变；⑤近 3 个月内接受过活疫苗接种。

　　该患者入院后完善相关检查，明确诊断为克罗恩病，给予美沙拉秦治疗，同时建议患者尽早接受抗 TNF-α 单克隆抗体治疗。但患者入院后出现咳嗽伴发热，考虑肺部感染，不适合选择抗 TNF-α 单克隆抗体治疗，需待感染控制后可考虑选择该药治疗。经过美沙拉秦治疗后，患者体温反复升高，考虑与克罗恩病活动期有关，给予激素治疗。共识推荐泼尼松的剂量为 0.75～1mg/(kg·d)，达到症状完全缓解开始逐步减量，每周减 5mg，减至 20mg/d 时每周减 2.5mg 至停用，快速减量会导致早期复发。结合患者体重 66kg，给予甲泼尼龙 60mg/d 诱导缓解，病情稳定后激素减量至泼尼松片 20mg b.i.d.。嘱患者密切关注大便次数、性状及是否有腹痛发生。

（二）应用免疫抑制剂治疗的乙肝病毒携带者的抗病毒治疗

　　关于 IBD 患者的 HBV 感染率的国内外各项研究显示结果各有不同，但多数研究表明两者同时存在的情况与本地的 HBV 感染率相近。HBsAg 阳性 /HBcAb 阳性患者当接受中等剂量（10～20mg/d 醋酸泼尼松或等量类固醇激素）或高剂量（> 20mg/d 醋酸泼尼松或等量类固醇激素）的类固醇激素，疗程≥4 周时 HBV 再激活的风险 > 10%。一旦发生 HBV 再激活，疾病进展的风险明显增加，甚至死亡或不得不接受肝移植。无论自发性病毒清除，还是正在接受抗病毒治疗，只要接受免疫抑制剂治疗，HBV 再激活的发生风险都是相同的。

　　根据《慢性乙型肝炎防治指南》(2019 年版)，所有接受化学治疗或免疫抑制剂治疗的患者，起始治疗前都应常规筛查 HBsAg、HBcAb。HBsAg 阳性者应尽早在开始使用免疫抑制剂及化学治疗药物之前（通常为 1 周）或最迟与之同时应用核苷类药物抗病毒治疗。美国胃肠病学会（AGA）的共识意见推荐在应用类固醇激素前要进行预防性抗病毒治疗，至少维持至免疫抑制剂治疗结束后 6 个月。我国指南推荐选用强效、低耐药性的恩替卡韦、替诺福韦或丙酚替诺福韦治疗，且抗病毒疗程应在免疫抑制剂治疗结束后持续 6～12 个月。该患者的乙肝五项为 HBsAg > 250IU/ml、HBeAb 0.02s/co、HBcAb 13.13s/co、HBV DNA 3.24×10^3 IU/ml，在应用甲泼尼龙琥珀酸钠的同时加用恩替卡韦抗病毒治疗。恩替卡韦是鸟嘌呤核苷类似物，对乙肝病毒多聚酶具有抑制作用，且耐药屏障高，在乙肝初治患者中，恩替卡韦治疗 5 年的累计耐药发生率为 1.2%。嘱患者恩替卡韦每日固定时间空腹服用，不得随意停药，抗病毒治疗应至少延续至激素治疗结束后 6～12 个月。

参 考 文 献

[1] 中华医学会消化病学分会炎症性肠病学组. 炎症性肠病诊断与治疗的共识意见（2018 年·北京）. 中国实用内科杂志, 2018, 38（9）: 796-813.

[2] 李学锋, 彭霞, 周明欢. 我国炎症性肠病流行病学研究进展. 现代消化及介入诊疗, 2020, 25（9）: 1265-1267.

[3] 中华医学会消化病学分会炎症性肠病学组. 抗肿瘤坏死因子α单克隆抗体治疗炎症性肠病专家共识（2017 年版）. 协和医学杂志, 2017, 8（4-5）: 239-243.

[4] 王江滨. 炎症性肠病与慢性肝脏疾病的关系及其管理策略. 临床肝胆病杂志, 2020, 36（7）: 1444-1449.

[5] 中华医学会感染病学分会, 中华医学会肝病学分会. 慢性乙型肝炎防治指南（2019 年版）. 中华肝脏病杂志, 2019, 27（12）: 938-961.

（朱 红）

第二节 药学监护精华案例解析

案例 2 一例丙戊酸钠致药物性肝损伤的病例分析

一、案例背景知识简介

药物性肝损伤（drug-induced liver injury, DILI）亦称药物性肝病，是指由各类处方或非处方的化学药物、生物制剂及传统中药、天然药物、保健品、膳食补充剂及其代谢产物乃至辅料等所诱发的肝损伤，是最常见和最严重的药品不良反应（adverse drug reaction, ADR）之一。DILI 占非病毒性肝病的 20%～50%、暴发性肝衰竭的 13%～30%，发达国家的患病率为（1～20）/10 万，已成为不容忽视的严重公共卫生问题。

丙戊酸钠是临床常用的广谱抗癫痫药，还可广泛用于其他神经系统疾病的治疗。近年来，文献报道和不良反应监测数据均显示丙戊酸钠有一定的肝损伤风险。本文通过对一例丙戊酸钠致药物性肝损伤患者的药学监护，探讨丙戊酸钠肝损伤的发病机制、临床表现和风险防范建议，为临床合理用药提供参考。

二、病例基本情况

患者，男性，38 岁。患者于 2019 年 6 月 27 日出现周身皮疹，6 月 29 日出现巩膜黄染、尿黄。当地医院查肝功能示 GPT 452U/L、GOT 303U/L、STB

90μmol/L、CB 52μmol/L、GGT 630U/L、ALP 160U/L；凝血功能示 PT 16.67 秒。给予甘草酸二铵注射液（150mg q.d.）3 日。7 月 3 日复查肝功能示 GPT 279U/L、GOT 204U/L、STB 227μmol/L、CB 134μmol/L；凝血功能示 PT 11.3 秒、凝血酶原活动度 109%；乙肝五项及丙肝抗体阴性。更换输液药物为注射用硫普罗宁（0.2g q.d.），并因皮疹给予地塞米松、葡萄糖酸钙注射液及维生素 C 注射液（具体剂量不详）5 日，经治疗皮疹消退。7 月 8 日肝功能未见好转，GPT 731U/L、GOT 436U/L、STB 267μmol/L、CB 147μmol/L、GGT 626U/L、ALP 300U/L。为求进一步诊治以"肝损伤"于 2019 年 7 月 10 日收入院。

既往史：患者于 2019 年 5 月 27 日因"脑胶质瘤"行手术治疗，术后静脉滴注注射用丙戊酸钠（400mg q.d.）2 周，后改为口服（0.5g t.i.d.），6 月 29 日出现巩膜黄染、尿黄后停用。术后同时服用 5 日替莫唑胺胶囊（120mg q.d.）。否认结核、疟疾等传染病病史，否认高血压、糖尿病、肾炎、心脏病等病史，否认外伤史。20 余年前曾有服药后周身皮疹史，具体药物不详。否认食物过敏史。

入院查体：体温 36.5℃，脉搏 96 次 /min，呼吸 20 次 /min，血压 119/70mmHg。身高 172cm，体重 83kg，BMI 28.06kg/m²。发育正常，营养良好，自主体位，神志清楚，精神尚可，对答切题。全身皮肤重度黄染，周身皮肤可见散在皮疹，略突出于皮肤表面，压之褪色，部分皮肤见脱屑，未见皮下出血点，无皮下结节，肝掌阳性，未见蜘蛛痣。头部可见术后瘢痕，巩膜重度黄染。腹部平坦，腹壁静脉未见曲张，未见肠型及蠕动波。腹软，无压痛、反跳痛，全腹未触及包块。肝、脾肋下未触及，移动性浊音（-），扑翼样震颤阴性。

辅助检查：肝功能示 GPT 731U/L，GOT 436U/L，ALP 300U/L，GGT 626U/L，STB 267μmol/L，CB 147μmol/L，ALB 34.4g/L。

入院诊断：①肝损伤，病毒性肝炎？药物性肝损伤？酒精性肝损伤？②脑胶质瘤术后。

三、主要治疗经过及典型事件

患者入院后完善相关检查，病毒、自身免疫性抗体等均阴性。临床药师仔细询问病史，患者自述此次入院前 1 个月因"脑胶质瘤"行手术治疗，术后静脉滴注注射用丙戊酸钠（400mg q.d.）2 周，后改为口服（0.5g t.i.d.），入院前 10 日出现巩膜黄染、尿黄后停用。术后同时服用 5 日替莫唑胺胶囊（120mg q.d.）。结合患者的入院检查及病史查体，诊断为药物性肝损伤，给予复方甘草酸苷注射液、多烯磷脂酰胆碱注射液、注射用还原型谷胱甘肽、促肝细胞生长素注射液、熊去氧胆酸软胶囊抗炎、保肝、降酶治疗。因患者肝损伤严重，胆红素高，活动度低，进行血浆置换、胆红素吸附治疗，经过治疗，患者的肝功能好转。

四、讨论

（一）丙戊酸钠致肝损伤的关联性评价

患者入院后完善相关检查，考虑肝损伤的药物关联性大。临床药师查阅药品说明书，替莫唑胺胶囊的常见不良反应为恶心、呕吐，只有极少数使用替莫唑胺的患者出现肝损伤，同时也未检索到替莫唑胺致肝损伤的相关文献报道。而在所有抗癫痫药引发的肝损伤中，丙戊酸钠占首位。美国 FDA 药品信息网已将丙戊酸钠可能导致的肝中毒、胎儿畸形、胰腺炎 3 项不良反应归入黑框警告。

根据《药物性肝损伤诊治指南》（2015 年版）推荐，采用 RUCAM 量表对本例患者使用的药物与肝损伤的因果关系进行综合评价。①用药史：使用丙戊酸钠 1 个月左右出现肝功能异常，+2 分。②病程：停药 30 日内 GPT 峰值下降≥50%，+2 分。③危险因素：有饮酒史，+1 分；年龄 <55 岁，0 分。④合并应用的其他药物：使用替莫唑胺胶囊有极少见肝损伤，−2 分。⑤除外其他致肝损伤的原因：本例患者可除外急性甲型肝炎病毒、HBV、HCV 和戊型肝炎病毒感染及自身免疫性肝炎等疾病，+2 分。⑥药物的既往肝损伤信息：肝损伤反应已在产品介绍中标明，+2 分。⑦药物再激发反应：未再次使用该药物，+0 分。总分为 7 分，评价为"很可能"，丙戊酸钠引起患者出现肝损伤的可能性较大。

（二）丙戊酸钠致肝损伤的发病机制分析

丙戊酸是简单的支链脂肪酸，与其他脂肪酸一样主要经由线粒体 β- 氧化途径代谢。约 97% 的丙戊酸钠经由肝脏代谢，其中 40% 经线粒体 β- 氧化途径，30%～50% 经由葡糖醛酸化途径，10%～20% 参与细胞色素 P450 介导的 ω- 氧化代谢。肝脏不仅是丙戊酸钠的代谢器官，也是其毒性靶器官。丙戊酸钠的肝毒性的发生与其代谢过程密切相关，线粒体功能障碍被认为是丙戊酸钠的肝毒性的最终关键因素，线粒体 β- 氧化受到抑制是丙戊酸钠的肝毒性的源头机制之一。

肉碱是脂肪酸线粒体 β- 氧化的重要辅助因子，丙戊酸钠治疗导致肉碱缺乏也被认为是丙戊酸钠致肝毒性的机制之一。Felker 等研究发现，丙戊酸钠联合肉碱或者泛酸用药都能有效地拮抗丙戊酸钠的肝毒性的发生，起到保护作用。Reynolds 等研究发现，丙戊酸钠可导致低肉碱血症，从而抑制 β- 氧化作用，增加未酯化脂肪酸的浓度，引起肝细胞脂肪变性。尽管目前关于丙戊酸钠致肝毒性的确切分子机制尚无定论，但现有研究报道推测丙戊酸钠所致的肝脏病变与其自身"代谢制毒"有关。

（三）丙戊酸钠致肝损伤的特点和治疗

丙戊酸钠说明书提示，有非常罕见严重的肝损伤造成死亡的病例报道，表明风险最大的患者是婴儿，特别是在使用多种抗惊厥药联合治疗时，3 岁以下及有严重癫痫发作的婴幼儿属于高危人群，尤其是那些同时伴有脑损伤、智力

缺陷和 / 或先天代谢性或退行性疾病的患者。大多数病例中,肝损伤发生在治疗的前 6 个月,通常在第 2～12 周及多药联合进行抗癫痫治疗期间。一项对 15 例丙戊酸钠致严重急性肝损伤的回顾性分析发现,丙戊酸钠所致的急性肝损伤的始发临床表现多见皮肤 / 巩膜黄染、恶心、食欲减退等,也可见腹泻、水肿、发热、皮疹,偶见头晕、头痛、皮肤红斑。

本例患者在使用丙戊酸钠 4 周左右时出现巩膜黄染、尿黄、皮疹等症状,与文献报道的发病时间一致,经检查发现肝功能异常,GPT、GOT、STB 和 CB 明显升高。本例患者的初始 GPT 452U/L、ALP 160U/L,根据《药物性肝损伤诊治指南》(2015 年版)中药物性肝损伤的诊断,R =(GPT 实测值 /ULN)/(ALP 实测值 /ULN),ULN 表示参考值上限,经计算 R 值为 10.56,属于肝细胞损伤型。根据药物性肝损伤的严重程度分级,患者的血清 GPT 和 / 或 ALP 升高、STB≥10ULN(100mg/L 或 171μmol/L),本例患者为 3 级(重度肝损伤)。

《药物性肝损伤诊治指南》(2015 年版)提出药物性肝损伤的治疗原则是及时停用可疑伤肝药物,根据药物性肝损伤的临床类型选用适当的药物治疗。目前无证据显示 2 种或 2 种以上的抗炎保肝药对药物性肝损伤有更好的疗效,因此尚不推荐 2 种或 2 种以上的抗炎保肝药联用。本例患者使用抗炎保肝药(复方甘草酸苷)、肝细胞膜修复保护剂(多烯磷脂酰胆碱)、解毒类药物(谷胱甘肽)和利胆类药物(熊去氧胆酸)。药师认为联用较多,但主治医生考虑本例患者的病情较重,随时可能出现肝衰竭,危及生命,可待肝功能好转后逐渐减量。因患者的胆红素高、STB≥10ULN,遂采取血浆置换、胆红素吸附治疗。经上述治疗,患者取得较为满意的疗效。

(四)丙戊酸钠致肝损伤的防治和药师建议

通过对丙戊酸钠致肝损伤的不良反应的临床特点和发病原因分析,笔者提出以下丙戊酸钠的使用建议,为临床使用该药品提供参考。①用药前要充分问诊。详细询问患者肝病病史、过敏史和家族史,急性肝炎、慢性肝炎、有严重肝炎的病史或家族史是使用丙戊酸钠的禁忌证。②合理选择用药剂量。丙戊酸钠的体内代谢受多种因素影响,个体差异大,治疗窗范围窄,血浆蛋白结合率为 87%～95%,有效治疗浓度为 50～100mg/L,超过 100mg/L 易发生不良反应,需进行血药浓度监测。建议临床用药从小剂量开始,定期监测血药浓度。③注重用药后不良反应的监测。应在治疗前测定肝功能,并在开始治疗的前 6 个月内定期监测,尤其是危险患者。应注意氨基转移酶的轻微升高,尤其在治疗开始的阶段,通常是一过性和独立性的,无临床征兆。④谨慎合并用药。在使用多种抗癫痫药联合治疗时更易发生肝损伤。联合用药如苯妥英钠、卡马西平等可诱导肝细胞色素 P450 酶活性,促进丙戊酸钠的肝毒性代谢产物的生成,应尽可能避免使用。

五、小结

丙戊酸钠作为临床一线抗癫痫药，对各种类型的癫痫均有治疗作用，广泛应用于神经系统疾病。在多年的应用过程中也出现不少不良反应的报道，其中以肝毒性最为严重，甚至可致死。若对药物性肝损伤缺乏警惕，未意识到长期用药时定期监测肝功能的重要性，可能延误治疗时机。

本次病例中，临床药师查阅相关文献，对患者近期服用的药物及其成分进行分析，通过 ADR 关联性评价，确定患者肝损伤的原因与丙戊酸钠的应用相关性较大。在对丙戊酸钠引起肝损伤的发病机制、发病特点及药物治疗等方面进行分析后，临床药师总结，在用药时应慎重选择用药人群，对既往有肝脏疾病病史者、儿童、老年人要慎重选用，并严格按说明书的推荐剂量给药，尽量选用同类药物中肝毒性较小的药物，使用过程中要密切监测肝功能，确保患者用药安全。同时加强患者及家属的用药教育，一旦发生疑似肝损伤的症状要及时就医，并提醒患者日后就诊时需告知既往药物性肝损伤病史。

临床药师通过此病例，提高了对丙戊酸钠致肝损伤的认识，从而加强了对相关知识的学习，为临床医生制订合理的药物治疗方案提供用药建议，药师参与临床治疗后，对患者进行疾病教育和用药教育，促进合理用药，提高药物治疗水平。

参 考 文 献

[1] 中华医学会肝病学分会药物性肝病学组. 药物性肝损伤诊治指南. 临床肝胆病杂志, 2015, 31(11): 1752-1769.

[2] 孙纪军, 王雪峰. 抗癫痫药物引起的肝损伤. 中华神经科杂志, 2006, 39(1): 66-68.

[3] 储小曼, 郭岑, 张丽芳. 丙戊酸的代谢特征与其肝毒性的相关性. 中国医院药学杂志, 2013, 33(19): 1611-1614.

[4] 惠红岩, 周祥, 陈明, 等. 丙戊酸钠致严重急性肝损伤的回顾性分析. 中国药事, 2017, 31(7): 819-823.

[5] 李新林, 赵明明, 姜力, 等. 丙戊酸群体药代动力学研究进展. 实用药物与临床, 2014, 17(3): 345-349.

[6] 游春华, 恽芸蕾, 高守红, 等. 群体药代动力学用于丙戊酸钠个体化给药. 第二军医大学学报, 2015, 36(12): 1329-1332.

[7] 王灿, 马虹英, 王方杰, 等. 丙戊酸肝毒性的早期预警及预防研究状况. 中国临床药理学杂志, 2015, 31(2): 150-154.

[8] AIRES C C P, IJLST L, STER F, et al. Inhibition of hepatic carnitine palmitoyl-transferase I (CPT IA) by valproyl-CoA as a possible mechanism of valproate-induced steatosis. Biochem-

ical pharmacology，2010，79（5）：792-799.

[9] FELKER D，LYNN A，WANG S，et al. Evidence for a potential protective effect of carni-tine-pantothenic acid co-treatment on valproic acid-induced hepatotoxicity. Expert review of clinical pharmacology，2014，7（2）：211-218.

[10] REYNOLDS M F，SISK E C，RASGON N L. Valproate and neuroendocrine changes in relation to women treated for epilepsy and bi polar disorder：a review. Current medicinal chemistry，2007，14（26）：2799-2812.

（朱　红）

案例3　一例老年丙型病毒性肝炎肝硬化患者的药学监护

一、案例背景知识简介

丙型肝炎病毒（hepatitis C virus，HCV）感染是全球性公共卫生难题，据世界卫生组织统计，全球的慢性 HCV 感染率约为 2.8%，估计约 1.85 亿人感染 HCV，每年因 HCV 感染导致的死亡病例约 35 万例。一旦感染 HCV，55%～85% 的患者会出现慢性化，其中约 20% 最终会进展为肝硬化。近年来，随着直接作用抗病毒药（direct-acting antiviral agent，DAA）的问世，针对慢性丙型病毒性肝炎的治疗策略发生了革命性变化。该类药物可靶向作用于 HCV 复制所必需的非结构蛋白，具有持续病毒学应答率高、疗程短、不良反应发生率低等优点。但是大部分 DAA 经过多种药物代谢酶代谢和不同的药物转运蛋白转运，容易与其他药物产生药物 - 药物相互作用（drug-drug interaction，DDI）。本文通过一例丙型病毒性肝炎（简称丙肝）合并高血压、糖尿病、冠状动脉搭桥术后患者的病例分析，学习丙肝肝硬化的 DAA 选择，协助医生制订个体化治疗方案，并对患者进行药学监护，分析本例患者用药过程的相互作用，保障合理用药。

二、病例基本情况

患者，男性，82 岁。患者于 2004 年 5 月因 2 型糖尿病就诊于当地医院，发现 HCV 抗体阳性，丙肝病毒核酸（HCV RNA）定量未查，肝功提示 GPT、GOT 均为 80U/L 左右。2004—2010 年氨基转移酶异常，给予口服双环醇、肌内注射胸腺五肽提高免疫力治疗。2010 年 11 月 15 日住院明确诊断为慢性丙型病毒性肝炎。11 月 20 日给予聚乙二醇干扰素 α-2b 注射液 50μg 联合利巴韦林抗病毒治疗，当日 23 时出现高热、大汗、心前区不适，给予硝酸甘油舌下含服，症状逐渐好转，患者经考虑拒绝使用第 2 支干扰素治疗，同时停用利巴韦林片。经保肝、降酶治疗后，患者病情好转出院。出院后继续口服双环醇降酶、肌内注射胸腺五肽提高免疫治疗。此后每 3~4 个月于门诊复查：肝功能提示 GOT 波动在 50~70U/L，GGT 波动在 93~132U/L；丙肝抗体阳性；丙肝病毒分型 1b；HCV RNA 定量波动在 $1.35×10^6$~$1.31×10^7$IU/ml；腹部超声提示肝实质弥漫性损伤。为进一步诊治于 2020 年 8 月 15 日收入院。

既往史：1990 年因胆囊炎、胆囊结石就诊，目前无特殊。1998 年出现右眼视网膜脱落，诊断为双眼白内障，未进一步治疗。

1998 年发现 2 型糖尿病，曾应用二甲双胍、阿卡波糖、精蛋白生物合成人胰岛素注射液降血糖治疗，目前未应用降血糖药，空腹血糖 8~9mmol/L，餐后血糖 11~12mmol/L。

1998 年左右发现血压升高，收缩压波动在 134~149mmHg，舒张压波动在 79~82mmHg，自行服用苯磺酸氨氯地平片（2.5mg/d）降血压治疗，目前血压控制情况尚可。

2013 年 6 月行冠状动脉搭桥术，术后口服氯吡格雷片（75mg/d）、阿司匹林肠溶片（100mg/d）抗血小板治疗至今。

否认结核、疟疾等传染病病史，无药物、食物过敏史，无吸烟、饮酒史。

入院查体：体温 36.5℃，脉搏 85 次/min，呼吸 18 次/min，血压 122/69mmHg，身高 162cm，体重 47.5kg。步入病房，自主体位，查体合作。神志清楚，精神好，对答切题，定向力、记忆力、计算力无异常。慢性肝病面容，面色晦暗，全身皮肤、巩膜无黄染，肝掌阳性，未见蜘蛛痣。胸廓无畸形，前正中线可见长约 12cm 的纵行陈旧瘢痕。腹部平坦，腹壁浅静脉未见曲张，未见肠型及蠕动波。腹软，无压痛及反跳痛，未触及包块，移动性浊音阴性，肠鸣音 5 次/min，无亢进，扑翼样震颤阴性。

辅助检查：血常规示 PLT $142.00×10^9$/L、RBC $4.15×10^{12}$/L、WBC $4.51×10^9$/L、N $3.330×10^9$/L、Hb 144.00g/L、N% 73.90%；肝功能示 GPT 14U/L、GOT 50U/L、ALP 94U/L、GGT 93U/L、STB 11.6μmol/L、CB 5.9μmol/L、TB 83g/L、ALB 41g/L、CHE 5 165U/L；凝血功能示 PT 10.5 秒、凝血酶原活动度 111.7%；HCV RNA 定量（COBAS）$1.35×10^6$IU/ml；甲胎蛋白（alpha fetoprotein, AFP）14.37μg/L。

入院诊断：①慢性丙型病毒性肝炎；② 2 型糖尿病；③高血压（1 级，很高危）；④冠状动脉搭桥术后；⑤白内障（双眼），视网膜脱落（右眼）。

三、主要治疗经过及典型事件

患者入院后完善相关检验、检查，丙肝病毒分型 1b 型，自身抗体阴性；空腹葡萄糖 7.2mmol/L，糖化血红蛋白 7.4%。腹部超声示①肝实质弥漫性损伤（早期肝硬化，请结合临床）；②胆囊壁毛糙，胆囊多发结石，胆囊多发结晶。肝弹性检查示肝硬度明显升高，提示肝硬化。腹部 MRI 示①不均匀脂肪肝，早期肝硬化(请结合临床),与之前比较变化不大,建议定期复查(6 个月);②肝囊肿,双肾囊肿;③胆囊结石,胆囊炎。结合患者的丙肝病毒定量阳性,病毒分型为 1b 型,拟给予 DAA 治疗方案,但患者同时使用降血糖药、抗高血压药、抗血小板药等,临床药师协助医生制订个体化治疗方案,并对患者进行药学监护。

四、讨论

(一)患者的抗凝治疗及监护

患者于 2013 年 6 月行冠状动脉搭桥手术,术后口服氯吡格雷片 50mg/d、阿司匹林肠溶片 100mg/d 抗血小板治疗至今。2016 年《中国心脏内、外科冠心病血运重建专家共识》指出,近期无急性冠脉综合征的患者,体外循环冠状动脉旁路移植术(CABG)后可考虑给予阿司匹林 100mg/d 联合氯吡格雷 75mg/d 双联抗血小板治疗 12 个月。2016 年《冠状动脉旁路移植术围术期抗血小板治疗专家共识》中指出,由于氯吡格雷存在广泛抵抗,应积极进行血小板功能检测,对存在抵抗的患者换用新型抗血小板药如普拉格雷和替格瑞洛。治疗时间尚无统一标准,目前国外指南建议术后应用双联抗血小板治疗 1 年,更长时间的应用应考虑潜在的出血风险。

阿司匹林通过抑制环氧合酶(cyclooxygenase,COX),一方面能抑制血小板活化和血栓形成;另一方面损伤消化道黏膜,导致溃疡形成和出血,严重时可致患者死亡。氯吡格雷通过作用于血小板膜上的 ADP 受体发挥抗血小板作用,并不直接损伤消化道黏膜,但可抑制血小板衍生的生长因子和血小板释放的血管内皮生长因子,从而阻碍新生血管生成和影响溃疡愈合。

本例患者高龄,是抗血小板药致消化道损伤的高危人群,年龄越大则风险越大,且联合用药会使上消化道出血的风险增加 2～7 倍。故药师建议患者检测是否有幽门螺杆菌感染,严密监护是否有消化道症状,注意观察有无黑便,必要时联合使用质子泵抑制剂预防消化道损伤。

(二)患者的降血压治疗及监护

对于高血压合并心、脑、肾等靶器官损伤的老年患者,应采取个体化、分级达标的治疗策略。首先将血压降低至 <150/90mmHg,耐受良好者可降低至 <140/90mmHg。对于年龄 <80 岁且一般状况好、能耐受降血压的老年患者,可降至 <130/80mmHg;≥80 岁的患者建议降至 <150/90mmHg,如能耐受降血压治疗,可降至 <140/90mmHg。临床常用的抗高血压药有钙通道阻滞剂、利尿药、ACEI、ARB 及 β 受体拮抗剂,均可用于老年人高血压的初始治疗。

氨氯地平是一种二氢吡啶类钙通道阻滞剂(亦称钙离子拮抗剂或慢通道阻滞剂),能够抑制钙离子跨膜进入血管平滑肌和心肌细胞,扩张外周动脉血管,直接作用于血管平滑肌,从而降低外周血管阻力和血压。氨氯地平通过肝脏广泛（约 90%）代谢为无活性的代谢产物，在老年患者及肝功能不全患者中氨氯地平的药物清除率减慢，从而导致曲线下面积（AUC）增加 40%～60%，因此可能需要选用较低的起始剂量。

本例患者自 1998 年起自行服用苯磺酸氨氯地平片（2.5mg/d）降血压治疗，目前血压 122/69mmHg，控制情况尚可。入院后停用氨氯地平，监测血压，收缩压波动在 131～149mmHg，舒张压波动在 76～82mmHg，血压升高以清晨升高为主，故苯磺酸氨氯地平片可维持原剂量（2.5mg/d）。住院期间血压波动在 124～143/78～80mmHg，故维持该治疗方案，同时监测血压、心率、是否有右下肢水肿或低血压等症状。

（三）2 型糖尿病的治疗及监护

患者 2 型糖尿病病史多年，未规律使用降血糖药，以餐后血糖升高为主，餐后血糖波动在 12～14mmol/L。根据《糖代谢异常与动脉粥样硬化性心血管疾病临床诊断和治疗指南》（2015 年版）中指出，合并糖代谢异常的老年 ASCVD 患者的血糖管理目标应该个体化。病程长且存在并发症者的血糖目标应较年轻人宽松，而且随着年龄增大及自理能力、认知能力减退，血糖目标值可进一步放宽；但宽松的血糖控制应该避免高血糖，降低感染风险。2018 年美国糖尿病学会在糖尿病诊疗指南中提出，对于合并较少慢性病、功能状况和认知功能完整的老年糖尿病患者的糖化血红蛋白应 <7.5%。本例患者的糖化血红蛋白为 7.4%，血糖情况尚可，可暂不应用降血糖药，定期监测血糖情况。

（四）慢性丙型病毒性肝炎的治疗及监护

患者入院后查丙肝病毒分型 1b、丙肝抗体 29.5s/co、HCV RNA 定量波动在 1.35×10^6 IU/ml 左右，符合抗病毒指征。依据 2017 年更新版世界胃肠病学组织全球丙型病毒性肝炎诊断、管理和预防指南解读分析，目前 1b 型丙肝肝硬化的初始治疗有以下方案：①艾尔巴韦/格拉瑞韦，12 周；②索磷布韦/维帕他韦，12 周；③达拉他韦/索磷布韦±利巴韦林，24 周；④来迪派韦/索磷布韦，12 周；⑤奥比他韦/帕立瑞韦/利托那韦＋达塞布韦，12 周；⑥索磷布韦/西美瑞韦±利巴韦林，24 周。

研究表明，使用含利巴韦林的治疗方案应考虑患者的年龄和继发性贫血引起的心血管并发症。本例患者为老年男性，既往有冠心病病史，曾行冠状动脉搭桥术，故应用该方案可能存在风险。同时，联合利巴韦林的治疗方案疗程均为 24 周，故方案③和方案⑥并不是优选方案。同时方案③中的达拉他韦是一种 NS5A 抑制剂，在肝内经过 CYP3A4 代谢，并经过转运体 P 糖蛋白和有机阳离子转运体转运，而氨氯地平对 CYP3A4 的抑制会导致达拉他韦的血药浓度升高，与达拉他韦存在潜在的相互作用。

方案④来迪派韦/索磷布韦与氨氯地平可能存在相互作用，目前尚无相关研究，但是因为抑制 P 糖蛋白的作用，可能会提高氨氯地平或来迪派韦的浓度，如果联用需密切监测心率、血压和氨氯地平的副作用。

方案⑤中的奥比他韦、帕立瑞韦和利托那韦组成固定复合制剂奥比帕利。其中奥比他韦和帕立瑞韦分别是 HCV NS5A 抑制剂和 HCV NS3/4A 蛋白酶抑制剂，为抗 HCV 的活性成分，主要经 CYP3A4 代谢；而利托那韦对 HCV 无活性，是一种 CYP3A 抑制剂，能增加 CYP3A 底物（帕立瑞韦）的全身暴露量。达塞布韦是一种由 HCV NS5B 基因编码的依赖于 RNA 的 RNA 聚合酶的非核苷酸抑制剂，主要经 CYP2C8 代谢，一小部分经 CYP3A 代谢。奥比帕利联合达塞布韦与氨氯地平联合使用会导致氨氯地平的 C_{max} 和 AUC 增加，帕立瑞韦和利托那韦的 C_{max}、AUC、C_{min} 下降，达塞布韦的 C_{max} 和 AUC 增加而 C_{min} 降低。而氯吡格雷是一种前药，通过 CYP3A4、2B6、2C19 和 1A2 转化为其活性代谢物。有实验表明，利托那韦与氯吡格雷合用可能会干扰氯吡格雷的活化，使氯吡格雷活性代谢物的 AUC 和 C_{max} 明显降低，血小板功能结果提示氯吡格雷反应性下降，并无遗传原因（即 CYP2C19 基因型）。故方案⑤也不是优选方案。

因此方案①和②均为可选方案。艾尔巴韦是一种 HCV 非结构蛋白 NS5A 抑制剂，NS5A 是病毒 RNA 复制和病毒装配的重要成分。格拉瑞韦是一种 HCV NS3/4A 蛋白酶抑制剂，HCV NS3/4A 蛋白酶对 HCV 编码的多种蛋白质的蛋白酶切（水解或 NS3、NS4A、NS4B、NS5A 和 NS5B 蛋白的成熟形式）和病毒复制是必需的。索磷布韦是丙肝非结构蛋白 NS5B 依赖性 RNA 聚合酶抑制剂，是一种核苷酸药物前体，代谢产物 GS-461203（尿苷类似物三磷酸盐）被 NS5B 聚合酶 HCV 嵌入 RNA 而终止复制。维帕他韦是丙肝非结构蛋白 NS5A 依赖性 RNA 聚合酶抑制剂，体外耐药性选择和交叉耐药性研究提示维帕他韦的作用机制为靶标 NS5A。因此艾尔巴韦和格拉瑞韦组成的复方制剂艾尔巴韦格拉瑞韦片、索磷 / 布韦与维帕他韦组成的复方制剂索磷布韦维帕他韦片均为联合 2 种作用机制完全不同且无交叉耐药的直接抗病毒药，靶向作用于 HCV 病毒生命周期的多个步骤。

经与患者充分沟通，患者根据自身情况及购药渠道决定选用索磷布韦维帕他韦片。药师查房时告知患者索磷布韦维帕他韦片可随食物或不随食物服用。因为味苦，建议不要咀嚼或碾碎薄膜衣片。如果在给药后 3 小时内发生呕吐，则应补服 1 粒；如果在给药超过 3 小时后发生呕吐，则无须补服。如果在正常时间 18 小时内漏服 1 剂，则应尽快补服，之后患者应在平常的用药时间服用下一剂药物；若已超过 18 小时，则等到平常的用药时间服用下一剂，不可服用 2 倍剂量的索磷布韦维帕他韦片。虽然氨氯地平与索磷布韦维帕他韦联合使用不太可能发生具有临床意义的相互作用，不需调整用药剂量，但用药期间仍需监测患者的心率和血压。

五、小结

DDI 是指 2 种或 2 种以上药物同时或在一定时间内先后使用时，在机体因素（药物代谢酶、药物转运蛋白、药物结合蛋白、药物基因多态性等）的参与下，药物因彼此之间交互作用而发生的药动学和 / 或药效学的变化，临床表现为药效增加和 / 或不良反应加重，也可表现为药效减弱和 / 或不良反应减轻。丙型病毒性肝炎患者接受 DAA 方案抗病毒治疗时，即使存在合并症或潜在的 DDI，只要进行合理的监测和处理，仍然能获得较高的持续病毒学应答率。

本文通过一例丙肝肝硬化合并高血压、糖尿病、冠状动脉搭桥术后患者治疗方案的制订和个体化的药学监护，体现了临床药师的作用。作为临床药师，在药物治疗过程中应根据患者的实际情况，利用自己的专业知识，协助医生选择合适的治疗方案，在临床实践中不断提高为临床服务的能力。

参 考 文 献

[1] 中华医学会肝病学分会，中华医学会感染病学分会. 丙型肝炎防治指南（2019 年版）. 中华肝脏病杂志，2019，27（12）：962-979.

[2] 游国琼，王丽，段萌，等. 直接抗病毒药物治疗 HCV 相关肝硬化的效果及安全性. 临床肝胆病杂志，2019，35（1）：187-190.

[3] 中国肝炎防治基金会，中华医学会肝病学分会，中华医学会感染病学分会. 丙型肝炎直接抗病毒药物应用中的药物相互作用管理专家共识. 临床肝胆病杂志，2018，34（9）：1855-1861.

[4] 中国心脏内外科冠心病血运重建专家共识组. 中国心脏内、外科冠心病血运重建专家共识. 中华胸心血管外科杂志，2016，32（12）：707-716.

[5] 冠状动脉旁路移植术围术期抗血小板治疗共识专家组. 冠状动脉旁路移植围术期抗血小板治疗专家共识. 中华胸心血管外科杂志，2016，32（1）：1-8.

[6] 抗栓治疗消化道损伤防治专家组. 抗栓治疗消化道损伤防治中国专家建议（2016·北京）. 中华内科杂志，2016，55（7）：564-567.

[7] 中国老年学和老年医学学会心脑血管病专业委员会，中国医师协会心血管内科医师分会. 老年高血压的诊断与治疗中国专家共识（2017 版）. 中华内科杂志，2017，56（11）：885-893.

[8] 中华医学会心血管病学分会流行病学组，中国医师协会心血管内科医师分会，中国老年学学会心脑血管病专业委员会. 糖代谢异常与动脉粥样硬化性心血管疾病临床诊断和治疗指南. 中华心血管病杂志，2015，43（6）：488-506.

[9] 陈吉海，欧阳晓俊. 老年糖尿病病人综合管理——美国糖尿病学会 2018 年糖尿病诊疗指南解读. 实用老年医学，2018，32（3）：298-300.

[10] 聂青和，赵西太.《世界胃肠病学组织全球指南：丙型肝炎的诊断、管理和预防（2017 年更新版）》解读分析. 临床肝胆病杂志，2017，33（11）：2062-2071.

[11] MARINHO R T，VITOR S，VELOSA J. Benefits of curing hepatitis C infection. Journal of gastrointestinal and liver diseases，2014，23（1）：85-90.

[12] BIJANI B，GHANEI L，KAZEMIFAR A M. A local experience of treatment response in chronic hepatitis C infection. Le infezioni in medicina，2015，23（4）：343-348.

（朱　红）

案例4　一例亚急性肝衰竭合并肝性脑病患者的药学监护

一、案例背景知识简介

肝衰竭是临床常见的严重肝病症候群，病死率极高，是多种因素引起的严重肝损伤，导致合成、解毒、代谢和生物转化功能严重障碍或失代偿，出现以黄疸、凝血功能障碍、肝肾综合征、肝性脑病、腹水等为主要表现的一组临床症候群。其中肝性脑病是由急、慢性肝功能严重障碍或各种门静脉 - 体循环异常所致的，以代谢紊乱为基础的，轻重程度不同的神经精神异常综合征。绝大多数肝硬化患者在病程中的某些阶段都会出现不同程度的轻微型肝性脑病和 / 或肝性脑病，是严重肝病常见的并发症及死亡原因之一。

肝性脑病的发病机制与病理生理较复杂，氨中毒学说目前仍然是肝性脑病的主要发病机制，对于蛋白质的摄入需合理控制。而通常肝衰竭患者由于消化道症状而导致食物摄入减少、营养物质消化吸收不良，肝功能异常、肝脏或肝外代谢异常导致的营养缺乏状况也被认为是目前影响肝病患者预后的重要因素。本文通过一例亚急性肝衰竭合并肝性脑病的病例，分析该患者的治疗方案，以期为该类患者的综合诊疗提供参考。

二、病例基本情况

患者，男性，56 岁。因"间断腹部隐痛伴皮肤、巩膜黄染半个月"于 2021 年 1 月 5 日入院。半个月前患者因"消化不良"在药店自购"消化药"（具体不详），自认为喝绿豆汤后出现间断脐周隐痛不适，腹痛呈阵发性隐痛，并出现腹泻近 3 日，解稀水样便 7～8 次 /d，同时出现进行性皮肤、黏膜黄染，偶有反酸，呃逆，自觉口干、尿黄，无恶心、呕吐、嗳气、皮肤瘙痒、低热等。于当地医院就诊，腹部 CT 提示"肝右叶钙化灶，双肾小结石或钙化灶"；肝功能示 GOT 781IU/L，GPT 798IU/L，TP 86.8g/L，ALB 34.1g/L，球蛋白（globulin，G）52.7g/L，STB 390.3μmol/L，CB 296.4μmol/L，ALP 119IU/L，GGT 60IU/L；乙肝五项示 HBsAg（+），HBsAb（－），

HBeAg（－），HBeAb（＋），HBcAb（＋）。患者未住院治疗，给予中草药（具体不详）治疗 5 日，大便正常，为求进一步诊治以"黄疸原因待查"收入院。

既往史：否认结核、疟疾等传染病病史，否认高血压、糖尿病、肾炎、心脏病等病史。否认外伤史。无食物过敏史。预防接种史不详。

入院查体：体温 36.5℃，脉搏 125 次/min，呼吸 20 次/min，血压 97/83mmHg。身高 172cm，体重 63kg，BMI 21.30kg/m²。发育正常，营养良好，自主体位，神志清楚，精神尚可，对答切题。全身皮肤重度黄染，肝掌阳性，未见蜘蛛痣。巩膜重度黄染。腹部平坦，腹壁静脉未见曲张，未见肠型及蠕动波。腹软，无压痛、反跳痛，全腹未触及包块。肝、脾肋下未触及，移动性浊音（－），扑翼样震颤阴性。

辅助检查：血常规示白细胞 7.32×10^9/L，中性粒细胞百分率 65.7%，血红蛋白 92g/L。肝炎十项示 HBsAg>250IU/ml，HBeAb 0.01s/co，HBcAb 10.57s/co，乙肝前 S1、S2 抗原阳性。HBV DNA 1.11×10^6IU/ml。肝功能示 STB 388.6μmol/L，CB 299.0μmol/L，ALB 24.8g/L，G 35.7g/L，GPT 280IU/L，GOT 250IU/L，TP 60.5g/L，ALP 126IU/L，GGT 50IU/L。肾功能示肌酐 116.8μmol/L（肌酐清除率 72.97ml/min）。凝血四项示 PT 25.6 秒，PTA 32.56%，INR 2.12，APTT 69.8 秒。血氨 20.20μmol/L。腹部彩超示①肝实质回声密集增多，欠均质；②胆囊壁水肿，肝内外胆管未见扩张；③腹水。

入院诊断：①黄疸原因待查；②腹水；③肾结石。

三、主要治疗经过及典型事件

患者入院后完善相关检验、检查，结合患者的肝炎标志物提示"小三阳"，起病较急，起病 3 周出现明显的消化道症状；黄疸迅速加深，STB 390.3μmol/L，>参考值上限 10 倍；出血倾向明显，INR 2.12，>1.5；PTA 32.56%，<40%。根据《肝衰竭诊治指南》（2018 年版），亚急性肝衰竭的诊断明确。入院后给予多烯磷脂酰胆碱注射液、注射用还原型谷胱甘肽、甲硫氨酸维 B₁ 注射液保肝、降酶，注射用丁二磺酸腺苷蛋氨酸退黄，复方氨基酸注射液（18AA-V）、丙氨酰谷氨酰胺注射液营养支持，维生素 K₁ 注射液改善凝血等对症支持治疗。入院第 3 日夜间患者出现间断胡言乱语、不能进行正确计算、不能识别病房卫生间方向，急查血氨 73.20μmol/L。

四、讨论

（一）患者出现肝性脑病与蛋白质摄入的相关性分析

患者入院时未出现消化道出血、感染、电解质及酸碱失衡、腹水、过度利尿、经颈静脉肝内门体静脉分流术和使用催眠镇静类药物等肝性脑病的常见诱发因素，追问患者发病以来的饮食情况，家属诉患者服用中药后自觉消化道症状好转,为补充营养曾进食大量瘦肉、牛奶、鸡蛋羹等食物,且入院后排便减少。而肝衰竭时氨基酸的代谢谱也会出现异常,当肝性脑病发生时芳香族氨基酸的浓度明显升高、支链氨基酸的浓度普遍降低,血浆氨基酸比例的变化可对脑脊液的氨基酸含量产生影响,芳香族氨基酸进入脑脊液而含量增加,苯丙氨酸和酪氨酸可转化为假性神经递质,使大脑兴奋性冲动受阻,色氨酸的代谢产物 5- 羟色胺是一种抑制性中枢神经递质,以上因素均参与肝性脑病的发生与发展。患者入院前进食大量蛋白质,尤其是动物蛋白,蛋白质在肠道被细菌分解,产生大量氨及芳香族氨基酸,体内的支链氨基酸和芳香族氨基酸比例失调。同时,因排泄减少使肠道内氨增加(入院时血氨 20.20μmol/L,发病时血氨 73.20μmol/L)引起氨中毒,导致肝性脑病的发生。根据《肝硬化肝性脑病诊疗指南》,结合患者的临床表现,患者的肝性脑病分期为 2 期。

另外患者入院时予以同时输注多烯磷脂酰胆碱注射液、注射用还原型谷胱甘肽、甲硫氨酸维 B_1 注射液、注射用丁二磺酸腺苷蛋氨酸、复方氨基酸注射液(18AA-V)、丙氨酰谷氨酰胺注射液,为避免加重肝脏负担及纠正患者体内的氨基酸失衡,药师建议停用甲硫氨酸维 B_1、复方氨基酸(18AA-V)和丙氨酰谷氨酰胺,临床医生采纳建议。

(二)患者营养支持的必要性和蛋白质补充方案分析

患者入院查清蛋白 24.8g/L,若不及时纠正,有可能引发腹水、自发性腹膜炎、氮质血症、负氮平衡等一系列并发症,会加重肝损伤、增加死亡的风险,而正氮平衡又有利于肝细胞再生及肌肉组织对氨的脱毒能力。不管肝硬化、肝衰竭、肝癌还是肝移植围手术期患者,合理的营养支持方式不仅能提高其免疫功能,更能减轻肝损伤,延长生存期。患者为亚急性肝衰竭,肝功能受损严重,蛋白质的代谢也发生变化,主要表现为蛋白质分解代谢增加、存在蛋白质 - 能量营养不良。

根据《肝衰竭诊治指南》,肝衰竭患者应调整蛋白质摄入及营养支持,危重期推荐每日总热量 25~35kcal/kg,病情稳定后推荐总热量 35~40kcal/kg,肝性脑病患者需限制经肠道蛋白质摄入,进食不足者每日静脉补给足够的热量、液体和维生素。患者体重 63kg,需要 2 200~2 500kcal 的总热量。患者入院后食欲减退,摄入减少并出现肝性脑病,需静脉补充葡萄糖、脂肪、白蛋白、氨基酸、维生素等营养物质。欧洲肠外肠内营养学会指南推荐,每日蛋白质摄入量为 1.2~1.5g/kg,维持氮平衡。根据《肝硬化肝性脑病诊疗指南》,肝性脑病患者的蛋白质补充遵循以下原则:轻微肝性脑病、1~2 级肝性脑病患者起始数日应限制蛋白质的摄入,控制在 20g/d,随着症状改善,每 2~3 日可增加 10~20g 蛋白质;植物蛋白优于动物蛋白;静脉补充白蛋白安全。而静脉输注人血白蛋白可以增加血容量和维持血浆胶体渗透压,另外可作为氮源为组织提供营养。输注时一般采用静脉滴注或静脉注射。为防止大量注射时机体组织脱水，可采用 5% 葡萄糖注射液或 0.9% 氯化钠注射液适当稀释后静脉滴注。据此，临床对患者补充清蛋白的方案拟定为每日给予静脉滴注 20% 人血白蛋白 100ml，共 20g，余下的需求量可在进食时逐渐缓慢增加。

对于患者的氨基酸补充，药师建议宜选择复方氨基酸注射液 3AA（支链氨基酸），其进入体内后能纠正血浆中的支链氨基酸和芳香族氨基酸失衡，防止因脑内的芳香族氨基酸浓度过高引起的肝性脑病，并能促进蛋白质合成和减少蛋白质分解，有利于肝细胞再生和修复，并可改善低蛋白血症，直接在肌肉、脂肪、心、脑等组织代谢，产生能量供机体利用。其组分为每 1 000ml 含 L- 缬氨酸 12.6g、L- 亮氨酸 16.5g、L- 异亮氨酸 13.5g，临床一般选用 250ml，含氨基酸 10.65g。

（三）药学监护及出院用药教育

药师提醒护士人血白蛋白的滴注速度应以不超过 2ml/min 为宜，但在起始 15 分钟内应特别注意速度缓慢，逐渐加速至上述速度；复方氨基酸注射液 3AA 输注时应控制在不超过 40 滴 /min，输注时药师监护患者有无寒战、发热、颜面潮红、皮疹、恶心、呕吐等症状，并注意水和电解质平衡。

鼓励患者少食多餐，尽量摄入富含植物蛋白的饮食。植物蛋白饮食含有更多的膳食纤维，可减少食物运行时间，降低肠道内的 pH，并增加排泄物中的氨排泄。植物蛋白中含硫氨基酸（甲硫氨酸和半胱氨酸）少，不易产生肝性脑病。植物蛋白中还含有非吸收的纤维素，经肠道菌群酵解产酸，有利于氨的排出。另外植物蛋白富含鸟氨酸和精氨酸，可通过尿素循环促进氨的清除。同时可进食富含维生素的水果以补充机体需要。

患者经保肝、降酶、抗病毒、脱氨、改善凝血、营养支持等治疗后好转出院。药师嘱患者出院后需继续服药控制病因、改善症状。尽量卧床休息，减少体力消耗，减轻肝脏负担。注意保持充足的营养，若食欲减退可少食多餐，但每日需保证足够的碳水化合物，蛋白种类以植物蛋白为主，其次是牛奶蛋白，尤其是富含益生菌的酸奶，既能提供蛋白，又可减少肠道细菌移位、减少内毒素血症及肝性脑病的发生，并提供足够的维生素 B、维生素 C 等，有助于改善脑的能量代谢，还可进食富含纤维素的水果和蔬菜，每日保持大便 2～3 次。切记尽量避免动物蛋白的大量摄入，以防肝性脑病的发生。

五、小结

肝性脑病患者由于需降低血氨，要合理控制蛋白质的摄入，但低蛋白血症、营养不良又会增加患者死亡的风险，因此在蛋白质的摄入上需平衡利益和风险。结合该病例，临床药师从患者发生肝性脑病的可能原因、补充蛋白的必要性与补充蛋白质的方案等方面进行分析,并参与患者的治疗讨论,建议临床医生停用可能导致血氨升高及氨基酸失衡的药物,通过查阅文献明确患者补充蛋白质的重要性,同时提出合理的补充蛋白质的方案。并告知患者如何通过食物补充蛋白质,以及补充蛋白质的同时可通过清洁肠道、调节肠道菌群、促进氨的代谢、改善氨基酸平衡等其他方式降低肝性脑病的发生率。

通过该病例,提示临床药师不仅可以在药物治疗方案方面给出专业意见,在特殊药品使用时指导护士如何正确输注以提高疗效并减少不良反应,而且还可协助医生,指导患者如何通过改变饮食结构减少疾病复发。临床药师全程参与对患者的药学服务,无论方式还是内容都在不断丰富和拓展,使得药学服务更加贴近患者、贴近临床。

参 考 文 献

[1] 中华医学会感染病学分会肝衰竭与人工肝学组,中华医学会肝病学分会重型肝病与人工肝学组. 肝衰竭诊治指南(2018年版). 中华传染病杂志,2019,37(1):1-9.

[2] 中华医学会肝病学分会. 肝硬化肝性脑病诊疗指南. 中华肝脏病杂志,2018,26(10):721-736.

[3] 宋芳娇,游绍莉,辛绍杰. 终末期肝病营养代谢特点. 实用肝脏病杂志,2017,20(5):520-522.

[4] 朱彬,邹聪聪,郑昕. 终末期肝病的营养不良评价体系和营养支持治疗. 临床肝胆病杂志,2017,33(9):1699-1706.

[5] 刘松涛,许媛,胡中杰,等. 2019年ESPEN肝病营养指南解读. 中华重症医学电子杂志(网络版),2020,6(4):379-382.

(朱　红)

案例5　一例胆汁反流性胃炎合并慢性萎缩性胃炎患者的药学监护

一、案例背景知识简介

慢性萎缩性胃炎在老年人中较为常见,化生性(慢性)萎缩性胃炎还与胃癌密切相关,早发现、早治疗及规律复查很重要。因其病因较为复杂,如饮食与环境因素、自身免疫病、幽门螺杆菌(*Helicobacter pylori*,Hp)感染及胆汁反流性胃炎等,治疗并无统一标准。其症状常与非萎缩性胃炎相似,导致质子泵抑制剂(proton pump inhibitor,PPI)的误用及病情迁延不愈。本文通过探讨一例胆汁反流性胃炎引起的慢性萎缩性胃炎的治疗,为症状性慢性萎缩性胃炎的药物治疗方案优化和药学服务提供参考。

二、病例基本情况

患者，男性，70 岁。主因"腹痛、腹胀 1 月余，加重 3 日"于 2020 年 5 月 30 日转入消化内科。患者于 2020 年 4 月 23 日进餐后无明显诱因出现腹胀、腹痛，进餐后加重，无反酸，无胃灼热及其他不适，自行服用铝碳酸镁后症状稍缓解。3 日前腹痛、腹胀加重，伴恶心，口服雷尼替丁及铝碳酸镁的治疗效果差。为求进一步的检查和治疗，入住消化内科。患者自发病以来神志清，精神尚可，饮食较差，大小便正常，体重较前减轻 2.5kg。

既往史： 慢性胆囊炎病史 10 余年，偶有急性发作，自行服用"头孢菌素类"抗菌药物可缓解。

入院查体： 体温 36.6℃，脉搏 75 次 /min，呼吸 18 次 /min，血压 140/79mmHg，身高 170cm，体重 60kg。神志清醒，查体合作。腹部平坦，腹壁静脉未见曲张，未见肠型及蠕动波。腹软，全腹无压痛、反跳痛，全腹未触及包块。肝、脾肋下未触及，肝颈静脉回流征阴性，胆囊未触及明显异常，墨菲征（-），双肾未触及。移动性浊音（-），肝上界位于右锁骨中线上平第 5 肋间，肝区、脾区、肾区叩击痛（-）。肠鸣音正常，3 次 /min。双下肢无水肿，扑翼样震颤阴性。

辅助检查： 2020 年 5 月 29 日查血常规、CRP 正常。

入院诊断： ①急性胃炎；②慢性胆囊炎。

三、主要治疗经过及典型事件

患者入住消化科后给予注射用雷贝拉唑 20mg i.v.gtt. q.d.、磷酸铝凝胶 20g p.o. t.i.d.、盐酸甲氧氯普胺注射液 10mg i.m. s.t.。生化检查无异常，血常规提示轻度贫血（大细胞性贫血），大便常规示弱阳性，小便常规正常。腹部超声示慢性胆囊炎；^{13}C 尿素呼气试验阴性；胃镜检查示慢性萎缩性胃炎、胆汁反流性胃炎伴糜烂。

第 3 日患者恶心稍缓解，仍有腹胀、腹痛。药师建议停用 PPI，加用熊去氧胆酸胶囊 250mg p.o. q.n.（睡前）、莫沙必利胶囊 5mg p.o. t.i.d.（餐前半小时）及瑞巴派特片 0.1g，早、晚及睡前各服用 1 次。医生采纳加用药物的建议，未停用 PPI，但是换用雷贝拉唑钠肠溶片 20mg p.o. q.d.（餐前半小时）。

第 4 日患者症状明显缓解，但仍有进餐后上腹饱胀感，医生考虑为慢性胆囊炎导致的胰消化酶分泌异常，加用复方阿嗪米特肠溶片 1 片 p.o. t.i.d.（餐后）。次日进餐后上腹饱胀感缓解。

第 6 日患者出院，出院带药给予熊去氧胆酸胶囊、莫沙必利胶囊、瑞巴派特片、磷酸铝凝胶。药师在给患者出院教育时，患者自诉长期贫血，但饮食种类丰富，贫血与饮食无关，考虑与慢性萎缩性胃炎相关，建议补充多维元素片 1 片

p.o. q.d.（餐后），待 1 个月后胃镜复查后视结果再决定是否停药。

四、讨论

（一）慢性萎缩性胃炎的治疗

慢性萎缩性胃炎，尤其是肠化生型萎缩性胃炎与胃癌风险密切相关，因此慢性萎缩性胃炎应注重病因治疗，若有症状可以对症治疗。本例患者有长期慢性胆囊炎病史，胃镜检查示胆汁反流性胃炎，无 Hp 感染，提示本患者慢性萎缩性胃炎的病因为慢性胆汁反流；同时患者高龄，随着年龄增长，也会有胃腺体萎缩。

胆汁反流性引起的慢性萎缩性胃炎一般无酸相关性疾病，胆汁不再反流入胃的改道手术是最佳的根治性疗法。无手术意愿或轻症慢性萎缩性胃炎患者可药物治疗，药物治疗方案推荐为熊去氧胆酸 + 促胃肠动力药 + 胃黏膜保护剂。

熊去氧胆酸可改变胆汁酸的成分，减少对胃黏膜的刺激性，减轻疼痛、恶心和呕吐症状，治疗胆汁反流性胃炎的疗效优于 PPI。促胃肠动力药如多潘立酮、莫沙必利等可减轻反流，减轻恶心症状。硫糖铝、铝碳酸镁等药物可结合胆汁酸，增强胃黏膜保护，改善组织学特征。此外，内源性胃黏膜保护剂（瑞巴派特、替普瑞酮及聚普瑞锌等）也可增强黏膜防御功能。

而对于 PPI 的使用却需要慎重，研究证实长期使用 PPI 的患者有发生慢性萎缩性胃炎的倾向，虽然风险较小，但是仍建议在其他抗酸药及 H_2 受体拮抗剂治疗胃灼热等症状效果差时再考虑短期使用。

本例患者入院后考虑酸相关性急性胃炎，给予抑酸、护胃治疗，治疗效果欠佳，胃镜提示胆汁反流性胃炎，并非酸相关性疾病，PPI 的治疗效果差，同时长时间应用 PPI 会加重慢性萎缩性胃炎，在加用熊去氧胆酸胶囊及促胃肠动力药后患者的症状明显缓解。同时对于存在胆汁反流疾病的慢性胃炎患者可能存在胰酶分泌失调引起的消化不良，给予补充消化酶可缓解消化不良引起的中上腹腹胀。药师在胃镜结果出来后考虑非酸相关性疾病，建议医生停用 PPI，临床医生因顾虑未采纳，但是在积极加用熊去氧胆酸胶囊等药物后患者的症状明显缓解后，出院时采纳药师意见，不再加用 PPI。

除药物治疗外，慢性萎缩性胃炎还应关注生活方式干预，建议患者避免刺激、粗糙的食物，避免大量饮用咖啡、饮酒及吸烟，注意保持每日至少 30 分钟的活动如健走、骑行等。同时建议患者在胆汁反流性胃炎控制好后，可不定期复查胃镜，关注慢性萎缩性胃炎的进展情况，以便及时地干预治疗。

（二）慢性萎缩性胃炎是否需要补充维生素及矿物质

胃黏膜萎缩会导致胃腺体消失，如果伴有肠化生，意味着大量壁细胞消失，最终导致消化不良，主要引起无机钙、维生素 B_{12} 及铁吸收障碍。同时，若伴有胆汁分泌紊乱，还会引起脂溶性维生素等吸收障碍。因此，对于慢性胆汁反流引起的慢性萎缩性胃炎患者，若存在贫血等营养不良性疾病，可常规补充营养元素。目前研究认为，对于慢性萎缩性胃炎相关性贫血患者补充维生素 B_{12}、叶酸及铁是有益的。本例患者为高龄老年患者，有巨幼红细胞贫血，同时为慢性胆汁反流引起的萎缩性胃炎，存在脂溶性维生素、维生素 B_{12} 及其他矿物质吸收障碍，可予以补充多种维生素、矿物质及微量元素，故药师建议给予多维元素片，并根据血常规、生化及萎缩性胃炎控制情况确定疗程，同时注意多食用绿叶蔬菜及每日少量进食红肉。

五、小结

慢性萎缩性胃炎以对因治疗为主，胆汁反流引起的萎缩性胃炎的药物治疗推荐熊去氧胆酸而非 PPI，同时可予以促胃肠动力、保护胃黏膜及营养补充等对症支持治疗。在治疗过程中，药师应提醒医生 PPI 仅适用于酸相关性疾病，应关注 PPI 的长期不良反应，同时教育患者更应关注生活方式的改变，以延缓慢性萎缩性胃炎向恶性方向发展。

参 考 文 献

[1] 吕宾，陈卫昌，寇毅，等. 慢性胃炎基层诊疗指南（2019 年）. 中华全科医师杂志，2020，19（9）：768-775.

[2] 中华医学会，中华医学会杂志社，中华医学会消化病学分会，等. 慢性萎缩性胃炎中西医结合诊疗共识意见（2017 年）. 中国中西医结合消化杂志，2018，26（2）：121-131.

[3] 王仲略，周刚，沈慧琳. 慢性萎缩性胃炎患者的危险因素与临床治疗效果. 中华医院感染学杂志，2015，25（8）：1817-1819.

[4] LAHNER E，ZAGARI R M，ZULLO A，et al. Chronic atrophic gastritis: Natural history, diagnosis and therapeutic management. A position paper by the Italian Society of Hospital Gastroenterologists and Digestive Endoscopists [AIGO], the Italian Society of Digestive Endoscopy [SIED], the Italian Society of Gastroenterology [SIGE], and the Italian Society of Internal Medicine [SIMI]. Digestive and liver disease，2019，51（12）：1621-1632.

[5] SONG J H，KIM Y S，HEO N J，et al. High salt intake is associated with atrophic gastritis with intestinal metaplasia. Cancer epidemiology, biomarkers and prevention，2017，26（7）：1133-1138.

[6] KUMAR N，THOMPSON C C. Remnant gastropathy due to bile reflux after Roux-en-Y gastric bypass: a unique cause of abdominal pain and successful treatment with ursodiol. Surgical endoscopy，2017，31（12）：5399-5402.

[7] KLINKENBERG-KNOL E C，NELIS F，DENT J，et al. Long-term omeprazole treatment in resistant gastroesophageal reflux disease: efficacy, safety, and influence on gastric mucosa.

Gastroenterology，2000，118（4）：661-669.

[8] AZMI A N, TAN S S, MOHAMED R. Practical approach in hepatitis B e antigen-negative individuals to identify treatment candidates. World journal of gastroenterology，2014，20（34）：12045-12055.

[9] HERSHKO C, RONSON A, SOUROUJON M, et al. Variable hematologic presentation of autoimmune gastritis：age-related progression from iron deficiency to cobalamin depletion. Blood，2006，107（4）：1673-1679.

[10] CORREA P, PIAZUELO M B, WILSON K T. Pathology of gastric intestinal metaplasia：clinical implications. American journal of gastroenterology，2010，105（3）：493-498.

[11] MALFERTHEINER P, KANDULSKI A, VENERITO M. Proton-pump inhibitors：understanding the complications and risks. Nature reviews：gastroenterology & hepatology，2017，14（12）：697-710.

（谢　英）

案例 6　一例胆源性急性胰腺炎患者的药学监护

一、案例背景知识简介

急性胰腺炎（acute pancreatitis，AP）是一种常见的消化系统疾病，多由胆石症、高甘油三酯血症（hypertriglyceridemia，HTG）和饮酒等多种病因引发胰腺的炎症反应，而手术后急性胰腺炎虽少见，但是发病突然、病程发展快、症状不典型、病死率高。脾切除患者术中可能损伤胰腺，需要临床药师密切监测患者情况，一旦发生胰腺炎，初始治疗应采用支持治疗，包括容量复苏、疼痛控制和营养支持，对于合并感染者应予以抗菌治疗。临床药师应结合患者情况提供能量、补液及营养支持的个体化建议，并关注患者质子泵抑制剂及抗菌药物使用的必要性。

二、病例基本情况

患者，男性，61 岁。主因"黑便 8 月余，再次黑便 10 余日"于 2019 年 2 月 24 日由急诊转入普通外科。2019 年 2 月 24 日因大量饮酒后出现黑便，伴有恶心、头晕、乏力，就诊于当地医院，给予止血、输血、抗炎、抑酸等治疗后大便转黄，3 周后再次出现黑便，给予禁饮食、止血、抑酸等治疗后大便转黄。2019 年 7 月 27 日行胃镜复查示食管 - 胃底静脉曲张重度，胃窦溃疡瘢痕，门静脉高压性胃病，十二指肠球炎。2019 年 9 月 28 日再次出现黑便，给予输血、止血、抗炎、抑酸等治疗后症状缓解。为进一步治疗，门诊以"肝硬化失代偿期，门静脉高压合

并食管 - 胃底静脉曲张、脾大、脾亢、腹水"收入院。发病以来，患者精神尚可，饮食较差，睡眠正常，小便正常，体重无明显变化。

既往史：高血压病史 7 年，血压最高 180/100mmHg，未口服抗高血压药治疗，目前血压正常。否认药物、食物过敏史。

入院查体：37.1℃，脉搏 89 次 /min，呼吸 18 次 /min，血压 127/74mmHg，身高 180cm，体重 80kg。神志清醒，查体合作。肝肋下未触及，脾脏左下腹触及，肝 - 颈静脉回流征阴性，胆囊未触及明显异常，墨菲征（-）。其余查体未见明显异常。

辅助检查：2019 年 7 月 27 日胃镜示食管 - 胃底静脉曲张重度，胃窦溃疡瘢痕，门静脉高压性胃病，十二指肠球炎。

入院诊断：①门脉高压合并食管 - 胃底静脉曲张、脾大、脾亢、腹水；②肝硬化失代偿期；③高血压（3 级，很高危）。

三、主要治疗经过及典型事件

患者住院第 3 日行脾切除手术，术后第 2 日给予低分子量肝素钙（5 000IU i.h. q.12h.）联合阿司匹林肠溶片（100mg p.o. q.d.）抗栓治疗，夜间出现发热，体温最高 38.2℃，未予处理。次日午间再次出现高热，体温最高 39℃，无寒战，伴上腹轻微痛、压痛，无反跳痛，送检血培养。查血 WBC 及 N% 较前明显升高，CRP、PCT 正常，血清淀粉酶 315U/L。腹部 CT 示胆囊炎，胰腺正常。临床诊断为急性胰腺炎。临床药师根据《中国急性胰腺炎诊治指南》，结合患者情况，考虑患者术后吸收热的可能性高，建议暂不给予抗菌药物抗感染治疗，医生采纳。同时患者当日总入量 3 400ml，尿量 1 300ml（根据体重 78kg，液体需求量为 2 660ml，发热每升高 1℃需额外加 360ml，当日需要量约为 3 400ml），血细胞比容、血铁、钙、磷、胆固醇低，可予以补充乳酸钠林格注射液（晶体：胶体 =2:1）。患者为肝功能不全，给予脂肪乳补充能量需谨慎，暂不需要补充微量元素。自诉轻微痛可耐受，暂不用加镇痛药。医生考虑术后补液量大可能会引起切面渗漏及腹水，未采纳增加补液量的建议，给予蔗糖铁注射液补铁、复方氨基酸（15）双肽（2）补充能量，未加镇痛药，同时加用艾司奥美拉唑抑酸治疗，从而抑制胰腺分泌。

术后第 3 日患者轻微腹痛，仍发热，体温最高 38℃，较前高峰下降。今日总尿量 1 300ml，血 BUN 及血细胞比容较前略升高，血 WBC 及 N% 升高，PCT 及 CRP 均正常。临床医生考虑不除外术后感染可能，咨询临床药师加用何种抗菌药物。临床药师考虑血象升高为急性胰腺炎原因的可能性大，但不排除感染可能，根据影像学等证据建议加用哌拉西林他唑巴坦（4.5g i.v.gtt. q.8h.）抗感染治疗，同时建议临床医生增加液体量，医生采纳建议。

术后第 4 日患者诉无腹痛,有饥饿感,体温最高 37.8℃,血象较前下降,血清淀粉酶正常,血培养仍阴性。临床医生嘱患者流质饮食(低脂、无渣),调整输液量。临床药师建议停用质子泵抑制剂,医生采纳。术后第 5 日患者逐渐恢复饮食,体温最高 37.4℃。术后第 6 日患者发热较前升高,体温最高 38℃,未诉腹痛,无其他不适,感染指标恢复正常。临床药师考虑非感染性原因的可能性大(如切脾后吸收热或药物热),建议停用抗菌药物,医生采纳意见。术后第 7~14 日患者仍有低热,体温波动在 37~38℃,未诉不适,肝、肾功能及感染指标正常,考虑脾切除后吸收热的可能性大,准予患者出院。

四、讨论

(一)急性胰腺炎是否需要抗感染治疗

胆石症是引起急性胰腺炎的最常见的原因,外科手术等医源性因素也可以引起急性胰腺炎。

近年来研究仍表明,对于单纯性胰腺炎,预防性应用抗菌药物不能降低胰腺感染坏死的风险,且会增加多重耐药菌及真菌感染的风险,故对于中至重度急性胰腺炎患者不建议常规使用预防性抗菌药物。但对于某些存在广泛胰腺坏死(坏死面积 >30%~50%)及持续器官功能衰竭的患者,预防性抗菌药物的应用可能有益。

合并感染常常是急性胰腺炎患者的死亡率增加的原因。有胰腺外感染时,如胆管炎、肺炎、尿路感染、菌血症、导管相关性感染,若有病原学证据,应根据病原学证据选择抗菌药物;若无病原学证据,怀疑感染时,应在寻找感染原的同时根据循证证据经验性选择抗菌药物。

本例患者为肝硬化脾切除术后次日发生急性胰腺炎,很可能是医源性原因引起的。如无合并感染,按照单纯性急性胰腺炎治疗即可。然而,肝硬化脾切除术后患者往往会出现免疫力降低,是机会性感染的危险因素。该患者术后发热的同时有血象升高,影像学提示胆囊炎,在术后第 3 日发热不缓解且血象继续升高,不排除手术部位感染的可能性,一旦发生严重感染,会同时累及肝脏和胰腺。故药师建议医生应及时给予经验性抗感染治疗。

(二)急性胰腺炎的补液治疗

补液不足可导致低血压和急性肾小管坏死。发病 24 小时仍持续存在血液浓缩与发生坏死性胰腺炎有关,将容量复苏主要限制在发病后 24~48 小时。

成人的补液量需求为第一个 10kg,100ml/kg;第二个 10kg,50ml/kg;超过 20kg 的部分,20ml/kg。体温高于 37℃,每升高 1℃,每日液体需要量增加 360ml。补液治疗可用 24 小时内生命体征改善(目标心率 <120 次/min,平均动脉压 65~85mmHg)、尿量改善[>0.5~1ml/(kg·h)],以及血细胞比容(目标值 35%~

44%)和 BUN 降低作为指征。患者的上述指标在补液后有改善,说明补液量充足。同时,乳酸林格液可降低全身炎症反应综合征(systemic inflammatory response syndrome,SIRS)的发生率,但是高钙血症患者应避免使用乳酸林格液,应换用生理盐水。该患者发病时血钙不高,仅给予生理盐水及 5% 葡萄糖注射液进行补液,考虑到 qSOFA 评分不高,诊断为轻度胰腺炎,补液合理。

此外,轻症胰腺炎患者通常恢复较快,在可耐受的情况下应早期开始摄入软食(一般为 24 小时内),若无肠梗阻,也没有明显的恶心、呕吐或腹痛,通常给予低渣、低脂软食。一旦恢复饮食,可停止补液治疗。该患者为轻症胰腺炎,术后恢复饮食后及腹痛缓解后,医生鼓励患者软食,药师给患者宣教时详尽解释低渣、低脂软食,避免进食脂质丰富的食物。

(三)急性胰腺炎的质子泵抑制剂使用

治疗重症胰腺炎时,蛋白酶抑制剂(如乌司他丁、加贝酯等)能轻微降低其死亡率,可酌情使用;而 PPI 理论上可通过抑制胃酸分泌而间接抑制胰腺分泌,还可以预防应激性溃疡的发生,但是目前没有直接的循证证据支持其在急性胰腺炎治疗时的有效性。国内指南推荐,对于轻症急性胰腺炎患者无须使用生长抑素类药物,可用 PPI 或 H_2 受体拮抗剂,抑酸治疗应短期使用,疗程为 3~7 日。

本例患者为脾切除术后诱发的轻症胰腺炎,医生给予艾司奥美拉唑抑酸治疗,使用 3 日后患者可进食时,药师建议停用 PPI,以防止胃肠道感染及菌群失调的发生。

五、小结

急性胰腺炎的首要治疗应是及时、充足补液,并根据心率、动脉压、尿量、血细胞比容及血尿素氮评价补液效果,同时怀疑感染应先行经验性抗感染治疗,不必等待微生物培养结果;轻症急性胰腺炎可谨慎地短期使用 PPI。药师需要密切监测急性胰腺炎患者的每日症状、体征、补液量和感染指标,及时提醒医生调整补液量,预防严重感染的发生。

参 考 文 献

[1] 中华医学会消化病学分会胰腺疾病学组,《中华胰腺病杂志》编委会,《中华消化杂志》编委会. 中国急性胰腺炎诊治指南(2019 年,沈阳). 临床肝胆病杂志,2019,35(12):2706-2711.

[2] 林擎天. 手术后急性胰腺炎的防治. 肝胆胰外科杂志,2005,17(4):261-263.

[3] LABBUS K,JUNKMANN J K,PERKA C,et al. Antibiotic-induced fever in orthopaedic patients—a diagnostic challenge. International orthopaedics,2018,42(8):1775-1781.

[4] ASHLEY J, JORDAN S. Clinical guideline highlights for the hospitalist: initial management of acute pancreatitis in the hospitalized adult. Journal of hospital medicine, 2019, 14(12): 764-765.

[5] LEE P J, PAPACHRISTOU G I. New insights into acute pancreatitis. Nature reviews: gastroenterology & hepatology, 2019, 16(8): 479-496.

[6] CROCKETT S D, WANI S, GARDNER T B, et al. American Gastroenterological Association Institute guideline on initial management of acute pancreatitis. Gastroenterology, 2018, 154(4): 1096-1101.

（谢　英）

案例7　一例十二指肠溃疡合并骨关节炎患者应用非甾体抗炎药的药学监护

一、案例背景知识简介

骨关节炎好发于中老年人，在 65 岁及 65 岁以上的人群中超过半数者罹患此病。骨关节炎给予生活措施干预效果不好者常选择非甾体抗炎药（nonsteroidal anti-inflammatory drug，NSAID）作为首选药，然而对于 65 岁以上的老年人，该类药物使用期间有胃炎、溃疡，甚至并发消化道穿孔及出血的风险。对于已并发消化道溃疡的患者，能否继续选择 NSAID 治疗骨关节炎成为临床治疗的难点。本文通过一例十二指肠溃疡合并骨关节炎患者探讨 NSAID 的应用及药学监护，以期为骨关节炎患者的个体化药学服务提供参考。

二、病例基本情况

患者，男性，74 岁。主因"间断乏力、腹胀 1 年，肝癌介入术后 6 个月"于 2018 年 2 月 22 日转入普通外科。患者于 2017 年 7 月初无明显诱因出现厌油、纳差，并皮肤、巩膜黄染，出现双下肢水肿，晨起加重。入院后查腹部增强 CT 示①肝癌；②肝硬化，脾大，腹水。患者无法耐受外科切除手术，于 9 月 11 日行肝右叶肝癌经肝动脉栓塞介入治疗。2018 年 1 月 10 日胃镜示食管裂孔疝、十二指肠溃疡。为求进一步检查和治疗，入住普通外科。患者自发病以来，神志清，精神尚可，可软食，大小便正常，体重无明显减轻。

既往史：慢性乙型肝炎病史 50 余年，腰椎压缩性骨折伴骨关节炎 1 年余，一直服用双氯芬酸钠肠溶片 50mg p.o. t.i.d.。

入院查体：体温 36.6℃，脉搏 80 次/min，呼吸 18 次/min，血压 125/80mmHg，体重 55kg。神志清醒，查体合作。查体未见明显异常。

辅助检查：无。

入院诊断：①原发性肝细胞癌介入术后；②乙型肝炎肝硬化失代偿期；③食管裂孔疝；④胃、十二指肠溃疡；⑤骨关节病。

三、主要治疗经过及典型事件

患者入科后临床考虑患者胃、十二指肠溃疡为双氯芬酸钠肠溶片引起的，给予停用双氯芬酸钠肠溶片，同时给予雷贝拉唑钠肠溶片 20mg p.o. q.d. 抗溃疡治疗。次日患者诉腰椎处疼痛，考虑为骨关节炎引起的疼痛，临床药师建议可暂不加用口服 NSAID，给予氟比洛芬酯凝胶贴膏（外用 b.i.d.）或双氯芬酸外用剂型（外用 q.i.d.）治疗，医生采纳，给予患者氟比洛芬酯凝胶贴膏外用。

第 3 日患者自诉稍缓解，但仍有疼痛，继续观察。第 4 日患者仍有腰椎处疼痛，复查腰椎 MRI，医生给予加用口服双氯芬酸钠肠溶片 50mg p.o. t.i.d.，药师建议因已外用氟比洛芬酯凝胶贴膏，可减少口服剂量，双氯芬酸钠肠溶片调整为 25mg p.o. b.i.d.，若疼痛缓解差，可逐渐增加频次和剂量。但医生认为频繁调整方案会降低患者的信任度，未采纳。患者目前给予口服联合外用 NSAID，继续给予雷贝拉唑钠肠溶片抑酸治疗。

第 5 日患者再次行介入手术，介入手术后诉胃部疼痛，医生考虑为手术应激性胃肠道反应，药师再次建议调整双氯芬酸钠肠溶片的剂量，医生同意调整为 25mg p.o. t.i.d.，次日患者未诉特殊不适。第 6 日患者出院，出院带药为双氯芬酸钠肠溶片 25mg p.o. t.i.d.、氟比洛芬酯凝胶贴膏 1 贴外用 b.i.d.、雷贝拉唑钠肠溶片 20mg p.o. q.d.，嘱患者若有胃部不适及时就医。

患者出院后次日出现黑便，再次入院，急诊胃镜示溃疡出血，给予胃镜下止血治疗，同时给予艾司奥美拉唑持续静脉滴注抑酸治疗，停用口服药物。病情稳定后转入普通外科，患者诉腰椎处疼痛，药师建议换用双氯芬酸外用制剂，停用口服 NSAID，同时建议专科治疗，选择胃肠道风险较小的药物如度洛西汀。医生同意使用双氯芬酸钠外用制剂，患者病情缓解后出院转诊骨科治疗。

四、讨论

（一）NSAID 的胃肠道毒性

环氧合酶（cyclooxygenase，COX）是合成前列腺素的限速酶，COX-1 参与具有黏膜保护作用的前列腺素的合成，而 COX-2 主要参与炎症因子产生的过程。NSAID 分为选择性 COX-2 抑制剂和非选择性 COX 抑制剂，国内目前选择性 COX-2 抑制剂有塞来昔布、依托考昔及帕瑞昔布（伐地昔布的前体药物，伐地昔布因心血管风险已退出欧美市场）等。与非选择性 NSAID 相比，所有选择性 COX-2 抑制剂的疗效与其相当，且胃、十二指肠毒性相对减少，但是在推荐剂量下仍可阻断胃和十二指肠内的 COX-1，可能导致胃肠道损伤。

NSAID 的剂型和疗程影响胃肠道毒性。局部使用 NSAID 治疗骨关节炎的疗效不弱于口服剂型，同时胃肠道不良事件显著减少，指南建议将其作为轻至中度骨关节炎的一线干预措施。另外，局部 NSAID 凝胶制剂（如双氯芬酸、布洛芬及酮洛芬等）比其他外用制剂的吸收更好。健康人短期（＜1 周）使用 NSAID 一般不会引起胃肠道风险，胃、十二指肠并发症最常见于开始治疗后的 3 个月内，即使低剂量使用也会出现。

此外，NSAID 的胃肠道危险因素还包括有胃肠道事件（溃疡或出血）既往史、年龄＞60 岁、使用大剂量 NSAID、同时使用糖皮质激素、同时使用抗血小板药和抗凝血药、未治疗的幽门螺杆菌感染及使用 5- 羟色胺选择性重摄取抑制剂。对于存在危险因素的患者，可以考虑选用选择性 COX-2 抑制剂联合 PPI 治疗，但最好避免使用口服 NSAID。

本例患者老龄，同时长期使用较大剂量的非选择性 COX 抑制剂，具备导致胃肠道溃疡的危险因素，初始应首选外用 NSAID。但该患者外院初始选择口服较大剂量的 NSAID（双氯芬酸钠肠溶片），且疗程长（1 年），未使用 PPI，这些导致溃疡的发生。此外，患者入院期间行肝脏介入手术，有发生应激性胃黏膜病变的风险。多种危险因素共同作用，胃肠道溃疡出血的风险显著增加。

（二）NSAID 胃肠道风险的预防

对于骨关节炎患者，应首选外用 NSAID，若控制不佳可选用低剂量的口服 NSAID 合并外用 NSAID 治疗，尽量避免使用口服 NSAID。若必须选择口服 NSAID，对于有胃肠道危险因素的患者应给予一级预防，包括：①使用一种非选择性 NSAID + 一种 PPI 或米索前列醇；②使用一种选择性 COX-2 抑制剂类药物，联合或不联合一种 PPI。大剂量 H_2 受体拮抗剂仅用于不能耐受 PPI 或米索前列醇的患者。

一旦出现 NSAID 相关性胃肠道事件，应避免使用口服 NSAID，再选择上述药物进行二级预防仍有出现胃肠道溃疡出血的可能性。替代治疗方案包括：①外用 NSAID + 度洛西汀；②度洛西汀；③双醋瑞因（白介素 -1β 受体，65 岁及 65 岁以上的患者不推荐使用）；④针灸等中医疗法。

本患者入院前未给予一级预防，出现 NSAID 相关性胃肠道溃疡。同时在患者出现 NSAID 相关性胃、十二指肠溃疡后，仍继续使用口服 NSAID，经过药师干预，虽降低剂量，同时合并 PPI 治疗，但胃肠道溃疡出血仍发生。在发生 NSAID 相关性溃疡后，药师应积极干预，建议医生不再使用口服 NSAID，换用外用 NSAID 及度洛西汀治疗。同时，教育患者在使用 NSAID 的过程中应间歇性使用（疼痛时使用），不宜长期规律服用，若出现胃肠道不适应及时就诊。

五、小结

老年人使用 NSAID 的风险不容忽视,通过以间歇性用法、选择性 COX-2抑制剂为主、联合使用 PPI 或米索前列醇避免胃肠道事件的发生,一旦发生应避免使用口服 NSAID。药师在临床干预的过程中,权衡使用 NSAID 的利弊时应首要考虑患者的用药安全性,对患者及时开展用药教育,提高 NSAID 用药过程中出现不良反应时的警觉性,预防溃疡出血事件的发生。

参 考 文 献

[1] 国家风湿病数据中心,中国系统性红斑狼疮研究协作组. 非甾体消炎药相关消化道溃疡与溃疡并发症的预防与治疗规范建议. 中华内科杂志, 2017, 56(1): 81-85.

[2] 中华医学会骨科学分会关节外科学组. 中国骨关节炎疼痛管理临床实践指南(2020 年版). 中华骨科杂志, 2020, 40(8): 469-476.

[3] HUNT R, LAZEBNIK L B, MARAKHOUSKI Y C, et al. International consensus on guiding recommendations for management of patients with nonsteroidal antiinflammatory drugs induced gastropathy-ICON-G. Euroasian J Hepatogastroenterol, 2018, 8(2): 148-160.

[4] YANG M, WANG H T, ZHAO M, et al. Network meta-analysis comparing relatively selective COX-2 inhibitors versus coxibs for the prevention of NSAID-induced gastrointestinal injury. Medicine(Baltimore), 2015, 94(40): e1592-e1607.

[5] ROTH S H, FULLER P. Diclofenac topical solution compared with oral diclofenac: a pooled safety analysis. Journal of pain research, 2011, 4: 159-167.

[6] RAFANAN B S, VALDECAÑAS B F, LIM B P, et al. Consensus recommendations for managing osteoarthritic pain with topical NSAIDs in Asia-Pacific. Pain management, 2018, 8(2): 115-128.

[7] JOO M K, PARK C H, KIM J S, et al. Clinical guidelines for drug-related peptic ulcer. Gut and liver, 2020, 14(6): 707-726.

[8] American College of Rheumatology Ad Hoc Group on Use of Selective and Nonselective Nonsteroidal Antiinflammatory Drugs. Recommendations for use of selective and nonselective nonsteroidal antiinflammatory drugs: an American College of Rheumatology white paper. Arthritis care and research, 2008, 59(8): 1058-1073.

[9] KIELLY J, DAVIS E M, MARRA C. Practice guidelines for pharmacists: the management of osteoarthritis. Can Pharm J(Ott), 2017, 150(3): 156-168.

(谢　英)

案例 8　一例顽固性呃逆患者的药学监护

一、案例背景知识简介

呃逆俗称打嗝，是一种常见且通常短暂的症状，一般持续时间 < 48 小时，持续超过 48 小时的呃逆称为顽固性呃逆。引起顽固性呃逆的原因较多而复杂，包括中枢神经系统疾病、迷走神经和膈神经刺激（如甲状腺炎、喉炎等）、胸腔疾病、心血管疾病、代谢紊乱、药物引起、术后及精神因素等。治疗方法包括动作治疗及药物治疗。一般性呃逆不需要治疗即可恢复，但是顽固性呃逆的治疗有时很复杂。本文通过一例顽固性呃逆患者的治疗及药学监护，为顽固性呃逆提供治疗思路及个体化监护参考。

二、病例基本情况

患者，男性，60 岁。主因"右上腹持续胀痛，伴恶心、呕吐 1 日"于 2018 年 7 月 21 日由急诊转入普通外科。患者于 2018 年 7 月 20 日凌晨无明显诱因出现右上腹持续胀痛，伴恶心、呕吐，呕吐物为胃内容物。无发热、寒战，无其他不适。患者发病以来神志清，精神尚可，未进食，大小便正常，体重无明显减轻。

既往史：既往体健。否认药物、食物过敏史。

入院查体：体温 36.8℃，脉搏 70 次 /min，呼吸 18 次 /min，血压 121/80mmHg，身高 175cm，体重 70kg。神志清醒，查体合作。墨菲征阳性。

辅助检查：无。

入院诊断：急性胆囊炎。

三、主要治疗经过及典型事件

患者入院后给予解痉等对症治疗后好转，住院第 3 日行胆囊切除术。术后第 3 日正常流质饮食，患者突发呃逆，无咳嗽、咳痰，无恶心、呕吐，无发热、寒战，无其他明显不适，最初不在意。术后第 4 日仍有呃逆，诉影响睡眠，通过饮水、吞咽食物、屏住呼吸及深呼吸等生活方式调节无效。临床药师给患者做健康教育时，建议患者可再尝试按压眼球（刺激迷走神经）或蜷腿让膝盖压迫胸腔（减轻膈肌压力）等姿势改善呃逆情况。

术后第 5 日患者无发热，无其他不适，仍诉呃逆，影响睡眠。临床医生咨询药师正在使用的药物是否会影响膈肌。临床药师对患者使用的药物进行重整，均为保肝及补液治疗药物，药物影响的可能性较小，不排除疾病本身的影响。临床医生怀疑为术后胃肠道蠕动较差引起，给予多潘立酮治疗，3 剂后呃逆不缓解,给予临时应用甲氧氯普胺 10mg 肌内注射。

术后第 6 日患者仍有呃逆,继续给予甲氧氯普胺,无缓解。临床药师建议尝试口服巴氯芬片 5mg p.o. t.i.d.,患者口服 3 次后呃逆缓解,应用 2 日后未再呃逆,临床医生给予停药。

术后第 8 日患者在巴氯芬停药后再次出现呃逆,较前频率低,建议临床医生再次加用巴氯芬,使用足 5 日疗程。再次给予患者加用巴氯芬,使用 1 日后患者呃逆消失,后再次使用 4 日,停药后患者未再出现呃逆。

四、讨论

(一)顽固性呃逆的病因及治疗

持续时间超过 48 小时的呃逆称为顽固性呃逆。顽固性呃逆虽不致命,但却影响生活质量。

顽固性呃逆的病因包括:①中枢神经系统疾病,如颅内血管疾病或中枢神经系统感染,一般除呃逆外,常伴有其他神经系统症状;②迷走神经或膈神经刺激;③胃部疾病,如胃食管反流病;④手术,特别是中枢神经系统手术和腹腔手术,手术麻醉及术中的内脏刺激也可引起,多在术后 1～4 日发生;⑤某些疾病,如胸腹腔疾病、感染;⑥某些药物也可引起,如地塞米松、抗肿瘤药及麻醉药;⑦心理因素,如焦虑,睡眠期间出现呃逆则可排除。

本患者有胆囊疾病,为手术术后出现的顽固性呃逆,出现时间较长,怀疑为手术后迷走神经兴奋引起。持续时间 <48 小时的呃逆通过一些动作或姿势可以终止,操作简单且通常安全。这些操作旨在中断正常的呼吸功能,刺激鼻咽部或悬雍垂,增加迷走神经刺激或减轻对膈肌的刺激性。例如屏住呼吸或进行深大呼吸(增加血碳酸离子含量),喝冷水,拉舌头,漱口或吞咽一茶匙干糖(刺激鼻咽),按压眼球(刺激迷走神经),将膝盖拉到胸部或向前倾斜以压缩胸部(减轻横膈膜上的压力)。持续时间 >48 小时的呃逆除查找病因外,可通过药物来缓解或治疗。不管有没有胃食管反流病,都可以尝试经验性应用 PPI,如果没有效果,也可以选择巴氯芬、加巴喷丁或甲氧氯普胺。

巴氯芬特别适合伴有中枢神经系统疾病的患者,每次 5～10mg,每日 3 次,分次剂量每日最多可滴定为 45mg,疗程为 5 日。

加巴喷丁是一种耐受性良好的药物,已用于脑卒中后康复或姑息性治疗时出现呃逆的患者,剂量为每日 100～400mg,每日 3 次。对于顽固性呃逆,加巴喷丁可与 PPI、巴氯芬或甲氧氯普胺联用。

周围胃肠道和非胃肠道病因引起的顽固性呃逆的治疗选择促胃肠动力药,如甲氧氯普胺和多潘立酮。甲氧氯普胺的初始剂量为口服每次 10mg,每日 3 次或 4 次。

如果存在胃胀气,消泡剂如二甲硅油可能会有所帮助。消泡剂可以与多潘立酮和甲氧氯普胺等促胃肠动力药配合使用,有助于清空胃中的内容物。

如果初始药物无效,则合理的做法是在使用 3~4 周后换药。例如 PPI 用药 3~4 周后呃逆未缓解,可以换巴氯芬或加巴喷丁;如果巴氯芬或加巴喷丁用药 3~4 周后患者仍然有症状,可以换甲氧氯普胺治疗 3~4 周;如果症状仍然存在,可改用氯丙嗪。需要注意的是,氯丙嗪有可能发生严重的不良反应,如低血压、尿潴留、青光眼和谵妄,因此选用时需谨慎。

本患者因为出院意愿比较强烈,不适合长时间用药后观察疗效,因此在患者应用甲氧氯普胺 1 日后无任何缓解,临床药师建议换药。本患者应用巴氯芬治疗后缓解,但是疗程不足而出现反复,应用足疗程后未再复发。

(二)巴氯芬的药学监护

巴氯芬应在进餐时口服,长期(2 个月以上)服药后突然停药可能引起焦虑、癫痫、运动障碍、心动过速等症状,应逐渐减量,需要 1~2 周。本患者为短期使用,不必担心突然停药引起的停药反应,但是要控制住病情,需要逐渐减量。使用过程中应做监护:①巴氯芬有镇静作用,与其他有镇静作用的药物联用需注意。若出院后口服应避免需要高度注意力集中的工作,避免饮酒。本患者住院过程中使用该药,无其他镇静药联合使用。嘱咐患者及家属,在患者大小便时需要密切注意或家属陪伴。②巴氯芬可引起氨基转移酶和血糖升高,肝病或糖尿病患者需定期进行肝功能、血糖检查。本患者无上述疾病,无须监护上述指标。

五、小结

持续时间 <48 小时的呃逆通过生活方式调节即可缓解,超过 48 小时仍未缓解,需要详细寻找病因,并通过尝试不同的药物或药物组合来治疗,治疗需满足一定的疗程。顽固性呃逆患者常常并非以该病入院,而是住院过程中出现,对患者的生活影响较大。药师在查房过程中发现后,应先嘱患者行生活干预,若为顽固性呃逆,可以先从不良反应小的药物开始,逐渐调整为其他不良反应较大的药物。

参 考 文 献

[1] HOSOYA R, UESAWA Y, ISHII-NOZAWA R, et al. Analysis of factors associated with hiccups based on the Japanese Adverse Drug Event Report database. PLoS one, 2017, 12(2): e0172057.

[2] DORE M P, PEDRONI A, PES G M, et al. Effect of antisecretory therapy on atypical symptoms in gastroesophageal reflux disease. Digestive diseases and sciences, 2007, 52(2): 463-468.

[3] KOHSE E K, HOLLMANN M W, BARDENHEUER H J, et al. Chronic hiccups: an underestimated problem. Anesthesia and analgesia, 2017, 125(4): 1169-1183.

[4] PIERLUIGI L, LUCA B, MARIO M, et al. Refractory central supratentorial hiccup partially relieved with vagus nerve stimulation. Journal of neurology, neurosurgery and psychiatry, 2010, 81(7): 821-822.

[5] STEGER M, SCHNEEMANN M, FOX M. Systemic review: the pathogenesis and pharmacological treatment of hiccups. Alimentary pharmacology and therapeutics, 2015, 42(9): 1037-1050.

[6] YUE J, LIU M, LI J, et al. Acupuncture for the treatment of hiccups following stroke: a systematic review and meta-analysis. Acupuncture in medicine, 2017, 35(1): 2-8.

[7] WANG T, WANG D. Metoclopramide for patients with intractable hiccups: a multicentre, randomised, controlled pilot study. Internal medicine journal, 2014, 44(12a): 1205-1209.

[8] YANG H, ZHANG R, ZHOU J, et al. Acupuncture therapy for persistent and intractable hiccups: protocol of a systematic review and meta-analysis. Medicine(Baltimore), 2019, 98(44): e17561.

[9] HENDRIX K, WILSON D, KIEVMAN M J, et al. Perspectives on the medical, quality of life, and economic consequences of hiccups. Current oncology reports, 2019, 21(11/12): 1-11.

[10] ODONKOR C A, SMITH B, RIVERA K, et al. Persistent singultus associated with lumbar epidural steroid injections in a septuagenarian: a case report and review. American journal of physical medicine and rehabilitation, 2017, 96(1): e1-e4.

[11] ZHANG C, ZHANG R F, ZHANG S Y, et al. Baclofen for stroke patients with persistent hiccups: a randomized, double-blind, placebo-controlled trial. Trials, 2014, 15(1): 1-6.

[12] CHOU C L, CHEN C A, LIN S H, et al. Baclofen-induced neurotoxicity in chronic renal failure patients with intractable hiccups. Southern medical journal, 2006, 99(11): 1308-1310.

[13] PETROIANU G, HEIN G, PETROIANU A, et al. Idiopathic chronic hiccup: combination therapy with cisapride, omeprazole, and baclofen. Clinical therapeutics, 1997, 19(5): 1031-1038.

[14] RAMIREZ F C, GRAHAM D Y. Treatment of intractable hiccup with baclofen: results of a double-blind randomized, controlled, cross-over study. American journal of gastroenterology (Springer nature), 1992, 87(12): 1989-1991.

[15] ROSS J C, COOK A M, STEWART G L, et al. Acute intrathecal baclofen withdrawal: a brief review of treatment options. Neurocritical care, 2011, 14(1): 103-108.

[16] POLITO N B, FELLOWS S E. Pharmacologic interventions for intractable and persistent

hiccups: a systematic review. Journal of emergency medicine，2017，53（4）：540-549.

[17] THOMPSON D F，BROOKS K G. Gabapentin therapy of hiccups. Annals of pharmaco-therapy，2013，47（6）：897-903.

[18] MOORE J K，ELLIOTT R A，PAYNE K，et al. The effect of anaesthetic agents on induction，recovery and patient preferences in adult day case surgery：a 7-day follow-up randomized controlled trial. European journal of anaesthesiology，2008，25（11）：876-883.

（谢　英）

案例 9　一例西酞普兰相关胃食管反流病患者的药学监护

一、案例背景知识简介

胃食管反流病（gastroesophageal reflux disease，GERD）是指胃、十二指肠内容物反流入食管引起反酸、胃灼热等症状。GERD 的发生主要与食管下括约肌松弛、压力降低或与胃、食管交界处的解剖结构破坏有关。危险因素包括食管裂孔疝，肥胖，高脂饮食，吸烟，酗酒，幽门螺杆菌感染，妊娠，遗传因素及饮食习惯等。

少数情况下，药物会引起食管下括约肌松弛或压力降低。某些药物的抗胆碱作用会影响食管下段括约肌的自主收缩功能，从而导致胃食管反流病，如抗抑郁药。关于三环类抗抑郁药影响食管括约肌功能的研究较多。然而，新一代抗抑郁药如 5- 羟色胺选择性重摄取抑制剂及 5- 羟色胺和去甲肾上腺素重摄取抑制剂也可能导致胃食管反流病。本文从一例西酞普兰引起的胃食管反流病讨论药物性胃食管反流病的个体化药学监护。

二、病例基本情况

患者，女性，55 岁。主因"反复中上腹不适伴进食困难 1 个月"于 2020 年 6月 23 日入住消化内科。患者因腹胀、反酸、嗳气加重入院。近 1 个月自觉中上腹不适，伴反酸、嗳气，有时有饮水呛咳。既往胃镜示慢性胃炎，外院肿瘤标志物示 CA72-4 升高。患者自发病以来神志清，精神尚可，可进食流质饮食，大小便正常，体重无明显减轻。

既往史：抑郁症诊断 3 月余，平时口服西酞普兰（10mg q.d.）控制。否认药物、食物过敏史。

入院查体：体温 36.9℃，脉搏 77 次 /min，呼吸 18 次 /min，血压 111/70mmHg，身高 164cm，体重 54kg。神志清醒，查体合作。体格检查无特殊。

辅助检查：无。

入院诊断：①胃食管反流病；②抑郁症。

三、主要治疗经过及典型事件

入院第 1 日，该患者目前口服西酞普兰 10mg p.o. q.d.（晨起）抗抑郁治疗。经详细询问患者的疾病史及用药史，患者此次症状发作前无 GERD 相关症状，每年体检未发现胃部相关疾病。药师查阅资料后，初步判断为西酞普兰的药品不良反应，关联性评价结果为"可能"。医生和药师综合考虑为药物相关性 GERD 的可能性大，同时药师建议患者西酞普兰调整为睡前半小时服药，同时睡前 3 小时不要进食。

入院后第 3 日胃镜示反流性食管炎，Hp 检测阴性，感染指标正常，大便常规正常，其他指标均正常，明确诊断为 GERD。患者已调整西酞普兰的服用时间 2 日，GERD 症状未缓解。医生给予患者抑酸、护胃治疗，奥美拉唑镁肠溶片 20mg p.o. q.d.、L- 谷氨酰胺呱仑酸钠颗粒 1 袋直接吞服 t.i.d.。西酞普兰片维持上述调整治疗。药师医嘱审核时发现，建议医生改为泮托拉唑钠肠溶胶囊 20mg p.o. q.d.，减少药物相互作用，医生采纳建议。

入院第 5 日，即患者口服泮托拉唑 2 日后症状稍缓解，临床医生改注射用泮托拉唑钠 20mg i.v.gtt. q.d.。入院第 7 日患者的 GERD 症状反复，未明显改善。临床药师建议请精神科会诊，调整抗抑郁药。入院第 8 日精神科医生会诊后，建议可换用盐酸文拉法辛缓释胶囊 75mg p.o. q.d. 治疗。临床药师建议同时口服泮托拉唑钠肠溶胶囊 20mg p.o. q.d.，医生采纳建议。入院第 10 日患者中上腹不适的症状明显缓解，患者出院，建议 1 个月后复查胃镜，同时给患者进行 GERD 的生活及健康教育。

四、讨论

（一）抗抑郁药引起的胃食管反流病

抑郁症的常用药物包括三环类抗抑郁药（tricyclic antidepressant，TCA）、5-羟色胺选择性重摄取抑制剂（serotonin-selective reuptake inhibitor，SSRI）、5- 羟色胺和去甲肾上腺素重摄取抑制剂（serotonin-noradrenalin reuptake inhibitor，SNRI）及单胺氧化酶抑制剂（monoamine oxidase inhibitor，MAOI）。首选治疗药物为 SSRI，代表药物有盐酸帕罗西汀、氟西汀、舍曲林、西酞普兰和艾司西酞普兰；次选 SNRI，如文拉法辛、度洛西汀等。

抗抑郁药，尤其是 SSRI 常作为治疗难治性胃食管反流病（refractory gastro-esophageal reflux disease，RGERD）症状的重要药物。其作用机制为：①食管动力功能与 5- 羟色胺神经递质的信号转导功能密切相关，SSRI 可促进 5- 羟色胺与受体结合，从而促进食管运动，提高酸清除能力，减轻 GERD 患者的反流症状;② SSRI 可通过调节神经递质降低食管机械性和化学性高敏感。然而,其同时也可以通过影响食管下段括约肌功能,从而引起胃食管反流病。目前较多研究报道的是三环类药物,偶有 SSRI 引起的胃食管反流病。此外,服用抗精神病药及抗焦虑药者患 GERD 的风险较正常人也会增加。除此之外,需要注意的是焦虑和精神障碍也可能导致 GERD 的风险增加。治疗方式包括:①通过调整服药时间及减少剂量,减少对食管下段括约肌功能作用的强度;②换药,SNRI 与 SSRI 的作用机制不甚相同,通过换药可能有效;③加用 PPI 及胃黏膜保护剂。

本例患者无胃肠道疾病史,无其他 GERD 的诱因,且为服用西酞普兰后出现的,根据药品不良反应相关性评价为"可能"。未停药时,药师建议改变用药时间、生活方式及加用 PPI 和胃黏膜保护剂,症状均未得到明显缓解,患者对于 SSRI 类抗抑郁药敏感。故建议请精神科会诊,换用非 SSRI 类抗抑郁药。换药后,继续经 PPI 治疗,症状明显缓解,西酞普兰的不良反应相关性评价判断为"很可能"。

(二)SSRI 与质子泵抑制剂的相互作用

SSRI 类药物如氢溴酸西酞普兰、艾司西酞普兰和舍曲林都经细胞色素 P450 同工酶 CYP2C19 代谢,该酶被 PPI 如奥美拉唑、艾司奥美拉唑、兰索拉唑和泮托拉唑抑制。与兰索拉唑和泮托拉唑相比,奥美拉唑和埃索美拉唑的抑制作用更为明显。与西酞普兰和舍曲林相比,艾司西酞普兰受到的影响更大。

西酞普兰合并使用艾司奥美拉唑或奥美拉唑(CYP2C19 酶抑制剂)会导致其血药浓度中度升高(大约 40%),因此西酞普兰需要调整剂量;而泮托拉唑对 CYP2C19 的抑制能力较弱,一般无须调整西酞普兰的剂量。

除药动学相互作用外,2 类药物联用还可能增加心血管风险,对于有心脏基础疾病的患者,需嘱咐患者若有心前区不适应尽快与医生联系。

本例患者入院后给予抑酸治疗,药师考虑到 PPI 与西酞普兰的相互作用,建议用相互作用较弱的泮托拉唑。同时患者后来换用的 SNRI 类药物文拉法辛也经 CYP2C19 代谢,选用泮托拉唑是适宜的,同时住院过程中未发现心血管事件发生,嘱患者出院后注意观察不良反应。

五、小结

药物引起胃食管反流病很容易被忽视,临床药师在患者常规抑酸治疗效果不好的情况下,需要关注抑酸药使用的适宜性及药物引起的不良反应的可能性。在不换药前,可以考虑通过调整服药时间、调整剂量及改变生活方式等减少不良反应,最后是换用另一种机制不同的药物。同时,给予质子泵抑制剂治疗时需要关注相互作用。

参 考 文 献

[1] 李浩, 魏良洲. 抗抑郁药治疗难治性胃食管反流病的研究进展. 中华消化杂志, 2019, 39(11): 791-792.

[2] 中国药学会医院药学专业委员会, 中华医学会临床药学分会, 《质子泵抑制剂优化应用专家共识》写作组. 质子泵抑制剂优化应用专家共识. 中国医院药学杂志, 2020, 40(21): 2195-2213.

[3] 中华医学会, 中华医学会杂志社, 中华医学会消化病学分会, 等. 胃食管反流病基层诊疗指南(2019 年). 中华全科医师杂志, 2019, 18(7): 635-641.

[4] 中华医学会消化病学分会. 2020 年中国胃食管反流病专家共识. 中华消化杂志, 2020, 40(10): 649-663.

[5] MARTÍN-MERINO E, RUIGOMEZ A, GARCIA RODRIGUEZ L A, et al. Depression and treatment with antidepressants are associated with the development of gastro-oesophageal reflux disease. Alimentary pharmacology and therapeutics, 2010, 31(10): 1132-1140.

[6] BRAHM N, KELLY-REHM M. Antidepressant-mediated gastroesophageal reflux disease. Consultant pharmacist, 2011, 26(4): 274-278.

[7] MUNGAN Z, PINARBASI SIMSEK B. Which drugs are risk factors for the development of gastroesophageal reflux disease? Turkish journal of gastroenterology, 2017, 28(Suppl 1): S38-S43.

[8] SAVARINO E, ZENTILIN P, MARABOTTO E, et al. A review of pharmacotherapy for treating gastroesophageal reflux disease (GERD). Expert opinion on pharmacotherapy, 2017, 18(13): 1333-1343.

[9] SURDEA-BLAGA T, NEGRUTIU D E, PALAGE M, et al. Food and gastroesophageal reflux disease. Current medicinal chemistry, 2019, 26(19): 3497-3511.

[10] LEE K J. Underlying mechanisms and management of refractory gastroesophageal reflux disease. Korean journal of gastroenterology, 2015, 66(2): 70-74.

[11] WEIJENBORG P W, DE SCHEPPER H S, SMOUT A J P M, et al. Effects of antidepressants in patients with functional esophageal disorders or gastroesophageal reflux disease: a systematic review. Clinical gastroenterology and hepatology, 2015, 13(2): 251-259.

[12] MERMELSTEIN J, MERMELSTEIN A C, CHAIT M M. Proton pump inhibitor-refractory gastroesophageal reflux disease: challenges and solutions. Clinical and experimental gastroenterology, 2018, 11: 119-134.

[13] KATZKA D A, KAHRILAS P J. Advances in the diagnosis and management of gastroesophageal reflux disease. BMJ, 2020, 371: m3786.

[14] MANOLAKIS A C, BROERS C, GEYSEN H, et al. Effect of citalopram on esophageal

motility in healthy subjects—implications for reflux episodes, dysphagia, and globus. Neuro-gastroenterology and motility, 2019, 31(8): e13632.

[15] WU W T, TSAI C T, CHOU Y C, et al. Cardiovascular outcomes associated with clinical use of citalopram and omeprazole: a nationwide population-based cohort study. Journal of the American Heart Association, 2019, 8(20): e011607.

[16] GJESTAD C, WESTIN A A, SKOGVOLL E, et al. Effect of proton pump inhibitors on the serum concentrations of the selective serotonin reuptake inhibitors citalopram, escitalopram, and sertraline. Therapeutic drug monitoring, 2015, 37(1): 90-97.

[17] HUXHAGEN K. Practice update: risk assessment for supply of proton pump inhibitors(PPIs) by pharmacists. AJP, 2018, 99(1171): 70-75.

[18] KUZIN M, SCHORETSANITIS G, HAEN E, et al. Effects of the proton pump inhibitors omeprazole and pantoprazole on the cytochrome P450-mediated metabolism of venlafaxine. Clinical pharmacokinetics, 2018, 57(6): 729-737.

（谢　英）

案例 10　一例溃疡性结肠炎复发患者的药学监护

一、案例背景知识简介

溃疡性结肠炎（ulcerative colitis, UC）是一种发生在结肠和直肠黏膜层的弥漫性非特异性肠道炎症性疾病。近年来，溃疡性结肠炎的发病率呈逐步增加的趋势，该病病程漫长，易反复发作，给患者的生活、工作造成严重影响。

溃疡性结肠炎的治疗主要根据病情活动的严重程度、病变累及范围和疾病类型（复发频率、对药物的反应、肠外表现等）制订。复发、重度患者一般病情发展变化较快，给予免疫抑制治疗，同时根据需要联合应用抗肠道感染药物、营养支持及灌肠治疗等。临床药师在关注药物治疗有效性的基础上，应重点关注和探讨该类患者的免疫抑制剂优化、药品不良反应、患者用药依从性等药学监护要点，以期为临床提供个体化的药学服务。

二、病例基本情况

患者，男性，27 岁。患者于 2019 年 9 月无明显诱因出现便血，大便 1~3 次 /d，偶有一过性腹部绞痛，当地医院确诊为溃疡性结肠炎，长期口服美沙拉秦肠溶片 1g q.i.d.、地衣芽孢杆菌活菌胶囊 0.5g t.i.d.、枯草杆菌二联活菌肠溶胶囊 0.5g b.i.d.。2020 年 2 月因个人原因停药半月余，随后便血、腹泻症状加重，再次口服美沙拉秦肠溶片效果不佳；当地医院考虑为肛瘘，于 7 月行肛瘘切除术，术后便血及腹泻症状无改善,大便较多时每日 10 余次,为暗红色血便。2020 年 10 月 9 日为进一步检查及治疗收入院。

既往史:有慢性胃炎病史。否认结核等传染病病史,否认高血压、糖尿病等慢性病病史。否认药物、食物过敏史。

入院查体:体温 36.5℃,脉搏 75 次 /min,呼吸 18 次 /min,血压 120/80mmHg。身高 180cm,体重 60kg,BMI 18.52kg/m²。心、肺未见明显异常。腹软,全腹轻压痛,未触及异常包块,肝、脾肋下未触及,肝、肾区无明显的叩击痛,移动性浊音阴性,肠鸣音稍活跃。

入院诊断:①溃疡性结肠炎;②肛瘘;③慢性胃炎。

三、主要治疗经过及典型事件

患者入院后大便每日 10 余次,为暗红色稀便,一过性便前腹痛,伴低热,便潜血(++),入院后予美沙拉秦肠溶片(1g q.i.d.)抗炎、凝血酶冻干粉(5 000U q.i.d.)止血、酪酸梭菌肠球菌三联活菌片(0.4g t.i.d.)调节肠道菌群及对症营养支持治疗。上述治疗后大便仍每日 10 余次,暗红色稀便。入院后第 3 日结肠镜示溃疡性结肠炎(重型,直乙型),考虑美沙拉秦肠溶片的治疗效果不佳,给予注射用甲泼尼龙琥珀酸钠(50mg)治疗,病情稳定后改为口服剂型甲泼尼龙片(50mg q.d.),由于患者的直肠病变散在,联合局部用药。治疗 3 日后便血症状明显缓解,大便渐成形,3~4 次 /d。患者入院后体温在 36.0~36.5℃,白细胞 15×10⁹/L,中性粒细胞百分率 85%,不除外合并感染,给予注射用头孢噻肟钠舒巴坦钠抗感染治疗。

四、讨论

根据我国《炎症性肠病诊断与治疗的共识意见》,患者诊断为重度溃疡性结肠炎,缓解期后又复发加重。重度溃疡性结肠炎病情重、发展快,应及时治疗,迅速稳定病情,推荐首选静脉激素治疗,如果出现继发感染可选择广谱抗生素抗感染治疗。

(一)氨基水杨酸类药物的应用

本例患者病史明确,诊断为溃疡性结肠炎,根据《炎症性肠病诊断与治疗的共识意见》,可选用氨基水杨酸制剂,包括传统的柳氮磺吡啶和其他不同类型的 5- 氨基水杨酸制剂如美沙拉秦、奥沙拉秦。该类药物具有一定的抗炎效果,作用于炎症黏膜,抑制引起炎症的前列腺素的合成和炎症介质白三烯的形成,对肠壁炎症有显著的消炎作用,有效减轻患者的肠黏膜损伤;且全身不良反应少,明显提高患者对治疗的依从性。另外,《炎症性肠病诊断与治疗的共识意见》对于病变局限在直肠或直肠乙状结肠者强调局部用药,可考虑直肠用栓剂或直肠乙状结肠用灌肠剂,局部用药推荐美沙拉秦栓或灌肠剂等。

本例患者入院初期给予美沙拉秦肠溶片(1g q.i.d.),该药对有炎症肠壁的结缔组织效果更佳,不良反应少。同时考虑患者的病变主要在远端结肠、直肠,局部给予美沙拉秦栓可以使病变部位获得更高的药物浓度,直接作用于直肠黏膜和黏膜下层组织发挥药效。药师通过问诊,发现患者既往用药依从性差,建议患者忘记服药时,立即补服,若已接近下次服药时间,不可为补服吃双倍剂量,正常下一次用药即可。

（二）重度溃疡性结肠炎的激素治疗

经过美沙拉秦肠溶片联合美沙拉秦栓治疗后,患者的大便次数仍为每日10余次,暗红色稀便,有腹痛情况。肠镜结果提示患者为重度溃疡性结肠炎。共识意见中推荐氨基水杨酸类药物主要用于治疗轻、中度溃疡性结肠炎及溃疡性结肠炎缓解期的维持治疗,单用氨基水杨酸类药物治疗重症溃疡性结肠炎难以达到良好的治疗效果。考虑患者此次发病重,药师建议用激素治疗。静脉用糖皮质激素具有强大的抗炎、抑制免疫作用,能抑制多种原因造成的炎症反应,降低毛细血管通透性,抑制白细胞浸润及吞噬反应,减少各种炎症因子的释放;同时糖皮质激素对免疫过程的多个环节均有抑制作用,可减少抗体生成而干扰细胞免疫。《炎症性肠病诊断与治疗的共识意见》中推荐静脉用糖皮质激素作为重症溃疡性结肠炎的首选治疗,甲泼尼龙40~60mg/d 或氢化可的松300~400mg/d,剂量加大不会增加疗效;激素治疗3~4日后未缓解的重症患者,应使用环孢素或英夫利西单抗。

本例患者此次入院病情急重,且给予美沙拉秦肠溶片口服联合栓剂治疗效果不佳。由于溃疡性结肠炎治疗的关键在于抗炎,抑制机体的炎症因子后患者的临床症状可明显改善,因此调整患者的用药为注射用甲泼尼龙琥珀酸钠联合美沙拉秦肠溶片,协同增强抗炎作用。有研究表明,美沙拉秦联合激素治疗的患者治疗结束后,溃疡愈合及腹泻、便血等症状明显改善,90%以上达到有效治疗,证实联用美沙拉秦和激素治疗溃疡性结肠炎的临床效果好、安全性高。用药3日后患者的大便渐成形,3~4次/d,症状明显改善。患者出院前服用甲泼尼龙片(40mg q.d.),药师嘱患者每日上午8时左右顿服,出院后每周减量5mg,减量至20mg/d 时再每周减2.5mg 至停用;甲泼尼龙短期治疗的不良反应发生极少,但仍然可能出现肥胖、失眠等不良反应,不可随意停药。

（三）抗菌药物的选择及肠道菌群的调节

根据《炎症性肠病合并机会性感染专家共识意见》,对于合并感染的患者应给予敏感抗生素治疗,常见的合并感染的细菌有肺炎链球菌、嗜肺军团菌、沙门菌、艰难梭菌等。

本例患者为重症溃疡性结肠炎,入院初期血象偏高、发热,经验性选用头孢噻肟舒巴坦钠,该药可以覆盖肠杆菌、肠球菌及厌氧菌等大部分肠道致病菌。用药后 3 日复查血象正常,抗感染治疗有效。

(四) 止血治疗

溃疡性结肠炎患者出现血便主要是由于大肠黏膜炎症导致溃疡继而出血,而不是凝血功能低下引起的,控制炎症,便血症状就会缓解。凝血酶在机体凝血的各个环节中起到关键作用,可将纤维蛋白原转化为纤维蛋白而达到止血的目的。患者入院检查便潜血(++),煤炭脓血便 10 余次,入院初期给予凝血酶局部止血,临床药师建议停用,医生采纳。

(五) 患者教育

溃疡性结肠炎病症的反复发作易对患者造成心理和生理的双重痛苦。治疗期间的用药依从性对溃疡性结肠炎患者来说最为重要,药师告知患者溃疡性结肠炎病是一种慢性病,病程长。为控制症状,本例患者需在一段时间内使用激素,应同时注意观察病情变化与激素反应,不能随意减量或停药,以防出现停药反应和反跳现象。健康的生活饮食对患者的病情恢复有很大的帮助,患者可以少食多餐,避免生冷辛辣、腐坏的食物,同时注意劳逸结合,保持心情愉快。另外,患者应定期复查,如出院后有腹痛、便血、大便次数增加的情况应及时复诊。

五、小结

溃疡性结肠炎呈慢性病程、迁延不愈,在治疗中存在药物选择、维持治疗及药物副作用预防等诸多方面的问题,尤其是反复发作的患者,治疗过程中应根据治疗的有效性及对药物的耐受情况调整治疗方案,同时进行全程药学监护,及早发现不良反应并给予相应的干预措施,保障患者用药安全。

参 考 文 献

[1] 中华医学会消化病学分会炎症性肠病学组. 炎症性肠病诊断与治疗的共识意见(2018年·北京). 中国实用内科杂志,2018,38(9):796-813.
[2] 卫生部. 糖皮质激素类药物临床应用指导原则. 实用防盲技术,2012,7(1):38-45,19.
[3] 郭磊. 联用美沙拉秦和泼尼松治疗溃疡性结肠炎的效果观察. 当代医药论丛,2015,13(21):144-145.
[4] 陈金华. 糖皮质激素治疗重度溃疡性结肠炎的效果及对患者肠黏膜愈合的影响. 临床医学研究与实践,2018,3(21):44-45.
[5] 中华医学会消化病学分会炎症性肠病学组. 炎症性肠病合并机会性感染专家共识意见. 中国实用内科杂志,2017,37(4):303-316.

(陈 哲)

案例11 一例功能性消化不良患者的药学监护

一、案例背景知识简介

功能性消化不良（functional dyspepsia, FD）是指1种或多种源自胃、十二指肠的持续存在或反复发生的消化不良症状，且排除其他任何代谢或器质性病变。老年人是功能性消化不良的高发人群，我国的老年人发病率高达24.5%。对该类患者的治疗主要为对症治疗，个体化用药；与进餐有关的消化不良（如餐后不适综合征）可首选促胃肠动力药或联合使用抑酸药；非进餐相关性消化不良（如上腹痛综合征）可选用抑酸药，必要时联合使用促胃肠动力药。老年人的基础疾病多、合并用药多，临床药师在关注药物治疗有效性的基础上，应重点关注和探讨该类患者的潜在药物相互作用、药品不良反应、用药依从性等，以期为临床提供个体化的药学服务。

二、病例基本情况

患者，男性，65岁。患者于半个月前无明显诱因出现腹胀、腹泻，每日10余次，均为黄色稀便，无便血、黑便，无明显的反酸、胃灼热，无恶心、呕吐，无发热、乏力等不适。为进一步诊疗，门诊以"功能性消化不良"收入院。

既往史： 既往有"反流性食管炎"病史多年，未特殊治疗，自述间断口服多潘立酮、质子泵抑制剂效果不佳。

入院查体： 体温36.5℃，脉搏76次/min，呼吸18次/min，血压126/72mmHg。身高175cm，体重60kg，BMI 19.59kg/m²。腹部叩诊呈鼓音，移动性浊音（-），双侧肾区叩击痛（-），肠鸣音正常。

辅助检查： 血常规未见异常，便常规未见异常，潜血试验（+）。

入院诊断： ①功能性消化不良；②反流性食管炎。

三、主要治疗经过及典型事件

患者入院时主要表现为上腹痛、间断腹泻、腹胀，与是否进餐无关，血常规、血生化、凝血四项、便常规、潜血试验、尿常规未见异常。胃镜示浅表性胃炎，十二指肠球炎。胃镜病理回报胃（窦）浅层黏膜慢性炎。胸部CT示①两肺少许偏陈旧性微小结节，右肺下叶肺大疱；②动脉粥样硬化。腹部CT示①膀胱壁厚，后壁软组织影，与前列腺关系密切；前列腺增生、少许钙化。②直肠、乙状结肠交界处肠壁增厚、强化。③肝右后叶血管瘤可能，肝脏散在少许囊肿可能。④右肾囊肿。患者既往反流性食管炎，自述口服多潘立酮、质子泵抑制剂效果不佳，入院后给予奥美拉唑肠溶胶囊（20mg b.i.d.），枸橼酸莫沙必利片（5mg t.i.d.）。12 月 21 日基因检测结果显示为快代谢型，改用雷贝拉唑钠肠溶片（20mg q.d.）抑制胃酸。用药后精神、饮食较好，诉间断腹胀不适，无明显的腹痛。

四、讨论

功能性胃肠病和胃肠动力性疾病是消化科常见的胃肠动力异常性疾病。功能性消化不良是功能性胃肠病的一种，是起源于胃、十二指肠区域的一个或一组症状，发病机制复杂，一般认为胃动力异常是主要致病原因。反流性食管炎是一种胃肠动力性疾病，由于胃肠动力异常，胃、食管交界处功能结构障碍，食管清除功能障碍，同时上皮防御功能减弱导致食管抗反流功能减弱。因此，目前认为功能性胃肠病和胃肠动力性疾病两者密不可分。

（一）抑酸治疗

我国功能性消化不良共识推荐抑酸治疗作为一线治疗，要求 24 小时胃内 pH > 3 的时间≥12 小时。《2020 年中国胃食管反流病专家共识》也推荐抑酸治疗作为反流性食管炎诱导缓解和维持治疗的首选。本患者诊断为功能性消化不良、反流性食管炎，药师建议首选抑酸治疗。PPI 的抑酸强度高于 H_2 受体拮抗剂，可通过特异性地与 H^+，K^+-ATP 酶不可逆性结合而抑制酶活性，从而抑制胃酸分泌。大量研究表明 PPI 在缓解反流性食管炎症状方面的疗效优于 H_2 受体拮抗剂，是反流性食管炎诱导缓解和维持治疗的首选药，PPI 双倍剂量治疗可使 24 小时内胃内 pH > 4 的时间持续 15.6～20.4 小时。综上，考虑患者为老年男性，药师建议选用无须调整剂量、安全性相对高的雷贝拉唑钠肠溶胶囊，嘱患者晨起空腹或睡前空腹服用，疗程为 4～6 周，治疗后进行有效性评价，如有效则疗程结束后可停药或者后期按需治疗。用药期间应注意观察雷贝拉唑的常见不良反应，如腹痛、腹泻、便秘、胃胀气、恶心、呕吐等，应注意与患者原发病的临床表现的区别。

（二）PPI 的基因型检测

CYP2C19 是肝脏药物代谢的关键酶，主要存在于肝微粒体中，由 CYP2C19 参与代谢并明显影响临床应用的药物很多，包括 PPI 等。目前临床常用的 PPI 主要包括 5 种，其中奥美拉唑、兰索拉唑代谢受 CYP2C19 多态性的影响较大，泮托拉唑、雷贝拉唑、埃索美拉唑对 CYP2C19 的依赖性小。CYP2C19 基因型主要影响 PPI 在体内的清除，从而进一步影响药物的血药浓度。与 CYP2C19 正常代谢型相比，CYP2C19 中间代谢型和慢代谢型患者的 PPI 的血药浓度更高，治疗成功率增加；相对地，CYP2C19 快代谢型和超快代谢型患者的 PPI 的血药浓度低。

本例患者既往给予 PPI 疗效不佳，入院初期给予奥美拉唑肠溶胶囊（20mg b.i.d.），用药后症状无明显缓解，基因型检测结果显示 PPI 基因型为快代谢型，应再增加奥美拉唑的剂量。考虑患者老年，既往依从性不佳，药师建议更换为雷贝拉唑（20mg q.d.）抑酸，雷贝拉唑主要通过非酶代谢途径代谢，个体用药的差异小，抑酸作用强，文献表明雷贝拉唑在各基因型人群中均具有稳定的血药浓度。患者用药后精神、饮食较好，诉间断腹胀不适，无明显的腹痛。

（三）促胃肠动力治疗

胃肠道的运动功能受到肠神经系统支配，神经递质多巴胺、乙酰胆碱在其中起到重要作用。多巴胺受体兴奋的同时可抑制乙酰胆碱释放，因此多巴胺 D_2 受体拮抗剂可增强乙酰胆碱的兴奋作用，促进胃肠动力；5- 羟色胺受体激动胃肠道胆碱能中间神经元及肌间神经的相关神经递质释放，促进乙酰胆碱释放。

我国共识建议促胃肠动力药作为功能性消化不良的一线治疗药物。考虑患者既往曾应用多潘立酮，但效果不佳。多潘立酮为多巴胺 D_2 受体拮抗剂，其直接作用于胃肠壁，通过协调胃与十二指肠运动起效，缺点是主要用于增加胃动力。而莫沙必利是 5- 羟色胺受体激动剂，为促全胃肠动力药，同时促进胃和十二指肠运动，药师建议患者改用莫沙必利促胃肠动力。该药一般餐前半小时服用，此时服药能够增强胃肠蠕动，疗效更佳。药师交代患者，莫沙必利片与雷贝拉唑肠溶胶囊虽然都需要餐前空腹服用，但莫沙必利片会缩短其他药物在胃内作用的时间，可能会降低其他药物的疗效，所以推荐患者先服用雷贝拉唑钠肠溶片，1 小时后再服用莫沙必利片，莫沙必利片的用药疗程为 4~6 周，治疗后进行有效性评价，如有效则疗程结束后可停药，或者后期按需治疗。用药期间可能出现腹泻、口干、腹痛等不良反应，如出现不良反应，患者应立即就医进行适当处理，减量或停用。

五、小结

功能性消化不良主要是对症治疗，临床用药时应该根据患者的病理生理异常选择个体化用药，尤其对于高龄且既往曾有用药疗效不佳的患者。本病例中药师在参与制订给药方案的同时进行全程用药监护，在治疗过程中监护患者用药的有效性及安全性，根据疗效及时调整用药，保证患者用药安全有效。

参 考 文 献

[1] 中华医学会老年医学分会. 老年人功能性消化不良诊治专家共识. 中华老年病研究电子杂志, 2015, 2（3）: 1-7.

[2] 陈鑫. 多潘立酮与莫沙必利治疗功能性消化不良的临床比较. 中国医药指南, 2020, 18（11）: 112-123.

[3] 中华医学会消化病学分会. 2020 年中国胃食管反流病专家共识. 中华消化杂志, 2020, 40 (10): 649-663.

[4] 中华人民共和国国家卫生健康委员会. 质子泵抑制剂临床应用指导原则 (2020 年版). 中国实用乡村医生杂志, 2021, 28 (1): 1-9.

[5] 邹多武. 回眸 40 年胃肠动力疾病和功能性胃肠病相关发展. 中华消化杂志, 2021, 41 (3): 145-148.

[6] 曹绍华, 高学德, 张金冉, 等. CYP2C19 基因多态性与胃食管反流病质子泵抑制剂治疗疗效的关系. 现代消化及介入诊疗, 2020, 25 (7): 889-892.

(陈　哲)

案例 12　一例克罗恩病患者的药学监护

一、案例背景知识简介

克罗恩病 (Crohn disease, CD) 是一种病变可累及全消化道, 以末端回肠及其邻近结肠为主的慢性炎性肠病。常见症状有腹泻、腹痛、体重减轻。该病病程漫长, 易反复发作, 给患者的生活、工作造成严重影响。

对于反复发作、病情发展变化较快的克罗恩病患者通常考虑给予免疫冲击治疗, 同时根据病情需要联合抗肠道感染、营养支持及灌肠等治疗。临床药师在关注药物治疗有效性的基础上, 应重点关注和探讨该类患者的治疗优化、药品不良反应、用药依从性等药学监护要点, 以期为临床提供个体化的药学服务。

二、病例基本情况

患者, 男性, 67 岁。患者于 2019 年 12 月无明显诱因出现左下腹持续性隐痛, 进食后加重, 无放射痛, 腹痛时感便意, 解黄色稀便, 伴少量黏液, 未见明显的脓血, 5~6 次 /d, 无发热、寒战、胸闷、憋气。电子结肠镜检查示结肠憩室, 直肠息肉, 左半结肠炎。病理结果示 (15cm 直肠活检) 增生性息肉。2020 年 6 月患者的黏液脓血便次数较前增多, 外院结肠镜检查示左半结肠、直肠广泛糜烂型病变, 局部浅溃疡形成, 炎性肠病? 缺血性肠病等其他疾病待排。患者 1 周前黏液脓血便较前明显加重, 每日 10 余次, 伴左下腹持续性隐痛。

既往史: 冠状动脉粥样硬化性心脏病病史 1 年余, 未规律口服药物; 反流性食管炎病史 1 年余, 未治疗; 血糖升高 1 年, 空腹血糖最高 8.2mmol/L, 口服二甲双胍, 后自行停药; 腰椎间盘突出、腰椎管狭窄 3 年余; 高血压病史 1 年, 血压最高 140/90mmHg, 未规律口服药物; 颈动脉硬化、斑块, 前列腺增生。既往用药为美沙拉秦缓释颗粒 1g q.i.d., 复方乳酸菌胶囊 2 粒 b.i.d., 醋酸地塞米松注射液

10mg q.d.，阿司匹林肠溶片0.1g q.d.。

入院查体：体温36.5℃，脉搏70次/min，呼吸20次/min，血压120/70mmHg。身高175cm，体重73kg，BMI 23.84kg/m²。腹部平坦，腹式呼吸，腹壁无静脉曲张，无条纹、瘢痕、脐疝，未见肠型及蠕动波，未见皮疹及色素沉着。腹壁柔软，左下腹部轻度压痛，无反跳痛及肌紧张，肝、脾肋下未触及，全腹未扪及包块，墨菲征阴性，无液波震颤。肝浊音上界位于右锁骨中线第6肋间，移动性浊音阴性，无液波感，两侧肌肋部及双肾区无叩击痛。肠鸣音4次/min，胃区无振水音，全腹未闻及血管杂音，肝、脾区未闻及摩擦音。

辅助检查：7月17日电子结肠镜检查示乙状结肠病变待病理，直肠溃疡待病理。病理回报示（乙状结肠）黏膜呈慢性炎；（直肠）黏膜呈急慢性炎并腺体轻度异型增生及肉芽组织增生，符合缺血性改变。

入院诊断：①炎性肠病？克罗恩病？②胃肠功能紊乱；③冠状动脉粥样硬化性心脏病；④糖耐量减低；⑤高血压（1级，中危）；⑥腰椎间盘突出；⑦颈动脉硬化；⑧前列腺增生；⑨反流性食管炎。

三、主要治疗经过及典型事件

入院初期给予美沙拉秦肠溶片（1g q.i.d.）抗炎性肠病，地衣芽孢杆菌活菌胶囊（0.5g t.i.d.）、双歧杆菌乳杆菌三联活菌片（2g t.i.d.）调节胃肠菌群，补液，营养支持治疗，同时继续服用阿司匹林肠溶片（0.1g q.d.）。电子结肠镜检查结果示结肠（降结肠、乙状结肠）溃疡样炎症改变，性质待查，克罗恩病？

用药后患者间断左下腹隐痛、肛门下坠感，但症状程度较前明显改善，大便伴少许黏液，共3次。间断发热，体温最高38.1℃，血常规示WBC 12.99×10^9/L、N% 88.3%、PLT 314×10^9/L。给予注射用头孢唑肟钠2g b.i.d.、注射用奥硝唑0.5g q.12h.抗感染治疗，用药后体温下降，5日后复查血常规恢复正常。

四、讨论

（一）氨基水杨酸类药物治疗

根据《炎症性肠病诊断与治疗规范的共识意见》，轻度活动期克罗恩病首选氨基水杨酸制剂。氨基水杨酸类制剂适用于结肠型、回肠型和回结肠型，病变局限在回肠末端、回盲部或升结肠者。布地奈德的疗效优于美沙拉秦。氨基水杨酸类制剂口服后直接到达病变部位，作用于炎症黏膜，抑制引起炎症的前列腺素的合成和炎症介质白三烯的形成，起到抗炎作用。

本例患者诊断为克罗恩病（结肠型），首选给予美沙拉秦肠溶片。该药对有炎症肠壁的结缔组织效果更佳，不良反应少。用药后患者虽仍间断左下腹隐痛伴肛门下坠感，但症状程度较前明显改善，大便次数减少。美沙拉秦一般建议餐前 1 小时整片吞服,用足量水送服。总的来说,美沙拉秦的不良反应轻微,常见的有腹泻、腹痛、恶心、呕吐,用药期间如出现以上不适应及时就诊。美沙拉秦需要长期服用,患者不能自行停药或减量。

(二)克罗恩病患者伴冠心病的抗血小板治疗的用药调整

克罗恩病目前病因和发病机制尚未明确,临床表现呈多样性,肠外表现包括血栓栓塞性疾病等。克罗恩病患者的血栓栓塞性疾病发病率高考虑与发病期血小板活性增高等因素有关。血小板作为凝血过程的关键物质,是血栓形成的第一步,活化的血小板可释放血小板聚集因子血栓素和腺苷二磷酸,进而引起血小板强烈聚集,形成血栓。

已经发生冠心病、缺血性卒中和其他动脉粥样硬化性血管疾病的患者仍然长期存在动脉硬化血栓形成的风险,除过敏、活动性出血、既往颅内出血的患者外均推荐阿司匹林二级预防。阿司匹林具有不可逆性抑制血小板聚集的作用,能够防止斑块破裂时血小板聚集形成血栓,可有效预防急性血栓事件。

本例患者入院期间监测血小板计数 $314 \times 10^9/L$,考虑目前患者为克罗恩病活动期,病情稳定,未再见黏液脓血便,冠心病稳定期,近 1 年间断口服阿司匹林肠溶片。美国胃肠病学会的克罗恩病指南及相关文献表明,长期大剂量使用非甾体抗炎药(不包括阿司匹林)会加剧克罗恩病疾病活动,但短期(每月少于15 日)使用非甾体抗炎药及使用阿司匹林与克罗恩病的发病率无相关性。阿司匹林抗血小板治疗并不会影响患者的克罗恩病发病率,药师建议继续给予阿司匹林肠溶片 0.1g q.d. 二级预防;同时交代患者阿司匹林会增加胃肠出血的风险,服药期间注意观察有无黑便,定期监测便潜血、血常规,如出现不适症状应立即就医。

(三)抗感染治疗

根据《炎症性肠病诊断与治疗规范的共识意见》,克罗恩病合并感染者可给予广谱抗菌药物进行治疗,多选用广谱抗生素和/或甲硝唑。

本例患者的血常规示 WBC $12.99 \times 10^9/L$、N% 88.3%,间断发热,体温最高38.1℃。考虑患者合并感染,在未报血培养之前经验性给予注射用头孢唑肟钠联合注射用奥硝唑。头孢唑肟钠为第三代头孢菌素,奥硝唑为硝基咪唑类衍生物,两药联合可以覆盖肠杆菌、肠球菌及厌氧菌等大部分肠道致病菌。患者用药后体温下降,5 日后复查血常规恢复正常。

(四)克罗恩病的患者依从性教育

患者克罗恩病病史多年,但是用药依从性较差,不能规律用药,饮食无节制。药师告知患者应按剂量、疗程规律服药,自行停药会使疾病恶化,治疗更加困难。住院期间,药师经常督促患者按时用药;出院后,药师对患者进行定期随访,提高了患者的用药依从性。

五、小结

克罗恩病目前病因尚不明确、病程长、容易反复,原则上应尽早控制疾病症状、促进缓解、维持治疗、防止并发症发生。临床用药时应严格掌握适应证,尤其是老年且合并多种慢性病的患者。本例患者长期服用阿司匹林,目前处于克罗恩病活动期,伴脓血便,药师就患者的特殊情况给予用药建议,并进行全程药学监护,在治疗过程中密切监测并给予相应的干预措施,同时加强患者依从性教育,保障患者用药安全。

参 考 文 献

[1] 中华医学会心血管病学分会,中国康复医学会心脏预防与康复专业委员会,中国老年学和老年医学会心脏专业委员会,等. 中国心血管病一级预防指南. 中华心血管病杂志,2020,48(12):1000-1038.

[2] 中华医学会消化病学分会炎症性肠病学组. 炎症性肠病诊断与治疗的共识意见(2018年·北京). 中国实用内科杂志,2018,38(9):796-813.

[3] 中国老年学学会心脑血管病专业委员会,中国康复学会心血管病专业委员会,中国医师协会循证医学专业委员会. 阿司匹林抗栓治疗临床手册. 中华全科医师杂志,2015,14(12):908-917.

[4] 费梦雪,吴正祥,方华鋆,等. 克罗恩病患者的凝血指标变化情况研究. 临床医学研究与实践,2020,5(1):84-86.

[5] LICHTENSTEIN G R, LOFTUS E V, ISAACS K L, et al. ACG clinical guideline: management of Crohn's disease in adults. American journal of gastroenterology, 2018, 113(7): 1101.

[6] ANANTHAKRISHNAN A N, HIGUCHI L M, HUANG E S, et al. Aspirin, nonsteroidal anti-inflammatory drug use, and risk for Crohn disease and ulcerative colitis. Annals of internal medicine, 2012, 156(5): 350-359.

(陈 哲)

案例13 一例十二指肠溃疡患者的药学监护

一、案例背景知识简介

消化性溃疡(peptic ulcer,PU)是临床常见的多发病,按其发生部位及性质分为胃溃疡、十二指肠溃疡及特殊类型溃疡(球后溃疡、巨大溃疡、复合型溃疡等)。发病机制多与幽门螺杆菌(*Helicobacter pylori*,Hp)感染、胃酸分泌异常、药物应用等相关。

消化性溃疡一般给予降低胃酸、保护胃黏膜、根除 Hp 等治疗。临床药师在关注药物治疗有效性的基础上,应重点关注和探讨该类患者的个体化治疗、药品不良反应用药依从性等药学监护要点,以期为临床提供药学服务。

二、病例基本情况

患者,男性,23 岁。患者于半年前出现上腹部胀痛,多以空腹疼痛为主,进食后减轻,无腰背放射痛,伴胃灼热、反酸,无腰背部疼痛,未予重视,间断发作。近 1 个月腹痛发作频繁,疼痛性质不固定,空腹及餐后均发生,夜间疼痛明显,无黄疸、发热、腹泻,无恶心、呕吐、呕血、黑便。8 月 25 日为进一步诊治入消化科。

既往史: 既往体健。否认结核等传染病病史,否认高血压、糖尿病等慢性病病史。否认药物、食物过敏史。

入院查体: 体温 36.5℃,脉搏 77 次 /min,呼吸 20 次 /min,血压 124/70mmHg。身高 185cm,体重 65kg,BMI 18.99kg/m^2。腹部平坦,腹壁静脉不明显,未见肠型及蠕动波,未见异常搏动。全腹未触及包块,腹壁软,无压痛、反跳痛,无液波震颤,肝、脾肋下未触及,胆囊未触及明显异常,墨菲征(-)。腹部叩诊呈鼓音,移动性浊音(-),双侧肾区叩击痛(-)。肠鸣音正常,3 次 /min。

辅助检查: 电子胃镜示十二指肠球部前壁及大弯分别可见 2 处溃疡,大小约 0.5cm×0.6cm,表面发红、覆黄苔,周围黏膜充血、水肿明显。内镜诊断示胃底憩室;慢性非萎缩性胃炎;十二指肠球部多发溃疡(A1 期)。^{13}C 呼气试验阳性。

入院诊断: ①十二指肠球部溃疡;②反流性食管炎;③幽门螺杆菌感染;④慢性胃炎。

三、主要治疗经过及典型事件

患者入院后上腹部疼痛,夜间、空腹加重,入院第 1 日给予半流质饮食、雷贝拉唑钠肠溶片抑酸、硫糖铝混悬液保护胃黏膜。血常规示中性粒细胞百分率49.3%;血生化示胆红素 23.3μmol/L;甲状腺功能、便常规、尿常规未见异常。

入院第 3 日内镜检查示十二指肠球部前壁及大弯分别可见 2 处溃疡,大小约 0.5cm×0.6cm,表面发红、覆黄苔,周围黏膜充血、水肿明显。内镜诊断示胃底憩室;慢性非萎缩性胃炎;十二指肠球部多发溃疡(A1 期)。^{13}C 尿素呼气试验阳性。明确诊断为十二指肠球部溃疡、幽门螺杆菌感染,给予质子泵抑制剂(雷贝拉唑钠肠溶片)+ 铋剂(胶体果胶铋胶囊)+ 2 种抗生素(阿莫西林胶囊和克拉霉素片)四联药物治疗幽门螺杆菌感染。入院第 11 日患者病情好转,无腹痛、腹胀,进食正常,大小便正常,出院。

四、讨论

十二指肠溃疡是由于黏膜损伤和黏膜防御功能减弱，导致十二指肠黏膜形成的局部炎症性缺损，病变深达黏膜肌层，如果病情严重还会损伤黏膜下血管或穿透肠壁肌层而引发出血或穿孔，严重危害患者的生命和健康。胃酸分泌异常、幽门螺杆菌感染是消化性溃疡的主要原因，临床需早期使用药物进行治疗，根除 Hp、抑制胃酸分泌可促进溃疡愈合，显著降低溃疡复发率和并发症，改善及提高患者的生活质量。

（一）根除 Hp 的重要性

Hp 是一种感染率较高的革兰氏阴性杆菌，其生存能力极强，能够在强酸性环境中生存，是目前发现的唯一能够在胃中生存的细菌。《第五次全国幽门螺杆菌感染处理共识报告》中根除指征更是推荐只要证实有 Hp 感染都应根除治疗，对于消化性溃疡患者根除 Hp 的同时也可以促进溃疡愈合，显著降低溃疡复发率和并发症发生率，且与无症状和并发症的 Hp 感染者相比，溃疡患者根除 Hp 的获益更大。

本例患者为青年男性，既往无其他病史。本次发病腹痛发作频繁，疼痛性质不固定，空腹及餐后均有发生，夜间疼痛明显。入院后胃镜诊断示慢性非萎缩性胃炎；十二指肠球部多发溃疡（A1 期）。^{13}C 尿素呼气试验阳性。患者有明显的消化道症状，十二指肠溃疡合并幽门螺杆菌感染的诊断明确，符合根除 Hp 的指征，应给予积极治疗。

（二）根除 Hp 的治疗方案

目前我国推荐的是 7 种含铋剂的四联疗法，即 2 种抗生素＋质子泵抑制剂＋铋剂，一般疗程为 14 日。①抗菌药物的选择：Hp 对克拉霉素、甲硝唑和左氧氟沙星的耐药率呈上升趋势，分别为 20%～50%、40%～70% 和 30%～50%。如对克拉霉素和甲硝唑的双重耐药率高于 25%；相反，对阿莫西林、四环素、呋喃唑酮的耐药率仍然很低，分别为 0～5%、0～1% 和 0～1%。经验性治疗推荐初次治疗选用不含左氧氟沙星的方案。②质子泵抑制：在根除 Hp 治疗中抑制胃酸分泌、提高胃内 pH，从而增强抗生素的作用，降低最低抑菌浓度，增加抗生素的化学稳定性，提高胃液内的抗生素浓度。③铋剂：可提高幽门螺杆菌根除率，对耐药菌株额外增加 30%～40% 的根除率，且本身不耐药，短期应用的安全性高。

本例患者既往无药物过敏史，青霉素皮试阴性。2 种抗生素选用联合用药 14 日疗程的根除率 >95% 且不良反应发生率低的阿莫西林及克拉霉素；质子泵抑制剂选用抑酸作用强，受基因多态性影响小的雷贝拉唑。给予四联疗法，雷贝拉唑钠肠溶片（10mg b.i.d.）＋阿莫西林胶囊（1g b.i.d.）＋克拉霉素片（0.5g b.i.d.）＋胶体果胶铋胶囊（200mg t.i.d.），疗程为 2 周。药师对患者进行全程用药监护、教育，雷贝拉唑钠肠溶片及胶体果胶铋胶囊在餐前半小时服用，阿莫西林胶囊及克拉霉素片一般在餐后半小时服用。根除 Hp 的四联疗法治疗过程中可能出现口苦、上腹部不适、腹胀等不良反应，停药后好转；如出现过敏性皮疹、无其他原因的发热、肝功能受损，应立即就诊，及时调整治疗方案。

（三）胃黏膜保护

人体的消化道黏膜常暴露在各种致病因子下，当损伤和修护失去平衡时就会导致病变，而胃黏膜保护剂就是预防和治疗胃黏膜损伤、保护胃黏膜、促进组织修复和溃疡愈合作用的一类药物。根据《消化性溃疡诊断与治疗规范》，联合应用胃黏膜保护剂可以提高消化性溃疡的愈合质量，有助于减少溃疡复发。

本例患者在入院初期有上腹痛、胃灼热、反酸，考虑与胃酸分泌异常有关，选用可抵御胃酸侵害、吸附胃蛋白酶、中和胃酸的硫糖铝口服混悬液保护胃黏膜，尿素呼气试验后给予胶体果胶铋保护胃黏膜的同时根除 Hp 治疗。

（四）监护与随访

患者应足疗程用药，共识建议根除 Hp 的疗程为 14 日，擅自中断治疗容易导致细菌耐药，耐药后相同的治疗方案则不可再用，以免造成二次治疗的不必要情况。因此临床药师强调患者要严格按照医嘱服用药物，不可随意停药、减量或改用其他药物，保证用药的持续性。十二指肠溃疡的治疗疗程为 4～6 周，在根除 Hp 的疗程结束后，本例患者应继续用雷贝拉唑肠溶片及硫糖铝口服混悬液 2～4 周，待疗程结束，停用抗生素及抑酸药后至少 4 周再次复查尿素呼气试验。根治后的患者同样要注意预防再次感染，注意用餐卫生。

五、小结

消化性溃疡的治疗目标在于缓解症状，促进溃疡愈合，防止并发症，预防复发。对于 Hp 相关性溃疡，无论是否活动、有无并发症，均应积极根治 Hp 感染，对促进溃疡愈合和防止复发意义重大。药师在治疗中给予患者全程药学监护，加强患者依从性教育，保障患者用药安全。

参 考 文 献

[1] 中华医学会消化病学分会幽门螺杆菌和消化性溃疡学组，全国幽门螺杆菌研究协作组. 第五次全国幽门螺杆菌感染处理共识报告. 中华消化杂志，2017，37（6）：364-378.
[2] 中国中西医结合学会消化系统疾病专业委员会. 消化性溃疡中西医结合诊疗共识意见（2017 年）. 中国中西医结合消化杂志，2018，26（2）：112-120.
[3] 中华人民共和国国家卫生健康委员会. 质子泵抑制剂临床应用指导原则（2020 年版）. 中国实用乡村医生杂志，2021，28（1）：1-9.
[4] 中华医学会，中华医学会杂志社，中华医学会全科医学分会，等. 幽门螺杆菌感染基层诊

疗指南（2019 年）. 中华全科医师杂志，2020，19（5）：397-402.

[5] 中华消化杂志编委会. 消化性溃疡诊断与治疗规范（2016 年，西安）. 中华消化杂志，
2016，36（8）：508-513.

（陈　哲）

案例 14　一例消化道出血患者的药学监护

一、案例背景知识简介

急性上消化道出血指的是十二指肠悬韧带以上的消化道，包括食管、胃、十二指肠、胆管和胰管等病变引起的出血。上消化道出血是消化系统的常见急症之一，成人急性上消化道出血的年发病率为（100～180）/10 万。常见病因包括胃、十二指肠消化性溃疡，胃、十二指肠糜烂，糜烂性食管炎，上消化道恶性肿瘤，合并凝血功能障碍性出血（如药物因素、血液病等）。该类患者的药物治疗仍是首选的治疗手段，在生命支持和容量复苏的基础上，需要给予抑酸、止血、生长抑素及其类似物等治疗。临床药师在关注药物治疗有效性的基础上，应重点关注和探讨该类患者的个体化用药监护，如潜在的药物相互作用、药品不良反应、用药依从性等。

二、病例基本情况

患者，男性，63 岁。患者于 2020 年 9 月 19 日无诱因出现解黑便，为柏油样，每日 1～2 次，每次 50～100g，伴头晕、乏力、心慌，有上腹部不适伴烧灼感，无恶心、呕血，无鲜血便。在家时未予处理。今日感心慌、头晕较前加重，门诊以"消化道出血"收入院。

既往史：冠状动脉粥样硬化性心脏病 10 余年，长期口服阿司匹林肠溶片及中成活血化瘀药；有心律失常，未治疗。有反流性食管炎、慢性胃炎病史。否认药物、食物过敏史。

入院查体：体温 36.6℃，脉搏 78 次/min，呼吸 19 次/min，血压 118/76mmHg。身高 175cm，体重 70kg，BMI 22.86kg/m²。腹部平坦，腹壁静脉不明显，未见肠型及蠕动波，无瘢痕，未见异常搏动。全腹未触及包块，腹壁软，无压痛、反跳痛，无液波震颤，肝、脾肋下未触及，胆囊未触及明显异常，墨菲征（−），腹部叩诊呈鼓音，移动性浊音（−），双侧肾区叩击痛（−）。肠鸣音正常，3 次/min。

辅助检查：2020 年 9 月 23 日便潜血试验阳性（+）。

入院诊断：①上消化道出血，消化性溃疡？②反流性食管炎；③慢性胃炎；④冠状动脉粥样硬化性心脏病。

三、主要治疗经过及典型事件

患者首次出现黑便,入院后生命体征平稳,血红蛋白未见明显下降,提示出血量尚不大,活动性出血期间禁饮食,暂停用阿司匹林肠溶片,监测血压、心率变化。治疗给予注射用泮托拉唑钠(40mg 泵入 q.12h.)、凝血酶冻干粉(5 000μg 冲服 q.4h.)、注射用生长抑素(250μg/h 持续泵入 3d)。9 月 26 日夜间突发阵发性心慌,血压 120/80mmhg,心率波动在 120~130 次 /min,持续 2~3 分钟后自行缓解,无胸痛、呕血、恶心,给予酒石酸美托洛尔片(12.5mg p.o. b.id.)。9 月 28 日内镜诊断示反流性食管炎;慢性萎缩性胃炎伴糜烂;十二指肠球部溃疡(A1 期)。幽门螺杆菌感染阳性。目前无活动性出血,停用注射用泮托拉唑钠泵入、注射用生长抑素,改为注射用泮托拉唑钠(40mg i.v.gtt. b.id.)。10 月 1 日患者的大便颜色转黄,大便潜血阴性。10 月 5 日患者门诊根治幽门螺杆菌感染,即质子泵抑制剂 + 铋剂 + 2 种抗菌药物,疗程为 14 日;同时继续给予阿司匹林肠溶片抗血小板治疗。

四、讨论

(一)患者出血的严重程度及治疗

消化性溃疡出血是上消化道出血最常见的病因,抗血小板药如阿司匹林、幽门螺杆菌感染、血液病都是造成上消化道出血的独立危险因素。根据出血的速度及病情轻重,分为一般性急性上消化出血和危险性急性上消化道出血。一般性急性上消化出血的出血量少、生命体征平稳、预后良好,其治疗原则是密切观察病情变化,给予抑酸、止血等对症治疗。对于上消化道出血伴幽门螺杆菌感染的患者,止血后应尽快给予根除治疗。

本例患者长期服用阿司匹林肠溶片,本次入院胃镜提示反流性食管炎、十二指肠球部溃疡,幽门螺杆菌感染阳性,考虑既往胃肠疾病史且长期口服阿司匹林导致消化道出血的可能性大。入院后监测生命体征平稳,血红蛋白未见明显下降,解黑便,为柏油样,每日 1~2 次,每次 50~100g,出血量不大,判断为一般性消化道出血。入院期间给予注射用泮托拉唑钠抑酸、凝血酶冻干粉与注射用生长抑素止血。泮托拉唑是质子泵抑制剂,能够提高胃肠道 pH,促进血小板聚集和纤维蛋白凝块形成,避免血凝块过早溶解,有利于止血和预防再出血,同时治疗消化性溃疡。生长抑素是由多个氨基酸组成的环状活性多肽,能够减少内脏血流,抑制胃酸和胃蛋白酶分泌,抑制胃肠道及胰腺肽类激素分泌,可显著降低消化性溃疡出血患者的手术率,预防早期再出血的发生。患者幽门螺杆菌感染,可在活动性出血停止后给予四联法根治幽门螺杆菌,降低再次出血的风险。

（二）消化道出血时停止抗血小板治疗的必要性

已经发生冠心病、缺血性卒中和其他动脉粥样硬化性血管疾病的患者仍然长期存在动脉硬化血栓形成的风险，除过敏、活动性出血、既往颅内出血的患者外均推荐阿司匹林二级预防。阿司匹林具有不可逆性抑制血小板聚集的作用，能够防止斑块破裂时血小板聚集形成血栓，可有效预防急性血栓事件。然而长期应用容易导致胃黏膜损伤，甚至消化道出血。使用阿司匹林导致急性上消化道出血的患者治疗时应酌情减量或停用阿司匹林，评估患者的血栓风险不高时，应暂停抗血小板治疗。判断再无出血迹象后应尽早重启阿司匹林治疗，推荐监测 3～7 日内未再发生出血（无呕血、黑便，便潜血阴性），则重新开始抗血小板治疗。

入院后，首先进行血栓栓塞风险评估（Padua 评分），患者遵医嘱需卧床休息至少 3 日，评分为 3 分；进行出血风险评估，患者既往有出血史，抗血小板药治疗中，评分为 2 分。患者的血栓栓塞风险 <4 分，属于低危；出血风险≥2 分，属于高危。患者因上消化道出血入院后禁饮食，停用阿司匹林肠溶片，入院后给予药物治疗且患者的冠心病基本稳定，血栓栓塞风险评估为低危，暂不加用低分子量肝素等抗凝血药。考虑患者抗血小板治疗带来的临床获益，在出血停止后应立即开始抗血小板治疗。

（三）抗血小板治疗的安全性监护及用药教育

《阿司匹林抗栓治疗临床手册》提示，任何抗血小板治疗必然伴随出血风险增加，阿司匹林造成胃肠道不良反应的机制主要是增加黏膜局部刺激性的同时抑制前列腺素合成，破坏黏膜屏障，削弱胃黏膜保护作用，促使胃黏膜更易被内源性损伤因子损伤。与安慰剂相比，小剂量阿司匹林造成胃肠道出血的风险增加 1 倍。推荐对于高危人群，根据患者具体情况决定质子泵抑制剂联合应用的时间，高危患者可在抗血小板治疗的前 3 个月联合使用质子泵抑制剂，此后按需服用。《抗栓治疗消化道损伤防治中国专家建议》推荐根据患者的具体情况决定质子泵抑制剂联合应用的时间，高危患者可在抗血小板治疗的前 6 个月联合使用质子泵抑制剂，6 个月后改为 H_2 受体拮抗剂或间断服用质子泵抑制剂。

本例患者本次出血风险评估属于高危，出院后给予阿司匹林联合质子泵抑制剂治疗，未再出现消化道出血。临床药师嘱咐患者应按照医嘱继续服用质子泵抑制剂，不得擅自停用。同时交代患者治疗过程中可能出现腹泻、上腹部不适、腹胀等不良反应，停药后好转。服药期间注意观察有无黑便，可定期监测便潜血或血常规，如出现不适症状应立即就医。

五、小结

阿司匹林长期应用易导致胃黏膜损伤，严重者可导致出血，用药时应严格把控出血和心血管风险的平衡。在治疗过程中密切监测患者的活动性出血，及时依据止血治疗的有效性调整给药方案，尽早重启抗血小板治疗。临床药师应在参与药物治疗的同时，多角度地开展用药教育等药学服务，为保障患者用药安全发挥作用。

参 考 文 献

[1] 抗栓治疗消化道损伤防治专家组. 抗栓治疗消化道损伤防治中国专家建议（2016·北京）. 中华内科杂志, 2016, 55（7）: 564-567.

[2] 中国老年学学会心脑血管病专业委员会, 中国康复学会心血管病专业委员会, 中国医师协会循证医学专业委员会. 阿司匹林抗栓治疗临床手册. 中华全科医师杂志, 2015, 14（12）: 908-917.

[3] 中华医学会消化病学分会幽门螺杆菌和消化性溃疡学组, 全国幽门螺杆菌研究协作组. 第五次全国幽门螺杆菌感染处理共识报告. 中华消化杂志, 2017, 37（6）: 364-378.

[4] 中国医师协会急诊医师分会. 急性上消化道出血急诊诊治流程专家共识. 中国急救医学, 2015, 35（10）: 865-873.

[5] 中国医师协会急诊医师分会, 中华医学会急诊医学分会, 全军急救医学专业委员会, 等. 急性上消化道出血急诊诊治流程专家共识（2020 版）. 中华急诊医学杂志, 2021, 30（1）: 15-24.

（陈　哲）

第十章
妇产科及儿童用药专业临床药师药学监护案例

第一节 药学监护完整案例系统解析

案例1 一例不完全川崎病合并细菌性脑膜炎婴儿的药学监护

一、案例背景知识

川崎病（Kawasaki disease，KD）是一种病因未明的以全身性血管炎症反应为主要特点的急性自限性发热性疾病，多见于5岁以下的儿童。国内多地的川崎病流行病学调查结果虽不一致[<5岁儿童的发病率为(1.07～55.1)/10万]，但均反映出中国近10～20年的川崎病发病趋势明显上升。川崎病的临床表现中发热最为常见，体温可达39～40℃，还会有全身血管受累，出现掌跖红斑、眼结膜充血、"草莓舌"、口唇充血皲裂等症状。但有一部分患儿，尤其是<6月龄的婴儿由于临床表现不典型或不完全而被诊断为不完全川崎病，导致诊治明显延迟；或合并有其他临床表现类似的疾病，影响对患儿病情的判断和治疗方案的选择。

目前已有高质量的meta分析表明，川崎病的初始治疗给予静注人免疫球蛋白（intravenous immunoglobulin，IVIG）联合较高剂量的阿司匹林抗炎治疗，冠状动脉瘤的发生率及相关并发症和死亡率可显著降低。药师应关注相关药物使用的时机、给药剂量、维持时间，监测潜在的不良反应。同时由于缺乏特异性实验室检测指标，川崎病的诊断主要依据临床症状，而持续发热、炎症指标升高等临床表现容易与感染相混淆，这类患儿可能在早期接受经验性抗感染治疗，因而积极搜索感染灶、感染的病原体，及时评估抗感染治疗的效果是合理使用抗菌药物的关键。

二、病例基本情况

患儿，男性，5月龄，体重7.2kg，身长未测。患儿家长主诉患儿发热3日余。入院时间为2020年6月18日，出院时间为2020年7月27日。

现病史：入院前 3 日余患儿无明显诱因出现发热，体温 37.8℃，给予物理降温后升至 39℃以上，伴呛奶、奶量减少，遂至当地市妇幼保健院就诊，给予口服退热药、头孢菌素类抗生素（具体不详）治疗后患儿仍持续高热，最高体温超过 39℃，无畏寒、寒战、咳嗽、惊厥等表现。3 日前患儿入外院住院治疗，完善血常规（6 月 17 日）检查，WBC 28.1×10⁹/L，N% 59.7%，CRP 183.25mg/L，PCT 18.60μg/L。其间患儿持续发热，体温波动于 38.3～40℃，精神欠佳，偶发单声咳嗽，喉中痰响不明显，稍气促，考虑诊断为"①脓毒症；②重症肺炎；③川崎病？"，给予阿莫西林克拉维酸钾抗感染（6 月 15—17 日）、口服布洛芬滴剂对症等治疗。现患儿仍持续高热，遂转急诊，以"发热待诊：脓毒症？川崎病？"收入儿童重症医学科。

入院查体：体温 38.3℃，脉搏 176 次/min，呼吸 48 次/min，血压 91/48mmHg，血氧饱和度（鼻导管吸氧）96%。稍烦躁，精神反应欠佳，未见皮疹及皮下出血点，口唇潮红，全身浅表淋巴结未扪及肿大。前囟平软，张力不高，大小约 2cm×2cm。颈软无抵抗。球结膜水肿，双侧瞳孔等大等圆，直径 2mm，对光反射灵敏。鼻翼无明显扇动，咽部无充血，三凹征阴性，双肺呼吸音粗，未闻及干、湿啰音。心率快，心律齐，心音有力，未闻及瓣膜杂音。全腹柔软，肝、脾肋下未触及肿大，肠鸣音正常。原始反射可引出，腱反射、膝反射可引出，双侧巴宾斯基征、克尼格征阴性。趾端硬肿，四肢稍凉，毛细血管充盈时间 2 秒。

辅助检查：血常规（6 月 17 日）示 WBC 28.1×10⁹/L，N% 59.7%，Hb 115g/L，PLT 398×10⁹/L，CRP 183.25mg/L。大便常规（6 月 16 日）未见异常。肝、肾功能及心肌标志物（6 月 15 日）示 GPT 24U/L，GOT 34U/L，ALB 38.9g/L，BUN 3.72mmol/L，Cr 20.1μmol/L，Mb＜30μg/L，肌钙蛋白＜0.01μg/L。红细胞沉降率（6 月 17 日）65mm/h。凝血功能（6 月 17 日）示 FDP 5.5mg/L，余值大致正常。心脏彩超（6.18）示左、右冠状动脉增宽，LAC＝2.0mm，LAD＝1.7mm，RCA＝1.9mm；左室收缩功能测值正常。入科后动脉血气分析（6 月 18 日）示 pH 7.425，PaCO₂ 32.3mmHg，PaO₂ 77.1mmHg，SaO₂ 95.8%，BE −2.6mmol/L，碳酸氢盐 21.2mmol/L，LAC 0.5mmol/L，钾 3.9mmol/L，钠 138mmol/L，钙 1.25mmol/L。PCT（6 月 18 日）14.59μg/L。

既往史：患儿系 34＋4 周早产儿，出生后 3 日因"黄疸"于当地市妇幼保健院住院治疗，否认肝炎、结核或其他传染病病史，按卡接种，无外伤史，无手术史，无输血史，无特殊病史。否认新型冠状病毒感染患者接触史。

家族史：患儿母亲为地中海贫血基因携带者，其余家族史无特殊。

药物、食物过敏史：诉对头孢噻肟钠过敏，对症处理后好转。

药品不良反应及处置史：否认。

入院诊断：发热待诊：脓毒症？不完全川崎病？

出院诊断：①细菌性脑膜炎；②不完全川崎病；③支气管肺炎；④冠状动脉扩张（左、右冠状动脉）；⑤胼胝体细小；⑥血小板增多症；⑦低钾血症；⑧中度贫血。

三、主要治疗药物

主要治疗药物见表 10-1。

表 10-1　主要治疗药物

起止时间	医嘱内容	给药方法
2020 年 6 月 18—22 日	阿司匹林	125mg p.o. t.i.d.
2020 年 6 月 23 日—9 月 7 日	阿司匹林	25mg p.o. q.d.
2020 年 6 月 24 日—7 月 3 日	双嘧达莫	12.5mg p.o. b.i.d.
2020 年 7 月 21—24 日	双嘧达莫	12.5mg p.o. b.i.d.
2020 年 7 月 24 日—8 月 5 日	双嘧达莫	12.5mg p.o. t.i.d.
2020 年 6 月 18 日	静注人免疫球蛋白	15g i.v. s.t.
2020 年 6 月 21 日	静注人免疫球蛋白	15g i.v. s.t.
2020 年 7 月 14 日	静注人免疫球蛋白	15g i.v. s.t.
2020 年 6 月 22—25 日	地塞米松	1mg i.v. q.6h.
2020 年 6 月 25—26 日	地塞米松	1mg i.v. q.8h.
2020 年 6 月 26—28 日	地塞米松	1mg i.v. q.12h.
2020 年 6 月 28—30 日	地塞米松	1mg i.v. q.d.
2020 年 7 月 16—18 日	甲泼尼龙	140mg i.v. q.d.
2020 年 7 月 21 日—8 月 18 日	泼尼松	2.5mg p.o. t.i.d.
2020 年 6 月 2 日—7 月 3 日	头孢曲松	0.35g i.v. q.12h.
2020 年 6 月 22 日—7 月 10 日	万古霉素	0.1g i.v. q.6h.（首剂负荷 0.18g i.v. s.t.）
2020 年 7 月 3—20 日	青霉素	108 万 U i.v. q.6h.
2020 年 7 月 9—17 日	头孢曲松	0.35g i.v. q.12h.
2020 年 7 月 21 日—8 月 20 日	利奈唑胺	75mg p.o. q.8h.

四、治疗原则与治疗方案分析

患儿为 5 月龄的小婴儿，起病急、病程短，以发热为主要表现，病程中出现结膜水肿、趾端硬肿，院外经验性抗生素治疗无效。化验提示 WBC、CRP、ESR、PCT 均明显升高，心脏彩超提示左、右冠状动脉增宽，目前诊断为不完全川崎病。

川崎病又称黏膜皮肤淋巴结综合征，是儿童期最常见的血管炎之一。该病常为自限性，有发热和急性炎症的表现，若不治疗则平均持续 12 日。但川崎病常引起心血管并发症，尤其是冠状动脉瘤，严重者可导致冠状动脉闭塞和心肌缺血，甚至死亡。其治疗目标为控制全身性血管炎症，防止冠状动脉瘤形成及血栓性阻塞。现有研究表明，川崎病的初始治疗给予 IVIG 联合较高剂量的阿司匹林抗炎治疗，冠状动脉瘤的发生率、相关并发症和死亡率均可显著降低。

2017 年 AHA 发布的《川崎病诊断、治疗和长期管理指南》指出，川崎病的初始治疗可考虑给予 2g/kg IVIG，联合中等剂量[30～50mg/（kg•d）]或高剂量[80～100mg/（kg•d）]的阿司匹林抗炎治疗。该患儿的体重为 7.2kg，给予 IVIG 15g i.v. s.t.（约 2g/kg）联合中等剂量的阿司匹林肠溶片 125mg p.o. t.i.d.[约 50mg/（kg•d）]抗炎治疗，防止心血管并发症。

五、药物治疗监护计划

（一）川崎病治疗的有效性评估

密切监测患儿的体温，观察输注 IVIG 24～36 小时内体温是否恢复正常，体温正常后是否出现再次发热；结膜充血、趾端硬肿是否好转，是否出现分泌物；48 小时后复查血常规、CRP、红细胞沉降率、PCT 等指标；择期复查心脏彩超，评估冠状动脉扩张程度，是否出现冠状动脉瘤；监测患儿的心率，若出现急性胸闷、胸痛等不适，需警惕冠状动脉闭塞和心肌缺血的可能性，及时处理，必要时可予以抗凝、溶栓等治疗。

患儿 IVIG 输注完成后超过 36 小时仍有发热及其他 1 种或多种皮肤黏膜炎症症状，则提示可能对 IVIG 存在抵抗，可再次给予 IVIG 治疗；同时对于反复发热、呼吸与心率快、精神反应差，血常规、CRP、红细胞沉降率、PCT 等明显升高者，尚需警惕和排除其他原因所致，需重点排查感染风险，应完善血培养，必要时行腰椎穿刺完善脑脊液常规、生化、培养，完善影像学检查等，进一步明确诊断。

（二）药品不良反应监测

免疫球蛋白的常见不良反应为过敏反应，大剂量输注可造成短期容量负荷增加，使用期间应密切监测患儿的生命体征、尿量；若出现皮疹、皮肤瘙痒等不适，应及时停药，必要时予抗过敏治疗。该患儿给予较大剂量的阿司匹林抗炎治疗，若患儿出现腹痛、解黑便，需警惕消化性溃疡或出血的发生；还可能引起肝损伤，故应定期复查肝功能，关注患儿是否出现乏力、食欲减退、皮肤黄染等肝损伤的症状；使用期间还应注意出血的发生，包括鼻出血、牙龈出血等症状；该病例为小婴儿，伴有咽充血和扁桃体肿大，不排除存在病毒感染的可能性，故还需警惕瑞氏综合征的发生，若患儿出现呕吐、腹泻、疲倦、精神欠佳或亢奋等不适时，需及时停药并对症处理。

（三）用药教育

患儿目前考虑诊断为不完全川崎病，但不排除存在其他疾病的风险，如严重的感染。川崎病目前病因尚不明确，可导致身体中的某些血管发生炎症，若给心脏供血的血管出现炎症，严重时可能导致心脏出现异常。目前已根据临床诊疗指南给予免疫球蛋白和阿司匹林抗炎治疗，尚需密切监测患儿的体温、临床表现、重要生命体征等变化。

患儿使用的免疫球蛋白和阿司匹林都可能出现过敏反应，若患儿出现皮肤瘙痒、皮疹等不适，应及时告知医生。为减少免疫球蛋白不良反应的发生，应按护士调节的速度输注，不可随意调整。阿司匹林还可能导致消化性溃疡或出血、肝损伤、瑞氏综合征等，若患儿出现腹痛、解黑便、厌油、乏力、食欲减退、皮肤黄染、精神欠佳或亢奋等不适时，应及时告知医生。该患儿使用的阿司匹林是肠溶片，但患儿的年龄较小，无法整片吞服，可将其碾碎，用适量温水溶解后服用，为避免胃肠道不良反应，可餐后服用。

六、药物治疗过程

2020 年 6 月 18 日（第 1 日）

患儿仍发热，烦躁难以安抚，趾端硬肿，四肢肢稍凉。立即予以鼻导管吸氧，完善床旁动脉血气分析及 PCT 检查，根据动脉血气分析结果调整呼吸支持。

治疗方案调整：患儿烦躁不止，给予咪达唑仑 2mg i.v. s.t. 镇静。

药物监护点：咪达唑仑需缓慢静脉注射，给药时间不少于 2 分钟，给药过快可出现呼吸抑制。

2020 年 6 月 20 日（第 3 日）

患儿昨日未再出现发热。查体：双肺呼吸音粗，闻及少许痰鸣音，趾端硬肿好转，四肢温暖。

治疗方案调整：给予乙酰半胱氨酸雾化排痰。

药物监护点：乙酰半胱氨酸可引起呼吸黏膜和胃肠道刺激性，如流涕、口腔炎、胃炎、恶心、呕吐；还可能引起严重的皮肤副作用。患儿使用乙酰半胱氨酸的过程中需观察有无上述症状，并评估严重程度以判断是否停药。

2020 年 6 月 21 日（第 4 日）

患儿昨日夜间及今晨再次发热，最高体温 38.9℃，精神萎靡、反应差。查体：前囟张力稍高，口唇仍潮红但无皲裂，趾端稍硬肿。血常规：WBC 30.1×10^9/L，N% 79.9%，Hb 88g/L，PLT 474×10^9/L，CRP 87mg/L。ESR 105mm/h。动脉血气分析：pH 7.413，$PaCO_2$ 36.3mmHg，PaO_2 80.6mmHg，SaO_2 96.0%，BE −1.4mmol/L，碳酸氢盐 23.2mmol/L，LAC 3.73mmol/L，钾 3.5mmol/L，钠 139mmol/L，钙 1.12mmol/L。PCT 10.10μg/L。

治疗方案调整：患儿的体温再次升高，CRP、PCT 较前略降低，ESR 升高，需考虑存在 IVIG 抵抗，再次给予 IVIG 15g i.v. s.t. 冲击治疗。考虑到患儿的体温反复，且精神变差、囟门稍显张力，需警惕中枢神经系统感染或者川崎病无菌性脑膜炎，行头颅 CT 检查和腰椎穿刺。

2020 年 6 月 22 日（第 5 日）

患儿精神差，仍反复发热，最高体温 39.1℃，偶可闻及咳嗽，无气促、发绀等。鼻导管吸氧下血氧饱和度正常，无吐泻。查体：精神萎靡，前囟平软，颈部无抵抗，球结膜水肿，趾端硬肿消退。头颅 CT（6 月 21 日）：双侧额颞顶部脑外间隙增宽。脑脊液常规（6 月 21 日）：蛋白阳性，有核细胞计数 960×10⁶/L，查见脓细胞；脑脊液生化（6 月 21 日）：蛋白定量 2 481mg/L，葡萄糖 1.10mmol/L。补充诊断：细菌性脑膜炎。

治疗方案调整：给予头孢曲松 0.35g i.v. q.12h. 联合万古霉素 0.1g i.v. q.6h. 抗感染，地塞米松 1mg i.v. q.6h. 抗炎，甘露醇 20mg i.v. q.4h. 降颅内压。

药物监护点：患儿本次病程中有发热、精神萎靡，外周血常规、炎症指标升高，腰椎穿刺提示脑脊液细胞数明显升高，查见脓细胞，脑脊液蛋白升高、葡萄糖降低，细菌性脑膜炎的诊断明确。第三代头孢菌素联合万古霉素为指南推荐的经验性抗感染治疗方案，治疗过程中密切监护患儿的体温、精神状态等，定期复查血常规、脑脊液生化、脑脊液细胞数、细菌培养结果等，据此评估疗效，调整药物治疗方案。头孢菌素类药物的常见不良反应包括静脉炎、过敏样反应、胃肠道反应、菌群失调、肝与肾损伤、凝血功能障碍、血常规异常等。输注过程中应当监护患儿是否出现皮疹、瘙痒，输液部位是否有红肿、渗出等情况。万古霉素的输注时间应不少于 1 小时，输注过快可出现红人综合征；该药有潜在的耳、肾毒性，应注意监测肾功能，完善听力筛查。中枢神经系统感染的用量为 60mg/（kg·d）q.6h.，首剂可予负荷剂量 20～25mg/kg，第 5 剂给药前 30 分钟采血监测万古霉素的谷浓度（2020 年《中国万古霉素治疗药物监测指南》更新推荐为给药 48 小时后监测）。早期（抗菌药物治疗前或同时）给予糖皮质激素，可减轻脑膜炎症反应，降低细菌性脑膜炎患儿听力损害等后遗症的发生率，但需注意疗程通常为 3～5 日，不宜太长以免干扰疗效判断，同时可能降低抗菌药物对血脑屏障的通透性。甘露醇为渗透性脱水药，需快速静脉滴注，通常在 30 分钟内滴完，可引起注射部位疼痛。

患儿于 6 月 23 日从儿科重症监护病房转入小儿神经内科继续治疗。

2020 年 6 月 24 日（第 7 日）

患儿精神差，未再发热，偶咳嗽，伴喉间痰响，呼吸稍促，鼻导管吸氧下血氧饱和度维持可，食欲较前好转。查体：精神萎靡，嗜睡；前囟平软，张力不高；双肺呼吸音粗，双肺闻及痰鸣音。血常规（6 月 23 日）：WBC 27.3×10⁹/L，N%

80.7%，Hb 93g/L，PLT 815×10^9/L，CRP 114.3mg/L。脑脊液培养结果示无乳链球菌。胸片（6月24日）：①双肺炎症；②中心静脉置管影，尖端位于第5椎体右侧下缘水平。新增诊断：支气管肺炎、血小板增多症。

临床药师会诊建议：停用万古霉素，换用青霉素15万 U/kg i.v. q.6h. 联合头孢曲松针对性地治疗无乳链球菌所致的细菌性脑膜炎。但医生考虑患儿的病情有所好转，暂未更改抗感染方案。

治疗方案调整：加用双嘧达莫 12.5mg p.o. b.i.d. 抑制血小板聚集。调整阿司匹林的剂量为 25mg p.o. t.i.d. 维持。

药学监护点：根据2017年 AHA 发布的《川崎病诊断、治疗和长期管理指南》，发热停止48～72小时后可将阿司匹林减量为 3～5mg/（kg·d）抗血小板治疗，若治疗期间未出现冠状动脉明显扩张，治疗6～8周后可考虑停药。根据中华医学会儿科学分会心血管学组《川崎病冠状动脉病变的临床处理建议》（2020年），预防冠状动脉血栓形成，取决于冠状动脉扩张程度和持续时间，对中度大小（5≤Z 分数 <10，绝对大小 <8mm）的动脉瘤患者可考虑双联抗血小板疗法，因氯吡格雷在儿科使用的临床研究有限，儿科多采用双嘧达莫联合阿司匹林。该患儿的冠状动脉仅轻度扩张，临床考虑系血小板显著增高引起因而加用双嘧达莫，但患儿系感染、川崎病所致的反应性血小板增多，联合使用双嘧达莫的指征有待商榷。双嘧达莫与阿司匹林抑制血小板聚集的作用机制不同，联用可呈现协同作用，但应注意观察是否出现牙龈出血、皮肤紫癜、腹痛、呕血、黑便的情况，必要时复查凝血功能。

2020年6月30日（第13日）

患儿精神反应可，无发热，无明显的咳嗽，大便稍稀，伴少许黏液。查体：精神可，未见皮疹及皮下出血点；前囟平软，颈部无抵抗；双肺呼吸音粗，可闻少许痰鸣音；神经系统无特殊。大便常规（6月29日）未见异常。脑脊液常规（6月28日）示有核细胞计数 25×10^6/L；生化示蛋白 1 027.4mg/L，葡萄糖 2.95mmol/L。听诱发电位（6月29日）未见异常。

治疗方案调整：继续甘露醇减量，停用地塞米松。

2020年7月3日（第16日）

患儿再次出现发热，最高体温38.8℃。血常规（7月1日）：WBC 15.2×10^9/L，N% 37.7%，Hb 111g/L，PLT 561×10^9/L，CRP 26.8mg/L。复查脑脊液结果示有核细胞计数 30×10^6/L，蛋白定量 862.2mg/L，葡萄糖 2.23mmol/L（脑脊液糖/同期血糖 =0.39）。头颅 CT 示双侧额颞顶部脑外间隙增宽，较2020年6月22日的 CT 片减轻。

治疗方案调整：该患儿经免疫球蛋白、阿司匹林、激素及抗生素治疗后体温正常1周，现再次出现发热，考虑颅内感染控制不佳，结合脑脊液培养示无乳链球菌，停用头孢曲松，改用青霉素 108 万 U i.v. q.6h. 联合万古霉素 0.1g i.v. q.6h. 抗感染。患儿的血小板降至正常，停用双嘧达莫。

药学监护点：过敏反应为青霉素类药物的典型不良反应，用药前应详细询问过敏史并进行皮试，观察首次给药时是否出现速发型过敏反应的症状和体征。青霉素类药物大剂量静脉滴注或鞘内给药可致青霉素脑病（表现为肌肉阵挛、抽搐、昏迷等），此反应婴儿多见，若出现相关症状须与颅内感染的相关症状相鉴别。此外，应用大剂量青霉素钠还可致心力衰竭。用药时应注意定期监测血清电解质、肾功能，大剂量或长期用药时还应监测心脏功能。

2020 年 7 月 9 日（第 22 日）

患儿仍发热，最高体温 37.9℃。今日小便常规示尿蛋白（±），镜检白细胞 3+，查见病理管型。复查脑脊液（7 月 9 日）：有核细胞计数 60×10⁶/L，蛋白定量 955mg/L，葡萄糖 2.4mmol/L（脑脊液糖/同期血糖 =0.51），红细胞计数 390×10⁶/L。心脏彩超（7 月 7 日）：LCA=2.2mm（Z=2.04），左室收缩功能测试正常。

治疗方案调整：考虑尿路感染的可能性，加用头孢曲松 0.35g i.v. q.12h. 抗感染。临床药师会诊后建议停用万古霉素，给予头孢曲松联合青霉素治疗。医生采纳该建议，次日停用万古霉素。

2020 年 7 月 14 日（第 27 日）

患儿仍发热，最高体温 38.6℃。尿培养结果为阴性。复查心脏彩超提示冠状动脉扩张，予以第 3 剂免疫球蛋白。心内科会诊建议：继续口服小剂量阿司匹林治疗，抗生素治疗至脑脊液恢复正常。同时考虑川崎病血管炎所致发热的可能性大，加用甲泼尼龙 140mg i.v. q.d. 治疗 3 日（于 7 月 16 日执行）。

2020 年 7 月 17 日（第 30 日）

患儿体温正常。辅助检查：红细胞沉降率 91mm/h；RBC 4.15×10¹²/L，Hb 91g/L，PLT 719×10⁹/L，WBC 10.3×10⁹/L，CRP 31.2mg/L。

治疗方案调整：临床药师会诊后建议停用头孢曲松，单用青霉素治疗，青霉素治疗 3 周后改用阿莫西林 100mg/（kg•d）p.o. t.i.d.。医生采纳该意见，同意停用头孢曲松。

2020 年 7 月 21 日（第 34 日）

患儿再次发热，最高体温 38.6℃。血常规（7 月 21 日）：WBC 14.7×10⁹/L，N% 53.4%，Hb 89g/L，PLT 903×10⁹/L，CRP 39.2mg/L。复查心脏彩超示冠状动脉扩张较前好转。

治疗方案调整：停用青霉素，改用利奈唑胺 75mg p.o. q.8h.，并加用泼尼松 2.5mg p.o. t.i.d. 及双嘧达莫 12.5mg p.o. b.i.d.。

药学监护点：利奈唑胺可致骨髓抑制、血小板减少、末梢神经炎等不良反应，治疗期间需每周监测血常规，若出现骨髓抑制应考虑停药。

2020 年 7 月 24 日（第 37 日）

血常规（7 月 24 日）：WBC 12.7×109/L，N% 37.1%，Hb 98g/L，PLT 1 142×10^9/L，CRP 7.4mg/L。

治疗方案调整：患儿的血小板仍有所上升，双嘧达莫的剂量调整为 12.5mg p.o. t.i.d.。

2020 年 7 月 27 日（第 40 日）

患儿的体温正常。复查脑脊液结果示有核细胞计数 8×10^6/L，蛋白定量 520.8mg/L，葡萄糖 2.69mmol/L（脑脊液糖 / 同期血糖 = 0.56）。患儿的病情好转，准予出院。出院继续使用利奈唑胺、泼尼松、阿司匹林、双嘧达莫进行治疗。

2020 年 8 月 4 日（出院后 1 周）

患儿于神经内科住院复查脑脊液。血常规（8 月 4 日）：WBC 8.1×10^9/L，N% 50.0%，Hb 99g/L，PLT 522×10^9/L。复查脑脊液细胞学及脑脊液生化无明显异常。

治疗方案调整：患儿的血小板降至正常，停用双嘧达莫。

2020 年 8 月 18 日（出院后 3 周）

患儿于心血管科门诊复诊，院外期间体温正常，停用泼尼松。复查脑脊液结果示有核细胞计数 20×10^6/L，蛋白定量 432.1mg/L，葡萄糖 2.38mmol/L。嘱继续使用阿司匹林、利奈唑胺治疗。

2020 年 8 月 20 日（出院后 3 周余）

患儿于药学门诊就诊，临床药师评估后认为患儿出院后口服利奈唑胺 4 周，病情稳定，脑脊液基本正常，抗感染疗程已足，建议停用利奈唑胺。患儿家长同意停药，停药后患儿的体温正常，2 周后再次返院复查脑脊液较前无明显变化。

汇总患儿住院期间的体温变化如图 10-1 所示。

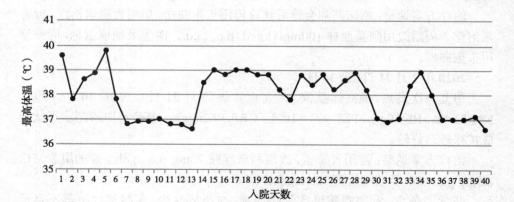

图 10-1 患儿住院期间的体温变化情况

七、药物治疗总结

本例为难治性不完全川崎病合并细菌性脑膜炎的典型病例,十分突出的特点在于不完全川崎病和脑膜炎的临床表现相互影响,致使治疗方案多次变动。临床药师在参与药物治疗的过程中发挥了较强的专业作用,包括:①参与会诊,调整患儿的用药方案;②治疗药物监测,关注万古霉素的剂量调整;③出院后的药学门诊随访,持续关注抗感染治疗疗程。从住院到门诊的持续临床药学参与,虽多次建议调整抗菌药物治疗方案,但仍有一些值得商榷的地方,提醒临床药师应积极与临床医生沟通,协助制订合理的用药方案,保障患者用药的安全性和有效性。

从本病例得到的另一个体会在于,临床药师需要不断学习并在实践中积累参与临床疑难病例诊疗的能力。在本例中若临床药师能进一步关注 IVIG 抵抗的难治性川崎病中激素治疗的价值,应能提供更直接有效的帮助。

(一)难治性川崎病的药物选择

难治性川崎病的定义尚无统一标准,美国指南定义为在 IVIG 治疗 36 小时后仍持续发热或再次发热,而日本指南界定时间为 24 小时,意大利指南则为 48 小时。该患儿存在难治性川崎病的危险因素,包括年龄小(<1 岁)、C 反应蛋白显著升高和过早(发病前 5 日)接受 IVIG 治疗,虽在使用第 1 剂 IVIG 后体温恢复正常,但 48 小时后(入院第 3 日)再次出现发热,为难治性川崎病的表现。初始 IVIG 治疗失败的难治性川崎病可予以第 2 剂 IVIG 或 IVIG 联合糖皮质激素再治疗,IVIG 联合糖皮质激素可显著降低患儿发生冠状动脉瘤的风险和缩短发热时间。如 IVIG 联合糖皮质激素治疗后仍不能完全控制川崎病的症状,可选择肿瘤坏死因子抑制剂(英夫利西单抗和依那西普)、免疫抑制剂(环孢素和环磷酰胺)、白细胞介素 -1 抑制剂(阿那白滞素)和血浆置换等方法进行治疗。本例患儿由于合并细菌性脑膜炎,激素的使用可能会干扰抗感染治疗效果的评估,甚至加重感染风险,处理这一治疗矛盾需要多学科参与。本例中小儿神经、心血管、药学均参与其中,在效果确切的抗感染治疗下加用激素取得较好的临床效果。

(二)无乳链球菌脑膜炎的抗感染治疗

1. 经验性抗感染治疗的合理性 化脓性脑膜炎是医疗急症,应采取及时的抗菌治疗。抗菌药物的选择应兼顾药物的抗菌谱、细菌对药物的敏感性及脑脊液中的药物浓度,做到用药早、剂量足、疗程够。另外,由于中枢神经系统的免疫功能薄弱,缺乏特异性抗体,故在选择抗菌药物时应选用杀菌制剂。

考虑该患儿所处的年龄段,细菌性脑膜炎常见的致病菌包括肺炎链球菌、脑膜炎球菌和流感嗜血杆菌。当病原菌未知时,应经验性覆盖以上病原菌。指南推荐选择第三代头孢菌素（头孢曲松或头孢噻肟）联合万古霉素治疗，据此可见患儿的初始经验性抗感染方案合理。

2. 目标治疗的合理性评价 患儿入院后第 7 日的脑脊液培养结果为无乳链球菌（*Streptococcus agalactiae*）。无乳链球菌又称为 B 族链球菌（group B Streptococcus，GBS），是婴幼儿，特别是新生儿细菌性感染的主要病因，可导致败血症、肺炎和脑膜炎等疾病。治疗 GBS 所致的儿童细菌性脑膜炎首选的治疗药物通常是青霉素或氨苄西林。GBS 对青霉素高度敏感，国外指南推荐的青霉素剂量为 25 万～45 万 U/（kg·d）（日龄 <7 日）或 45 万～50 万 U/（kg·d）（日龄在 7 日以上），每日分 3～4 次给药，疗程为 3 周以上；国内专家共识则建议维持治疗 2～3 周。临床药师会诊建议停用万古霉素，换用青霉素 15 万 U/kg i.v. q.6h. 联合头孢曲松有针对性地治疗无乳链球菌所致的细菌性脑膜炎。但医生考虑患儿的病情有所好转，暂未更改抗感染方案。但入院 13 日患儿再次出现发热，医生停用头孢曲松，改用青霉素 108 万 U i.v. q.6h. 联合万古霉素 0.1g i.v. q.6h. 抗感染。入院 22 日患儿仍有发热，尿常规提示有尿路感染的可能性，加用头孢曲松 0.35g i.v. q.12h. 抗感染。临床药师会诊后建议停用万古霉素，给予头孢曲松联合青霉素治疗。医生采纳该建议，次日停用万古霉素。入院后第 34 日患儿停用青霉素，此时青霉素的疗程已足 3 周，换用利奈唑胺口服抗感染。主要考虑患儿再次出现发热及存在感染 MRSA 的危险因素，包括长时间住院治疗、曾使用万古霉素抗感染、曾入住儿科重症监护病房、进行过侵入性操作等，同时家长因患儿病情多次反复，表现出焦虑情绪，坚持认为患儿反复发热是由于细菌性脑膜炎所致。综合如前因素，医生考虑换用利奈唑胺进行治疗。利奈唑胺说明书虽提及该药在脑脊液中的药物浓度差异较大，不推荐经验性用于中枢神经系统感染的治疗，但有多项研究结果显示利奈唑胺在脑脊液中的浓度较高，可用于儿童中枢神经系统感染，并被指南和专家共识推荐为治疗方案之一。儿童细菌性脑膜炎的停药指征尚无统一标准，即使病原体已被杀灭，脑脊液仍需要一段时间才能恢复正常。经治疗后的细菌性脑膜炎患儿的脑脊液变化包括低葡萄糖、高蛋白和高细胞计数，是炎症反应和代谢紊乱的结果，这些指标长时间未恢复正常并不一定说明细菌感染持续存在。

3. 反复发热的原因分析及用药评价 该患儿的抗菌药物使用周期长，原因包括抗感染治疗下反复发热、后期脑脊液恢复较慢，以及合并不完全川崎病影响对患儿细菌性脑膜炎病情进展的判断。回顾整个治疗过程不难发现，每次发热均出现在停用糖皮质激素之后，停用甲泼尼龙后出现发热，加用泼尼松和利奈唑胺后患儿的体温再次恢复正常，由此推测该患儿是对糖皮质激素治疗敏感的难治性不完全川崎病。由于缺乏特异性实验室检测指标，川崎病的诊断主要依据临床症状，并需排除其他疾病可能。特别是婴幼儿，川崎病的相关临床表现或并发症有可能不同时出现。已有一些研究报道川崎病可累及中枢神经系统，出现无菌性脑膜炎的症状，导致脑脊液中的细胞数增多。该患儿入院时诊断为"不完全川崎病"，入院后第3日诊断为"细菌性脑膜炎"，后反复多次更改抗感染治疗方案，一个重要的原因就是不完全川崎病和细菌性脑膜炎相互影响，使患儿的脑脊液、体温、外周血生理生化等指标异常，不利于对患儿病情进展的判断。川崎病引起的脑脊液指标变化尚无明确的解释，可能的机制是全身性血管炎症表现在软脑膜血管上，引起血管通透性改变，炎症细胞进入脑脊液。但也有研究显示，包括血管炎在内的颅内炎症在川崎病患儿中可能并不显著。需要更多的研究来阐释川崎病患儿中脑脊液的改变情况及可能的机制。

（三）案例小结及治疗建议

川崎病和细菌性脑膜炎均为儿童常见病，是儿科临床药师培训大纲中可选择学习的病种，临床药师需要熟悉其治疗原则和相关药物的药学监护要点；同时应注意在治疗过程中出现病情反复时及时监测相关症状、体征、辅助检查结果的变化，评估疗效不佳的原因。如本案例中患儿反复发热、炎症指标增长是川崎病的血管炎表现还是感染未能有效控制。另外，需要不断积累临床经验，增强对所选的抗感染治疗方案和疗程判断的信心。最后，多学科参与在复杂疑难病例中将会起到积极作用，应及时寻求相关专业的协助，保证治疗效果、降低执业风险。

参 考 文 献

[1] 广东省药学会. 万古霉素个体化给药临床药师指引. 今日药学, 2015, 25（2）: 78-82.

[2] 华春珍, 俞蕙, 庄捷秋, 等. 2011 至 2015 年 181 例儿童无乳链球菌血流感染多中心研究. 中华儿科杂志, 2016, 54（8）: 577-581.

[3] 耐甲氧西林金黄色葡萄球菌感染防治专家委员会. 耐甲氧西林金黄色葡萄球菌感染防治专家共识 2011 年更新版. 中华实验和临床感染病杂志（电子版）, 2011, 5（3）: 372-384.

[4] 张巧丽, 王凡, 贺志琴, 等. 新生儿 B 族链球菌脑膜炎发病机制的研究进展. 中国医药, 2020, 15（11）: 1807-1810.

[5] 史继雷, 赵志文, 曹吉斌, 等. 脑脊液生化指标与临床的关系. 齐鲁医学检验, 2002, 13（3）: 39, 32.

[6] 许小慧, 黄碧茵, 谭宝莹, 等. 新生儿无乳链球菌脑膜炎临床特征分析. 重庆医学, 2019, 48（21）: 3750-3752.

[7] 黄楚君, 林佳周, 张利滨, 等. 新生儿无乳链球菌脑膜炎的临床特点. 广东医学, 2018, 39（7）: 1027-1031.

[8] 郭海志, 李跃, 谢飞, 等. 脑脊液糖 / 乳酸、脑脊液糖 / 血糖比值对颅内感染的诊断价值. 郑州大学学报（医学版）, 2019, 54（6）: 887-890.

[9] 吕菊红, 马红茹, 邓峰. 国内外川崎病临床诊断研究进展. 临床医学进展, 2019, 9 (7): 852-859.

[10] 杜曾庆. 新生儿不完全性川崎病并发无菌性脑膜炎一例. 中华儿科杂志, 2014, 52 (1): 63-64.

[11] 郭倩倩, 王丽平, 徐让, 等. 31 例川崎病患儿脑脊液临床指标分析. 上海交通大学学报 (医学版), 2013, 33 (11): 1480-1483, 1487.

[12] 杜忠东, 陈笑征. 川崎病流行病学研究进展. 中国实用儿科杂志, 2017, 32 (8): 565-569.

[13] 母得志. 儿科学. 2 版. 北京: 高等教育出版社, 2017: 152-153.

[14] RAABE V N, SHANE A L. Group B Streptococcus (Streptococcus agalactiae). Microbiology spectrum, 2019, 7 (2): 10.1128/microbiolspec.GPP3-0007-2018.

[15] 中华医学会儿科学分会神经学组. 儿童社区获得性细菌性脑膜炎诊断与治疗专家共识. 中华儿科杂志, 2019, 57 (8): 584-591.

[16] MCCRINDLE B W, ROWLEY A H, NEWBURGER J W, et al. Diagnosis, treatment, and long-term management of Kawasaki disease: a scientific statement for health professionals from the American Heart Association. Circulation, 2017, 135 (17): e927-e999.

[17] VAN DE BEEK D, CABELLOS C, DZUPOVA O, et al. ESCMID guideline: diagnosis and treatment of acute bacterial meningitis. Clinical microbiology and infection, 2016, 22 (Suppl 3): S37-S62.

[18] ISAYAMA T, LEWIS-MIKHAEL A, O'REILLY D, et al. Health services use by late preterm and term infants from infancy to adulthood: a meta-analysis. Pediatrics (Evanston), 2017, 140 (1): e20170266.

[19] ROMANO A, GAETA F, VALLUZZI R L, et al. IgE-mediated hypersensitivity to cephalosporins: Cross-reactivity and tolerability of alternative cephalosporins. Journal of allergy and clinical immunology, 2015, 136 (3): 685-691.

[20] RYBAK M J, LE J, LODISE T P, et al. Therapeutic monitoring of vancomycin for serious methicillin-resistant Staphylococcus aureus infections: A revised consensus guideline and review by the American Society of Health-System Pharmacists, the Infectious Diseases Society of America, the Pediatric Infectious Diseases Society, and the Society of Infectious Diseases Pharmacists. American journal of health-system pharmacy, 2020, 77 (11): 835-864.

[21] YE Z K, CHEN Y L, CHEN K, et al. Therapeutic drug monitoring of vancomycin: a guideline of the Division of Therapeutic Drug Monitoring, Chinese Pharmacological Society. Journal of antimicrobial chemotherapy, 2016, 71 (11): 3020-3025.

[22] KIMBERLIN D W, BRADY M T, JACKSON M A, et al. Red book: 2018-2021 report of the Committee on Infectious Diseases. 31st ed. Itasca: American Academy of Pediatrics, 2018: 764.

[23] MCKINNELL J A, MILLER L G, EELLS S J, et al. A systematic literature review and meta-analysis of factors associated with methicillin-resistant Staphylococcus aureus colonization at time of hospital or intensive care unit admission. Infection control and hospital epidemiology, 2013, 34(10): 1077-1086.

[24] YOGEV R, DAMLE B, LEVY G, et al. Pharmacokinetics and distribution of linezolid in cerebrospinal fluid in children and adolescents. Pediatric infectious disease journal, 2010, 29(9): 827-830.

[25] SCHWAMEIS R, FILLE M, MANAFI M, et al. Enhanced activity of linezolid against Staphylococcus aureus in cerebrospinal fluid. Research in microbiology, 2012, 163(3): 157-160.

[26] LUQUE S, GRAU S, ALVAREZ-LERMA F, et al. Plasma and cerebrospinal fluid concentrations of linezolid in neurosurgical critically ill patients with proven or suspected central nervous system infections. International journal of antimicrobial agents, 2014, 44(5): 409-415.

[27] PENG H L, HU Y, CHEN H J, et al. Risk factors for poor prognosis in children with refractory purulent meningitis and the discharge criteria. Journal of infection & public health, 2018, 11(2): 238-242.

[28] GRES V, KOLTER J, ERNY D, et al. The role of CNS macrophages in streptococcal meningoencephalitis. Journal of leukocyte biology, 2019, 106(1): 209-218.

[29] MAO D H, MIAO J K, ZOU X, et al. Risk factors in predicting prognosis of neonatal bacterial meningitis—a systematic review. Frontiers in neurology, 2018, 9: 929.

[30] HEGEN H, WALDE J, AUER M, et al. Cerebrospinal fluickserum glucose ratio in the ventricular and lumbar compartments: implications for clinical practice. European journal of neurology, 2018, 25(2): 373-379.

[31] YEOM J S, PARK J S, SEO J H, et al. Initial Characteristics of Kawasaki disease with cerebrospinal fluid pleocytosis in febrile infants. Pediatric neurology, 2012, 47(4): 259-262.

[32] YU J G, WEI Y, ZHAO S Y, et al. Aseptic meningoencephalitis in children with Kawasaki disease. Hong Kong journal of paediatrics, 2010, 15(4): 2.

[33] DHAWAN S R, VAIDYA P C, SURI D, et al. Infantile Kawasaki disease presenting as acute meningoencephalitis. International journal of rheumatic diseases, 2017, 20(12): 2225-2226.

[34] KOREMATSU S, UCHIYAMA S I, MIYAHARA H, et al. The characterization of cerebrospinal fluid and serum cytokines in patients with Kawasaki disease. Pediatric infectious disease journal, 2007, 26(8): 750.

[35] YEOM J S, CHO Y H, KOO C M, et al. A pilot study evaluating cerebra vasculitis in Kawasaki's disease. Neuropediatrics, 2018, 49(6): 392-396.

[36] Research Committee of the Japanese Society of Pediatric Cardiology, Cardiac Surgery Committee for Development of Guidelines for Medical Treatment of Acute Kawasaki

Disease. Guidelines for medical treatment of acute Kawasaki disease: report of the Research Committee of the Japanese Society of Pediatric Cardiology and Cardiac Surgery(2012 revised version). Pediatrics international, 2014, 56(2): 135-158.

[37] MARCHESI A, TARISSI DE JACOBIS I, RIGANTE D, et al. Kawasaki disease: guidelines of the Italian Society of Pediatrics, part I - definition, epidemiology, etiopathogenesis, clinical expression and management of the acute phase. Italian journal of pediatrics, 2018, 44(1): 102.

[38] KOBAYASHI T, AYUSAWA M, SUZUKI H, et al. Revision of diagnostic guidelines for Kawasaki disease(6th revised edition). Pediatrics international, 2020, 62(10): 1135-1138.

[39] SAMADLI S, LIU F F, MAMMADOV G, et al. The time option of IVIG treatment is associated with therapeutic responsiveness and coronary artery abnormalities but not with clinical classification in the acute episode of Kawasaki disease. Pediatric rheumatology online journal, 2019, 17(1): 53.

[40] CHEN S, DONG Y, KIUCHI M G, et al. Coronary artery complication in Kawasaki disease and the importance of early intervention: a systematic review and meta-analysis. JAMA Pediatrics, 2016, 170(12): 1156-1163.

（黄　亮）

案例2　一例妊娠高血压患者的药学监护

一、案例背景知识简介

妊娠高血压疾病受年龄、遗传等多种因素影响，可增加胎盘早剥、弥散性血管内凝血、胎儿生长受限、死产等风险，是孕产妇和胎儿死亡的重要原因。近10年来，我国的高龄孕产妇比例增加，妊娠高血压疾病的患病率增加，包括妊娠高血压、子痫前期、子痫、妊娠合并慢性高血压、慢性高血压伴发子痫前期。

妊娠高血压疾病因其独特的病理生理机制，血压管理策略与非妊娠期不同。妊娠期的药物治疗需同时兼顾母体和胎儿的安全，临床药师在关注药物对妊娠高血压疾病治疗有效性的基础上，应重点关注和探讨该类患者的用药安全性、潜在的药物相互作用、不良反应、用药依从性等药学监护要点，以期为临床提供个体化的药学服务。

二、病例基本情况

患者，女性，35岁。入院时间为2020年10月19日，出院时间为2020年10月26日。

现病史：患者平素月经尚规律，5 日 /（30～60）日，末次月经在 2020 年 1 月 22 日，预产期在 2020 年 10 月 28 日，停经 1+ 月，验尿人绒毛膜促性腺激素（human chorionic gonadotropin, hCG）阳性。孕 10 周建卡，孕 4 月余自觉胎动至今，定期产检，外院无创 DNA 检查、超声筛查未提示明显异常。孕 26 周口服葡萄糖耐量试验结果示空腹血糖 4.1mmol/L、1 小时血糖 10.5mmol/L、2 小时血糖 11.2mmol/L，诊断为妊娠合并糖尿病，收住入院。入院后给予饮食、运动指导，监测血压、血糖控制可，尿酮体阴性，给予阿司匹林肠溶片 75mg 服用至 36 周，出院后空腹血糖 <5.3mmol/L、餐后 2 小时血糖 <6.7mmol/L。孕 34^{+6} 周产检血压 138/95mmHg，复测血压 146/94mmHg。孕 35^{+6} 周产检血压 148/90mmHg，诉自行监测血压最高达 160/90mmHg，诊断为妊娠合并慢性高血压，收入院，给予硝苯地平控释片 30mg p.o. q.d.。治疗后检测 24 小时平均动态血压 125/79mmHg、24 小时尿蛋白定量 0.23g，准予出院。出院后自行监测血压 127～145/73～88mmHg，空腹血糖 4.0～4.8mmol/L，餐后 2 小时血糖 4.5～6.1mmol/L。妊娠期无头晕、头痛及视物模糊，无胸闷、憋气，无腹痛、阴道流血与流液，无皮肤瘙痒，无多饮、多食、多尿表现，无双下肢水肿。现孕 38^{+5} 周，晨起有轻微头痛，无头晕、视物模糊、胸闷、憋气等症状。门诊产检血压 140/89mmHg，尿蛋白（+），拟诊"孕 1 产 0，孕 38^{+5} 周，血压升高 1 月余"收入院。

入院查体：体温 36.8℃，脉搏 110 次 /min，呼吸 20 次 /min，血压 154/115mmHg。身高 155cm，体重 70.68kg，BMI 29.42kg/m^2。体格正常，心、肺无特殊。腹部形状圆隆，腹软，无压痛、反跳痛，肝、脾肋下未触及，肝浊音界无明显缩小，无肝、肾区叩击痛，肠鸣音 4 次 /min。无宫缩，胎位左枕前，胎心次数 145 次 /min，胎动正常，腹围 98cm，子宫底 32cm。

辅助检查：糖化血红蛋白（2020 年 9 月 29 日）5.8%，糖化白蛋白（2020 年 9 月 29 日）12.6%；血常规（2020 年 9 月 29 日）示中性粒细胞计数 6.57×10^9/L，淋巴细胞百分率 17%，中性粒细胞百分率 74%；24 小时尿蛋白定量（2020 年 9 月 30 日）0.23g。

既往史：2 年前因睡眠障碍于外院就诊，诊断为神经性高血压。自诉血压最高 150/100mmHg，间断服用苯磺酸氨氯地平片 5mg q.d. 治疗，血压控制在 120/80mmHg 左右，停药后血压监测可。3 年前因偶有头晕于外院就诊，诊断为颈椎病。

家族史：父母、兄弟姐妹均体健，无家族遗传病病史。

药物、食物过敏史：否认药物、食物过敏史。

药品不良反应及处置史：否认。

入院诊断：①慢性高血压并发重度子痫前期；②妊娠合并糖尿病；③孕 38 周 +5 日，单胎，头位；④孕 1 次，产 0 次。

出院诊断：①晚期产后出血；②慢性高血压并发重度子痫前期；③妊娠合并糖尿病；④孕1次，产1次；⑤经选择性剖宫产术分娩；⑥单胎活产。

三、主要治疗药物

主要治疗药物见表10-2。

表10-2　主要治疗药物

起止时间	医嘱内容	给药方法
2020年10月19日	硫酸镁注射液	5g＋0.9%氯化钠注射液100ml i.v. s.t.，30分钟滴完
2020年10月19—20日	硫酸镁注射液	15g＋0.9%氯化钠注射液500ml i.v.，续滴维持15小时
2020年10月20—21日	硫酸镁注射液	15g＋0.9%氯化钠注射液500ml i.v.，续滴维持15小时
2020年10月19—26日	盐酸拉贝洛尔片	100mg p.o. q.8h.
2020年10月20—26日	硝苯地平控释片	30mg p.o. q.d.
2020年10月20日	注射用头孢呋辛钠	1.5g i.v. s.t.
2020年10月20—21日	注射用克林霉素磷酸酯	0.5g＋0.9%氯化钠注射液250ml i.v. s.t.
2020年10月20日	缩宫素注射液	20U＋乳酸钠林格注射液500ml i.v. s.t.
2020年10月20日	缩宫素注射液	10U i.m. s.t.
2020年10月20日	卡贝缩宫素注射液	100μg i.v. s.t.
2020年10月20日	地塞米松磷酸钠注射液	5mg i.v. s.t.
2020年10月22日	氨甲环酸氯化钠注射液	200ml i.v. s.t.
2020年10月22日	乳酸钠林格注射液	500ml i.v. s.t.
2020年10月22日	羟乙基淀粉130/0.4电解质注射液	500ml i.v. s.t.
2020年10月22日	卡贝缩宫素注射液	100μg i.v. s.t.
2020年10月22日	地塞米松磷酸钠注射液	10mg i.v. s.t.
2020年10月22日	卡前列素氨丁三醇注射液	250μg i.m. s.t.
2020年10月22日	葡萄糖酸钙注射液	10ml＋0.9%氯化钠注射液100ml i.v. s.t.
2020年10月22—24日	乳酸左氧氟沙星氯化钠注射液	0.2g i.v. q.12h.

续表

起止时间	医嘱内容	给药方法
2020 年 10 月 22 日	甲硝唑氯化钠注射液	1g i.v. s.t.
2020 年 10 月 22—24 日	甲硝唑氯化钠注射液	0.5g i.v. q.8h.
2020 年 10 月 23 日	缩宫素注射液	20U＋乳酸钠林格注射液 500ml i.v. s.t.
2020 年 10 月 20—26 日	那屈肝素钙注射液	0.4ml i.h. q.d.

四、治疗原则与治疗方案分析

（一）预防子痫发作

硫酸镁是预防子痫发作的首选药。有研究表明，硫酸镁的应用可有效降低子痫发作的风险，建议对所有子痫前期女性进行产时和产后子痫发作预防性治疗。中华医学会《妊娠高血压疾病诊治指南》（2020）推荐，硫酸镁用于重度子痫前期预防子痫发作时负荷剂量为 2.5～5.0g，可溶于 5% 葡萄糖注射液 100ml 中快速静脉滴注，维持剂量为 1～2g/h 静脉滴注，用药时间长短根据病情需要调整，一般每日静脉滴注 6～12 小时，24 小时总量不超过 25g。硫酸镁治疗通常持续至产后 24 小时，对于多数不伴严重表现的子痫前期，可在 12 小时后安全地停止治疗；对于伴严重表现的子痫前期，子痫发作的预防治疗通常持续至产后 24～48 小时，根据病情调整疗程。该患者为慢性高血压并发重度子痫前期，剖宫产术前给予硫酸镁注射液预防子痫，负荷剂量为 5g 静脉滴注，继而可用 15g 的维持剂量。因患者同时有妊娠合并糖尿病，选用 0.9% 氯化钠注射液作为溶媒合理。

（二）控制血压

患者 35^{+6} 周产检血压 148/90mmHg，自行监测血压最高达 160/90mmHg。现孕 38^{+5} 周，入院时血压 154/115mmHg、尿蛋白（+），慢性高血压并发重度子痫前期的诊断明确。根据中华医学会《妊娠高血压疾病诊治指南》（2020），收缩压 ≥160mmHg 和／或舒张压≥110mmHg 的高血压患者需要降血压治疗。常用的抗高血压药有肾上腺素受体拮抗剂、钙通道阻滞剂及中枢性肾上腺素能神经阻滞剂等。口服抗高血压药有盐酸拉贝洛尔、硝苯地平或硝苯地平缓释片等；如口服药物的降血压效果不理想，可选择静脉用药，常用药物包括拉贝洛尔、酚妥拉明。患者入院时血压 154/115mmHg，应启动降血压治疗。硝苯地平为钙通道阻滞剂，能扩张外周阻力血管，降低外周阻力，从而降低收缩压和舒张压。根据 2015 年《孕期与哺乳期用药指南》（第 3 版），目前未发现拉贝洛尔相关的胎儿畸形,可以用于妊娠高血压的治疗。拉贝洛尔同时具有 α、β 肾上腺素受体拮抗活性,起效快,指南推荐口服 50～150mg,3～4 次/d。本例患者入院后血压高达154/115mmHg,属于重度高血压,硝苯地平控释片和盐酸拉贝洛尔片的作用机制不同,两者联用控制血压,用法用量可。

(三)静脉血栓栓塞的预防

2021 年中华医学会发表《妊娠期及产褥期静脉血栓栓塞症预防和诊治专家共识》指出,子痫前期是静脉血栓栓塞(VTE)发生的危险因素。低分子量肝素(LWMH)主要通过抗凝血活性因子Ⅹa 的作用来抑制血栓形成,在达到有效抗凝作用的同时可以减少普通肝素所致的出血等不良反应,安全性更高,因此推荐 LMWH 作为预防妊娠期及产褥期 VTE 的首选抗凝血药。本例患者为重度子痫前期、妊娠合并糖尿病,具备预防 VTE 的指征。选用那屈肝素钙注射液3 800IU i.h. q.d.,选药及用法用量均合理。

五、药物治疗监护计划

(一)血压控制的有效性评价

根据《妊娠高血压疾病诊治指南》(2020),对于未并发器官功能损伤的患者,收缩压以控制在 130～155mmHg 为宜,舒张压应控制在 80～105mmHg;对于并发器官功能损伤的患者,则收缩压应控制在 130～139mmHg,舒张压控制在80～89mmHg。对于严重高血压需要紧急降血压到目标血压的患者,降血压的幅度不宜过大,以平均动脉压的 10%～25% 为宜,24～48 小时达到稳定。需密切监测患者的血压,根据血压控制情况及时调整治疗方案。

(二)应用硫酸镁的安全性监护

硫酸镁是预防子痫发作的首选药。有研究表明,硫酸镁的应用可有效降低子痫发作的风险,建议对所有子痫前期女性进行产时和产后子痫发作的预防性治疗。

输注硫酸镁可能引起大量出汗、潮红、发热,恶心、呕吐、头痛、视觉障碍和心悸等,还可能会引起血清总钙浓度一过性降低,注意观察患者有无上述现象。

提醒患者用药期间若出现不可耐受的症状应及时告知医务人员;每次用药前和用药过程中定时做膝腱反射检查、测定呼吸次数、观察排尿量、测血镁浓度,若出现膝腱反射明显减弱或消失、呼吸次数少于 16 次/min、尿量少于 30ml/h 或24 小时少于 600ml,应及时停药。

(三)抗凝血药的用药监护

那屈肝素钙用药期间,药师密切关注患者不同部位的出血情况,定期复查凝血功能指标、肝与肾功能及电解质,注意询问患者是否有恶心、呕吐、胸痛、腹痛、腹泻等不适,同时警惕高钾血症的发生。

六、药物治疗过程

2020年10月19日

患者入院后完善血常规、尿常规、肝与肾功能、凝血功能等检查。血常规：单核细胞计数 0.74×10^9/L，平均血小板体积 11.1fl，血小板分布宽度 13.7fl，余未见明显异常；尿沉渣：结晶 $1.3/\mu l$，红细胞 $38.10/\mu l$，白细胞 $59.50/\mu l$，尿微量蛋白 80mg/L，尿微量白蛋白 - 尿肌酐比值 160.00mg/g，余未见异常；血生化：前白蛋白 182mg/L，尿酸 $430\mu mol$/L，甘油三酯 7.21mmol/L，载脂蛋白 A 2.38g/L，小而密低密度脂蛋白 1.44mmol/L，载脂蛋白 E 79mg/L，无机磷 1.46mmol/L，余未见异常；B 型脑钠肽测定、细菌性阴道病检查、阴道分泌物常规检查、心肌肌钙蛋白、凝血功能检测均无异常。

治疗方案调整：给予硫酸镁注射液预防子痫发作，盐酸拉贝洛尔片和硝苯地平控释片控制血压。加强母胎监护，定期复查超声，监测血糖和血压，给予糖尿病饮食，嘱患者适量运动。

药学监护点：密切监护患者的血压变化，及时评估是否需要调整药物；注意患者头痛、头晕、视物模糊、宫缩、阴道流血与流液等情况，监测患者的血压、尿蛋白、血常规、肝与肾功能及出入量。使用抗高血压药期间可能出现低血压，注意监测血压；盐酸拉贝洛尔片的不良反应偶有头昏、胃肠道不适、疲乏、感觉异常等，个别患者有直立性低血压；密切监护输注硫酸镁的相关不良反应。

2020年10月20日

患者自诉轻微头痛，无头晕、视物模糊、胸闷憋气，自感胎动可。查体：体温 37.0℃，脉搏 80 次/min，呼吸 20 次/min。生命体征平稳，心、肺查体(−)，腹软无压痛，10 分钟未及宫缩，无阴道流血、流液。今晨血压 134/92mmHg。血常规：白细胞 9.91×10^9/L，单核细胞 0.95×10^9/L，中性粒细胞 6.82×10^9/L，血小板分布宽度 12.2fl。凝血功能检测未见异常。

治疗方案调整：患者有头痛等中枢神经系统症状，行急诊剖宫产手术，给予注射用头孢呋辛钠 1.5g 静脉滴注围手术期预防感染。用药过程中患者诉面部发痒，可见皮疹，立即停用注射用头孢呋辛钠，更换输液器，改用注射用克林霉素磷酸酯，给予地塞米松磷酸钠注射液 5mg 静脉注射，瘙痒、皮疹症状好转，术后产妇无特殊不适。继续给予硝苯地平控释片 30mg、盐酸拉贝洛尔片 100mg 口服降血压，硫酸镁注射液静脉滴注预防产后子痫。患者的血小板、血肌酐无明显异常，应用那屈肝素钙注射液预防 VTE。

药学监护点：患者术前开始应用注射用头孢呋辛钠预防感染，用药过程中出现面部瘙痒、皮疹的不良反应，及时更换抗菌药物为注射用克林霉素磷酸酯，并给予地塞米松磷酸钠注射液静脉注射缓解症状，术后密切观察，未再发生药物相关不良反应。那屈肝素钙注射液用药期间监测患者不同部位的出血情况，定期复查血小板、肝与肾功能及电解质，注意询问患者是否有恶心、呕吐、胸痛、腹痛、腹泻等不适，同时警惕高钾血症的发生。

2020 年 10 月 21 日

患者剖宫产术后第 1 日，无不适主诉，肛门未排气，一般情况可。查体：体温 37.4℃，脉搏 82 次/min，呼吸 20 次/min，血压 141/80mmHg。心、肺查体（−），宫底脐下 1 指，腹部切口敷料干燥、无渗血，恶露量少、色暗红、无味。血常规：淋巴细胞百分率 16%，中性粒细胞百分率 75%，中性粒细胞 10.68×10⁹/L，嗜酸性粒细胞 0.01×10⁹/L，白细胞 14.35×10⁹/L，单核细胞 1.27×10⁹/L，血小板分布宽度 13.2fl。电解质＋肾功能＋肝功能：总蛋白 60g/L，清蛋白 32g/L，前清蛋白 144mg/L，尿酸 509μmol/L，二氧化碳结合力 20mmol/L；钙 2.01mmol/L，镁 1.96mmol/L。凝血血栓检测、尿沉渣未见异常。

治疗方案调整与药学监护点：患者今日血压波动于 135～146/80～94mmHg，继续给予硝苯地平控释片和盐酸拉贝洛尔片控制血压，未发生药物相关不良反应，恶露量少，继续观察。

2020 年 10 月 22 日

术后第 2 日，患者诉阴道出血。查体：体温 37.4℃，脉搏 100 次/min，呼吸 20 次/min。患者神志清，精神紧张，血压 168/100mmHg。按压子宫宫底脐下 2 横指，阴道内少量积血，宫颈管内有积血块，扩张宫颈管后有血块及鲜红色血液排出，量约 30ml。血常规：中性粒细胞 7.48×10⁹/L，白细胞 11.17×10⁹/L，单核细胞 1.11×10⁹/L。凝血功能检测：纤维蛋白原 4.9g/L，D-二聚体 4.39mg/L；血生化：总蛋白 60g/L，清蛋白 32g/L，尿酸 573μmol/L；钙 2.03mmol/L，镁 1.17mmol/L；甘油三酯 3.13mmol/L。HIV 抗体、肝炎标志物检测、梅毒检测均未见异常。

治疗方案调整：患者于凌晨 1:10—1:34 的出血量共约 350ml，复测血压 179/98mmHg，给予硝苯地平片 10mg 紧急降血压、氨甲环酸氯化钠注射液 200ml 静脉滴注止血。产妇宫腔下端积血块中量，间断性鲜红色血液流出，行清宫术，卡贝缩宫素注射液 100μg 静脉注射促进宫缩、乳酸钠林格注射液＋羟乙基淀粉 130/0.4 电解质注射液静脉滴注，行宫腔球囊填塞术，输注悬浮红细胞 2U，给予地塞米松磷酸钠注射液 10mg 输血前静脉注射。至凌晨 2:35 累计出血 1 000ml，新增诊断晚期产后出血，输注新鲜冰冻血浆 200ml、冷沉淀 4U。宫腔球囊引流量少，给予卡前列素氨丁三醇注射液肌内注射促进宫缩，出血得到控制。4:00 患者左侧大腿外侧、额部、耳后出现皮疹，考虑为输血反应，给予葡萄糖酸钙注射液治疗，皮疹好转。继续给予盐酸拉贝洛尔片 100mg、硝苯地平控释片 30mg 降血压治疗。患者的出血量大，体温、中性粒细胞和白细胞均升高，晚期产后出血可能由感染引起，病原体可来源于生殖道，包括革兰氏阴性杆菌、肠球菌属、

B族链球菌、厌氧菌，可选择头孢菌素类联合甲硝唑经验性抗感染治疗。由于患者对头孢呋辛过敏，改用乳酸左氧氟沙星氯化钠注射液＋甲硝唑氯化钠注射液抗感染治疗，继续观察。

药学监护点：患者今日发生晚期产后出血，应用止血、补液扩容等药物。输血后产妇出现皮疹的过敏反应，给予葡萄糖酸钙治疗，皮疹现象缓解。用药宣教告知患者及医护人员使用左氧氟沙星期间暂停母乳喂养，待停止治疗后，经过药物的5个半衰期（约35小时）后可恢复母乳喂养。未观察到其他药物相关不良反应，继续密切观察。

2020 年 10 月 24 日

患者术后第4日，无不适主诉。查体：体温36.2℃，脉搏82次/min，呼吸20次/min，血压111/73mmHg。生命体征平稳，心、肺查体（−），宫底脐下3指，腹部切口敷料干燥、无渗血，恶露量少、色暗红、无异味。

治疗方案调整：患者今日情况平稳，停用乳酸左氧氟沙星氯化钠注射液和甲硝唑氯化钠注射液，继续关注生命体征及恶露情况。

药学监护点：患者一般情况可，应用盐酸拉贝洛尔片和硝苯地平控释片控制血压平稳，未发生乳酸左氧氟沙星氯化钠注射液和甲硝唑氯化钠注射液的相关不良反应，输血引起的皮疹过敏反应已完全消失。注意是否有那屈肝素钙注射液的相关不良反应发生，常见不良反应包括氨基转移酶升高、不同部位出血及注射部位血肿等，其他不良反应包括超敏反应、血小板减少或增多等。患者未出现牙龈出血、皮肤瘀斑等异常出血情况，凝血功能指标正常。

2020 年 10 月 26 日

患者无不适主诉，一般情况可。生命体征平稳，心、肺查体（−），宫底脐下4指，腹部切口敷料干燥、无渗血，恶露量少、色暗红、无异味。血常规（10月25日）：红细胞3.12×10^{12}/L，血细胞比容28.6%，单核细胞0.67×10^{9}/L，血红蛋白94g/L。凝血功能检测（10月25日）未见异常。

治疗方案调整：患者现一般情况可，无特殊，准予出院。

出院带药：那屈肝素钙注射液0.4ml i.h. q.d.；硝苯地平控释片30mg p.o. q.d.；盐酸拉贝洛尔片100mg p.o. q.8h.。

用药教育：①那屈肝素钙注射液0.4ml i.h. q.d.。那屈肝素钙预防产后血栓形成，应注射于腹部前或后外侧部皮下组织，注射部位应交替从左到右，注射针应垂直、完全插入注射者用拇指和示指捏起的皮肤皱褶内，而不是水平插入，在整个注射过程中应保持皮肤皱褶的存在。应确保遵医嘱按照正确的方法注射，防止血栓形成。本药不宜与退热热、镇痛药合用，如果需同时应用其他药物，建议咨询专业人士能否联用。用药过程中注意有无任意部位出血，注射后有无皮肤反应如皮疹、荨麻疹等发生，注意注射部位有无反应。若出现不可耐受的情况时,应及时至医院就诊。②硝苯地平控释片 30mg p.o. q.d.。硝苯地平控释片含有光敏性活性成分,应避光保存,药片应防潮,从铝塑板中取出后应立即服用,用药期间避免食用葡萄柚汁。整片用少量液体吞服,不可咀嚼,因其有不可吸收的外壳,可在粪便中发现空药壳。③盐酸拉贝洛尔片 100mg p.o.8h.。盐酸拉贝洛尔片为抗高血压药,建议餐后服用。常见不良反应包括恶心、呕吐、眩晕、乏力和下腹痛等,用药期间若出现上述症状或症状不可耐受时应及时至医院就诊。抗高血压药可能会引起低血压,应注意防跌倒。④产后 42 日门诊随访,不适即诊;母乳喂养;禁盆浴及性生活 2 个月;避孕 2 年;密切监测血糖、血压,不适时内科就诊。

七、药物治疗总结

患者因"孕 1 产 0 和孕 38^{+5} 周,发现妊娠期血压升高 1 月余"入院,诊断为慢性高血压并发重度子痫前期。入院后完善血常规、尿常规、凝血功能、肝与肾功能等检查,给予硫酸镁注射液预防子痫发作、盐酸拉贝洛尔片和硝苯地平控释片控制血压。10 月 20 日行急诊剖宫产术,给予注射用头孢呋辛钠预防感染,因发生皮疹的过敏反应,更换抗菌药物为注射用克林霉素磷酸酯,给予地塞米松磷酸钠注射液抗过敏治疗。产后继续予以硫酸镁注射液静脉滴注预防产后子痫,应用那屈肝素钙注射液预防静脉血栓,盐酸拉贝洛尔片和硝苯地平控释片联用控制血压。10 月 22 日患者发生晚期产后出血,给予氨甲环酸氯化钠注射液止血,乳酸钠林格注射液和羟乙基淀粉 130/0.4 电解质注射液补液扩容,卡贝缩宫素注射液、卡前列素氨丁三醇注射液促进宫缩,地塞米松磷酸钠注射液预防输血反应,葡萄糖酸钙注射液治疗输血过敏,乳酸左氧氟沙星氯化钠注射液和甲硝唑氯化钠注射液抗感染治疗。10 月 24 日患者体温正常,停用抗菌药物。10 月 26 日患者体征平稳,腹部切口愈合好,予以出院。总结该患者住院期间的药物治疗要点包括以下 3 个方面。

(一)妊娠高血压疾病的血压管理

《妊娠高血压疾病诊治指南》(2020)、2019 年美国妇产科医师学会(The American College of Obstetricians and Gynecologists,ACOG)妊娠高血压和子痫前期指南均指出,妊娠高血压疾病是全世界范围内导致孕产妇和围产儿死亡的重要原因之一,应积极管理。

患者孕 35^{+6} 周,产检血压 148/90mmHg,自行监测血压最高达 160/90mmHg。入院时血压 154/115mmHg、尿蛋白(+),慢性高血压并发重度子痫前期的诊断明确,应启动降血压治疗。对于妊娠高血压疾病的管理,目前公认的妊娠期较为安全的常用口服抗高血压药包括拉贝洛尔、硝苯地平、甲基多巴。本例患者入院后应用硝苯地平控释片和盐酸拉贝洛尔片联合控制血压,血压控制良好。

分娩的完成可能有利于血压的恢复，产后应密切监测血压，根据血压变化及时调整药物选择和剂量。若血压控制良好，可尝试单药控制，并结合生活方式干预，如应情绪放松、保证充足的休息和睡眠时间，但不建议绝对卧床，应保证一定的运动量。在饮食上应注意营养丰富、均衡，注意控制食盐的摄入量。

（二）静脉血栓栓塞的预防

根据 2021 年中华医学会《妊娠期及产褥期静脉血栓栓塞症预防和诊治专家共识》，健康宣教、物理方法是预防妊娠期及产褥期 VTE 的首选，妊娠期及产褥期有 VTE 高危因素的孕产妇应合理应用预防性抗凝血药。宣教内容包括告知孕产妇合理膳食、规律开展妊娠期运动、避免脱水、避免长时间卧床或制动、鼓励术后早期活动、识别 VTE 的危险因素和早期症状等；物理方法包括足背屈伸运动、防血栓梯度加压弹力袜、间歇充气加压装置或足底静脉泵；预防性抗凝血药推荐首选低分子量肝素用于产后预防，与普通肝素相比，疗效相当，但可降低肝素诱导性血小板减少症的发生风险及骨折和骨质疏松的风险。本例患者为重度子痫前期、妊娠合并糖尿病，具备抗凝指征。那屈肝素钙能灭活因子 Xa，但对凝血酶的作用较弱，不延长活化部分凝血活酶时间，与普通肝素相比，引起免疫介导的血小板减少的可能性低，不会增加破骨细胞的数量和活性，较少引起骨丢失，药物选择合理。在剂量方面，产妇剖宫产术后，体重在 $51\sim70kg$，那曲肝素钙注射液应用 3 800IU 的剂量进行预防性抗凝，合理。

（三）发生抗菌药物过敏的处理

《抗菌药物临床应用指导原则》（2015 版）指出，剖宫产术为Ⅱ类切口，可能的污染菌为革兰氏阴性杆菌、肠球菌属、B 族链球菌和厌氧菌，推荐预防用药为第一、第二代头孢菌素 ± 甲硝唑。本例患者在排除青霉素、头孢菌素类药物过敏的情况下，术前开始应用头孢呋辛静脉滴注预防感染，选药合理。但患者在用药过程中诉面部发痒，可见皮疹，故立即停用。

根据《抗菌药物临床应用指导原则》（2015 版），对于Ⅱ类或Ⅲ类切口的妇产科手术，若患者对 β- 内酰胺类抗菌药物过敏，可用克林霉素 + 氨基糖苷类或氨基糖苷类 + 甲硝唑。本例患者为围产期，考虑到胎儿安全及哺乳需求，换用克林霉素预防感染。

（四）临床药师对患者的药学监护和用药指导工作

不良反应监护：临床药师监护患者发生皮疹过敏反应的情况，关注患者有无其他药物相关不良反应发生。本例患者出现皮疹的过敏反应后，药师及时协助医生进行处理，并进行密切的药学监护，最终患者的过敏症状改善，恢复良好。

疗效监护：注意患者的血压指标，关注头痛、头晕、阴道流血情况，随访血常规、肝与肾功能及凝血功能，确保患者得到及时的药物治疗，并能根据治疗效果及时调整方案。本例患者在医生与药师的共同监护下，各个方面治疗均取得良好效果。

用药指导：治疗过程中药师提醒患者各种药物的用药注意事项，确保患者理解药物的作用和用法用量，从而保证治疗的有效性和安全性。对于患者的出院带药，药师亦进行宣教，帮助患者出院后在院外也能得到合理准确的药物治疗。

参 考 文 献

[1] 中华医学会妇产科学分会妊娠高血压疾病学组. 妊娠高血压疾病诊治指南（2020）. 中华妇产科杂志，2020，55（4）：227-238.

[2] 中华医学会心血管病学分会女性心脏健康学组，中华医学会心血管病学分会高血压学组. 妊娠高血压疾病血压管理专家共识（2019）. 中华心血管病杂志，2020，48（3）：195-204.

[3] 《抗菌药物临床应用指导原则》修订工作组. 抗菌药物临床应用指导原则（2015 年版）. 北京：人民卫生出版社，2015.

[4] 中华医学会妇产科学分会产科学组. 妊娠期及产褥期静脉血栓栓塞症预防和诊治专家共识. 中华妇产科杂志，2021，56（4）：236-243.

[5] PASCOAL A C F，KATZ L，PINTO M H，et al. Serum magnesium levels during magnesium sulfate infusion at 1 gram/hour versus 2 grams/hour as a maintenance dose to prevent eclampsia in women with severe preeclampsia. Medicine（Baltimore），2019，98（32）：e16779.

[6] MANZUR A Y，KUNTZER T，PIKE M G，et al. Glucocorticoid corticosteroids for Duchenne muscular dystrophy. Cochrane database of systematic reviews，2008，23（1）：CD003725.

[7] CHOO K J L，SIMONS E，SHEIKH A. Glucocorticoids for the treatment of anaphylaxis：Cochrane systematic review. Allergy，2010，65（10）：1205-1211.

（王先利　梅洪梁）

第二节　药学监护精华案例解析

案例3　一例新生儿耐碳青霉烯类肺炎克雷伯菌感染的药学监护

一、案例背景知识简介

近年来，随着碳青霉烯类抗菌药物使用的增加，碳青霉烯类耐药已逐渐成为全球范围内，尤其是我国新生儿重症监护室（neonatal intensive care unit，NICU）面临的严峻问题。耐碳青霉烯类肠杆菌（carbapenem-resistant enterobacteriaceae，CRE）在我国 NICU 住院新生儿中的检出率高、感染病死率高，可选择的有效抗菌药物极其有限，并具有高度的传播性。本文讨论一例新生儿耐碳青霉烯类肺炎克雷伯菌（carbapenem-resistant klebsiella pneumoniae，CRKP）感染的治疗药物选择。

二、病例内容简介

患儿，男性，3日。因"气促3日"于2021年2月6日22时15分入住新生儿科。患儿早产后出现气促，血氧饱和度不能维持，病程中置管困难，吐沫明显，无发热、咳嗽，无腹胀、腹泻，无血便、血尿等表现，外院予以呼吸机辅助通气、头孢噻肟钠抗感染、多巴胺和多巴酚丁胺改善循环、氨溴索祛痰、静脉营养支持、维生素 K_1 及血凝酶防治出血等治疗后上述症状好转不明显，为求进一步治疗入院。

既往史： 患儿系 G2P1，胎龄 35^{+2} 周，于2021年2月3日13时21分在当地市医院经剖宫产娩出，出生体重 2 060g，生后经保暖、摆正体位、清理呼吸道、正压通气等处理后，Apgar 评分1分、5分和10分钟分别为5分、9分和9分，有宫内窘迫史，否认脐带绕颈、胎膜早破史。出生后因"早产、气促"于当地市医院住院治疗。

入院查体： 体温 36.8℃，脉搏 152 次/min，气管插管有创呼吸机辅助通气下血氧饱和度维持在 90%～94%，早产儿貌，反应差，面色、口唇欠红润，全身皮肤轻度黄染，哭闹时下嘴唇向右歪斜。鼻翼扇动，三四征阳性，双肺呼吸音粗，可闻及中粗湿啰音。心音有力，心律齐，可闻及Ⅱ级杂音。腹软，腹部未触及包块，肝、脾未扪及肿大，肠鸣音减弱。竖颈差，四肢肌张力减弱，原始反射减弱。

辅助检查： 血常规（2月6日）示 WBC $12.9×10^9$/L，N% 55.3%，Hb 139g/L，PLT $212×10^9$/L，CRP<0.5mg/L；生化（2月7日）示 BUN 10.5mmol/L，Cr 72μmol/L，钾 3.20mmol/L，余值未见明显异常。凝血功能、输血免疫全套、大小便常规、尿电解质、尿淀粉酶、尿肌酐、解脲支原体 RNA、新型冠状病毒核酸检测未无明显异常。血培养（2月6日采样）、痰培养（2月7日采样）、切口分泌物培养（2月10日采样）阴性。胸腹联合片、上消化道造影（2月6日）示①新生儿肺炎，右肺气肿，双肺中野局部不张可能；②食管上段内高密度对比剂影，中下段未见显影，支气管内未见确切对比剂影像；③胃充气扩张明显，腹部肠管充气，未见肠腔明显扩张、积液，结肠、直肠内见气粪团影，请结合临床除外食管闭锁Ⅲ型。胸部正位片（2月7日术后）示新生儿肺炎，右侧气胸，右肺压缩 50%～75%，纵隔明显左偏，纵隔积气待排。胸部超声（2月10日）示左侧胸腔未见明显积液。胸部正位片（2月11日）示上段胸椎形态不规则，考虑胸椎发育异常，半椎体和蝴蝶椎；左侧部分肋骨形态失常，右侧第4、第5椎间隙稍变窄。肝脏、胆囊、脾脏、泌尿系统、颅内超声（2月7日）未见明显异常。

入院诊断： ①消化道畸形，先天性食管闭锁伴气管食管瘘？②新生儿重症肺炎；③先天性心脏病？④低出生体重儿（2 060g）；⑤早产儿（ 35^{+2} 周）。

三、主要治疗经过及典型事件

本例患儿系 35^{+2} 周早产儿，出生体重 2 060g，起病急，病程短，入院后给予有创呼吸机辅助通气并完善术前准备。2021 年 2 月 7 日全麻后进行"食管闭锁端端吻合术＋胸膜粘连松解术＋食管气管瘘结扎术＋食管修复再造术"，术后先后给予有创、无创呼吸机辅助通气和鼻导管吸氧，输血纠正贫血、输注新鲜冰冻血浆改善凝血功能，头孢哌酮舒巴坦（2 月 7 日—3 月 5 日）抗感染，胃肠减压、静脉营养、术口护理、保暖等对症支持治疗，逐步推进经口喂养。胸片（2 月 19日）提示①新生儿肺炎，右肺部分实变不张可能，纵隔心影右偏。与 2021 年 2月 18 日的旧片比较，双肺透光度较前增加，左肺气肿征象不明显，右肺透光度增加，右侧胸腔积液较前减少。②上段胸椎形态不规则，双侧肋骨不对称，考虑胸椎发育异常，半椎体和蝴蝶椎可能。③左侧部分肋骨形态失常，右侧胸壁软组织肿胀。气管导管尖端培养（2 月 20 日采样）：肺炎克雷伯菌（少量），对头孢哌酮舒巴坦、美罗培南、厄他培南、头孢吡肟等耐药。经临床药师会诊（2 月 24日），考虑患儿无发热，无创呼吸机辅助通气下血氧饱和度维持可，奶量完成可，双肺未闻及啰音，临床治疗有效，培养结果为定植菌的可能性大，故未调整抗感染方案，建议继续头孢哌酮舒巴坦抗感染治疗方案。

3 月 4 日患儿出现发热，最高体温 37.9℃，伴气促、呼吸困难，复查血常规（3 月 4 日）：WBC $11.6×10^9$/L，N% 59.5%，Hb 107g/L，PLT $27×10^9$/L，CRP 129.5mg/L；血培养、PICC 尖端培养（3 月 4 日采样）提示 CRKP，对头孢他啶、头孢哌酮舒巴坦、哌拉西林他唑巴坦、亚胺培南（MIC≥16mg/L）、美罗培南等耐药，对左氧氟沙星、庆大霉素、替加环素敏感。患儿系早产儿、低出生体重儿，手术术后，营养不良，机体免疫力低下，目前抗感染治疗下仍有发热，结合血培养、PICC 尖端培养和药敏试验结果考虑 CRKP 感染，改头孢哌酮舒巴坦 0.2g q.8h. 为美罗培南 0.12g q.8h. 抗感染。美罗培南治疗 2 日后患儿的体温及精神反应略有好转，但患儿目前存在选药困难，故再次请临床药学室会诊协助治疗。经药师会诊（3 月 8 日），考虑患儿的体温及精神反应较前稍好转，复查血常规及炎症指标下降，但患儿仍偶有气促，脱机困难，症状反复，血培养及 PICC 尖端培养均提示 CRKP，考虑感染可能，目前已经使用大剂量美罗培南（40mg/kg q.8h.）抗感染，建议延长输注时间至 2～3 小时，结合药敏试验结果联合左氧氟沙星 7.5mg/kg q.12h. 抗感染治疗，完善左氧氟沙星超说明书用药知情同意。经美罗培南（3 月 5—21 日）联合左氧氟沙星（3 月 8—21 日）治疗后患儿无发热、精神萎靡，未吸氧下无气促、发绀，可自行完成计划奶量，吃奶后无呕吐、呛咳、腹胀，大小便外观无异常，血常规、肾功能、电解质等无明显异常后出院。

四、讨论

CRE 定义为肠杆菌科细菌在药敏试验中对任意一种碳青霉烯类抗菌药物耐药,即美罗培南、亚胺培南、多尼培南的 MIC≥4mg/L 或厄他培南的 MIC≥2mg/L,或产碳青霉烯酶。新生儿感染常见的 CRE 包括 CRKP、大肠埃希菌及其他肠杆菌属。新生儿 CRE 治疗中的高质量研究证据缺乏,可选的抗菌药物少、药动学/药效学数据匮乏、最佳剂量和用药间隔不确定、缺少联合用药的研究等,这些因素均给新生儿 CRE 的抗感染治疗带来巨大的挑战。肺炎克雷伯菌是新生儿院内感染最常见的致病菌之一,当机体抵抗力下降时易引起肺部感染、尿路感染和血流感染等。因患儿多为低胎龄早产儿,长期住院、抗菌药物和侵袭性医疗设备的使用增加其感染 CRKP 的风险。该患儿的血培养、PICC 尖端培养提示 CRKP,对头孢他啶、头孢哌酮舒巴坦、哌拉西林他唑巴坦、亚胺培南(MIC≥16mg/L)、美罗培南等耐药,对左氧氟沙星、庆大霉素、替加环素敏感。

左氧氟沙星为喹诺酮类抗菌药物,国内说明书建议 18 岁以下的儿童禁用其全身制剂(除用于吸入性炭疽外),主要因其早期动物实验中可导致幼年动物的关节和软骨损伤。儿童能否使用左氧氟沙星,临床至今未有统一共识。近年来越来越多的资料证实,儿童接受氟喹诺酮类药物治疗后出现关节软骨损伤的发生率和严重程度要远远小于动物。因此,《氟喹诺酮类抗菌药物在儿童应用中的专家共识》结合国内外指南、处方集和专家共识等,建议仅在其他药物治疗无效(多药耐药)或对其他药物严重过敏时才使用。左氧氟沙星的消除呈年龄依赖性,5 岁以上儿童的使用剂量为 8~10mg/(kg•d),6 个月~5 岁为 8~10mg/kg q.12h.,口服或静脉给药,但无 6 个月以下儿童的推荐剂量。Newby BD 等报道了左氧氟沙星 10mg/kg q.12h. 用于 6 例 27~42 周多重耐药细菌性肺炎的新生儿,其中 5 例治愈、1 例死亡,随访 1 年无骨骼与肌肉方面的不良反应。因儿童使用左氧氟沙星属超说明书用药,该例患儿中,临床药师查阅相关指南和文献,综合评估使用的必要性、风险和获益,征得家属知情同意后,确定左氧氟沙星的剂量为 7.5mg/kg q.12h.。

氨基糖苷类抗菌药物常用于经验性覆盖新生儿早发性肺炎的病原体,最主要的不良反应为对肾、听力、前庭器官和神经的毒性。因新生儿的肾脏尚未发育完全,庆大霉素易在体内蓄积而产生毒性反应,而院内尚未开展庆大霉素、阿米卡星的血药浓度监测,故该患儿未选用氨基糖苷类药物治疗。

替加环素为甘氨酰环素类抗菌药物,国内说明书建议禁用于 8 岁以下的儿童。其主要不良反应为胃肠道反应和肝毒性,学龄前儿童用药可致牙齿黄染和骨骼生长抑制。作为新型广谱抗菌药物,替加环素对革兰氏阳性球菌、革兰氏阴性杆菌(不包括铜绿假单胞菌及部分变形杆菌)、厌氧菌、非典型病原体等都具有良好的抗菌活性。国内关于新生儿及儿童使用替加环素的文献较少，尚无参考剂量可供选择。国外一项回顾性研究报道了替加环素 1.2mg/kg q.12h. 用于 9 例 0~14 岁儿童 CRKP 感染的病例分析，其中 6 例治愈，无药物相关不良反应。替加环素在治疗血流感染时无优势，在成人医院获得性肺炎治疗时可导致死亡率增加，且替加环素属于临床重点监控的抗菌药物，故该案例治疗时未首选。

碳青霉烯类药物的抗菌谱广、活性强，对常见的革兰氏阳性球菌、革兰氏阴性杆菌、厌氧菌等具有抗菌作用。儿童常用的品种及剂量为美罗培南 20mg/kg q.8h. 和亚胺培南 15mg/kg q.6h.。此类药物属于时间依赖性抗菌药物，血药浓度维持在病原菌的 MIC 以上的时间（T>MIC%）与临床疗效密切相关。该病例中，虽碳青霉烯类抗菌药物的药敏试验结果提示耐药（亚胺培南的 MIC≥16mg/L），但文献报道即使存在高水平的碳青霉烯类耐药性，使用大剂量的碳青霉烯类抗菌药物（如美罗培南 40mg/kg q.8h.）或延长滴注时间（滴注时间至 2~3 小时），仍可增加血药浓度大于 MIC 的时间，提高治疗效果。故该患儿给予大剂量的美罗培南，持续缓慢静脉滴注 2~3 小时。

新型抗菌药物头孢他啶阿维巴坦为头孢他啶和新型 β- 内酰胺酶抑制剂组成的复方制剂。我国说明书中的适应证为 18 岁及 18 岁以上患者由敏感革兰氏阴性菌引起的复杂性腹腔内感染、复杂性尿路感染、医院获得性细菌性肺炎和呼吸机相关细菌性肺炎，FDA 批准可用于 3 个月以上的儿童。因该案例无头孢他啶阿维巴坦的药敏试验结果且医院缺药，故未选择该药。

目前针对 CRKP 感染的新生儿，尚无特别有效的单一抗菌药物。该患儿培养出 CRKP，给予大剂量的美罗培南治疗后，虽体温及精神反应较前好转、炎症指标下降，但仍偶有气促、脱机困难、症状反复。在考虑患儿的病情未得到有效控制、征得患儿家属充分知情同意的前提下，结合药敏试验结果，药师将抗感染方案调整为大剂量的美罗培南联合左氧氟沙星，治疗 2 周左右后患儿的病情好转后出院。

五、小结

CRE 已成为我国 NICU 面临的严峻问题，一旦定植和感染，清除和治疗极其困难。目前我国尚缺乏新生儿 CRE 感染的分子流行病学数据，对 CRE 有效的抗菌药物尚待更多在该人群的药动学、药效学研究。几乎所有抗 CRE 药物在新生儿中都尚无充足的安全性和有效性数据，尤其是新型抗菌药物，选择时须慎重。因此，治疗 CRE 时需综合考虑药敏试验结果、耐药表型、感染部位、严重程度、药物可及性和治疗风险等，权衡治疗利弊。该案例中，药师参与 CRKP 引起的新生儿重症肺炎的抗感染药物选择和使用剂量推荐，充分考虑到新生儿的药动学和药效学的特殊性，确定有效的抗感染治疗方案，在本次治疗中发挥一定的作用。

参 考 文 献

[1] 蒋思远,曹云. 新生儿耐碳青霉烯类肠杆菌感染的防治. 中国小儿急救医学,2021,28(2):
92-97.

[2] 周华,周建英,俞云松. 多重耐药革兰阴性杆菌感染诊治专家共识解读. 中华内科杂志,
2014,53(12):984-987.

[3] 杨梅,钱素云. 喹诺酮类药物在儿童重症感染中的应用分析. 中华急诊医学杂志,2018,
27(11):1271-1275.

[4] 伍俊妍,孙树梅. 氟喹诺酮类抗菌药物在儿童应用中的专家共识. 今日药学,2018,28(1):
1-10.

[5] Centers for Disease Control and Prevention. CRE technical information. [2021-01-20]. https://
www.cdc.gov/hai/organisms/cre/technical-info.html#Definition.

[6] HURTADO I C, TRUJILLO M, RESTREPO A, et al. Experience with tigecycline compas-
sionate use in pediatric patients infected with carbapenem resistant Klebsiella pneumoniae.
Revista chilena de infectologia, 2012, 29(3): 317-321.

[7] GIANNELLA M, TRECARICHI E M, GIACOBBE D R, et al. Effect of combination
therapy containing a high-dose carbapenem on mortality in patients with carbapenem-resistant
Klebsiella pneumoniae bloodstream infection. International journal of antimicrobial agents,
2018, 51(2): 244-248.

[8] SHABAAN A E, NOUR I, ELSAYED H E, et al. Conventional versus prolonged infusion of
meropenem in neonates with Gram-negative late-onset sepsis: a randomized controlled trial.
Pediatric infectious disease journal, 2017, 36(4): 358-363.

[9] NEWBY B D, TIMBERLAKE K E, LEPP L M, et al. Levofloxacin use in the neonate: a
case series. Journal of pediatric pharmacology & therapeutics, 2017, 22(4): 304-313.

[10] American Academy of Pediatrics. Tables of antibacterial drug dosages//KIMBERLIN D W,
BRADY M T, JACKSON M A, et al. Red book: 2018 report of the committee on infectious
diseases. 31st ed. Itasca: American Academy of Pediatrics, 2018: 914.

(陈　敏)

案例4　一例婴幼儿原发性甲状旁腺功能亢进症致高钙血症的病例分析

一、案例背景知识简介

成人患者中高钙血症相对常见,以原发性甲状旁腺功能亢进症(primary hyperparathyroidism,PHPT)和恶性肿瘤为主要病因,外科手术是重要的治疗手

段，药物治疗可通过抑制骨吸收、增加尿钙排泄、减少肠道钙吸收等机制降低血清钙浓度。儿童高钙血症比较罕见，其病因多样，可能存在遗传因素，并可导致终末器官损害，有必要尽早诊断与治疗。但目前缺乏儿童高钙血症治疗的指南及共识，且降钙药物在适应证及剂量上均无儿童相关推荐，儿科使用面临临床证据缺乏及超说明书用药的风险。本文从一例婴儿原发性甲状旁腺功能亢进症所致的高钙血症的治疗问题出发，探讨儿科治疗该疾病时治疗方案的选择。

二、病例内容简介

患儿，女性，1月0日，出生体重3.5kg。因"咳嗽、反应低下20余日，发现血钙升高10余日"于2017年4月6日入住儿科。该女婴出生后约1周无明显诱因出现奶后呛咳，阵发性全身发绀，吃奶量明显下降（2～3次/d，具体量不详），精神反应差。外院多次发现血钙明显升高、甲状旁腺激素（parathyroid hormone，PTH）升高、维生素D缺乏，给予抗感染、补液、利尿等治疗后效果欠佳，自动出院后未进一步诊治。入院前1日出现发热（体温不详），未行诊治。

既往史：平素健康情况一般。否认高血压、糖尿病，否认肝炎、结核或其他传染病病史。否认外伤史。

入院查体：体温39℃，脉搏121次/min，呼吸35次/min，血压98/57mmHg，体重3kg。反应差，营养不良貌，皮下脂肪菲薄，皮肤弹性差，眼眶稍凹陷，全身皮肤出现散在脱屑。张口呼吸，呼吸不规则，双侧呼吸运动对称，吸气相胸骨上窝轻度凹陷，双肺呼吸音稍粗，未闻及干、湿啰音。心音有力、律齐，胸骨左缘第2肋间可闻及杂音。原始反射减弱，四肢肌力、肌张力降低。余无特殊。

辅助检查：输血免疫、支原体抗体、衣原体抗体、真菌G试验检验结果均为阴性。血培养48小时后无细菌生长，肝、肾功能无异常。离子钙4.11mmol/L，总钙＞3.49mmol/L，总蛋白58.4g/L，清蛋白32.8g/L。入院后心电图结果显示为窦性心动过缓伴窦性心律不齐，电轴右偏＋152°，ST段缩短，符合高血钙的心电图改变。院外查PTH 613ng/L，入院复查PTH 945.80ng/L。血常规显示白细胞升高。胸片结果显示为双肺纹理增多、模糊，双肺视野内似见斑片状密度增高影，考虑支气管肺炎可能。甲状腺全套结果显示T_3 0.85nmol/L、T_4 71.5nmol/L，两者结果均降低。

入院诊断：①甲状旁腺功能亢进症；②败血症；③重症肺炎；④重度营养不良；⑤动脉导管未闭？

三、主要治疗经过及典型事件

本例为1月龄的女性患儿，原发性甲状旁腺功能亢进症所致的高钙血症伴重度营养不良和肺部感染，暂无手术指征，入院后各阶段的药物治疗方案为：① 4 月 6 日给予生理盐水扩容、利尿及激素治疗，氢化可的松的初始剂量为 10mg/(kg·d)，待患儿的总钙、离子钙水平下降后逐渐减量。②患儿的血钙水平下降不理想，4 月 10 日血钙 3.0mmol/L，给予鲑降钙素鼻喷剂降低血钙，治疗 8 日后（4 月 18 日）疗效不佳（4.05mmol/L），改用注射用鲑降钙素皮下注射，初始剂量为 5U/(kg·d)，后根据血钙变化调整剂量。③ 4 月 21 日患儿的血钙（4.86mmol/L）仍控制不理想，加用帕米膦酸二钠，初始剂量为 0.5mg/(kg·d)。4 月 28 日患儿的血钙（1.87mmol/L）明显下降，停用鲑降钙素，单用帕米膦酸二钠并降低剂量为 0.25mg/(kg·d)。5 月 2 日患儿的血钙（2.26mmol/L）再次升高，复加鲑降钙素联合治疗，并调整帕米膦酸二钠的剂量至 0.5mg/(kg·d)。④ 5 月 15 日患儿的血钙（3.27mmol/L）控制仍差，呈进行性增加，联合使用小剂量的拟钙剂西那卡塞，初始剂量为 2mg/(kg·d)，逐渐增量至 4.76mg/(kg·d)。西那卡塞治疗 35 日后，6 月 19 日查血钙水平控制好，离子钙水平降低。患儿入院治疗 75 日后体重增加 2.75kg，离子钙水平从最高值 4.86mmol/L 降至 1.59mmol/L，接近儿童的离子钙参考值水平，但患儿的全段甲状旁腺素仍高（928.9ng/L）；患儿家属考虑待患儿年长时行甲状旁腺切除术，暂时选择继续服用西那卡塞 4.5mg/(kg·d)控制血钙，定期随访。

四、讨论

高钙血症是指血钙浓度 > 2.75mmol/L，当血钙浓度 > 3.75mmol/L 时可发生高钙危象。高钙血症可出现一系列临床表现，若较轻和/或呈慢性，患者几乎没有症状；若较严重和/或呈急性，患者可能出现意识混沌和昏迷。患儿于当地医院诊断为高钙血症，多次查总钙及离子钙均异常升高，甲状旁腺激素水平升高，实验室及影像学检查均排除肿瘤可能，原发性甲状旁腺功能亢进症的诊断明确。原发性甲状旁腺功能亢进症可增加骨质吸收、肾小管钙重吸收、肾脏骨化三醇合成和肠钙吸收，导致高钙血症。患儿入院血钙 4.11mmol/L，经营养支持、抗感染、扩容、利尿及激素等紧急治疗后血钙仍高，多次查总钙均 > 3.49mmol/L，最高值达到 6.01mmol/L。重度高钙血症（总钙 > 3.75mmol/L）可能对多器官造成损伤，需积极处理，但降钙药物说明书均未提供儿童的适应证、用法用量及其安全性资料，因此请临床药师会诊。药师通过查阅相关指南和文献，查证用证，全程参与患儿降血钙的药物方案调整。

儿童甲状旁腺功能亢进所致的高钙血症的治疗方案主要有以下几种。

（一）扩容，促尿钙排泄，减少肠道吸收

高钙血症时因多尿、恶心、呕吐引起的脱水非常多见，需首先使用生理盐水补充细胞外液容量，充分补液可使血钙降低 0.25～0.75mmol/L。补充 0.9% 氯化钠注射液，一是纠正脱水；二是通过增加肾小球的钙滤过率及降低肾脏近、远

曲小管对钠和钙的重吸收，使尿钙排泄增多。大剂量糖皮质激素可减少钙在肠道的吸收，减少骨质重吸收及钙的释放，降低血钙。

（二）降钙素

降钙素可通过增加肾脏钙排泄、干扰破骨细胞功能而减少骨吸收，降低血清钙浓度。其起效快，用药后 4～6 小时开始起效，最多可使血清钙浓度降低 0.3～0.5mmol/L，不良反应可耐受。即使重复给药，降钙素也仅在最初 48 小时内有效，原因可能是受体下调从而产生快速耐受。Lietman 等推荐剂量为 4～8U/（kg·d）i.h. q.12h.。因医院无降钙素注射剂型，本例患儿先给予降钙素鼻喷雾剂 8 日，血钙控制不明显，考虑和鼻喷剂的生物利用度低有关。外院购买注射用鲑降钙素治疗后，第 1 日血钙降低，但第 2 日反升，可能和耐受性有关。

（三）双膦酸盐类

双膦酸盐类药物（帕米膦酸二钠、唑来膦酸、伊班膦酸、氯膦酸二钠和依替膦酸二钠）可吸附于骨羟基磷灰石表面，通过干扰破骨细胞介导的骨吸收而抑制钙释放，其比生理盐水和降钙素的作用更强。美国内分泌外科医师协会（American Association of Endocrine Surgeons，AAES）发布原发性甲状旁腺功能亢进症管理指南，建议不能手术治疗的原发性甲状旁腺功能亢进症患者可使用该类药物进行降钙治疗。儿童使用该类药物的证据有限，文献报道唑来膦酸 0.012 5～0.05mg/kg 和帕米膦酸二钠 0.25～2mg/kg（最大剂量 60mg）可用于儿童高钙血症的治疗。这 2 种药物的不良反应相似，包括最常见的流感样症状（发热、关节痛、肌痛、疲劳和骨痛）、低钙血症、低磷血症和罕见的眼部炎症（葡萄膜炎）、肾功能受损、肾病综合征和颌骨骨坏死。该患儿鲑降钙素皮下注射 3 日后血钙仍高，加用帕米膦酸二钠 0.5mg/（kg·d），治疗 1 周后血钙明显下降，遂停用鲑降钙素，单用帕米膦酸二钠并降低剂量为 0.25mg/（kg·d），4 日后血钙再次升高。提示帕米膦酸二钠治疗时需严密监测血钙水平并个体化调整剂量，防止出现低钙血症。为避免反跳性低血钙，建议唑来膦酸和帕米膦酸二钠从小剂量开始使用。

（四）拟钙剂

目前只有 1 种拟钙剂，即西那卡塞。该药可使不能进行甲状旁腺切除术的有症状患者的血清钙浓度恢复正常，也可用于有显著共存疾病的考虑行甲状旁腺切除术的复杂患者。儿童使用该药的资料较少，仅有个案报道儿童长期治疗的效果和安全性较好，推荐初始治疗剂量为 2mg/（kg·d），维持剂量根据血钙水平调整，可用至 9.6mg/（kg·d）。该患儿使用降钙素、帕米膦酸二钠治疗后血钙控制仍差，联合使用小剂量的拟钙剂西那卡塞 2mg/（kg·d），逐渐增量至 4.76mg/（kg·d），并根据患儿情况个体化调整药物剂量，最终患儿的血钙、离子钙浓度降低，控制良好。

（五）透析治疗

对药物治疗无效或不能应用上述药物进行治疗的高钙危象患儿，可考虑用低钙或无钙透析液进行腹膜透析或血液透析。该患儿经药物治疗后血钙降低，但 PTH 仍高，因年龄偏小、严重营养不良、肺部感染、透析存在较高的操作难度和感染风险，故未予透析，采用内科治疗降低血钙水平。

该患儿无手术指征，选择的降钙药物有降钙素、帕米膦酸二钠和西那卡塞。这些药物用于儿童的适应证、用法用量及安全性资料缺乏，医生权衡利弊后在药师协助下完善药物超说明书备案，并对患儿及家属充分告知。药师在使用过程中对患儿及家属进行充分的用药教育，同时未监测到明显的药物相关不良反应发生。患儿从入院到出院体重增加 2.75kg、血钙降至正常、生命体征平稳，取得比较满意的治疗效果。

五、小结

原发性甲状旁腺功能亢进症所致的高钙血症在儿童中较罕见，患者如出现严重的高钙血症甚至高钙危象时需及时处理。治疗时应首选外科治疗（甲状旁腺切除术），不能手术及拒绝手术的患者可考虑药物治疗。轻度高钙血症患者可调节饮食结构，密切随诊，必要时给予药物治疗；中至重度高钙血症须尽快诊断并确定治疗方案，包括扩容（生理盐水补液）、促尿钙排泄（糖皮质激素、降钙素）、抑制骨重吸收及减少肠道钙吸收（降钙素、双膦酸盐类药物）、拟钙剂（西那卡塞）等药物，药物治疗无效者须考虑行透析治疗。若使用药物存在超说明书用药的风险，应充分考虑利弊，患儿及家属知情同意后使用。

参 考 文 献

[1] 中华医学会骨质疏松和骨矿盐疾病分会，中华医学会内分泌分会代谢性骨病学组. 原发性甲状旁腺功能亢进症诊疗指南. 中华骨质疏松和骨矿盐疾病杂志，2014，7（3）：187-198.

[2] 杨凌，庞宁. 新生儿高钙血症. 国外医学（儿科学分册），2000，27（1）：41-43.

[3] TUMER J J O. Hypercalcaemia-presentation and management. Clinical medicine，2017，17（3）：270-273.

[4] DAVIES J H. Approach to the child with hypercalcaemia. Endocr Dev，2015，28：101-118.

[5] LIETMAN S A，GERMAIN-LEE E L，LEVINE M A. Hypercalcemia in children and adolescents. Current opinion in pediatrics，2010，22（4）：508-515.

[6] WILHELM S M，WANG T S，RUAN D T，et al. The American association of endocrine surgeons guidelines for definitive management of primary hyperparathyroidism. JAMA surgery，2016，151（10）：959-968.

[7] KHAN A，GREY A，SHOBACK D. Medical management of asymptomatic primary hyper-

parathyroidism: proceedings of the third international workshop. Journal of clinical endocri-
nology and metabolism, 2009, 94(2): 373-381.

[8] GANNON A W, MONK H M, LEVINE M A. Cinacalcet monotherapy in neonatal severe
hyperparathyroidism: a case study and review. Journal of clinical endocrinology and metabo-
lism, 2014, 99(1): 7-11.

[9] FISHER M M, CABRERA S M, IMEL E A. Successful treatment of neonatal severe hyper-
parathyroidism with cinacalcet in two patients. Endocrinology, diabetes & metabolism case
reports, 2015, 18: 1-7.

[10] SHANE E, DINAZ I. Hypercalcemia: pathogenesis, clinical manifestations, differential
diagnosis, and management//FAVUS M J. Primer on the metabolic bone diseases and disorders
of mineral metabolism. 6th ed. Philadelphia: Lippincott, Williams and Wilkins, 2006: 176-80.

[11] SIMM P J, BIGGIN A, ZACHARIN M R, et al. Consensus guidelines on the use of bisphos-
phonate therapy in children and adolescents. Journal of paediatrics and child health, 2018,
54(3): 223-233.

（黄　亮）

案例5　一例儿童难治性耐药支原体肺炎的药学监护

一、案例背景知识简介

肺炎支原体（mycoplasma pneumoniae, MP）是儿童社区获得性肺炎最常见
的病原体之一。肺炎支原体肺炎（mycoplasma pneumoniae pneumonia, MPP）的
病情多较轻且呈自限性，仅5%～25%需住院治疗。大环内酯类抗菌药物是目前
治疗MPP的一线药物。近年来，大环内酯类耐药肺炎支原体（macrolide-resistant
mycoplasma pneumoniae, MRMP）和难治性MPP（refractory mycoplasma pneu-
moniae pneumonia, RMPP）的发生率明显增高，成为临床治疗中的难点和热点
问题。我国的MRMP发生率处于全球较高水平，但不同地区、不同时间有很
大的差异。MRMP导致大环内酯类抗菌药物的疗效降低，有效率仅为22.7%，
大环内酯类抗菌药物开始治疗后48小时患者仍有发热，MP载量降低不明显。
RMPP主要见于年长儿童和青少年，病情较重，常表现为持续发热（高热多见）
且持续时间长、剧烈咳嗽及呼吸困难等，胸部影像学改变进行性加重，容易累及
肺外器官，甚至引起多器官功能障碍综合征。本文从一例儿童难治性耐药支原
体肺炎的治疗问题出发，探讨儿科治疗该疾病时治疗药物的选择。

二、病例内容简介

患儿，男性，6岁10个月。因"咳嗽23日，加重伴反复发热14日"于2019年

10 月 28 日入住儿科 ICU。患儿以咳嗽、发热为主要表现，咳嗽进行性加重，呈阵发性串咳，咳出黄白色黏液痰，咳嗽剧烈时伴呕吐，无喘息、气促及呼吸困难；反复发热，体温最高 39.5℃，伴畏寒、寒战，口服退热药后体温可降至正常。外院胸部 CT 示左肺下叶大片渗出、实变病灶，内段支气管通畅，考虑感染性病变；左侧胸腔少量积液。予以头孢噻肟（1g q.12h.×10 日）阿奇霉素（0.21g q.d.×7 日）抗感染，甲泼尼龙琥珀酸钠（40mg q.d.×5 日，20mg×1 日）抗炎等治疗。患儿的体温、咳嗽无好转，复查胸部 CT 较前加重。

既往史：既往体健。

入院查体：体温 36.8℃，脉搏 130 次/min，呼吸 40 次/min，血压 98/65mmHg，血氧饱和度（经鼻高流量吸氧）98%。急性重病容，神志清楚，营养状态良好，格拉斯哥昏迷评分 15 分，全身皮肤未见皮疹、皮下出血及水肿，可见卡介苗接种瘢痕。全身浅表淋巴结未扪及肿大。瞳孔等大等圆，左 3mm，右 3mm，对光反射正常。口唇红润，口腔黏膜正常，咽部充血，双侧扁桃体Ⅰ度肿大，表面未见脓性分泌物。鼻翼无扇动，吸气性三凹征弱阳性，双侧呼吸运动对称，左下肺呼吸音减弱，未闻及干、湿啰音。心音有力，心律齐，未闻及杂音及奔马律。全腹柔软，肝、脾肋下未触及，移动性浊音阴性，肠鸣音正常。颈软，巴宾斯基征阴性，克尼格征阴性。四肢肌张力及肌力正常，腹壁反射、跟腱反射正常引出。毛细血管再充盈时间 2 秒。

辅助检查：外院查血常规（10 月 24 日）提示 WBC 及 N%、CRP 升高（WBC 9.30×10⁹/L，N% 92.1%，CRP 64.75mg/L）。肝功能、电解质、心肌酶、大小便常规、肺炎支原体抗体滴度检查（10 月 18 日）和痰培养（10 月 21 日）均未见明显异常。肺炎支原体 RNA 扩增定性检测（10 月 22 日）阳性。肺炎支原体抗体滴度检查（10 月 22 日）1:320 阳性。呼吸道病毒检测（10 月 25 日）阴性。入院检查显示 WBC 及 N%、CRP、血清淀粉样蛋白 A（serum amyloid A, SAA）升高（WBC 13.2×10⁹/L，N% 75.5%，CRP 79.1mg/L，SAA 309.63mg/L）。凝血功能检查提示 FDP、D-D 升高（FDP 12.6mg/L，D-D 3.72mg/L）。肺炎支原体抗体阳性，滴度 >1:1 280。呼吸道病毒核酸检查示肺炎支原体阳性。2 次痰涂片示混合菌群。肝与肾功能、电解质、大小便常规、降钙素原、真菌 G 试验、血培养、心电图大致正常。床旁心脏彩超（10 月 28 日）提示①左心功能测值正常；②肺动脉平均压增大；③心动过速。胸部超声（10 月 28 日）示左侧胸腔积液。胸片（10 月 18 日）示双肺纹影增粗、模糊，支气管肺炎可能，左侧为主。胸部 CT（10 月 21 日）示①左肺下叶大片渗出、实变病灶，内段支气管通畅，考虑感染性病变；②左侧胸腔少量积液。胸腔彩色超声（10 月 24 日）示左肺下叶实变，左侧胸腔少许积液（0.5cm）（肺炎改变？）。胸部 CT（10 月 27 日）示①左肺下叶大叶性肺炎，左肺下叶基底段支气管显示不清，与 2019 年 10 月 21 日的 CT 片对比病变似有加重趋势。②左侧胸腔少量积液,较前增多;心包积液。

入院诊断:①重症难治性支原体肺炎;②左下肺实变;③胸腔积液;④心包积液;⑤凝血功能障碍。

三、主要治疗经过及典型事件

本例患儿为学龄期男童,起病急,病程短,以咳嗽、发热为主要表现,查体双肺呼吸音粗,外院多次胸部 CT 检查提示肺部感染,结合患儿病程中支原体抗体由阴性转为阳性、支原体核酸阳性,故诊断为支原体肺炎;结合患儿有呼吸增快、吸气性三凹征弱阳性,存在肺内并发症(左下肺实变、左侧胸腔积液)及肺外并发症(心包积液、凝血功能障碍),故诊断为重症;结合患儿院外给予足量阿奇霉素 7 日治疗后,患儿发热、咳嗽、肺部体征及胸部影像学检查较前加重,故诊断为难治性支原体肺炎。患儿入院后先后给予经鼻高流量辅助通气、鼻导管吸氧,给予左氧氟沙星(0.2g q.d.×9 日)抗感染,甲泼尼龙琥珀酸钠(20mg q.12h.×3日,15mg q.12h.×2 日,15mg q.d.×3 日)、醋酸泼尼松片(5mg b.i.d.×4 日)抗炎,乙酰半胱氨酸、异丙托溴铵雾化,机械辅助排痰,营养支持等对症支持治疗。患儿咳嗽及肺部体征较前明显好转后于 11 月 5 日转入普通病房,继续给予左氧氟沙星(0.2g q.d.×6 日)抗感染、醋酸泼尼松片(5mg b.i.d.×6 日)抗炎治疗后,患儿精神、饮食可,无发热、咳嗽、气促等,查体神志清楚,双侧呼吸运动对称,呼吸音稍粗,未闻及干、湿啰音。复查血常规、肝与肾功能、电解质未见明显异常;胸片(11 月 8 日)示左下肺炎症,与 2019 年 11 月 1 日比较,病变有部分吸收好转,准予出院。

四、讨论

目前尚无直接证据证明 MRMP 感染可加重 MPP 病情,但可能是导致 RMPP 的重要原因。我国相关指南和专家共识推荐 RMPP 的诊断标准为经大环内酯类抗菌药物正规治疗 7 日及 7 日以上,临床症状和体征加重、仍持续发热、肺部影像学加重者可考虑为 RMPP。MRMP 和 RMPP 治疗时有如下选择。

(一)抗感染治疗

可用于儿童的具有抗 MP 作用的抗菌药物包括大环内酯类、四环素类和氟喹诺酮类。目前各指南、专家共识及其他文献等均推荐大环内酯类为治疗 MPP 的一线用药,四环素类和氟喹诺酮类则作为大环内酯类药物治疗失败后的二线替代药物。近年研究显示,MRMP 的明显增多导致大环内酯类抗菌药物治疗的失败率增高,在 MRMP 高流行地区,早期使用阿奇霉素无助于改善预后。四环素类和氟喹诺酮类抗菌药物对 MRMP 仍保持敏感,疗效优于大环内酯类,研究显示左氧氟沙星对阿奇霉素联合激素治疗后临床无改善者仍有效。鉴于我国的

MRMP 发生率高，若限于条件不能进行 MP 耐药检查或不能及时得到是否耐药的结果，可经验性将大环内酯类更换为四环素类或氟喹诺酮类药物，不应为等待检测结果而延迟更换抗菌药物。四环素类常用的有米诺环素和多西环素，主要不良反应是牙齿变色和牙釉质发育异常，禁用于 8 岁以下的儿童。氟喹诺酮类的常用药物包括左氧氟沙星、莫西沙星和妥舒沙星，其应用受限主要是因为早期动物实验发现该类药物可导致幼年动物的关节和软骨损伤，故国内资料建议 18 岁以下的儿童禁用本药的全身制剂（除用于吸入性炭疽外）。尽管氟喹诺酮类抗菌药物在儿童治疗中被限制使用，但是近年来越来越多的资料证实，儿童接受氟喹诺酮类药物治疗后出现关节软骨损伤的发生率和严重程度要远远小于动物。根据《氟喹诺酮类抗菌药物在儿童应用中的专家共识》，在无其他安全有效的药物或药敏试验结果显示对喹诺酮类药物敏感的重症感染患者，可在充分权衡利弊、完善超说明书用药备案、患者及家属知情同意下使用。该患儿院外给予阿奇霉素、甲泼尼龙琥珀酸钠治疗后，临床症状缓解不明显，复查胸部 CT 较前加重，难治性支原体感染的诊断明确。因医院无四环素类药物，临床在综合评估喹诺酮类药物使用的必要性及风险和获益，并征得家属知情同意后使用左氧氟沙星，可认为合理。左氧氟沙星的消除呈年龄依赖性，5 岁以上患儿的使用剂量为 8～10mg/(kg·d)，6 个月～5 岁为 8～10mg/kg q.12h.，口服或静脉给药。本例患儿年龄 6 岁 10 个月，使用左氧氟沙星 10mg/(kg·d)，并向患儿家长交代相关不良反应及注意事项。最终左氧氟沙星治疗 4 日后患儿咳嗽较前明显好转，体温持续正常。

（二）免疫调节和抗炎治疗

我国 MPP 专家共识推荐，对急性起病、发展迅速且病情严重的 MPP，尤其是 RMPP 可考虑使用全身糖皮质激素治疗。但对激素的疗效及安全性仍有争议，尚需大量高质量的研究证实。考虑到激素只能抑制感染导致的过度炎症反应，并不能清除 MP，且可能同时抑制机体的正常免疫反应，使病原体清除延迟，远期不良反应难以评估，因此对 RMPP 应优先考虑使用敏感的抗 MP 药物，而非使用激素。使用敏感的抗 MP 药物后病情仍不缓解或进展，再考虑使用激素较为合理。激素多采用低剂量[相当于泼尼松龙 1～2mg/(kg·d)]，口服或静脉给药，疗程为 3～7 日。静注人免疫球蛋白（IVIG）常用来调节机体的免疫状态，因其成本高，且存在使用血液制品带来的相关风险，不应作为治疗普通 RMPP 的选择。我国 MPP 专家共识也不推荐对 RMPP 常规使用 IVIG，但在发生中枢神经系统病变、免疫性溶血性贫血、免疫性血小板减少症等自身免疫性并发症时可考虑使用。该患儿的病情较重，在抗感染的基础上加用糖皮质激素治疗。根据《儿童肺炎支原体肺炎中西医结合诊治专家共识》（2017 年制定），对危重症和用常规剂量治疗无效的 MP 感染可选择大剂量甲泼尼龙 20～30mg/kg

静脉冲击治疗（最大不超过 1g/d），之后根据临床改善程度改为口服甲泼尼龙或泼尼松，并逐渐减量，总疗程不超过 4 周。该患儿体重 20kg，初始给予静脉用甲泼尼龙 20mg q.12h.，治疗 3 日后咳嗽及肺部体征较前好转，10 月 31 日逐渐减量为 15mg q.12h.、15mg q.d.，11 月 2 日调整为口服醋酸泼尼松 5mg b.i.d. 继续抗炎，11 月 11 日停药。糖皮质激素的总使用疗程为 18 日，属短程治疗，炎症控制后逐渐减量至停药。

（三）治疗并发症

MPP 可导致肺内和肺外的多种并发症，几乎可影响全身各组织和器官，RMPP 更易发生。不论肺内并发症导致的呼吸衰竭，还是肺外并发症导致的肺外器官严重损害，均可导致死亡。发生并发症的机制可分为 2 类：一是 MP 的直接侵犯，如 MP 心包炎、心肌炎等；二是导致自身免疫功能紊乱和严重的炎症反应，如自身免疫性溶血性贫血、吉兰 - 巴雷综合征等。在治疗 RMPP 的过程中，给予有效抗 MP 治疗的同时，须严密观察有无并发症及其严重程度。一旦发现并发症，应根据严重程度及发生机制给予适当治疗。对于危及生命的并发症，必须首先采取紧急对症治疗以挽救生命，如发生严重呼吸衰竭立刻给予呼吸支持，缓解缺氧；发生心包炎导致心脏压塞、梗阻性休克者需立刻心包穿刺，解除心脏压塞和梗阻性休克等；发生自身免疫性并发症时给予 IVIG 和激素等。该患儿入院后合并胸腔积液、心包积液、凝血功能障碍等肺内和肺外并发症，无血栓形成及出血倾向，未特殊处理，给予心电监护、鼻导管吸氧、机械辅助排痰加强呼吸道管理、保持气道通畅等对症支持治疗。

（四）治疗混合感染

高达 1/4 的 RMPP 发生混合感染，在治疗过程中须注意明确有无混合感染和混合感染的病原体，并予以相应的治疗。多数病毒感染为自限性过程，也无特效的抗病毒药，不需抗病毒治疗；但若合并流行性感冒，应给予抗流感病毒药（如神经氨酸酶抑制剂等）。对细菌性混合感染，应考虑正在使用的抗菌药物是否覆盖混合感染的细菌。病原菌明确前，应根据患者的病情及流行病学特征考虑可能的致病菌及耐药性，选择抗菌药物。病原菌明确后，如正在使用的抗菌药物已覆盖混合感染的致病菌且细菌对该药敏感，通常无需再另外加用其他抗菌药物；但若正在使用的抗菌药物不能覆盖混合感染的致病菌，或致病菌对正在使用的抗菌药物耐药，则应根据药敏试验结果选择适当的抗菌药物。该患儿的痰涂片（11 月 2 日采样，标本不合格）查见革兰氏阳性球菌，链状；查见革兰氏阴性杆菌。复查痰涂片（11 月 3 日采样）查见混合菌群。血培养需氧及厌氧培养阴性，呼吸道病毒检测阴性，真菌 G 试验、GM 试验阴性。结合患儿的痰标本质量及涂片结果，以及抗 MP 药物治疗后患儿的临床症状明显好转，考虑痰涂片结果为非感染致病菌，未予其他抗感染药治疗。

五、小结

大环内酯类抗菌药物仍是治疗 MPP 的一线药物，近年 MRMP 的增多使大环内酯类抗菌药物治疗的失败率增加，RMPP 呈增多趋势，密切观察治疗效果是早期发现 RMPP 的关键。对于 RMPP，治疗的重点首先是及早选择适当的抗菌药物控制 MP 感染，适当抗 MP 治疗后病情无缓解或加重者可考虑加用激素，同时要注意并发症和混合感染的治疗。

参 考 文 献

[1] 中华医学会儿科学分会呼吸学组，《中华实用儿科临床杂志》编辑委员会. 儿童肺炎支原体肺炎诊治专家共识（2015 年版）. 中华实用儿科临床杂志，2015，30（17）：1304-1308.

[2] 国家卫生计生委合理用药专家委员会儿童用药专业组. 中国儿童肺炎支原体感染实验室诊断规范和临床实践专家共识（2019 年）. 中华儿科杂志，2020，58（5）：366-373.

[3] 中华医学会儿科学分会呼吸学组，《中华儿科杂志》编辑委员会. 儿童社区获得性肺炎管理指南（2013 修订）（上）. 中华儿科杂志，2013，51（10）：745-752.

[4] 高恒妙，钱素云. 难治性、暴发性及大环内酯类耐药肺炎支原体肺炎的治疗. 中国小儿急救医学，2021，28（1）：1-6.

[5] 杨梅，钱素云. 喹诺酮类药物在儿童重症感染中的应用分析. 中华急诊医学杂志，2018，27（11）：1271-1275.

[6] 伍俊妍，孙树梅. 氟喹诺酮类抗菌药物在儿童应用中的专家共识. 今日药学，2018，28（1）：1-10.

[7] 中华中医药学会儿童肺炎联盟，四川大学华西第二医院，天津中医药大学第一附属医院. 儿童肺炎支原体肺炎中西医结合诊治专家共识（2017 年制定）. 中国实用儿科杂志，2017，32（12）：881-885.

[8] ZHAO F，LIU G，WU J，et al. Surveillance of macrolide-resistant Mycoplasma pneumoniae in Beijing，China，from 2008 to 2012. Antimicrobial agents and chemotherapy，2013，57（3）：1521-1523.

[9] GUO D X，HU W J，WEI R，et al. Epidemiology and mechanism of drug resistance of Mycoplasma pneumoniae in Beijing，China：a multicenter study. Bosnian journal of basic medical sciences，2019，19（3）：288-296.

[10] ZHAO F，LI J，LIU J R，et al. Antimicrobial susceptibility and molecular characteristics of Mycoplasma pneumoniae isolates across different regions of China. Antimicrobial resistance & infection control，2019，8：143.

[11] MATSUBARA K，MOROZUMI M，OKADA T，et al. A comparative clinical study of macrolide-sensitive and macrolide-resistant Mycoplasma pneumoniae infections in pediatric

patients. Journal of infection and chemotherapy，2009，15（6）：380-383.

[12] KAWAI Y，MIYASHITA N，YAMAGUCHI T，et al. Clinical efficacy of macrolide antibiotics against genetically determined macrolide-resistant Mycoplasma pneumoniae pneumonia in paediatric patients. Respirology，2012，17（2）：354-362.

[13] YANG D H，CHEN L H，CHEN Z M. The timing of azithromycin treatment is not associated with the clinical prognosis of childhood Mycoplasma pneumoniae pneumonia in high macrolide-resistant prevalence settings. PLoS one，2018，13（1）：e0191951.

[14] NARITA M. Classification of extrapulmonary manifestations due to Mycoplasma pneumoniae infection on the basis of possible pathogenesis. Frontiers in microbiology，2016，7：23.

（陈　敏）

案例 6　一例复发性卵巢癌患者应用奥拉帕利的药学监护

一、案例背景知识简介

卵巢癌是妇科生殖系统恶性肿瘤之一，5 年生存率约 20%，死亡率居妇科肿瘤第 1 位，已成为严重威胁妇女生命的疾病。大约 70% 的晚期卵巢癌患者在完成一线治疗的 18～28 个月后复发，且会导致对铂类药物耐药，从而缩短生存时间。研究证明，多腺苷二磷酸核糖聚合酶［poly（ADP-ribose）polymerase，PARP］抑制剂对复发性卵巢癌患者具有较好的疗效和安全性，可显著延长其无进展生存期（progression-free survival，PFS）。该类药物已成为复发性卵巢癌患者的有效选择之一。奥拉帕利属于 PARP 抑制剂，国家药品监督管理局于 2018 年 10 月批准其在国内上市。说明书提示最易导致奥拉帕利治疗中断或剂量减少的不良反应包括贫血（23%）、恶心（14%）和呕吐（10%），最易导致终止治疗的不良反应是疲乏（3.1%）、贫血（2.3%）和恶心（2.3%）。目前关于奥拉帕利维持治疗卵巢癌发生不良事件的研究少有报道，本病例中奥拉帕利引起患者贫血导致药物减量，临床药师对此做一系列分析，旨在为临床安全用药提供参考。

二、病例内容简介

患者，女性，54 岁。主因"复发性卵巢癌（二次复发）"入院。患者于 2016 年 5 月 4 日因卵巢癌在外科行"剖腹探查＋全子宫、双附件、阑尾、大网膜切除＋盆腔淋巴结清扫＋腹主动脉旁、骶前淋巴结清扫术"，术后病理类型为双侧输卵管伞端及卵巢低级别浆液性乳头状癌。2016 年 5 月 14 日—9 月 28 日行紫杉醇注射液 210mg 联合卡铂注射液 450mg 6 个疗程的化疗。2017 年 3 月 30 日超声提示复发，2017 年 4 月 3 日—9 月 19 日行紫杉醇注射液 240mg 联合卡铂注射液

500mg 7 个疗程的化疗。化疗结束后阴道残端包块消失，CA125 39U/ml。2018 年 1 月 29 日复查 CA125 739.60U/ml、CA724 198.10U/ml，妇科超声提示肿瘤复发。2018 年 2 月 5 日—4 月 17 日行注射用吉西他滨 1.4g（d1、d8）联合注射用洛铂 50mg（d1）4 个疗程的化疗。2018 年 7 月 18 日头颅 MRI 提示脑转移，2018 年 7 月 27 日行"左侧颞叶脑转移瘤切除术"，术后病理回报为脑组织内转移高级别浆液性乳头状癌。2018 年 8 月 11 日行盐酸多柔比星脂质体注射液 20mg 静脉滴注，2018 年 9 月 13 日和 10 月 12 日行盐酸多柔比星脂质体注射液 40mg ＋贝伐珠单抗注射液 400mg 静脉滴注。2018 年 11 月 11 日起口服奥拉帕利 300mg b.i.d.，进行维持治疗。2019 年 2 月 11 日为行进一步检查和治疗入院。

既往史：2016 年 5 月 4 日行剖腹探查＋全子宫、双附件、阑尾、大网膜切除＋盆腔淋巴结清扫＋腹主动脉旁、骶前淋巴结清扫术。2018 年 7 月 27 日行左侧颞叶脑转移瘤切除术，术后服用丙戊酸钠缓释片 500mg b.i.d.。个人史、家族史无特殊。否认食物、药物过敏史。

入院查体：体温 36℃，脉搏 100 次 /min，呼吸 18 次 /min，血压 130/85mmHg。身高 156cm，体重 52kg，体表面积 1.46m²。

辅助检查：血常规示白细胞 $3.43×10^9$/L，红细胞 $3.43×10^{12}$/L，血红蛋白 87g/L。血生化示谷丙转氨酶 63.8U/L，谷草转氨酶 110.9U/L，血清白蛋白 32.6g/L；尿素氮 3.26mmol/L，肌酐 50.9μmol/L。

入院诊断：①复发性卵巢癌（二次复发）7 个疗程的化疗后；②左侧颞叶脑转移瘤术后。

三、主要治疗经过及典型事件

患者入院后继续给予奥拉帕利 300mg p.o. b.i.d.，药学问诊得知患者近期胃部不适，不规律自行服用奥美拉唑镁肠溶片。药师分析奥美拉唑与奥拉帕利合用存在潜在的药物相互作用，会使奥拉帕利的代谢减慢，导致毒副作用增加。患者表示症状较轻微，热敷也可以缓解，因此建议停用奥美拉唑镁肠溶片。患者于 2018 年 11 月 10 日使用奥拉帕利前查血红蛋白 113g/L，2019 年 2 月 12 日查血红蛋白 87g/L。血生化：肾功能正常；肝功能指标：谷丙转氨酶 63.8U/L，谷草转氨酶 110.9U/L。在药师建议下调整奥拉帕利的剂量为 200mg p.o. b.i.d.，并按血液科会诊建议给予蔗糖铁注射液 200mg i.v.gtt. q.o.d. 纠正贫血、多烯磷脂酰胆碱注射液 465mg i.v.gtt. b.i.d. 保肝。2019 年 2 月 19 日复查血常规：白细胞 $3.61×10^9$/L，红细胞 $3.87×10^{12}$/L，血红蛋白 93g/L；血生化：谷丙转氨酶 47U/L，谷草转氨酶 62.8U/L。在药师建议下调整奥拉帕利的剂量为 250mg p.o. b.i.d.。2019 年 2 月 27 日复查血常规：白细胞 $3.64×10^9$/L，红细胞 $3.93×10^{12}$/L，血红蛋白 96g/L；血生化：谷丙转氨酶 38U/L，谷草转氨酶 46U/L。建议继续目前的治疗方案，待血红蛋白 > 100g/L 时恢复奥拉帕利 300mg p.o. b.i.d.。

四、讨论

（一）奥拉帕利致贫血的机制及临床特点

有研究证明奥拉帕利与血红蛋白减少存在量效关系。目前 PARP 抑制剂的毒性与患者获得应答的比例关系尚不明确，也需要进一步研究来评估发生轻度、中度与重度不良反应事件的患者对 PARP 抑制的反应程度，以确定毒性是否可以作为预测性的生物标志物。

血液毒性作为 PARP 抑制剂常见的一类不良反应，往往发生在治疗开始后的早期。而贫血是 PARP 抑制剂使用过程中最常见的血液毒性，贫血可能与PARP2 抑制剂的靶向作用间接影响红细胞生成有关。临床前动物实验显示当红细胞生成素的血浆浓度增加时，PARP2 缺失导致红细胞祖细胞分化障碍，并降低小鼠红细胞的预期寿命。贫血首次发生的中位时间为 4 周［常见不良反应事件评价标准（CTACE）3 级及 3 级以上的事件约为 7 周］。根据临床试验中接受推荐剂量的奥拉帕利单药治疗的 1 826 例患者的汇总数据分析，贫血不良反应的发生率为 38.8%（CTACE≥3 级占 17.4%）。总体的贫血为低级别（CTACE 1级或 2 级），但是仍有 CTACE 3 级及 3 级以上的事件。通常在第 5 个或第 6 个周期之前，使用奥拉帕利时的血红蛋白指标较低，但是通过持续治疗会稳定在参考值范围内。整个治疗过程中因贫血导致的中断治疗、减量和终止治疗的发生率分别为 15.7%、10.8% 和 1.9%，并且在接受奥拉帕利治疗时有 20.9% 的患者需要接受 1 次或多次输血。国内有小样本研究数据提示，奥拉帕利的总体不良事件发生率低于文献报道，但是严重不良事件发生率高于文献报道，分析可能与国内患者的身高、体重较低，体表面积小及对推荐药物初始剂量的耐受程度有关。因此，开始使用奥拉帕利的患者或接受剂量调整的患者应每月进行 1 次全血细胞检查，以监测血液毒性。

（二）贫血时如何调整奥拉帕利的使用剂量

根据 CTCAE 分级，血红蛋白 < 参考值下限～100g/L 为 1 级；100～80g/L 为2 级；< 80g/L 为 3 级；危及生命、需紧急治疗为 4 级。当患者的贫血级别为 1 级时，建议使用推荐剂量继续治疗，并持续监测。当患者的贫血级别为 2 级时，可下调奥拉帕利的剂量继续治疗并对症处理；或暂停治疗最多 28 日，每日监测血细胞计数，直至血红蛋白恢复至≥90g/L；如果暂停治疗 28 日内患者的血红蛋白不能恢复至可接受的浓度，则停止治疗。当患者的贫血级别为 3～4 级时，则考虑输血治疗，奥拉帕利建议停药或减量；如果患者的血红蛋白浓度在暂停治疗28 日内未恢复至可接受的浓度，则停止治疗，并推荐患者进行骨髓分析和 / 或

血细胞遗传学分析；若此时患者已经处于最低剂量治疗，则停止治疗。以上情况需临床医生根据患者的整体状况来进行判断。

该患者于服药后约 5 周时开始出现血红蛋白降低，10 周时复查血常规显示血红蛋白降至 91g/L，门诊医生建议口服铁剂，奥拉帕利维持原剂量服用，患者未遵医嘱。患者入院时血红蛋白浓度为 87g/L，属于 CTCAE 2 级，可下调奥拉帕利的剂量继续治疗并对症处理，或暂停治疗最多 28 日。考虑患者处于疾病进展期，停药可能会导致疾病进一步进展，因此建议减量治疗。根据医生评估患者的身体状况，患者本次疾病进展后食欲减退，经口摄入营养不足，基础状况较差，并且现在处于疾病进展期，体重迅速下降，因此考虑先将奥拉帕利的剂量降低至 200mg p.o. b.i.d.，同时使用肠内营养制剂，密切观察血红蛋白浓度变化，根据结果决定下一步的用药方案。1 周后患者的血红蛋白指标上升至 93g/L，因此将奥拉帕利的剂量增加至 250mg p.o. b.i.d.，继续观察，如血红蛋白指标升至 ≥100g/L，则可将奥拉帕利的剂量恢复至推荐剂量 300mg p.o. b.i.d.。

（三）患者给药方案中的潜在药物相互作用分析

PARP 抑制剂的其中一个作用机制是在 DNA 损伤位点阻止修复蛋白完成 DNA 复制，导致细胞凋亡。该作用机制被证实与高度的骨髓抑制有关。并且临床研究也显示奥拉帕利与其他抗肿瘤药合并使用时会增加骨髓抑制的毒性，并造成骨髓抑制毒性的时间延长，因此既往抗肿瘤治疗引起的血液学毒性未恢复之前不应开始 PARP 抑制剂治疗，应在化疗结束后，并且骨髓抑制及贫血等不良反应完全缓解后再使用奥拉帕利维持治疗。该患者在化疗结束后 1 个月使用奥拉帕利，并且在使用该药前血常规及血生化各项指标均已恢复正常。

研究表明空腹或进食不影响奥拉帕利的吸收，奥拉帕利在体内主要通过 CYP3A 酶代谢，其中 CYP3A4J5 是奥拉帕利清除代谢中起主要作用的酶，所以不推荐联合使用强效或中效 CYP3A 诱导剂，如合并使用，会降低奥拉帕利的疗效。同时也应该避免与强效或中效 CYP3A 抑制剂合并使用，包括抑制 CYP3A4J5 的柑橘类食物，如葡萄柚和塞维利亚橙子。如果必须合并使用 CYP3A 抑制剂，应减小奥拉帕利的使用剂量，合并强效 CYP3A 抑制剂时建议剂量减至 100mg b.i.d.，合并中效 CYP3A 抑制剂时建议剂量减至 150mg b.i.d.。患者服药期间不规律自行口服奥美拉唑镁肠溶片缓解胃部不适，之前有研究认为奥美拉唑对 CYP3A4 的影响没有意义，但现在又有越来越多的研究证据表明奥美拉唑对 CYP3A4 的竞争性抑制会影响药物的代谢，患者自述胃部不适的症状较轻，热敷后可自行缓解，因此建议患者停用奥美拉唑镁肠溶片。丙戊酸钠缓释片在体内则是通过葡糖醛酸化和 β- 氧化等转化后通过尿液排泄，与奥拉帕利不存在相互作用，因此建议继续使用。

五、小结

随着 PARP 抑制剂使用量的增加，各种不良反应的数量也随之增加。虽然贫血是使用奥拉帕利过程中经常出现的一种不良反应，但贫血发生时如何调整使用剂量的相关报道较少，一旦患者的贫血症状没有得到有效控制而出现严重的贫血反应，会给患者的后续治疗甚至预后造成影响。本案例中临床药师结合奥拉帕利致贫血的机制和临床特点，通过查阅文献，提出有针对性的剂量调整方案，取得理想的临床治疗效果。同时对可能会影响奥拉帕利的治疗效果的药物进行鉴别，并及时停药，为患者提供安全、合理、有效、经济的药学监护。

参 考 文 献

[1] 江文静，陈铮铮，陈曦曦，等. 奥拉帕利维持治疗铂敏感复发性卵巢癌的不良事件. 安徽医学，2019，40（12）：1359-1361.

[2] LAFARGUE C J, DAL MOLIN G Z, SOOD A K, et al. Exploring and comparing adverse events between PARP in hibitors. Lancet oncology, 2019, 20（1）: e15-e28.

[3] FARRES J, LIACUNA L, MARTIN-CABALLERO J, et al. PARP-2 sustains erythropoiesis in mice by limiting replicative stress in erythroid progenitors. Cell death and differentiation, 2015, 22（7）: 1144-1157.

[4] PUJADE-LAURAINE E, LEDERMANN J A, SELLE F, et al. Olaparib tablets as maintenance therapy in patients with platinum-sensitive, relapsed ovarian cancer and a BRCA1/2 mutation（SOL02/ENGOT-Ov21）: a double-blind, randomized, placebo-controlled, phase 3 trial. Lancet oncology, 2017, 18（9）: 1274-1284.

[5] RIVKIN S E, MOON J, IRIARTE D S, et al. Phase Ib with expansion study of olaparib plus weekly（metronomic）carboplatin and paclitaxel in relapsed ovarian cancer patients. International journal of gynecological cancer, 2019, 29（2）: 325-333.

[6] SAMOL J, RANSON M, SCOTT E, et al. Safety and tolerability of the poly（ADP-ribose）polymerase（PARP）inhibitor, olaparib（AZD2281）in combination with topotecan for the treatment of patients with advanced solid tumors: a phase I study. Investigational new drugs, 2012, 30（4）: 1493-1500.

[7] KHAN O A, GORE M, LORIGAN P, et al. A phase I study of the safety and tolerability of olaparib（AZD2281, KU0059436）and dacarbazine in patients with advanced solid tumours. British journal of cancer, 2011, 104（5）: 750-755.

（李　斐）

案例 7　一例复发性外阴阴道念珠菌病患者的药学监护

一、案例背景知识简介

外阴阴道念珠菌病（vulvovaginal candidiasis，VVC）是由念珠菌感染引起的外阴阴道炎症，1 年内有 4 次或者 4 次以上症状性 VVC 发作的为复发性外阴阴道念珠菌病（recurrent vulvovaginal candidiasis，RVVC）。VVC 每年影响全球数百万女性，已经成为一个重要的公共卫生问题。Annabel Lines 等指出高达 20% 的育龄妇女存在念珠菌属的无症状定植，念珠菌属于机会致病菌，在正常情况下呈酵母相，并不引起症状，一旦抵抗力降低或者阴道局部环境改变，念珠菌就会大量繁殖，并转化为菌丝相，侵袭能力增强导致患者出现症状。Sobel 等的调查显示 70%～75% 的女性一生中至少患过 1 次 VVC，其中 5%～10% 可能演变为 RVVC。2018 年 David W 等进行的一项回顾性分析指出全球范围内 45～54 岁女性复发性外阴阴道念珠菌病的发病率为 5.95%；且发病率最高的群体为 25～34 岁的女性，发病率为 9%。

RVVC 会给女性的工作和生活带来严重影响。在 RVVC 的治疗中，随着抗真菌药的广泛使用，真菌的耐药性不断增加，治疗的难度和治疗成本也不断增加。本案例拟通过一例复发性外阴阴道念珠菌病患者，探讨在复发性外阴阴道念珠菌的药物治疗中应该关注的相关问题。

二、病例内容简介

患者，女性，55 岁。主因"反复阴道瘙痒，真菌性阴道炎"入院。患者于 2018 年第 1 次诊断为真菌性阴道炎，之后平均每 3～5 个月复发 1 次，使用克霉唑阴道栓 3 日即可缓解。2019 年起平均每 2～3 个月复发，2020 年 5 月再次复发，当地医院门诊开具克霉唑阴道栓，使用 3 日后症状未好转，建议上级医院就诊。2020 年 5 月 13 日为进一步检查及治疗入院。

既往史： 患者既往体健，自 2017 年开始口服戊酸雌二醇片联合地屈孕酮片缓解更年期症状。否认药物、食物过敏史。

入院查体： 体温 36.3℃，脉搏 90 次/min，呼吸 18 次/min，血压 101/79mmHg。身高 163cm，体重 53kg，体表面积 1.66m²。患者 24 岁结婚，孕 2 产 1，51 岁绝经。妇科检查示阴道通畅，黏膜潮红，内可见多量豆腐渣样白带；子宫正常大小，活动度可，无压痛；其余查体未见异常。

辅助检查： 血常规示白细胞 4.17×10^9/L，红细胞 5.32×10^{12}/L，血红蛋白 122g/L。血生化示谷丙转氨酶 14U/L，谷草转氨酶 16.5U/L，血清白蛋白 48.6g/L；

尿素氮 4.08mmol/L,肌酐 48μmol/L。

入院诊断:①复发性真菌性阴道炎;②更年期综合征。

三、主要治疗经过及典型事件

患者入院后行尿常规、心电图等常规检查,各项指标均正常,阴道分泌物培养提示光滑念珠菌。药敏试验结果提示氟康唑为剂量依赖性敏感(susceptible dose dependent, SDD = 4),伊曲康唑的 SDD = 0.25。根据药敏试验结果考虑使用常规治疗剂量的氟康唑效果不佳,因此建议强化治疗给予口服氟康唑 300mg q.72h. 共 3 次,巩固治疗口服氟康唑 300mg q.w. 共 6 个月。同时建议医生对患者的更年期症状重新进行评估,根据评估结果将戊酸雌二醇片联合地屈孕酮片的序贯治疗改为替勃龙片 1.25mg q.d.。10 日后患者症状缓解,阴道分泌物培养阴性,给予出院,出院后继续维持治疗。

四、讨论

(一)外阴阴道念珠菌病的病原学特点及药敏试验结果分析

与 VVC 相关的念珠菌种类主要有白念珠菌、光滑念珠菌、热带念珠菌、近平滑念珠菌和克柔念珠菌。其中白念珠菌是 VVC 中最常见的感染菌,其他种类的念珠菌虽然少见,但更常与复发相关。Bruna 等回顾性分析发现以往在欧洲、美国和澳大利亚等国家,白念珠菌引起的 VVC 占 70%～89%;在中国,白念珠菌引起的 VVC 比例达到 90.4%。然而过去几年发表的大多数研究报告显示,白念珠菌引起的 VVC 的发病率低于 85%,在一些国家甚至低于 50%。在 RVVC 患者中,非白念珠菌更为常见,占所有患者的 20%～30%,其中引起 RVVC 的非白念珠菌主要为光滑念珠菌。王东江等对中国上海嘉定区 829 名女性 VVC 患者的菌群分布进行鉴定,白念珠菌占 77.1%,光滑念珠菌占 15.1%,近平滑念珠菌占 3.4%,热带念珠菌占 2.1%,克柔念珠菌占 1.6%,酿酒酵母占 0.8%。该结果与国内其他地区的报道一致。

临床上用于治疗念珠菌病的抗真菌药有唑类、多烯类、棘白菌素类和抗代谢药(氟胞嘧啶)等。许多文献均报道念珠菌对这些药物均存在不同程度的耐药现象,但是由于目前体外药敏试验缺乏统一的标准,而且现有的标准更新速度又较快,因此对耐药率没有统一的结果,导致 VVC 患者对氟康唑的耐药率在 1.1%～12.3% 均有报道,RVVC 患者对氟康唑的耐药率在 1.7%～31.7%,相差较为悬殊。其原因可能是标准的改变引起结果的差异,例如美国临床实验室标准化委员会 2008 年 S3 标准中氟康唑对念珠菌的 MIC 解释标准为 S≤8μg/ml,SDD 16～32μg/ml,R≥64μg/ml;2012 年 S4 标准中氟康唑对念珠菌的 MIC 解释标准为 S≤2μg/ml,SDD 4μg/ml,R≥8μg/ml。虽然耐药标准不统一,但对于 RVVC 患者感染的白念珠菌及非白念珠菌对唑类这种最常用的抗真菌药有更高耐药性的结论是一致的。Nyirjesy 等认为是由于患者有较高的抗真菌药暴露，导致念珠菌属物种选择，如光滑念珠菌比白念珠菌对常用的抗真菌药更具耐药性。该患者的药敏试验结果提示氟康唑的 SDD＝4，此结果的依据为 2012 年 S4 标准中氟康唑对念珠菌的 MIC 解释标准，判断该患者的阴道分泌物中培养出的光滑念珠菌为氟康唑高剂量依赖性，即常规剂量的氟康唑对该菌的治疗效果可能欠佳。

（二）复发性外阴阴道念珠菌病的治疗现状

随着抗真菌药的广泛使用，真菌的耐药性不断升高，给临床治疗带来困难，对于念珠菌性外阴阴道炎亦然。尽管如此，2015 年美国疾病控制中心的阴道感染诊断和治疗指南中指出，虽然常用的抗真菌药对光滑念珠菌或其他非白念珠菌不敏感，而且唑类耐药不断增多，但仍不推荐常规进行药敏试验指导治疗。国际上治疗 RVVC 的指南在治疗方案上是一致的，治疗方案包括强化治疗和巩固治疗，但是目前为止大多数指南对于强化治疗和巩固治疗都缺乏具体意见。美国疾病控制中心给出的建议是强化治疗应选择长疗程，如 7～14 日的局部治疗或口服氟康唑 100mg、150mg 或 200mg，q.72h.，共 3 次（第 1 日、第 4 日和第 7 日），持续到患者的症状消失及念珠菌培养阴性。巩固治疗可选用口服氟康唑 100mg、150mg 或 200mg，1/ 周，疗程通常为 6 个月。但 Sobel 等研究显示在氟康唑常规剂量强化治疗和巩固治疗后有高达 57.1% 的患者在 6 个月后再次复发。Donders 等提出在 1 年的过程中逐渐减量口服氟康唑的方案，强化治疗为口服氟康唑 200mg q.72h.，共 3 次（第 1 日、第 4 日和第 7 日）。巩固治疗为口服氟康唑 200mg，1/ 周（第 2～8 周）；口服氟康唑 200mg，1/2 周（第 3～6 个月）；口服氟康唑 200mg，1/4 周（第 7～12 个月）。结果显示使用该方案的患者 12 个月后有 77% 没有复发。对于不愿意口服或不能耐受口服氟康唑的患者，美国妇产科医师学会建议局部使用克霉唑阴道制剂 500mg，1/ 周。研究表明非唑类抗真菌药（例如硼酸）能有效治疗由非白念珠菌引起的 VVC，尤其是光滑念珠菌引起的 VVC。目前也有报道在氟康唑耐药的情况下使用硼酸阴道制剂治疗 RVVC，但结果显示其 6 个月后的复发率为 54.5%，与使用氟康唑的复发率相似。

该患者入院后行阴道分泌物培养提示为氟康唑高剂量依赖性光滑念珠菌，考虑按照常规推荐剂量给予氟康唑口服治疗可能效果欠佳，与医生和患者充分沟通后，患者放弃口服氟康唑 12 个月的治疗方案。因此结合患者的身体情况及肝、肾功能水平，建议医生将治疗方案中的氟康唑剂量提高至 300mg，最终方案为强化治疗口服氟康唑 300mg q.72h.，共 3 次（第 1 日、第 4 日和第 7 日）。复查阴道分泌物培养，转阴后给予巩固治疗，口服氟康唑 300mg，1/ 周，疗程为 6 个月。门诊随访该患者，在治疗过程中未出现不良反应，并在 2020 年 11 月停止治疗后，至今未复发。

（三）激素替代治疗与VVC的相关性

阴道定植菌群是一个动态的局部微生物系统，念珠菌与宿主环境之间的平衡会受到生理或者非生理变化的干扰，使定植位点有利于酵母菌的发育。阴道定植是症状性VVC的先决条件，体外实验证明白念珠菌对人阴道脱落细胞的黏附水平与细胞捐赠者的激素状态有关，雌二醇能增加白念珠菌的生长，并直接刺激白念珠菌从酵母相到菌丝形态的转变，同时增加菌丝长度。VVC在青春期前及绝经后女性中并不常见，但接受激素替代的女性除外，这些事实也证明VVC的激素依赖性。激素替代治疗对于绝经后女性出现的内分泌及自主神经功能紊乱有明显的改善作用，但却被认为是VVC发生的危险因素。据统计接受激素替代治疗的女性的VVC发病率为26%～29.4%，远高于未接受激素替代治疗的绝经后女性（4%～12%）。

李强等进行的一项meta分析结果显示激素替代治疗能显著升高围绝经期女性的雌激素水平，且雌、孕激素联合疗法升高雌激素的效果优于雌、孕激素单一疗法。Shao S.R等研究同样发现使用雌、孕激素联合疗法的患者的雌激素水平明显高于单独使用替勃龙的患者。然而金昌霞等在探讨替勃龙预防绝经后骨质疏松症的最低有效剂量时表示，替勃龙的使用剂量与围绝经期综合征的程度有关，在最低有效剂量时即可改善骨质疏松等症状。该患者在使用激素替代治疗后1年左右出现VVC的症状，并频繁复发，在排除其他危险因素后，考虑与其激素替代治疗相关。在药师建议下，医生对其围绝经期症状重新进行评估，并将戊酸雌二醇片联合地屈孕酮片的序贯治疗改为替勃龙片1.25mg q.d.。

五、小结

复发性外阴阴道念珠菌病是影响女性健康的重要疾病，抗真菌药的广泛使用及耐药性的不断增加给疾病的治疗和预后造成影响。本案例中药师结合外阴阴道念珠菌病的病原学特点及药敏试验结果，通过查阅复发性外阴阴道念珠菌病治疗现状的相关文献资料，提出有针对性、有效性的抗感染方案，并取得理想的临床治疗效果。同时对该患者此次疾病复发与激素替代治疗的相关性进行系统分析，协助临床医生调整后续的激素替代治疗方案，实施个体化药学监护，充分体现和发挥临床药师在提供安全、合理、有效、经济的药学监护中的重要作用。

参 考 文 献

[1] 李强，王强，朱晓红，等. 激素替代治疗中国围绝经期女性疗效及安全性Meta分析. 临床军医杂志，2020，48（11）：1290-1294.

[2] 邵淑容，邵小青，陈漪. 激素序贯疗法和替勃龙在绝经期综合征妇女中的用药保留率调

查. 中国药学（英文版），2020，29（9）：649-655.

[3] 金昌霞，周树平. 替勃龙预防绝经后骨质疏松症最低有效剂量的探讨. 中外医学研究，
2020，18（8）：120-121.

[4] 王东江，郭建，周爱萍，等. 外阴阴道念珠菌病病原谱及抗真菌药物敏感性特征. 检验医
学，2016，31（9）：750-754.

[5] 樊尚荣，黎婷. 2015 年美国疾病控制中心阴道感染诊断和治疗指南. 中国全科医学，2015，
14（25）：3046-3049.

[6] LINES A，VARDI-FLYNN I，SEARLE C. Recurrent vulvovaginal candidiasis. BMJ，2020，
369：m1995.

[7] DENNING D W，KNEALE M，SOBEL J D，et al. Global burden of recurrent vulvovaginal
candidiasis: a systematic review. Lancet infectious diseases，2018，18（11）：e339-e347.

[8] GONCALVES B，FERREIRA C，ALVES C T，et al. Vulvovaginal candidiasis: epidemiology，
microbiology and risk factors. Critical reviews in microbiology，2016，42（6）：905-927.

[9] ZHANG X，ESSMANN M，BURT E T，et al. Estrogen effects on Candida albicans: a potential
virulence-regulating mechanism. Journal of infectious diseases，2020，181（4）：1441-1446.

[10] MATHESON A，MAZZA D. Recurrent vulvovaginal candidiasis: a review of guideline
recommendations. Australian and New Zealand journal of obstetrics and gynecology，2017，
57（2）：139-145.

[11] BLOSTEIN F，LEVIN-SPARENBERG E，WAGNER J，et al. Recurrent vulvovaginal
candidiasis. Annals of epidemiology，2017，27（9）：575-582.

[12] SOBEL J D，WIESENFELD H C，MARTENS M，et al. Maintenance fluconazole therapy
for recurrent vulvovaginal candidiasis. New England journal of medicine，2004，351（9）：
876-883.

[13] DONDERS G，BELLEN G，BYTTEBIER G，et al. Individualized decreasing-dose mainte-
nance fluconazole regimen for recurrent vulvovaginal candidiasis（ReCiDiF trial）. American
journal of obstetrics and gynecology，2008，199（6）：613.e1-613.e9.

（李　斐）

案例8　一例子宫肉瘤患者应用多柔比星脂质体致过敏反应的病例分析

一、案例背景知识简介

多柔比星是从链霉菌中提取出来的一种具有抗肿瘤活性的化学物质，属于蒽环类抗肿瘤药，出现于 20 世纪 60 年代，但因其骨髓抑制较为严重，药物蓄积导致的剂量相关的心脏毒性反应使治疗的可重复性降低，所以在临床上的应用

受到很大的限制。20 世纪 80 年代末，多柔比星开始使用脂质体作为载体，经过聚乙二醇化的结构修饰以后，多柔比星脂质体的稳定性增加，肿瘤组织的血管内皮间隙（400～500nm）远大于正常组织（2～8nm），多柔比星脂质体的直径约为 90nm，因此可以通过肿瘤的血管内皮细胞到达肿瘤组织，形成靶向聚集，故多柔比星脂质体在肿瘤组织中的分布较多。多柔比星的心脏毒性随着剂量的累积而升高，目前临床上将其最大使用剂量限制为 360～550mg/m²，但没有确切的数据显示多柔比星脂质体的最大累积剂量。有研究指出，当多柔比星脂质体的累积剂量达到 900mg/m² 以后，其心脏毒性的风险较高。基于多柔比星脂质体的心脏毒性的降低及在实体肿瘤组织中的靶向聚集，近年来多柔比星脂质体在妇科肿瘤中的使用逐渐增多。本病例中多柔比星脂质体注射液导致患者呕吐、胸闷、皮疹的过敏反应，再次使用时仍出现呼吸困难、心悸，并伴有前胸、双臂、腹部、大腿内侧片状红斑，临床药师对此做一系列分析，旨在为临床安全用药提供参考。

二、病例内容简介

患者，女性，53 岁。主因"子宫内膜间质肉瘤术后 1 月余"入院。患者于 2015 年体检发现子宫肌瘤，未定期复查。2020 年 1 月起自觉月经期延长，10 日 /30 日，量多，有贫血，末次月经在 2020 年 5 月 6 日，持续 20 余日未干净。2020 年 6 月 3 日妇科超声检查提示多发子宫肌瘤，子宫大小约 8.4cm×8.0cm×9.5cm，形态失常。2020 年 6 月 9 日行"经阴道全子宫 + 右侧输卵管切除术"；术后病理为低级别子宫内膜间质肉瘤。2020 年 7 月 6 日再次行"腹腔镜下左侧附件 + 右卵巢切除术 + 盆腔粘连松解术"，2020 年 7 月 22 日为进一步检查及治疗入院。

既往史：1992 年行绝育术，27 年前行双侧输卵管结扎术。否认药物、食物过敏史。

入院查体：体温 36.7℃，脉搏 80 次 /min，呼吸 18 次 /min，血压 101/69mmHg。身高 169cm，体重 58kg，体表面积 20.3m²。患者 20 岁结婚，孕 4 产 2，因患者术后 3 个月内，未行内诊检查，其余查体未见异常。

辅助检查：血常规示白细胞 6.76×10⁹/L，红细胞 4.39×10¹²/L，血红蛋白 110g/L。血生化示谷丙转氨酶 69.1U/L，谷草转氨酶 18.1U/L，血清白蛋白 35.3g/L；尿素氮 6.02mmol/L，肌酐 60.0μmol/L。腹部 X 线检查示局部肠管积气扩张，不全梗阻可能。

入院诊断：①低级别子宫内膜间质肉瘤；②全子宫及双附件切除术后。

三、主要治疗经过及典型事件

患者入院后行血常规、血生化、尿常规、心电图等常规检查，各项指标均正常，常规给予第 1 个周期的化疗，具体用药为盐酸多柔比星脂质体注射液 50mg 静脉滴注、注射用顺铂 100mg 静脉滴注。患者静脉滴注盐酸多柔比星脂质体注射液 30 分钟后出现胸闷、气短、双臂散在红斑等症状，立即暂停化疗，保留静脉通路，嘱患者平卧位，同时吸氧、补液，给予地塞米松磷酸钠注射液 10mg 滴斗入、甲氧氯普胺注射液 10mg 肌内注射，密切观察病情变化，安抚患者，1 小时后患者症状缓解、红斑消退。再次给予剩余的盐酸多柔比星脂质体注射液，滴速为 15 滴 /min，半小时后再次出现呼吸困难、心悸，并伴有前胸、双臂、腹部、大腿内侧片状红斑，考虑为多柔比星脂质体所致的严重过敏反应，立即暂停化疗，对症治疗，15 分钟后呼吸困难、心悸症状缓解，3 小时后所有红斑减退。患者否认输液期间进食易致敏食物。

四、讨论

（一）多柔比星脂质体与过敏反应的相关性

患者入院诊断为低级别子宫内膜间质肉瘤，根据现有病史考虑患者第 1 次用药出现的胸闷、皮疹等症状，及第 2 次用药出现的呼吸困难、心悸和红斑等症状与其疾病的相关性较低。患者既往无食物、药物过敏史，药师询问近期饮食情况，发现患者用药前未进食易致敏食物，可以排除食物过敏。

通过查看医嘱发现患者在第 1 次发生胸闷、皮疹前使用的药物有胸腺五肽注射液、地塞米松磷酸钠注射液、注射用兰索拉唑、甲磺酸多拉司琼注射液和多柔比星脂质体注射液，经查阅说明书及文献报道，地塞米松磷酸钠注射液、注射用兰索拉唑和多柔比星脂质体注射液存在引起皮疹的风险，胸腺五肽注射液和多柔比星脂质体注射液存在引起胸闷的风险。患者曾于 2020 年 6 月 4 日和 6 月 23 日 2 次住院期间使用过地塞米松磷酸钠注射液、甲磺酸多拉司琼注射液、胸腺五肽注射液和注射用兰索拉唑，未发生过不良反应，且本次住院 2 次发生不良反应并非出现在输注此 4 种药物期间，因此可排除地塞米松磷酸钠注射液、甲磺酸多拉司琼注射液、胸腺五肽注射液和注射用兰索拉唑致不良反应的可能性。此外，患者的胸闷、皮疹发生在输注多柔比星脂质体注射液时，并且其不良反应类型符合多柔比星脂质体注射液说明书报道。停用该药并对症处理后，患者症状有所缓解，但再次使用多柔比星脂质体注射液后患者又出现呼吸困难、心悸的症状，并伴有前胸、双臂、腹部、大腿内侧片状红斑。因此，考虑患者出现不良反应与使用多柔比星脂质体注射液相关。

根据国家药品不良反应监测中心发布的《药品不良反应报告和监测工作手册》中的原则判断，不良反应发生在输注多柔比星脂质体注射液 30 分钟内，有明确的时间关联性；出现胸闷、气短、红斑等症状，为多柔比星脂质体注射液已知的不良反应；停药并对症处理后症状减轻；患者无食物、药物过敏史，排除患者基础疾病及其他因素的影响。综合分析,多柔比星脂质体注射液的使用与患者过敏反应的关联性为"肯定"。

(二)多柔比星脂质体致过敏反应的临床特点及相关机制

盐酸多柔比星脂质体的主要不良反应有手足综合征、骨髓抑制、口腔黏膜炎、超敏反应、滴注反应、胃肠道反应等。但是过敏反应的发生率低,多柔比星脂质体注射液的相关研究提示过敏反应的总体发生率<5%,因过敏反应停药的患者少于1%。

多柔比星脂质体诱导的过敏反应多发生在第1个用药周期,且多以皮疹为主,全身症状包括血压改变、呼吸困难、面色潮红和窒息等。出现轻度过敏反应后,停止输液或减慢滴速通常可以缓解,无须进一步处理;对于严重的不良反应,可以使用抗组胺药、皮质激素类、肾上腺素等药物进行对症处理,或使用相关急救设备进行急救。该患者输注多柔比星脂质体的过程中出现的呼吸道症状及皮疹等反应符合说明书及相关文献中描述的过敏反应,并且该症状可以除外原发病所致。目前关于多柔比星脂质体致过敏反应的机制尚未明确,患者在首次接触多柔比星脂质体注射液30分钟后出现皮疹,以及胸闷、气短等支气管痉挛的症状,依照2014年药物过敏国际共识,此类症状是由IgE介导的I型超敏反应,故推测多柔比星脂质体引起的过敏反应可能为IgE介导的I型超敏反应。

(三)再次使用多柔比星脂质体的防治措施

对于大多数患者,过敏症状缓解后可重新用药,但需采取输注前给予地塞米松磷酸钠和H_1受体拮抗剂进行抗过敏预处理、将多柔比星脂质体的滴注速度调慢等措施。金鑫等报道的一例多柔比星脂质体致胸闷、荨麻疹过敏反应的个案中,患者使用多柔比星脂质体注射液后出现胸闷、眼部周围发红、左上臂片状荨麻疹等症状的过敏反应,第2日将滴速调整至10滴/min后再次给予多柔比星脂质体注射液,化疗过程顺利,未再出现过敏反应。郑虹等研究了67例多柔比星脂质体联合卡铂治疗的复发性卵巢上皮性癌病例,其中2例患者出现胸闷、呼吸困难、发绀及全身皮疹等症状的严重过敏反应,减慢滴注速度后再次使用多柔比星脂质体注射液时再次出现相同症状的过敏反应,因此停止治疗。本案例中患者第1次滴注多柔比星脂质体注射液时出现轻微的过敏反应,经对症处理后,减慢滴速再次使用,出现呼吸困难、心悸,并伴有前胸、双臂、腹部、大腿内侧片状红斑等症状,考虑多柔比星脂质体是引起该严重过敏反应的主要原因,因此建议停止该治疗方案。第2日化疗方案更改为注射用紫杉醇(白蛋白结合型)400mg静脉滴注、注射用顺铂100mg静脉滴注,化疗过程顺利,未见特殊不适。

五、小结

多柔比星脂质体是妇科恶性肿瘤常用的化疗药物,单独或联合应用可有效治疗多种妇科恶性肿瘤。在使用多柔比星脂质体注射液的过程中应对患者密切监护，虽然过敏反应的发生率不高，相关报道也较少，然而一旦发生严重过敏反应将会对患者的安全和后续治疗造成明显的影响。本案例中临床药师对多柔比星脂质体注射液致过敏反应的相关性、临床特点及再次使用时的防治措施进行总结，积累了经验，为日后该药在临床应用中的药学监护工作提供重要参考。

参 考 文 献

[1] 中华医学会妇科肿瘤学分会. 妇科恶性肿瘤聚乙二醇化脂质体多柔比星临床应用专家共识. 现代妇产科进展，2020，29（7）：481-488.

[2] 金鑫，徐艳娇. 多柔比星脂质体致胸闷荨麻疹过敏反应 1 例. 药物流行病学杂志，2019，28（1）：63-64.

[3] 郑虹，高雨农，蒋国庆，等. 脂质体多柔比星联合卡铂治疗复发性卵巢上皮性癌的临床研究. 中华妇产科杂志，2008，43（11）：839-842.

[4] CURIGLIANO G，CARDINALE D，SUTER T，et al. Cardiovascular toxicity induced by chemotherapy，targeted agents and radiotherapy：ESMO clinical practice guidelines. Annals of oncology，2012，23（Suppl 7）：vii155-vii166.

[5] DEMOLY P，ADKINSON N F，BROCKOW K，et al. International consensus on drug allergy. Allergy，2014，69（4）：420-437.

（李　斐）

案例 9　从一例妊娠合并宫颈癌探讨保留妊娠的药学监护

一、案例背景知识简介

宫颈癌是常见的妇科肿瘤之一，在妊娠期发病率为 0.01%～0.1%。随着社会发展，女性的生育年龄推迟，并且宫颈癌的发病年龄趋于年轻化，妊娠合并宫颈癌的发病率呈上升趋势。妊娠期的雌激素、孕酮和人绒毛膜促性腺激素水平与人乳头瘤病毒（human papilloma virus，HPV）16、18 感染呈正相关，说明妊娠可能促进宫颈癌的进展。妊娠期免疫力下降、子宫颈淋巴循环和血流量增加、产后宫颈扩张等因素可加速宫颈癌的发展。妊娠合并宫颈癌患者若选择保留妊娠，治疗方案需兼顾母儿安全。本文拟通过对一例妊娠合并宫颈癌的患者保留妊娠的化疗期间的药学监护，探讨药物选择、用药方案的制订、注意事项等问题，并关注孕妇的用药安全性，以期为孕妇这一特殊人群的个体化药学监护提供参考。

二、病例内容简介

患者，女性，39 岁。因"妊娠 22 周，发现宫颈病变 20 余日"入院。孕 3 月余，自觉阴道少量出血，查 HPV16、33 阳性，宫颈液基细胞学示高级别鳞状上皮内病变（high-grade squamous intraepithelial lesion，HSIL）。2020 年 7 月 15 日宫颈活检：宫颈 HSIL 累及腺体，局部可疑浸润。7 月 17 日盆腔 MRI：宫颈前后唇信号异常。7 月 22 日行宫颈环形电切术，术后病理提示①宫颈显著浸润性鳞状细胞癌；②宫颈鳞状细胞原位癌累及腺体。7 月 31 日以"宫颈鳞状细胞癌ⅠB2 期"收治入院。

既往史：患者孕 2 产 1，平素月经规律，14 岁初潮，5 日 /30 日，月经量中等，无痛经。末次月经在 2020 年 2 月 28 日。孕早期检查无特殊。否认药物、食物过敏史。

入院查体：体温 37.0℃，脉搏 92 次 /min，呼吸 18 次 /min，血压 133/89mmHg。身高 159cm，体重 73kg。体格正常，心、肺无特殊。

辅助检查：腹部软，无压痛、反跳痛，肝浊音界无明显缩小，无肝、肾区叩击痛，肠鸣音 4 次 /min，无宫缩。宫颈口见约 2cm 的溃疡性病灶。双附件未扪及肿块，盆腔检查无异常。

入院诊断：①妊娠合并宫颈恶性肿瘤（鳞状细胞癌ⅠB2 期）；②孕 22 周。

三、主要治疗经过及典型事件

入院后患者及家属保留妊娠的意愿强烈，各项检查未提示化疗禁忌证，8 月 4 日经多学科会诊，计划先行新辅助化疗（neoadjuvant chemotherapy，NACT）控制肿瘤进展，孕 32～34 周促胎肺成熟后行剖宫产终止妊娠，同时行广泛全子宫切除手术＋盆腔淋巴结清扫术。药师根据诊疗计划和患者情况，查阅国内外的相关指南和文献，协助医生制订 NACT 方案，即 TP 方案（紫杉醇＋顺铂），并向患者宣教药物可能导致的不良反应和对胎儿的影响。患者分别于 8 月 10 日、9 月 5 日和 9 月 26 日行 3 个疗程的 NACT，具体方案为紫杉醇注射液 240mg、顺铂注射液 90mg 静脉滴注。药师全程监护患者的化疗过程是否出现不良反应和胎儿情况，密切关注血常规、肝与肾功能等检查指标。3 个周期的 NACT 用药均顺利完成，患者未出现明显不适，无骨髓抑制及肝、肾损伤。

9 月 2 日患者口服葡萄糖耐量试验结果为空腹血糖 4.7mmol/L、1 小时血糖 10.9mmol/L、2 小时血糖 9.1mmol/L，新增诊断妊娠糖尿病。患者在院期间血压最高 141/92mmHg，10 月 9 日尿蛋白定量 0.45g/24h，新增诊断轻度子痫前期。药师关注血糖、尿酮体、血压等指标，协助医生合理选择药物并及时调整剂量，患者的血糖、血压均得到良好控制。

10月23日患者孕34周,行子宫下段横切口剖宫产术+广泛全子宫切除手术+双侧输卵管切除术+盆腔淋巴结清扫术+双侧卵巢悬吊术+阴道延长术。娩出一早产女活婴,体重2 160g,体长44.5cm,查体无异常。术中子宫、卵巢、输卵管均未见明显异常,冰冻切片结果显示阴道壁、左右髂淋巴结均未见癌转移。10月26日患者行术后TP化疗,无明显不适。10月30日出院休养。

四、讨论

(一)用药方案的制订

1. 化疗药物方案的制订 2018年国际妇产科联盟在妇癌报告中指出,妊娠合并宫颈癌的患者的管理需要多学科团队、患者及配偶共同参与;孕20周后诊断的ⅠA2~ⅠB2期患者可选择推迟根治性治疗。《妊娠合并子宫颈癌管理的专家共识》(2018年版)认为,对于妊娠合并宫颈癌的患者,NACT是唯一可以保留胎儿至成熟的方案,孕33周内确诊的宫颈癌推荐先行NACT,促胎儿肺成熟后行剖宫产术。研究表明,孕中、晚期诊断的妊娠合并宫颈癌很少因母体自身情况导致早产,应避免为了进行放化疗而过早终止妊娠。若保留胎儿,孕中、晚期优先选择继续妊娠的同时进行NACT,孕中、晚期接受化疗对胎儿相对安全,但存在小于胎龄和早产的风险,儿童时期的神经认知功能障碍与此相关。本例患者孕22周确诊为妊娠合并宫颈癌,肿瘤分期为ⅠB2期,不存在其他化疗禁忌证,采用NACT推迟根治性治疗以保留妊娠,具备充分的国内外循证依据。

NACT方案通常是以铂类为基础的联合方案,如TP方案、顺铂+长春新碱+博来霉素、顺铂+博来霉素+异环磷酰胺等。药师从循证药学角度出发,查阅妊娠期行NACT的相关文献和指南。文献报道,13例在妊娠期应用TP方案化疗的孕妇,新生儿均顺利出生并存活,长期随访发现母体的总生存率和无进展生存率均高于50%,所以妊娠中、晚期应用紫杉醇是一种安全的选择。一项关于宫颈癌妇女妊娠期应用铂类药物的研究结果表明,纳入研究的84例孕妇共分娩88例新生儿,其中双胎2例、三胞胎1例,71名新生儿出生时完全健康,占80.68%,新辅助铂类化疗是治疗中、晚期妊娠合并宫颈癌的良好选择。另有一项研究对7例保留妊娠的孕中期宫颈癌患者行2~4个疗程的NACT,在妊娠32周以后行剖宫手术和根治术,采集母血、脐血和羊水样本检测顺铂浓度。结果显示所有病例均产下健康婴儿,且平均随访7个月后幼儿均正常。脐血和羊水中的顺铂浓度分别为母体血液的31%~65%和13%~42%。根据2013年加拿大妇产科医师协会的癌症化疗与妊娠指南,对于铂类化疗药物,孕中、晚期应用顺铂尚未发现对胎儿的不利影响;卡铂在孕中、晚期应用的安全性证据较为有限;紫杉醇在孕中、晚期使用的安全性可接受。综上所述,与其他化疗药物相比，妊娠期应用顺铂和紫杉醇的安全性尚可。结合本例患者病情，药师协助医生制订顺铂＋紫杉醇的 NACT 方案。

目前尚无妊娠期应用 TP 方案的具体剂量标准，尚缺乏不同剂量的顺铂和紫杉醇对妊娠合并宫颈癌患者的母儿安全和预后影响的循证依据。考虑到该患者处在妊娠期这一特殊时期，NACT 应在控制肿瘤进展的基础上，尽可能地降低药物对胎儿的影响，因此选择得剂量不宜过高。根据指南和药品说明书推荐，应给予紫杉醇 135～175mg/m^2、顺铂 50mg/m^2。患者身高 159cm、体重 73kg、肌酐 34μmol/L，计算得出紫杉醇的剂量范围为 237～307mg、顺铂的剂量为 88mg。考虑到用药的实际可操作性，确定最终紫杉醇的剂量为 240mg、顺铂的剂量为 90mg，以该方案行 3 个周期的 NACT。

2. 其他药物方案的制订 除参与医疗团队 NACT 方案的制订外，药师亦积极参与患者在院期间的血糖和血压控制。根据指南推荐，饮食与运动治疗不足以维持正常的血糖水平时，需启用药物治疗。胰岛素作为妊娠期降血糖的首选药，因其分子量较大，不能通过胎盘屏障，妊娠期可安全使用。最符合生理需求的胰岛素替代模式是基础胰岛素联合餐前超短效或短效胰岛素。基础胰岛素的替代作用可持续 12～24 小时，用于控制夜间和餐前血糖；而餐前胰岛素起效快，持续时间短，有利于控制餐后血糖。本例患者 10 月 1 日清晨空腹血糖 6.0mmol/L，药师协助医生制订初始降血糖方案，考虑到地特胰岛素已被国家药品监督管理局批准应用于妊娠期，睡前皮下注射地特胰岛素作为基础胰岛素治疗，后期根据血糖监控情况做调整，加用生物合成人胰岛素注射液。

在院期间患者的血压最高 141/92mmHg，《妊娠高血压疾病诊治指南》（2020）推荐收缩压≥160mmHg 和／或舒张压≥110mmHg 的高血压孕妇应进行降血压治疗；收缩压≥140mmHg 和／或舒张压≥90mmHg 的高血压孕妇建议降血压治疗。该患者的血压最高值并未达到绝对需药物降血压的范围，药师密切观察患者的血压。随后观察发现在院期间患者的血压自行恢复，波动在 120～130/70～80mmHg。

（二）用药安全性监护

顺铂非特异性地作用于细胞周期，不良反应较多，主要影响胃肠系统和血液系统，表现为骨髓抑制、恶心、呕吐、呃逆、白细胞减少、乏力。国内《肿瘤治疗相关呕吐防治指南》（2014 版）和 2020 年 NCCN 关于镇吐的临床实践指南指出，顺铂属于高度致吐风险药物，防治化疗所致的恶心、呕吐的方案为 5-HT$_3$ 受体拮抗剂＋地塞米松＋NK-1 受体拮抗剂±劳拉西泮±H$_2$ 受体拮抗剂／质子泵抑制剂。结合本院的药品供应情况及药物对胎儿的影响，药师与医生协商后确定给予地塞米松＋帕洛诺司琼＋兰索拉唑预防恶心、呕吐，患者在 NACT 过程中未发生化疗所致的恶心、呕吐。

紫杉醇为亲脂性化合物,其注射液中添加聚氧乙基代蓖麻油和无水乙醇作为辅料,可能造成过敏反应。此类过敏反应通常在用药早期发生,表现为呼吸困难、荨麻疹、低血压、血管神经性水肿等。药师特意交代护士,静脉滴注紫杉醇时滴速应尽量缓慢,严密监护患者的呼吸和血压。

患者行第 1 个周期的 NACT 期间出现头晕和大便干结的症状,医生向药师咨询处理方法。药师与患者交流,患者诉症状轻微,可耐受。药师进一步查阅资料后向医生和患者反馈这属于一过性现象,可能是帕洛诺司琼和化疗药物导致,停药后能自行缓解。NACT 疗程结束后,患者诉不适症状消失。

药师同时关注患者应用地特胰岛素注射液的情况,地特胰岛素最常见的不良反应是低血糖,表现为冷汗、疲乏、意识模糊等;注射部位可能发生疼痛、肿胀、瘙痒等症状。在药师的密切监护下,患者未发生胰岛素相关不良反应,血糖控制良好。药师的监护工作使患者在疾病得到控制的基础上,用药安全亦得到保障。

(三)患者用药指导

用药指导是药师工作的重要内容,良好的用药依从性是保障治疗效果的重要因素。药师从药学专业角度用通俗易懂的语言为患者做用药指导并答疑解惑,确保患者完全理解药物的应用方法。

NACT 方面,药师在 NACT 周期开始前向患者详细交代可能出现的不良反应和处理方案;告知患者饮食应清淡,化疗期间应多饮水,以降低肾毒性;并展现人文关怀,告知患者医务人员会密切监护相关指标以确保安全,减轻患者的心理负担。

应用胰岛素方面,药师告知患者地特胰岛素注射液不能放置于过热或阳光直射的地方;从皮下拔出针头前应按住注射推键,注射后针头应在皮下停留至少 6 秒,以确保胰岛素完全注射入体内;每次注射后必须卸下针头,否则药液可能会漏出,导致剂量不准确;因腹部吸收较快,地特胰岛素注射液的注射部位首选腹部;应在注射区域内轮换注射点,以防止脂肪萎缩;注射前应严格进行注射部位的皮肤消毒。

胎儿方面,告知患者严格自数胎动,关注是否有阴道流血、流液等异常情况,若有腹痛、阴道流血等不适症状需立即告知医务人员。

五、小结

宫颈癌的发病率在我国女性恶性肿瘤中高居第 2 位,妊娠期这一特殊的生理时期若发生宫颈癌,治疗方案需同时考虑母儿安全。药师参与本例妊娠合并宫颈癌患者的治疗全过程,以患者为中心进行全程药学监护,最终取得满意的临床效果,可为类似病例的治疗提供参考依据。

参 考 文 献

[1] 魏丽惠，赵昀，谢幸，等. 妊娠合并子宫颈癌管理的专家共识. 中国妇产科临床杂志，2018，
19（2）：190-192.

[2] 中华医学会妇产科学分会产科学组，中华医学会围产医学分会妊娠合并糖尿病协作组.
妊娠合并糖尿病诊治指南（2014）. 中华妇产科杂志，2014，49（8）：561-569.

[3] 中华医学会妇产科学分会妊娠高血压疾病学组. 妊娠高血压疾病诊治指南（2020）. 中华
妇产科杂志，2020，55（4）：227-238.

[4] 中国抗癌协会癌症康复与姑息治疗专业委员会，中国临床肿瘤学会抗肿瘤药物安全管
理专家委员会. 肿瘤治疗相关呕吐防治指南（2014 版）. 临床肿瘤学杂志，2014，19（3）：
263-273.

[5] MORICE P，UZAN C，GOUY S，et al. Gynaecological cancers in pregnancy. Lancet，2012，
379（9815）：558-569.

[6] BHATLA N，DENNY L. FIGO cancer report 2018. International journal of gynecology &
obstetrics，2018，143（Suppl 2）：2-3.

[7] VANDENBROUCKE T，VERHEECKE M，FUMAGALLI M，et al. Effects of cancer treat-
ment during pregnancy on fetal and child development. Lancet child & adolescent health，
2017，1（4）：302-310.

[8] PERRONE A M，BOVICELLI A，D'ANDRILLI G，et al. Cervical cancer in pregnancy：
analysis of the literature and innovative approaches. Journal of cellular physiology，2019，
234（9）：14975-14990.

[9] KOREN G，CAREY N，GAGNON R，et al. Cancer chemotherapy and pregnancy. Journal of
obstetrics and gynaecology Canada，2013，35（3）：263-278.

[10] ZAGOURI F，KORAKITI A M，ZAKOPOULOU R，et al. Taxanes during pregnancy in
cervical cancer：a systematic review and pooled analysis. Cancer treatment reviews，2019，
79：101885.

[11] SONG Y，LIU Y，MIN L，et al. Efficacy of neoadjuvant platinum-based chemotherapy
during the second and third trimester of pregnancy in women with cervical cancer：an updated
systematic review and meta-analysis. Drug design development and therapy，2018，13：
79-102.

[12] MARNITZ S，KÖHLER C，OPPELT P，et al. Cisplatin application in pregnancy：first in
vivo analysis of 7 patients. Oncology，2010，79（1/2）：72-77.

（王先利　梅洪梁）

案例 10　从一例妊娠合并尿路感染探讨妊娠期抗感染治疗

一、案例背景知识简介

尿路感染是妊娠期常见的感染性疾病，高达 10% 的孕妇受其影响，因此也称为第二常见的妊娠期疾病，仅次于贫血。主要分为无症状菌尿症、急性膀胱炎、急性肾盂肾炎 3 类。孕妇发生尿路感染后会出现尿频、尿痛等症状，严重时甚至会引发尿失禁，还可能会对其宫内的胎儿造成影响，因此临床上需针对妊娠合并尿路感染实施积极治疗。抗菌药物是临床上治疗尿路感染的主要方法，但由于妊娠合并尿路感染患者的生理状态较为特殊，选择何种药物需谨慎。本文拟通过对一例妊娠合并尿路感染患者抗感染治疗的药学监护，探讨妊娠期抗菌药物的应用，以期为孕妇这一特殊人群的类似病例的个体化药学监护提供参考。

二、病例内容简介

患者，女性，32 岁。因"孕 27^{+3} 周口服葡萄糖耐量试验异常"于 2020 年 11 月 27 日入院。11 月 23 日口服葡萄糖耐量试验示空腹血糖 5.0mmol/L、1 小时血糖 10.6mmol/L、2 小时血糖 9.6mmol/L，拟诊"妊娠糖尿病"收入院。

患者平素月经尚规则，5 日 /（30～40）日，末次月经在 2020 年 5 月 19 日，预产期在 2021 年 2 月 23 日。停经 31 日自测尿 hCG 阳性，早孕反应重，无阴道流血、流液等不适。孕早期口服黄体酮保胎治疗，无发热，无腹胀、腹痛。孕 4 月余自觉胎动至今，定期产检，无创基因检测、超声筛查、甲状腺功能未提示明显异常。怀孕以来体重呈生理性增加。

既往史：患者于 2019 年因稽留流产行清宫术。否认药物、食物过敏史。

入院查体：体温 36.7℃，脉搏 115 次 /min，呼吸 20 次 /min，血压 119/74mmHg，身高 155cm，体重 59.5kg。神志清醒，查体合作。腹部圆隆，腹软，无压痛、反跳痛，肝、脾肋下未触及，肝浊音界无明显缩小，无肝、肾区叩击痛，肠鸣音 4 次 /min。胎心 150 次 /min，胎动正常，腹围 89cm，子宫底 22cm。其余查体未见明显异常。

辅助检查：糖化血红蛋白 4.6%；尿常规示葡萄糖（3+），pH 5.5，白细胞酯酶（+），酮体（+）。

入院诊断：①妊娠糖尿病（A1 级）；②不良孕产个人史，稽留流产史；③孕 2 次，产 0 次；④孕 27^{+3} 周，单胎。

三、主要治疗经过及典型事件

患者入院后以饮食和运动控制血糖，并密切监测血糖，自 11 月 30 日开始发热，最高体温 39.7℃，伴左腰部疼痛，查体左肋腰点叩击痛，完善相关检查，考虑妊娠合并肾盂肾炎，给予注射用头孢呋辛钠 0.75g i.v.gtt. q.8h. 治疗效果不佳。12 月 1 日下午尿培养口头报告示革兰氏阴性菌，具体菌种和药敏试验结果未出。血常规示白细胞 14.10×10^9/L，中性粒细胞百分率 88%。临床药学专科会诊建议应用注射用哌拉西林钠他唑巴坦钠 4.5g i.v.gtt. q.8h，但因青霉素皮试阳性，12 月 1 日升级抗菌药物为注射用美罗培南 0.5g i.v.gtt. q.8h.。12 月 3 日尿培养结果提示大肠埃希菌，ESBL 阴性，敏感药物包括哌拉西林他唑巴坦、头孢替坦、头孢他啶、头孢曲松、头孢吡肟、氨曲南、厄他培南、亚胺培南、阿米卡星、环丙沙星、呋喃妥因、复方磺胺甲噁唑和头孢唑林。患者自 12 月 8 日体温恢复正常，尿培养结果无细菌生长，改为头孢克洛胶囊 0.25g p.o. q.8h.。12 月 10 日复查血常规、C反应蛋白、尿常规均未见明显异常。患者在院期间给予地特胰岛素注射液和生物合成人胰岛素注射液控制血糖，血糖控制良好。12 月 8 日停用胰岛素制剂，空腹及三餐前血糖在 3.8～5.3mmol/L，餐后 2 小时血糖 < 6.7mmol/L。患者自觉胎动正常，无腹痛、腹胀，无阴道流血、流液等不适，12 月 12 日予以出院。

四、讨论

（一）妊娠期抗感染用药方案的制订

大肠埃希菌是妊娠期尿路感染最常见的致病菌，其次为肺炎克雷伯菌、变形杆菌等。应进行清洁中段尿培养，根据药敏试验结果选用敏感的抗菌药物治疗。对于妊娠期这一特殊人群，在考虑抗感染治疗效果的同时，还应保证药物在妊娠期应用的安全性。

本例患者考虑为妊娠合并肾盂肾炎，属于上尿路感染，选药时应兼顾血液中和尿液中的有效浓度。2015 年《妊娠合并尿路感染的诊断与治疗》推荐给药方案为头孢曲松静脉滴注或肌内注射 1～2g q.d.；氨曲南静脉滴注 1g q.8h. 或 q.12h.；哌拉西林他唑巴坦静脉滴注 3.375～4.500g q.6h.；头孢吡肟静脉滴注 1g q.12h.；亚胺培南西司他丁静脉滴注 500mg q.6h.；氨苄西林静脉滴注 2g q.6h.；庆大霉素静脉滴注 3～5mg/(kg·d)，分 3 次。临床症状改善后，推荐由肠外治疗改为口服治疗 7～10 日。首选头孢菌素类，静脉给药治疗应持续到体温恢复正常后 48 小时，出院后继续给予抗菌药物口服 10～14 日。患者首选注射用头孢呋辛钠 0.75g i.v.gtt. q.8h.，头孢呋辛经肾小球滤过和肾小管分泌排泄，6～12 小时后尿中的排泄量可达药量的 70%～90%，用于肾盂肾炎的治疗合理。

患者应用注射用头孢呋辛钠静脉滴注治疗 2 日效果不佳，不能排除耐药菌感染。尿培养报告提示革兰氏阴性菌，ESBL 阴性，敏感药物包括哌拉西林他唑巴坦、头孢替坦、头孢他啶、头孢曲松等。结合药物在尿液中的浓度及妊娠期应用的安全性，药师建议升级抗菌药物为哌拉西林他唑巴坦。后因青霉素皮试阳性,故临床升级为注射用美罗培南。美罗培南为碳青霉烯类抗菌药物,具有广谱抗菌活性,抗菌谱可覆盖革兰氏阴性菌、厌氧菌和革兰氏阳性菌。FDA将其妊娠期应用的安全性分类为B类,因此美罗培南既能覆盖该患者的尿培养结果,又保证妊娠期应用的安全性。患者用药4日后体温恢复正常,改用头孢克洛胶囊口服抗感染。头孢克洛为第二代头孢菌素,与第一代头孢菌素相比,抗葡萄球菌的活性稍弱,对革兰氏阴性杆菌的活性更强。患者停止静脉用药后,口服头孢克洛继续抗感染治疗合理。

(二)妊娠糖尿病与尿路感染的相关性

妊娠糖尿病患者发生尿路感染,对母体和胎儿均有较大的危害。相关研究表明,妊娠期女性发生尿路感染的风险为非妊娠期的3倍,这是由于孕妇的性激素大量分泌,导致泌尿系统平滑肌增生,增生的平滑肌减慢蠕动,张力敏感性下降。合并糖尿病状态促使患者多饮、多食、多尿,尿液中的营养物质为细菌繁殖提供必要条件。此外妊娠期子宫增大,加大对输尿管的压迫,更加重患者的排尿不畅症状。

因此,对于妊娠合并尿路感染的患者除抗感染治疗外,控制血糖也同样重要。本例患者入院诊断为妊娠糖尿病,为尿路感染的高风险因素之一。患者在院的前12日给予地特胰岛素注射液和生物合成人胰岛素注射液2种胰岛素制剂联合应用控制血糖,治疗后血糖稳定,为保证抗感染治疗的效果创造有利条件。

(三)妊娠合并尿路感染的药学监护

①疗效监护:关注患者的体温、血常规、尿常规等感染指标变化;监测每日血糖,随访尿酮体;同时注意患者是否有腹痛,阴道流血、流液症状。②不良反应监护:监护患者应用抗菌药物期间是否出现皮疹、恶心、呕吐、腹泻等不良反应。胰岛素注射液最常见的不良反应是低血糖,注意患者是否发生冷汗、疲乏、意识模糊、过度饥饿等低血糖反应。③用药指导:提醒患者用药期间避免饮酒、吸烟,告知患者低血糖的常见临床表现,若出现轻度低血糖反应,可给予口服葡萄糖或含糖食品治疗;若出现异常情况,及时告知医务人员。④生活方式指导:向患者宣传勤换内衣裤、增加饮水、均衡膳食、控制血糖、及时补充维生素等必要的措施,以提高疾病预防控制的效果。嘱患者休息时尽量减少仰卧位,降低子宫对输尿管压迫的可能性,并坚持多饮水,每2~3小时排尿1次,起到冲刷膀胱和尿道的作用。

五、小结

女性在妊娠期生理结构和激素水平发生改变,提高尿路感染的发病率,甚至会导致感染性休克、妊娠高血压等并发疾病,影响母婴安全。若对妊娠合并尿路感染患者的治疗不够彻底,可能引发胎儿早产、畸形甚至死亡等严重后果。

临床药师针对该类患者开展个体化给药工作，为患者提供安全、有效、经济、合理的药物治疗方案，具有十分重要的意义。

参 考 文 献

[1] 尹友生，孙维言. 妊娠合并尿路感染的诊断与治疗. 中华肾病研究电子杂志，2015，4：196-199.

[2] 朱峰城，李瑞满. 妊娠合并泌尿系统感染的诊断与治疗. 中华产科急救电子杂志，2017，6(4)：234-237.

[3] GLASER A P, SCHAEFFER A J. Urinary tract infection and bacteriuria in pregnancy. Urologic clinics of North America，2015，42(4)：547-560.

[4] KALINAERI K，DELKOS D，KALINDERIS M，et al. Urinary tract infection during pregnancy: current concepts on a common multifaceted problem. Journal of obstetrics and gynaecology，2018，38(4)：448-453.

[5] YAN L，JIN Y，HANG H D，et al. The association between urinary tract infection during pregnancy and preeclampsia: a meta-analysis. Medicine，2018，97(36)：e12192.

[6] SZWEDA H，JÓWIK M. Urinary tract infections during pregnancy-an updated overview. Dev Period Med，2016，20(4)：263-272.

[7] GHOURI F，HOLLYWOOD A，RYAN K. Urinary tract infections and antibiotic use in pregnancy - qualitative analysis of online forum content. BMC Pregnancy and childbirth，2019，19(1)：289.

[8] SCHNEEBERGER C，ERWICH J J H M，VAN DEN HEUVEL E R，et al. Asymptomatic bacteriuria and urinary tract infection in pregnant women with and without diabetes: cohort study. European journal of obstetrics & gynecology and reproductive biology，2018，222：176-181.

[9] KLADENSKÝ J. Urinary tract infections in pregnancy: when to treat, how to treat, and what to treat with. Ceska gynekologie，2012，77(2)：167-171.

[10] PIATEK J，GIBAS-DORNA M，BUDZYNSKI W，et al. Urinary tract infection during pregnancy affects the level of leptin，ghrelin and insulin in maternal and placental blood. Scandinavian journal of clinical and laboratory investigation，2014，74(2)：126-131.

（王先利　梅洪梁）

案例11　从一例先兆早产患者的治疗探讨宫缩抑制剂的选择

一、案例背景知识简介

早产指妊娠满28周但不足37周的分娩，是临床围产儿死亡的主要原因，分为自发性早产和治疗性早产。自发性早产的治疗方案包括促胎肺成熟、保护胎儿的脑神经、抑制宫缩等方面。其中抑制宫缩的目的是防止即刻早产，为完成促胎肺成熟治疗及转运患者到有早产儿抢救条件的医疗机构分娩赢得时间。

先兆早产发生于早产之前，如果不及时给予有效的药物治疗，则会加重早产症状，增加新生儿的不良结局风险。研究表明，给予先兆早产患者宫缩抑制剂治疗可有效延长妊娠时间，改善新生儿结局，增加足月分娩率。

本文拟通过对一例先兆早产患者应用宫缩抑制剂的药学监护，探讨宫缩抑制剂的选择、应用效果、注意事项及对妊娠结局的影响，以期为类似患者的个体化药学监护提供参考。

二、病例内容简介

患者，女性，39岁，孕31^{+4}周，双绒毛膜双胎。8小时前无明显诱因出现阴道流血，量约30ml，色暗红，偶有腹痛，外院给予吸氧、卧床、留置导尿，给予肌内注射地塞米松10mg、静脉滴注硫酸镁17g（负荷剂量5g+维持剂量12g）。患者从外院急诊转至本院，急诊阴道窥视见阴道内积血块共计40ml，拟"完全性前置胎盘伴出血"收住入院。患者平素月经规则，（5～6）日/（30～37）日，孕3产1，末次月经在2020年2月21日，预产期在2020年11月27日。外院移植冻胚2枚，黄体酮保胎至移植后60日，超声证实宫内双胎妊娠。孕4月余有胎动，活跃至今。妊娠期产检，超声提示双胎妊娠（双绒毛膜双羊膜囊）。无创DNA产前检测低危，超声筛查未见异常。2020年9月1日口服葡萄糖耐量试验空腹血糖4.04mmol/L，1小时血糖7.99mmol/L，2小时血糖5.89mmol/L。超声提示胎儿二胎盘位于后壁，下缘覆盖宫颈内口。孕中、晚期无明显的头晕、胸闷，无明显的皮肤瘙痒，无阴道流血。

既往史： 2004年顺产1女，2005年孕中期引产。2016年因双侧输卵管阻塞行宫腹腔镜手术。有梅毒史，正规治疗3次（2次在孕前，最后1次在孕27周），现不加热血清反应素试验阴性。

入院查体： 体温36.9℃，脉搏99次/min，呼吸20次/min，血压118/69mmHg，身高160cm，体重73kg。体格正常，心、肺无特殊。腹部形状圆隆，腹软，无压痛、反跳痛，肝、脾肋下未触及，肝浊音界无明显缩小，无肝、肾区叩击痛，肠鸣音4次/min。有宫缩，宫缩间隔5～6分钟，持续10秒，性质弱。双胎均为臀位，胎心位于左下腹，胎心率分别为124次/min、127次/min，胎动正常，腹围106cm，子宫底37cm。

辅助检查： 尿沉渣示红细胞343.20/μl；血生化示总胆红素2.0μmol/L，总蛋白57g/L，清蛋白30g/L，尿酸400μmol/L，肌酐37μmol/L，总胆固醇5.67mmol/L，甘油三酯2.37mmol/L，钠136mmol/L，钙2.06mmol/L，镁1.43mmol/L，葡萄糖6.3mmol/L；血常规示红细胞3.54×10^{12}/L，血红蛋白97g/L，白细胞9.95×10^9/L，

淋巴细胞百分率 9%，血细胞比容 30.5%，中性粒细胞 8.94×10^9/L，中性粒细胞百分率 90%，余未见明显异常；感染性指标联合检测、降钙素原检测、凝血血栓检测均在参考值范围内。

入院诊断： ①完全性前置胎盘伴出血；②先兆早产不伴分娩；③双绒毛膜双羊膜囊双胎；④梅毒个人史；⑤试管婴儿妊娠状态；⑥高龄经产妇妊娠监督；⑦孕 3 次，产 1 次；⑧孕 31^{+4} 周，双胎，臀/臀位。

三、主要治疗经过及典型事件

患者因"孕 3 产 1，孕 31^{+4} 周，双绒毛膜双胎，阴道流血 8 小时"于 2020 年 9 月 29 日入院。入院后完善相关检查，给予地塞米松磷酸钠注射液促胎肺成熟、头孢克洛胶囊预防感染、吲哚美辛肠溶片 50mg p.o. q.6h. 抑制宫缩，药师对患者进行用药宣教。血常规结果提示血红蛋白偏低，给予蛋白琥珀酸铁口服液纠正贫血。药师提醒医生吲哚美辛不宜在孕 32 周后应用，10 月 1 日将吲哚美辛肠溶片更换为醋酸阿托西班注射液（三步骤：首先 6.75mg 静脉注射，第二阶段 18mg/h 静脉滴注，第三阶段 6mg/h 静脉滴注，治疗时间不超过 48 小时）抑制宫缩。10 月 3 日患者有宫缩，醋酸阿托西班注射液已用满 48 小时，更换宫缩抑制剂为硝苯地平片 20mg p.o. q.6h.×2 日。10 月 12 日启动那屈肝素钙注射液预防血栓，药师宣教那屈肝素钙注射液的用法和注意事项。患者的支原体培养解脲支原体阳性，药师协助医生根据药敏试验结果和妊娠期的药物安全性选择阿奇霉素片 1g 顿服治疗。10 月 13 日患者的各项体征正常，无阴道流血、流液，淋病奈瑟球菌培养结果阴性，准予出院。出院诊断：①高危妊娠监督，妊娠合并宫颈管缩短；②妊娠合并宫颈息肉；③高危妊娠监督，宫颈人葡萄球菌感染；④孕 3 次，产 0 次；⑤孕 28 周，单胎。出院带药 7 支那屈肝素钙注射液，院外继续预防血栓形成。11 月 3 日患者入院待产，于 11 月 9 日剖宫产分娩 2 名活婴，术后恢复良好，准予出院。

四、讨论

（一）不同宫缩抑制剂的选择和应用疗程

根据 2014 年中华医学会妇产科学分会《早产临床诊断与治疗指南》，常用的宫缩抑制剂包括钙通道阻滞剂（硝苯地平）、非甾体抗炎药（吲哚美辛）、β_2 肾上腺素受体激动剂（盐酸利托君）和缩宫素受体拮抗剂（阿托西班）。临床上选择具体药物时应结合患者的孕周、母胎情况及意愿，综合考虑每种宫缩抑制剂的有效性和安全性，排除药物禁忌证。

吲哚美辛是非选择性环氧合酶抑制剂，通过抑制环氧合酶，减少花生四烯酸转化为前列腺素，从而抑制子宫收缩。主要用于妊娠 32 周前的早产，起始剂量为 50～100mg，经阴道或直肠给药，也可口服，然后每 6 小时给药 25mg，可维持 48 小时。本例患者现妊娠 31^{+4} 周，有宫缩，给予吲哚美辛肠溶片首剂量 50mg 抑制宫缩合理。

2014 年中华医学会妇产科学分会《早产临床诊断与治疗指南》推荐宫缩抑制剂的持续用药时间为 48 小时，延长用药不能明显降低早产率，但药品不良反应发生增加，不推荐 48 小时后的持续宫缩抑制剂治疗。10 月 1 日患者孕 31^{+6} 周，此时应用吲哚美辛肠溶片已满 48 小时。此外，妊娠 32 周后使用吲哚美辛可能会导致胎儿的动脉导管提前关闭，也可因减少胎儿的肾血流量而使羊水量减少，因此妊娠 32 周后不建议使用。阿托西班是一种选择性缩宫素受体拮抗剂，与缩宫素竞争性结合子宫肌层及蜕膜上的缩宫素受体，使缩宫素兴奋子宫平滑肌的作用减弱；并且对母体的副作用轻微，无禁忌证。因此，将宫缩抑制剂由吲哚美辛肠溶片变更为醋酸阿托西班注射液合理。

硝苯地平抑制钙离子通过平滑肌细胞膜上的钙通道重吸收，从而抑制子宫平滑肌兴奋性收缩。有研究显示，硝苯地平延长孕周的作用可能优于其他宫缩抑制剂；并且硝苯地平可在降低早产发生率的同时，减少新生儿呼吸窘迫综合征、坏死性小肠炎和脑室出血的发生。硝苯地平的用法用量为起始剂量 20mg口服，然后每次 10～20mg，3～4 次 /d，根据宫缩情况调整，可持续 48 小时。患者 10 月 3 日偶及宫缩，醋酸阿托西班注射液已用满 48 小时，给予硝苯地平片 20mg p.o. q.6h. 抑制宫缩，治疗 48 小时后患者无明显的宫缩后停药，用法用量合理。

（二）阿托西班和硝苯地平在早产治疗中的比较

在安全性方面，相较于硝苯地平，阿托西班致母体不良反应更少，临床试验未显示阿托西班对新生儿有任何特殊的不良反应。两药对先兆早产所致早产新生儿的脑损伤的减少无差异，新生儿的不良围产期结局无显著性差异，长期随访结果也显示两组之间没有显著性差异。在有效性方面，在延长妊娠 48 小时、7 日或更长时间方面，硝苯地平和阿托西班均无显著性差异；先兆早产妇女使用硝苯地平和阿托西班治疗，48 小时的围产结局相同。在经济性方面，先兆早产治疗时，与阿托西班相比，硝苯地平产生的费用更低。

患者入院时孕 31^{+4} 周，选择吲哚美辛肠溶片口服抑制宫缩给药方便。考虑到妊娠 32 周后不建议使用吲哚美辛，于是将宫缩抑制剂变更为醋酸阿托西班注射液。10 月 3 日患者应用醋酸阿托西班注射液已用满 48 小时，给予硝苯地平片口服抑制宫缩，患者 20mg q.6h. 共应用 2 日，药物的选择和用法用量均合理。

（三）应用宫缩抑制剂的药学监护

疗效监护：注意腹痛，阴道流血、流液情况，监测患者血常规及感染指标变化。

不良反应监护：药师告知患者药物可能出现的不良反应，提醒患者若出现相关不适及时告知医务人员；同时药师通过关注患者的生命体征、实验室检查指标、临床症状等情况，密切监护患者是否出现药品不良反应。①吲哚美辛肠溶片：关注患者是否出现消化不良、胃痛、恶心、反酸等胃肠道反应和头痛、头晕、焦虑等神经系统症状。②醋酸阿托西班注射液：母体的不良反应一般较轻，常见的母体不良反应包括恶心、头痛、头晕、呕吐、潮热、心动过速、低血压、注射部位反应及高血糖；也会引起发热、失眠、瘙痒及皮疹，临床较为少见。③硝苯地平：常见不良反应包括低血压、头痛、水肿、便秘和感觉不适。

用药教育：药师对患者进行用药宣教，帮助患者理解药物的用法用量和注意事项，提高患者的用药准确性和依从性，从而确保用药的有效性和安全性。①吲哚美辛肠溶片：提醒患者密切关注宫缩、胎动和阴道流血、流液情况，若出现胃痛、头晕等不适，及时告知医务人员。②醋酸阿托西班注射液：静脉滴注醋酸阿托西班注射液期间若出现不适，应及时告知医务人员。③硝苯地平片：用药期间注意监测血压，防止发生低血压，注意防跌倒；用药期间避免食用葡萄柚汁，若出现不适或症状不可耐受时，应及时告知医务人员。

五、小结

全球每年的新生儿中大约有 9.6% 为早产儿。由于妊娠时间不足，早产儿机体的各器官功能尚未成熟，每年约 100 万早产儿死亡。先兆早产早期的临床表现为不规律的子宫收缩，伴有阴道流血，随后转为规律宫缩。因此，抑制宫缩、延长妊娠时间对提高胎儿的存活率具有重大意义。临床上宫缩抑制剂类型较多，结合患者的实际情况进行个体化应用尤为重要。在该病例中，临床药师充分发挥药学专业特长，积极查找相关治疗证据资料，协助临床设计个体化给药方案并进行用药指导和监护，给予临床医生和患者不可或缺的帮助，得到各方的认可和赞同。

参 考 文 献

[1] 胡娅莉. 早产临床诊断与治疗指南（2014）. 中华妇产科杂志，2014（7）：481-485.

[2] 谢幸，孔北华，段涛. 妇产科学. 9 版. 北京：人民卫生出版社，2018.

[3] American College of Obstetricians and Gynecologists' Committee on Practice Bulletins—Obstetrics. Practice bulletin No. 171: management of preterm labor. Obstetrics & gynecology，2016, 128（4）: e155-e164.

[4] SENTILHES L, SÉNAT M V, ANCEL P Y, et al. Prevention of spontaneous preterm birth: guidelines for clinical practice from the French College of Gynaecologists and Obstetricians（CNGOF）. European journal of obstetrics & gynecology and reproductive biology，2017，210: 217-224.

[5] ALI A A, SAYED A K, El S L, et al. Systematic review and meta-analysis of randomized controlled trials of atosiban versus nifedipine for inhibition of preterm labor. International journal of gynecology & obstetrics, 2019, 145(2): 139-148.

[6] VAN VLIET E O G, NIJMAN T A J, SCHUIT E, et al. Nifedipine versus atosiban for threatened preterm birth(APOSTEL Ⅲ): a multicentre, randomised controlled trial. Lancet, 2016, 387(10033): 2117-2124.

[7] NIJMAN T A J, GOEDHART M M, NAAKTGEBOREN C N, et al. Effect of nifedipine and atosiban on perinatal brain injury: secondary analysis of the APOSTEL-Ⅲ trial. Ultrasound in obstetrics & gynecology, 2018, 51(6): 806-812.

[8] NIJMAN T A J, VAN BAAREN G J, VAN VLIET E O G, et al. Cost effectiveness of nifedipine compared with atosiban in the treatment of threatened preterm birth(APOSTEL Ⅲ trial). BJOG, 2019, 126(7): 875-883.

[9] VAN WINDEN T M S, KLUMPER J, KLEINROUWELER C E, et al. Effects of tocolysis with nifedipine or atosiban on child outcome: follow up of the APOSTEL Ⅲ trial. BJOG, 2020, 127(9): 1129-1137.

[10] FRIEDLANDER E, FELDSTEIN O, MANKUTA D, et al. Social impairments among children perinatally exposed to oxytocin or oxytocin receptor antagonist. Early human development, 2017, 106-107: 13-18.

（王先利　梅洪梁）